海关检验检疫业务实务手册

进出口商品检验篇

第二版

《海关检验检疫业务实务手册》编委会◎编著

中国海关出版社有限公司
·北京·

图书在版编目（CIP）数据

海关检验检疫业务实务手册. 进出口商品检验篇 / 《海关检验检疫业务实务手册》编委会编著. -- 2 版. 北京 ：中国海关出版社有限公司, 2025. -- ISBN 978-7-5175-0886-1

Ⅰ. R185. 3-62；F752. 6-62

中国国家版本馆 CIP 数据核字第 202579EP79 号

海关检验检疫业务实务手册——进出口商品检验篇（第二版）

HAIGUAN JIANYAN JIANYI YEWU SHIWU SHOUCE——JINCHUKOU SHANGPIN JIANYAN PIAN（DI-ER BAN）

编　　者：《海关检验检疫业务实务手册》编委会
策　　划：徐　硕
责任编辑：景小卫
责任印制：王怡莎
出版发行：中国海关出版社有限公司
社　　址：北京市朝阳区东四环南路甲 1 号　　邮政编码：100023
编 辑 部：01065194242-7527（电话）
发 行 部：01065194221/4238/4246/5127（电话）
社办书店：01065195616（电话）
https://weidian.com/?userid=319526934（网址）
印　　刷：北京新华印刷有限公司　　经　　销：新华书店
开　　本：889mm×1194mm　1/16
印　　张：55.5　　字　　数：1524 千字
版　　次：2025 年 5 月第 2 版
印　　次：2025 年 5 月第 1 次印刷
书　　号：ISBN　978-7-5175-0886-1
定　　价：180.00 元

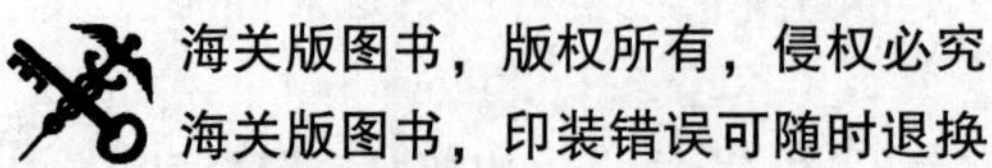

《海关检验检疫业务实务手册》 | 编委会

王静松　孙鲁文　王　莹　张　博　陈凤凰
赵凤奇　陈卫军　于雪梅　孙　睿

《进出口商品检验篇》 | 编写组

孙鲁文　张　博　王　莹　于雪梅　孙　睿　王静松

丛书序

2020年，受海关出版社的邀约，几位专注于海关检验检疫业务政策研究的编委经过近一年的时间，完成了《海关检验检疫业务指导手册》的编写工作。2022年，在一线关员和广大从业者的呼吁下，编委会根据法律法规和海关检验检疫政策的调整，对这套4册丛书进行了修订。丛书再次的出版，受到广泛关注和高度评价。作为一套综合介绍海关检验检疫业务管理政策的辅助工具书，其给从事海关管理工作的各级领导、一线工作关员以及从事进出口业务的企业提供了不可或缺的参考。很多系统内领导和关员表示，这套丛书给他们的工作提供了巨大的帮助。特别是新参与海关检验检疫工作的关员，通过对这套丛书全面系统的学习，很快掌握了各项政策。这套丛书对其规范开展检验检疫工作起到了积极的促进作用。进出口企业的业内人士也表示，这套丛书在他们从事进出口业务过程中给他们提供了全面及时的业务政策支持，有效地避免了外贸业务通关过程中的各种问题，大大提升了通关效率。

在过去的两年里，海关检验检疫政策也发生了非常大的变化，从几部法律法规的先后修订（修正），到管理办法的调整，再到具体产品检验检疫要求的更新等，广大读者迫切希望有更新版的图书出版发行。针对广大读者的呼声，我们决定重启这套丛书的新版修订编辑工作，编写团队还专门吸纳了新鲜血液，以确保专业能力的充分体现。2024年夏天启动这项工作后，编委会成员利用业余时间搜集整理这两年来各方面政策的变化内容，充实完善到这套丛书中，保留了对政策法规解读的延续性，着重对法律法规及文件进行说明、注释、解读，全面提升内容的直观性、准确性、可读性，以满足广大读者了解最新业务政策的迫切需求。经过各位编委的努力，本套丛书中主要工作规范、业务要求基本更新到2024年10月，有效地保障了内容的时效性。编委会成员一致认为，应尽自身所能，把对检验检疫业务的研究理解和多年所积累的宝贵“财富”贡献出来，使得海关检验检疫业务的精髓通过这套丛书得以传承和发扬。

这套丛书的编写，不仅借鉴了检验检疫业务相关图书的精髓，也承蒙行业内的一些业务专家给予无私指导，在此代表编委会成员表示由衷的感谢！

由于编委会成员业务水平、编辑时间的关系，以及实际业务政策不断更新，书中难免存在错漏，如有与实际业务政策不符之处，请以官方最新发布政策为准。在此也希望广大读者和专业人士对于书中存在的错误和问题及时提出，我们将做及时的改正和完善。

编委会

2024年11月

丛书序

[illegible]

前　言

《中华人民共和国进出口商品检验法》是我国进出口商品检验领域的基本法律，其立法目的是加强进出口商品检验工作，规范进出口商品检验行为，维护社会公共利益和进出口贸易有关各方的合法权益，促进对外经济贸易的发展。同时，涉及国计民生的危险化学品及其包装检验、大气污染防治以及特种设备、医疗器械等在进出口环节的检验监管，也按照《中华人民共和国进出口商品检验法》的规定进行统一规范管理。

学习和研究进出口商品检验，首先要明确进出口商品检验的工作依据。本书在收录《中华人民共和国进出口商品检验法》及其实施条例的同时，收录了进出口商品检验涉及的《中华人民共和国进出境动植物检疫法》及其实施条例、《中华人民共和国食品安全法》及其实施条例、《国务院关于加强食品等产品安全监督管理的特别规定》，以及其他 14 部法律法规中与进出口商品检验工作相关的条款；梳理了现行有效的 18 部进出口商品检验相关规章的具体条款、审批和备案事项、用语定义、特别说明事项，并收录全文；还收录了部分重要的进出口商品检验文件。

在此基础上，本书对进出口商品检验相关的资质管理、申报业务管理、现场作业管理和签证管理等具体业务管理的要求逐一进行了详细阐述。资质管理部分，通过对进出口商品检验中行政相对人的资质管理要求进行梳理和介绍，使读者能较为全面地了解海关对哪些工业品及行政相对人有资质管理方面的要求，同时了解相关资质要求的法律依据、办理流程和审核要点。商品检验申报业务管理部分，通过对进出口货物报关过程中需要实施商品检验的申报业务管理要求进行梳理和介绍，使读者能全面了解海关对需要实施商品检验的不同货物在申报环节的注意事项，包括产品范围、文件依据、管理要求等，并对审核报关单及随附单证所应关注的要点进行了梳理。现场作业管理部分，通过对海关总署及原国家质量监督检验检疫总局①的规章和重要文件的梳理，针对具体商品类别介绍了现场检查作业的制度依据、检验依据和具体检验实施的要求；结合海关近期的工作重点，特别着重介绍了进出口危险化学品、出口危险货物包装的类别和管理制度、技术要求、检验鉴定要求等，力求达到一站式全面了解监管要求的目的。签证管理部分，梳理了相关商品检验签证依据及签证要点，同时以图文方式列举了收集的证单用

① 2018 年 3 月，中共中央印发了《深化党和国家机构改革方案》，国家质量监督检验检疫总局的出入境检验检疫管理职责和队伍划入海关总署。本书涉及的 2018 年 3 月前的部分相关规章、文件等，由国家质量监督检验检疫总局发布。因此，本书除特别说明外，后文将原国家质量监督检验检疫总局统一简称为国家质检总局。

例，方便读者在日常工作中参考借鉴。

此次修订，重点关注涉及进出口商品抽查检验、数量重量检验鉴定、残损检验鉴定和进出境集装箱检验检疫等方面规章的修订，涉及进口危险化学品、再生铜铝、心脏起搏器、金属矿、水泥和原油采信、强制性产品认证及固体废物属性鉴别等新发布的公告，收录了再生金属检验涉及的国家危险废物名录（2025 年版），并全面更新了引用的法规、标准。

本书涉及危险化学品和危险货物包装、再生金属、汽车、医疗器械、特种设备、旧机电、玩具、食品接触产品、食品添加剂、棉花、煤炭等类别的产品，以及出口协议装运前检验、目录外抽查、入境验证、鉴定采信等业务的检验管理内容。希望读者通过本书的学习，能对进出口商品检验工作有进一步了解和掌握，并对日常相关工作有所帮助。

出入境检验检疫管理职责和队伍划入海关后，检验检疫作业已全面融入全国通关一体化整体框架和流程，实现了“统一申报单证、统一作业系统、统一风险研判、统一指令下达、统一现场执法”。本书力求与实际工作要求保持一致，但业务融合的过程，也是检验检疫作业要求不断调整的过程，实际业务工作如有与本书介绍不一致之处，应以最新的法规、规章和文件要求为准。

编写组

2025 年 3 月

目　录

进出口商品检验法律法规、规章和文件

商品检验相关资质管理

商品检验申报业务管理

商品检验现场作业管理

商品检验签证管理

附 录

进出口商品检验法律法规、规章和文件

导读：

本部分主要收录了《中华人民共和国进出口商品检验法》及其实施条例，涉及进出口商品检验工作的《中华人民共和国进出境动植物检疫法》及其实施条例、《中华人民共和国食品安全法》及其实施条例、《国务院关于加强食品等产品安全监督管理的特别规定》；整理收集了14部法律法规中与进出口商品检验工作相关的条款；梳理了现行有效的18部进出口商品检验相关规章的具体条款、审批和备案事项、用语定义和特别说明事项，并收录全文；收录了部分重要的进出口商品检验文件。

第一章｜进出口商品检验法律法规

按照海关总署现有职能，构成进出口商品检验法律体系的法律法规，主要包括《中华人民共和国进出口商品检验法》及其实施条例、《中华人民共和国进出境动植物检疫法》及其实施条例、《中华人民共和国食品安全法》及其实施条例、《国务院关于加强食品等产品安全监督管理的特别规定》等。本章还收录了其他包含进出口商品检验工作内容的法律法规的条文。

第一节｜《中华人民共和国进出口商品检验法》

一、《中华人民共和国进出口商品检验法》概况

《中华人民共和国进出口商品检验法》（以下简称《进出口商品检验法》）于1989年2月21日第七届全国人民代表大会常务委员会第六次会议通过，自1989年8月1日起施行，是全国人民代表大会制定的第一部有关进出口商品检验的法律。此版本以下简称《进出口商品检验法》（1989）。

《进出口商品检验法》公布施行后，历经5次修正。其中，2002年的第1次修正幅度最大。

二、《进出口商品检验法》第一次修正

为履行加入世界贸易组织（WTO）的承诺，我国进行了国内相关法律制度与WTO协定一致性的调整工作，在加入前完成了包括《中华人民共和国海关法》（以下简称《海关法》）、《进出口商品检验法》（1989）等14部法律的修订工作。这次修正，对《进出口商品检验法》（1989）中的23条规定进行了修改和拆分，并增加了8条新规定，对进出口商品检验工作产生较大的影响。根据2002年4月28日第九届全国人民代表大会常务委员会第二十七次会议《关于修改〈中华人民共和国进出口商品检验法〉的决定》，具体修改内容如下。此次修正后的版本以下简称《进出口商品检验法》（2002）。

（一）修改决定

2002年4月28日第九届全国人民代表大会常务委员会第二十七次会议决定对《中华人民共和国进出口商品检验法》作如下修改：

一、第一条修改为："为了加强进出口商品检验工作，规范进出口商品检验行为，维护社会公共利益和进出口贸易有关各方的合法权益，促进对外经济贸易关系的顺利发展，制定本法。"

二、第三条修改为："商检机构和经国家商检部门许可的检验机构，依法对进出口商品实施检验。"

三、第四条修改为："进出口商品检验应当根据保护人类健康和安全、保护动物或者植物的生命

和健康、保护环境、防止欺诈行为、维护国家安全的原则，由国家商检部门制定、调整必须实施检验的进出口商品目录（以下简称目录）并公布实施。”

四、第五条第一款修改为：“列入目录的进出口商品，由商检机构实施检验。”第三款修改为：“本条第一款规定的进出口商品，其中符合国家规定的免予检验条件的，由收货人或者发货人申请，经国家商检部门审查批准，可以免予检验。”

五、第六条分为两条，作为第六条、第七条，修改为：

（一）“第六条必须实施的进出口商品检验，是指确定列入目录的进出口商品是否符合国家技术规范的强制性要求的合格评定活动。

“合格评定程序包括：抽样、检验和检查；评估、验证和合格保证；注册、认可和批准以及各项的组合。”

（二）“第七条列入目录的进出口商品，按照国家技术规范的强制性要求进行检验；尚未制定国家技术规范的强制性要求的，应当依法及时制定，未制定之前，可以参照国家商检部门指定的国外有关标准进行检验。”

六、第二十五条改为第八条，修改为：“经国家商检部门许可的检验机构，可以接受对外贸易关系人或者外国检验机构的委托，办理进出口商品检验鉴定业务。”

七、第八条改为第十条，修改为：“国家商检部门和商检机构应当及时收集和向有关方面提供进出口商品检验方面的信息。”增加一款，作为第二款：“国家商检部门和商检机构的工作人员在履行进出口商品检验的职责中，对所知悉的商业秘密负有保密义务。”

八、第九条改为第十一条，修改为：“本法规定必须经商检机构检验的进口商品的收货人或者其代理人，应当向报关地的商检机构报检。海关凭商检机构签发的货物通关证明验放。”

九、第十条改为第十二条，修改为：“本法规定必须经商检机构检验的进口商品的收货人或者其代理人，应当在商检机构规定的地点和期限内，接受商检机构对进口商品的检验。商检机构应当在国家商检部门统一规定的期限内检验完毕，并出具检验证单。”

十、第十三条改为第十五条，修改为：“本法规定必须经商检机构检验的出口商品的发货人或者其代理人，应当在商检机构规定的地点和期限内，向商检机构报检。商检机构应当在国家商检部门统一规定的期限内检验完毕，并出具检验证单。

“对本法规定必须实施检验的出口商品，海关凭商检机构签发的货物通关证明验放。”

十一、第十四条改为第十六条，修改为：“经商检机构检验合格发给检验证单的出口商品，应当在商检机构规定的期限内报关出口；超过期限的，应当重新报检。”

十二、第十七条改为第十九条，修改为：“商检机构对本法规定必须经商检机构检验的进出口商品以外的进出口商品，根据国家规定实施抽查检验。

“国家商检部门可以公布抽查检验结果或者向有关部门通报抽查检验情况。”

十三、第十八条改为第二十条，修改为：“商检机构根据便利对外贸易的需要，可以按照国家规定对列入目录的出口商品进行出厂前的质量监督管理和检验。”

十四、增加一条，作为第二十一条：“为进出口货物的收发货人办理报检手续的代理人应当在商检机构进行注册登记；办理报检手续时应当向商检机构提交授权委托书。”

十五、第二十条改为第二十二条，修改为：“国家商检部门可以按照国家有关规定，通过考核，许可符合条件的国内外检验机构承担委托的进出口商品检验鉴定业务。”

十六、第二十一条改为第二十三条，修改为：“国家商检部门和商检机构依法对经国家商检部门许可的检验机构的进出口商品检验鉴定业务活动进行监督，可以对其检验的商品抽查检验。”

十七、第二十二条改为第二十四条，修改为：“国家商检部门根据国家统一的认证制度，对有关的进出口商品实施认证管理。”

十八、第十九条改为第二十五条。

十九、增加一条，作为第二十六条：“商检机构依照本法对实施许可制度的进出口商品实行验证管理，查验单证，核对证货是否相符。”

二十、第二十四条改为第二十八条，修改为：“进出口商品的报检人对商检机构作出的检验结果有异议的，可以向原商检机构或者其上级商检机构以至国家商检部门申请复验，由受理复验的商检机构或者国家商检部门及时作出复验结论。”

二十一、第二十八条改为第二十九条，修改为：“当事人对商检机构、国家商检部门作出的复验结论不服或者对商检机构作出的处罚决定不服的，可以依法申请行政复议，也可以依法向人民法院提起诉讼。”

二十二、增加一条，作为第三十条：“国家商检部门和商检机构履行职责，必须遵守法律，维护国家利益，依照法定职权和法定程序严格执法，接受监督。

“国家商检部门和商检机构应当根据依法履行职责的需要，加强队伍建设，使商检工作人员具有良好的政治、业务素质。商检工作人员应当定期接受业务培训和考核，经考核合格，方可上岗执行职务。

“商检工作人员必须忠于职守，文明服务，遵守职业道德，不得滥用职权，谋取私利。”

二十三、增加一条，作为第三十一条：“国家商检部门和商检机构应当建立健全内部监督制度，对其工作人员的执法活动进行监督检查。

“商检机构内部负责受理报检、检验、出证放行等主要岗位的职责权限应当明确，并相互分离、相互制约。”

二十四、增加一条，作为第三十二条：“任何单位和个人均有权对国家商检部门、商检机构及其工作人员的违法、违纪行为进行控告、检举。收到控告、检举的机关应当依法按照职责分工及时查处，并为控告人、检举人保密。”

二十五、第二十六条改为第三十三条，修改为：“违反本法规定，将必须经商检机构检验的进口商品未报经检验而擅自销售或者使用的，或者将必须经商检机构检验的出口商品未报经检验合格而擅自出口的，由商检机构没收违法所得，并处货值金额百分之五以上百分之二十以下的罚款；构成犯罪的，依法追究刑事责任。”

二十六、增加一条，作为第三十四条：“违反本法规定，未经国家商检部门许可，擅自从事进出口商品检验鉴定业务的，由商检机构责令停止非法经营，没收违法所得，并处违法所得一倍以上三倍以下的罚款。”

二十七、增加一条，作为第三十五条：“进口或者出口属于掺杂掺假、以假充真、以次充好的商品或者以不合格进出口商品冒充合格进出口商品的，由商检机构责令停止进口或者出口，没收违法所得，并处货值金额百分之五十以上三倍以下的罚款；构成犯罪的，依法追究刑事责任。”

二十八、第二十七条改为第三十六条，修改为：“伪造、变造、买卖或者盗窃商检单证、印章、标志、封识、质量认证标志的，依法追究刑事责任；尚不够刑事处罚的，由商检机构责令改正，没收违法所得，并处货值金额等值以下的罚款。”

二十九、增加一条，作为第三十七条：“国家商检部门、商检机构的工作人员违反本法规定，泄露所知悉的商业秘密的，依法给予行政处分，有违法所得的，没收违法所得；构成犯罪的，依法追究刑事责任。”

三十、第二十九条改为第三十八条，修改为：“国家商检部门、商检机构的工作人员滥用职权，故意刁难的，徇私舞弊，伪造检验结果的，或者玩忽职守，延误检验出证的，依法给予行政处分；构成犯罪的，依法追究刑事责任。”

三十一、第三十条改为第三十九条，修改为：“商检机构和其他检验机构依照本法的规定实施检验和办理检验鉴定业务，依照国家有关规定收取费用。”

三十二、第三十一条改为第四十条，修改为：“国务院根据本法制定实施条例。”

此外，根据本决定对部分条文的文字作相应修改并对条文顺序作相应调整。

本决定自2002年10月1日起施行。

《中华人民共和国进出口商品检验法》根据本决定作相应修正，重新公布。

（二）修正前后的对比

为便于理解此次修正对进出口商品检验工作的影响，以《进出口商品检验法》（2002）的条目顺序为主线，将修正前后的条款进行比对，见表1-1。

表1-1　修正前后的条款比对

《进出口商品检验法》（1989）	《进出口商品检验法》（2002）	备注
第一条　为了加强进出口商品检验工作，保证进出口商品的质量，维护对外贸易有关各方的合法权益，促进对外经济贸易关系的顺利发展，制定本法。	第一条　为了加强进出口商品检验工作，规范进出口商品检验行为，维护社会公共利益和进出口贸易有关各方的合法权益，促进对外经济贸易关系的顺利发展，制定本法。	修订
第二条　国务院设立进出口商品检验部门（以下简称国家商检部门），主管全国进出口商品检验工作。国家商检部门设在各地的进出口商品检验机构（以下简称商检机构）管理所辖地区的进出口商品检验工作。	第二条　国务院设立进出口商品检验部门（以下简称国家商检部门），主管全国进出口商品检验工作。国家商检部门设在各地的进出口商品检验机构（以下简称商检机构）管理所辖地区的进出口商品检验工作。	未修改
第三条　商检机构和国家商检部门、商检机构指定的检验机构，依法对进出口商品实施检验。	第三条　商检机构和经国家商检部门许可的检验机构，依法对进出口商品实施检验。	修订
第四条　国家商检部门根据对外贸易发展的需要，制定、调整并公布《商检机构实施检验的进出口商品种类表》（以下简称《种类表》）。	第四条　进出口商品检验应当根据保护人类健康和安全、保护动物或者植物的生命和健康、保护环境、防止欺诈行为、维护国家安全的原则，由国家商检部门制定、调整必须实施检验的进出口商品目录（以下简称目录）并公布实施。	修订
第五条　列入《种类表》的进出口商品和其他法律、行政法规规定须经商检机构检验的进出口商品，必须经过商检机构或者国家商检部门、商检机构指定的检验机构检验。 前款规定的进口商品未经检验的，不准销售、使用；前款规定的出口商品未经检验合格的，不准出口。 本条第一款规定的进出口商品，经收货人、发货人申请，国家商检部门审查批准，可以免予检验。	第五条　列入目录的进出口商品，由商检机构实施检验。 前款规定的进口商品未经检验的，不准销售、使用；前款规定的出口商品未经检验合格的，不准出口。 本条第一款规定的进出口商品，其中符合国家规定的免予检验条件的，由收货人或者发货人申请，经国家商检部门审查批准，可以免予检验。	第一款、第三款修订

表1-1 续1

《进出口商品检验法》（1989）	《进出口商品检验法》（2002）	备注
第六条　商检机构实施进出口商品检验的内容，包括商品的质量、规格、数量、重量、包装以及是否符合安全、卫生要求。 法律、行政法规规定有强制性标准或者其他必须执行的检验标准的进出口商品，依照法律、行政法规规定的检验标准检验；法律、行政法规未规定有强制性标准或者其他必须执行的检验标准的，依照对外贸易合同约定的检验标准检验。	第六条　必须实施的进出口商品检验，是指确定列入目录的进出口商品是否符合国家技术规范的强制性要求的合格评定活动。 合格评定程序包括：抽样、检验和检查；评估、验证和合格保证；注册、认可和批准以及各项的组合。 第七条　列入目录的进出口商品，按照国家技术规范的强制性要求进行检验；尚未制定国家技术规范的强制性要求的，应当依法及时制定，未制定之前，可以参照国家商检部门指定的国外有关标准进行检验。	第六条拆分为第六条、第七条
第二十五条　商检机构和其指定的检验机构以及经国家商检部门批准的其他检验机构，可以接受对外贸易关系人或者外国检验机构的委托，办理进出口商品鉴定业务。 进出口商品鉴定业务的范围包括：进出口商品的质量、数量、重量、包装鉴定，海损鉴定，集装箱检验，进口商品的残损鉴定，出口商品的装运技术条件鉴定、货载衡量、产地证明、价值证明以及其他业务。	第八条　经国家商检部门许可的检验机构，可以接受对外贸易关系人或者外国检验机构的委托，办理进出口商品检验鉴定业务。	第二十五条改为第八条
第七条　法律、行政法规规定由其他检验机构实施检验的进出口商品或者检验项目，依照有关法律、行政法规的规定办理。	第九条　法律、行政法规规定由其他检验机构实施检验的进出口商品或者检验项目，依照有关法律、行政法规的规定办理。	第七条改为第九条，内容未修改
第八条　国家商检部门和商检机构应当收集和向有关方面提供进出口商品检验方面的信息。	第十条　国家商检部门和商检机构应当及时收集和向有关方面提供进出口商品检验方面的信息。 国家商检部门和商检机构的工作人员在履行进出口商品检验的职责中，对所知悉的商业秘密负有保密义务。	第八条改为第十条，并增加第二款
第九条　本法规定必须经商检机构检验的进口商品的收货人，必须向卸货口岸或者到达站的商检机构办理进口商品登记。对列入《种类表》的进口商品，海关凭商检机构在报关单上加盖的印章验放。	第十一条　本法规定必须经商检机构检验的进口商品的收货人或者其代理人，应当向报关地的商检机构报检。海关凭商检机构签发的货物通关证明验放。	第九条改为第十一条
第十条　本法规定必须经商检机构检验的进口商品的收货人，应当在商检机构规定的地点和期限内，向商检机构报验。商检机构应当在对外贸易合同约定的索赔期限内检验完毕，并出具证明。	第十二条　本法规定必须经商检机构检验的进口商品的收货人或者其代理人，应当在商检机构规定的地点和期限内，接受商检机构对进口商品的检验。商检机构应当在国家商检部门统一规定的期限内检验完毕，并出具检验证单。	第十条改为第十二条

表1-1　续2

《进出口商品检验法》（1989）	《进出口商品检验法》（2002）	备注
第十一条　本法规定必须经商检机构检验的进口商品以外的进口商品的收货人，发现进口商品质量不合格或者残损短缺，需要由商检机构出证索赔的，应当向商检机构申请检验出证。	第十三条　本法规定必须经商检机构检验的进口商品以外的进口商品的收货人，发现进口商品质量不合格或者残损短缺，需要由商检机构出证索赔的，应当向商检机构申请检验出证。	第十一条改为第十三条，内容未修改
第十二条　对重要的进口商品和大型的成套设备，收货人应当依据对外贸易合同约定在出口国装运前进行预检验、监造或者监装，主管部门应当加强监督；商检机构根据需要可以派出检验人员参加。	第十四条　对重要的进口商品和大型的成套设备，收货人应当依据对外贸易合同约定在出口国装运前进行预检验、监造或者监装，主管部门应当加强监督；商检机构根据需要可以派出检验人员参加。	第十二条改为第十四条，内容未修改
第十三条　本法规定必须经商检机构检验的出口商品的发货人，应当在商检机构规定的地点和期限内，向商检机构报验。商检机构应当在不延误装运的期限内检验完毕，并出具证明。 对列入《种类表》的出口商品，海关凭商检机构签发的检验证书、放行单或者在报关单上加盖的印章验放。	第十五条　本法规定必须经商检机构检验的出口商品的发货人或者其代理人，应当在商检机构规定的地点和期限内，向商检机构报检。商检机构应当在国家商检部门统一规定的期限内检验完毕，并出具检验证单。 对本法规定必须实施检验的出口商品，海关凭商检机构签发的货物通关证明验放。	第十三条改为第十五条
第十四条　经商检机构检验合格发给检验证书或者放行单的出口商品，应当在商检机构规定的期限内报运出口；超过期限的，应当重新报验。	第十六条　经商检机构检验合格发给检验证单的出口商品，应当在商检机构规定的期限内报关出口；超过期限的，应当重新报检。	第十四条改为第十六条
第十五条　为出口危险货物生产包装容器的企业，必须申请商检机构进行包装容器的性能鉴定。生产出口危险货物的企业，必须申请商检机构进行包装容器的使用鉴定。使用未经鉴定合格的包装容器的危险货物，不准出口。	第十七条　为出口危险货物生产包装容器的企业，必须申请商检机构进行包装容器的性能鉴定。生产出口危险货物的企业，必须申请商检机构进行包装容器的使用鉴定。使用未经鉴定合格的包装容器的危险货物，不准出口。	第十五条改为第十七条，内容未修改
第十六条　对装运出口易腐烂变质食品的船舱和集装箱，承运人或者装箱单位必须在装货前申请检验。未经检验合格的，不准装运。	第十八条　对装运出口易腐烂变质食品的船舱和集装箱，承运人或者装箱单位必须在装货前申请检验。未经检验合格的，不准装运。	第十六条改为第十八条，内容未修改
第十七条　商检机构对本法规定必须经商检机构检验的进出口商品以外的进出口商品，可以抽查检验。出口商品经抽查检验不合格的，不准出口。	第十九条　商检机构对本法规定必须经商检机构检验的进出口商品以外的进出口商品，根据国家规定实施抽查检验。	第十七条改为第十九条
第十八条　商检机构根据检验工作的需要，可以向列入《种类表》的出口商品的生产企业派出检验人员，参与监督出口商品出厂前的质量检验工作。	第二十条　商检机构根据便利对外贸易的需要，可以按照国家规定对列入目录的出口商品进行出厂前的质量监督管理和检验。	第十八条改为第二十条
—	第二十一条　为进出口货物的收发货人办理报检手续的代理人应当在商检机构进行注册登记；办理报检手续时应当向商检机构提交授权委托书。	增加一条，作为第二十一条

表1-1　续3

《进出口商品检验法》（1989）	《进出口商品检验法》（2002）	备注
第二十条　国家商检部门和商检机构根据检验工作的需要，通过考核，认可符合条件的国内外检验机构承担委托的进出口商品检验工作。	第二十二条　国家商检部门可以按照国家有关规定，通过考核，许可符合条件的国内外检验机构承担委托的进出口商品检验鉴定业务。	第二十条改为第二十二条
第二十一条　国家商检部门和商检机构对其指定或者认可的检验机构的进出口商品检验工作进行监督，可以对其检验的商品抽查检验。	第二十三条　国家商检部门和商检机构依法对经国家商检部门许可的检验机构的进出口商品检验鉴定业务活动进行监督，可以对其检验的商品抽查检验。	第二十一条改为第二十三条
第二十二条　国家根据需要，对重要的进出口商品及其生产企业实行质量许可制度，具体办法由国家商检部门会同国务院有关主管部门制定。	第二十四条　国家商检部门根据国家统一的认证制度，对有关的进出口商品实施认证管理。	第二十二条改为第二十四条
第十九条　商检机构可以根据国家商检部门同外国有关机构签订的协议或者接受外国有关机构的委托进行进出口商品质量认证工作，准许在认证合格的进出口商品上使用质量认证标志。	第二十五条　商检机构可以根据国家商检部门同外国有关机构签订的协议或者接受外国有关机构的委托进行进出口商品质量认证工作，准许在认证合格的进出口商品上使用质量认证标志。	第十九条改为第二十五条，内容未修改
—	第二十六条　商检机构依照本法对实施许可制度的进出口商品实行验证管理，查验单证，核对证货是否相符。	增加一条，作为第二十六条
第二十三条　商检机构根据需要，对检验合格的进出口商品，可以加施商检标志或者封识。	第二十七条　商检机构根据需要，对检验合格的进出口商品，可以加施商检标志或者封识。	第二十三条改为第二十七条，内容未修改
第二十四条　进出口商品的报验人对商检机构作出的检验结果有异议的，可以向原商检机构或者其上级商检机构以至国家商检部门申请复验，由受理复验的商检机构或者国家商检部门作出复验结论。	第二十八条　进出口商品的报检人对商检机构作出的检验结果有异议的，可以向原商检机构或者其上级商检机构以至国家商检部门申请复验，由受理复验的商检机构或者国家商检部门及时作出复验结论。	第二十四条改为第二十八条
第二十八条　当事人对商检机构的处罚决定不服的，可以自收到处罚通知之日起三十天内，向作出处罚决定的商检机构或者其上级商检机构或者国家商检部门申请复议；对复议决定不服的，可以自收到复议决定书之日起三十天内，向法院起诉。当事人逾期不申请复议或者不起诉又拒不履行的，由作出处罚决定的商检机构申请法院强制执行。	第二十九条　当事人对商检机构、国家商检部门作出的复验结论不服或者对商检机构作出的处罚决定不服的，可以依法申请行政复议，也可以依法向人民法院提起诉讼。	第二十八条改为第二十九条

表1-1 续4

《进出口商品检验法》（1989）	《进出口商品检验法》（2002）	备注
—	第三十条 国家商检部门和商检机构履行职责，必须遵守法律，维护国家利益，依照法定职权和法定程序严格执法，接受监督。 国家商检部门和商检机构应当根据依法履行职责的需要，加强队伍建设，使商检工作人员具有良好的政治、业务素质。商检工作人员应当定期接受业务培训和考核，经考核合格，方可上岗执行职务。 商检工作人员必须忠于职守，文明服务，遵守职业道德，不得滥用职权，谋取私利。	增加一条，作为第三十条
—	第三十一条 国家商检部门和商检机构应当建立健全内部监督制度，对其工作人员的执法活动进行监督检查。 商检机构内部负责受理报检、检验、出证放行等主要岗位的职责权限应当明确，并相互分离、相互制约。	增加一条，作为第三十一条
—	第三十二条 任何单位和个人均有权对国家商检部门、商检机构及其工作人员的违法、违纪行为进行控告、检举。收到控告、检举的机关应当依法按照职责分工及时查处，并为控告人、检举人保密。	增加一条，作为第三十二条
第二十六条 违反本法规定，对列入《种类表》的和其他法律、行政法规规定必须经商检机构检验的进口商品未报经检验而擅自销售或者使用的，对列入《种类表》的和其他法律、行政法规规定必须经商检机构检验的出口商品未报经检验合格而擅自出口的，由商检机构处以罚款；情节严重，造成重大经济损失的，对直接责任人员比照刑法第一百八十七条的规定追究刑事责任。 违反本法第十七条的规定，对经商检机构抽查检验不合格的出口商品擅自出口的，依照前款的规定处罚。	第三十三条 违反本法规定，将必须经商检机构检验的进口商品未报经检验而擅自销售或者使用的，或者将必须经商检机构检验的出口商品未报经检验合格而擅自出口的，由商检机构没收违法所得，并处货值金额百分之五以上百分之二十以下的罚款；构成犯罪的，依法追究刑事责任。	第二十六条改为第三十三条
—	第三十四条 违反本法规定，未经国家商检部门许可，擅自从事进出口商品检验鉴定业务的，由商检机构责令停止非法经营，没收违法所得，并处违法所得一倍以上三倍以下的罚款。	增加一条，作为第三十四条
—	第三十五条 进口或者出口属于掺杂掺假、以假充真、以次充好的商品或者以不合格进出口商品冒充合格进出口商品的，由商检机构责令停止进口或者出口，没收违法所得，并处货值金额百分之五十以上三倍以下的罚款；构成犯罪的，依法追究刑事责任。	增加一条，作为第三十五条

表1-1 续5

《进出口商品检验法》(1989)	《进出口商品检验法》(2002)	备注
第二十七条　伪造、变造商检单证、印章、标志、封识、质量认证标志，构成犯罪的，对直接责任人员比照刑法第一百六十七条的规定追究刑事责任；情节轻微的，由商检机构处以罚款。	第三十六条　伪造、变造、买卖或者盗窃商检单证、印章、标志、封识、质量认证标志的，依法追究刑事责任；尚不够刑事处罚的，由商检机构责令改正，没收违法所得，并处货值金额等值以下的罚款。	第二十七条改为第三十六条
—	第三十七条　国家商检部门、商检机构的工作人员违反本法规定，泄露所知悉的商业秘密的，依法给予行政处分，有违法所得的，没收违法所得；构成犯罪的，依法追究刑事责任。	增加一条，作为第三十七条
第二十九条　国家商检部门、商检机构的工作人员和国家商检部门、商检机构指定的检验机构的检验人员，滥用职权，徇私舞弊，伪造检验结果的，或者玩忽职守，延误检验出证的，根据情节轻重，给予行政处分或者依法追究刑事责任。	第三十八条　国家商检部门、商检机构的工作人员滥用职权，故意刁难的，徇私舞弊，伪造检验结果的，或者玩忽职守，延误检验出证的，依法给予行政处分；构成犯罪的，依法追究刑事责任。	第二十九条改为第三十八条
第三十条　商检机构和其他检验机构依照本法的规定实施检验和办理鉴定业务，依照规定收费。收费办法由国家商检部门会同国务院有关主管部门制定。	第三十九条　商检机构和其他检验机构依照本法的规定实施检验和办理检验鉴定业务，依照国家有关规定收取费用。	第三十条改为第三十九条
第三十一条　国家商检部门根据本法制定实施办法，报国务院批准后施行。	第四十条　国务院根据本法制定实施条例。	第三十一条改为第四十条

(三）用语定义

《进出口商品检验法》(2002) 第二条规定：国家商检部门，是国务院设立的进出口商品检验部门的简称；商检机构，是国家商检部门设在各地的进出口商品检验机构的简称。

(四）行政审批事项

《进出口商品检验法》(2002) 共设定行政许可事项 2 项（已全部取消），分别是：

1. 进出口商品检验鉴定业务的检验许可（第八条，2021 年取消）；
2. 出入境检验检疫代理报检单位注册登记（第二十一条，2013 年取消）。

三、《进出口商品检验法》第二次修正

根据 2013 年 6 月 29 日第十二届全国人民代表大会常务委员会第三次会议《关于修改〈中华人民共和国文物保护法〉等十二部法律的决定》修正。

(一）修改决定（节选）

四、对《中华人民共和国进出口商品检验法》作出修改

将第二十一条修改为："为进出口货物的收发货人办理报检手续的代理人办理报检手续时应当向商检机构提交授权委托书。"

(二）修改前内容

第二十一条　为进出口货物的收发货人办理报检手续的代理人应当在商检机构进行注册登记；办理报检手续时应当向商检机构提交授权委托书。

（三）行政审批事项

本次修正，删除了行政审批事项“出入境检验检疫代理报检单位注册登记”相关的法律条文，该行政审批事项由《国务院关于取消和下放一批行政审批项目的决定》（国发〔2013〕44号）公布取消。

四、《进出口商品检验法》第三次修正

根据2018年4月27日第十三届全国人民代表大会常务委员会第二次会议《关于修改〈中华人民共和国国境卫生检疫法〉等六部法律的决定》修正。

（一）修改决定（节选）

二、对《中华人民共和国进出口商品检验法》作出修改

（一）删去第十一条中的“海关凭商检机构签发的货物通关证明验放”。

（二）删去第十五条第二款。

（二）修改前内容

第十一条 本法规定必须经商检机构检验的进口商品的收货人或者其代理人，应当向报关地的商检机构报检。海关凭商检机构签发的货物通关证明验放。

第十五条 本法规定必须经商检机构检验的出口商品的发货人或者其代理人，应当在商检机构规定的地点和期限内，向商检机构报检。商检机构应当在国家商检部门统一规定的期限内检验完毕，并出具检验证单。

对本法规定必须实施检验的出口商品，海关凭商检机构签发的货物通关证明验放。

（三）修正背景

此次修正，系落实第十三届全国人民代表大会第一次会议《关于国务院机构改革方案的决定》关于“将国家质量监督检验检疫总局的出入境检验检疫管理职责和队伍划入海关总署”的决定。

五、《进出口商品检验法》第四次修正

根据2018年12月29日第十三届全国人民代表大会常务委员会第七次会议《关于修改〈中华人民共和国产品质量法〉等五部法律的决定》修正。

（一）修改决定（节选）

三、对《中华人民共和国进出口商品检验法》作出修改

（一）将第二十四条中的“国家商检部门”修改为“国务院认证认可监督管理部门”。

（二）将第二十五条中的“商检机构”修改为“认证机构”，“国家商检部门”修改为“国务院认证认可监督管理部门”。

（三）将第三十六条中的“由商检机构责令改正”修改为“由商检机构、认证认可监督管理部门依据各自职责责令改正”。

（二）修改前内容

第二十四条 国家商检部门根据国家统一的认证制度，对有关的进出口商品实施认证管理。

第二十五条 商检机构可以根据国家商检部门同外国有关机构签订的协议或者接受外国有关机构的委托进行进出口商品质量认证工作，准许在认证合格的进出口商品上使用质量认证标志。

第三十六条 伪造、变造、买卖或者盗窃商检单证、印章、标志、封识、质量认证标志的，依法追究刑事责任；尚不够刑事处罚的，由商检机构责令改正，没收违法所得，并处货值金额等值以下的罚款。

（三）修正背景

此次修正，系落实第十三届全国人民代表大会第一次会议《关于国务院机构改革方案的决定》

关于“国家认证认可监督管理委员会、国家标准化管理委员会职责划入国家市场监督管理总局，对外保留牌子”的决定。

六、《进出口商品检验法》第五次修正

根据2021年4月29日第十三届全国人民代表大会常务委员会第二十八次会议《关于修改〈中华人民共和国道路交通安全法〉等八部法律的决定》修正。

（一）修改决定（节选）

三、对《中华人民共和国进出口商品检验法》作出修改

（一）将第三条中的“经国家商检部门许可的检验机构”修改为“依法设立的检验机构（以下称其他检验机构）”。

（二）第六条增加一款，作为第三款：“对本条第一款规定的进出口商品检验，商检机构可以采信检验机构的检验结果；国家商检部门对前述检验机构实行目录管理。”

（三）将第八条中的“经国家商检部门许可的检验机构”修改为“其他检验机构”。

（四）删去第二十二条。

（五）将第二十三条改为第二十二条，将其中的“经国家商检部门许可的检验机构”修改为“其他检验机构”。

（六）删去第三十四条。

（二）修改前内容

第三条 商检机构和经国家商检部门许可的检验机构，依法对进出口商品实施检验。

第六条 必须实施的进出口商品检验，是指确定列入目录的进出口商品是否符合国家技术规范的强制性要求的合格评定活动。

合格评定程序包括：抽样、检验和检查；评估、验证和合格保证；注册、认可和批准以及各项的组合。

第八条 经国家商检部门许可的检验机构可以接受对外贸易关系人或者外国检验机构的委托，办理进出口商品检验鉴定业务。

第二十二条 国家商检部门可以按照国家有关规定，通过考核，许可符合条件的国内外检验机构承担委托的进出口商品检验鉴定业务。

第二十三条 国家商检部门和商检机构依法对经国家商检部门许可的检验机构的进出口商品检验鉴定业务活动进行监督，可以对其检验的商品抽查检验。

第三十四条 违反本法规定，未经国家商检部门许可，擅自从事进出口商品检验鉴定业务的，由商检机构责令停止非法经营，没收违法所得，并处违法所得一倍以上三倍以下的罚款。

（三）行政审批事项

本次修正，删除了行政审批事项“进出口商品检验鉴定业务的检验许可”相关的法律条文。

七、《进出口商品检验法》全文

中华人民共和国进出口商品检验法

（1989年2月21日第七届全国人民代表大会常务委员会第六次会议通过，根据2002年4月28日第九届全国人民代表大会常务委员会第二十七次会议《关于修改〈中华人民共和国进出口商品检验法〉的决定》第一次修正，根据2013年6月29日第十二届全国人民代表大会常务委员会第三次会议《关于修改〈中华人民共和国文物保护法〉等十二部法律的决定》第二次修正，根据2018年4

月27日第十三届全国人民代表大会常务委员会第二次会议《关于修改〈中华人民共和国国境卫生检疫法〉等六部法律的决定》第三次修正，根据2018年12月29日第十三届全国人民代表大会常务委员会第七次会议《关于修改〈中华人民共和国产品质量法〉等五部法律的决定》第四次修正，根据2021年4月29日第十三届全国人民代表大会常务委员会第二十八次会议《关于修改〈中华人民共和国道路交通安全法〉等八部法律的决定》第五次修正）

第一章 总 则

第一条 为了加强进出口商品检验工作，规范进出口商品检验行为，维护社会公共利益和进出口贸易有关各方的合法权益，促进对外经济贸易关系的顺利发展，制定本法。

第二条 国务院设立进出口商品检验部门（以下简称国家商检部门），主管全国进出口商品检验工作。国家商检部门设在各地的进出口商品检验机构（以下简称商检机构）管理所辖地区的进出口商品检验工作。

第三条 商检机构和依法设立的检验机构（以下称其他检验机构），依法对进出口商品实施检验。

第四条 进出口商品检验应当根据保护人类健康和安全、保护动物或者植物的生命和健康、保护环境、防止欺诈行为、维护国家安全的原则，由国家商检部门制定、调整必须实施检验的进出口商品目录（以下简称目录）并公布实施。

第五条 列入目录的进出口商品，由商检机构实施检验。

前款规定的进口商品未经检验的，不准销售、使用；前款规定的出口商品未经检验合格的，不准出口。

本条第一款规定的进出口商品，其中符合国家规定的免予检验条件的，由收货人或者发货人申请，经国家商检部门审查批准，可以免予检验。

第六条 必须实施的进出口商品检验，是指确定列入目录的进出口商品是否符合国家技术规范的强制性要求的合格评定活动。

合格评定程序包括：抽样、检验和检查；评估、验证和合格保证；注册、认可和批准以及各项的组合。

对本条第一款规定的进出口商品检验，商检机构可以采信检验机构的检验结果；国家商检部门对前述检验机构实行目录管理。

第七条 列入目录的进出口商品，按照国家技术规范的强制性要求进行检验；尚未制定国家技术规范的强制性要求的，应当依法及时制定，未制定之前，可以参照国家商检部门指定的国外有关标准进行检验。

第八条 其他检验机构，可以接受对外贸易关系人或者外国检验机构的委托，办理进出口商品检验鉴定业务。

第九条 法律、行政法规规定由其他检验机构实施检验的进出口商品或者检验项目，依照有关法律、行政法规的规定办理。

第十条 国家商检部门和商检机构应当及时收集和向有关方面提供进出口商品检验方面的信息。

国家商检部门和商检机构的工作人员在履行进出口商品检验的职责中，对所知悉的商业秘密负有保密义务。

第二章 进口商品的检验

第十一条 本法规定必须经商检机构检验的进口商品的收货人或者其代理人，应当向报关地的商检机构报检。

第十二条　本法规定必须经商检机构检验的进口商品的收货人或者其代理人，应当在商检机构规定的地点和期限内，接受商检机构对进口商品的检验。商检机构应当在国家商检部门统一规定的期限内检验完毕，并出具检验证单。

第十三条　本法规定必须经商检机构检验的进口商品以外的进口商品的收货人，发现进口商品质量不合格或者残损短缺，需要由商检机构出证索赔的，应当向商检机构申请检验出证。

第十四条　对重要的进口商品和大型的成套设备，收货人应当依据对外贸易合同约定在出口国装运前进行预检验、监造或者监装，主管部门应当加强监督；商检机构根据需要可以派出检验人员参加。

第三章　出口商品的检验

第十五条　本法规定必须经商检机构检验的出口商品的发货人或者其代理人，应当在商检机构规定的地点和期限内，向商检机构报检。商检机构应当在国家商检部门统一规定的期限内检验完毕，并出具检验证单。

第十六条　经商检机构检验合格发给检验证单的出口商品，应当在商检机构规定的期限内报关出口；超过期限的，应当重新报检。

第十七条　为出口危险货物生产包装容器的企业，必须申请商检机构进行包装容器的性能鉴定。生产出口危险货物的企业，必须申请商检机构进行包装容器的使用鉴定。使用未经鉴定合格的包装容器的危险货物，不准出口。

第十八条　对装运出口易腐烂变质食品的船舱和集装箱，承运人或者装箱单位必须在装货前申请检验。未经检验合格的，不准装运。

第四章　监督管理

第十九条　商检机构对本法规定必须经商检机构检验的进出口商品以外的进出口商品，根据国家规定实施抽查检验。

国家商检部门可以公布抽查检验结果或者向有关部门通报抽查检验情况。

第二十条　商检机构根据便利对外贸易的需要，可以按照国家规定对列入目录的出口商品进行出厂前的质量监督管理和检验。

第二十一条　为进出口货物的收发货人办理报检手续的代理人办理报检手续时应当向商检机构提交授权委托书。

第二十二条　国家商检部门和商检机构依法对其他检验机构的进出口商品检验鉴定业务活动进行监督，可以对其检验的商品抽查检验。

第二十三条　国务院认证认可监督管理部门根据国家统一的认证制度，对有关的进出口商品实施认证管理。

第二十四条　认证机构可以根据国务院认证认可监督管理部门同外国有关机构签订的协议或者接受外国有关机构的委托进行进出口商品质量认证工作，准许在认证合格的进出口商品上使用质量认证标志。

第二十五条　商检机构依照本法对实施许可制度的进出口商品实行验证管理，查验单证，核对证货是否相符。

第二十六条　商检机构根据需要，对检验合格的进出口商品，可以加施商检标志或者封识。

第二十七条　进出口商品的报检人对商检机构作出的检验结果有异议的，可以向原商检机构或者其上级商检机构以至国家商检部门申请复验，由受理复验的商检机构或者国家商检部门及时作出复验结论。

第二十八条　当事人对商检机构、国家商检部门作出的复验结论不服或者对商检机构作出的处罚决定不服的，可以依法申请行政复议，也可以依法向人民法院提起诉讼。

第二十九条 国家商检部门和商检机构履行职责，必须遵守法律，维护国家利益，依照法定职权和法定程序严格执法，接受监督。

国家商检部门和商检机构应当根据依法履行职责的需要，加强队伍建设，使商检工作人员具有良好的政治、业务素质。商检工作人员应当定期接受业务培训和考核，经考核合格，方可上岗执行职务。

商检工作人员必须忠于职守，文明服务，遵守职业道德，不得滥用职权，谋取私利。

第三十条 国家商检部门和商检机构应当建立健全内部监督制度，对其工作人员的执法活动进行监督检查。

商检机构内部负责受理报检、检验、出证放行等主要岗位的职责权限应当明确，并相互分离、相互制约。

第三十一条 任何单位和个人均有权对国家商检部门、商检机构及其工作人员的违法、违纪行为进行控告、检举。收到控告、检举的机关应当依法按照职责分工及时查处，并为控告人、检举人保密。

第五章 法律责任

第三十二条 违反本法规定，将必须经商检机构检验的进口商品未报经检验而擅自销售或者使用的，或者将必须经商检机构检验的出口商品未报经检验合格而擅自出口的，由商检机构没收违法所得，并处货值金额百分之五以上百分之二十以下的罚款；构成犯罪的，依法追究刑事责任。

第三十三条 进口或者出口属于掺杂掺假、以假充真、以次充好的商品或者以不合格进出口商品冒充合格进出口商品的，由商检机构责令停止进口或者出口，没收违法所得，并处货值金额百分之五十以上三倍以下的罚款；构成犯罪的，依法追究刑事责任。

第三十四条 伪造、变造、买卖或者盗窃商检单证、印章、标志、封识、质量认证标志的，依法追究刑事责任；尚不够刑事处罚的，由商检机构、认证认可监督管理部门依据各自职责责令改正，没收违法所得，并处货值金额等值以下的罚款。

第三十五条 国家商检部门、商检机构的工作人员违反本法规定，泄露所知悉的商业秘密的，依法给予行政处分，有违法所得的，没收违法所得；构成犯罪的，依法追究刑事责任。

第三十六条 国家商检部门、商检机构的工作人员滥用职权，故意刁难的，徇私舞弊，伪造检验结果的，或者玩忽职守，延误检验出证的，依法给予行政处分；构成犯罪的，依法追究刑事责任。

第六章 附 则

第三十七条 商检机构和其他检验机构依照本法的规定实施检验和办理检验鉴定业务，依照国家有关规定收取费用①。

第三十八条 国务院根据本法制定实施条例。

第三十九条 本法自 1989 年 8 月 1 日起施行。

第二节｜《中华人民共和国进出口商品检验法实施条例》

一、《中华人民共和国进出口商品检验法实施条例》（1992）

根据《进出口商品检验法》（1989）第三十一条，原国家进出口商品检验局制定了《中华人民

① 根据《财政部 国家发展改革委关于清理规范一批行政事业性收费有关政策的通知》（财税〔2017〕20 号），自 2017 年 4 月 1 日起，停征出入境检验检疫费。

共和国进出口商品检验法实施条例》（以下简称《进出口商品检验法实施条例》），于1992年10月7日经国务院批准，1992年10月23日由原国家进出口商品检验局发布，现已废止。此版本以下简称《进出口商品检验法实施条例》（1992）。

二、《进出口商品检验法实施条例》（2005）

（一）重新制定

现行的《进出口商品检验法实施条例》，是根据2002年修正后的《进出口商品检验法》制定的，经2005年8月10日国务院第101次常务会议通过，中华人民共和国国务院令第447号公布，自2005年12月1日起施行，以下简称《进出口商品检验法实施条例》（2005）。《进出口商品检验法实施条例》（1992）同时废止。

（二）行政审批事项

《进出口商品检验法实施条例》（2005）共设定行政审批事项11项，分别是：

1. 出入境检验检疫代理报检企业注册登记。（第十二条，2013年取消）
2. 出入境快件运营企业从事报检业务注册登记。（第十二条，2013年取消）
3. 出入境检验检疫报检人员从业注册。（第十二条，2013年取消）
4. 进口可用作原料的固体废物国外供货商及国内收货人注册登记。（第二十二条）
5. 进口旧机电产品备案。（第二十二条，2014年取消）
6. 进口可用作原料的固体废物、进口旧机电产品装运前检验机构指定。（第二十二条，2012年取消）
7. 涉及人身财产安全健康的重要出口商品注册登记。（第三十一条，2015年取消）
8. 进出口化妆品生产、加工单位卫生注册登记。（第三十三条，2010年取消）
9. 进出口食品、化妆品标签审核。（第三十四条，2007年取消）
10. 进出口商品检验鉴定机构从业人员资格认定。（第三十九条，2012年取消）
11. 出口货物原产地证明申请人注册登记。（第四十三条，2007年取消）

三、《进出口商品检验法实施条例》（2005）第一次修订

根据2013年7月18日中华人民共和国国务院令第638号《国务院关于废止和修改部分行政法规的决定》修改。

（一）修改决定（节选）

二十四、删去《中华人民共和国进出口商品检验法实施条例》第十二条第二款、第三款、第四款。

删去第二十二条第一款、第二款中的“经国家质检总局指定的”。

删去第三十三条、第三十四条。

第三十九条改为第三十七条，并删去其中的“人员资格”。

第四十三条改为第四十一条，并删去第一款中的“办理原产地证明的申请人应当依法取得出入境检验检疫机构的注册登记”。

第四十八条改为第四十六条，并删去第一款、第三款中的“情节严重的，并撤销其报检注册登记、报检从业注册”。

第五十二条改为第五十条，并删去其中的“化妆品”。

第五十八条改为第五十六条，修改为：“代理报检企业、出入境快件运营企业违反国家有关规定，扰乱报检秩序的，由出入境检验检疫机构责令改正，没收违法所得，可以处10万元以下罚款，国家质检总局或者出入境检验检疫机构可以暂停其6个月以内代理报检业务。”

（二）修改前内容

第十二条 进出口商品的收货人或者发货人办理报检手续，应当依法向出入境检验检疫机构备案。

代理报检企业、出入境快件运营企业从事报检业务，应当依法经出入境检验检疫机构注册登记。未依法经出入境检验检疫机构注册登记的企业，不得从事报检业务。

办理报检业务的人员应当依法办理报检从业注册，并实行凭证报检。未依法办理报检从业注册的人员，不得从事报检业务。

代理报检企业、出入境快件运营企业以及报检人员不得非法代理他人报检，或者超出其业务范围从事报检业务。

第二十二条 国家对进口可用作原料的固体废物的国外供货商、国内收货人实行注册登记制度，国外供货商、国内收货人在签订对外贸易合同前，应当取得国家质检总局或者出入境检验检疫机构的注册登记。国家对进口可用作原料的固体废物实行装运前检验制度，进口时，收货人应当提供出入境检验检疫机构或者经国家质检总局指定的检验机构出具的装运前检验证书。

国家允许进口的旧机电产品的收货人在签订对外贸易合同前，应当向国家质检总局或者出入境检验检疫机构办理备案手续。对价值较高，涉及人身财产安全、健康、环境保护项目的高风险进口旧机电产品，应当依照国家有关规定实施装运前检验，进口时，收货人应当提供出入境检验检疫机构或者经国家质检总局指定的检验机构出具的装运前检验证书。

进口可用作原料的固体废物、国家允许进口的旧机电产品到货后，由出入境检验检疫机构依法实施检验。

第三十三条 国家对进出口化妆品生产企业实施卫生注册登记管理。具体办法由国家质检总局商国务院卫生主管部门制定。

第三十四条 进出口食品、化妆品在进出口前，其经营者或者代理人应当接受出入境检验检疫机构对进出口食品、化妆品标签内容是否符合法律、行政法规规定要求以及与质量有关内容的真实性、准确性进行的检验，并取得国家质检总局或者其授权的出入境检验检疫机构签发的进出口食品、化妆品标签检验证明文件。

第三十九条 在中华人民共和国境内设立从事进出口商品检验鉴定业务的检验机构，应当符合有关法律、行政法规、规章规定的注册资本、技术能力、人员资格等条件，经国家质检总局和有关主管部门审核批准，获得许可，并依法办理工商登记后，方可接受委托办理进出口商品检验鉴定业务。

第四十三条 出入境检验检疫机构依照有关法律、行政法规的规定，签发出口货物普惠制原产地证明、区域性优惠原产地证明、专用原产地证明。办理原产地证明的申请人应当依法取得出入境检验检疫机构的注册登记。

出口货物一般原产地证明的签发，依照有关法律、行政法规的规定执行。

第四十八条 进出口商品的收货人、发货人、代理报检企业或者出入境快件运营企业、报检人员不如实提供进出口商品的真实情况，取得出入境检验检疫机构的有关证单，或者对法定检验的进出口商品不予报检，逃避进出口商品检验的，由出入境检验检疫机构没收违法所得，并处商品货值金额5%以上20%以下罚款；情节严重的，并撤销其报检注册登记、报检从业注册。

进出口商品的收货人或者发货人委托代理报检企业、出入境快件运营企业办理报检手续，未按照规定向代理报检企业、出入境快件运营企业提供所委托报检事项的真实情况，取得出入境检验检疫机构的有关证单的，对委托人依照前款规定予以处罚。

代理报检企业、出入境快件运营企业、报检人员对委托人所提供情况的真实性未进行合理审查或者因工作疏忽，导致骗取出入境检验检疫机构有关证单的结果的，由出入境检验检疫机构对代理报检企业、出入境快件运营企业处2万元以上20万元以下罚款；情节严重的，并撤销其报检注册登记、报检从业注册。

第五十二条 进口或者出口国家实行卫生注册登记管理而未获得卫生注册登记的生产企业生产的食品、化妆品的，由出入境检验检疫机构责令停止进口或者出口，没收违法所得，并处商品货值金额10%以上50%以下罚款。

已获得卫生注册登记的进出口食品、化妆品生产企业，经检查不符合规定要求的，由国家质检总局或者出入境检验检疫机构责令限期整改；整改仍未达到规定要求或者有其他违法行为，情节严重的，吊销其卫生注册登记证书。

第五十八条 未经注册登记擅自从事报检业务的，由出入境检验检疫机构责令停止非法经营活动，没收违法所得，并处违法所得1倍以上3倍以下罚款。

代理报检企业、出入境快件运营企业违反国家有关规定，扰乱报检秩序的，由出入境检验检疫机构责令改正，没收违法所得，可以并处10万元以下罚款，国家质检总局或者出入境检验检疫机构可以暂停其6个月以内代理报检业务；情节严重的，撤销其报检注册登记。

报检人员违反国家有关规定，扰乱报检秩序的，国家质检总局或者出入境检验检疫机构可以暂停其6个月以内执业；情节严重的，撤销其报检从业注册。

（三）行政审批事项

本次修订，对与国务院已经公布取消的行政审批项目有关的法律条文进行了较大幅度的调整，涉及的行政审批事项包括：

1. 删除了行政审批事项“进出口食品、化妆品标签审核”“出口货物原产地证明申请人注册登记”相关的法律条文，该行政审批事项由《国务院关于第四批取消和调整行政审批项目的决定》（国发〔2007〕33号）公布取消；

2. 删除了行政审批事项“进出口化妆品生产、加工单位卫生注册登记”相关的法律条文，该行政审批事项由《国务院关于第五批取消和下放管理层级行政审批项目的决定》（国发〔2010〕21号）公布取消；

3. 删除了行政审批事项“进口可用作原料的固体废物、进口旧机电产品装运前检验机构指定”“进出口商品检验鉴定机构从业人员资格认定”相关的法律条文，该行政审批事项由《国务院关于第六批取消和调整行政审批项目的决定》（国发〔2012〕52号）公布取消；

4. 删除了行政审批事项“出入境检验检疫报检人员从业注册”相关的法律条文，该行政审批事项由《国务院关于取消和下放一批行政审批项目等事项的决定》（国发〔2013〕19号）公布取消；

5. 删除了行政审批事项“出入境检验检疫代理报检企业注册登记”“出入境快件运营企业从事报检业务注册登记”相关的法律条文，该行政审批事项由《国务院关于取消和下放一批行政审批项目的决定》（国发〔2013〕44号）公布取消。

四、《进出口商品检验法实施条例》（2005）第二次修订

根据2016年2月6日中华人民共和国国务院令第666号《国务院关于修改部分行政法规的决定》修改。

（一）修改决定（节选）

四十七、删去《中华人民共和国进出口商品检验法实施条例》第二十二条第二款中的“国家允许进口的旧机电产品的收货人在签订对外贸易合同前，应当向国家质检总局或者出入境检验检疫机构办理备案手续。”

第三十一条第一款修改为：“出入境检验检疫机构根据便利对外贸易的需要，可以对列入目录的出口商品进行出厂前的质量监督管理和检验。”

第三十七条修改为："在中华人民共和国境内设立从事进出口商品检验鉴定业务的检验机构，应当依法办理工商登记，并符合有关法律、行政法规、规章规定的注册资本、技术能力等条件，经国家质检总局和有关主管部门审核批准，获得许可，方可接受委托办理进出口商品检验鉴定业务。"

删去第四十九条。

第五十一条改为第五十条，删去第三款中的"未办理备案或者"。

（二）修改前内容

第二十二条 国家对进口可用作原料的固体废物的国外供货商、国内收货人实行注册登记制度，国外供货商、国内收货人在签订对外贸易合同前，应当取得国家质检总局或者出入境检验检疫机构的注册登记。国家对进口可用作原料的固体废物实行装运前检验制度，进口时，收货人应当提供出入境检验检疫机构或者检验机构出具的装运前检验证书。

国家允许进口的旧机电产品的收货人在签订对外贸易合同前，应当向国家质检总局或者出入境检验检疫机构办理备案手续。对价值较高，涉及人身财产安全、健康、环境保护项目的高风险进口旧机电产品，应当依照国家有关规定实施装运前检验，进口时，收货人应当提供出入境检验检疫机构或者检验机构出具的装运前检验证书。

进口可用作原料的固体废物、国家允许进口的旧机电产品到货后，由出入境检验检疫机构依法实施检验。

第三十一条 出入境检验检疫机构根据便利对外贸易的需要，可以对列入目录的出口商品进行出厂前的质量监督管理和检验，对其中涉及人身财产安全、健康的重要出口商品实施出口商品注册登记管理。实施出口商品注册登记管理的出口商品，必须获得注册登记，方可出口。

出入境检验检疫机构进行出厂前的质量监督管理和检验的内容，包括对生产企业的质量保证工作进行监督检查，对出口商品进行出厂前的检验。

第三十七条 在中华人民共和国境内设立从事进出口商品检验鉴定业务的检验机构，应当符合有关法律、行政法规、规章规定的注册资本、技术能力等条件，经国家质检总局和有关主管部门审核批准，获得许可，并依法办理工商登记后，方可接受委托办理进出口商品检验鉴定业务。

第四十九条 出口属于国家实行出口商品注册登记管理而未获得注册登记的商品的，由出入境检验检疫机构责令停止出口，没收违法所得，并处商品货值金额10%以上50%以下罚款。

第五十一条 进口可用作原料的固体废物，国外供货商、国内收货人未取得注册登记，或者未进行装运前检验的，按照国家有关规定责令退货；情节严重的，由出入境检验检疫机构并处10万元以上100万元以下罚款。

已获得注册登记的可用作原料的固体废物的国外供货商、国内收货人违反国家有关规定，情节严重的，由出入境检验检疫机构撤销其注册登记。

进口国家允许进口的旧机电产品未办理备案或者未按照规定进行装运前检验的，按照国家有关规定予以退货；情节严重的，由出入境检验检疫机构并处100万元以下罚款。

（三）行政审批事项

本次修订，对与国务院已经公布取消的行政审批项目有关的法律条文进行了调整，涉及的行政审批事项包括：

1. 删除了行政审批事项"进口旧机电产品备案"相关的法律条文，该行政审批事项经《国务院关于取消和调整一批行政审批项目等事项的决定》（国发〔2014〕50号）公布取消。

2. 删除了行政审批事项"涉及人身财产安全健康的重要出口商品注册登记"相关的法律条文，该行政审批事项经《国务院关于取消和调整一批行政审批项目等事项的决定》（国发〔2015〕11号）公布取消。

五、《进出口商品检验法实施条例》（2005）第三次修订

根据2017年3月1日中华人民共和国国务院令第676号《国务院关于修改和废止部分行政法规的决定》修改。

（一）修改决定（节选）

二十五、将《中华人民共和国进出口商品检验法实施条例》第六条第一款中的“暂准”修改为“暂时”。

（二）修改前内容

第六条 进出境的样品、礼品、暂准进出境的货物以及其他非贸易性物品，免予检验。但是，法律、行政法规另有规定的除外。

列入目录的进出口商品符合国家规定的免予检验条件的，由收货人、发货人或者生产企业申请，经国家质检总局审查批准，出入境检验检疫机构免予检验。

六、《进出口商品检验法实施条例》（2005）第四次修订

根据2019年3月2日中华人民共和国国务院令第709号《国务院关于修改部分行政法规的决定》修改。

（一）修改决定（节选）

十八、将《中华人民共和国进出口商品检验法实施条例》第二条第一款中的“中华人民共和国国家质量监督检验检疫总局（以下简称国家质检总局）”修改为“海关总署”，第二款中的“国家质检总局”修改为“海关总署”、“出入境检验检疫局”修改为“出入境检验检疫机构”。

第三条第一款、第六条、第十条第二款、第十四条、第十八条第三款、第二十二条第一款、第二十四条、第三十二条、第三十三条、第三十五条、第三十六条、第三十七条、第三十八条、第四十条第一款、第四十九条第二款、第五十四条、第五十五条中的“国家质检总局”修改为“海关总署”。

第三条第三款修改为：“海关总署制定、调整目录时，应当征求国务院对外贸易主管部门等有关方面的意见。”

第七条第二款修改为：“海关总署根据进出口商品检验工作的实际需要和国际标准，可以制定进出口商品检验方法的技术规范和行业标准。”

第十六条修改为：“法定检验的进口商品的收货人应当持合同、发票、装箱单、提单等必要的凭证和相关批准文件，向报关地的出入境检验检疫机构报检；通关放行后20日内，收货人应当依照本条例第十八条的规定，向出入境检验检疫机构申请检验。法定检验的进口商品未经检验的，不准销售，不准使用。

“进口实行验证管理的商品，收货人应当向报关地的出入境检验检疫机构申请验证。出入境检验检疫机构按照海关总署的规定实施验证。”

第十七条修改为：“法定检验的进口商品、实行验证管理的进口商品，海关按照规定办理海关通关手续。”

第十九条第一款中的“或者出具退货处理通知单并书面告知海关，海关凭退货处理通知单办理退运手续”修改为“或者出具退货处理通知单，办理退运手续”。

第二十六条修改为：“法定检验的出口商品、实行验证管理的出口商品，海关按照规定办理海关通关手续。”

第三十九条修改为：“海关总署、出入境检验检疫机构实施监督管理或者对涉嫌违反进出口商品检验法律、行政法规的行为进行调查，有权查阅、复制当事人的有关合同、发票、账簿以及其他有

关资料。出入境检验检疫机构对有根据认为涉及人身财产安全、健康、环境保护项目不合格的进出口商品，经本机构负责人批准，可以查封或者扣押。”

第四十二条中的“由国家质检总局商海关总署另行制定办法”修改为“由海关总署另行制定办法”。

第五十八条第一款修改为：“当事人对出入境检验检疫机构、海关总署作出的复验结论、处罚决定不服的，可以依法申请行政复议，也可以依法向人民法院提起诉讼。”

（二）修改前内容

第二条 中华人民共和国国家质量监督检验检疫总局（以下简称国家质检总局）主管全国进出口商品检验工作。

国家质检总局设在省、自治区、直辖市以及进出口商品的口岸、集散地的出入境检验检疫局及其分支机构（以下简称出入境检验检疫机构），管理所负责地区的进出口商品检验工作。

第三条 国家质检总局应当依照商检法第四条规定，制定、调整必须实施检验的进出口商品目录（以下简称目录）并公布实施。

目录应当至少在实施之日30日前公布；在紧急情况下，应当不迟于实施之日公布。

国家质检总局制定、调整目录时，应当征求国务院对外贸易主管部门、海关总署等有关方面的意见。

第六条 进出境的样品、礼品、暂时进出境的货物以及其他非贸易性物品，免予检验。但是，法律、行政法规另有规定的除外。

列入目录的进出口商品符合国家规定的免予检验条件的，由收货人、发货人或者生产企业申请，经国家质检总局审查批准，出入境检验检疫机构免予检验。

免予检验的具体办法，由国家质检总局商有关部门制定。

第七条 法定检验的进出口商品，由出入境检验检疫机构依照商检法第七条规定实施检验。

国家质检总局根据进出口商品检验工作的实际需要和国际标准，可以制定进出口商品检验方法的技术规范和标准。

进出口商品检验依照或者参照的技术规范、标准以及检验方法的技术规范和标准，应当至少在实施之日6个月前公布；在紧急情况下，应当不迟于实施之日公布。

第十条 出入境检验检疫机构依照商检法的规定，对实施许可制度和国家规定必须经过认证的进出口商品实行验证管理，查验单证，核对证货是否相符。

实行验证管理的进出口商品目录，由国家质检总局商有关部门后制定、调整并公布。

第十四条 国家质检总局建立进出口商品风险预警机制，通过收集进出口商品检验方面的信息，进行风险评估，确定风险的类型，采取相应的风险预警措施及快速反应措施。

国家质检总局和出入境检验检疫机构应当及时向有关方面提供进出口商品检验方面的信息。

第十六条 法定检验的进口商品的收货人应当持合同、发票、装箱单、提单等必要的凭证和相关批准文件，向海关报关地的出入境检验检疫机构报检；海关放行后20日内，收货人应当依照本条例第十八条的规定，向出入境检验检疫机构申请检验。法定检验的进口商品未经检验的，不准销售，不准使用。

进口实行验证管理的商品，收货人应当向海关报关地的出入境检验检疫机构申请验证。出入境检验检疫机构按照国家质检总局的规定实施验证。

第十七条 法定检验的进口商品、实行验证管理的进口商品，海关凭出入境检验检疫机构签发的货物通关单办理海关通关手续。

第十八条 法定检验的进口商品应当在收货人报检时申报的目的地检验。

大宗散装商品、易腐烂变质商品、可用作原料的固体废物以及已发生残损、短缺的商品，应当在卸货口岸检验。

对前两款规定的进口商品，国家质检总局可以根据便利对外贸易和进出口商品检验工作的需要，指定在其他地点检验。

第十九条 除法律、行政法规另有规定外，法定检验的进口商品经检验，涉及人身财产安全、健康、环境保护项目不合格的，由出入境检验检疫机构责令当事人销毁，或者出具退货处理通知单并书面告知海关，海关凭退货处理通知单办理退运手续；其他项目不合格的，可以在出入境检验检疫机构的监督下进行技术处理，经重新检验合格的，方可销售或者使用。当事人申请出入境检验检疫机构出证的，出入境检验检疫机构应当及时出证。

出入境检验检疫机构对检验不合格的进口成套设备及其材料，签发不准安装使用通知书。经技术处理，并经出入境检验检疫机构重新检验合格的，方可安装使用。

第二十二条 国家对进口可用作原料的固体废物的国外供货商、国内收货人实行注册登记制度，国外供货商、国内收货人在签订对外贸易合同前，应当取得国家质检总局或者出入境检验检疫机构的注册登记。国家对进口可用作原料的固体废物实行装运前检验制度，进口时，收货人应当提供出入境检验检疫机构或者检验机构出具的装运前检验证书。

对价值较高，涉及人身财产安全、健康、环境保护项目的高风险进口旧机电产品，应当依照国家有关规定实施装运前检验，进口时，收货人应当提供出入境检验检疫机构或者检验机构出具的装运前检验证书。

进口可用作原料的固体废物、国家允许进口的旧机电产品到货后，由出入境检验检疫机构依法实施检验。

第二十四条 法定检验的出口商品的发货人应当在国家质检总局统一规定的地点和期限内，持合同等必要的凭证和相关批准文件向出入境检验检疫机构报检。法定检验的出口商品未经检验或者经检验不合格的，不准出口。

出口商品应当在商品的生产地检验。国家质检总局可以根据便利对外贸易和进出口商品检验工作的需要，指定在其他地点检验。

出口实行验证管理的商品，发货人应当向出入境检验检疫机构申请验证。出入境检验检疫机构按照国家质检总局的规定实施验证。

第二十六条 法定检验的出口商品、实行验证管理的出口商品，海关凭出入境检验检疫机构签发的货物通关单办理海关通关手续。

第三十二条 国家对进出口食品生产企业实施卫生注册登记管理。获得卫生注册登记的出口食品生产企业，方可生产、加工、储存出口食品。获得卫生注册登记的进出口食品生产企业生产的食品，方可进口或者出口。

实施卫生注册登记管理的进口食品生产企业，应当按照规定向国家质检总局申请卫生注册登记。

实施卫生注册登记管理的出口食品生产企业，应当按照规定向出入境检验检疫机构申请卫生注册登记。

出口食品生产企业需要在国外卫生注册的，依照本条第三款规定进行卫生注册登记后，由国家质检总局统一对外办理。

第三十三条 出入境检验检疫机构根据需要，对检验合格的进出口商品加施商检标志，对检验合格的以及其他需要加施封识的进出口商品加施封识。具体办法由国家质检总局制定。

第三十五条 进出口商品的报检人对出入境检验检疫机构作出的检验结果有异议的，可以自收到检验结果之日起15日内，向作出检验结果的出入境检验检疫机构或者其上级出入境检验检疫机构以至国家质检总局申请复验，受理复验的出入境检验检疫机构或者国家质检总局应当自收到复验申请之日起60日内作出复验结论。技术复杂，不能在规定期限内作出复验结论的，经本机构负责人批准，可以适当延长，但是延长期限最多不超过30日。

第三十六条 国家质检总局或者出入境检验检疫机构根据进出口商品检验工作的需要，可以指定符合规定资质条件的国内外检测机构承担出入境检验检疫机构委托的进出口商品检测。被指定的检测机构经检查不符合规定要求的，国家质检总局或者出入境检验检疫机构可以取消指定。

第三十七条 在中华人民共和国境内设立从事进出口商品检验鉴定业务的检验机构，应当依法办理工商登记，并符合有关法律、行政法规、规章规定的注册资本、技术能力等条件，经国家质检总局和有关主管部门审核批准，获得许可，方可接受委托办理进出口商品检验鉴定业务。

第三十八条 对检验机构的检验鉴定业务活动有异议的，可以向国家质检总局或者出入境检验检疫机构投诉。

第三十九条 国家质检总局、出入境检验检疫机构实施监督管理或者对涉嫌违反进出口商品检验法律、行政法规的行为进行调查，有权查阅、复制当事人的有关合同、发票、账簿以及其他有关资料。出入境检验检疫机构对有根据认为涉及人身财产安全、健康、环境保护项目不合格的进出口商品，经本机构负责人批准，可以查封或者扣押，但海关监管货物除外。

第四十条 国家质检总局、出入境检验检疫机构应当根据便利对外贸易的需要，采取有效措施，简化程序，方便进出口。

办理进出口商品报检、检验、鉴定等手续，符合条件的，可以采用电子数据文件的形式。

第四十二条 出入境检验检疫机构对进出保税区、出口加工区等海关特殊监管区域的货物以及边境小额贸易进出口商品的检验管理，由国家质检总局商海关总署另行制定办法。

第四十九条 进口或者出口国家实行卫生注册登记管理而未获得卫生注册登记的生产企业生产的食品的，由出入境检验检疫机构责令停止进口或者出口，没收违法所得，并处商品货值金额10%以上50%以下罚款。

已获得卫生注册登记的进出口食品生产企业，经检查不符合规定要求的，由国家质检总局或者出入境检验检疫机构责令限期整改；整改仍未达到规定要求或者有其他违法行为，情节严重的，吊销其卫生注册登记证书。

第五十四条 从事进出口商品检验鉴定业务的检验机构超出其业务范围，或者违反国家有关规定，扰乱检验鉴定秩序的，由出入境检验检疫机构责令改正，没收违法所得，可以并处10万元以下罚款，国家质检总局或者出入境检验检疫机构可以暂停其6个月以内检验鉴定业务；情节严重的，由国家质检总局吊销其检验鉴定资格证书。

第五十五条 代理报检企业、出入境快件运营企业违反国家有关规定，扰乱报检秩序的，由出入境检验检疫机构责令改正，没收违法所得，可以处10万元以下罚款，国家质检总局或者出入境检验检疫机构可以暂停其6个月以内代理报检业务。

第五十八条 当事人对出入境检验检疫机构、国家质检总局作出的复验结论不服，或者对国家质检总局、出入境检验检疫机构作出的处罚决定不服的，可以依法申请行政复议，也可以依法向人民法院提起诉讼。

（三）修订背景

此次修订，系落实第十三届全国人民代表大会第一次会议《关于国务院机构改革方案的决定》关于“将国家质量监督检验检疫总局的出入境检验检疫管理职责和队伍划入海关总署”的决定。

七、《进出口商品检验法实施条例》（2005）第五次修订

根据2022年3月29日中华人民共和国国务院令第752号《国务院关于修改和废止部分行政法规的决定》修改。

（一）修改决定（节选）

三、删去《中华人民共和国进出口商品检验法实施条例》第三十七条。

将第五十四条改为第五十三条，删去其中的“超出其业务范围，或者”和“情节严重的，由海关总署吊销其检验鉴定资格证书”。

将第五十九条改为第五十八条，将其中的“经许可”修改为“依法设立”。

（二）修改前内容

第三十七条 在中华人民共和国境内设立从事进出口商品检验鉴定业务的检验机构，应当依法办理工商登记，并符合有关法律、行政法规、规章规定的注册资本、技术能力等条件，经海关总署和有关主管部门审核批准，获得许可，方可接受委托办理进出口商品检验鉴定业务。

第五十四条 从事进出口商品检验鉴定业务的检验机构超出其业务范围，或者违反国家有关规定，扰乱检验鉴定秩序的，由出入境检验检疫机构责令改正，没收违法所得，可以并处10万元以下罚款，海关总署或者出入境检验检疫机构可以暂停其6个月以内检验鉴定业务；情节严重的，由海关总署吊销其检验鉴定资格证书。

第五十九条 出入境检验检疫机构实施法定检验、经许可的检验机构办理检验鉴定业务，按照国家有关规定收取费用。

八、《进出口商品检验法实施条例》全文

中华人民共和国进出口商品检验法实施条例

（2005年8月31日由中华人民共和国国务院令第447号发布，根据2013年7月18日《国务院关于废止和修改部分行政法规的决定》第一次修订，根据2016年2月6日《国务院关于修改部分行政法规的决定》第二次修订，根据2017年3月1日《国务院关于修改和废止部分行政法规的决定》第三次修订，根据2019年3月2日《国务院关于修改部分行政法规的决定》第四次修订，根据2022年3月29日《国务院关于修改和废止部分行政法规的决定》第五次修订）

第一章　总　则

第一条 根据《中华人民共和国进出口商品检验法》（以下简称商检法）的规定，制定本条例。

第二条 海关总署主管全国进出口商品检验工作。

海关总署设在省、自治区、直辖市以及进出口商品的口岸、集散地的出入境检验检疫及其分支机构（以下简称出入境检验检疫机构），管理所负责地区的进出口商品检验工作。

第三条 海关总署应当依照商检法第四条规定，制定、调整必须实施检验的进出口商品目录（以下简称目录）并公布实施。

目录应当至少在实施之日30日前公布；在紧急情况下，应当不迟于实施之日公布。

海关总署制定、调整目录时，应当征求国务院对外贸易主管部门等有关方面的意见。

第四条 出入境检验检疫机构对列入目录的进出口商品以及法律、行政法规规定须经出入境检验检疫机构检验的其他进出口商品实施检验（以下称法定检验）。

出入境检验检疫机构对法定检验以外的进出口商品，根据国家规定实施抽查检验。

第五条 进出口药品的质量检验、计量器具的量值检定、锅炉压力容器的安全监督检验、船舶（包括海上平台、主要船用设备及材料）和集装箱的规范检验、飞机（包括飞机发动机、机载设备）的适航检验以及核承压设备的安全检验等项目，由有关法律、行政法规规定的机构实施检验。

第六条 进出境的样品、礼品、暂时进出境的货物以及其他非贸易性物品，免予检验。但是，

法律、行政法规另有规定的除外。

列入目录的进出口商品符合国家规定的免予检验条件的，由收货人、发货人或者生产企业申请，经海关总署审查批准，出入境检验检疫机构免予检验。

免予检验的具体办法，由海关总署商有关部门制定。

第七条 法定检验的进出口商品，由出入境检验检疫机构依照商检法第七条规定实施检验。

海关总署根据进出口商品检验工作的实际需要和国际标准，可以制定进出口商品检验方法的技术规范和行业标准。

进出口商品检验依照或者参照的技术规范、标准以及检验方法的技术规范和标准，应当至少在实施之日6个月前公布；在紧急情况下，应当不迟于实施之日公布。

第八条 出入境检验检疫机构根据便利对外贸易的需要，对进出口企业实施分类管理，并按照根据国际通行的合格评定程序确定的检验监管方式，对进出口商品实施检验。

第九条 出入境检验检疫机构对进出口商品实施检验的内容，包括是否符合安全、卫生、健康、环境保护、防止欺诈等要求以及相关的品质、数量、重量等项目。

第十条 出入境检验检疫机构依照商检法的规定，对实施许可制度和国家规定必须经过认证的进出口商品实行验证管理，查验单证，核对证货是否相符。

实行验证管理的进出口商品目录，由海关总署商有关部门后制定、调整并公布。

第十一条 进出口商品的收货人或者发货人可以自行办理报检手续，也可以委托代理报检企业办理报检手续；采用快件方式进出口商品的，收货人或者发货人应当委托出入境快件运营企业办理报检手续。

第十二条 进出口商品的收货人或者发货人办理报检手续，应当依法向出入境检验检疫机构备案。

第十三条 代理报检企业接受进出口商品的收货人或者发货人的委托，以委托人的名义办理报检手续的，应当向出入境检验检疫机构提交授权委托书，遵守本条例对委托人的各项规定；以自己的名义办理报检手续的，应当承担与收货人或者发货人相同的法律责任。

出入境快件运营企业接受进出口商品的收货人或者发货人的委托，应当以自己的名义办理报检手续，承担与收货人或者发货人相同的法律责任。

委托人委托代理报检企业、出入境快件运营企业办理报检手续的，应当向代理报检企业、出入境快件运营企业提供所委托报检事项的真实情况；代理报检企业、出入境快件运营企业接受委托人的委托办理报检手续的，应当对委托人所提供情况的真实性进行合理审查。

第十四条 海关总署建立进出口商品风险预警机制，通过收集进出口商品检验方面的信息，进行风险评估，确定风险的类型，采取相应的风险预警措施及快速反应措施。

海关总署和出入境检验检疫机构应当及时向有关方面提供进出口商品检验方面的信息。

第十五条 出入境检验检疫机构工作人员依法执行职务，有关单位和个人应当予以配合，任何单位和个人不得非法干预和阻挠。

第二章 进口商品的检验

第十六条 法定检验的进口商品的收货人应当持合同、发票、装箱单、提单等必要的凭证和相关批准文件，向报关地的出入境检验检疫机构报检；通关放行后20日内，收货人应当依照本条例第十八条的规定，向出入境检验检疫机构申请检验。法定检验的进口商品未经检验的，不准销售，不准使用。

进口实行验证管理的商品，收货人应当向报关地的出入境检验检疫机构申请验证。出入境检验检疫机构按照海关总署的规定实施验证。

第十七条 法定检验的进口商品、实行验证管理的进口商品，海关按照规定办理海关通关手续。

第十八条 法定检验的进口商品应当在收货人报检时申报的目的地检验。

大宗散装商品、易腐烂变质商品、可用作原料的固体废物以及已发生残损、短缺的商品，应当在卸货口岸检验。

对前两款规定的进口商品，海关总署可以根据便利对外贸易和进出口商品检验工作的需要，指定在其他地点检验。

第十九条 除法律、行政法规另有规定外，法定检验的进口商品经检验，涉及人身财产安全、健康、环境保护项目不合格的，由出入境检验检疫机构责令当事人销毁，或者出具退货处理通知单，办理退运手续；其他项目不合格的，可以在出入境检验检疫机构的监督下进行技术处理，经重新检验合格的，方可销售或者使用。当事人申请出入境检验检疫机构出证的，出入境检验检疫机构应当及时出证。

出入境检验检疫机构对检验不合格的进口成套设备及其材料，签发不准安装使用通知书。经技术处理，并经出入境检验检疫机构重新检验合格的，方可安装使用。

第二十条 法定检验以外的进口商品，经出入境检验检疫机构抽查检验不合格的，依照本条例第十九条的规定处理。

实行验证管理的进口商品，经出入境检验检疫机构验证不合格的，参照本条例第十九条的规定处理或者移交有关部门处理。

法定检验以外的进口商品的收货人，发现进口商品质量不合格或者残损、短缺，申请出证的，出入境检验检疫机构或者其他检验机构应当在检验后及时出证。

第二十一条 对属于法定检验范围内的关系国计民生、价值较高、技术复杂的以及其他重要的进口商品和大型成套设备，应当按照对外贸易合同约定监造、装运前检验或者监装。收货人保留到货后最终检验和索赔的权利。

出入境检验检疫机构可以根据需要派出检验人员参加或者组织实施监造、装运前检验或者监装。

第二十二条 国家对进口可用作原料的固体废物的国外供货商、国内收货人实行注册登记制度，国外供货商、国内收货人在签订对外贸易合同前，应当取得海关总署或者出入境检验检疫机构的注册登记。国家对进口可用作原料的固体废物实行装运前检验制度，进口时，收货人应当提供出入境检验检疫机构或者检验机构出具的装运前检验证书。

对价值较高，涉及人身财产安全、健康、环境保护项目的高风险进口旧机电产品，应当依照国家有关规定实施装运前检验，进口时，收货人应当提供出入境检验检疫机构或者检验机构出具的装运前检验证书。

进口可用作原料的固体废物、国家允许进口的旧机电产品到货后，由出入境检验检疫机构依法实施检验。

第二十三条 进口机动车辆到货后，收货人凭出入境检验检疫机构签发的进口机动车辆检验证单以及有关部门签发的其他单证向车辆管理机关申领行车牌证。在使用过程中发现有涉及人身财产安全的质量缺陷的，出入境检验检疫机构应当及时作出相应处理。

第三章　出口商品的检验

第二十四条 法定检验的出口商品的发货人应当在海关总署统一规定的地点和期限内，持合同等必要的凭证和相关批准文件向出入境检验检疫机构报检。法定检验的出口商品未经检验或者经检验不合格的，不准出口。

出口商品应当在商品的生产地检验。海关总署可以根据便利对外贸易和进出口商品检验工作的需要，指定在其他地点检验。

出口实行验证管理的商品，发货人应当向出入境检验检疫机构申请验证。出入境检验检疫机构按照海关总署的规定实施验证。

第二十五条 在商品生产地检验的出口商品需要在口岸换证出口的，由商品生产地的出入境检验检疫机构按照规定签发检验换证凭单。发货人应当在规定的期限内持检验换证凭单和必要的凭证，向口岸出入境检验检疫机构申请查验。经查验合格的，由口岸出入境检验检疫机构签发货物通关单。

第二十六条 法定检验的出口商品、实行验证管理的出口商品，海关按照规定办理海关通关手续。

第二十七条 法定检验的出口商品经出入境检验检疫机构检验或者经口岸出入境检验检疫机构查验不合格的，可以在出入境检验检疫机构的监督下进行技术处理，经重新检验合格的，方准出口；不能进行技术处理或者技术处理后重新检验仍不合格的，不准出口。

第二十八条 法定检验以外的出口商品，经出入境检验检疫机构抽查检验不合格的，依照本条例第二十七条的规定处理。

实行验证管理的出口商品，经出入境检验检疫机构验证不合格的，参照本条例第二十七条的规定处理或者移交有关部门处理。

第二十九条 出口危险货物包装容器的生产企业，应当向出入境检验检疫机构申请包装容器的性能鉴定。包装容器经出入境检验检疫机构鉴定合格并取得性能鉴定证书的，方可用于包装危险货物。

出口危险货物的生产企业，应当向出入境检验检疫机构申请危险货物包装容器的使用鉴定。使用未经鉴定或者经鉴定不合格的包装容器的危险货物，不准出口。

第三十条 对装运出口的易腐烂变质食品、冷冻品的集装箱、船舱、飞机、车辆等运载工具，承运人、装箱单位或者其代理人应当在装运前向出入境检验检疫机构申请清洁、卫生、冷藏、密固等适载检验。未经检验或者经检验不合格的，不准装运。

第四章 监督管理

第三十一条 出入境检验检疫机构根据便利对外贸易的需要，可以对列入目录的出口商品进行出厂前的质量监督管理和检验。

出入境检验检疫机构进行出厂前的质量监督管理和检验的内容，包括对生产企业的质量保证工作进行监督检查，对出口商品进行出厂前的检验。

第三十二条 国家对进出口食品生产企业实施卫生注册登记管理①。获得卫生注册登记的出口食品生产企业，方可生产、加工、储存出口食品。获得卫生注册登记的进出口食品生产企业生产的食品，方可进口或者出口。

实施卫生注册登记管理的进口食品生产企业，应当按照规定向海关总署申请卫生注册登记。

实施卫生注册登记管理的出口食品生产企业，应当按照规定向出入境检验检疫机构申请卫生注册登记。

出口食品生产企业需要在国外卫生注册的，依照本条第三款规定进行卫生注册登记后，由海关总署统一对外办理。

第三十三条 出入境检验检疫机构根据需要，对检验合格的进出口商品加施商检标志，对检验合格的以及其他需要加施封识的进出口商品加施封识。具体办法由海关总署制定。

第三十四条 出入境检验检疫机构按照有关规定对检验的进出口商品抽取样品。验余的样品，

① 《中华人民共和国食品安全法》第九十六条规定，向我国境内出口食品的境外食品生产企业应当经国家出入境检验检疫部门注册；第九十九条规定，出口食品生产企业和出口食品原料种植、养殖场应当向国家出入境检验检疫部门备案。

出入境检验检疫机构应当通知有关单位在规定的期限内领回；逾期不领回的，由出入境检验检疫机构处理。

第三十五条 进出口商品的报检人对出入境检验检疫机构作出的检验结果有异议的，可以自收到检验结果之日起15日内，向作出检验结果的出入境检验检疫机构或者其上级出入境检验检疫机构以至海关总署申请复验，受理复验的出入境检验检疫机构或者海关总署应当自收到复验申请之日起60日内作出复验结论。技术复杂，不能在规定期限内作出复验结论的，经本机构负责人批准，可以适当延长，但是延长期限最多不超过30日。

第三十六条 海关总署或者出入境检验检疫机构根据进出口商品检验工作的需要，可以指定符合规定资质条件的国内外检测机构承担出入境检验检疫机构委托的进出口商品检测。被指定的检测机构经检查不符合规定要求的，海关总署或者出入境检验检疫机构可以取消指定。

第三十七条 对检验机构的检验鉴定业务活动有异议的，可以向海关总署或者出入境检验检疫机构投诉。

第三十八条 海关总署、出入境检验检疫机构实施监督管理或者对涉嫌违反进出口商品检验法律、行政法规的行为进行调查，有权查阅、复制当事人的有关合同、发票、账簿以及其他有关资料。出入境检验检疫机构对有根据认为涉及人身财产安全、健康、环境保护项目不合格的进出口商品，经本机构负责人批准，可以查封或者扣押。

第三十九条 海关总署、出入境检验检疫机构应当根据便利对外贸易的需要，采取有效措施，简化程序，方便进出口。

办理进出口商品报检、检验、鉴定等手续，符合条件的，可以采用电子数据文件的形式。

第四十条 出入境检验检疫机构依照有关法律、行政法规的规定，签发出口货物普惠制原产地证明、区域性优惠原产地证明、专用原产地证明。

出口货物一般原产地证明的签发，依照有关法律、行政法规的规定执行。

第四十一条 出入境检验检疫机构对进出保税区、出口加工区等海关特殊监管区域的货物以及边境小额贸易进出口商品的检验管理，由海关总署另行制定办法。

第五章 法律责任

第四十二条 擅自销售、使用未报检或者未经检验的属于法定检验的进口商品，或者擅自销售、使用应当申请进口验证而未申请的进口商品的，由出入境检验检疫机构没收违法所得，并处商品货值金额5%以上20%以下罚款；构成犯罪的，依法追究刑事责任。

第四十三条 擅自出口未报检或者未经检验的属于法定检验的出口商品，或者擅自出口应当申请出口验证而未申请的出口商品的，由出入境检验检疫机构没收违法所得，并处商品货值金额5%以上20%以下罚款；构成犯罪的，依法追究刑事责任。

第四十四条 销售、使用经法定检验、抽查检验或者验证不合格的进口商品，或者出口经法定检验、抽查检验或者验证不合格的商品的，由出入境检验检疫机构责令停止销售、使用或者出口，没收违法所得和违法销售、使用或者出口的商品，并处违法销售、使用或者出口的商品货值金额等值以上3倍以下罚款；构成犯罪的，依法追究刑事责任。

第四十五条 进出口商品的收货人、发货人、代理报检企业或者出入境快件运营企业、报检人员不如实提供进出口商品的真实情况，取得出入境检验检疫机构的有关证单，或者对法定检验的进出口商品不予报检，逃避进出口商品检验的，由出入境检验检疫机构没收违法所得，并处商品货值金额5%以上20%以下罚款。

进出口商品的收货人或者发货人委托代理报检企业、出入境快件运营企业办理报检手续，未按照规定向代理报检企业、出入境快件运营企业提供所委托报检事项的真实情况，取得出入境检验检疫机构的有关证单的，对委托人依照前款规定予以处罚。

代理报检企业、出入境快件运营企业、报检人员对委托人所提供情况的真实性未进行合理审查或者因工作疏忽，导致骗取出入境检验检疫机构有关证单的结果的，由出入境检验检疫机构对代理报检企业、出入境快件运营企业处2万元以上20万元以下罚款。

第四十六条 伪造、变造、买卖或者盗窃检验证单、印章、标志、封识、货物通关单或者使用伪造、变造的检验证单、印章、标志、封识、货物通关单，构成犯罪的，依法追究刑事责任；尚不够刑事处罚的，由出入境检验检疫机构责令改正，没收违法所得，并处商品货值金额等值以下罚款。

第四十七条 擅自调换出入境检验检疫机构抽取的样品或者出入境检验检疫机构检验合格的进出口商品的，由出入境检验检疫机构责令改正，给予警告；情节严重的，并处商品货值金额10%以上50%以下罚款。

第四十八条 进口或者出口国家实行卫生注册登记管理而未获得卫生注册登记的生产企业生产的食品的，由出入境检验检疫机构责令停止进口或者出口，没收违法所得，并处商品货值金额10%以上50%以下罚款。

已获得卫生注册登记的进出口食品生产企业，经检查不符合规定要求的，由海关总署或者出入境检验检疫机构责令限期整改；整改仍未达到规定要求或者有其他违法行为，情节严重的，吊销其卫生注册登记证书。

第四十九条 进口可用作原料的固体废物，国外供货商、国内收货人未取得注册登记，或者未进行装运前检验的，按照国家有关规定责令退货；情节严重的，由出入境检验检疫机构并处10万元以上100万元以下罚款。

已获得注册登记的可用作原料的固体废物的国外供货商、国内收货人违反国家有关规定，情节严重的，由出入境检验检疫机构撤销其注册登记。

进口国家允许进口的旧机电产品未按照规定进行装运前检验的，按照国家有关规定予以退货；情节严重的，由出入境检验检疫机构并处100万元以下罚款。

第五十条 提供或者使用未经出入境检验检疫机构鉴定的出口危险货物包装容器的，由出入境检验检疫机构处10万元以下罚款。

提供或者使用经出入境检验检疫机构鉴定不合格的包装容器装运出口危险货物的，由出入境检验检疫机构处20万元以下罚款。

第五十一条 提供或者使用未经出入境检验检疫机构适载检验的集装箱、船舱、飞机、车辆等运载工具装运易腐烂变质食品、冷冻品出口的，由出入境检验检疫机构处10万元以下罚款。

提供或者使用经出入境检验检疫机构检验不合格的集装箱、船舱、飞机、车辆等运载工具装运易腐烂变质食品、冷冻品出口的，由出入境检验检疫机构处20万元以下罚款。

第五十二条 擅自调换、损毁出入境检验检疫机构加施的商检标志、封识的，由出入境检验检疫机构处5万元以下罚款。

第五十三条 从事进出口商品检验鉴定业务的检验机构违反国家有关规定，扰乱检验鉴定秩序的，由出入境检验检疫机构责令改正，没收违法所得，可以并处10万元以下罚款，海关总署或者出入境检验检疫机构可以暂停其6个月以内检验鉴定业务。

第五十四条 代理报检企业、出入境快件运营企业违反国家有关规定，扰乱报检秩序的，由出入境检验检疫机构责令改正，没收违法所得，可以处10万元以下罚款，海关总署或者出入境检验检疫机构可以暂停其6个月以内代理报检业务。

第五十五条 出入境检验检疫机构的工作人员滥用职权，故意刁难当事人的，徇私舞弊，伪造检验结果的，或者玩忽职守，延误检验出证的，依法给予行政处分；违反有关法律、行政法规规定签发出口货物原产地证明的，依法给予行政处分，没收违法所得；构成犯罪的，依法追究刑事责任。

第五十六条 出入境检验检疫机构对没收的商品依法予以处理所得价款、没收的违法所得、收缴的罚款，全部上缴国库。

第六章 附 则

第五十七条 当事人对出入境检验检疫机构、海关总署作出的复验结论、处罚决定不服的，可以依法申请行政复议，也可以依法向人民法院提起诉讼。

当事人逾期不履行处罚决定，又不申请行政复议或者向人民法院提起诉讼的，作出处罚决定的机构可以申请人民法院强制执行。

第五十八条 出入境检验检疫机构实施法定检验、依法设立的检验机构办理检验鉴定业务，按照国家有关规定收取费用①。

第五十九条 本条例自2005年12月1日起施行。1992年10月7日国务院批准、1992年10月23日原国家进出口商品检验局发布的《中华人民共和国进出口商品检验法实施条例》同时废止。

第三节 | 《中华人民共和国进出境动植物检疫法》

《中华人民共和国进出境动植物检疫法》（以下简称《进出境动植物检疫法》）共八章五十条，是进出境动植物检疫的基本法律依据，原文如下。本书的进出境食品添加剂等产品也会涉及动植物检疫要求，详细介绍见《海关检验检疫业务实务手册——进出境动植物检疫篇》。

中华人民共和国进出境动植物检疫法

（1991年10月30日第七届全国人民代表大会常务委员会第二十二次会议通过，根据2009年8月27日第十一届全国人民代表大会常务委员会第十次会议《关于修改部分法律的决定》修正）

第一章 总 则

第一条 为防止动物传染病、寄生虫病和植物危险性病、虫、杂草以及其他有害生物（以下简称病虫害）传入、传出国境，保护农、林、牧，渔业生产和人体健康，促进对外经济贸易的发展，制定本法。

第二条 进出境的动植物、动植物产品和其他检疫物，装载动植物、动植物产品和其他检疫物的装载容器、包装物，以及来自动植物疫区的运输工具，依照本法规定实施检疫。

第三条 国务院设立动植物检疫机关（以下简称国家动植物检疫机关），统 -管理全国进出境动植物检疫工作。国家动植物检疫机关在对外开放的口岸和进出境动植物检疫业务集中的地点设立的口岸动植物检疫机关，依照本法规定实施进出境动植物检疫。

贸易性动物产品出境的检疫机关，由国务院根据情况规定。

国务院农业行政主管部门主管全国进出境动植物检疫工作。

第四条 口岸动植物检疫机关在实施检疫时可以行使下列职权：

（一）依照本法规定登船、登车、登机实施检疫；

（二）进入港口、机场、车站、邮局以及检疫物的存放、加工、养殖、种植场所实施检疫，并依

① 根据《财政部 国家发展改革委关于清理规范一批行政事业性收费有关政策的通知》（财税〔2017〕20号），自2017年4月1日起，停征出入境检验检疫费。

照规定采样；

（三）根据检疫需要，进入有关生产、仓库等场所，进行疫情监测、调查和检疫监督管理；

（四）查阅、复制、摘录与检疫物有关的运行日志、货运单、合同、发票及其他单证。

第五条 国家禁止下列各物进境：

（一）动植物病原体（包括菌种、毒种等）、害虫及其他有害生物；

（二）动植物疫情流行的国家和地区的有关动植物、动植物产品和其他检疫物；

（三）动物尸体；

（四）土壤。

口岸动植物检疫机关发现有前款规定的禁止进境物的，作退回或者销毁处理。

因科学研究等特殊需要引进本条第一款规定的禁止进境物的，必须事先提出申请，经国家动植物检疫机关批准。

本条第一款第二项规定的禁止进境物的名录，由国务院农业行政主管部门制定并公布。

第六条 国外发生重大动植物疫情并可能传入中国时，国务院应当采取紧急预防措施，必要时可以下令禁止来自动植物疫区的运输工具进境或者封锁有关口岸；受动植物疫情威胁地区的地方人民政府和有关口岸动植物检疫机关，应当立即采取紧急措施，同时向上级人民政府和国家动植物检疫机关报告。

邮电、运输部门对重大动植物疫情报告和送检材料应当优先传送。

第七条 国家动植物检疫机关和口岸动植物检疫机关对进出境动植物、动植物产品的生产、加工、存放过程，实行检疫监督制度。

第八条 口岸动植物检疫机关在港口、机场、车站、邮局执行检疫任务时，海关、交通、民航、铁路、邮电等有关部门应当配合。

第九条 动植物检疫机关检疫人员必须忠于职守，秉公执法。

动植物检疫机关检疫人员依法执行公务，任何单位和个人不得阻挠。

第二章　进境检疫

第十条 输入动物、动物产品、植物种子、种苗及其他繁殖材料的，必须事先提出申请，办理检疫审批手续。

第十一条 通过贸易、科技合作、交换、赠送、援助等方式输入动植物、动植物产品和其他检疫物的，应当在合同或者协议中订明中国法定的检疫要求，并订明必须附有输出国家或者地区政府动植物检疫机关出具的检疫证书。

第十二条 货主或者其代理人应当在动植物、动植物产品和其他检疫物进境前或者进境时持输出国家或者地区的检疫证书、贸易合同等单证，向进境口岸动植物检疫机关报检。

第十三条 装载动物的运输工具抵达口岸时，口岸动植物检疫机关应当采取现场预防措施，对上下运输工具或者接近动物的人员、装载动物的运输工具和被污染的场地作防疫消毒处理。

第十四条 输入动植物、动植物产品和其他检疫物，应当在进境口岸实施检疫。未经口岸动植物检疫机关同意，不得卸离运输工具。

输入动植物，需隔离检疫的，在口岸动植物检疫机关指定的隔离场所检疫。

因口岸条件限制等原因，可以由国家动植物检疫机关决定将动植物、动植物产品和其他检疫物运往指定地点检疫。在运输、装卸过程中，货主或者其代理人应当采取防疫措施。指定的存放、加工和隔离饲养或者隔离种植的场所，应当符合动植物检疫和防疫的规定。

第十五条 输入动植物、动植物产品和其他检疫物，经检疫合格的，准予进境；海关凭口岸动植物检疫机关签发的检疫单证或者在报关单上加盖的印章验放。

输入动植物、动植物产品和其他检疫物，需调离海关监管区检疫的，海关凭口岸动植物检疫机关签发的《检疫调离通知单》验放。

第十六条 输入动物，经检疫不合格的，由口岸动植物检疫机关签发《检疫处理通知单》，通知货主或者其代理人作如下处理：

（一）检出一类传染病、寄生虫病的动物，连同其同群动物全群退回或者全群扑杀并销毁尸体；

（二）检出二类传染病、寄生虫病的动物，退回或者扑杀，同群其他动物在隔离场或者其他指定地点隔离观察。

输入动物产品和其他检疫物经检疫不合格的，由口岸动植物检疫机关签发《检疫处理通知单》，通知货主或者其代理人作除害、退回或者销毁处理。经除害处理合格的，准予进境。

第十七条 输入植物、植物产品和其他检疫物，经检疫发现有植物危险性病、虫、杂草的，由口岸动植物检疫机关签发《检疫处理通知单》，通知货主或者其代理人作除害、退回或者销毁处理。经除害处理合格的，准予进境。

第十八条 本法第十六条第一款第一项、第二项所称一类、二类动物传染病、寄生虫病的名录和本法第十七条所称植物危险性病、虫、杂草的名录，由国务院农业行政主管部门制定并公布。

第十九条 输入动植物、动植物产品和其他检疫物，经检疫发现有本法第十八条规定的名录之外，对农、林、牧、渔业有严重危害的其他病虫害的，由口岸动植物检疫机关依照国务院农业行政主管部门的规定，通知货主或者其代理人作除害、退回或者销毁处理。经除害处理合格的，准予进境。

第三章　出境检疫

第二十条 货主或者其代理人在动植物、动植物产品和其他检疫物出境前，向口岸动植物检疫机关报检。

出境前需经隔离检疫的动物，在口岸动植物检疫机关指定的隔离场所检疫。

第二十一条 输出动植物、动植物产品和其他检疫物，由口岸动植物检疫机关实施检疫，经检疫合格或者经除害处理合格的，准予出境；海关凭口岸动植物检疫机关签发的检疫证书或者在报关单上加盖的印章验放。检疫不合格又无有效方法作除害处理的，不准出境。

第二十二条 经检疫合格的动植物、动植物产品和其他检疫物，有下列情形之一的，货主或者其代理人应当重新报检：

（一）更改输入国家或者地区，更改后的输入国家或者地区又有不同检疫要求的；

（二）改换包装或者原未拼装后来拼装的；

（三）超过检疫规定有效期限的。

第四章　过境检疫

第二十三条 要求运输动物过境的，必须事先商得中国国家动植物检疫机关同意，并按照指定的口岸和路线过境。

装载过境动物的运输工具、装载容器、饲料和铺垫材料，必须符合中国动植物检疫的规定。

第二十四条 运输动植物、动植物产品和其他检疫物过境的，由承运人或者押运人持货运单和输出国家或者地区政府动植物检疫机关出具的检疫证书，在进境时向口岸动植物检疫机关报检，出境口岸不再检疫。

第二十五条 过境的动物经检疫合格的，准予过境；发现有本法第十八条规定的名录所列的动物传染病、寄生虫病的，全群动物不准过境。

过境动物的饲料受病虫害污染的，作除害、不准过境或者销毁处理。

过境的动物的尸体、排泄物、铺垫材料及其他废弃物，必须按照动植物检疫机关的规定处理，不得擅自抛弃。

第二十六条 对过境植物、动植物产品和其他检疫物，口岸动植物检疫机关检查运输工具或者包装，经检疫合格的，准予过境；发现有本法第十八条规定的名录所列的病虫害的，作除害处理或者不准过境。

第二十七条 动植物、动植物产品和其他检疫物过境期间，未经动植物检疫机关批准，不得开拆包装或者卸离运输工具。

第五章 携带、邮寄物检疫

第二十八条 携带、邮寄植物种子、种苗及其他繁殖材料进境的，必须事先提出申请，办理检疫审批手续。

第二十九条 禁止携带、邮寄进境的动植物、动植物产品和其他检疫物的名录，由国务院农业行政主管部门制定并公布。

携带、邮寄前款规定的名录所列的动植物、动植物产品和其他检疫物进境的，作退回或者销毁处理。

第三十条 携带本法第二十九条规定的名录以外的动植物、动植物产品和其他检疫物进境的，在进境时向海关申报并接受口岸动植物检疫机关检疫。

携带动物进境的，必须持有输出国家或者地区的检疫证书等证件。

第三十一条 邮寄本法第二十九条规定的名录以外的动植物、动植物产品和其他检疫物进境的，由口岸动植物检疫机关在国际邮件互换局实施检疫，必要时可以取回口岸动植物检疫机关检疫；未经检疫不得运递。

第三十二条 邮寄进境的动植物、动植物产品和其他检疫物，经检疫或者除害处理合格后放行；经检疫不合格又无有效方法作除害处理的，作退回或者销毁处理，并签发《检疫处理通知单》。

第三十三条 携带、邮寄出境的动植物、动植物产品和其他检疫物，物主有检疫要求的，由口岸动植物检疫机关实施检疫。

第六章 运输工具检疫

第三十四条 来自动植物疫区的船舶、飞机、火车抵达口岸时，由口岸动植物检疫机关实施检疫。发现有本法第十八条规定的名录所列的病虫害的，作不准带离运输工具、除害、封存或者销毁处理。

第三十五条 进境的车辆，由口岸动植物检疫机关作防疫消毒处理。

第三十六条 进出境运输工具上的泔水、动植物性废弃物，依照口岸动植物检疫机关的规定处理，不得擅自抛弃。

第三十七条 装载出境的动植物、动植物产品和其他检疫物的运输工具，应当符合动植物检疫和防疫的规定。

第三十八条 进境供拆船用的废旧船舶，由口岸动植物检疫机关实施检疫，发现有本法第十八条规定的名录所列的病虫害的，作除害处理。

第七章 法律责任

第三十九条 违反本法规定，有下列行为之一的，由口岸动植物检疫机关处以罚款：

（一）未报检或者未依法办理检疫审批手续的；

（二）未经口岸动植物检疫机关许可擅自将进境动植物、动植物产品或者其他检疫物卸离运输工具或者运递的；

（三）擅自调离或者处理在口岸动植物检疫机关指定的隔离场所中隔离检疫的动植物的。

第四十条 报检的动植物、动植物产品或者其他检疫物与实际不符的，由口岸动植物检疫机关处以罚款；已取得检疫单证的，予以吊销。

第四十一条 违反本法规定，擅自开拆过境动植物、动植物产品或者其他检疫物的包装的，擅自将过境动植物、动植物产品或者其他检疫物卸离运输工具的，擅自抛弃过境动物的尸体、排泄物、铺垫材料或者其他废弃物的，由动植物检疫机关处以罚款。

第四十二条 违反本法规定，引起重大动植物疫情的，依照刑法有关规定追究刑事责任。

第四十三条 伪造、变造检疫单证、印章、标志、封识，依照刑法有关规定追究刑事责任。

第四十四条 当事人对动植物检疫机关的处罚决定不服的，可以在接到处罚通知之日起十五日内向作出处罚决定的机关的上一级机关申请复议；当事人也可以在接到处罚通知之日起十五日内直接向人民法院起诉。

复议机关应当在接到复议申请之日起六十日内作出复议决定。当事人对复议决定不服的，可以在接到复议决定之日起十五日内向人民法院起诉。复议机关逾期不作出复议决定的，当事人可以在复议期满之日起十五日内向人民法院起诉。

当事人逾期不申请复议也不向人民法院起诉、又不履行处罚决定的，作出处罚决定的机关可以申请人民法院强制执行。

第四十五条 动植物检疫机关检疫人员滥用职权，徇私舞弊，伪造检疫结果，或者玩忽职守，延误检疫出证，构成犯罪的，依法追究刑事责任；不构成犯罪的，给予行政处分。

第八章 附 则

第四十六条 本法下列用语的含义是：

（一）“动物”是指饲养、野生的活动物，如畜、禽、兽、蛇、龟、鱼、虾、蟹、贝、蚕、蜂等；

（二）“动物产品”是指来源于动物未经加工或者虽经加工但仍有可能传播疫病的产品，如生皮张、毛类、肉类、脏器、油脂、动物水产品、奶制品、蛋类、血液、精液、胚胎、骨、蹄、角等；

（三）“植物”是指栽培植物、野生植物及其种子、种苗及其他繁殖材料等；

（四）“植物产品”是指来源于植物未经加工或者虽经加工但仍有可能传播病虫害的产品，如粮食、豆、棉花、油、麻、烟草、籽仁、干果、鲜果、蔬菜、生药材、木材、饲料等；

（五）“其他检疫物”是指动物疫苗、血清、诊断液、动植物性废弃物等。

第四十七条 中华人民共和国缔结或者参加的有关动植物检疫的国际条约与本法有不同规定的，适用该国际条约的规定。但是，中华人民共和国声明保留的条款除外。

第四十八条 口岸动植物检疫机关实施检疫依照规定收费①。收费办法由国务院农业行政主管部门会同国务院物价等有关主管部门制定。

第四十九条 国务院根据本法制定实施条例。

第五十条 本法自1992年4月1日起施行。1982年6月4日国务院发布的《中华人民共和国进出口动植物检疫条例》同时废止。

---

① 根据《财政部 国家发展改革委关于清理规范一批行政事业性收费有关政策的通知》（财税〔2017〕20号），自2017年4月1日起，停征出入境检验检疫费。

第四节｜《中华人民共和国进出境动植物检疫法实施条例》

《中华人民共和国进出境动植物检疫法实施条例》（以下简称《进出境动植物检疫法实施条例》）共十章六十八条，原文如下。详细介绍见《海关检验检疫业务实务手册——进出境动植物检疫篇》。

中华人民共和国进出境动植物检疫法实施条例

（1996年12月2日中华人民共和国国务院令第206号发布，自1997年1月1日起施行）

第一章　总　则

第一条　根据《中华人民共和国进出境动植物检疫法》（以下简称进出境动植物检疫法）的规定，制定本条例。

第二条　下列各物，依照进出境动植物检疫法和本条例的规定实施检疫：

（一）进境、出境、过境的动植物、动植物产品和其他检疫物；

（二）装载动植物、动植物产品和其他检疫物的装载容器、包装物、铺垫材料；

（三）来自动植物疫区的运输工具；

（四）进境拆解的废旧船舶；

（五）有关法律、行政法规、国际条约规定或者贸易合同约定应当实施进出境动植物检疫的其他货物、物品。

第三条　国务院农业行政主管部门主管全国进出境动植物检疫工作。

中华人民共和国动植物检疫局（以下简称国家动植物检疫局）统一管理全国进出境动植物检疫工作，收集国内外重大动植物疫情，负责国际间进出境动植物检疫的合作与交流。

国家动植物检疫局在对外开放的口岸和进出境动植物检疫业务集中的地点设立的口岸动植物检疫机关，依照进出境动植物检疫法和本条例的规定，实施进出境动植物检疫。

第四条　国（境）外发生重大动植物疫情并可能传入中国时，根据情况采取下列紧急预防措施：

（一）国务院可以对相关边境区域采取控制措施，必要时下令禁止来自动植物疫区的运输工具进境或者封锁有关口岸；

（二）国务院农业行政主管部门可以公布禁止从动植物疫情流行的国家和地区进境的动植物、动植物产品和其他检疫物的名录；

（三）有关口岸动植物检疫机关可以对可能受病虫害污染的本条例第二条所列进境各物采取紧急检疫处理措施；

（四）受动植物疫情威胁地区的地方人民政府可以立即组织有关部门制定并实施应急方案，同时向上级人民政府和国家动植物检疫局报告。

邮电、运输部门对重大动植物疫情报告和送检材料应当优先传送。

第五条　享有外交、领事特权与豁免的外国机构和人员公用或者自用的动植物、动植物产品和其他检疫物进境，应当依照进出境动植物检疫法和本条例的规定实施检疫；口岸动植物检疫机关查验时，应当遵守有关法律的规定。

第六条　海关依法配合口岸动植物检疫机关，对进出境动植物、动植物产品和其他检疫物实行监管。具体办法由国务院农业行政主管部门会同海关总署制定。

第七条 进出境动植物检疫法所称动植物疫区和动植物疫情流行的国家与地区的名录，由国务院农业行政主管部门确定并公布。

第八条 对贯彻执行进出境动植物检疫法和本条例做出显著成绩的单位和个人，给予奖励。

第二章 检疫审批

第九条 输入动物、动物产品和进出境动植物检疫法第五条第一款所列禁止进境物的检疫审批，由国家动植物检疫局或者其授权的口岸动植物检疫机关负责。

输入植物种子、种苗及其他繁殖材料的检疫审批，由植物检疫条例规定的机关负责。

第十条 符合下列条件的，方可办理进境检疫审批手续：

（一）输出国家或者地区无重大动植物疫情；

（二）符合中国有关动植物检疫法律、法规、规章的规定；

（三）符合中国与输出国家或者地区签订的有关双边检疫协定（含检疫协议、备忘录等，下同）。

第十一条 检疫审批手续应当在贸易合同或者协议签订前办妥。

第十二条 携带、邮寄植物种子、种苗及其他繁殖材料进境的，必须事先提出申请，办理检疫审批手续；因特殊情况无法事先办理的，携带人或者邮寄人应当在口岸补办检疫审批手续，经审批机关同意并经检疫合格后方准进境。

第十三条 要求运输动物过境的，货主或者其代理人必须事先向国家动植物检疫局提出书面申请，提交输出国家或者地区政府动植物检疫机关出具的疫情证明、输入国家或者地区政府动植物检疫机关出具的准许该动物进境的证件，并说明拟过境的路线，国家动植物检疫局审查同意后，签发《动物过境许可证》。

第十四条 因科学研究等特殊需要，引进进出境动植物检疫法第五条第一款所列禁止进境物的，办理禁止进境物特许检疫审批手续时，货主、物主或者其代理人必须提交书面申请，说明其数量、用途、引进方式、进境后的防疫措施，并附具有关口岸动植物检疫机关签署的意见。

第十五条 办理进境检疫审批手续后，有下列情况之一的，货主、物主或者其代理人应当重新申请办理检疫审批手续：

（一）变更进境物的品种或者数量的；

（二）变更输出国家或者地区的；

（三）变更进境口岸的；

（四）超过检疫审批有效期的。

第三章 进境检疫

第十六条 进出境动植物检疫法第十一条所称中国法定的检疫要求，是指中国的法律、行政法规和国务院农业行政主管部门规定的动植物检疫要求。

第十七条 国家对向中国输出动植物产品的国外生产、加工、存放单位，实行注册登记制度。具体办法由国务院农业行政主管部门制定。

第十八条 输入动植物、动植物产品和其他检疫物的，货主或者其代理人应当在进境前或者进境时向进境口岸动植物检疫机关报检。属于调离海关监管区检疫的，运达指定地点时，货主或者其代理人应当通知有关口岸动植物检疫机关。属于转关货物的，货主或者其代理人应当在进境时向进境口岸动植物检疫机关申报；到达指运地时，应当向指运地口岸动植物检疫机关报检。

输入种畜禽及其精液、胚胎的，应当在进境前30日报检；输入其他动物的，应当在进境前15日报检；输入植物种子、种苗及其他繁殖材料的，应当在进境前7日报检。

动植物性包装物、铺垫材料进境时，货主或者其代理人应当及时向口岸动植物检疫机关申报；动植物检疫机关可以根据具体情况对申报物实施检疫。

前款所称动植物性包装物、铺垫材料，是指直接用作包装物、铺垫材料的动物产品和植物、植物产品。

第十九条 向口岸动植物检疫机关报检时，应当填写报检单，并提交输出国家或者地区政府动植物检疫机关出具的检疫证书、产地证书和贸易合同、信用证、发票等单证；依法应当办理检疫审批手续的，还应当提交检疫审批单。无输出国家或者地区政府动植物检疫机关出具的有效检疫证书，或者未依法办理检疫审批手续的，口岸动植物检疫机关可以根据具体情况，作退回或者销毁处理。

第二十条 输入的动植物、动植物产品和其他检疫物运达口岸时，检疫人员可以到运输工具上和货物现场实施检疫，核对货、证是否相符，并可以按照规定采取样品。承运人、货主或者其代理人应当向检疫人员提供装载清单和有关资料。

第二十一条 装载动物的运输工具抵达口岸时，上下运输工具或者接近动物的人员，应当接受口岸动植物检疫机关实施的防疫消毒，并执行其采取的其他现场预防措施。

第二十二条 检疫人员应当按照下列规定实施现场检疫：

（一）动物：检查有无疫病的临床症状。发现疑似感染传染病或者已死亡的动物时，在货主或者押运人的配合下查明情况，立即处理。动物的铺垫材料、剩余饲料和排泄物等，由货主或者其代理人在检疫人员的监督下，作除害处理。

（二）动物产品：检查有无腐败变质现象，容器、包装是否完好。符合要求的，允许卸离运输工具。发现散包、容器破裂的，由货主或者其代理人负责整理完好，方可卸离运输工具。根据情况，对运输工具的有关部位及装载动物产品的容器、外表包装、铺垫材料、被污染场地等进行消毒处理。需要实施实验室检疫的，按照规定采取样品。对易滋生植物害虫或者混藏杂草种子的动物产品，同时实施植物检疫。

（三）植物、植物产品：检查货物和包装物有无病虫害，并按照规定采取样品。发现病虫害并有扩散可能时，及时对该批货物、运输工具和装卸现场采取必要的防疫措施。对来自动物传染病疫区或者易带动物传染病和寄生虫病病原体并用作动物饲料的植物产品，同时实施动物检疫。

（四）动植物性包装物、铺垫材料：检查是否携带病虫害、混藏杂草种子、沾带土壤，并按照规定采取样品。

（五）其他检疫物：检查包装是否完好及是否被病虫害污染。发现破损或者被病虫害污染时，作除害处理。

第二十三条 对船舶、火车装运的大宗动植物产品，应当就地分层检查；限于港口、车站的存放条件，不能就地检查的，经口岸动植物检疫机关同意，也可以边卸载边疏运，将动植物产品运往指定的地点存放。在卸货过程中经检疫发现疫情时，应当立即停止卸货，由货主或者其代理人按照口岸动植物检疫机关的要求，对已卸和未卸货物作除害处理，并采取防止疫情扩散的措施；对被病虫害污染的装卸工具和场地，也应当作除害处理。

第二十四条 输入种用大中家畜的，应当在国家动植物检疫局设立的动物隔离检疫场所隔离检疫45日；输入其他动物的，应当在口岸动植物检疫机关指定的动物隔离检疫场所隔离检疫30日。动物隔离检疫场所管理办法，由国务院农业行政主管部门制定。

第二十五条 进境的同一批动植物产品分港卸货时，口岸动植物检疫机关只对本港卸下的货物进行检疫，先期卸货港的口岸动植物检疫机关应当将检疫及处理情况及时通知其他分卸港的口岸动植物检疫机关；需要对外出证的，由卸毕港的口岸动植物检疫机关汇总后统一出具检疫证书。

在分卸港实施检疫中发现疫情并必须进行船上熏蒸、消毒时，由该分卸港的口岸动植物检疫机关统一出具检疫证书，并及时通知其他分卸港的口岸动植物检疫机关。

第二十六条 对输入的动植物、动植物产品和其他检疫物，按照中国的国家标准、行业标准以及国家动植物检疫局的有关规定实施检疫。

第二十七条 输入动植物、动植物产品和其他检疫物，经检疫合格的，由口岸动植物检疫机关在报关单上加盖印章或者签发《检疫放行通知单》；需要调离进境口岸海关监管区检疫的，由进境口岸动植物检疫机关签发《检疫调离通知单》。货主或者其代理人凭口岸动植物检疫机关在报关单上加盖的印章或者签发的《检疫放行通知单》、《检疫调离通知单》办理报关、运递手续。海关对输入的动植物、动植物产品和其他检疫物，凭口岸动植物检疫机关在报关单上加盖的印章或者签发的《检疫放行通知单》、《检疫调离通知单》验放。运输、邮电部门凭单运递，运递期间国内其他检疫机关不再检疫。

第二十八条 输入动植物、动植物产品和其他检疫物，经检疫不合格的，由口岸动植物检疫机关签发《检疫处理通知单》，通知货主或者其代理人在口岸动植物检疫机关的监督和技术指导下，作除害处理；需要对外索赔的，由口岸动植物检疫机关出具检疫证书。

第二十九条 国家动植物检疫局根据检疫需要，并商输出动植物、动植物产品国家或者地区政府有关机关同意，可以派检疫人员进行预检、监装或者产地疫情调查。

第三十条 海关、边防等部门截获的非法进境的动植物、动植物产品和其他检疫物，应当就近交由口岸动植物检疫机关检疫。

第四章　出境检疫

第三十一条 货主或者其代理人依法办理动植物、动植物产品和其他检疫物的出境报检手续时，应当提供贸易合同或者协议。

第三十二条 对输入国要求中国对向其输出的动植物、动植物产品和其他检疫物的生产、加工、存放单位注册登记的，口岸动植物检疫机关可以实行注册登记，并报国家动植物检疫局备案。

第三十三条 输出动物，出境前需经隔离检疫的，在口岸动植物检疫机关指定的隔离场所检疫。输出植物、动植物产品和其他检疫物的，在仓库或者货场实施检疫；根据需要，也可以在生产、加工过程中实施检疫。

待检出境植物、动植物产品和其他检疫物，应当数量齐全、包装完好、堆放整齐、唛头标记明显。

第三十四条 输出动植物、动植物产品和其他检疫物的检疫依据：

（一）输入国家或者地区和中国有关动植物检疫规定；

（二）双边检疫协定；

（三）贸易合同中订明的检疫要求。

第三十五条 经启运地口岸动植物检疫机关检疫合格的动植物、动植物产品和其他检疫物，运达出境口岸时，按照下列规定办理：

（一）动物应当经出境口岸动植物检疫机关临床检疫或者复检；

（二）植物、动植物产品和其他检疫物从启运地随原运输工具出境的，由出境口岸动植物检疫机关验证放行；改换运输工具出境的，换证放行；

（三）植物、动植物产品和其他检疫物到达出境口岸后拼装的，因变更输入国家或者地区而有不同检疫要求的，或者超过规定的检疫有效期的，应当重新报检。

第三十六条 输出动植物、动植物产品和其他检疫物，经启运地口岸动植物检疫机关检疫合格的，运往出境口岸时，运输、邮电部门凭启运地口岸动植物检疫机关签发的检疫单证运递，国内其他检疫机关不再检疫。

第五章　过境检疫

第三十七条　运输动植物、动植物产品和其他检疫物过境（含转运，下同）的，承运人或者押运人应当持货运单和输出国家或者地区政府动植物检疫机关出具的证书，向进境口岸动植物检疫机关报检；运输动物过境的，还应当同时提交国家动植物检疫局签发的《动物过境许可证》。

第三十八条　过境动物运达进境口岸时，由进境口岸动植物检疫机关对运输工具、容器的外表进行消毒并对动物进行临床检疫，经检疫合格的，准予过境。进境口岸动植物检疫机关可以派检疫人员监运至出境口岸，出境口岸动植物检疫机关不再检疫。

第三十九条　装载过境植物、动植物产品和其他检疫物的运输工具和包装物、装载容器必须完好。经口岸动植物检疫机关检查，发现运输工具或者包装物、装载容器有可能造成途中散漏的，承运人或者押运人应当按照口岸动植物检疫机关的要求，采取密封措施；无法采取密封措施的，不准过境。

第六章　携带、邮寄物检疫

第四十条　携带、邮寄植物种子、种苗及其他繁殖材料进境，未依法办理检疫审批手续的，由口岸动植物检疫机关作退回或者销毁处理。邮件作退回处理的，由口岸动植物检疫机关在邮件及发递单上批注退回原因；邮件作销毁处理的，由口岸动植物检疫机关签发通知单，通知寄件人。

第四十一条　携带动植物、动植物产品和其他检疫物进境的，进境时必须向海关申报并接受口岸动植物检疫机关检疫。海关应当将申报或者查获的动植物、动植物产品和其他检疫物及时交由口岸动植物检疫机关检疫。未经检疫的，不得携带进境。

第四十二条　口岸动植物检疫机关可以在港口、机场、车站的旅客通道、行李提取处等现场进行检查，对可能携带动植物、动植物产品和其他检疫物而未申报的，可以进行查询并抽检其物品，必要时可以开包（箱）检查。

旅客进出境检查现场应当设立动植物检疫台位和标志。

第四十三条　携带动物进境的，必须持有输出动物的国家或者地区政府动植物检疫机关出具的检疫证书，经检疫合格后放行；携带犬、猫等宠物进境的，还必须持有疫苗接种证书。没有检疫证书、疫苗接种证书的，由口岸动植物检疫机关作限期退回或者没收销毁处理。作限期退回处理的，携带人必须在规定的时间内持口岸动植物检疫机关签发的截留凭证，领取并携带出境；逾期不领取的，作自动放弃处理。

携带植物、动植物产品和其他检疫物进境，经现场检疫合格的，当场放行；需要作实验室检疫或者隔离检疫的，由口岸动植物检疫机关签发截留凭证。截留检疫合格的，携带人持截留凭证向口岸动植物检疫机关领回；逾期不领回的，作自动放弃处理。

禁止携带、邮寄进出境动植物检疫法第二十九条规定的名录所列动植物、动植物产品和其他检疫物进境。

第四十四条　邮寄进境的动植物、动植物产品和其他检疫物，由口岸动植物检疫机关在国际邮件互换局（含国际邮件快递公司及其他经营国际邮件的单位，以下简称邮局）实施检疫。邮局应当提供必要的工作条件。

经现场检疫合格的，由口岸动植物检疫机关加盖检疫放行章，交邮局运递。需要作实验室检疫或者隔离检疫的，口岸动植物检疫机关应当向邮局办理交接手续；检疫合格的，加盖检疫放行章，交邮局运递。

第四十五条　携带、邮寄进境的动植物、动植物产品和其他检疫物，经检疫不合格又无有效方法作除害处理的，作退回或者销毁处理，并签发《检疫处理通知单》交携带人、寄件人。

第七章　运输工具检疫

第四十六条　口岸动植物检疫机关对来自动植物疫区的船舶、飞机、火车，可以登船、登机、登车实施现场检疫。有关运输工具负责人应当接受检疫人员的询问并在询问记录上签字，提供运行日志和装载货物的情况，开启舱室接受检疫。

口岸动植物检疫机关应当对前款运输工具可能隐藏病虫害的餐车、配餐间、厨房、储藏室、食品舱等动植物产品存放、使用场所和泔水、动植物性废弃物的存放场所以及集装箱箱体等区域或者部位，实施检疫；必要时，作防疫消毒处理。

第四十七条　来自动植物疫区的船舶、飞机、火车，经检疫发现有进出境动植物检疫法第十八条规定的名录所列病虫害的，必须作熏蒸、消毒或者其他除害处理。发现有禁止进境的动植物、动植物产品和其他检疫物的，必须作封存或者销毁处理；作封存处理的，在中国境内停留或者运行期间，未经口岸动植物检疫机关许可，不得启封动用。对运输工具上的泔水、动植物性废弃物及其存放场所、容器，应当在口岸动植物检疫机关的监督下作除害处理。

第四十八条　来自动植物疫区的进境车辆，由口岸动植物检疫机关作防疫消毒处理。装载进境动植物、动植物产品和其他检疫物的车辆，经检疫发现病虫害的，连同货物一并作除害处理。装运供应香港、澳门地区的动物的回空车辆，实施整车防疫消毒。

第四十九条　进境拆解的废旧船舶，由口岸动植物检疫机关实施检疫。发现病虫害的，在口岸动植物检疫机关监督下作除害处理。发现有禁止进境的动植物、动植物产品和其他检疫物的，在口岸动植物检疫机关的监督下作销毁处理。

第五十条　来自动植物疫区的进境运输工具经检疫或者经消毒处理合格后，运输工具负责人或者其代理人要求出证的，由口岸动植物检疫机关签发《运输工具检疫证书》或者《运输工具消毒证书》。

第五十一条　进境、过境运输工具在中国境内停留期间，交通员工和其他人员不得将所装载的动植物、动植物产品和其他检疫物带离运输工具；需要带离时，应当向口岸动植物检疫机关报检。

第五十二条　装载动物出境的运输工具，装载前应当在口岸动植物检疫机关监督下进行消毒处理。

装载植物、动植物产品和其他检疫物出境的运输工具，应当符合国家有关动植物防疫和检疫的规定。发现危险性病虫害或者超过规定标准的一般性病虫害的，作除害处理后方可装运。

第八章　检疫监督

第五十三条　国家动植物检疫局和口岸动植物检疫机关对进出境动植物、动植物产品的生产、加工、存放过程，实行检疫监督制度。具体办法由国务院农业行政主管部门制定。

第五十四条　进出境动物和植物种子、种苗及其他繁殖材料，需要隔离饲养、隔离种植的，在隔离期间，应当接受口岸动植物检疫机关的检疫监督。

第五十五条　从事进出境动植物检疫熏蒸、消毒处理业务的单位和人员，必须经口岸动植物检疫机关考核合格。

口岸动植物检疫机关对熏蒸、消毒工作进行监督、指导，并负责出具熏蒸、消毒证书。

第五十六条　口岸动植物检疫机关可以根据需要，在机场、港口、车站、仓库、加工厂、农场等生产、加工、存放进出境动植物、动植物产品和其他检疫物的场所实施动植物疫情监测，有关单位应当配合。

未经口岸动植物检疫机关许可，不得移动或者损坏动植物疫情监测器具。

第五十七条　口岸动植物检疫机关根据需要，可以对运载进出境动植物、动植物产品和其他检疫物的运输工具、装载容器加施动植物检疫封识或者标志；未经口岸动植物检疫机关许可，不得开拆或者损毁检疫封识、标志。

动植物检疫封识和标志由国家动植物检疫局统一制发。

第五十八条 进境动植物、动植物产品和其他检疫物，装载动植物、动植物产品和其他检疫物的装载容器、包装物，运往保税区（含保税工厂、保税仓库等）的，在进境口岸依法实施检疫；口岸动植物检疫机关可以根据具体情况实施检疫监督；经加工复运出境的，依照进出境动植物检疫法和本条例有关出境检疫的规定办理。

第九章　法律责任

第五十九条 有下列违法行为之一的，由口岸动植物检疫机关处5000元以下的罚款：

（一）未报检或者未依法办理检疫审批手续或者未按检疫审批的规定执行的；

（二）报检的动植物、动植物产品和其他检疫物与实际不符的。

有前款第（二）项所列行为，已取得检疫单证的，予以吊销。

第六十条 有下列违法行为之一的，由口岸动植物检疫机关处3000元以上3万元以下的罚款：

（一）未经口岸动植物检疫机关许可擅自将进境、过境动植物、动植物产品和其他检疫物卸离运输工具或者运递的；

（二）擅自调离或者处理在口岸动植物检疫机关指定的隔离场所中隔离检疫的动植物的；

（三）擅自开拆过境动植物、动植物产品和其他检疫物的包装，或者擅自开拆、损毁动植物检疫封识或者标志的；

（四）擅自抛弃过境动物的尸体、排泄物、铺垫材料或者其他废弃物，或者未按规定处理运输工具上的泔水、动植物性废弃物的。

第六十一条 依照本条例第十七条、第三十二条的规定注册登记的生产、加工、存放动植物、动植物产品和其他检疫物的单位，进出境的上述物品经检疫不合格的，除依照本条例有关规定作退回、销毁或者除害处理外，情节严重的，由口岸动植物检疫机关注销注册登记。

第六十二条 有下列违法行为之一的，依法追究刑事责任；尚不构成犯罪或者犯罪情节显著轻微依法不需要判处刑罚的，由口岸动植物检疫机关处2万元以上5万元以下的罚款：

（一）引起重大动植物疫情的；

（二）伪造、变造动植物检疫单证、印章、标志、封识的。

第六十三条 从事进出境动植物检疫熏蒸、消毒处理业务的单位和人员，不按照规定进行熏蒸和消毒处理的，口岸动植物检疫机关可以视情节取消其熏蒸、消毒资格。

第十章　附　则

第六十四条 进出境动植物检疫法和本条例下列用语的含义：

（一）“植物种子、种苗及其他繁殖材料”，是指栽培、野生的可供繁殖的植物全株或者部分，如植株、苗木（含试管苗）、果实、种子、砧木、接穗、插条、叶片、芽体、块根、块茎、鳞茎、球茎、花粉、细胞培养材料等；

（二）“装载容器”，是指可以多次使用、易受病虫害污染并用于装载进出境货物的容器，如笼、箱、桶、筐等；

（三）“其他有害生物”，是指动物传染病、寄生虫病和植物危险性病、虫、杂草以外的各种为害动植物的生物有机体、病原微生物，以及软体类、啮齿类、螨类、多足虫类动物和危险性病虫的中间寄主、媒介生物等；

（四）“检疫证书”，是指动植物检疫机关出具的关于动植物、动植物产品和其他检疫物健康或者卫生状况的具有法律效力的文件，如《动物检疫证书》、《植物检疫证书》、《动物健康证书》、《兽医卫生证书》、《熏蒸/消毒证书》等。

第六十五条 对进出境动植物、动植物产品和其他检疫物因实施检疫或者按照规定作熏蒸、消毒、退回、销毁等处理所需费用或者招致的损失，由货主、物主或者其代理人承担。

第六十六条 口岸动植物检疫机关依法实施检疫，需要采取样品时，应当出具采样凭单；验余的样品，货主、物主或者其代理人应当在规定的期限内领回；逾期不领回的，由口岸动植物检疫机关按照规定处理。

第六十七条 贸易性动物产品出境的检疫机关，由国务院根据情况规定。

第六十八条 本条例自 1997 年 1 月 1 日起施行。

第五节｜《中华人民共和国食品安全法》

《中华人民共和国食品安全法》（以下简称《食品安全法》）对进出口食品的监督管理设置了专门的章节“第六章食品进出口”，共十一条。其中，食品添加剂、食品相关产品检验均属于进出口商品检验范围。

《食品安全法》共十章一百五十四条，原文如下。详细介绍见《海关检验检疫业务实务手册——进出口食品化妆品检验检疫篇》。

中华人民共和国食品安全法

（2009 年 2 月 28 日第十一届全国人民代表大会常务委员会第七次会议通过，2015 年 4 月 24 日第十二届全国人民代表大会常务委员会第十四次会议修订，根据 2018 年 12 月 29 日第十三届全国人民代表大会常务委员会第七次会议《关于修改〈中华人民共和国产品质量法〉等五部法律的决定》第一次修正，根据 2021 年 4 月 29 日第十三届全国人民代表大会常务委员会第二十八次会议《关于修改〈中华人民共和国道路交通安全法〉等八部法律的决定》第二次修正）

第一章　总　则

第一条 为了保证食品安全，保障公众身体健康和生命安全，制定本法。

第二条 在中华人民共和国境内从事下列活动，应当遵守本法：

（一）食品生产和加工（以下称食品生产），食品销售和餐饮服务（以下称食品经营）；

（二）食品添加剂的生产经营；

（三）用于食品的包装材料、容器、洗涤剂、消毒剂和用于食品生产经营的工具、设备（以下称食品相关产品）的生产经营；

（四）食品生产经营者使用食品添加剂、食品相关产品；

（五）食品的贮存和运输；

（六）对食品、食品添加剂、食品相关产品的安全管理。

供食用的源于农业的初级产品（以下称食用农产品）的质量安全管理，遵守《中华人民共和国农产品质量安全法》的规定。但是，食用农产品的市场销售、有关质量安全标准的制定、有关安全信息的公布和本法对农业投入品作出规定的，应当遵守本法的规定。

第三条 食品安全工作实行预防为主、风险管理、全程控制、社会共治，建立科学、严格的监督管理制度。

第四条 食品生产经营者对其生产经营食品的安全负责。

食品生产经营者应当依照法律、法规和食品安全标准从事生产经营活动，保证食品安全，诚信自律，对社会和公众负责，接受社会监督，承担社会责任。

第五条 国务院设立食品安全委员会，其职责由国务院规定。

国务院食品安全监督管理部门依照本法和国务院规定的职责，对食品生产经营活动实施监督管理。

国务院卫生行政部门依照本法和国务院规定的职责，组织开展食品安全风险监测和风险评估，会同国务院食品安全监督管理部门制定并公布食品安全国家标准。

国务院其他有关部门依照本法和国务院规定的职责，承担有关食品安全工作。

第六条 县级以上地方人民政府对本行政区域的食品安全监督管理工作负责，统一领导、组织、协调本行政区域的食品安全监督管理工作以及食品安全突发事件应对工作，建立健全食品安全全程监督管理工作机制和信息共享机制。

县级以上地方人民政府依照本法和国务院的规定，确定本级食品安全监督管理、卫生行政部门和其他有关部门的职责。有关部门在各自职责范围内负责本行政区域的食品安全监督管理工作。

县级人民政府食品安全监督管理部门可以在乡镇或者特定区域设立派出机构。

第七条 县级以上地方人民政府实行食品安全监督管理责任制。上级人民政府负责对下一级人民政府的食品安全监督管理工作进行评议、考核。县级以上地方人民政府负责对本级食品安全监督管理部门和其他有关部门的食品安全监督管理工作进行评议、考核。

第八条 县级以上人民政府应当将食品安全工作纳入本级国民经济和社会发展规划，将食品安全工作经费列入本级政府财政预算，加强食品安全监督管理能力建设，为食品安全工作提供保障。

县级以上人民政府食品安全监督管理部门和其他有关部门应当加强沟通、密切配合，按照各自职责分工，依法行使职权，承担责任。

第九条 食品行业协会应当加强行业自律，按照章程建立健全行业规范和奖惩机制，提供食品安全信息、技术等服务，引导和督促食品生产经营者依法生产经营，推动行业诚信建设，宣传、普及食品安全知识。

消费者协会和其他消费者组织对违反本法规定，损害消费者合法权益的行为，依法进行社会监督。

第十条 各级人民政府应当加强食品安全的宣传教育，普及食品安全知识，鼓励社会组织、基层群众性自治组织、食品生产经营者开展食品安全法律、法规以及食品安全标准和知识的普及工作，倡导健康的饮食方式，增强消费者食品安全意识和自我保护能力。

新闻媒体应当开展食品安全法律、法规以及食品安全标准和知识的公益宣传，并对食品安全违法行为进行舆论监督。有关食品安全的宣传报道应当真实、公正。

第十一条 国家鼓励和支持开展与食品安全有关的基础研究、应用研究，鼓励和支持食品生产经营者为提高食品安全水平采用先进技术和先进管理规范。

国家对农药的使用实行严格的管理制度，加快淘汰剧毒、高毒、高残留农药，推动替代产品的研发和应用，鼓励使用高效低毒低残留农药。

第十二条 任何组织或者个人有权举报食品安全违法行为，依法向有关部门了解食品安全信息，对食品安全监督管理工作提出意见和建议。

第十三条 对在食品安全工作中做出突出贡献的单位和个人，按照国家有关规定给予表彰、奖励。

第二章　食品安全风险监测和评估

第十四条　国家建立食品安全风险监测制度，对食源性疾病、食品污染以及食品中的有害因素进行监测。

国务院卫生行政部门会同国务院食品安全监督管理等部门，制定、实施国家食品安全风险监测计划。

国务院食品安全监督管理部门和其他有关部门获知有关食品安全风险信息后，应当立即核实并向国务院卫生行政部门通报。对有关部门通报的食品安全风险信息以及医疗机构报告的食源性疾病等有关疾病信息，国务院卫生行政部门应当会同国务院有关部门分析研究，认为必要的，及时调整国家食品安全风险监测计划。

省、自治区、直辖市人民政府卫生行政部门会同同级食品安全监督管理等部门，根据国家食品安全风险监测计划，结合本行政区域的具体情况，制定、调整本行政区域的食品安全风险监测方案，报国务院卫生行政部门备案并实施。

第十五条　承担食品安全风险监测工作的技术机构应当根据食品安全风险监测计划和监测方案开展监测工作，保证监测数据真实、准确，并按照食品安全风险监测计划和监测方案的要求报送监测数据和分析结果。

食品安全风险监测工作人员有权进入相关食用农产品种植养殖、食品生产经营场所采集样品、收集相关数据。采集样品应当按照市场价格支付费用。

第十六条　食品安全风险监测结果表明可能存在食品安全隐患的，县级以上人民政府卫生行政部门应当及时将相关信息通报同级食品安全监督管理等部门，并报告本级人民政府和上级人民政府卫生行政部门。食品安全监督管理等部门应当组织开展进一步调查。

第十七条　国家建立食品安全风险评估制度，运用科学方法，根据食品安全风险监测信息、科学数据以及有关信息，对食品、食品添加剂、食品相关产品中生物性、化学性和物理性危害因素进行风险评估。

国务院卫生行政部门负责组织食品安全风险评估工作，成立由医学、农业、食品、营养、生物、环境等方面的专家组成的食品安全风险评估专家委员会进行食品安全风险评估。食品安全风险评估结果由国务院卫生行政部门公布。

对农药、肥料、兽药、饲料和饲料添加剂等的安全性评估，应当有食品安全风险评估专家委员会的专家参加。

食品安全风险评估不得向生产经营者收取费用，采集样品应当按照市场价格支付费用。

第十八条　有下列情形之一的，应当进行食品安全风险评估：

（一）通过食品安全风险监测或者接到举报发现食品、食品添加剂、食品相关产品可能存在安全隐患的；

（二）为制定或者修订食品安全国家标准提供科学依据需要进行风险评估的；

（三）为确定监督管理的重点领域、重点品种需要进行风险评估的；

（四）发现新的可能危害食品安全因素的；

（五）需要判断某一因素是否构成食品安全隐患的；

（六）国务院卫生行政部门认为需要进行风险评估的其他情形。

第十九条　国务院食品安全监督管理、农业行政等部门在监督管理工作中发现需要进行食品安全风险评估的，应当向国务院卫生行政部门提出食品安全风险评估的建议，并提供风险来源、相关检验数据和结论等信息、资料。属于本法第十八条规定情形的，国务院卫生行政部门应当及时进行食品安全风险评估，并向国务院有关部门通报评估结果。

第二十条 省级以上人民政府卫生行政、农业行政部门应当及时相互通报食品、食用农产品安全风险监测信息。

国务院卫生行政、农业行政部门应当及时相互通报食品、食用农产品安全风险评估结果等信息。

第二十一条 食品安全风险评估结果是制定、修订食品安全标准和实施食品安全监督管理的科学依据。

经食品安全风险评估，得出食品、食品添加剂、食品相关产品不安全结论的，国务院食品安全监督管理等部门应当依据各自职责立即向社会公告，告知消费者停止食用或者使用，并采取相应措施，确保该食品、食品添加剂、食品相关产品停止生产经营；需要制定、修订相关食品安全国家标准的，国务院卫生行政部门应当会同国务院食品安全监督管理部门立即制定、修订。

第二十二条 国务院食品安全监督管理部门应当会同国务院有关部门，根据食品安全风险评估结果、食品安全监督管理信息，对食品安全状况进行综合分析。对经综合分析表明可能具有较高程度安全风险的食品，国务院食品安全监督管理部门应当及时提出食品安全风险警示，并向社会公布。

第二十三条 县级以上人民政府食品安全监督管理部门和其他有关部门、食品安全风险评估专家委员会及其技术机构，应当按照科学、客观、及时、公开的原则，组织食品生产经营者、食品检验机构、认证机构、食品行业协会、消费者协会以及新闻媒体等，就食品安全风险评估信息和食品安全监督管理信息进行交流沟通。

第三章　食品安全标准

第二十四条 制定食品安全标准，应当以保障公众身体健康为宗旨，做到科学合理、安全可靠。

第二十五条 食品安全标准是强制执行的标准。除食品安全标准外，不得制定其他食品强制性标准。

第二十六条 食品安全标准应当包括下列内容：

（一）食品、食品添加剂、食品相关产品中的致病性微生物，农药残留、兽药残留、生物毒素、重金属等污染物质以及其他危害人体健康物质的限量规定；

（二）食品添加剂的品种、使用范围、用量；

（三）专供婴幼儿和其他特定人群的主辅食品的营养成分要求；

（四）对与卫生、营养等食品安全要求有关的标签、标志、说明书的要求；

（五）食品生产经营过程的卫生要求；

（六）与食品安全有关的质量要求；

（七）与食品安全有关的食品检验方法与规程；

（八）其他需要制定为食品安全标准的内容。

第二十七条 食品安全国家标准由国务院卫生行政部门会同国务院食品安全监督管理部门制定、公布，国务院标准化行政部门提供国家标准编号。

食品中农药残留、兽药残留的限量规定及其检验方法与规程由国务院卫生行政部门、国务院农业行政部门会同国务院食品安全监督管理部门制定。

屠宰畜、禽的检验规程由国务院农业行政部门会同国务院卫生行政部门制定。

第二十八条 制定食品安全国家标准，应当依据食品安全风险评估结果并充分考虑食用农产品安全风险评估结果，参照相关的国际标准和国际食品安全风险评估结果，并将食品安全国家标准草案向社会公布，广泛听取食品生产经营者、消费者、有关部门等方面的意见。

食品安全国家标准应当经国务院卫生行政部门组织的食品安全国家标准审评委员会审查通过。食品安全国家标准审评委员会由医学、农业、食品、营养、生物、环境等方面的专家以及国务院有关部门、食品行业协会、消费者协会的代表组成，对食品安全国家标准草案的科学性和实用性等进行审查。

第二十九条 对地方特色食品，没有食品安全国家标准的，省、自治区、直辖市人民政府卫生行政部门可以制定并公布食品安全地方标准，报国务院卫生行政部门备案。食品安全国家标准制定后，该地方标准即行废止。

第三十条 国家鼓励食品生产企业制定严于食品安全国家标准或者地方标准的企业标准，在本企业适用，并报省、自治区、直辖市人民政府卫生行政部门备案。

第三十一条 省级以上人民政府卫生行政部门应当在其网站上公布制定和备案的食品安全国家标准、地方标准和企业标准，供公众免费查阅、下载。

对食品安全标准执行过程中的问题，县级以上人民政府卫生行政部门应当会同有关部门及时给予指导、解答。

第三十二条 省级以上人民政府卫生行政部门应当会同同级食品安全监督管理、农业行政等部门，分别对食品安全国家标准和地方标准的执行情况进行跟踪评价，并根据评价结果及时修订食品安全标准。

省级以上人民政府食品安全监督管理、农业行政等部门应当对食品安全标准执行中存在的问题进行收集、汇总，并及时向同级卫生行政部门通报。

食品生产经营者、食品行业协会发现食品安全标准在执行中存在问题的，应当立即向卫生行政部门报告。

第四章　食品生产经营

第一节　一般规定

第三十三条 食品生产经营应当符合食品安全标准，并符合下列要求：

（一）具有与生产经营的食品品种、数量相适应的食品原料处理和食品加工、包装、贮存等场所，保持该场所环境整洁，并与有毒、有害场所以及其他污染源保持规定的距离；

（二）具有与生产经营的食品品种、数量相适应的生产经营设备或者设施，有相应的消毒、更衣、盥洗、采光、照明、通风、防腐、防尘、防蝇、防鼠、防虫、洗涤以及处理废水、存放垃圾和废弃物的设备或者设施；

（三）有专职或者兼职的食品安全专业技术人员、食品安全管理人员和保证食品安全的规章制度；

（四）具有合理的设备布局和工艺流程，防止待加工食品与直接入口食品、原料与成品交叉污染，避免食品接触有毒物、不洁物；

（五）餐具、饮具和盛放直接入口食品的容器，使用前应当洗净、消毒，炊具、用具用后应当洗净，保持清洁；

（六）贮存、运输和装卸食品的容器、工具和设备应当安全、无害，保持清洁，防止食品污染，并符合保证食品安全所需的温度、湿度等特殊要求，不得将食品与有毒、有害物品一同贮存、运输；

（七）直接入口的食品应当使用无毒、清洁的包装材料、餐具、饮具和容器；

（八）食品生产经营人员应当保持个人卫生，生产经营食品时，应当将手洗净，穿戴清洁的工作衣、帽等；销售无包装的直接入口食品时，应当使用无毒、清洁的容器、售货工具和设备；

（九）用水应当符合国家规定的生活饮用水卫生标准；

（十）使用的洗涤剂、消毒剂应当对人体安全、无害；

（十一）法律、法规规定的其他要求。

非食品生产经营者从事食品贮存、运输和装卸的，应当符合前款第六项的规定。

第三十四条 禁止生产经营下列食品、食品添加剂、食品相关产品：

（一）用非食品原料生产的食品或者添加食品添加剂以外的化学物质和其他可能危害人体健康物质的食品，或者用回收食品作为原料生产的食品；

（二）致病性微生物，农药残留、兽药残留、生物毒素、重金属等污染物质以及其他危害人体健康的物质含量超过食品安全标准限量的食品、食品添加剂、食品相关产品；

（三）用超过保质期的食品原料、食品添加剂生产的食品、食品添加剂；

（四）超范围、超限量使用食品添加剂的食品；

（五）营养成分不符合食品安全标准的专供婴幼儿和其他特定人群的主辅食品；

（六）腐败变质、油脂酸败、霉变生虫、污秽不洁、混有异物、掺假掺杂或者感官性状异常的食品、食品添加剂；

（七）病死、毒死或者死因不明的禽、畜、兽、水产动物肉类及其制品；

（八）未按规定进行检疫或者检疫不合格的肉类，或者未经检验或者检验不合格的肉类制品；

（九）被包装材料、容器、运输工具等污染的食品、食品添加剂；

（十）标注虚假生产日期、保质期或者超过保质期的食品、食品添加剂；

（十一）无标签的预包装食品、食品添加剂；

（十二）国家为防病等特殊需要明令禁止生产经营的食品；

（十三）其他不符合法律、法规或者食品安全标准的食品、食品添加剂、食品相关产品。

第三十五条 国家对食品生产经营实行许可制度。从事食品生产、食品销售、餐饮服务，应当依法取得许可①。但是，销售食用农产品和仅销售预包装食品的，不需要取得许可。仅销售预包装食品的，应当报所在地县级以上地方人民政府食品安全监督管理部门备案。

县级以上地方人民政府食品安全监督管理部门应当依照《中华人民共和国行政许可法》的规定，审核申请人提交的本法第三十三条第一款第一项至第四项规定要求的相关资料，必要时对申请人的生产经营场所进行现场核查；对符合规定条件的，准予许可；对不符合规定条件的，不予许可并书面说明理由。

第三十六条 食品生产加工小作坊和食品摊贩等从事食品生产经营活动，应当符合本法规定的与其生产经营规模、条件相适应的食品安全要求，保证所生产经营的食品卫生、无毒、无害，食品安全监督管理部门应当对其加强监督管理。

县级以上地方人民政府应当对食品生产加工小作坊、食品摊贩等进行综合治理，加强服务和统一规划，改善其生产经营环境，鼓励和支持其改进生产经营条件，进入集中交易市场、店铺等固定场所经营，或者在指定的临时经营区域、时段经营。

食品生产加工小作坊和食品摊贩等的具体管理办法由省、自治区、直辖市制定。

第三十七条 利用新的食品原料生产食品，或者生产食品添加剂新品种、食品相关产品新品种，应当向国务院卫生行政部门提交相关产品的安全性评估材料。国务院卫生行政部门应当自收到申请之日起六十日内组织审查；对符合食品安全要求的，准予许可并公布；对不符合食品安全要求的，不予许可并书面说明理由。

第三十八条 生产经营的食品中不得添加药品，但是可以添加按照传统既是食品又是中药材的物质。按照传统既是食品又是中药材的物质目录由国务院卫生行政部门会同国务院食品安全监督管理部门制定、公布。

第三十九条 国家对食品添加剂生产实行许可制度。从事食品添加剂生产，应当具有与所生产

---

① 《中华人民共和国国境卫生检疫法》第三十二条规定，在口岸内从事食品生产经营、饮用水供应服务、公共场所经营的，由海关依法实施卫生许可；食品生产经营者取得卫生许可的，无需另行取得食品生产经营许可。

食品添加剂品种相适应的场所、生产设备或者设施、专业技术人员和管理制度，并依照本法第三十五条第二款规定的程序，取得食品添加剂生产许可。

生产食品添加剂应当符合法律、法规和食品安全国家标准。

第四十条 食品添加剂应当在技术上确有必要且经过风险评估证明安全可靠，方可列入允许使用的范围；有关食品安全国家标准应当根据技术必要性和食品安全风险评估结果及时修订。

食品生产经营者应当按照食品安全国家标准使用食品添加剂。

第四十一条 生产食品相关产品应当符合法律、法规和食品安全国家标准。对直接接触食品的包装材料等具有较高风险的食品相关产品，按照国家有关工业产品生产许可证管理的规定实施生产许可。食品安全监督管理部门应当加强对食品相关产品生产活动的监督管理。

第四十二条 国家建立食品安全全程追溯制度。

食品生产经营者应当依照本法的规定，建立食品安全追溯体系，保证食品可追溯。国家鼓励食品生产经营者采用信息化手段采集、留存生产经营信息，建立食品安全追溯体系。

国务院食品安全监督管理部门会同国务院农业行政等有关部门建立食品安全全程追溯协作机制。

第四十三条 地方各级人民政府应当采取措施鼓励食品规模化生产和连锁经营、配送。

国家鼓励食品生产经营企业参加食品安全责任保险。

第二节　生产经营过程控制

第四十四条 食品生产经营企业应当建立健全食品安全管理制度，对职工进行食品安全知识培训，加强食品检验工作，依法从事生产经营活动。

食品生产经营企业的主要负责人应当落实企业食品安全管理制度，对本企业的食品安全工作全面负责。

食品生产经营企业应当配备食品安全管理人员，加强对其培训和考核。经考核不具备食品安全管理能力的，不得上岗。食品安全监督管理部门应当对企业食品安全管理人员随机进行监督抽查考核并公布考核情况。监督抽查考核不得收取费用。

第四十五条 食品生产经营者应当建立并执行从业人员健康管理制度。患有国务院卫生行政部门规定的有碍食品安全疾病的人员，不得从事接触直接入口食品的工作。

从事接触直接入口食品工作的食品生产经营人员应当每年进行健康检查，取得健康证明后方可上岗工作。

第四十六条 食品生产企业应当就下列事项制定并实施控制要求，保证所生产的食品符合食品安全标准：

（一）原料采购、原料验收、投料等原料控制；

（二）生产工序、设备、贮存、包装等生产关键环节控制；

（三）原料检验、半成品检验、成品出厂检验等检验控制；

（四）运输和交付控制。

第四十七条 食品生产经营者应当建立食品安全自查制度，定期对食品安全状况进行检查评价。生产经营条件发生变化，不再符合食品安全要求的，食品生产经营者应当立即采取整改措施；有发生食品安全事故潜在风险的，应当立即停止食品生产经营活动，并向所在地县级人民政府食品安全监督管理部门报告。

第四十八条 国家鼓励食品生产经营企业符合良好生产规范要求，实施危害分析与关键控制点体系，提高食品安全管理水平。

对通过良好生产规范、危害分析与关键控制点体系认证的食品生产经营企业，认证机构应当依法实施跟踪调查；对不再符合认证要求的企业，应当依法撤销认证，及时向县级以上人民政府食品安全监督管理部门通报，并向社会公布。认证机构实施跟踪调查不得收取费用。

第四十九条 食用农产品生产者应当按照食品安全标准和国家有关规定使用农药、肥料、兽药、饲料和饲料添加剂等农业投入品，严格执行农业投入品使用安全间隔期或者休药期的规定，不得使用国家明令禁止的农业投入品。禁止将剧毒、高毒农药用于蔬菜、瓜果、茶叶和中草药材等国家规定的农作物。

食用农产品的生产企业和农民专业合作经济组织应当建立农业投入品使用记录制度。

县级以上人民政府农业行政部门应当加强对农业投入品使用的监督管理和指导，建立健全农业投入品安全使用制度。

第五十条 食品生产者采购食品原料、食品添加剂、食品相关产品，应当查验供货者的许可证和产品合格证明；对无法提供合格证明的食品原料，应当按照食品安全标准进行检验；不得采购或者使用不符合食品安全标准的食品原料、食品添加剂、食品相关产品。

食品生产企业应当建立食品原料、食品添加剂、食品相关产品进货查验记录制度，如实记录食品原料、食品添加剂、食品相关产品的名称、规格、数量、生产日期或者生产批号、保质期、进货日期以及供货者名称、地址、联系方式等内容，并保存相关凭证。记录和凭证保存期限不得少于产品保质期满后六个月；没有明确保质期的，保存期限不得少于二年。

第五十一条 食品生产企业应当建立食品出厂检验记录制度，查验出厂食品的检验合格证和安全状况，如实记录食品的名称、规格、数量、生产日期或者生产批号、保质期、检验合格证号、销售日期以及购货者名称、地址、联系方式等内容，并保存相关凭证。记录和凭证保存期限应当符合本法第五十条第二款的规定。

第五十二条 食品、食品添加剂、食品相关产品的生产者，应当按照食品安全标准对所生产的食品、食品添加剂、食品相关产品进行检验，检验合格后方可出厂或者销售。

第五十三条 食品经营者采购食品，应当查验供货者的许可证和食品出厂检验合格证或者其他合格证明（以下称合格证明文件）。

食品经营企业应当建立食品进货查验记录制度，如实记录食品的名称、规格、数量、生产日期或者生产批号、保质期、进货日期以及供货者名称、地址、联系方式等内容，并保存相关凭证。记录和凭证保存期限应当符合本法第五十条第二款的规定。

实行统一配送经营方式的食品经营企业，可以由企业总部统一查验供货者的许可证和食品合格证明文件，进行食品进货查验记录。

从事食品批发业务的经营企业应当建立食品销售记录制度，如实记录批发食品的名称、规格、数量、生产日期或者生产批号、保质期、销售日期以及购货者名称、地址、联系方式等内容，并保存相关凭证。记录和凭证保存期限应当符合本法第五十条第二款的规定。

第五十四条 食品经营者应当按照保证食品安全的要求贮存食品，定期检查库存食品，及时清理变质或者超过保质期的食品。

食品经营者贮存散装食品，应当在贮存位置标明食品的名称、生产日期或者生产批号、保质期、生产者名称及联系方式等内容。

第五十五条 餐饮服务提供者应当制定并实施原料控制要求，不得采购不符合食品安全标准的食品原料。倡导餐饮服务提供者公开加工过程，公示食品原料及其来源等信息。

餐饮服务提供者在加工过程中应当检查待加工的食品及原料，发现有本法第三十四条第六项规定情形的，不得加工或者使用。

第五十六条 餐饮服务提供者应当定期维护食品加工、贮存、陈列等设施、设备；定期清洗、校验保温设施及冷藏、冷冻设施。

餐饮服务提供者应当按照要求对餐具、饮具进行清洗消毒，不得使用未经清洗消毒的餐具、饮具；餐饮服务提供者委托清洗消毒餐具、饮具的，应当委托符合本法规定条件的餐具、饮具集中消毒服务单位。

第五十七条 学校、托幼机构、养老机构、建筑工地等集中用餐单位的食堂应当严格遵守法律、法规和食品安全标准；从供餐单位订餐的，应当从取得食品生产经营许可的企业订购，并按照要求对订购的食品进行查验。供餐单位应当严格遵守法律、法规和食品安全标准，当餐加工，确保食品安全。

学校、托幼机构、养老机构、建筑工地等集中用餐单位的主管部门应当加强对集中用餐单位的食品安全教育和日常管理，降低食品安全风险，及时消除食品安全隐患。

第五十八条 餐具、饮具集中消毒服务单位应当具备相应的作业场所、清洗消毒设备或者设施，用水和使用的洗涤剂、消毒剂应当符合相关食品安全国家标准和其他国家标准、卫生规范。

餐具、饮具集中消毒服务单位应当对消毒餐具、饮具进行逐批检验，检验合格后方可出厂，并应当随附消毒合格证明。消毒后的餐具、饮具应当在独立包装上标注单位名称、地址、联系方式、消毒日期以及使用期限等内容。

第五十九条 食品添加剂生产者应当建立食品添加剂出厂检验记录制度，查验出厂产品的检验合格证和安全状况，如实记录食品添加剂的名称、规格、数量、生产日期或者生产批号、保质期、检验合格证号、销售日期以及购货者名称、地址、联系方式等相关内容，并保存相关凭证。记录和凭证保存期限应当符合本法第五十条第二款的规定。

第六十条 食品添加剂经营者采购食品添加剂，应当依法查验供货者的许可证和产品合格证明文件，如实记录食品添加剂的名称、规格、数量、生产日期或者生产批号、保质期、进货日期以及供货者名称、地址、联系方式等内容，并保存相关凭证。记录和凭证保存期限应当符合本法第五十条第二款的规定。

第六十一条 集中交易市场的开办者、柜台出租者和展销会举办者，应当依法审查入场食品经营者的许可证，明确其食品安全管理责任，定期对其经营环境和条件进行检查，发现其有违反本法规定行为的，应当及时制止并立即报告所在地县级人民政府食品安全监督管理部门。

第六十二条 网络食品交易第三方平台提供者应当对入网食品经营者进行实名登记，明确其食品安全管理责任；依法应当取得许可证的，还应当审查其许可证。

网络食品交易第三方平台提供者发现入网食品经营者有违反本法规定行为的，应当及时制止并立即报告所在地县级人民政府食品安全监督管理部门；发现严重违法行为的，应当立即停止提供网络交易平台服务。

第六十三条 国家建立食品召回制度。食品生产者发现其生产的食品不符合食品安全标准或者有证据证明可能危害人体健康的，应当立即停止生产，召回已经上市销售的食品，通知相关生产经营者和消费者，并记录召回和通知情况。

食品经营者发现其经营的食品有前款规定情形的，应当立即停止经营，通知相关生产经营者和消费者，并记录停止经营和通知情况。食品生产者认为应当召回的，应当立即召回。由于食品经营者的原因造成其经营的食品有前款规定情形的，食品经营者应当召回。

食品生产经营者应当对召回的食品采取无害化处理、销毁等措施，防止其再次流入市场。但是，对因标签、标志或者说明书不符合食品安全标准而被召回的食品，食品生产者在采取补救措施且能保证食品安全的情况下可以继续销售；销售时应当向消费者明示补救措施。

食品生产经营者应当将食品召回和处理情况向所在地县级人民政府食品安全监督管理部门报告；需要对召回的食品进行无害化处理、销毁的，应当提前报告时间、地点。食品安全监督管理部门认为必要的，可以实施现场监督。

食品生产经营者未依照本条规定召回或者停止经营的，县级以上人民政府食品安全监督管理部门可以责令其召回或者停止经营。

第六十四条 食用农产品批发市场应当配备检验设备和检验人员或者委托符合本法规定的食品检验机构，对进入该批发市场销售的食用农产品进行抽样检验；发现不符合食品安全标准的，应当要求销售者立即停止销售，并向食品安全监督管理部门报告。

第六十五条 食用农产品销售者应当建立食用农产品进货查验记录制度，如实记录食用农产品的名称、数量、进货日期以及供货者名称、地址、联系方式等内容，并保存相关凭证。记录和凭证保存期限不得少于六个月。

第六十六条 进入市场销售的食用农产品在包装、保鲜、贮存、运输中使用保鲜剂、防腐剂等食品添加剂和包装材料等食品相关产品，应当符合食品安全国家标准。

第三节 标签、说明书和广告

第六十七条 预包装食品的包装上应当有标签。标签应当标明下列事项：

（一）名称、规格、净含量、生产日期；

（二）成分或者配料表；

（三）生产者的名称、地址、联系方式；

（四）保质期；

（五）产品标准代号；

（六）贮存条件；

（七）所使用的食品添加剂在国家标准中的通用名称；

（八）生产许可证编号；

（九）法律、法规或者食品安全标准规定应当标明的其他事项。

专供婴幼儿和其他特定人群的主辅食品，其标签还应当标明主要营养成分及其含量。

食品安全国家标准对标签标注事项另有规定的，从其规定。

第六十八条 食品经营者销售散装食品，应当在散装食品的容器、外包装上标明食品的名称、生产日期或者生产批号、保质期以及生产经营者名称、地址、联系方式等内容。

第六十九条 生产经营转基因食品应当按照规定显著标示。

第七十条 食品添加剂应当有标签、说明书和包装。标签、说明书应当载明本法第六十七条第一款第一项至第六项、第八项、第九项规定的事项，以及食品添加剂的使用范围、用量、使用方法，并在标签上载明“食品添加剂”字样。

第七十一条 食品和食品添加剂的标签、说明书，不得含有虚假内容，不得涉及疾病预防、治疗功能。生产经营者对其提供的标签、说明书的内容负责。

食品和食品添加剂的标签、说明书应当清楚、明显，生产日期、保质期等事项应当显著标注，容易辨识。

食品和食品添加剂与其标签、说明书的内容不符的，不得上市销售。

第七十二条 食品经营者应当按照食品标签标示的警示标志、警示说明或者注意事项的要求销售食品。

第七十三条 食品广告的内容应当真实合法，不得含有虚假内容，不得涉及疾病预防、治疗功能。食品生产经营者对食品广告内容的真实性、合法性负责。

县级以上人民政府食品安全监督管理部门和其他有关部门以及食品检验机构、食品行业协会不得以广告或者其他形式向消费者推荐食品。消费者组织不得以收取费用或者其他牟取利益的方式向消费者推荐食品。

第四节　特殊食品

第七十四条　国家对保健食品、特殊医学用途配方食品和婴幼儿配方食品等特殊食品实行严格监督管理。

第七十五条　保健食品声称保健功能，应当具有科学依据，不得对人体产生急性、亚急性或者慢性危害。

保健食品原料目录和允许保健食品声称的保健功能目录，由国务院食品安全监督管理部门会同国务院卫生行政部门、国家中医药管理部门制定、调整并公布。

保健食品原料目录应当包括原料名称、用量及其对应的功效；列入保健食品原料目录的原料只能用于保健食品生产，不得用于其他食品生产。

第七十六条　使用保健食品原料目录以外原料的保健食品和首次进口的保健食品应当经国务院食品安全监督管理部门注册①。但是，首次进口的保健食品中属于补充维生素、矿物质等营养物质的，应当报国务院食品安全监督管理部门备案。其他保健食品应当报省、自治区、直辖市人民政府食品安全监督管理部门备案。

进口的保健食品应当是出口国（地区）主管部门准许上市销售的产品。

第七十七条　依法应当注册的保健食品，注册时应当提交保健食品的研发报告、产品配方、生产工艺、安全性和保健功能评价、标签、说明书等材料及样品，并提供相关证明文件。国务院食品安全监督管理部门经组织技术审评，对符合安全和功能声称要求的，准予注册；对不符合要求的，不予注册并书面说明理由。对使用保健食品原料目录以外原料的保健食品作出准予注册决定的，应当及时将该原料纳入保健食品原料目录。

依法应当备案的保健食品，备案时应当提交产品配方、生产工艺、标签、说明书以及表明产品安全性和保健功能的材料。

第七十八条　保健食品的标签、说明书不得涉及疾病预防、治疗功能，内容应当真实，与注册或者备案的内容相一致，载明适宜人群、不适宜人群、功效成分或者标志性成分及其含量等，并声明“本品不能代替药物”。保健食品的功能和成分应当与标签、说明书相一致。

第七十九条　保健食品广告除应当符合本法第七十三条第一款的规定外，还应当声明“本品不能代替药物”；其内容应当经生产企业所在地省、自治区、直辖市人民政府食品安全监督管理部门审查批准，取得保健食品广告批准文件。省、自治区、直辖市人民政府食品安全监督管理部门应当公布并及时更新已经批准的保健食品广告目录以及批准的广告内容。

第八十条　特殊医学用途配方食品应当经国务院食品安全监督管理部门注册②。注册时，应当提交产品配方、生产工艺、标签、说明书以及表明产品安全性、营养充足性和特殊医学用途临床效果的材料。

特殊医学用途配方食品广告适用《中华人民共和国广告法》和其他法律、行政法规关于药品广告管理的规定。

第八十一条　婴幼儿配方食品生产企业应当实施从原料进厂到成品出厂的全过程质量控制，对

---

① 《全国人民代表大会常务委员会关于授权国务院在海南自由贸易港暂时调整适用〈中华人民共和国食品安全法〉有关规定的决定》调整内容：“海南博鳌乐城国际医疗旅游先行区内指定的医疗机构，对已在境外合法上市的适量保健食品，经海南省人民政府审批，可以临时进口，并在本医疗机构内使用。”自2024年10月1日起施行，期限为五年。

② 见《特殊医学用途配方食品注册管理办法》（国家市场监督管理总局令第85号）。《全国人民代表大会常务委员会关于授权国务院在海南自由贸易港暂时调整适用〈中华人民共和国食品安全法〉有关规定的决定》调整内容：“海南博鳌乐城国际医疗旅游先行区内指定的医疗机构，对临床急需的已在境外合法上市的少量罕见病类特殊医学用途配方食品、少量特定全营养特殊医学用途配方食品，经海南省人民政府审批，可以临时进口，并在本医疗机构内使用。”自2024年10月1日起施行，期限为五年。

出厂的婴幼儿配方食品实施逐批检验，保证食品安全。

生产婴幼儿配方食品使用的生鲜乳、辅料等食品原料、食品添加剂等，应当符合法律、行政法规的规定和食品安全国家标准，保证婴幼儿生长发育所需的营养成分。

婴幼儿配方食品生产企业应当将食品原料、食品添加剂、产品配方及标签等事项向省、自治区、直辖市人民政府食品安全监督管理部门备案。

婴幼儿配方乳粉的产品配方应当经国务院食品安全监督管理部门注册。注册时，应当提交配方研发报告和其他表明配方科学性、安全性的材料。

不得以分装方式生产婴幼儿配方乳粉，同一企业不得用同一配方生产不同品牌的婴幼儿配方乳粉。

第八十二条 保健食品、特殊医学用途配方食品、婴幼儿配方乳粉的注册人或者备案人应当对其提交材料的真实性负责。

省级以上人民政府食品安全监督管理部门应当及时公布注册或者备案的保健食品、特殊医学用途配方食品、婴幼儿配方乳粉目录，并对注册或者备案中获知的企业商业秘密予以保密。

保健食品、特殊医学用途配方食品、婴幼儿配方乳粉生产企业应当按照注册或者备案的产品配方、生产工艺等技术要求组织生产。

第八十三条 生产保健食品，特殊医学用途配方食品、婴幼儿配方食品和其他专供特定人群的主辅食品的企业，应当按照良好生产规范的要求建立与所生产食品相适应的生产质量管理体系，定期对该体系的运行情况进行自查，保证其有效运行，并向所在地县级人民政府食品安全监督管理部门提交自查报告。

第五章 食品检验

第八十四条 食品检验机构按照国家有关认证认可的规定取得资质认定后，方可从事食品检验活动。但是，法律另有规定的除外。

食品检验机构的资质认定条件和检验规范，由国务院食品安全监督管理部门规定。

符合本法规定的食品检验机构出具的检验报告具有同等效力。

县级以上人民政府应当整合食品检验资源，实现资源共享。

第八十五条 食品检验由食品检验机构指定的检验人独立进行。

检验人应当依照有关法律、法规的规定，并按照食品安全标准和检验规范对食品进行检验，尊重科学，恪守职业道德，保证出具的检验数据和结论客观、公正，不得出具虚假检验报告。

第八十六条 食品检验实行食品检验机构与检验人负责制。食品检验报告应当加盖食品检验机构公章，并有检验人的签名或者盖章。食品检验机构和检验人对出具的食品检验报告负责。

第八十七条 县级以上人民政府食品安全监督管理部门应当对食品进行定期或者不定期的抽样检验，并依据有关规定公布检验结果，不得免检。进行抽样检验，应当购买抽取的样品，委托符合本法规定的食品检验机构进行检验，并支付相关费用；不得向食品生产经营者收取检验费和其他费用。

第八十八条 对依照本法规定实施的检验结论有异议的，食品生产经营者可以自收到检验结论之日起七个工作日内向实施抽样检验的食品安全监督管理部门或者其上一级食品安全监督管理部门提出复检申请，由受理复检申请的食品安全监督管理部门在公布的复检机构名录中随机确定复检机构进行复检。复检机构出具的复检结论为最终检验结论。复检机构与初检机构不得为同一机构。复检机构名录由国务院认证认可监督管理、食品安全监督管理、卫生行政、农业行政等部门共同公布。

采用国家规定的快速检测方法对食用农产品进行抽查检测，被抽查人对检测结果有异议的，可以自收到检测结果时起四小时内申请复检。复检不得采用快速检测方法。

第八十九条 食品生产企业可以自行对所生产的食品进行检验，也可以委托符合本法规定的食品检验机构进行检验。

食品行业协会和消费者协会等组织、消费者需要委托食品检验机构对食品进行检验的，应当委托符合本法规定的食品检验机构进行。

第九十条 食品添加剂的检验，适用本法有关食品检验的规定。

第六章 食品进出口

第九十一条 国家出入境检验检疫部门对进出口食品安全实施监督管理。

第九十二条 进口的食品、食品添加剂、食品相关产品应当符合我国食品安全国家标准。

进口的食品、食品添加剂应当经出入境检验检疫机构依照进出口商品检验相关法律、行政法规的规定检验合格。

进口的食品、食品添加剂应当按照国家出入境检验检疫部门的要求随附合格证明材料。

第九十三条 进口尚无食品安全国家标准的食品，由境外出口商、境外生产企业或者其委托的进口商向国务院卫生行政部门提交所执行的相关国家（地区）标准或者国际标准。国务院卫生行政部门对相关标准进行审查，认为符合食品安全要求的，决定暂予适用，并及时制定相应的食品安全国家标准。进口利用新的食品原料生产的食品或者进口食品添加剂新品种、食品相关产品新品种，依照本法第三十七条的规定办理。

出入境检验检疫机构按照国务院卫生行政部门的要求，对前款规定的食品、食品添加剂、食品相关产品进行检验。检验结果应当公开。

第九十四条 境外出口商、境外生产企业应当保证向我国出口的食品、食品添加剂、食品相关产品符合本法以及我国其他有关法律、行政法规的规定和食品安全国家标准的要求，并对标签、说明书的内容负责。

进口商应当建立境外出口商、境外生产企业审核制度，重点审核前款规定的内容；审核不合格的，不得进口。

发现进口食品不符合我国食品安全国家标准或者有证据证明可能危害人体健康的，进口商应当立即停止进口，并依照本法第六十三条的规定召回。

第九十五条 境外发生的食品安全事件可能对我国境内造成影响，或者在进口食品、食品添加剂、食品相关产品中发现严重食品安全问题的，国家出入境检验检疫部门应当及时采取风险预警或者控制措施，并向国务院食品安全监督管理、卫生行政、农业行政部门通报。接到通报的部门应当及时采取相应措施。

县级以上人民政府食品安全监督管理部门对国内市场上销售的进口食品、食品添加剂实施监督管理。发现存在严重食品安全问题的，国务院食品安全监督管理部门应当及时向国家出入境检验检疫部门通报。国家出入境检验检疫部门应当及时采取相应措施。

第九十六条 向我国境内出口食品的境外出口商或者代理商、进口食品的进口商应当向国家出入境检验检疫部门备案。向我国境内出口食品的境外食品生产企业应当经国家出入境检验检疫部门注册。已经注册的境外食品生产企业提供虚假材料，或者因其自身的原因致使进口食品发生重大食品安全事故的，国家出入境检验检疫部门应当撤销注册并公告。

国家出入境检验检疫部门应当定期公布已经备案的境外出口商、代理商、进口商和已经注册的境外食品生产企业名单。

第九十七条 进口的预包装食品、食品添加剂应当有中文标签；依法应当有说明书的，还应当有中文说明书。标签、说明书应当符合本法以及我国其他有关法律、行政法规的规定和食品安全国家标准的要求，并载明食品的原产地以及境内代理商的名称、地址、联系方式。预包装食品没有中文标签、中文说明书或者标签、说明书不符合本条规定的，不得进口。

第九十八条 进口商应当建立食品、食品添加剂进口和销售记录制度，如实记录食品、食品添加剂的名称、规格、数量、生产日期、生产或者进口批号、保质期、境外出口商和购货者名称、地址及联系方式、交货日期等内容，并保存相关凭证。记录和凭证保存期限应当符合本法第五十条第二款的规定。

第九十九条 出口食品生产企业应当保证其出口食品符合进口国（地区）的标准或者合同要求。

出口食品生产企业和出口食品原料种植、养殖场应当向国家出入境检验检疫部门备案。

第一百条 国家出入境检验检疫部门应当收集、汇总下列进出口食品安全信息，并及时通报相关部门、机构和企业：

（一）出入境检验检疫机构对进出口食品实施检验检疫发现的食品安全信息；

（二）食品行业协会和消费者协会等组织、消费者反映的进口食品安全信息；

（三）国际组织、境外政府机构发布的风险预警信息及其他食品安全信息，以及境外食品行业协会等组织、消费者反映的食品安全信息；

（四）其他食品安全信息。

国家出入境检验检疫部门应当对进出口食品的进口商、出口商和出口食品生产企业实施信用管理，建立信用记录，并依法向社会公布。对有不良记录的进口商、出口商和出口食品生产企业，应当加强对其进出口食品的检验检疫。

第一百零一条 国家出入境检验检疫部门可以对向我国境内出口食品的国家（地区）的食品安全管理体系和食品安全状况进行评估和审查，并根据评估和审查结果，确定相应检验检疫要求。

第七章 食品安全事故处置

第一百零二条 国务院组织制定国家食品安全事故应急预案。

县级以上地方人民政府应当根据有关法律、法规的规定和上级人民政府的食品安全事故应急预案以及本行政区域的实际情况，制定本行政区域的食品安全事故应急预案，并报上一级人民政府备案。

食品安全事故应急预案应当对食品安全事故分级、事故处置组织指挥体系与职责、预防预警机制、处置程序、应急保障措施等作出规定。

食品生产经营企业应当制定食品安全事故处置方案，定期检查本企业各项食品安全防范措施的落实情况，及时消除事故隐患。

第一百零三条 发生食品安全事故的单位应当立即采取措施，防止事故扩大。事故单位和接收病人进行治疗的单位应当及时向事故发生地县级人民政府食品安全监督管理、卫生行政部门报告。

县级以上人民政府农业行政等部门在日常监督管理中发现食品安全事故或者接到事故举报，应当立即向同级食品安全监督管理部门通报。

发生食品安全事故，接到报告的县级人民政府食品安全监督管理部门应当按照应急预案的规定向本级人民政府和上级人民政府食品安全监督管理部门报告。县级人民政府和上级人民政府食品安全监督管理部门应当按照应急预案的规定上报。

任何单位和个人不得对食品安全事故隐瞒、谎报、缓报，不得隐匿、伪造、毁灭有关证据。

第一百零四条 医疗机构发现其接收的病人属于食源性疾病病人或者疑似病人的，应当按照规定及时将相关信息向所在地县级人民政府卫生行政部门报告。县级人民政府卫生行政部门认为与食品安全有关的，应当及时通报同级食品安全监督管理部门。

县级以上人民政府卫生行政部门在调查处理传染病或者其他突发公共卫生事件中发现与食品安全相关的信息，应当及时通报同级食品安全监督管理部门。

第一百零五条 县级以上人民政府食品安全监督管理部门接到食品安全事故的报告后，应当立即会同同级卫生行政、农业行政等部门进行调查处理，并采取下列措施，防止或者减轻社会危害：

（一）开展应急救援工作，组织救治因食品安全事故导致人身伤害的人员；

（二）封存可能导致食品安全事故的食品及其原料，并立即进行检验；对确认属于被污染的食品及其原料，责令食品生产经营者依照本法第六十三条的规定召回或者停止经营；

（三）封存被污染的食品相关产品，并责令进行清洗消毒；

（四）做好信息发布工作，依法对食品安全事故及其处理情况进行发布，并对可能产生的危害加以解释、说明。

发生食品安全事故需要启动应急预案的，县级以上人民政府应当立即成立事故处置指挥机构，启动应急预案，依照前款和应急预案的规定进行处置。

发生食品安全事故，县级以上疾病预防控制机构应当对事故现场进行卫生处理，并对与事故有关的因素开展流行病学调查，有关部门应当予以协助。县级以上疾病预防控制机构应当向同级食品安全监督管理、卫生行政部门提交流行病学调查报告。

第一百零六条 发生食品安全事故，设区的市级以上人民政府食品安全监督管理部门应当立即会同有关部门进行事故责任调查，督促有关部门履行职责，向本级人民政府和上一级人民政府食品安全监督管理部门提出事故责任调查处理报告。

涉及两个以上省、自治区、直辖市的重大食品安全事故由国务院食品安全监督管理部门依照前款规定组织事故责任调查。

第一百零七条 调查食品安全事故，应当坚持实事求是、尊重科学的原则，及时、准确查清事故性质和原因，认定事故责任，提出整改措施。

调查食品安全事故，除了查明事故单位的责任，还应当查明有关监督管理部门、食品检验机构、认证机构及其工作人员的责任。

第一百零八条 食品安全事故调查部门有权向有关单位和个人了解与事故有关的情况，并要求提供相关资料和样品。有关单位和个人应当予以配合，按照要求提供相关资料和样品，不得拒绝。

任何单位和个人不得阻挠、干涉食品安全事故的调查处理。

第八章　监督管理

第一百零九条 县级以上人民政府食品安全监督管理部门根据食品安全风险监测、风险评估结果和食品安全状况等，确定监督管理的重点、方式和频次，实施风险分级管理。

县级以上地方人民政府组织本级食品安全监督管理、农业行政等部门制定本行政区域的食品安全年度监督管理计划，向社会公布并组织实施。

食品安全年度监督管理计划应当将下列事项作为监督管理的重点：

（一）专供婴幼儿和其他特定人群的主辅食品；

（二）保健食品生产过程中的添加行为和按照注册或者备案的技术要求组织生产的情况，保健食品标签、说明书以及宣传材料中有关功能宣传的情况；

（三）发生食品安全事故风险较高的食品生产经营者；

（四）食品安全风险监测结果表明可能存在食品安全隐患的事项。

第一百一十条 县级以上人民政府食品安全监督管理部门履行食品安全监督管理职责，有权采取下列措施，对生产经营者遵守本法的情况进行监督检查：

（一）进入生产经营场所实施现场检查；

（二）对生产经营的食品、食品添加剂、食品相关产品进行抽样检验；

（三）查阅、复制有关合同、票据、账簿以及其他有关资料；

（四）查封、扣押有证据证明不符合食品安全标准或者有证据证明存在安全隐患以及用于违法生产经营的食品、食品添加剂、食品相关产品；

（五）查封违法从事生产经营活动的场所。

第一百一十一条 对食品安全风险评估结果证明食品存在安全隐患，需要制定、修订食品安全标准的，在制定、修订食品安全标准前，国务院卫生行政部门应当及时会同国务院有关部门规定食品中有害物质的临时限量值和临时检验方法，作为生产经营和监督管理的依据。

第一百一十二条 县级以上人民政府食品安全监督管理部门在食品安全监督管理工作中可以采用国家规定的快速检测方法对食品进行抽查检测。

对抽查检测结果表明可能不符合食品安全标准的食品，应当依照本法第八十七条的规定进行检验。抽查检测结果确定有关食品不符合食品安全标准的，可以作为行政处罚的依据。

第一百一十三条 县级以上人民政府食品安全监督管理部门应当建立食品生产经营者食品安全信用档案，记录许可颁发、日常监督检查结果、违法行为查处等情况，依法向社会公布并实时更新；对有不良信用记录的食品生产经营者增加监督检查频次，对违法行为情节严重的食品生产经营者，可以通报投资主管部门、证券监督管理机构和有关的金融机构。

第一百一十四条 食品生产经营过程中存在食品安全隐患，未及时采取措施消除的，县级以上人民政府食品安全监督管理部门可以对食品生产经营者的法定代表人或者主要负责人进行责任约谈。食品生产经营者应当立即采取措施，进行整改，消除隐患。责任约谈情况和整改情况应当纳入食品生产经营者食品安全信用档案。

第一百一十五条 县级以上人民政府食品安全监督管理等部门应当公布本部门的电子邮件地址或者电话，接受咨询、投诉、举报。接到咨询、投诉、举报，对属于本部门职责的，应当受理并在法定期限内及时答复、核实、处理；对不属于本部门职责的，应当移交有权处理的部门并书面通知咨询、投诉、举报人。有权处理的部门应当在法定期限内及时处理，不得推诿。对查证属实的举报，给予举报人奖励。

有关部门应当对举报人的信息予以保密，保护举报人的合法权益。举报人举报所在企业的，该企业不得以解除、变更劳动合同或者其他方式对举报人进行打击报复。

第一百一十六条 县级以上人民政府食品安全监督管理等部门应当加强对执法人员食品安全法律、法规、标准和专业知识与执法能力等的培训，并组织考核。不具备相应知识和能力的，不得从事食品安全执法工作。

食品生产经营者、食品行业协会、消费者协会等发现食品安全执法人员在执法过程中有违反法律、法规规定的行为以及不规范执法行为的，可以向本级或者上级人民政府食品安全监督管理等部门或者监察机关投诉、举报。接到投诉、举报的部门或者机关应当进行核实，并将经核实的情况向食品安全执法人员所在部门通报；涉嫌违法违纪的，按照本法和有关规定处理。

第一百一十七条 县级以上人民政府食品安全监督管理等部门未及时发现食品安全系统性风险，未及时消除监督管理区域内的食品安全隐患的，本级人民政府可以对其主要负责人进行责任约谈。

地方人民政府未履行食品安全职责，未及时消除区域性重大食品安全隐患的，上级人民政府可以对其主要负责人进行责任约谈。

被约谈的食品安全监督管理等部门、地方人民政府应当立即采取措施，对食品安全监督管理工作进行整改。

责任约谈情况和整改情况应当纳入地方人民政府和有关部门食品安全监督管理工作评议、考核记录。

第一百一十八条 国家建立统一的食品安全信息平台，实行食品安全信息统一公布制度。国家食品安全总体情况、食品安全风险警示信息、重大食品安全事故及其调查处理信息和国务院确定需要统一公布的其他信息由国务院食品安全监督管理部门统一公布。食品安全风险警示信息和重大食品安全事故及其调查处理信息的影响限于特定区域的，也可以由有关省、自治区、直辖市人民政府食品安全监督管理部门公布。未经授权不得发布上述信息。

县级以上人民政府食品安全监督管理、农业行政部门依据各自职责公布食品安全日常监督管理信息。

公布食品安全信息，应当做到准确、及时，并进行必要的解释说明，避免误导消费者和社会舆论。

第一百一十九条 县级以上地方人民政府食品安全监督管理、卫生行政、农业行政部门获知本法规定需要统一公布的信息，应当向上级主管部门报告，由上级主管部门立即报告国务院食品安全监督管理部门；必要时，可以直接向国务院食品安全监督管理部门报告。

县级以上人民政府食品安全监督管理、卫生行政、农业行政部门应当相互通报获知的食品安全信息。

第一百二十条 任何单位和个人不得编造、散布虚假食品安全信息。

县级以上人民政府食品安全监督管理部门发现可能误导消费者和社会舆论的食品安全信息，应当立即组织有关部门、专业机构、相关食品生产经营者等进行核实、分析，并及时公布结果。

第一百二十一条 县级以上人民政府食品安全监督管理等部门发现涉嫌食品安全犯罪的，应当按照有关规定及时将案件移送公安机关。对移送的案件，公安机关应当及时审查；认为有犯罪事实需要追究刑事责任的，应当立案侦查。

公安机关在食品安全犯罪案件侦查过程中认为没有犯罪事实，或者犯罪事实显著轻微，不需要追究刑事责任，但依法应当追究行政责任的，应当及时将案件移送食品安全监督管理等部门和监察机关，有关部门应当依法处理。

公安机关商请食品安全监督管理、生态环境等部门提供检验结论、认定意见以及对涉案物品进行无害化处理等协助的，有关部门应当及时提供，予以协助。

第九章　法律责任

第一百二十二条 违反本法规定，未取得食品生产经营许可从事食品生产经营活动，或者未取得食品添加剂生产许可从事食品添加剂生产活动的，由县级以上人民政府食品安全监督管理部门没收违法所得和违法生产经营的食品、食品添加剂以及用于违法生产经营的工具、设备、原料等物品；违法生产经营的食品、食品添加剂货值金额不足一万元的，并处五万元以上十万元以下罚款；货值金额一万元以上的，并处货值金额十倍以上二十倍以下罚款。

明知从事前款规定的违法行为，仍为其提供生产经营场所或者其他条件的，由县级以上人民政府食品安全监督管理部门责令停止违法行为，没收违法所得，并处五万元以上十万元以下罚款；使消费者的合法权益受到损害的，应当与食品、食品添加剂生产经营者承担连带责任。

第一百二十三条 违反本法规定，有下列情形之一，尚不构成犯罪的，由县级以上人民政府食品安全监督管理部门没收违法所得和违法生产经营的食品，并可以没收用于违法生产经营的工具、设备、原料等物品；违法生产经营的食品货值金额不足一万元的，并处十万元以上十五万元以下罚款；货值金额一万元以上的，并处货值金额十五倍以上三十倍以下罚款；情节严重的，吊销许可证，并可以由公安机关对其直接负责的主管人员和其他直接责任人员处五日以上十五日以下拘留：

（一）用非食品原料生产食品、在食品中添加食品添加剂以外的化学物质和其他可能危害人体健康的物质，或者用回收食品作为原料生产食品，或者经营上述食品；

（二）生产经营营养成分不符合食品安全标准的专供婴幼儿和其他特定人群的主辅食品；

（三）经营病死、毒死或者死因不明的禽、畜、兽、水产动物肉类，或者生产经营其制品；

（四）经营未按规定进行检疫或者检疫不合格的肉类，或者生产经营未经检验或者检验不合格的肉类制品；

（五）生产经营国家为防病等特殊需要明令禁止生产经营的食品；

（六）生产经营添加药品的食品。

明知从事前款规定的违法行为，仍为其提供生产经营场所或者其他条件的，由县级以上人民政府食品安全监督管理部门责令停止违法行为，没收违法所得，并处十万元以上二十万元以下罚款；使消费者的合法权益受到损害的，应当与食品生产经营者承担连带责任。

违法使用剧毒、高毒农药的，除依照有关法律、法规规定给予处罚外，可以由公安机关依照第一款规定给予拘留。

第一百二十四条 违反本法规定，有下列情形之一，尚不构成犯罪的，由县级以上人民政府食品安全监督管理部门没收违法所得和违法生产经营的食品、食品添加剂，并可以没收用于违法生产经营的工具、设备、原料等物品；违法生产经营的食品、食品添加剂货值金额不足一万元的，并处五万元以上十万元以下罚款；货值金额一万元以上的，并处货值金额十倍以上二十倍以下罚款；情节严重的，吊销许可证：

（一）生产经营致病性微生物，农药残留、兽药残留、生物毒素、重金属等污染物质以及其他危害人体健康的物质含量超过食品安全标准限量的食品、食品添加剂；

（二）用超过保质期的食品原料、食品添加剂生产食品、食品添加剂，或者经营上述食品、食品添加剂；

（三）生产经营超范围、超限量使用食品添加剂的食品；

（四）生产经营腐败变质、油脂酸败、霉变生虫、污秽不洁、混有异物、掺假掺杂或者感官性状异常的食品、食品添加剂；

（五）生产经营标注虚假生产日期、保质期或者超过保质期的食品、食品添加剂；

（六）生产经营未按规定注册的保健食品、特殊医学用途配方食品、婴幼儿配方乳粉，或者未按注册的产品配方、生产工艺等技术要求组织生产；

（七）以分装方式生产婴幼儿配方乳粉，或者同一企业以同一配方生产不同品牌的婴幼儿配方乳粉；

（八）利用新的食品原料生产食品，或者生产食品添加剂新品种，未通过安全性评估；

（九）食品生产经营者在食品安全监督管理部门责令其召回或者停止经营后，仍拒不召回或者停止经营。

除前款和本法第一百二十三条、第一百二十五条规定的情形外，生产经营不符合法律、法规或者食品安全标准的食品、食品添加剂的，依照前款规定给予处罚。

生产食品相关产品新品种，未通过安全性评估，或者生产不符合食品安全标准的食品相关产品的，由县级以上人民政府食品安全监督管理部门依照第一款规定给予处罚。

第一百二十五条 违反本法规定，有下列情形之一的，由县级以上人民政府食品安全监督管理部门没收违法所得和违法生产经营的食品、食品添加剂，并可以没收用于违法生产经营的工具、设备、原料等物品；违法生产经营的食品、食品添加剂货值金额不足一万元的，并处五千元以上五万元以下罚款；货值金额一万元以上的，并处货值金额五倍以上十倍以下罚款；情节严重的，责令停产停业，直至吊销许可证：

（一）生产经营被包装材料、容器、运输工具等污染的食品、食品添加剂；

（二）生产经营无标签的预包装食品、食品添加剂或者标签、说明书不符合本法规定的食品、食品添加剂；

（三）生产经营转基因食品未按规定进行标示；

（四）食品生产经营者采购或者使用不符合食品安全标准的食品原料、食品添加剂、食品相关产品。

生产经营的食品、食品添加剂的标签、说明书存在瑕疵但不影响食品安全且不会对消费者造成误导的，由县级以上人民政府食品安全监督管理部门责令改正；拒不改正的，处二千元以下罚款。

第一百二十六条 违反本法规定，有下列情形之一的，由县级以上人民政府食品安全监督管理部门责令改正，给予警告；拒不改正的，处五千元以上五万元以下罚款；情节严重的，责令停产停业，直至吊销许可证：

（一）食品、食品添加剂生产者未按规定对采购的食品原料和生产的食品、食品添加剂进行检验；

（二）食品生产经营企业未按规定建立食品安全管理制度，或者未按规定配备或者培训、考核食品安全管理人员；

（三）食品、食品添加剂生产经营者进货时未查验许可证和相关证明文件，或者未按规定建立并遵守进货查验记录、出厂检验记录和销售记录制度；

（四）食品生产经营企业未制定食品安全事故处置方案；

（五）餐具、饮具和盛放直接入口食品的容器，使用前未经洗净、消毒或者清洗消毒不合格，或者餐饮服务设施、设备未按规定定期维护、清洗、校验；

（六）食品生产经营者安排未取得健康证明或者患有国务院卫生行政部门规定的有碍食品安全疾病的人员从事接触直接入口食品的工作；

（七）食品经营者未按规定要求销售食品；

（八）保健食品生产企业未按规定向食品安全监督管理部门备案，或者未按备案的产品配方、生产工艺等技术要求组织生产；

（九）婴幼儿配方食品生产企业未将食品原料、食品添加剂、产品配方、标签等向食品安全监督管理部门备案；

（十）特殊食品生产企业未按规定建立生产质量管理体系并有效运行，或者未定期提交自查报告；

（十一）食品生产经营者未定期对食品安全状况进行检查评价，或者生产经营条件发生变化，未按规定处理；

（十二）学校、托幼机构、养老机构、建筑工地等集中用餐单位未按规定履行食品安全管理责任；

（十三）食品生产企业、餐饮服务提供者未按规定制定、实施生产经营过程控制要求。

餐具、饮具集中消毒服务单位违反本法规定用水，使用洗涤剂、消毒剂，或者出厂的餐具、饮具未按规定检验合格并随附消毒合格证明，或者未按规定在独立包装上标注相关内容的，由县级以上人民政府卫生行政部门依照前款规定给予处罚。

食品相关产品生产者未按规定对生产的食品相关产品进行检验的，由县级以上人民政府食品安全监督管理部门依照第一款规定给予处罚。

食用农产品销售者违反本法第六十五条规定的，由县级以上人民政府食品安全监督管理部门依照第一款规定给予处罚。

第一百二十七条 对食品生产加工小作坊、食品摊贩等的违法行为的处罚，依照省、自治区、直辖市制定的具体管理办法执行。

第一百二十八条 违反本法规定，事故单位在发生食品安全事故后未进行处置、报告的，由有关主管部门按照各自职责分工责令改正，给予警告；隐匿、伪造、毁灭有关证据的，责令停产停业，没收违法所得，并处十万元以上五十万元以下罚款；造成严重后果的，吊销许可证。

第一百二十九条 违反本法规定，有下列情形之一的，由出入境检验检疫机构依照本法第一百二十四条的规定给予处罚：

（一）提供虚假材料，进口不符合我国食品安全国家标准的食品、食品添加剂、食品相关产品；

（二）进口尚无食品安全国家标准的食品，未提交所执行的标准并经国务院卫生行政部门审查，或者进口利用新的食品原料生产的食品或者进口食品添加剂新品种、食品相关产品新品种，未通过安全性评估；

（三）未遵守本法的规定出口食品；

（四）进口商在有关主管部门责令其依照本法规定召回进口的食品后，仍拒不召回。

违反本法规定，进口商未建立并遵守食品、食品添加剂进口和销售记录制度、境外出口商或者生产企业审核制度的，由出入境检验检疫机构依照本法第一百二十六条的规定给予处罚。

第一百三十条 违反本法规定，集中交易市场的开办者、柜台出租者、展销会的举办者允许未依法取得许可的食品经营者进入市场销售食品，或者未履行检查、报告等义务的，由县级以上人民政府食品安全监督管理部门责令改正，没收违法所得，并处五万元以上二十万元以下罚款；造成严重后果的，责令停业，直至由原发证部门吊销许可证；使消费者的合法权益受到损害的，应当与食品经营者承担连带责任。

食用农产品批发市场违反本法第六十四条规定的，依照前款规定承担责任。

第一百三十一条 违反本法规定，网络食品交易第三方平台提供者未对入网食品经营者进行实名登记、审查许可证，或者未履行报告、停止提供网络交易平台服务等义务的，由县级以上人民政府食品安全监督管理部门责令改正，没收违法所得，并处五万元以上二十万元以下罚款；造成严重后果的，责令停业，直至由原发证部门吊销许可证；使消费者的合法权益受到损害的，应当与食品经营者承担连带责任。

消费者通过网络食品交易第三方平台购买食品，其合法权益受到损害的，可以向入网食品经营者或者食品生产者要求赔偿。网络食品交易第三方平台提供者不能提供入网食品经营者的真实名称、地址和有效联系方式的，由网络食品交易第三方平台提供者赔偿。网络食品交易第三方平台提供者赔偿后，有权向入网食品经营者或者食品生产者追偿。网络食品交易第三方平台提供者作出更有利于消费者承诺的，应当履行其承诺。

第一百三十二条 违反本法规定，未按要求进行食品贮存、运输和装卸的，由县级以上人民政府食品安全监督管理等部门按照各自职责分工责令改正，给予警告；拒不改正的，责令停产停业，并处一万元以上五万元以下罚款；情节严重的，吊销许可证。

第一百三十三条 违反本法规定，拒绝、阻挠、干涉有关部门、机构及其工作人员依法开展食品安全监督检查、事故调查处理、风险监测和风险评估的，由有关主管部门按照各自职责分工责令停产停业，并处二千元以上五万元以下罚款；情节严重的，吊销许可证；构成违反治安管理行为的，由公安机关依法给予治安管理处罚。

违反本法规定，对举报人以解除、变更劳动合同或者其他方式打击报复的，应当依照有关法律的规定承担责任。

第一百三十四条 食品生产经营者在一年内累计三次因违反本法规定受到责令停产停业、吊销许可证以外处罚的，由食品安全监督管理部门责令停产停业，直至吊销许可证。

第一百三十五条 被吊销许可证的食品生产经营者及其法定代表人、直接负责的主管人员和其他直接责任人员自处罚决定作出之日起五年内不得申请食品生产经营许可，或者从事食品生产经营管理工作、担任食品生产经营企业食品安全管理人员。

因食品安全犯罪被判处有期徒刑以上刑罚的，终身不得从事食品生产经营管理工作，也不得担任食品生产经营企业食品安全管理人员。

食品生产经营者聘用人员违反前两款规定的，由县级以上人民政府食品安全监督管理部门吊销许可证。

第一百三十六条 食品经营者履行了本法规定的进货查验等义务，有充分证据证明其不知道所采购的食品不符合食品安全标准，并能如实说明其进货来源的，可以免予处罚，但应当依法没收其不符合食品安全标准的食品；造成人身、财产或者其他损害的，依法承担赔偿责任。

第一百三十七条 违反本法规定，承担食品安全风险监测、风险评估工作的技术机构、技术人员提供虚假监测、评估信息的，依法对技术机构直接负责的主管人员和技术人员给予撤职、开除处分；有执业资格的，由授予其资格的主管部门吊销执业证书。

第一百三十八条 违反本法规定，食品检验机构、食品检验人员出具虚假检验报告的，由授予其资质的主管部门或者机构撤销该食品检验机构的检验资质，没收所收取的检验费用，并处检验费用五倍以上十倍以下罚款，检验费用不足一万元的，并处五万元以上十万元以下罚款；依法对食品检验机构直接负责的主管人员和食品检验人员给予撤职或者开除处分；导致发生重大食品安全事故的，对直接负责的主管人员和食品检验人员给予开除处分。

违反本法规定，受到开除处分的食品检验机构人员，自处分决定作出之日起十年内不得从事食品检验工作；因食品安全违法行为受到刑事处罚或者因出具虚假检验报告导致发生重大食品安全事故受到开除处分的食品检验机构人员，终身不得从事食品检验工作。食品检验机构聘用不得从事食品检验工作的人员的，由授予其资质的主管部门或者机构撤销该食品检验机构的检验资质。

食品检验机构出具虚假检验报告，使消费者的合法权益受到损害的，应当与食品生产经营者承担连带责任。

第一百三十九条 违反本法规定，认证机构出具虚假认证结论，由认证认可监督管理部门没收所收取的认证费用，并处认证费用五倍以上十倍以下罚款，认证费用不足一万元的，并处五万元以上十万元以下罚款；情节严重的，责令停业，直至撤销认证机构批准文件，并向社会公布；对直接负责的主管人员和负有直接责任的认证人员，撤销其执业资格。

认证机构出具虚假认证结论，使消费者的合法权益受到损害的，应当与食品生产经营者承担连带责任。

第一百四十条 违反本法规定，在广告中对食品作虚假宣传，欺骗消费者，或者发布未取得批准文件、广告内容与批准文件不一致的保健食品广告的，依照《中华人民共和国广告法》的规定给予处罚。

广告经营者、发布者设计、制作、发布虚假食品广告，使消费者的合法权益受到损害的，应当与食品生产经营者承担连带责任。

社会团体或者其他组织、个人在虚假广告或者其他虚假宣传中向消费者推荐食品，使消费者的合法权益受到损害的，应当与食品生产经营者承担连带责任。

违反本法规定，食品安全监督管理等部门、食品检验机构、食品行业协会以广告或者其他形式向消费者推荐食品，消费者组织以收取费用或者其他牟取利益的方式向消费者推荐食品的，由有关主管部门没收违法所得，依法对直接负责的主管人员和其他直接责任人员给予记大过、降级或者撤职处分；情节严重的，给予开除处分。

对食品作虚假宣传且情节严重的，由省级以上人民政府食品安全监督管理部门决定暂停销售该食品，并向社会公布；仍然销售该食品的，由县级以上人民政府食品安全监督管理部门没收违法所得和违法销售的食品，并处二万元以上五万元以下罚款。

第一百四十一条 违反本法规定，编造、散布虚假食品安全信息，构成违反治安管理行为的，由公安机关依法给予治安管理处罚。

媒体编造、散布虚假食品安全信息的，由有关主管部门依法给予处罚，并对直接负责的主管人员和其他直接责任人员给予处分；使公民、法人或者其他组织的合法权益受到损害的，依法承担消除影响、恢复名誉、赔偿损失、赔礼道歉等民事责任。

第一百四十二条 违反本法规定，县级以上地方人民政府有下列行为之一的，对直接负责的主管人员和其他直接责任人员给予记大过处分；情节较重的，给予降级或者撤职处分；情节严重的，给予开除处分；造成严重后果的，其主要负责人还应当引咎辞职：

（一）对发生在本行政区域内的食品安全事故，未及时组织协调有关部门开展有效处置，造成不良影响或者损失；

（二）对本行政区域内涉及多环节的区域性食品安全问题，未及时组织整治，造成不良影响或者损失；

（三）隐瞒、谎报、缓报食品安全事故；

（四）本行政区域内发生特别重大食品安全事故，或者连续发生重大食品安全事故。

第一百四十三条 违反本法规定，县级以上地方人民政府有下列行为之一的，对直接负责的主管人员和其他直接责任人员给予警告、记过或者记大过处分；造成严重后果的，给予降级或者撤职处分：

（一）未确定有关部门的食品安全监督管理职责，未建立健全食品安全全程监督管理工作机制和信息共享机制，未落实食品安全监督管理责任制；

（二）未制定本行政区域的食品安全事故应急预案，或者发生食品安全事故后未按规定立即成立事故处置指挥机构、启动应急预案。

第一百四十四条 违反本法规定，县级以上人民政府食品安全监督管理、卫生行政、农业行政等部门有下列行为之一的，对直接负责的主管人员和其他直接责任人员给予记大过处分；情节较重的，给予降级或者撤职处分；情节严重的，给予开除处分；造成严重后果的，其主要负责人还应当引咎辞职：

（一）隐瞒、谎报、缓报食品安全事故；

（二）未按规定查处食品安全事故，或者接到食品安全事故报告未及时处理，造成事故扩大或者蔓延；

（三）经食品安全风险评估得出食品、食品添加剂、食品相关产品不安全结论后，未及时采取相应措施，造成食品安全事故或者不良社会影响；

（四）对不符合条件的申请人准予许可，或者超越法定职权准予许可；

（五）不履行食品安全监督管理职责，导致发生食品安全事故。

第一百四十五条 违反本法规定，县级以上人民政府食品安全监督管理、卫生行政、农业行政等部门有下列行为之一，造成不良后果的，对直接负责的主管人员和其他直接责任人员给予警告、记过或者记大过处分；情节较重的，给予降级或者撤职处分；情节严重的，给予开除处分：

（一）在获知有关食品安全信息后，未按规定向上级主管部门和本级人民政府报告，或者未按规定相互通报；

（二）未按规定公布食品安全信息；

（三）不履行法定职责，对查处食品安全违法行为不配合，或者滥用职权、玩忽职守、徇私舞弊。

第一百四十六条 食品安全监督管理等部门在履行食品安全监督管理职责过程中，违法实施检查、强制等执法措施，给生产经营者造成损失的，应当依法予以赔偿，对直接负责的主管人员和其他直接责任人员依法给予处分。

第一百四十七条 违反本法规定，造成人身、财产或者其他损害的，依法承担赔偿责任。生产经营者财产不足以同时承担民事赔偿责任和缴纳罚款、罚金时，先承担民事赔偿责任。

第一百四十八条 消费者因不符合食品安全标准的食品受到损害的，可以向经营者要求赔偿损失，也可以向生产者要求赔偿损失。接到消费者赔偿要求的生产经营者，应当实行首负责任制，先行赔付，不得推诿；属于生产者责任的，经营者赔偿后有权向生产者追偿；属于经营者责任的，生产者赔偿后有权向经营者追偿。

生产不符合食品安全标准的食品或者经营明知是不符合食品安全标准的食品，消费者除要求赔偿损失外，还可以向生产者或者经营者要求支付价款十倍或者损失三倍的赔偿金；增加赔偿的金额不足一千元的，为一千元。但是，食品的标签、说明书存在不影响食品安全且不会对消费者造成误导的瑕疵的除外。

第一百四十九条 违反本法规定，构成犯罪的，依法追究刑事责任。

第十章 附 则

第一百五十条 本法下列用语的含义：

食品，指各种供人食用或者饮用的成品和原料以及按照传统既是食品又是中药材的物品，但是不包括以治疗为目的的物品。

食品安全，指食品无毒、无害，符合应当有的营养要求，对人体健康不造成任何急性、亚急性或者慢性危害。

预包装食品，指预先定量包装或者制作在包装材料、容器中的食品。

食品添加剂，指为改善食品品质和色、香、味以及为防腐、保鲜和加工工艺的需要而加入食品中的人工合成或者天然物质，包括营养强化剂。

用于食品的包装材料和容器，指包装、盛放食品或者食品添加剂用的纸、竹、木、金属、搪瓷、陶瓷、塑料、橡胶、天然纤维、化学纤维、玻璃等制品和直接接触食品或者食品添加剂的涂料。

用于食品生产经营的工具、设备，指在食品或者食品添加剂生产、销售、使用过程中直接接触食品或者食品添加剂的机械、管道、传送带、容器、用具、餐具等。

用于食品的洗涤剂、消毒剂，指直接用于洗涤或者消毒食品、餐具、饮具以及直接接触食品的工具、设备或者食品包装材料和容器的物质。

食品保质期，指食品在标明的贮存条件下保持品质的期限。

食源性疾病，指食品中致病因素进入人体引起的感染性、中毒性等疾病，包括食物中毒。

食品安全事故，指食源性疾病、食品污染等源于食品，对人体健康有危害或者可能有危害的事故。

第一百五十一条 转基因食品和食盐的食品安全管理，本法未作规定的，适用其他法律、行政法规的规定。

第一百五十二条 铁路、民航运营中食品安全的管理办法由国务院食品安全监督管理部门会同国务院有关部门依照本法制定。

保健食品的具体管理办法由国务院食品安全监督管理部门依照本法制定。

食品相关产品生产活动的具体管理办法由国务院食品安全监督管理部门依照本法制定。

国境口岸食品的监督管理由出入境检验检疫机构依照本法以及有关法律、行政法规的规定实施。

军队专用食品和自供食品的食品安全管理办法由中央军事委员会依照本法制定。

第一百五十三条 国务院根据实际需要，可以对食品安全监督管理体制作出调整。

第一百五十四条 本法自 2015 年 10 月 1 日起施行。

第六节｜《中华人民共和国食品安全法实施条例》

《中华人民共和国食品安全法实施条例》（以下简称《食品安全法实施条例》）共十章八十六条，原文附后。其中，第六章“食品进出口”共十条。详细介绍见《海关检验检疫业务实务手册——进出口食品化妆品检验检疫篇》。

中华人民共和国食品安全法实施条例

（2009年7月20日中华人民共和国国务院令第557号公布，根据2016年2月6日《国务院关于修改部分行政法规的决定》修订，2019年3月26日国务院第42次常务会议修订通过，2019年10月11日中华人民共和国国务院令第721号公布，自2019年12月1日起施行）

第一章　总　则

第一条　根据《中华人民共和国食品安全法》(以下简称食品安全法)，制定本条例。

第二条　食品生产经营者应当依照法律、法规和食品安全标准从事生产经营活动，建立健全食品安全管理制度，采取有效措施预防和控制食品安全风险，保证食品安全。

第三条　国务院食品安全委员会负责分析食品安全形势，研究部署、统筹指导食品安全工作，提出食品安全监督管理的重大政策措施，督促落实食品安全监督管理责任。县级以上地方人民政府食品安全委员会按照本级人民政府规定的职责开展工作。

第四条　县级以上人民政府建立统一权威的食品安全监督管理体制，加强食品安全监督管理能力建设。

县级以上人民政府食品安全监督管理部门和其他有关部门应当依法履行职责，加强协调配合，做好食品安全监督管理工作。

乡镇人民政府和街道办事处应当支持、协助县级人民政府食品安全监督管理部门及其派出机构依法开展食品安全监督管理工作。

第五条　国家将食品安全知识纳入国民素质教育内容，普及食品安全科学常识和法律知识，提高全社会的食品安全意识。

第二章　食品安全风险监测和评估

第六条　县级以上人民政府卫生行政部门会同同级食品安全监督管理等部门建立食品安全风险监测会商机制，汇总、分析风险监测数据，研判食品安全风险，形成食品安全风险监测分析报告，报本级人民政府；县级以上地方人民政府卫生行政部门还应当将食品安全风险监测分析报告同时报上一级人民政府卫生行政部门。食品安全风险监测会商的具体办法由国务院卫生行政部门会同国务院食品安全监督管理等部门制定。

第七条　食品安全风险监测结果表明存在食品安全隐患，食品安全监督管理等部门经进一步调查确认有必要通知相关食品生产经营者的，应当及时通知。

接到通知的食品生产经营者应当立即进行自查，发现食品不符合食品安全标准或者有证据证明可能危害人体健康的，应当依照食品安全法第六十三条的规定停止生产、经营，实施食品召回，并报告相关情况。

第八条　国务院卫生行政、食品安全监督管理等部门发现需要对农药、肥料、兽药、饲料和饲料添加剂等进行安全性评估的，应当向国务院农业行政部门提出安全性评估建议。国务院农业行政部门应当及时组织评估，并向国务院有关部门通报评估结果。

第九条 国务院食品安全监督管理部门和其他有关部门建立食品安全风险信息交流机制，明确食品安全风险信息交流的内容、程序和要求。

第三章 食品安全标准

第十条 国务院卫生行政部门会同国务院食品安全监督管理、农业行政等部门制定食品安全国家标准规划及其年度实施计划。国务院卫生行政部门应当在其网站上公布食品安全国家标准规划及其年度实施计划的草案，公开征求意见。

第十一条 省、自治区、直辖市人民政府卫生行政部门依照食品安全法第二十九条的规定制定食品安全地方标准，应当公开征求意见。省、自治区、直辖市人民政府卫生行政部门应当自食品安全地方标准公布之日起30个工作日内，将地方标准报国务院卫生行政部门备案。国务院卫生行政部门发现备案的食品安全地方标准违反法律、法规或者食品安全国家标准的，应当及时予以纠正。

食品安全地方标准依法废止的，省、自治区、直辖市人民政府卫生行政部门应当及时在其网站上公布废止情况。

第十二条 保健食品、特殊医学用途配方食品、婴幼儿配方食品等特殊食品不属于地方特色食品，不得对其制定食品安全地方标准。

第十三条 食品安全标准公布后，食品生产经营者可以在食品安全标准规定的实施日期之前实施并公开提前实施情况。

第十四条 食品生产企业不得制定低于食品安全国家标准或者地方标准要求的企业标准。食品生产企业制定食品安全指标严于食品安全国家标准或者地方标准的企业标准的，应当报省、自治区、直辖市人民政府卫生行政部门备案。

食品生产企业制定企业标准的，应当公开，供公众免费查阅。

第四章 食品生产经营

第十五条 食品生产经营许可的有效期为5年。

食品生产经营者的生产经营条件发生变化，不再符合食品生产经营要求的，食品生产经营者应当立即采取整改措施；需要重新办理许可手续的，应当依法办理。

第十六条 国务院卫生行政部门应当及时公布新的食品原料、食品添加剂新品种和食品相关产品新品种目录以及所适用的食品安全国家标准。

对按照传统既是食品又是中药材的物质目录，国务院卫生行政部门会同国务院食品安全监督管理部门应当及时更新。

第十七条 国务院食品安全监督管理部门会同国务院农业行政等有关部门明确食品安全全程追溯基本要求，指导食品生产经营者通过信息化手段建立、完善食品安全追溯体系。

食品安全监督管理等部门应当将婴幼儿配方食品等针对特定人群的食品以及其他食品安全风险较高或者销售量大的食品的追溯体系建设作为监督检查的重点。

第十八条 食品生产经营者应当建立食品安全追溯体系，依照食品安全法的规定如实记录并保存进货查验、出厂检验、食品销售等信息，保证食品可追溯。

第十九条 食品生产经营企业的主要负责人对本企业的食品安全工作全面负责，建立并落实本企业的食品安全责任制，加强供货者管理、进货查验和出厂检验、生产经营过程控制、食品安全自查等工作。食品生产经营企业的食品安全管理人员应当协助企业主要负责人做好食品安全管理工作。

第二十条 食品生产经营企业应当加强对食品安全管理人员的培训和考核。食品安全管理人员应当掌握与其岗位相适应的食品安全法律、法规、标准和专业知识，具备食品安全管理能力。食品安全监督管理部门应当对企业食品安全管理人员进行随机监督抽查考核。考核指南由国务院食品安全监督管理部门制定、公布。

第二十一条 食品、食品添加剂生产经营者委托生产食品、食品添加剂的，应当委托取得食品生产许可、食品添加剂生产许可的生产者生产，并对其生产行为进行监督，对委托生产的食品、食品添加剂的安全负责。受托方应当依照法律、法规、食品安全标准以及合同约定进行生产，对生产行为负责，并接受委托方的监督。

第二十二条 食品生产经营者不得在食品生产、加工场所贮存依照本条例第六十三条规定制定的名录中的物质。

第二十三条 对食品进行辐照加工，应当遵守食品安全国家标准，并按照食品安全国家标准的要求对辐照加工食品进行检验和标注。

第二十四条 贮存、运输对温度、湿度等有特殊要求的食品，应当具备保温、冷藏或者冷冻等设备设施，并保持有效运行。

第二十五条 食品生产经营者委托贮存、运输食品的，应当对受托方的食品安全保障能力进行审核，并监督受托方按照保证食品安全的要求贮存、运输食品。受托方应当保证食品贮存、运输条件符合食品安全的要求，加强食品贮存、运输过程管理。

接受食品生产经营者委托贮存、运输食品的，应当如实记录委托方和收货方的名称、地址、联系方式等内容。记录保存期限不得少于贮存、运输结束后2年。

非食品生产经营者从事对温度、湿度等有特殊要求的食品贮存业务的，应当自取得营业执照之日起30个工作日内向所在地县级人民政府食品安全监督管理部门备案。

第二十六条 餐饮服务提供者委托餐具饮具集中消毒服务单位提供清洗消毒服务的，应当查验、留存餐具饮具集中消毒服务单位的营业执照复印件和消毒合格证明。保存期限不得少于消毒餐具饮具使用期限到期后6个月。

第二十七条 餐具饮具集中消毒服务单位应当建立餐具饮具出厂检验记录制度，如实记录出厂餐具饮具的数量、消毒日期和批号、使用期限、出厂日期以及委托方名称、地址、联系方式等内容。出厂检验记录保存期限不得少于消毒餐具饮具使用期限到期后6个月。消毒后的餐具饮具应当在独立包装上标注单位名称、地址、联系方式、消毒日期和批号以及使用期限等内容。

第二十八条 学校、托幼机构、养老机构、建筑工地等集中用餐单位的食堂应当执行原料控制、餐具饮具清洗消毒、食品留样等制度，并依照食品安全法第四十七条的规定定期开展食堂食品安全自查。

承包经营集中用餐单位食堂的，应当依法取得食品经营许可，并对食堂的食品安全负责。集中用餐单位应当督促承包方落实食品安全管理制度，承担管理责任。

第二十九条 食品生产经营者应当对变质、超过保质期或者回收的食品进行显著标示或者单独存放在有明确标志的场所，及时采取无害化处理、销毁等措施并如实记录。

食品安全法所称回收食品，是指已经售出，因违反法律、法规、食品安全标准或者超过保质期等原因，被召回或者退回的食品，不包括依照食品安全法第六十三条第三款的规定可以继续销售的食品。

第三十条 县级以上地方人民政府根据需要建设必要的食品无害化处理和销毁设施。食品生产经营者可以按照规定使用政府建设的设施对食品进行无害化处理或者予以销毁。

第三十一条 食品集中交易市场的开办者、食品展销会的举办者应当在市场开业或者展销会举办前向所在地县级人民政府食品安全监督管理部门报告。

第三十二条 网络食品交易第三方平台提供者应当妥善保存入网食品经营者的登记信息和交易

信息。县级以上人民政府食品安全监督管理部门开展食品安全监督检查、食品安全案件调查处理、食品安全事故处置确需了解有关信息的，经其负责人批准，可以要求网络食品交易第三方平台提供者提供，网络食品交易第三方平台提供者应当按照要求提供。县级以上人民政府食品安全监督管理部门及其工作人员对网络食品交易第三方平台提供者提供的信息依法负有保密义务。

第三十三条 生产经营转基因食品应当显著标示，标示办法由国务院食品安全监督管理部门会同国务院农业行政部门制定。

第三十四条 禁止利用包括会议、讲座、健康咨询在内的任何方式对食品进行虚假宣传。食品安全监督管理部门发现虚假宣传行为的，应当依法及时处理。

第三十五条 保健食品生产工艺有原料提取、纯化等前处理工序的，生产企业应当具备相应的原料前处理能力。

第三十六条 特殊医学用途配方食品生产企业应当按照食品安全国家标准规定的检验项目对出厂产品实施逐批检验。

特殊医学用途配方食品中的特定全营养配方食品应当通过医疗机构或者药品零售企业向消费者销售。医疗机构、药品零售企业销售特定全营养配方食品的，不需要取得食品经营许可，但是应当遵守食品安全法和本条例关于食品销售的规定。

第三十七条 特殊医学用途配方食品中的特定全营养配方食品广告按照处方药广告管理，其他类别的特殊医学用途配方食品广告按照非处方药广告管理。

第三十八条 对保健食品之外的其他食品，不得声称具有保健功能。

对添加食品安全国家标准规定的选择性添加物质的婴幼儿配方食品，不得以选择性添加物质命名。

第三十九条 特殊食品的标签、说明书内容应当与注册或者备案的标签、说明书一致。销售特殊食品，应当核对食品标签、说明书内容是否与注册或者备案的标签、说明书一致，不一致的不得销售。省级以上人民政府食品安全监督管理部门应当在其网站上公布注册或者备案的特殊食品的标签、说明书。

特殊食品不得与普通食品或者药品混放销售。

第五章　食品检验

第四十条 对食品进行抽样检验，应当按照食品安全标准、注册或者备案的特殊食品的产品技术要求以及国家有关规定确定的检验项目和检验方法进行。

第四十一条 对可能掺杂掺假的食品，按照现有食品安全标准规定的检验项目和检验方法以及依照食品安全法第一百一十一条和本条例第六十三条规定制定的检验项目和检验方法无法检验的，国务院食品安全监督管理部门可以制定补充检验项目和检验方法，用于对食品的抽样检验、食品安全案件调查处理和食品安全事故处置。

第四十二条 依照食品安全法第八十八条的规定申请复检的，申请人应当向复检机构先行支付复检费用。复检结论表明食品不合格的，复检费用由复检申请人承担；复检结论表明食品合格的，复检费用由实施抽样检验的食品安全监督管理部门承担。

复检机构无正当理由不得拒绝承担复检任务。

第四十三条 任何单位和个人不得发布未依法取得资质认定的食品检验机构出具的食品检验信息，不得利用上述检验信息对食品、食品生产经营者进行等级评定，欺骗、误导消费者。

第六章　食品进出口

第四十四条 进口商进口食品、食品添加剂，应当按照规定向出入境检验检疫机构报检，如实申报产品相关信息，并随附法律、行政法规规定的合格证明材料。

第四十五条 进口食品运达口岸后，应当存放在出入境检验检疫机构指定或者认可的场所；需要移动的，应当按照出入境检验检疫机构的要求采取必要的安全防护措施。大宗散装进口食品应当在卸货口岸进行检验。

第四十六条 国家出入境检验检疫部门根据风险管理需要，可以对部分食品实行指定口岸进口。

第四十七条 国务院卫生行政部门依照食品安全法第九十三条的规定对境外出口商、境外生产企业或者其委托的进口商提交的相关国家（地区）标准或者国际标准进行审查，认为符合食品安全要求的，决定暂予适用并予以公布；暂予适用的标准公布前，不得进口尚无食品安全国家标准的食品。

食品安全国家标准中通用标准已经涵盖的食品不属于食品安全法第九十三条规定的尚无食品安全国家标准的食品。

第四十八条 进口商应当建立境外出口商、境外生产企业审核制度，重点审核境外出口商、境外生产企业制定和执行食品安全风险控制措施的情况以及向我国出口的食品是否符合食品安全法、本条例和其他有关法律、行政法规的规定以及食品安全国家标准的要求。

第四十九条 进口商依照食品安全法第九十四条第三款的规定召回进口食品的，应当将食品召回和处理情况向所在地县级人民政府食品安全监督管理部门和所在地出入境检验检疫机构报告。

第五十条 国家出入境检验检疫部门发现已经注册的境外食品生产企业不再符合注册要求的，应当责令其在规定期限内整改，整改期间暂停进口其生产的食品；经整改仍不符合注册要求的，国家出入境检验检疫部门应当撤销境外食品生产企业注册并公告。

第五十一条 对通过我国良好生产规范、危害分析与关键控制点体系认证的境外生产企业，认证机构应当依法实施跟踪调查。对不再符合认证要求的企业，认证机构应当依法撤销认证并向社会公布。

第五十二条 境外发生的食品安全事件可能对我国境内造成影响，或者在进口食品、食品添加剂、食品相关产品中发现严重食品安全问题的，国家出入境检验检疫部门应当及时进行风险预警，并可以对相关的食品、食品添加剂、食品相关产品采取下列控制措施：

（一）退货或者销毁处理；

（二）有条件地限制进口；

（三）暂停或者禁止进口。

第五十三条 出口食品、食品添加剂的生产企业应当保证其出口食品、食品添加剂符合进口国家（地区）的标准或者合同要求；我国缔结或者参加的国际条约、协定有要求的，还应当符合国际条约、协定的要求。

第七章 食品安全事故处置

第五十四条 食品安全事故按照国家食品安全事故应急预案实行分级管理。县级以上人民政府食品安全监督管理部门会同同级有关部门负责食品安全事故调查处理。

县级以上人民政府应当根据实际情况及时修改、完善食品安全事故应急预案。

第五十五条 县级以上人民政府应当完善食品安全事故应急管理机制，改善应急装备，做好应急物资储备和应急队伍建设，加强应急培训、演练。

第五十六条 发生食品安全事故的单位应当对导致或者可能导致食品安全事故的食品及原料、工具、设备、设施等，立即采取封存等控制措施。

第五十七条 县级以上人民政府食品安全监督管理部门接到食品安全事故报告后，应当立即会同同级卫生行政、农业行政等部门依照食品安全法第一百零五条的规定进行调查处理。食品安全监督管理部门应当对事故单位封存的食品及原料、工具、设备、设施等予以保护，需要封存而事故单位尚未封存的应当直接封存或者责令事故单位立即封存，并通知疾病预防控制机构对与事故有关的因素开展流行病学调查。

疾病预防控制机构应当在调查结束后向同级食品安全监督管理、卫生行政部门同时提交流行病学调查报告。

任何单位和个人不得拒绝、阻挠疾病预防控制机构开展流行病学调查。有关部门应当对疾病预防控制机构开展流行病学调查予以协助。

第五十八条　国务院食品安全监督管理部门会同国务院卫生行政、农业行政等部门定期对全国食品安全事故情况进行分析，完善食品安全监督管理措施，预防和减少事故的发生。

第八章　监督管理

第五十九条　设区的市级以上人民政府食品安全监督管理部门根据监督管理工作需要，可以对由下级人民政府食品安全监督管理部门负责日常监督管理的食品生产经营者实施随机监督检查，也可以组织下级人民政府食品安全监督管理部门对食品生产经营者实施异地监督检查。

设区的市级以上人民政府食品安全监督管理部门认为必要的，可以直接调查处理下级人民政府食品安全监督管理部门管辖的食品安全违法案件，也可以指定其他下级人民政府食品安全监督管理部门调查处理。

第六十条　国家建立食品安全检查员制度，依托现有资源加强职业化检查员队伍建设，强化考核培训，提高检查员专业化水平。

第六十一条　县级以上人民政府食品安全监督管理部门依照食品安全法第一百一十条的规定实施查封、扣押措施，查封、扣押的期限不得超过30日；情况复杂的，经实施查封、扣押措施的食品安全监督管理部门负责人批准，可以延长，延长期限不得超过45日。

第六十二条　网络食品交易第三方平台多次出现入网食品经营者违法经营或者入网食品经营者的违法经营行为造成严重后果的，县级以上人民政府食品安全监督管理部门可以对网络食品交易第三方平台提供者的法定代表人或者主要负责人进行责任约谈。

第六十三条　国务院食品安全监督管理部门会同国务院卫生行政等部门根据食源性疾病信息、食品安全风险监测信息和监督管理信息等，对发现的添加或者可能添加到食品中的非食品用化学物质和其他可能危害人体健康的物质，制定名录及检测方法并予以公布。

第六十四条　县级以上地方人民政府卫生行政部门应当对餐具饮具集中消毒服务单位进行监督检查，发现不符合法律、法规、国家相关标准以及相关卫生规范等要求的，应当及时调查处理。监督检查的结果应当向社会公布。

第六十五条　国家实行食品安全违法行为举报奖励制度，对查证属实的举报，给予举报人奖励。举报人举报所在企业食品安全重大违法犯罪行为的，应当加大奖励力度。有关部门应当对举报人的信息予以保密，保护举报人的合法权益。食品安全违法行为举报奖励办法由国务院食品安全监督管理部门会同国务院财政等有关部门制定。

食品安全违法行为举报奖励资金纳入各级人民政府预算。

第六十六条　国务院食品安全监督管理部门应当会同国务院有关部门建立守信联合激励和失信联合惩戒机制，结合食品生产经营者信用档案，建立严重违法生产经营者黑名单制度，将食品安全信用状况与准入、融资、信贷、征信等相衔接，及时向社会公布。

第九章　法律责任

第六十七条　有下列情形之一的，属于食品安全法第一百二十三条至第一百二十六条、第一百三十二条以及本条例第七十二条、第七十三条规定的情节严重情形：

（一）违法行为涉及的产品货值金额2万元以上或者违法行为持续时间3个月以上；

（二）造成食源性疾病并出现死亡病例，或者造成30人以上食源性疾病但未出现死亡病例；

（三）故意提供虚假信息或者隐瞒真实情况；

（四）拒绝、逃避监督检查；

（五）因违反食品安全法律、法规受到行政处罚后1年内又实施同一性质的食品安全违法行为，或者因违反食品安全法律、法规受到刑事处罚后又实施食品安全违法行为；

（六）其他情节严重的情形。

对情节严重的违法行为处以罚款时，应当依法从重从严。

第六十八条　有下列情形之一的，依照食品安全法第一百二十五条第一款、本条例第七十五条的规定给予处罚：

（一）在食品生产、加工场所贮存依照本条例第六十三条规定制定的名录中的物质；

（二）生产经营的保健食品之外的食品的标签、说明书声称具有保健功能；

（三）以食品安全国家标准规定的选择性添加物质命名婴幼儿配方食品；

（四）生产经营的特殊食品的标签、说明书内容与注册或者备案的标签、说明书不一致。

第六十九条　有下列情形之一的，依照食品安全法第一百二十六条第一款、本条例第七十五条的规定给予处罚：

（一）接受食品生产经营者委托贮存、运输食品，未按照规定记录保存信息；

（二）餐饮服务提供者未查验、留存餐具饮具集中消毒服务单位的营业执照复印件和消毒合格证明；

（三）食品生产经营者未按照规定对变质、超过保质期或者回收的食品进行标示或者存放，或者未及时对上述食品采取无害化处理、销毁等措施并如实记录；

（四）医疗机构和药品零售企业之外的单位或者个人向消费者销售特殊医学用途配方食品中的特定全营养配方食品；

（五）将特殊食品与普通食品或者药品混放销售。

第七十条　除食品安全法第一百二十五条第一款、第一百二十六条规定的情形外，食品生产经营者的生产经营行为不符合食品安全法第三十三条第一款第五项、第七项至第十项的规定，或者不符合有关食品生产经营过程要求的食品安全国家标准的，依照食品安全法第一百二十六条第一款、本条例第七十五条的规定给予处罚。

第七十一条　餐具饮具集中消毒服务单位未按照规定建立并遵守出厂检验记录制度的，由县级以上人民政府卫生行政部门依照食品安全法第一百二十六条第一款、本条例第七十五条的规定给予处罚。

第七十二条　从事对温度、湿度等有特殊要求的食品贮存业务的非食品生产经营者，食品集中交易市场的开办者、食品展销会的举办者，未按照规定备案或者报告的，由县级以上人民政府食品安全监督管理部门责令改正，给予警告；拒不改正的，处1万元以上5万元以下罚款；情节严重的，责令停产停业，并处5万元以上20万元以下罚款。

第七十三条　利用会议、讲座、健康咨询等方式对食品进行虚假宣传的，由县级以上人民政府食品安全监督管理部门责令消除影响，有违法所得的，没收违法所得；情节严重的，依照食品安全法第一百四十条第五款的规定进行处罚；属于单位违法的，还应当依照本条例第七十五条的规定对单位的法定代表人、主要负责人、直接负责的主管人员和其他直接责任人员给予处罚。

第七十四条　食品生产经营者生产经营的食品符合食品安全标准但不符合食品所标注的企业标准规定的食品安全指标的，由县级以上人民政府食品安全监督管理部门给予警告，并责令食品经营者停止经营该食品，责令食品生产企业改正；拒不停止经营或者改正的，没收不符合企业标准规定的食品安全指标的食品，货值金额不足1万元的，并处1万元以上5万元以下罚款，货值金额1万元以上的，并处货值金额5倍以上10倍以下罚款。

第七十五条 食品生产经营企业等单位有食品安全法规定的违法情形，除依照食品安全法的规定给予处罚外，有下列情形之一的，对单位的法定代表人、主要负责人、直接负责的主管人员和其他直接责任人员处以其上一年度从本单位取得收入的1倍以上10倍以下罚款：

（一）故意实施违法行为；

（二）违法行为性质恶劣；

（三）违法行为造成严重后果。

属于食品安全法第一百二十五条第二款规定情形的，不适用前款规定。

第七十六条 食品生产经营者依照食品安全法第六十三条第一款、第二款的规定停止生产、经营，实施食品召回，或者采取其他有效措施减轻或者消除食品安全风险，未造成危害后果的，可以从轻或者减轻处罚。

第七十七条 县级以上地方人民政府食品安全监督管理等部门对有食品安全法第一百二十三条规定的违法情形且情节严重，可能需要行政拘留的，应当及时将案件及有关材料移送同级公安机关。公安机关认为需要补充材料的，食品安全监督管理等部门应当及时提供。公安机关经审查认为不符合行政拘留条件的，应当及时将案件及有关材料退回移送的食品安全监督管理等部门。

第七十八条 公安机关对发现的食品安全违法行为，经审查没有犯罪事实或者立案侦查后认为不需要追究刑事责任，但依法应当予以行政拘留的，应当及时作出行政拘留的处罚决定；不需要予以行政拘留但依法应当追究其他行政责任的，应当及时将案件及有关材料移送同级食品安全监督管理等部门。

第七十九条 复检机构无正当理由拒绝承担复检任务的，由县级以上人民政府食品安全监督管理部门给予警告，无正当理由1年内2次拒绝承担复检任务的，由国务院有关部门撤销其复检机构资质并向社会公布。

第八十条 发布未依法取得资质认定的食品检验机构出具的食品检验信息，或者利用上述检验信息对食品、食品生产经营者进行等级评定，欺骗、误导消费者的，由县级以上人民政府食品安全监督管理部门责令改正，有违法所得的，没收违法所得，并处10万元以上50万元以下罚款；拒不改正的，处50万元以上100万元以下罚款；构成违反治安管理行为的，由公安机关依法给予治安管理处罚。

第八十一条 食品安全监督管理部门依照食品安全法、本条例对违法单位或者个人处以30万元以上罚款的，由设区的市级以上人民政府食品安全监督管理部门决定。罚款具体处罚权限由国务院食品安全监督管理部门规定。

第八十二条 阻碍食品安全监督管理等部门工作人员依法执行职务，构成违反治安管理行为的，由公安机关依法给予治安管理处罚。

第八十三条 县级以上人民政府食品安全监督管理等部门发现单位或者个人违反食品安全法第一百二十条第一款规定，编造、散布虚假食品安全信息，涉嫌构成违反治安管理行为的，应当将相关情况通报同级公安机关。

第八十四条 县级以上人民政府食品安全监督管理部门及其工作人员违法向他人提供网络食品交易第三方平台提供者提供的信息的，依照食品安全法第一百四十五条的规定给予处分。

第八十五条 违反本条例规定，构成犯罪的，依法追究刑事责任。

第十章　附　则

第八十六条　本条例自2019年12月1日起施行。

第七节｜《国务院关于加强食品等产品安全监督管理的特别规定》

《国务院关于加强食品等产品安全监督管理的特别规定》共二十条。本书涉及玩具、添加剂等的检验管理等，都以本规定作为依据，原文如下。

国务院关于加强食品等产品安全监督管理的特别规定

（2007年7月25日国务院第186次常务会议通过，2007年7月26日中华人民共和国国务院令第503号公布，自公布之日起施行）

第一条　为了加强食品等产品安全监督管理，进一步明确生产经营者、监督管理部门和地方人民政府的责任，加强各监督管理部门的协调、配合，保障人体健康和生命安全，制定本规定。

第二条　本规定所称产品除食品外，还包括食用农产品、药品等与人体健康和生命安全有关的产品。

对产品安全监督管理，法律有规定的，适用法律规定；法律没有规定或者规定不明确的，适用本规定。

第三条　生产经营者应当对其生产、销售的产品安全负责，不得生产、销售不符合法定要求的产品。

依照法律、行政法规规定生产、销售产品需要取得许可证照或者需要经过认证的，应当按照法定条件、要求从事生产经营活动。不按照法定条件、要求从事生产经营活动或者生产、销售不符合法定要求产品的，由农业、卫生、质检、商务、工商、药品等监督管理部门依据各自职责，没收违法所得、产品和用于违法生产的工具、设备、原材料等物品，货值金额不足5000元的，并处5万元罚款；货值金额5000元以上不足1万元的，并处10万元罚款；货值金额1万元以上的，并处货值金额10倍以上20倍以下的罚款；造成严重后果的，由原发证部门吊销许可证照；构成非法经营罪或者生产、销售伪劣商品罪等犯罪的，依法追究刑事责任。

生产经营者不再符合法定条件、要求，继续从事生产经营活动的，由原发证部门吊销许可证照，并在当地主要媒体上公告被吊销许可证照的生产经营者名单；构成非法经营罪或者生产、销售伪劣商品罪等犯罪的，依法追究刑事责任。

依法应当取得许可证照而未取得许可证照从事生产经营活动的，由农业、卫生、质检、商务、工商、药品等监督管理部门依据各自职责，没收违法所得、产品和用于违法生产的工具、设备、原材料等物品，货值金额不足1万元的，并处10万元罚款；货值金额1万元以上的，并处货值金额10倍以上20倍以下的罚款；构成非法经营罪的，依法追究刑事责任。

有关行业协会应当加强行业自律，监督生产经营者的生产经营活动；加强公众健康知识的普及、宣传，引导消费者选择合法生产经营者生产、销售的产品以及有合法标识的产品。

第四条　生产者生产产品所使用的原料、辅料、添加剂、农业投入品，应当符合法律、行政法规的规定和国家强制性标准。

违反前款规定，违法使用原料、辅料、添加剂、农业投入品的，由农业、卫生、质检、商务、药品等监督管理部门依据各自职责没收违法所得，货值金额不足5000元的，并处2万元罚款；货值金额5000元以上不足1万元的，并处5万元罚款；货值金额1万元以上的，并处货值金额5倍以上10倍以下的罚款；造成严重后果的，由原发证部门吊销许可证照；构成生产、销售伪劣商品罪的，依法追究刑事责任。

第五条 销售者必须建立并执行进货检查验收制度，审验供货商的经营资格，验明产品合格证明和产品标识，并建立产品进货台账，如实记录产品名称、规格、数量、供货商及其联系方式、进货时间等内容。从事产品批发业务的销售企业应当建立产品销售台账，如实记录批发的产品品种、规格、数量、流向等内容。在产品集中交易场所销售自制产品的生产企业应当比照从事产品批发业务的销售企业的规定，履行建立产品销售台账的义务。进货台账和销售台账保存期限不得少于2年。销售者应当向供货商按照产品生产批次索要符合法定条件的检验机构出具的检验报告或者由供货商签字或者盖章的检验报告复印件；不能提供检验报告或者检验报告复印件的产品，不得销售。

违反前款规定的，由工商、药品监督管理部门依据各自职责责令停止销售；不能提供检验报告或者检验报告复印件销售产品的，没收违法所得和违法销售的产品，并处货值金额3倍的罚款；造成严重后果的，由原发证部门吊销许可证照。

第六条 产品集中交易市场的开办企业、产品经营柜台出租企业、产品展销会的举办企业，应当审查入场销售者的经营资格，明确入场销售者的产品安全管理责任，定期对入场销售者的经营环境、条件、内部安全管理制度和经营产品是否符合法定要求进行检查，发现销售不符合法定要求产品或者其他违法行为的，应当及时制止并立即报告所在地工商行政管理部门。

违反前款规定的，由工商行政管理部门处以1000元以上5万元以下的罚款；情节严重的，责令停业整顿；造成严重后果的，吊销营业执照。

第七条 出口产品的生产经营者应当保证其出口产品符合进口国（地区）的标准或者合同要求。法律规定产品必须经过检验方可出口的，应当经符合法律规定的机构检验合格。

出口产品检验人员应当依照法律、行政法规规定和有关标准、程序、方法进行检验，对其出具的检验证单等负责。

出入境检验检疫机构和商务、药品等监督管理部门应当建立出口产品的生产经营者良好记录和不良记录，并予以公布。对有良好记录的出口产品的生产经营者，简化检验检疫手续。

出口产品的生产经营者逃避产品检验或者弄虚作假的，由出入境检验检疫机构和药品监督管理部门依据各自职责，没收违法所得和产品，并处货值金额3倍的罚款；构成犯罪的，依法追究刑事责任。

第八条 进口产品应当符合我国国家技术规范的强制性要求以及我国与出口国（地区）签订的协议规定的检验要求。

质检、药品监督管理部门依据生产经营者的诚信度和质量管理水平以及进口产品风险评估的结果，对进口产品实施分类管理，并对进口产品的收货人实施备案管理。进口产品的收货人应当如实记录进口产品流向。记录保存期限不得少于2年。

质检、药品监督管理部门发现不符合法定要求产品时，可以将不符合法定要求产品的进货人、报检人、代理人列入不良记录名单。进口产品的进货人、销售者弄虚作假的，由质检、药品监督管理部门依据各自职责，没收违法所得和产品，并处货值金额3倍的罚款；构成犯罪的，依法追究刑事责任。进口产品的报检人、代理人弄虚作假的，取消报检资格，并处货值金额等值的罚款。

第九条 生产企业发现其生产的产品存在安全隐患，可能对人体健康和生命安全造成损害的，应当向社会公布有关信息，通知销售者停止销售，告知消费者停止使用，主动召回产品，并向有关监督管理部门报告；销售者应当立即停止销售该产品。销售者发现其销售的产品存在安全隐患，可能对人体健康和生命安全造成损害的，应当立即停止销售该产品，通知生产企业或者供货商，并向有关监督管理部门报告。

生产企业和销售者不履行前款规定义务的，由农业、卫生、质检、商务、工商、药品等监督管理部门依据各自职责，责令生产企业召回产品、销售者停止销售，对生产企业并处货值金额3倍的罚款，对销售者并处1000元以上5万元以下的罚款；造成严重后果的，由原发证部门吊销许可证照。

第十条 县级以上地方人民政府应当将产品安全监督管理纳入政府工作考核目标，对本行政区域内的产品安全监督管理负总责，统一领导、协调本行政区域内的监督管理工作，建立健全监督管理协调机制，加强对行政执法的协调、监督；统一领导、指挥产品安全突发事件应对工作，依法组织查处产品安全事故；建立监督管理责任制，对各监督管理部门进行评议、考核。质检、工商和药品等监督管理部门应当在所在地同级人民政府的统一协调下，依法做好产品安全监督管理工作。

县级以上地方人民政府不履行产品安全监督管理的领导、协调职责，本行政区域内一年多次出现产品安全事故、造成严重社会影响的，由监察机关或者任免机关对政府的主要负责人和直接负责的主管人员给予记大过、降级或者撤职的处分。

第十一条 国务院质检、卫生、农业等主管部门在各自职责范围内尽快制定、修改或者起草相关国家标准，加快建立统一管理、协调配套、符合实际、科学合理的产品标准体系。

第十二条 县级以上人民政府及其部门对产品安全实施监督管理，应当按照法定权限和程序履行职责，做到公开、公平、公正。对生产经营者同一违法行为，不得给予2次以上罚款的行政处罚；对涉嫌构成犯罪、依法需要追究刑事责任的，应当依照《行政执法机关移送涉嫌犯罪案件的规定》，向公安机关移送。

农业、卫生、质检、商务、工商、药品等监督管理部门应当依据各自职责对生产经营者进行监督检查，并对其遵守强制性标准、法定要求的情况予以记录，由监督检查人员签字后归档。监督检查记录应当作为其直接负责主管人员定期考核的内容。公众有权查阅监督检查记录。

第十三条 生产经营者有下列情形之一的，农业、卫生、质检、商务、工商、药品等监督管理部门应当依据各自职责采取措施，纠正违法行为，防止或者减少危害发生，并依照本规定予以处罚：

（一）依法应当取得许可证照而未取得许可证照从事生产经营活动的；

（二）取得许可证照或者经过认证后，不按照法定条件、要求从事生产经营活动或者生产、销售不符合法定要求产品的；

（三）生产经营者不再符合法定条件、要求继续从事生产经营活动的；

（四）生产者生产产品不按照法律、行政法规的规定和国家强制性标准使用原料、辅料、添加剂、农业投入品的；

（五）销售者没有建立并执行进货检查验收制度，并建立产品进货台账的；

（六）生产企业和销售者发现其生产、销售的产品存在安全隐患，可能对人体健康和生命安全造成损害，不履行本规定的义务的；

（七）生产经营者违反法律、行政法规和本规定的其他有关规定的。

农业、卫生、质检、商务、工商、药品等监督管理部门不履行前款规定职责、造成后果的，由监察机关或者任免机关对其主要负责人、直接负责的主管人员和其他直接责任人员给予记大过或者降级的处分；造成严重后果的，给予其主要负责人、直接负责的主管人员和其他直接责任人员撤职或者开除的处分；其主要负责人、直接负责的主管人员和其他直接责任人员构成渎职罪的，依法追究刑事责任。

违反本规定，滥用职权或者有其他渎职行为的，由监察机关或者任免机关对其主要负责人、直接负责的主管人员和其他直接责任人员给予记过或者记大过的处分；造成严重后果的，给予其主要负责人、直接负责的主管人员和其他直接责任人员降级或者撤职的处分；其主要负责人、直接负责的主管人员和其他直接责任人员构成渎职罪的，依法追究刑事责任。

第十四条 农业、卫生、质检、商务、工商、药品等监督管理部门发现违反本规定的行为，属于其他监督管理部门职责的，应当立即书面通知并移交有权处理的监督管理部门处理。有权处理的部门应当立即处理，不得推诿；因不立即处理或者推诿造成后果的，由监察机关或者任免机关对其主要负责人、直接负责的主管人员和其他直接责任人员给予记大过或者降级的处分。

第十五条 农业、卫生、质检、商务、工商、药品等监督管理部门履行各自产品安全监督管理职责，有下列职权：

（一）进入生产经营场所实施现场检查；

（二）查阅、复制、查封、扣押有关合同、票据、账簿以及其他有关资料；

（三）查封、扣押不符合法定要求的产品，违法使用的原料、辅料、添加剂、农业投入品以及用于违法生产的工具、设备；

（四）查封存在危害人体健康和生命安全重大隐患的生产经营场所。

第十六条 农业、卫生、质检、商务、工商、药品等监督管理部门应当建立生产经营者违法行为记录制度，对违法行为的情况予以记录并公布；对有多次违法行为记录的生产经营者，吊销许可证照。

第十七条 检验检测机构出具虚假检验报告，造成严重后果的，由授予其资质的部门吊销其检验检测资质；构成犯罪的，对直接负责的主管人员和其他直接责任人员依法追究刑事责任。

第十八条 发生产品安全事故或者其他对社会造成严重影响的产品安全事件时，农业、卫生、质检、商务、工商、药品等监督管理部门必须在各自职责范围内及时作出反应，采取措施，控制事态发展，减少损失，依照国务院规定发布信息，做好有关善后工作。

第十九条 任何组织或者个人对违反本规定的行为有权举报。接到举报的部门应当为举报人保密。举报经调查属实的，受理举报的部门应当给予举报人奖励。

农业、卫生、质检、商务、工商、药品等监督管理部门应当公布本单位的电子邮件地址或者举报电话；对接到的举报，应当及时、完整地进行记录并妥善保存。举报的事项属于本部门职责的，应当受理，并依法进行核实、处理、答复；不属于本部门职责的，应当转交有权处理的部门，并告知举报人。

第二十条 本规定自公布之日起施行。

第八节｜与进出口商品检验相关的其他法律法规

一、《中华人民共和国特种设备安全法》（节选）

第二十一条 特种设备出厂时，应当随附安全技术规范要求的设计文件、产品质量合格证明、安装及使用维护保养说明、监督检验证明等相关技术资料和文件，并在特种设备显著位置设置产品铭牌、安全警示标志及其说明。

第三十条 进口的特种设备应当符合我国安全技术规范的要求，并经检验合格；需要取得我国特种设备生产许可的，应当取得许可。

进口特种设备随附的技术资料和文件应当符合本法第二十一条的规定，其安装及使用维护保养说明、产品铭牌、安全警示标志及其说明应当采用中文。

特种设备的进出口检验，应当遵守有关进出口商品检验的法律、行政法规。

二、《中华人民共和国大气污染防治法》（节选）

第二十七条 国家对严重污染大气环境的工艺、设备和产品实行淘汰制度。

国务院经济综合主管部门会同国务院有关部门确定严重污染大气环境的工艺、设备和产品淘汰期限，并纳入国家综合性产业政策目录。

生产者、进口者、销售者或者使用者应当在规定期限内停止生产、进口、销售或者使用列入前款规定目录中的设备和产品。工艺的采用者应当在规定期限内停止采用列入前款规定目录中的工艺。被淘汰的设备和产品，不得转让给他人使用。

第三十五条 国家禁止进口、销售和燃用不符合质量标准的煤炭，鼓励燃用优质煤炭。

单位存放煤炭、煤矸石、煤渣、煤灰等物料，应当采取防燃措施，防止大气污染。

第三十七条 石油炼制企业应当按照燃油质量标准生产燃油。

禁止进口、销售和燃用不符合质量标准的石油焦。

第四十四条 生产、进口、销售和使用含挥发性有机物的原材料和产品的，其挥发性有机物含量应当符合质量标准或者要求。

国家鼓励生产、进口、销售和使用低毒、低挥发性有机溶剂。

第五十一条 机动车船、非道路移动机械不得超过标准排放大气污染物。

禁止生产、进口或者销售大气污染物排放超过标准的机动车船、非道路移动机械。

第六十五条 禁止生产、进口、销售不符合标准的机动车船、非道路移动机械用燃料；禁止向汽车和摩托车销售普通柴油以及其他非机动车用燃料；禁止向非道路移动机械、内河和江海直达船舶销售渣油和重油。

第六十六条 发动机油、氮氧化物还原剂、燃料和润滑油添加剂以及其他添加剂的有害物质含量和其他大气环境保护指标，应当符合有关标准的要求，不得损害机动车船污染控制装置效果和耐久性，不得增加新的大气污染物排放。

第一百零一条 违反本法规定，生产、进口、销售或者使用国家综合性产业政策目录中禁止的设备和产品，采用国家综合性产业政策目录中禁止的工艺，或者将淘汰的设备和产品转让给他人使用的，由县级以上人民政府经济综合主管部门、海关加灰底处为法律法规修改决定中进行修改的部分。按照职责责令改正，没收违法所得，并处货值金额一倍以上三倍以下的罚款；拒不改正的，报经有批准权的人民政府批准，责令停业、关闭。进口行为构成走私的，由海关依法予以处罚。

第一百零四条 违反本法规定，有下列行为之一的，由海关责令改正，没收原材料、产品和违法所得，并处货值金额一倍以上三倍以下的罚款；构成走私的，由海关依法予以处罚：

（一）进口不符合质量标准的煤炭、石油焦的；

（二）进口挥发性有机物含量不符合质量标准或者要求的原材料和产品的；

（三）进口不符合标准的机动车船和非道路移动机械用燃料、发动机油、氮氧化物还原剂、燃料和润滑油添加剂以及其他添加剂的。

第一百一十条 违反本法规定，进口、销售超过污染物排放标准的机动车、非道路移动机械的，由县级以上人民政府市场监督管理部门、海关按照职责没收违法所得，并处货值金额一倍以上三倍以下的罚款，没收销毁无法达到污染物排放标准的机动车、非道路移动机械；进口行为构成走私的，由海关依法予以处罚。

违反本法规定，销售的机动车、非道路移动机械不符合污染物排放标准的，销售者应当负责修理、更换、退货；给购买者造成损失的，销售者应当赔偿损失。

三、《中华人民共和国固体废物污染环境防治法》（节选）

第九条 国务院生态环境主管部门对全国固体废物污染环境防治工作实施统一监督管理。国务院发展改革、工业和信息化、自然资源、住房城乡建设、交通运输、农业农村、商务、卫生健康、海关等主管部门在各自职责范围内负责固体废物污染环境防治的监督管理工作。

地方人民政府生态环境主管部门对本行政区域固体废物污染环境防治工作实施统一监督管理。地方人民政府发展改革、工业和信息化、自然资源、住房城乡建设、交通运输、农业农村、商务、卫生健康等主管部门在各自职责范围内负责固体废物污染环境防治的监督管理工作。

第二十三条 禁止中华人民共和国境外的固体废物进境倾倒、堆放、处置。

第二十四条 国家逐步实现固体废物零进口，由国务院生态环境主管部门会同国务院商务、发展改革、海关等主管部门组织实施①。

第二十五条 海关发现进口货物疑似固体废物的，可以委托专业机构开展属性鉴别，并根据鉴别结论依法管理。

第八十九条 禁止经中华人民共和国过境转移危险废物。

第一百一十五条 违反本法规定，将中华人民共和国境外的固体废物输入境内的，由海关责令退运该固体废物，处五十万元以上五百万元以下的罚款。

承运人对前款规定的固体废物的退运、处置，与进口者承担连带责任。

第一百一十六条 违反本法规定，经中华人民共和国过境转移危险废物的，由海关责令退运该危险废物，处五十万元以上五百万元以下的罚款。

第一百一十七条 对已经非法入境的固体废物，由省级以上人民政府生态环境主管部门依法向海关提出处理意见，海关应当依照本法第一百一十五条的规定作出处罚决定；已经造成环境污染的，由省级以上人民政府生态环境主管部门责令进口者消除污染。

第一百二十四条 本法下列用语的含义：

（一）固体废物，是指在生产、生活和其他活动中产生的丧失原有利用价值或者虽未丧失利用价值但被抛弃或者放弃的固态、半固态和置于容器中的气态的物品、物质以及法律、行政法规规定纳入固体废物管理的物品、物质。经无害化加工处理，并且符合强制性国家产品质量标准，不会危害公众健康和生态安全，或者根据固体废物鉴别标准和鉴别程序认定为不属于固体废物的除外。

（二）工业固体废物，是指在工业生产活动中产生的固体废物。

（三）生活垃圾，是指在日常生活中或者为日常生活提供服务的活动中产生的固体废物，以及法律、行政法规规定视为生活垃圾的固体废物。

（四）建筑垃圾，是指建设单位、施工单位新建、改建、扩建和拆除各类建筑物、构筑物、管网等，以及居民装饰装修房屋过程中产生的弃土、弃料和其他固体废物。

（五）农业固体废物，是指在农业生产活动中产生的固体废物。

（六）危险废物，是指列入国家危险废物名录②或者根据国家规定的危险废物鉴别标准③和鉴别方法④认定的具有危险特性的固体废物。

---

① 根据《关于全面禁止进口固体废物有关事项的公告》（生态环境部、商务部、国家发展改革委、海关总署公告 2020 年第 53 号），自 2021 年 1 月 1 日起，禁止以任何方式进口固体废物。

② 《国家危险废物名录》见本书附录 7。

③ 见《危险废物鉴别标准 腐蚀性鉴别》（GB 5085. 1—2007）、《危险废物鉴别标准 急性毒性初筛》（GB 5085. 2—2007）、《危险废物鉴别标准 浸出毒性鉴别》（GB 5085. 3—2007）、《危险废物鉴别标准 易燃性鉴别》（GB 5085. 4—2007）、《危险废物鉴别标准 反应性鉴别》（GB 5085. 5— 2007）、《危险废物鉴别标准 毒性物质含量鉴别》（GB 5085. 6— 2007）、《危险废物鉴别标准 通则》（GB 5085. 7—2019）。

④ 见《危险废物鉴别技术规范》（HJ 298—2019）。

（七）贮存，是指将固体废物临时置于特定设施或者场所中的活动。

（八）利用，是指从固体废物中提取物质作为原材料或者燃料的活动。

（九）处置，是指将固体废物焚烧和用其他改变固体废物的物理、化学、生物特性的方法，达到减少已产生的固体废物数量、缩小固体废物体积、减少或者消除其危险成分的活动，或者将固体废物最终置于符合环境保护规定要求的填埋场的活动。

四、《中华人民共和国噪声污染防治法》（节选）

第十六条 国务院标准化主管部门会同国务院发展改革、生态环境、工业和信息化、住房和城乡建设、交通运输、铁路监督管理、民用航空、海事等部门，对可能产生噪声污染的工业设备、施工机械、机动车、铁路机车车辆、城市轨道交通车辆、民用航空器、机动船舶、电气电子产品、建筑附属设备等产品，根据声环境保护的要求和国家经济、技术条件，在其技术规范或者产品质量标准中规定噪声限值。

前款规定的产品使用时产生噪声的限值，应当在有关技术文件中注明。禁止生产、进口或者销售不符合噪声限值的产品。

县级以上人民政府市场监督管理等部门对生产、销售的有噪声限值的产品进行监督抽查，对电梯等特种设备使用时发出的噪声进行监督抽测，生态环境主管部门予以配合。

第二十七条 国家鼓励、支持低噪声工艺和设备的研究开发和推广应用，实行噪声污染严重的落后工艺和设备淘汰制度。

国务院发展改革部门会同国务院有关部门确定噪声污染严重的工艺和设备淘汰期限，并纳入国家综合性产业政策目录。

生产者、进口者、销售者或者使用者应当在规定期限内停止生产、进口、销售或者使用列入前款规定目录的设备。工艺的采用者应当在规定期限内停止采用列入前款规定目录的工艺。

第七十二条 违反本法规定，生产、进口、销售超过噪声限值的产品的，由县级以上人民政府市场监督管理部门、海关按照职责责令改正，没收违法所得，并处货值金额一倍以上三倍以下的罚款；情节严重的，报经有批准权的人民政府批准，责令停业、关闭。

违反本法规定，生产、进口、销售、使用淘汰的设备，或者采用淘汰的工艺的，由县级以上人民政府指定的部门责令改正，没收违法所得，并处货值金额一倍以上三倍以下的罚款；情节严重的，报经有批准权的人民政府批准，责令停业、关闭。

五、《中华人民共和国海南自由贸易港法》（节选）

第十二条 海南自由贸易港应当高标准建设口岸基础设施，加强口岸公共卫生安全、国门生物安全、食品安全、商品质量安全管控。

第十三条 在境外与海南自由贸易港之间，货物、物品可以自由进出，海关依法进行监管，列入海南自由贸易港禁止、限制进出口货物、物品清单的除外。

前款规定的清单，由国务院商务主管部门会同国务院有关部门和海南省制定。

第十四条 货物由海南自由贸易港进入境内其他地区（以下简称内地），原则上按进口规定办理相关手续。物品由海南自由贸易港进入内地，按规定进行监管。对海南自由贸易港前往内地的运输工具，简化进口管理。

货物、物品以及运输工具由内地进入海南自由贸易港，按国内流通规定管理。

货物、物品以及运输工具在海南自由贸易港和内地之间进出的具体办法由国务院有关部门会同海南省制定。

第十六条 海南自由贸易港实行通关便利化政策，简化货物流转流程和手续。除依法需要检验检疫或者实行许可证件管理的货物外，货物进入海南自由贸易港，海关按照有关规定径予放行，为市场主体提供通关便利服务。

第三十四条 海南自由贸易港实行严格的进出境环境安全准入管理制度，加强检验检疫能力建设，防范外来物种入侵，禁止境外固体废物输入；提高医疗废物等危险废物处理处置能力，提升突发生态环境事件应急准备与响应能力，加强生态风险防控。

六、《危险化学品安全管理条例》（节选）

第三条 本条例所称危险化学品，是指具有毒害、腐蚀、爆炸、燃烧、助燃等性质，对人体、设施、环境具有危害的剧毒化学品和其他化学品。

危险化学品目录，由国务院安全生产监督管理部门会同国务院工业和信息化、公安、环境保护、卫生、质量监督检验检疫、交通运输、铁路、民用航空、农业主管部门，根据化学品危险特性的鉴别和分类标准确定、公布，并适时调整①。

第六条 对危险化学品的生产、储存、使用、经营、运输实施安全监督管理的有关部门（以下统称负有危险化学品安全监督管理职责的部门），依照下列规定履行职责：

（一）安全生产监督管理部门负责危险化学品安全监督管理综合工作，组织确定、公布、调整危险化学品目录，对新建、改建、扩建生产、储存危险化学品（包括使用长输管道输送危险化学品，下同）的建设项目进行安全条件审查，核发危险化学品安全生产许可证、危险化学品安全使用许可证和危险化学品经营许可证，并负责危险化学品登记工作。

（二）公安机关负责危险化学品的公共安全管理，核发剧毒化学品购买许可证、剧毒化学品道路运输通行证，并负责危险化学品运输车辆的道路交通安全管理。

（三）质量监督检验检疫部门负责核发危险化学品及其包装物、容器（不包括储存危险化学品的固定式大型储罐，下同）生产企业的工业产品生产许可证，并依法对其产品质量实施监督，负责对进出口危险化学品及其包装实施检验。

（四）环境保护主管部门负责废弃危险化学品处置的监督管理，组织危险化学品的环境危害性鉴定和环境风险程度评估，确定实施重点环境管理的危险化学品，负责危险化学品环境管理登记和新化学物质环境管理登记；依照职责分工调查相关危险化学品环境污染事故和生态破坏事件，负责危险化学品事故现场的应急环境监测。

（五）交通运输主管部门负责危险化学品道路运输、水路运输的许可以及运输工具的安全管理，对危险化学品水路运输安全实施监督，负责危险化学品道路运输企业、水路运输企业驾驶人员、船员、装卸管理人员、押运人员、申报人员、集装箱装箱现场检查员的资格认定。铁路监管部门负责危险化学品铁路运输及其运输工具的安全管理。民用航空主管部门负责危险化学品航空运输以及航空运输企业及其运输工具的安全管理。

（六）卫生主管部门负责危险化学品毒性鉴定的管理，负责组织、协调危险化学品事故受伤人员的医疗卫生救援工作。

（七）工商行政管理部门依据有关部门的许可证件，核发危险化学品生产、储存、经营、运输企业营业执照，查处危险化学品经营企业违法采购危险化学品的行为。

（八）邮政管理部门负责依法查处寄递危险化学品的行为。

七、《医疗器械监督管理条例》（节选）

第五十七条 进口的医疗器械应当是依照本条例第二章的规定已注册或者已备案的医疗器械。

---

① 可参考本书附录6：危险化学品目录（2015版）实施指南（试行）。

进口的医疗器械应当有中文说明书、中文标签。说明书、标签应当符合本条例规定以及相关强制性标准的要求，并在说明书中载明医疗器械的原产地以及境外医疗器械注册人、备案人指定的我国境内企业法人的名称、地址、联系方式。没有中文说明书、中文标签或者说明书、标签不符合本条规定的，不得进口。

医疗机构因临床急需进口少量第二类、第三类医疗器械的，经国务院药品监督管理部门或者国务院授权的省、自治区、直辖市人民政府批准，可以进口。进口的医疗器械应当在指定医疗机构内用于特定医疗目的。

禁止进口过期、失效、淘汰等已使用过的医疗器械。

第五十八条 出入境检验检疫机构依法对进口的医疗器械实施检验；检验不合格的，不得进口。

国务院药品监督管理部门应当及时向国家出入境检验检疫部门通报进口医疗器械的注册和备案情况。进口口岸所在地出入境检验检疫机构应当及时向所在地设区的市级人民政府负责药品监督管理的部门通报进口医疗器械的通关情况。

第五十九条 出口医疗器械的企业应当保证其出口的医疗器械符合进口国（地区）的要求。

第九十一条 违反进出口商品检验相关法律、行政法规进口医疗器械的，由出入境检验检疫机构依法处理。

八、《农业机械安全监督管理条例》（节选）

第十三条 进口的农业机械应当符合我国农业机械安全技术标准，并依法由出入境检验检疫机构检验合格。依法必须进行认证的农业机械，还应当由出入境检验检疫机构进行入境验证。

九、《放射性废物安全管理条例》（节选）

第三十四条 禁止将放射性废物和被放射性污染的物品输入中华人民共和国境内或者经中华人民共和国境内转移。具体办法由国务院环境保护主管部门会同国务院商务主管部门、海关总署、国家出入境检验检疫主管部门制定。

十、《烟花爆竹安全管理条例》（节选）

第四条 安全生产监督管理部门负责烟花爆竹的安全生产监督管理；公安部门负责烟花爆竹的公共安全管理；质量监督检验部门负责烟花爆竹的质量监督和进出口检验。

第五条 公安部门、安全生产监督管理部门、质量监督检验部门、工商行政管理部门应当按照职责分工，组织查处非法生产、经营、储存、运输、邮寄烟花爆竹以及非法燃放烟花爆竹的行为。

第四十四条 安全生产监督管理部门、公安部门、质量监督检验部门、工商行政管理部门的工作人员，在烟花爆竹安全监管工作中滥用职权、玩忽职守、徇私舞弊，构成犯罪的，依法追究刑事责任；尚不构成犯罪的，依法给予行政处分。

十一、《消耗臭氧层物质管理条例》（节选）

第十条 消耗臭氧层物质的生产、使用单位，应当依照本条例的规定申请领取生产或者使用配额许可证。但是，使用单位有下列情形之一的，不需要申请领取使用配额许可证：

（一）维修单位为了维修制冷设备、制冷系统或者灭火系统使用消耗臭氧层物质的；

（二）实验室为了实验分析少量使用消耗臭氧层物质的；

（三）海关为了防止有害生物传入传出使用消耗臭氧层物质实施检疫的；

（四）国务院生态环境主管部门规定的不需要申请领取使用配额许可证的其他情形。

第二十三条 取得消耗臭氧层物质进出口审批单的单位，应当按照国务院商务主管部门的规定申请领取进出口许可证，持进出口许可证向海关办理通关手续。列入必须实施检验的进出口商品目录的消耗臭氧层物质，由海关依法实施检验。

消耗臭氧层物质在中华人民共和国境内的海关特殊监管区域、保税监管场所与境外之间进出的，进出口单位应当依照本条例的规定申请领取进出口审批单、进出口许可证；消耗臭氧层物质在中华人民共和国境内的海关特殊监管区域、保税监管场所与境内其他区域之间进出的，或者在上述海关特殊监管区域、保税监管场所之间进出的，不需要申请领取进出口审批单、进出口许可证。

十二、《民用核安全设备监督管理条例》（节选）

第三十三条 国务院核安全监管部门及其所属的检验机构应当依法对进口的民用核安全设备进行安全检验。

进口的民用核安全设备在安全检验合格后，由海关进行商品检验。

第三十五条 民用核设施营运单位应当在对外贸易合同中约定有关民用核安全设备监造、装运前检验和监装等方面的要求。

十三、《农药管理条例》（节选）

第七条 国家实行农药登记制度。农药生产企业、向中国出口农药的企业应当依照本条例的规定申请农药登记，新农药研制者可以依照本条例的规定申请农药登记。

国务院农业主管部门所属的负责农药检定工作的机构负责农药登记具体工作。省、自治区、直辖市人民政府农业主管部门所属的负责农药检定工作的机构协助做好本行政区域的农药登记具体工作。

第二十九条 境外企业不得直接在中国销售农药。境外企业在中国销售农药的，应当依法在中国设立销售机构或者委托符合条件的中国代理机构销售。

向中国出口的农药应当附具中文标签、说明书，符合产品质量标准，并经出入境检验检疫部门依法检验合格。禁止进口未取得农药登记证的农药。

办理农药进出口海关申报手续，应当按照海关总署的规定出示相关证明文件。

第四十四条 有下列情形之一的，认定为假农药：

（一）以非农药冒充农药；

（二）以此种农药冒充他种农药；

（三）农药所含有效成分种类与农药的标签、说明书标注的有效成分不符。

禁用的农药，未依法取得农药登记证而生产、进口的农药，以及未附具标签的农药，按照假农药处理。

第四十五条 有下列情形之一的，认定为劣质农药：

（一）不符合农药产品质量标准；

（二）混有导致药害等有害成分。

超过农药质量保证期的农药，按照劣质农药处理。

第四十六条 假农药、劣质农药和回收的农药废弃物等应当交由具有危险废物经营资质的单位集中处置，处置费用由相应的农药生产企业、农药经营者承担；农药生产企业、农药经营者不明确的，处置费用由所在地县级人民政府财政列支。

第五十九条 境外企业直接在中国销售农药的，由县级以上地方人民政府农业主管部门责令停止销售，没收违法所得、违法经营的农药和用于违法经营的工具、设备等，违法经营的农药货值金额不足5万元的，并处5万元以上50万元以下罚款，货值金额5万元以上的，并处货值金额10倍以上20倍以下罚款，由发证机关吊销农药登记证。

取得农药登记证的境外企业向中国出口劣质农药情节严重或者出口假农药的，由国务院农业主管部门吊销相应的农药登记证。

十四、《中华人民共和国认证认可条例》（节选）

根据 2020 年 11 月 29 日中华人民共和国国务院令第 732 号《国务院关于修改和废止部分行政法规的决定》修改。

（一）修改决定（节选）

十八、删去《中华人民共和国认证认可条例》第十一条。

…………

第五十五条改为第五十四条，修改为："县级以上地方人民政府市场监督管理部门在国务院认证认可监督管理部门的授权范围内，依照本条例的规定对认证活动实施监督管理。

"国务院认证认可监督管理部门授权的县级以上地方人民政府市场监督管理部门，以下称地方认证监督管理部门。"

（二）修改前原文（部分）

第五十五条 县级以上地方人民政府质量技术监督部门和国务院质量监督检验检疫部门设在地方的出入境检验检疫机构，在国务院认证认可监督管理部门的授权范围内，依照本条例的规定对认证活动实施监督管理。

国务院认证认可监督管理部门授权的县级以上地方人民政府质量技术监督部门和国务院质量监督检验检疫部门设在地方的出入境检验检疫机构，统称地方认证监督管理部门。

（三）修改后工作安排

修改后，海关（出入境检验检疫机构）不再承担对认证活动实施监督管理的职责。

《关于免予办理强制性产品认证工作有关安排的公告》（国家市场监督管理总局、海关总署公告 2019 年第 13 号）规定："一、市场监管总局负责强制性产品认证制度的组织实施和监督管理工作。海关总署负责涉及强制性产品认证进口产品的验证工作。市场监管总局和海关总署建立强制性产品认证证书或证明性文件等信息的联网核查、通报和协作机制。"

其中海关总署的职责，系根据《进出口商品检验法实施条例》第十条第一款"出入境检验检疫机构依照商检法的规定，对实施许可制度和国家规定必须经过认证的进出口商品实行验证管理，查验单证，核对证货是否相符"的规定，履行法定职责。

第二章 | 进出口商品检验规章

原国家出入境检验检疫局共颁布了25部与检验检疫工作相关的部门规章，国家质检总局共颁布了87部与检验检疫工作相关的部门规章；经国家质检总局、海关总署对上述部门规章的修订和废止，现行有效的共53部；国家质检总局公告暂缓执行1部，涉及进出口商品检验的1部；出入境检验检疫管理职责和队伍划入海关总署后，海关总署颁布了7部与检验检疫工作相关的部门规章。上述60部现行有效部门规章中，涉及进出口商品检验的14部；海关总署、国家质检总局参与联合发布的部门规章中，涉及进出口商品检验的4部。

本章主要梳理了涉及进出口商品检验现行有效的检验检疫规章相关条款、审批和备案事项、用语定义及特别说明事项。本章在引用相关法律法规条款时，仅根据需要进行部分摘选，相关法律法规条款详见第一章。

第一节 | 综合类

一、《进出口工业品风险管理办法》

国家质检总局令第188号发布，自2017年4月1日起施行，根据海关总署令第238号修改。

（一）用语定义

风险：质量安全风险，指进出口工业品对人类健康和安全、动植物生命和健康、环境保护、国家安全以及对进出口贸易有关各方合法权益造成危害的可能和程度。（第三条）①

风险信息：指进出口工业品在安全、卫生、环境保护、健康、反欺诈等方面形成或者可能形成的系统性、区域性危害或者影响，以及为限制、减少或者消除上述危害或者影响需要进行收集、评估、处置的进出口工业品质量安全方面的信息。（第三条）

生产经营者：指进口工业品的收货人及其代理人，出口工业品的生产企业、发货人及其代理人等。（第三条）

① 指该用语定义来自规章的第三条。下同，不再指出。

（二）规章全文

进出口工业品风险管理办法

第一章　总　则

第一条　为了加强进出口工业品质量安全风险管理，促进贸易便利化，根据《中华人民共和国进出口商品检验法》及其实施条例、《中华人民共和国食品安全法》及其实施条例等法律法规的规定，制定本办法。

第二条　本办法适用于对进出口工业品的风险信息收集、风险信息评估、风险预警及快速反应和监督管理等工作。

本办法不适用于食品、化妆品、动植物产品的风险管理工作。

第三条　本办法所称风险即质量安全风险，是指进出口工业品对人类健康和安全、动植物生命和健康、环境保护、国家安全以及对进出口贸易有关各方合法权益造成危害的可能和程度。

本办法所称风险信息，是指进出口工业品在安全、卫生、环境保护、健康、反欺诈等方面形成或者可能形成的系统性、区域性危害或者影响，以及为限制、减少或者消除上述危害或者影响需要进行收集、评估、处置的进出口工业品质量安全方面的信息。

本办法所称生产经营者，是指进口工业品的收货人及其代理人，出口工业品的生产企业、发货人及其代理人等。

第四条　海关总署统一管理全国进出口工业品风险信息收集、风险信息评估、风险预警及快速反应工作。

主管海关负责辖区内进出口工业品风险信息收集、风险信息评估、风险预警及快速反应工作。

第五条　海关总署指定符合规定资质条件的技术机构承担进出口工业品风险信息国家监测工作（以下简称国家监测中心），对特定时段、特定区域内的特定工业品进行风险信息的收集、评估，并提出相应的风险处置建议。

第六条　海关总署建立进出口工业品质量安全风险预警平台（以下简称风险预警平台），依托E-CIQ主干系统，应用信息化技术，收集和发布进出口工业品风险信息。

第七条　进出口工业品生产经营者应当建立进出口工业品风险追溯体系，保证进出口工业品质量安全，接受社会监督，承担社会责任。

第二章　风险信息收集

第八条　进出口工业品风险信息的来源可以包括：进出口检验监管信息、进出口认证监管信息、检验检测机构提供的信息、境外通报召回信息、出口退运信息、抽查检验信息、各级政府部门及行业协会通报信息、境外政府部门通报信息、医院伤害报告信息、交通事故信息、消防事故信息、产品安全事故信息、技术法规标准信息、媒体舆情信息、生产经营者报告信息、消费者投诉信息以及其它风险信息。

第九条　任何组织或者个人可以向海关或者国家监测中心实名提供有关进出口工业品风险信息。

第十条　进出口工业品的生产经营者应当建立风险信息报告制度。发现产品存在风险时，应当及时向海关或者国家监测中心报告相关风险信息。

检验检测机构开展进出口工业品检验检测业务的，应当建立风险报告机制。发现进出口工业品存在风险时，应当及时向海关或者国家监测中心报告相关风险信息。

第十一条　海关和国家监测中心对收集的风险信息进行调查核实，按照规定录入风险预警平台。

海关可以委托符合规定资质条件的技术机构（以下简称技术机构）实施。

第三章　风险信息评估

第十二条　海关可以委托技术机构或者组建专家小组对进出口工业品风险信息进行评估。

第十三条　技术机构、专家小组应当在规定时间内运用国际通行的规则完成风险评估工作，得出风险评估结果，出具书面报告。

书面报告应当包括：风险评估的方法、风险类别、等级、危害、范围、残余风险、风险处置建议等内容。

第十四条　产品风险发生重大变化时，做出评估的海关或者国家监测中心应当及时组织对产品风险进行重新评估。

第四章　风险处置

第十五条　海关依照职责对风险评估报告进行研判，根据研判结论作出风险处置决定。需要采取风险预警措施和快速反应措施的，确定并实施相应的措施。

第十六条　风险预警措施包括：

（一）向相关海关发布风险警示通报；

（二）向生产经营者、相关机构发布风险警示通告，提醒或者通知其及时采取措施，消减风险；

（三）发布风险警示公告，确定对进出口工业品的风险和危害的强制性措施，提醒消费者和使用者警惕涉及进出口工业品的风险和危害。

第十七条　快速反应措施包括：

（一）调整检验监管模式；

（二）责令生产经营者对存在风险的进出口工业品实施退运或者销毁、停止进出口、停止销售和使用或者召回；

（三）按照有关法律法规的规定，对存在风险的进出口工业品实施查封或者扣押；

（四）组织调查特定时间段中，同类产品、相关行业或者关联区域内的产品质量安全状况；

（五）通报有关部门和机构，并提出协同处置的建议。

第十八条　紧急情况下，海关总署可以参照国际通行做法，对不确定的进出口工业品风险，按照本办法第十六、十七条规定采取风险预警或者快速反应措施。

第十九条　当风险发生变化时，海关应当及时调整所采取的风险预警和快速反应措施。

第二十条　海关应当将采取的风险预警和快速反应措施报告上一级海关备案。

第二十一条　风险预警和快速反应措施规定有实施期限的，期满后风险预警和快速反应措施自动解除。

风险预警和快速反应措施实施期限内，风险已经不存在或者已经降低到适当程度时，海关应当主动或者根据生产经营者的申请解除风险预警和快速反应措施。

生产经营者申请解除风险预警和快速反应措施时，应当提交风险消减评价报告。接受申请的部门应当对提交的风险消减报告的真实性、符合性进行评估。

第二十二条　生产经营者明知其产品已经或者可能存在风险时，应当履行以下义务：

（一）实施风险消减措施；

（二）及时向利益相关方通报真实情况和采取的风险消减措施；

（三）及时向海关总署或者主管海关报告采取的风险消减措施及实施结果；

（四）积极配合海关总署或者主管海关进行的风险信息调查和风险消减措施的监督。

第五章　监督管理

第二十三条　海关可以委托技术机构或者组建专家小组对下列事项进行评估：

（一）已采取的风险预警和快速反应措施；

（二）生产经营者采取的风险消减措施。

第二十四条　当进出口工业品存在风险，生产经营者未及时采取消减措施的，海关可以对其法定代表人或者主要责任人进行责任约谈。

海关未及时发现进出口工业品系统性风险，未及时消除辖区内风险的，海关总署或者上级主管海关可以对其主要负责人进行责任约谈。

第二十五条　进出口工业品风险预警及快速反应管理工作应当遵守保密规定。需要对外发布的信息应当按照海关总署相关规定予以公布。

第二十六条　海关和国家监测中心对收到的进出口工业品风险信息进行分类、归档、统计，并做好风险信息的档案管理工作。

进出口工业品风险信息档案保存期限为3年。涉及重大案件、典型案例等事项的档案，做长期或者永久保存。

第六章　法律责任

第二十七条　生产经营者违反本办法规定，有下列情形之一的，海关总署、主管海关可以责令其改正；拒不改正，且造成严重后果的，可以处3万元以下的罚款：

（一）明知其产品存在风险未主动向海关报告相关信息，或者存在瞒报、漏报的；

（二）不配合海关实施风险预警和快速反应措施或者对其风险消减措施实施监督管理的；

（三）未及时实施退运、销毁、停止进出口、停止销售和使用、召回等风险消减措施或者因措施不当未有效控制风险的；

（四）未向利益相关方通报真实情况以及风险消减措施的。

第二十八条　技术机构、专家小组应当提交客观、真实、准确的评估报告，对提供虚假报告或者篡改评估结果的机构或者个人，依法追究责任。

第二十九条　检验检测机构应当出具真实客观的报告。对提供虚假信息或者瞒报信息的机构，依法追究责任。

第三十条　海关工作人员应当秉公执法、忠于职守，不得滥用职权、玩忽职守、徇私舞弊。对违法失职的，依法追究责任。

第七章　附　则

第三十一条　本办法由海关总署负责解释。

第三十二条　本办法自2017年4月1日起施行。

二、《进口许可制度民用商品入境验证管理办法》

国家质检总局令第6号发布，自2002年1月1日起施行，根据海关总署令第238号修改。

（一）相关法律法规条款①

《进出口商品检验法》第二十五条："商检机构依照本法对实施许可制度的进出口商品实行验证管理，查验单证，核对证货是否相符。"

① 根据内容所需进行的法律法规条款摘选，下同。

《进出口商品检验法实施条例》第十条：“出入境检验检疫机构依照商检法的规定，对实施许可制度和国家规定必须经过认证的进出口商品实行验证管理，查验单证，核对证货是否相符”。

“实行验证管理的进出口商品目录，由海关总署商有关部门后制定、调整并公布。”

《进出口商品检验法实施条例》第十六条：“进口实行验证管理的商品，收货人应当向报关地的出入境检验检疫机构申请验证。出入境检验检疫机构按照海关总署的规定实施验证。”

《进出口商品检验法实施条例》第十七条：“法定检验的进口商品、实行验证管理的进口商品，海关按照规定办理海关通关手续。”

《进出口商品检验法实施条例》第二十条：“实行验证管理的进口商品，经出入境检验检疫机构验证不合格的，参照本条例第十九条的规定处理或者移交有关部门处理。”

（二）用语定义

入境验证：对进口许可制度民用商品，在通关入境时，由海关核查其是否取得必需的证明文件，抽取一定比例批次的商品进行标志核查，并按照进口许可制度规定的技术要求进行检测。（第三条）

（三）规章全文

进口许可制度民用商品入境验证管理办法

第一条 为加强对国家实行进口许可制度的民用商品的验证管理，保证进口商品符合安全、卫生、环保要求，依据《中华人民共和国进出口商品检验法》（以下简称《商检法》）及其实施条例和有关法律法规的规定，制定本办法。

第二条 本办法适用于对国家实行进口质量许可制度①和强制性产品认证的民用商品（以下简称进口许可制度民用商品）的入境验证管理工作。

第三条 本办法所称入境验证是指：对进口许可制度民用商品，在通关入境时，由海关核查其是否取得必需的证明文件，抽取一定比例批次的商品进行标志核查，并按照进口许可制度规定的技术要求进行检测。

第四条 海关总署统一管理全国进口许可制度民用商品的入境验证管理工作。主管海关负责所辖地区进口许可制度民用商品的入境验证工作。

第五条 海关总署根据需要，制定、调整并公布海关实施入境验证的进口许可制度民用商品目录（以下简称《入境验证商品目录》②）。

对列入《入境验证商品目录》的进口商品，由主管海关实施入境验证。

第六条 进口许可制度民用商品的收货人或其代理人，在办理进口报检时，应当提供进口许可制度规定的相关证明文件，并配合海关实施入境验证工作。

第七条 海关受理报检时，应当审查进口质量许可等证明文件。

第八条 属于法定检验检疫的进口许可制度民用商品，海关应当按照有关规定实施检验检疫，同时应当核查产品的相关标志是否真实有效。

第九条 不属于法定检验检疫的进口许可制度民用商品，主管海关可以根据需要，进行抽查检

---

① 指“进口商品安全质量许可制度”，由原国家进出口商品检验局根据《进出口商品检验法》（1989）设立的安全认证制度。2002年10月1日，第一次修正的《进出口商品检验法》生效，将原来规定的“国家根据需要，对重要的进出口商品及其生产企业实行质量许可制度，具体办法由国家商检部门会同国务院有关主管部门制定”修改为“国家商检部门根据国家统一的认证制度，对有关的进出口商品实施认证管理”。国家质检总局根据新规定制定了《强制性产品认证管理规定》（国家质检总局令第117号），强制性产品认证制度于2002年5月1日起生效；经过一年的过渡期后，进口商品安全质量许可制度于2003年5月1日废止。

② 相关规定见《关于印发〈进口许可制度民用商品入境验证工作程序〉的通知》（国质检检〔2002〕48号），见本书第三章第一节。

测。抽查检测的范围、具体实施程序，由海关总署另行规定。

第十条 进口许可制度民用商品经检验标志不符合规定或者抽查检测项目不合格的，由海关依照《商检法》及其实施条例的有关规定进行处理。

第十一条 本办法由海关总署负责解释。

第十二条 本办法自2002年1月1日起施行。

三、《进出口商品抽查检验管理办法》

国家质检总局令第39号发布，自2003年2月1日起施行，根据海关总署令第238号、第263号修改。

（一）相关法律法规条款

《进出口商品检验法》第十九条："商检机构对本法规定必须经商检机构检验的进出口商品以外的进出口商品，根据国家规定实施抽查检验。

"国家商检部门可以公布抽查检验结果或者向有关部门通报抽查检验情况。"

《进出口商品检验法实施条例》第四条："出入境检验检疫机构对列入目录的进出口商品以及法律、行政法规规定须经出入境检验检疫机构检验的其他进出口商品实施检验（以下称法定检验）。

"出入境检验检疫机构对法定检验以外的进出口商品，根据国家规定实施抽查检验。"

《进出口商品检验法实施条例》第二十条："法定检验以外的进口商品，经出入境检验检疫机构抽查检验不合格的，依照本条例第十九条的规定处理。"

《进出口商品检验法实施条例》第二十八条："法定检验以外的出口商品，经出入境检验检疫机构抽查检验不合格的，依照本条例第二十七条的规定处理。"

（二）规章全文

进出口商品抽查检验管理办法

第一章　总　则

第一条 为了加强进出口商品的抽查检验工作，规范进出口商品的抽查检验和监督管理行为，维护社会公共利益，根据《中华人民共和国进出口商品检验法》（以下简称《商检法》）及其实施条例的有关规定，制定本办法。

第二条 本办法所称的进出口商品是指按照《商检法》及其实施条例规定必须实施检验的进出口商品以外的进出口商品。

第三条 抽查检验重点是涉及安全、卫生、环境保护，国内外消费者投诉较多，退货数量较大，发生过较大质量事故以及国内外有新的特殊技术要求的进出口商品。

第四条 海关总署统一管理全国进出口商品的抽查检验工作。主管海关负责管理和组织实施所辖地区的进出口商品抽查检验工作。

第五条 海关总署根据情况可以公布抽查检验结果、发布风险预警、采取必要防范措施或者向有关部门通报抽查检验情况。

第六条 进出口商品抽查检验项目的合格评定依据是国家技术规范的强制性要求或者海关总署指定的其它相关技术要求。

第七条 海关实施进出口商品抽查检验，不得向被抽查单位收取检验费用，所需费用列入海关年度抽查检验专项业务预算。

第八条 各有关部门应当支持海关的抽查检验工作。被抽查单位对抽查检验应当予以配合，不得阻挠，并应当提供必要的工作条件。海关按照便利外贸的原则，科学组织实施抽查检验工作；不得随意扩大抽查商品种类和范围，否则企业有权拒绝抽查。

第九条 海关有关人员在执行抽查检验工作中，必须严格遵纪守法，秉公办事，并对拟抽查单位，抽查商品种类及被抽查单位的生产工艺、商业秘密负有保密义务。

第二章 抽查检验

第十条 海关总署制定并下达进出口商品抽查检验计划，包括商品名称、检验依据、抽样要求、检测项目、判定依据、实施时间等，必要时可对抽查检验计划予以调整，或者下达专项进出口商品抽查检验计划。

第十一条 主管海关可以根据海关总署抽查检验计划，经过必要调查，结合所辖地区相关进出口商品实际情况，制订具体实施方案。

第十二条 主管海关应当按照海关总署关于对抽查检验工作的统一部署和要求，认真组织实施所辖地区的抽查检验。

第十三条 实施现场抽查检验时，应当有2名以上（含2名）人员参加。抽查检验人员应当在抽查检验前出示抽查检验通知书和执法证件，并向被抽查单位介绍国家对进出口商品抽查检验的有关规定及要求。有关证件不符合规定时，被抽查单位有权拒绝抽查检验。

第十四条 对实施抽查检验的进口商品，海关可以在进口商品的卸货口岸、到达站或者收用货单位所在地进行抽样；对实施抽查检验的出口商品，海关可以在出口商品的生产单位、货物集散地或者发运口岸进行抽样。

第十五条 抽取的进出口商品的样品，由被抽查单位无偿提供。样品应当随机抽取，并应当具有一定的代表性。样品及备用样品的数量不得超过抽样要求和检验的合理需要。

第十六条 抽样后，抽查检验人员应当对样品加施封识，填写抽样单并签字；被抽查单位应当在抽样单上签字或者加盖公章。特殊情况下，由海关予以确认。

第十七条 对不便携带的被封样品，抽查检验人员可以要求被抽查单位在规定的期限内邮寄或者送至指定地点，被抽查单位无正当理由不得拒绝。

第十八条 销售商应当及时通知供货商向海关说明被抽查检验进口商品的技术规格、供销情况等。

第十九条 承担抽查检验的检测单位应当具备相应的检测资质条件和能力。检测单位应当严格按照规定的标准进行检测，未经许可严禁将所检项目进行分包，并对检测数据负有保密义务。

第二十条 检测单位接受样品后应当对样品数量、状况与抽样单上记录的符合性进行检查，并在规定的时间内完成样品的检测工作，所检样品的原始记录应当妥善保存。

第二十一条 检测报告中的检测依据、检测项目必须与抽查检验的要求相一致。检测报告应当内容齐全，数据准确，结论明确。检测单位应当在规定的时限内将检测报告送达海关。

第二十二条 验余的样品，检测单位应当在规定的时间内通知被抽查单位领回；逾期不领回的，由海关做出处理。

第二十三条 主管海关在完成抽查检验任务后，应当在规定的时间内上报抽查结果，并将抽查情况及结果等有关资料进行立卷归档，未经同意，不得擅自将抽查结果及有关材料对外泄露。

第三章 监督管理

第二十四条 经海关抽查合格的进口商品，签发抽查情况通知单；对不合格的进口商品，签发抽查不合格通知单，并做出以下处理：

（一）需要对外索赔的进口商品，收用货人可向海关申请检验出证；只需索赔，不需要换货或者退货的，收货人应当保留一定数量的实物或者样品；需要对外提出换货或者退货的，收货人必须妥善保管进口商品，在索赔结案前不得动用。

（二）对抽查不合格的进口商品，必须在海关的监督下进行技术处理，经重新检测合格后，方可销售或者使用；不能进行技术处理或者经技术处理后仍不合格的，由海关责令当事人退货或者销毁。

第二十五条 经海关抽查合格的出口商品，签发抽查情况通知单；不合格的，签发抽查不合格通知单，并在海关的监督下进行技术处理，经重新检测合格后，方准出口；不能进行技术处理或者经技术处理后，重新检测仍不合格的，不准出口。

第二十六条 无正当理由拒绝抽查检验及不寄或者不送被封样品的单位，其产品视为不合格，根据相关规定对拒绝接受抽查检验的企业予以公开曝光。

第二十七条 海关不得对同一批商品进行重复抽查检验，被抽查单位应当妥善保管有关被抽查的证明。

第二十八条 被抽查单位对海关做出的抽查结论有异议时，可以按照《进出口商品复验办法》①申请复验。

第二十九条 违反本办法规定的，按照《商检法》及其实施条例的有关规定处理。

第四章 附 则

第三十条 本办法由海关总署负责解释。

第三十一条 本办法自2003年2月1日起施行。原国家进出口商品检验局1994年4月5日发布的《进出口商品抽查检验管理办法》同时废止。

四、《中华人民共和国海关进出口商品检验采信管理办法》

海关总署令第259号发布，自2022年12月1日起施行。

（一）相关法律法规条款

《进出口商品检验法》第三条：“商检机构和依法设立的检验机构（以下称其他检验机构），依法对进出口商品实施检验。”

《进出口商品检验法》第六条：“必须实施的进出口商品检验，是指确定列入目录的进出口商品是否符合国家技术规范的强制性要求的合格评定活动。

“合格评定程序包括：抽样、检验和检查；评估、验证和合格保证；注册、认可和批准以及各项的组合。

“对本条第一款规定的进出口商品检验，商检机构可以采信检验机构的检验结果；国家商检部门对前述检验机构实行目录管理。”

（二）用语定义

采信：指海关在进出口商品检验中，依法将采信机构的检验结果作为合格评定依据的行为。（第四条）

采信机构：指具备海关要求的资质和能力，被海关总署列入采信机构目录的检验机构。（第四条）

---

① 《进出口商品复验办法》（国家质检总局令第77号发布，根据海关总署令第238号、第240号修改），见《海关检验检疫业务实务手册——国境卫生检疫篇》第十二章第二节。

（三）规章全文

中华人民共和国海关进出口商品检验采信管理办法

第一章　总　则

第一条　为了规范海关进出口商品检验采信工作，根据《中华人民共和国进出口商品检验法》及其实施条例的规定，制定本办法。

第二条　海关在进出口商品检验中采信检验机构的检验结果，以及对采信机构的监督管理，适用本办法。

第三条　海关总署主管进出口商品检验采信工作。

直属海关和隶属海关在进出口商品检验中依法实施采信工作。

第四条　本办法所称采信，是指海关在进出口商品检验中，依法将采信机构的检验结果作为合格评定依据的行为。

本办法所称采信机构，是指具备海关要求的资质和能力，被海关总署列入采信机构目录的检验机构。

第五条　海关总署根据进出口商品质量安全风险评估结果，确定并公布可实施采信的商品（以下简称“采信商品”）范围及其具体采信要求，并实施动态调整。

采信要求包括：采信商品名称及其商品编号、适用的技术规范、检验项目、检验方法、抽样方案、检验报告有效期以及其他与进出口商品质量安全有关的要求。

第六条　海关总署建立采信管理系统，提升采信工作信息化水平。

第二章　采信机构管理

第七条　符合以下条件的检验机构可以向海关总署申请列入采信机构目录：

（一）具有所在国家或者地区合法经营资质；

（二）具备相关采信商品的检验能力；

（三）在中华人民共和国境内注册的检验机构，应当取得检验检测机构资质认定（CMA）等国内相应资质认定，或者获得中国合格评定国家认可委员会（CNAS）实施的ISO/IEC 17025和ISO/IEC 17020认可；在中华人民共和国境外注册的检验机构，应当获得由国际实验室认可合作组织互认协议（ILAC-MRA）签约认可机构实施的ISO/IEC 17025和ISO/IEC 17020体系认可；

（四）熟悉并遵守中华人民共和国商品检验相关法律法规及标准；

（五）具备独立、公正、客观开展检验活动的能力；

（六）近三年在国内外无与检验相关的违法记录。

海关总署另有规定的，从其规定。

第八条　检验机构申请列入采信机构目录的，应当通过采信管理系统向海关总署提交下列材料：

（一）申请表；

（二）检验机构法人信息和投资方信息；

（三）相关资质认定或者认可证书以及相关证明材料；

（四）技术能力范围声明，包括相关资质的检验范围、采用的检验方法以及检验标准；

（五）从事检验活动的独立性声明以及相关证明材料；

（六）近三年在国内外无与检验相关违法记录的声明；

（七）商品检验报告的签发人名单。

有关材料为外文的应当随附中文译本。

第九条 海关总署组织专家评审组对检验机构申请材料进行评估审查，评估审查可以采用书面审查或者现场检查等形式。

第十条 经审查，符合本办法规定的，海关总署应当将检验机构列入相关采信商品对应的采信机构目录；不符合本办法规定的，通过采信管理系统告知检验机构。

第十一条 海关总署负责公布采信机构目录，并实施动态调整。

采信机构目录包括：采信商品名称及其商品编号、适用的技术规范、检验项目、采信机构名称及其代码、所在国家或者地区以及联络信息。

第三章 采信的实施

第十二条 采信机构可以接受进出口货物收发货人或者其代理人的委托，对采信商品实施检验并出具检验报告。

根据需要，经委托人书面同意，采信机构可以将部分检验项目分包给其他采信机构。承担分包项目的采信机构应当具备相应的检验能力，并不得再次分包。

第十三条 采信机构出具的检验报告除满足检验检测资质规定的内容要求外，还应当包含以下内容：

（一）采信机构名称及其代码；

（二）检验报告编号；

（三）商品信息，包括商品名称、型号规格、对应的批次编号或者产品序列号码以及其他产品追溯信息；

（四）采信要求规定的检验项目、检验方法以及抽样方案等；

（五）委托人名称以及联络信息；

（六）受理日期、检验地点、检验时间以及签发日期；

（七）检验结果；

（八）签发人签字。

采信机构认为存在其他可能对检验结果造成影响情况的，可以在检验报告中注明。

采信机构将部分检验项目分包给其他采信机构实施检验的，还应当在检验报告中注明分包的检验项目以及承担分包项目的采信机构名称及其代码。

第十四条 采信机构应当根据进出口货物收发货人或者其代理人的委托，在相关进出口货物申报前，通过采信管理系统向海关提交检验报告，但是采信要求另有规定的除外；未按照规定时限提交的，海关不予采信。

除采信要求另有规定，在已提交的检验报告有效期内，进出口相同规格型号货物的，无需重复提交检验报告。

第十五条 进出口货物收发货人或者其代理人应当按照规定向海关提供检验报告编号以及出具检验报告的采信机构代码，海关根据采信要求对相应检验报告进行审核。符合要求的，对检验结果予以采信；不符合要求的，不予采信。

第十六条 海关采信检验结果的，进出口货物收发货人或者其代理人应当向海关提交质量安全符合性声明，海关不再对进出口货物抽样检测，但是海关根据风险防控需要实施检验的除外。

第四章 监督管理

第十七条 采信机构信息发生变更的，应当及时通过采信管理系统向海关总署提交信息变更材料。

第十八条 采信机构应当按照以下规定保存与采信活动相关的原始文件：

（一）本办法第八条规定的申请材料应当长期保存；

（二）与开展采信业务相关的检验报告、检验记录，保存期限不得少于六年；

（三）采信机构的内部文件，包括说明、标准、手册、指南和参考数据等，保存期限不得少于六年。

第十九条 海关可以通过以下方式，对采信机构实施监督：

（一）对采信机构的检验能力进行验证；

（二）依法查阅或者要求采信机构报送有关材料；

（三）开展实地检查或者专项调查。

海关依照前款规定对采信机构实施监督的，采信机构应当按照海关规定的期限向海关提交有关材料。有关材料为外文的，应当随附中文译本。

第二十条 直属海关和隶属海关发现采信机构出具的检验报告存在不实或者虚假情况的，应当立即报告海关总署。

海关总署可以决定暂停采信相关机构出具的检验报告，并采取其他必要的处置措施。

第二十一条 采信机构主动退出采信机构目录的，应当通过采信管理系统提出申请。

第二十二条 采信机构主动申请退出采信机构目录，或者存在下列情形之一的，海关总署可以将其移出采信机构目录：

（一）签发不实或者虚假检验报告的；

（二）向海关提供超出采信机构目录规定的商品范围的检验报告的；

（三）检验能力不符合海关要求的；

（四）拒不配合海关监督管理工作，情节严重的；

（五）存在其他不符合采信机构条件情形的。

自移出目录并公布之日起，海关不再采信该检验机构的检验结果。

被海关总署移出采信机构目录的检验机构，一年内不得重新申请成为采信机构。

采信机构存在本条第一款第一项、第二项规定情形的，海关总署可以将有关情况通报国内外相关部门。

第二十三条 检验机构被依法移出采信机构目录的，海关根据工作需要，可以对其被移出前实施的检验活动进行追溯调查。

第二十四条 在中华人民共和国境内注册的采信机构存在本办法第二十二条第一款第一项、第二项规定情形的，海关依法给予行政处罚；构成犯罪的，依法追究刑事责任。

第二十五条 进出口货物收发货人或者其代理人违反本办法规定的，海关依法给予行政处罚；构成犯罪的，依法追究刑事责任。

第五章　附　则

第二十六条 在中华人民共和国香港特别行政区、澳门特别行政区、台湾地区注册登记的检验机构，参照本办法对中华人民共和国境外注册的检验机构的规定执行。

第二十七条 本办法由海关总署负责解释。

第二十八条 本办法自 2022 年 12 月 1 日起施行。

第二节｜货物检验监管类

一、《进口汽车检验管理办法》

国家出入境检验检疫局令第1号发布，自2000年1月1日起施行，根据海关总署令第238号、第240号修改。

（一）相关法律法规条款

《进出口商品检验法实施条例》第二十三条：“进口机动车辆到货后，收货人凭出入境检验检疫机构签发的进口机动车辆检验证单以及有关部门签发的其他单证向车辆管理机关申领行车牌证。在使用过程中发现有涉及人身财产安全的质量缺陷的，出入境检验检疫机构应当及时作出相应处理。”

（二）特别说明

进口安全质量许可是《进出口商品检验法》（1989）第二十二条的要求，“国家根据需要，对重要的进出口商品及其生产企业实行质量许可制度，具体办法由国家商检部门会同国务院有关主管部门制定”。

该条规定被《全国人民代表大会常务委员会关于修改〈中华人民共和国进出口商品检验法〉的决定》（2002年4月28日第九届全国人民代表大会常务委员会第二十七次会议通过）修改为，“国家商检部门根据国家统一的认证制度，对有关的进出口商品实施认证管理”；后被《全国人民代表大会常务委员会关于修改〈中华人民共和国产品质量法〉等五部法律的决定》（2018年12月29日第十三届全国人民代表大会常务委员会第七次会议通过）修改为，“国务院认证认可监督管理部门根据国家统一的认证制度，对有关的进出口商品实施认证管理”。

（三）规章全文

进口汽车检验管理办法

第一条 为加强进口汽车检验管理工作，根据《中华人民共和国进出口商品检验法》（以下简称《商检法》）及其实施条例，制定本办法。

第二条 海关总署主管全国进口汽车检验监管工作，进口汽车入境口岸海关负责进口汽车入境检验工作，用户所在地海关负责进口汽车质保期内的检验管理工作。

第三条 对转关到内地的进口汽车，视通关所在地为口岸，由通关所在地海关按照本办法负责检验。

第四条 进口汽车的收货人或者代理人在货物运抵入境口岸后，应当凭合同、发票、提（运）单、装箱单等单证以及有关技术资料向口岸海关报检。

第五条 进口汽车入境口岸海关对进口汽车的检验包括：一般项目检验、安全性能检验和品质检验。

第六条 一般项目检验。在进口汽车入境时逐台核查安全标志，并进行规格、型号、数量、外观质量、随车工具、技术文件和零备件等项目的检验。

第七条 安全性能检验。按国家有关汽车的安全环保等法律法规、强制性标准和《进出口汽车安全检验规程》(SN/T 0792—1999)① 实施检验。

第八条 品质检验。品质检验及其标准、方法等应在合同或合同附件中明确规定，进口合同无规定或规定不明确的，按《进出口汽车品质检验规程》(SN/T 0791—1999)② 检验。

整批第一次进口的新型号汽车总数大于300台（含300台，按同一合同、同一型号、同一生产厂家计算）或总值大于一百万美元（含一百万美元）的必须实施品质检验。

批量总数小于300台或总值小于一百万美元的新型号进口汽车和非首次进口的汽车，海关视质量情况，对品质进行抽查检验。

品质检验的情况应抄报海关总署及有关主管海关。

第九条 海关对进口汽车的检验，可采取海关自检、与有关单位共同检验和认可检测单位检验等方式，由海关签发有关检验单证。

第十条 对大批量进口汽车，外贸经营单位和收用货主管单位应在对外贸易合同中约定在出口国装运前进行预检验、监造或监装，海关可根据需要派出检验人员参加或者组织实施在出口国的检验。

第十一条 经检验合格的进口汽车，由口岸海关签发"入境货物检验检疫证明"，并一车一单签发"进口机动车辆随车检验单"③。

对进口汽车实施品质检验的，"入境货物检验检疫证明"须加附"品质检验报告"。

经检验不合格的，海关出具检验检疫证书，供有关部门对外索赔。

第十二条 进口汽车的销售单位凭海关签发的"进口机动车辆随车检验单"等有关单证到当地工商行政管理部门办理进口汽车国内销售备案手续。

第十三条 用户在国内购买进口汽车时必须取得海关签发的"进口机动车辆随车检验单"和购车发票。在办理正式牌证前，到所在地海关登检、换发"进口机动车辆检验证明"，作为到车辆管理机关办理正式牌证的依据。

第十四条 经登记的进口汽车，在质量保证期内，发现质量问题，用户应向所在地海关申请检验出证。

第十五条 各直属海关根据工作需要可委托或指定经考核符合条件的汽车检测线承担进口汽车安全性能的检测工作，并报海关总署备案。海关总署对实施进口汽车检验的检测线的测试和管理能力进行监督抽查。

第十六条 海关对未获得进口安全质量许可④证书或者虽然已获得进口安全质量许可证书但未加贴检验检疫安全标志⑤的、未按本办法检验登记的进口汽车，按《商检法》及《商检法实施条例》的有关规定处理。

---

① 《进出口汽车安全检验规程》(SN/T 0792—1999) 已经被《进出口机动车辆检验规程》(SN/T 1688) 系列标准替代，现行有效版本为：《进出口机动车辆检验规程 第4部分：汽车产品》(SN/T 1688.4—2013)。

② 《进出口汽车品质检验规程》(SN/T 0791—1999) 已经被《进出口机动车辆检验规程》(SN/T 1688) 系列标准替代，现行有效版本为：《进出口机动车辆检验规程 第4部分：汽车产品》(SN/T 1688.4—2013)。

③ 根据海关总署公告2023年第43号、海关总署 公安部公告2024年第70号，在上海海关、天津海关申报进口的汽车、摩托车，在进口车辆办结放行手续并经检验合格后，试点签发《货物进口证明书（汽车、摩托车）》和《进口机动车辆随车检验单》"两证合一"的《货物进口证明书（汽车、摩托车）》。

④ 指"进口商品安全质量许可制度"，由原国家进出口商品检验局根据《进出口商品检验法》(1989) 设立的安全认证制度。2002年10月1日，第一次修正的《进出口商品检验法》生效，将原来规定的"国家根据需要，对重要的进出口商品及其生产企业实行质量许可制度，具体办法由国家商检部门会同国务院有关主管部门制定"修改为"国家商检部门根据国家统一的认证制度，对有关的进出口商品实施认证管理"。国家质检总局根据新规定制定了《强制性产品认证管理规定》(国家质检总局令第117号)，强制性产品认证制度于2002年5月1日起生效；经过一年的过渡期后，进口商品安全质量许可制度于2003年5月1日废止。

⑤ 指"进口商品安全质量许可制度"中的安全标志，2003年5月1日起停用；《强制性产品认证管理规定》规定的认证标志名称为"中国强制性产品认证"(英文名称为"China Compulsory Certification"，英文缩写为"CCC"，也可简称为"3C"标志)。

第十七条 进口摩托车等其它进口机动车辆由收货人所在地海关参照本办法负责检验。

第十八条 各直属海关每半年将进口汽车质量分析报海关总署，并于7月15日和次年1月15日以前报出。

第十九条 本办法由海关总署负责解释。

第二十条 本办法自2000年1月1日起施行。原国家商检局下发的《国家商检局关于贯彻全国进出口汽车检验工作会议精神的通知》（国检检〔1990〕468号文）和《国家商检局关于启用新的“进口机动车辆随车检验单”和统一制作“进口车辆检验专用章”的通知》（国检检〔1994〕30号文）同时废止。

二、《进出口煤炭检验管理办法》

国家质检总局令第90号发布，自2006年8月1日起施行，根据海关总署令第238号修改。规章全文如下。

进出口煤炭检验管理办法

第一章 总 则

第一条 为规范进出口煤炭检验工作，保护人民健康和安全，保护环境，提高进出口煤炭质量和促进煤炭贸易发展，根据《中华人民共和国进出口商品检验法》（以下简称商检法）及其实施条例等相关法律法规的规定，制定本办法。

第二条 本办法适用于进出口煤炭的检验和监督管理。

第三条 海关总署主管全国进出口煤炭的检验监管工作。

主管海关按照职能分工对进出口煤炭实施检验和监督管理。

第四条 海关对进口煤炭实施口岸检验监管的方式。

第二章 进口煤炭检验

第五条 进口煤炭由卸货口岸海关检验。

第六条 进口煤炭的收货人或者其代理人应当在进口煤炭卸货之前按照海关总署相关规定向卸货口岸主管海关报检。

进口煤炭应当在口岸主管海关的监督下，在具备检验条件的场所卸货。

第七条 海关对进口煤炭涉及安全、卫生、环保的项目及相关品质、数量、重量实施检验，并在10个工作日内根据检验结果出具证书。

未经检验或者检验不合格的进口煤炭不准销售、使用。

第八条 对进口煤炭中发现的质量问题，主管海关应当责成收货人或者其代理人在监管下进行有效处理；发现安全、卫生、环保项目不合格的，按照商检法实施条例有关规定处理，并及时上报海关总署。

第三章 监督管理

第九条 口岸海关按照相关国家技术规范的强制性要求对本口岸进出口煤炭的除杂、质量验收等情况进行监督管理。

第十条 海关应当根据便利对外贸易的需要，采取有效措施，简化程序，方便进出口。

办理进出口煤炭报检和检验监管等手续，符合条件的，可以采用电子数据文件的形式。

第十一条 主管海关应当及时将收集到的国内外反映强烈的进出口煤炭安全、卫生、环保质量问题向海关总署报告。

海关总署对进口煤炭涉及安全、卫生、环保问题严重的情况发布预警通报。

第十二条 海关对伪造、涂改、冒用《出境货物换证凭单》及其他违反商检法有关规定的行为，依照商检法有关规定进行处理。

第十三条 海关及其工作人员履行职责时，应当遵守法律，维护国家利益，依照法定职权和法定程序严格执法，接受监督。

海关工作人员应当定期接受业务培训和考核，经考核合格，方可上岗执行职务。

海关工作人员应当忠于职守，文明服务，遵守职业道德，不得滥用职权，谋取私利。

第十四条 海关工作人员违反商检法规定，泄露所知悉的商业秘密的，依法给予行政处分，有违法所得的，没收违法所得；构成犯罪的，依法追究刑事责任。

海关工作人员滥用职权，故意刁难的，徇私舞弊，伪造检验结果的，或者玩忽职守，延误检验出证的，依法给予行政处分；构成犯罪的，依法追究刑事责任。

第四章　附　则

第十五条 本办法由海关总署负责解释。

第十六条 本办法自2006年8月1日起施行，原国家出入境检验检疫局发布的《出口煤炭检验管理办法》（国家检验检疫局第18号令）同时废止。

三、《商品煤质量管理暂行办法》

中华人民共和国国家发展和改革委员会（以下简称国家发展和改革委员会）、中华人民共和国环境保护部（以下简称环境保护部）、中华人民共和国商务部（以下简称商务部）、海关总署、国家工商行政管理总局、国家质检总局令第16号发布，自2015年1月1日起施行。

（一）用语定义

商品煤：作为商品出售的煤炭产品。不包括坑口自用煤以及煤泥、矸石等副产品。企业远距离运输的自用煤，同样适用本办法。（第三条）

（二）规章全文

商品煤质量管理暂行办法

第一章　总　则

第一条 为贯彻落实国务院《大气污染防治行动计划》，强化商品煤全过程质量管理，提高终端用煤质量，推进煤炭高效清洁利用，改善空气质量，根据《中华人民共和国煤炭法》、《中华人民共和国产品质量法》、《中华人民共和国环境保护法》、《中华人民共和国大气污染防治法》、《中华人民共和国对外贸易法》、《中华人民共和国进出口商品检验法》等相关法律法规，制定本办法。

第二条 在中华人民共和国境内从事商品煤的生产、加工、储运、销售、进口、使用等活动，适用本办法。

第三条 商品煤是指作为商品出售的煤炭产品。不包括坑口自用煤以及煤泥、矸石等副产品。企业远距离运输的自用煤，同样适用本办法。

第四条 煤炭管理及有关部门在各自职责范围内负责建立煤炭质量管理制度并组织实施。

第二章 质量要求

第五条 煤炭生产、加工、储运、销售、进口、使用企业是商品煤质量的责任主体，分别对各环节商品煤质量负责。

第六条 商品煤应当满足下列基本要求：

（一）灰分（Ad）

褐煤≤30%，其他煤种≤40%。

（二）硫分（St，d）

褐煤≤1.5%，其他煤种≤3%。

（三）其他指标

汞（Hgd）≤0.6μg/g，砷（Asd）≤80μg/g，磷（Pd）≤0.15%，氯（Cld）≤0.3%，氟（Fd）≤200μg/g。

第七条 在中国境内远距离运输（运距超过600公里）的商品煤除在满足第六条要求外，还应当同时满足下列要求：

（一）褐煤

发热量（Qnet，ar）≥16.5MJ/kg，灰分（Ad）≤20%，硫分（St，d）≤1%。

（二）其他煤种

发热量（Qnet，ar）≥18MJ/kg，灰分（Ad）≤30%，硫分（St，d）≤2%。

本条中运距是指（国产商品煤）从产地到消费地距离或（境外商品煤）从货物进境口岸到消费地距离。

第八条 对于供应给具备高效脱硫、废弃物处理、硫资源回收等设施的化工、电力及炼焦等用户的商品煤，可适当放宽其商品煤供应和使用的含硫标准，具体办法由国家煤炭管理部门商有关部门制定。

第九条 京津冀及周边地区、长三角、珠三角限制销售和使用灰分（Ad）≥16%、硫分（St，d）≥1%的散煤。

第十条 生产、销售和进口的煤炭应按照《商品煤标识》（GB/T 25209—2010）① 进行标识，标识内容应与实际煤质相符。

第十一条 不符合本办法要求的商品煤，不得进口、销售和远距离运输。煤炭进口检验及其监管，按《进出口商品检验法》等有关法律法规执行。

第十二条 承运企业对不同质量的商品煤应当“分质装车、分质堆存”。在储运过程中，不得降低煤炭的质量。

第十三条 煤炭生产、加工、储运、销售、进口、使用企业均应制定必要的煤炭质量保证制度，建立商品煤质量档案。

第三章 监督管理

第十四条 煤炭管理部门及有关部门在各自职责范围内依法对煤炭质量实施监管。煤炭生产、加工、储运、销售、进口、使用企业应当接受监管。

第十五条 煤炭管理部门及有关部门依法对辖区内的商品煤质量进行抽检，并将抽检结果通报国家发展改革委（国家能源局）等相关部门。

第十六条 煤炭管理部门及有关部门对煤炭生产、加工、储运、销售、使用企业实行分类管理。

① 该标准已经被《商品煤标识》（GB/T 25209—2022）替代废止。

第十七条 口岸检验检疫机构对本口岸进口商品煤的质量进行监督管理。每半年进行一次进口商品煤质量分析，上报国家质量监督检验检疫部门，抄送国家发展改革委（国家能源局）、商务部等相关管理部门。

第十八条 任何企业和个人对违反本办法的行为，均可向有关部门举报。有关部门应当及时调查处理，并为举报人保密。

第四章 法律责任

第十九条 商品煤质量达不到本办法要求的，责令限期整改，并予以通报；构成有关法律法规规定的违法行为的，依据有关法律法规予以处罚。

第二十条 采取掺杂使假、以次充好等违法手段进行经营的，依据相关法律法规予以处罚；构成犯罪的，由司法机关依法追究刑事责任。

第二十一条 对拒绝、阻碍有关部门监督检查、取证的，依法予以处罚；构成犯罪的，由司法机关依法追究刑事责任。

第二十二条 有关工作人员滥用职权、玩忽职守或者徇私舞弊的，依法予以行政处分；构成犯罪的，由司法机关依法追究刑事责任。

第五章 附 则

第二十三条 本办法由国家发展改革委（国家能源局）会同有关部门负责解释。各地区及相关企业可根据本办法制定更严格的标准和实施细则。

第二十四条 本办法自2015年1月1日起施行。

四、《进出口玩具检验监督管理办法》

国家质检总局令第111号发布，自2009年9月15日起施行，根据国家质检总局令第173号，海关总署令第238号、第240号、第243号修改。全文如下。

进出口玩具检验监督管理办法

第一章 总 则

第一条 为规范进出口玩具的检验监管工作，加强对进出口玩具的管理，保护消费者人身健康和安全，根据《中华人民共和国进出口商品检验法》及其实施条例和《国务院关于加强食品等产品安全监督管理的特别规定》等有关规定，制定本办法。

第二条 海关总署主管全国进出口玩具检验监督管理工作。

主管海关负责辖区内进出口玩具的检验监督管理工作。

第三条 本办法适用于列入必须实施检验的进出口商品目录（以下简称目录）以及法律、行政法规规定必须实施检验的进出口玩具的检验和监督管理。海关和从事进出口玩具的生产、经营企业应当遵守本办法。

海关对目录外的进出口玩具按照海关总署的规定实施抽查检验。

第四条 进口玩具按照我国国家技术规范的强制性要求实施检验。

出口玩具按照输入国家或者地区的技术法规和标准实施检验，如贸易双方约定的技术要求高于技术法规和标准的，按照约定要求实施检验。输入国家或者地区的技术法规和标准无明确规定的，按照我国国家技术规范的强制性要求实施检验。

政府间已签订协议的，应当按照协议规定的要求实施检验。

第五条 海关总署对存在缺陷可能导致儿童伤害的进出口玩具的召回实施监督管理。

第二章 进口玩具的检验

第六条 进口玩具的收货人或者其代理人在办理报检时，应当按照《出入境检验检疫报检规定》① 如实填写入境货物报检单，提供有关单证。对列入强制性产品认证目录的进口玩具还应当取得强制性产品认证证书②。海关对强制性产品认证证书电子数据进行系统自动比对验核。

第七条 海关对列入强制性产品认证目录内的进口玩具，按照《进口许可制度民用商品入境验证管理办法》③ 的规定实施验证管理。

对未列入强制性产品认证目录内的进口玩具，报检人已提供进出口玩具检测实验室（以下简称玩具实验室）出具的合格的检测报告的，海关对报检人提供的有关单证与货物是否符合进行审核。

对未能提供检测报告或者经审核发现有关单证与货物不相符的，应当对该批货物实施现场检验并抽样送玩具实验室检测。

第八条 进口玩具经检验合格的，海关出具检验证明。

第九条 进口玩具经检验不合格的，由海关出具检验检疫处理通知书。涉及人身财产安全、健康、环境保护项目不合格的，由海关责令当事人退货或者销毁；其他项目不合格的，可以在海关的监督下进行技术处理，经重新检验合格后，方可销售或者使用。

第十条 在国内市场销售的进口玩具，其安全、使用标识应当符合我国玩具安全的有关强制性要求。

第三章 出口玩具的检验

第十一条 出口玩具报检时，报检人应当如实填写出境货物报检单，除按照《出入境检验检疫报检规定》提供相关材料外，还需提供产品质量安全符合性声明。

出口玩具首次报检时，还应当提供玩具实验室出具的检测报告以及海关总署规定的其他材料等。

第十二条 海关根据本办法第四条的规定对出口玩具实施检验。

出口玩具应当由产地海关实施检验。出口玩具经检验合格的，产地海关出具换证凭单。出口玩具经检验不合格的，出具不合格通知单。

第十三条 出口玩具经产地海关检验合格后，发货人应当在规定的期限内向口岸海关申请查验。

未能在检验有效期内出口或者在检验有效期内变更输入国家或者地区且检验要求不同的，应当重新向海关报检。

第十四条 出口玩具生产、经营企业应当建立完善的质量安全控制体系及追溯体系，加强对玩具成品、部件或者部分工序分包的质量控制和管理，建立并执行进货检查验收制度，审验供货商、分包商的经营资格，验明产品合格证明和产品标识，并建立产品及高风险原材料的进货台账，如实记录产品名称、规格、数量、供货商、分包商及其联系方式、进货时间等内容。

第四章 监督管理

第十五条 海关对出口玩具生产企业实施分类管理。

---

① 《出入境检验检疫报检规定》已被《中华人民共和国海关进出口货物申报管理规定》（海关总署令第 277 号）废止。

② 《海关总署决定公布第一批取消的证明事项》（见海关总署网站政府信息公开专栏）规定，海关通过数据共享方式予以核查，行政管理相对人可不再提交。

③ 《进口许可制度民用商品入境验证管理办法》（国家质检总局令第 6 号发布，根据海关总署令第 238 号修改），见本章第一节。

第十六条 海关应当对出口玩具生产、经营企业实施监督管理，监督管理包括对企业质量保证能力的检查以及对质量安全重点项目的检验。

第十七条 主管海关对具有下列情形之一的玩具生产、经营企业实施重点监督管理：

（一）企业安全质量控制体系未能有效运行的；

（二）发生国外预警通报或者召回、退运事件经主管海关调查确属企业责任的；

（三）出口玩具经抽批检验连续2次，或者6个月内累计3次出现安全项目检验不合格的；

（四）进口玩具在销售和使用过程中发现存在安全质量缺陷，或者发生相关安全质量事件，未按要求主动向海关总署或者主管海关报告和配合调查的；

（五）违反检验检疫法律法规规定受到行政处罚的。

第十八条 对实施重点监督管理的企业，海关对该企业加严管理，对该企业的进出口产品加大抽查比例，期限一般为6个月。

第十九条 海关总署对玩具实验室实施监督管理。玩具实验室应当通过中国合格评定国家认可委员会（CNAS）的资质认可并获得海关总署指定。

海关总署对出现检测责任事故的玩具实验室，暂停其检测资格，责令整改，整改合格后，方可恢复；情节严重的，取消其指定实验室资格。

第二十条 进出口玩具的收货人或者发货人对海关出具的检验结果有异议的，可以按照《进出口商品复验办法》① 的规定申请复验。

第二十一条 海关总署对进出口玩具的召回实施监督管理。

进入我国国内市场的进口玩具存在缺陷的，进口玩具的经营者、品牌商应当主动召回；不主动召回的，由海关总署责令召回。

进口玩具的经营者、品牌商和出口玩具生产经营者、品牌商获知其提供的玩具可能存在缺陷的，应当进行调查，确认产品质量安全风险，同时在24小时内报告所在地主管海关。实施召回时应当制作并保存完整的召回记录，并在召回完成时限期满后15个工作日内，向海关总署和所在地直属海关提交召回总结。

已经出口的玩具在国外被召回、通报或者出现安全质量问题的，其生产经营者、品牌商应当向主管海关报告相关信息。

第五章 法律责任

第二十二条 擅自销售未经检验的进口玩具，或者擅自销售应当申请进口验证而未申请的进口玩具的，由海关没收违法所得，并处货值金额5%以上20%以下罚款。

第二十三条 擅自出口未经检验的出口玩具的，由海关没收违法所得，并处货值金额5%以上20%以下罚款。

第二十四条 擅自销售经检验不合格的进口玩具，或者出口经检验不合格的玩具的，由海关责令停止销售或者出口，没收违法所得和违法销售或者出口的玩具，并处违法销售或者出口的玩具货值金额等值以上3倍以下罚款。

第二十五条 进出口玩具的收货人、发货人、代理报检企业、快件运营企业、报检人员未如实提供进出口玩具的真实情况，取得海关的有关证单，或者逃避检验的，由海关没收违法所得，并处货值金额5%以上20%以下罚款。

进出口玩具的收货人或者发货人委托代理报检企业、出入境快件运营企业办理报检手续，未按

---

① 《进出口商品复验办法》（国家质检总局令第77号发布，根据海关总署令第238号、第240号修改），见《海关检验检疫业务实务手册——国境卫生检疫篇》第十二章第二节。

照规定向代理报检企业、出入境快件运营企业提供所委托报检事项的真实情况，取得海关的有关证单的，对委托人依照前款规定予以处罚。

代理报检企业、出入境快件运营企业、报检人员对委托人所提供情况的真实性未进行合理审查或者因工作疏忽，导致骗取海关有关证单的结果的，由海关对代理报检企业、出入境快件运营企业处2万元以上20万元以下罚款。

第二十六条 伪造、变造、买卖或者盗窃检验检疫证单、印章、封识或者使用伪造、变造的检验检疫证单、印章、封识，由海关责令改正，没收违法所得，并处货值金额等值以下罚款；构成犯罪的，依法追究刑事责任。

第二十七条 擅自调换海关抽取的样品或者海关检验合格的进出口玩具的，由海关责令改正，给予警告；情节严重的，并处货值金额10%以上50%以下罚款。

第二十八条 擅自调换、损毁海关加施的标志、封识的，由海关处5万元以下罚款。

第二十九条 我国境内的进出口玩具生产企业、经营者、品牌商有下列情形之一的，海关可以给予警告或者处3万元以下罚款：

（一）对出口玩具在进口国家或者地区发生质量安全事件隐瞒不报并造成严重后果的；

（二）对应当向海关报告玩具缺陷而未报告的；

（三）对应当召回的缺陷玩具拒不召回的。

第三十条 海关的工作人员滥用职权，故意刁难当事人的，徇私舞弊，伪造检验检疫结果的，或者玩忽职守，延误出证的，依法给予行政处分，没收违法所得；构成犯罪的，依法追究刑事责任。

第三十一条 违反本办法规定，构成犯罪的，依法追究刑事责任。

第六章 附 则

第三十二条 本办法所称质量安全重点项目是指海关在对输入国家或者地区技术法规和标准、企业产品质量安全历史数据和产品通报召回等信息进行风险评估的基础上，确定的产品质量安全高风险检验项目。

本办法所称产品抽批检验是指海关根据出口产品生产企业分类管理类别，对报检的出口产品按照规定的比例实施现场检验和抽样送实验室检测。

第三十三条 本办法由海关总署负责解释。

第三十四条 本办法自2009年9月15日起施行。

五、《进口棉花检验监督管理办法》

国家质检总局令第151号发布，自2013年2月1日起施行，根据海关总署令第238号、第240号修改。

（一）行政审批和备案

进口棉花境外供货企业登记申请。

（二）规章全文

进口棉花检验监督管理办法

第一章 总 则

第一条 为了加强进口棉花检验监督管理，提高进口棉花质量，维护正常贸易秩序，根据《中华人民共和国进出口商品检验法》（以下简称商检法）及其实施条例的规定，制定本办法。

第二条 本办法适用于进口棉花的检验监督管理。

第三条 海关总署主管全国进口棉花的检验监督管理工作。

主管海关负责所辖地区进口棉花的检验监督管理工作。

第四条 国家对进口棉花的境外供货企业（以下简称境外供货企业）实施质量信用管理，对境外供货企业可以实施登记管理。

第五条 海关依法对进口棉花实施到货检验。

第二章 境外供货企业登记管理

第六条 为了便利通关，境外供货企业按照自愿原则向海关总署申请登记。

第七条 申请登记的境外供货企业（以下简称申请人）应当具备以下条件：

（一）具有所在国家或者地区合法经营资质；

（二）具有固定经营场所；

（三）具有稳定供货来源，并有相应质量控制体系；

（四）熟悉中国进口棉花检验相关规定。

第八条 申请人申请登记时应当向海关总署提交下列书面材料：

（一）进口棉花境外供货企业登记申请表（以下简称登记申请表）；

（二）合法商业经营资质证明文件复印件；

（三）组织机构图及经营场所平面图；

（四）质量控制体系的相关材料；

（五）质量承诺书。

以上材料应当提供中文或者中外文对照文本。

第九条 境外供货企业可以委托代理人申请登记。代理人申请登记时，应当提交境外供货企业的委托书。

第十条 海关总署对申请人提交的申请，应当根据下列情形分别作出处理：

（一）申请材料不齐全或者不符合法定形式的，应当当场或者自收到申请材料之日起5个工作日内一次告知申请人需要补正的全部内容；逾期不告知的，自收到申请材料之日起即为受理；

（二）申请材料齐全、符合规定形式，或者申请人按照海关总署的要求提交全部补正材料的，应当受理；

（三）申请人自被告知之日起20个工作日内未补正申请材料，视为撤销申请；申请人提供的补正材料仍不符合要求的，不予受理，并书面告知申请人。

第十一条 受理当事人提交的申请后，海关总署应当组成评审组，开展书面评审，必要时开展现场评审。上述评审应当自受理之日起3个月内完成。

第十二条 经审核合格的，海关总署应当对境外供货企业予以登记，颁发《进口棉花境外供货企业登记证书》（以下简称登记证书）并对外公布。

第十三条 经审核不合格的，海关总署对境外供货企业不予登记，并书面告知境外供货企业。

第十四条 登记证书有效期为3年。

第十五条 不予登记的境外供货企业自不予登记之日起2个月后方可向海关总署重新申请登记。

第十六条 已登记境外供货企业的名称、经营场所或者法定代表人等登记信息发生变化的，应当及时向海关总署申请变更登记，提交本办法第八条规定的登记申请表及变更事项的证明材料，海关总署应当自收到变更登记材料之日起30个工作日内作出是否予以变更登记的决定。

第十七条 需要延续有效期的，已登记境外供货企业应当在登记证书有效期届满3个月前向海关总署申请复查换证，复查换证时提交本办法第八条规定的材料，海关总署应当在登记证书有效期届满前作出是否准予换证的决定。

到期未申请复查换证的，海关总署予以注销。

第三章　质量信用管理

第十八条　海关总署对境外供货企业实行质量信用管理。直属海关根据进口棉花的实际到货质量和境外供货企业的履约情况，对境外供货企业的质量信用进行评估，并上报海关总署。

第十九条　按照质量信用，境外供货企业分为A、B、C三个层级：

（一）A级：境外供货企业自获得海关总署登记后即列为A级；

（二）B级：A级境外供货企业发生本办法第二十条所列情形之一的降为B级；

（三）C级：未获得海关总署登记的境外供货企业默认为C级；B级境外供货企业发生本办法第二十条所列情形之一的降为C级。

第二十条　登记境外供货企业进口的同合同、同发票、同规格的棉花发生下列情形之一的，海关应当对该境外供货企业的质量信用进行评估并作相应调整：

（一）等级降级幅度在2级及以上的棉包数量超过总包数20%的；

（二）长度降级幅度在1/16英寸（约1.58毫米）及以上的棉包数量超过总包数20%的；

（三）马克隆值不合格的棉包数量超过总包数60%的；

（四）到货重量短少率超过3%，未及时赔偿的；

（五）货物中发生严重油污、水渍、霉变、板结的棉包数量超过总包数的5%的；

（六）货物包装发生影响运输、搬运、装卸的严重破损，破损棉包数量超过总包数20%的；

（七）混有异性纤维、棉短绒、废棉和危害性杂物，经核查对企业造成严重损失的。

第二十一条　进口棉花发生本办法第二十条所列情形时，海关应当将有关检验结果告知收货人，收货人应当及时书面通知境外供货企业。未经海关允许，收货人不得销售、使用该批进口棉花。海关应当及时将进口棉花的检验情况及相关证明材料上报直属海关。

第二十二条　直属海关对检验情况及相关证明材料进行审核，初步评估确定境外供货企业的质量信用层级，并将评估结果及理由书面告知境外供货企业。

第二十三条　境外供货企业对初步评估结果有异议的，应当自收到书面通知之日起15个工作日内，向作出评估结果的直属海关提出书面申辩，并提交相关证明材料。经复核，原评估结果有误的，予以更正。

无异议或者期限届满未申辩的，直属海关确定最终评估结果，书面告知境外供货企业，同时上报海关总署。

第二十四条　海关总署根据评估结果及时调整境外供货企业质量信用层级，并通知主管海关及相关单位。

第二十五条　实施质量信用评估过程中发生复验、行政复议或者行政诉讼的，应当暂停评估。待复验、行政复议或者行政诉讼结束后，继续组织评估。

第二十六条　海关总署对获得登记的境外供货企业质量信用层级按下列方式进行动态调整：

（一）A级境外供货企业进口的棉花发生本办法第二十条所列情形的，境外供货企业的质量信用层级由A级降为B级；

（二）自直属海关书面通知境外供货企业质量信用层级之日起5个月内，从B级境外供货企业进口的棉花发生本办法第二十条所列情形的，境外供货企业的质量信用层级由B级降为C级；如未发生本办法第二十条所列情形的，质量信用层级由B级升为A级；

（三）自直属海关书面通知境外供货企业质量信用层级之日起5个月内，从C级境外供货企业进口的棉花未发生本办法第二十条所列情形的，境外供货企业（不含未在海关总署登记的企业）的质量信用层级由C级升为B级。

第四章 进口检验

第二十七条 进口棉花的收货人或者其代理人应当向入境口岸海关报检。

第二十八条 海关根据境外供货企业的质量信用层级，按照下列方式对进口棉花实施检验：

（一）对A级境外供货企业的棉花，应当在收货人报检时申报的目的地检验，由目的地海关按照检验检疫行业标准实施抽样检验；

（二）对B级境外供货企业的棉花，应当在收货人报检时申报的目的地检验，由目的地海关实施两倍抽样量的加严检验；

（三）对C级境外供货企业的棉花，海关在入境口岸实施两倍抽样量的加严检验。

第二十九条 实施进口棉花现场检验工作的场所应当具备以下条件：

（一）具有适合棉花存储的现场检验场地；

（二）配备开箱、开包、称重、取样等所需的设备和辅助人员；

（三）其他检验工作所需的通用现场设施。

第三十条 海关对进口棉花实施现场查验。查验时应当核对进口棉花批次、规格、标记等，确认货证相符；查验包装是否符合合同等相关要求，有无包装破损；查验货物是否存在残损、异性纤维、以次充好、掺杂掺假等情况。对集装箱装载的，检查集装箱铅封是否完好。

第三十一条 海关按照相关规定对进口棉花实施数重量检验、品质检验和残损鉴定，并出具证书。

第三十二条 进口棉花的收货人或者发货人对海关出具的检验结果有异议的，可以按照《进出口商品复验办法》① 的规定申请复验。

第五章 监督管理

第三十三条 境外供货企业质量控制体系应当持续有效。

海关总署可以依法对境外供货企业实施现场核查。

第三十四条 收货人应当建立进口棉花销售、使用记录以及索赔记录，海关可以对其记录进行检查，发现未建立记录或者记录不完整的，书面通知收货人限期整改。

第三十五条 主管海关应当建立质量信用评估和检验监管工作档案。海关总署对质量信用评估和检验监管工作进行监督检查。

第三十六条 已登记境外供货企业发生下列情形之一的，海关总署撤销其登记。境外供货企业自撤销之日起6个月后方可向海关总署重新申请登记。

（一）提供虚假材料获取登记证书的；

（二）在海关总署组织的现场检查中被发现其质量控制体系无法保证棉花质量的；

（三）C级已登记境外供货企业发生本办法第二十条所列情形的；

（四）不接受监督管理的。

第六章 法律责任

第三十七条 收货人发生下列情形之一的，有违法所得的，由海关处违法所得3倍以下罚款，最高不超过3万元；没有违法所得的，处1万元以下罚款：

① 《进出口商品复验办法》（国家质检总局令第77号发布，根据海关总署令第238号、第240号修改），见《海关检验检疫业务实务手册——国境卫生检疫篇》第十二章第二节。

（一）书面通知限期整改仍未建立进口棉花销售或者使用记录以及索赔记录的；

（二）不如实提供进口棉花的真实情况造成严重后果的；

（三）不接受监督管理的。

第三十八条 有其他违反相关法律、行政法规行为的，海关依照相关法律、行政法规追究其法律责任。

第三十九条 海关的工作人员滥用职权，故意刁难当事人，徇私舞弊，伪造检验检疫结果的，或者玩忽职守，延误出证的，按照《中华人民共和国进出口商品检验法实施条例》第五十六条①规定依法给予行政处分；构成犯罪的，依法追究刑事责任。

第七章 附 则

第四十条 进口棉花的动植物检疫、卫生检疫按照法律法规及相关规定执行。

第四十一条 香港、澳门和台湾地区的棉花供货企业的登记管理和质量信用评估管理按照本办法执行。

第四十二条 从境外进入保税区、出口加工区等海关特殊监管区域的进口棉花，按照相关规定执行。

第四十三条 本办法由海关总署负责解释。

第四十四条 本办法自2013年2月1日起施行。

六、《进口旧机电产品检验监督管理办法》

国家质检总局令第171号发布，自2016年1月1日起施行，根据国家质检总局令第187号，海关总署令第238号、第240号、第243号修改。

（一）相关法律法规条款

《进出口商品检验法实施条例》第二十二条：“对价值较高，涉及人身财产安全、健康、环境保护项目的高风险进口旧机电产品，应当依照国家有关规定实施装运前检验，进口时，收货人应当提供出入境检验检疫机构或者检验机构出具的装运前检验证书。

“进口可用作原料的固体废物、国家允许进口的旧机电产品到货后，由出入境检验检疫机构依法实施检验。”

（二）特别说明

本办法第五条规定的“需实施装运前检验的进口旧机电产品清单”，指《关于调整进口旧机电产品检验监管的公告》（国家质检总局公告2014年第145号）“附件2：进口旧机电产品检验监管措施清单（2014年版）”的管理措施表2（见本书第三章第一节）。

（三）规章全文

进口旧机电产品检验监督管理办法

第一章 总 则

第一条 为了规范进口旧机电产品的检验监督管理工作，根据《中华人民共和国进出口商品检验法》及其实施条例以及中华人民共和国缔结或者参加的双边或者多边条约、协定和其他具有条约

① 根据2022年3月29日中华人民共和国国务院令第752号《国务院关于修改和废止部分行政法规的决定》，条文序号调整为“第五十五条”。

性质的文件的有关规定，制定本办法。

第二条 本办法适用于国家允许进口的，在中华人民共和国境内销售、使用的旧机电产品的检验监督管理。

本办法所称旧机电产品是指具有下列情形之一的机电产品：

（一）已经使用（不含使用前测试、调试的设备），仍具备基本功能和一定使用价值的；

（二）未经使用，但是超过质量保证期（非保修期）的；

（三）未经使用，但是存放时间过长，部件产生明显有形损耗的；

（四）新旧部件混装的；

（五）经过翻新的。

第三条 海关总署主管全国进口旧机电产品检验监督管理工作。

主管海关负责所辖地区进口旧机电产品检验监督管理工作。

第四条 进口旧机电产品应当符合法律法规对安全、卫生、健康、环境保护、防止欺诈、节约能源等方面的规定，以及国家技术规范的强制性要求。

第五条 进口旧机电产品应当实施口岸查验、目的地检验以及监督管理。价值较高、涉及人身财产安全、健康、环境保护项目的高风险进口旧机电产品，还需实施装运前检验。

需实施装运前检验的进口旧机电产品清单由海关总署制定并在海关总署网站上公布①。

进口旧机电产品的装运前检验结果与口岸查验、目的地检验结果不一致的，以口岸查验、目的地检验结果为准。

第六条 旧机电产品的进口商应当诚实守信，对社会和公众负责，对其进口的旧机电产品承担质量主体责任。

第二章 装运前检验

第七条 需实施装运前检验的进口旧机电产品，其收、发货人或者其代理人应当按照海关总署的规定申请主管海关或者委托检验机构实施装运前检验。

海关总署不予指定检验机构从事进口旧机电产品装运前检验。

装运前检验应当在货物启运前完成。

第八条 收、发货人或者其代理人申请海关实施装运前检验的，海关可以根据需要，组织实施或者派出检验人员参加进口旧机电产品装运前检验。

第九条 进口旧机电产品装运前检验应当按照国家技术规范的强制性要求实施。

装运前检验内容包括：

（一）对安全、卫生、健康、环境保护、防止欺诈、能源消耗等项目做出初步评价；

（二）核查产品品名、数量、规格（型号）、新旧、残损情况是否与合同、发票等贸易文件所列相符；

（三）是否包括、夹带禁止进口货物。

第十条 检验机构接受委托实施装运前检验的，应当诚实守信，按照本办法第九条以及海关总署的规定实施装运前检验。

第十一条 海关或者检验机构应当在完成装运前检验工作后，签发装运前检验证书，并随附装运前检验报告。

检验证书及随附的检验报告应当符合以下要求：

---

① 指《关于调整进口旧机电产品检验监管的公告》（国家质检总局公告 2014 年第 145 号）“附件 2：进口旧机电产品检验监管措施清单（2014 年版）”的管理措施表 2（见本书第三章第一节）。

（一）检验依据准确、检验情况明晰、检验结果真实；

（二）有统一、可追溯的编号；

（三）检验报告应当包含检验依据、检验对象、现场检验情况、装运前检验机构及授权签字人签名等要求；

（四）检验证书不应含有检验报告中检验结论及处理意见为不符合本办法第四条规定的进口旧机电产品；

（五）检验证书及随附的检验报告文字应当为中文，若出具中外文对照的，以中文为准；

（六）检验证书应当有明确的有效期限，有效期限由签发机构根据进口旧机电产品情况确定，一般为半年或一年。

工程机械的检验报告除满足上述要素外，还应当逐台列明名称、HS 编码、规格型号、产地、发动机号/车架号、制造日期（年）、运行时间（小时）、检测报告、维修记录、使用说明书核查情况等内容。

第三章　进口旧机电产品检验

第十二条　进口旧机电产品运抵口岸后，收货人或者其代理人应当凭合同、发票、装箱单、提单等资料向海关办理报检手续。需实施装运前检验的，报检前还应当取得装运前检验证书。

第十三条　口岸海关对进口旧机电产品实施口岸查验。

实施口岸查验时，应当对报检资料进行逐批核查。必要时，对进口旧机电产品与报检资料是否相符进行现场核查。

口岸查验的其他工作按口岸查验的相关规定执行。

第十四条　目的地海关对进口旧机电产品实施目的地检验。

第十五条　海关对进口旧机电产品的目的地检验内容包括：一致性核查，安全、卫生、环境保护等项目检验。

（一）一致性核查：

1. 核查产品是否存在外观及包装的缺陷或者残损；

2. 核查产品的品名、规格、型号、数量、产地等货物的实际状况是否与报检资料及装运前检验结果相符；

3. 对进口旧机电产品的实际用途实施抽查，重点核查特殊贸易方式进口旧机电产品的实际使用情况是否与申报情况一致。

（二）安全项目检验：

1. 检查产品表面缺陷、安全标识和警告标记；

2. 检查产品在静止状态下的电气安全和机械安全；

3. 检验产品在运行状态下的电气安全和机械安全，以及设备运行的可靠性和稳定性。

（三）卫生、环境保护项目检验：

1. 检查产品卫生状况，涉及食品安全项目的食品加工机械及家用电器是否符合相关强制性标准；

2. 检测产品在运行状态下的噪声、粉尘含量、辐射以及排放物是否符合标准；

3. 检验产品是否符合我国能源效率有关限定标准。

（四）对装运前检验发现的不符合项目采取技术和整改措施的有效性进行验证，对装运前检验未覆盖的项目实施检验；必要时对已实施的装运前检验项目实施抽查。

（五）其他项目的检验依照同类机电产品检验的有关规定执行。

第十六条　经目的地检验，涉及人身财产安全、健康、环境保护项目不合格的，由海关责令收货人销毁、退运；其他项目不合格的，可以在海关的监督下进行技术处理，经重新检验合格的，方可销售或者使用。

经目的地检验不合格的进口旧机电产品，属成套设备及其材料的，签发不准安装使用通知书。经技术处理，并经海关重新检验合格的，方可安装使用。

第四章 监督管理

第十七条 海关对进口旧机电产品收货人及其代理人、进口商及其代理人、装运前检验机构及相关活动实施监督管理。

第十八条 检验机构应当对其所出具的装运前检验证书及随附的检验报告的真实性、准确性负责。

海关在进口旧机电产品检验监管工作中，发现检验机构出具的检验证书及随附的检验报告存在违反本办法第十一条规定，情节严重或引起严重后果的，可以发布警示通报并决定在一定时期内不予认可其出具的检验证书及随附的检验报告，但最长不得超过3年。

第十九条 进口旧机电产品的进口商应当建立产品进口、销售和使用记录制度，如实记录进口旧机电产品的品名、规格、数量、出口商和购货者名称及联系方式、交货日期等内容。记录应当真实，保存期限不得少于2年。

海关可以对本辖区内进口商的进口、销售和使用记录进行检查。

第二十条 海关对进口旧机电产品检验监管过程中发现的质量安全问题依照风险预警及快速反应的有关规定进行处置。

第二十一条 海关工作人员在履行进口旧机电产品检验监管职责中，对所知悉的商业秘密负有保密义务。

海关履行进口旧机电产品检验监管职责，应当遵守法律，维护国家利益，依照法定职权和法定程序严格执法，接受监督。

第五章 法律责任

第二十二条 擅自销售、使用未报检或者未经检验的进口旧机电产品，由海关按照《中华人民共和国进出口商品检验法实施条例》没收违法所得，并处进口旧机电产品货值金额5%以上20%以下罚款；构成犯罪的，依法追究刑事责任。

第二十三条 销售、使用经法定检验、抽查检验或者验证不合格的进口旧机电产品，由海关按照《中华人民共和国进出口商品检验法实施条例》责令停止销售、使用，没收违法所得和违法销售、使用的进口旧机电产品，并处违法销售、使用的进口旧机电产品货值金额等值以上3倍以下罚款；构成犯罪的，依法追究刑事责任。

第二十四条 擅自调换海关抽取的样品或者海关检验合格的进口旧机电产品的，由海关按照《中华人民共和国进出口商品检验法实施条例》责令改正，给予警告；情节严重的，并处旧机电产品货值金额10%以上50%以下罚款。

第二十五条 进口旧机电产品的收货人、代理报检企业或者报检人员不如实提供进口旧机电产品的真实情况，取得海关的有关单证，或者对法定检验的进口旧机电产品不予报检，逃避进口旧机电产品检验的，由海关按照《中华人民共和国进出口商品检验法实施条例》没收违法所得，并处进口旧机电产品货值金额5%以上20%以下罚款。

第二十六条 进口国家允许进口的旧机电产品未按照规定进行装运前检验的，按照国家有关规定予以退货；情节严重的，由海关按照《中华人民共和国进出口商品检验法实施条例》并处100万元以下罚款。

第二十七条 伪造、变造、买卖、盗窃或者使用伪造、变造的海关出具的装运前检验证书及检验报告，构成犯罪的，依法追究刑事责任；尚不够刑事处罚的，由海关按照《中华人民共和国进出口商品检验法实施条例》责令改正，没收违法所得，并处商品货值金额等值以下罚款。

第二十八条 海关工作人员在履行进口旧机电产品检验监管职责中应当秉公执法、忠于职守，不得滥用职权、玩忽职守、徇私舞弊；违法失职的，依法追究责任。

第六章 附 则

第二十九条 经特殊监管区进口的旧机电产品，按照本办法执行。

第三十条 进口旧机电产品涉及的动植物检疫和卫生检疫工作，按照进出境动植物检疫和国境卫生检疫法律法规的规定执行。

第三十一条 进口国家禁止进口的旧机电产品，应当予以退货或者销毁。

第三十二条 本办法由海关总署负责解释。

第三十三条 本办法自2016年1月1日起施行。国家质量监督检验检疫总局于2002年12月31日发布的《进口旧机电产品检验监督管理办法》和2003年8月18日发布的《进口旧机电产品检验监督程序规定》同时废止。

七、《机电产品进口管理办法》

商务部、海关总署、国家质检总局令2008年第7号发布，自2008年5月1日起施行，根据商务部令2018年第7号修改。

（一）修改决定（节选）

商务部关于修改部分规章的决定（商务部令2018年第7号）

…………

六、经商海关总署同意，修改《机电产品进口管理办法》

…………

（三）删去第八条、第十条、第十一条、第十五条、第三十一条中的“质检总局”。

（四）第十条增加一款，作为第二款：“商务部、海关总署在各自的职责范围内，对申请、使用机电产品进口配额、许可证的活动进行监督检查。”

（五）将第十四条、第十八条中的“国家检验检疫机构签发的《入境货物通关单》（在备注栏标注‘旧机电产品进口备案’字样）”修改为“其他必要材料”。

…………

（七）将第十八条第二款中的“进口列入进口自动许可机电产品目录的旧机电产品（不含重点旧机电产品），进口单位持《进口自动许可证》和国家检验检疫机构签发的《入境货物通关单》（在备注栏标注‘旧机电产品进口备案’字样）按海关规定办理通关手续”修改为“进口属于自动进口许可的旧机电产品（不含重点旧机电产品），进口单位持自动进口许可证和其他必要材料按海关规定办理通关手续”。

…………

（九）将第三十条修改为：“列入《禁止进口货物目录》的旧机电产品，在符合环境保护、安全生产的条件下，经商务部同意，可以进境维修（含再制造）并复出境。

“我国驻外机构或者境外企业（中方控股）在境外购置的机电产品需调回自用的，如涉及《禁止进口货物目录》的旧机电产品，在境外购置时若为新品的，经商务部同意，可调回自用。”

（十）在附则中增加以下内容，作为第三十一条：

“本办法所称维修，是指通过维护、修理、检测、升级或其他维修处置，使原产品（件）局部受损功能恢复或原有功能升级的生产活动。

"本办法所称再制造，是指将主体部分不具备原设计性能但具备循环再生价值的原产品（件）完全拆解，经采用专门的工艺、技术对拆解的零部件进行修复、加工，产业化组装生产出再生成品，恢复或超过原产品（件）性能的生产活动。

"本办法所称翻新，是指将主体部分不具备设计性能的原产品（件）通过维护、修理、检测、升级或其他处置，使原件局部受损性能恢复或原有功能升级等；或者将主体部分不具备设计性能的原产品（件）中可利用部分与新的原料、配件一同重新投入进行拆解、修复、加工或组装，恢复原产品（件）基本的使用功能或超过原件性能的活动。"

…………

（二）修改前原文（部分）

第十四条 实行进口许可证管理的机电产品，地方、部门机电办核实进口单位的申请材料后，向商务部提交。商务部审核申请材料，并在20日内决定是否签发《中华人民共和国进口许可证》（以下简称《进口许可证》）。进口单位持《进口许可证》按海关规定办理通关手续。

进口重点旧机电产品，进口单位持《进口许可证》和国家检验检疫机构签发的《入境货物通关单》（在备注栏标注"旧机电产品进口备案"字样）按海关规定办理通关手续。

第十八条 进口实行自动进口许可的机电产品，进口单位应当在办理海关报关手续前，向商务部或地方、部门机电办申领《中华人民共和国自动进口许可证》（以下简称《自动进口许可证》），并持《自动进口许可证》按海关规定办理通关手续。

进口列入自动进口许可机电产品目录的旧机电产品（不含重点旧机电产品），进口单位持《自动进口许可证》和国家检验检疫机构签发的《入境货物通关单》（在备注栏标注"旧机电产品进口备案"字样）按海关规定办理通关手续。

第三十条 国家禁止以任何方式进口列入《禁止进口旧机电产品目录》中的旧机电产品。禁止进口机电产品不得进入海关特殊监管区域和海关保税监管场所。

列入《禁止进口机电产品目录》，属中国生产并出口的机电产品，如需进入出口加工区进行售后维修的，需报商务部审核，具体办法另行制定。

我国驻外机构或者境外企业（中方控股，下同）在境外购置的机电产品需调回自用的，适用本办法。对列入《禁止进口机电产品目录》的旧机电产品，我国驻外机构或者境外企业在境外购置时为新品的，可调回自用。

（三）规章全文

机电产品进口管理办法

第一章 总 则

第一条 为促进对外贸易健康发展，贯彻国家产业政策，维护市场秩序，依据《中华人民共和国对外贸易法》、《中华人民共和国海关法》及《中华人民共和国货物进出口管理条例》等相关法律、行政法规，制定本办法。

第二条 本办法所称机电产品（含旧机电产品），是指机械设备、电气设备、交通运输工具、电子产品、电器产品、仪器仪表、金属制品等及其零部件、元器件。机电产品的具体范围见附件。

本办法所称旧机电产品是指具有下列情形之一的机电产品：（一）已经使用（不含使用前测试、调试的设备），仍具备基本功能和一定使用价值的；（二）未经使用，但超过质量保证期（非保修期）的；（三）未经使用，但存放时间过长，部件产生明显有形损耗的；（四）新旧部件混装的；（五）经过翻新的。

第三条 本办法适用于将机电产品进口到中华人民共和国关境内的行为。

第四条 进口机电产品应当符合我国有关安全、卫生和环境保护等法律、行政法规和技术标准等的规定。

第五条 商务部负责全国机电产品进口管理工作。国家机电产品进出口办公室设在商务部。

各省、自治区、直辖市、计划单列市、新疆生产建设兵团、沿海开放城市、经济特区机电产品进出口办公室和国务院有关部门机电产品进出口办公室（简称为地方、部门机电办）受商务部委托，负责本地区、本部门机电产品进口管理工作。

第六条 国家对机电产品进口实行分类管理，即分为禁止进口、限制进口和自由进口三类。

基于进口监测需要，对部分自由进口的机电产品实行自动进口许可。

第二章 禁止进口

第七条 有下列情形之一的机电产品，禁止进口：

（一）为维护国家安全、社会公共利益或者公共道德，需要禁止进口的；

（二）为保护人的健康或者安全，保护动物、植物的生命或者健康，保护环境，需要禁止进口的；

（三）依照其他法律、行政法规的规定，需要禁止进口的；

（四）根据中华人民共和国所缔结或者参加的国际条约、协定的规定，需要禁止进口的。

第八条 商务部会同海关总署等相关部门制定、调整并公布《禁止进口机电产品目录》。

国家根据旧机电产品对国家安全、社会公共利益以及安全、卫生、健康、环境保护可能产生危害的程度，将超过规定制造年限的旧机电产品，合并列入上述目录。

第三章 限制进口

第九条 有下列情形之一的机电产品，限制进口：

（一）为维护国家安全、社会公共利益或者公共道德，需要限制进口的；

（二）为保护人的健康或者安全，保护动物、植物的生命或者健康，保护环境，需要限制进口的；

（三）为建立或者加快建立国内特定产业，需要限制进口的；

（四）为保障国家国际金融地位和国际收支平衡，需要限制进口的；

（五）依照其他法律、行政法规的规定，需要限制进口的；

（六）根据中华人民共和国所缔结或者参加的国际条约、协定的规定，需要限制进口的。

第十条 商务部会同海关总署制定、调整并公布《限制进口机电产品目录》。限制进口的机电产品，实行配额、许可证管理。

商务部、海关总署在各自的职责范围内，对申请、使用机电产品进口配额、许可证的活动进行监督检查。

第十一条 国家限制进口的旧机电产品称为重点旧机电产品。

商务部会同海关总署制定、调整并公布《重点旧机电产品进口目录》。

重点旧机电产品进口实行进口许可证管理。

第十二条 《限制进口机电产品目录》及《重点旧机电产品进口目录》至迟应当在实施前21天公布。在紧急情况下，应当不迟于实施之日公布。

第十三条 实行配额管理的限制进口机电产品，依据国务院颁布的有关进口货物配额管理办法的规定实施管理。

第十四条 实行进口许可证管理的机电产品，地方、部门机电办核实进口单位的申请材料后，向商务部提交。商务部审核申请材料，并在20日内决定是否签发《中华人民共和国进口许可证》（以下简称《进口许可证》）。进口单位持《进口许可证》按海关规定办理通关手续。

进口重点旧机电产品，进口单位持《进口许可证》和其他必要材料按海关规定办理通关手续。

第十五条 商务部会同海关总署制定并公布《机电产品进口许可管理实施办法》，商务部会同海关总署制定并公布《重点旧机电产品进口管理办法》。

第四章 自动进口许可

第十六条 为了监测机电产品进口情况，国家对部分自由进口的机电产品实行自动进口许可。

第十七条 商务部会同海关总署等有关部门制定、调整并公布实行自动进口许可的机电产品目录。

实行自动进口许可的机电产品目录至迟应当在实施前21天公布。

商务部、海关总署在各自的职责范围内，对申请、使用机电产品自动进口许可证的活动进行监督检查。

第十八条 进口实行自动进口许可的机电产品，进口单位应当在办理海关报关手续前，向商务部或地方、部门机电办申领《中华人民共和国自动进口许可证》（以下简称《自动进口许可证》），并持《自动进口许可证》按海关规定办理通关手续。

进口属于自动进口许可的旧机电产品（不含重点旧机电产品），进口单位持自动进口许可证和其他必要材料按海关规定办理通关手续。

第十九条 商务部会同海关总署制定并公布《机电产品自动进口许可实施办法》。

第五章 进口监控与监督

第二十条 商务部负责对全国机电产品进口情况进行统计、分析与监测。

地方、部门机电办应当依照国家统计制度的规定，及时向商务部报送本地区、本部门机电产品进口统计数据和资料。

第二十一条 经监测，如机电产品进口出现异常情况，商务部应当及时通知有关部门，并依法进行调查。

第二十二条 商务部及地方、部门机电办可以对限制进口的机电产品的进口情况依法进行检查。进口单位应当配合与协助检查，检查部门应当为进口单位保守商业秘密。

第二十三条 进口单位不得从事下列行为：

（一）进口属于禁止进口管理的机电产品，或者未经批准、许可进口属于限制进口管理的机电产品；

（二）超出批准、许可的范围进口属于限制进口管理的机电产品；

（三）伪造、变造或者买卖机电产品进口证件（包括《进口许可证》、《自动进口许可证》，下同）；

（四）以欺骗或者其他不正当手段获取机电产品进口证件；

（五）非法转让机电产品进口证件；

（六）未按法定程序申请进口；

（七）其他违反法律、行政法规有关进口机电产品规定的行为。

第六章 法律责任

第二十四条 进口单位有第二十三条规定的行为之一并构成犯罪的，依法追究刑事责任，尚不构成犯罪的，由公安、海关等具有行政处罚权的行政机关依法对相关当事人作出处理。

第二十五条 进口单位对国家行政机关作出的有关行政决定或行政处罚决定不服的，可依法申请行政复议或者提起行政诉讼。

第二十六条 进口管理工作人员玩忽职守、徇私舞弊、滥用职权的，根据情节轻重，由相应的行政主管部门按有关规定给予处罚；构成犯罪的，依法追究刑事责任。

第七章 附 则

第二十七条 下列情形，从以下规定：

（一）加工贸易项下进口的作价设备，适用本办法。

（二）加工贸易项下进口外商提供的不作价设备，除旧加工设备需要办理入境检验检疫手续外，免于办理机电产品进口证件。海关监管不作价设备，监管期限为5年。监管期满后，设备留在原企业继续使用的，经企业申请海关可解除监管，企业免于办理机电产品进口证件和入境检验检疫手续；监管期内，原设备使用单位申请提前解除监管，或监管期满后设备不再由原企业使用的，适用本办法。

加工贸易项下进口机电产品用于内销、内销产品或者留作自用的，适用本办法。

（三）外商投资企业进口机电产品用于国内销售或用于加工后国内销售的和外商投资额外以自有资金进口新机电产品，以及进口旧机电产品的，适用本办法。

外商投资企业在投资额内进口新机电产品，经过使用，未到海关监管年限，企业要求提前解除监管并在境内自用或转内销的，适用本办法，并参照进口时的状态办理相关手续，海关凭相应的机电产品进口证件和检验检疫证明办理解除监管手续。

（四）从境外进入海关特殊监管区域或海关保税监管场所及海关特殊监管区域或海关保税监管场所之间进出的机电产品，免于办理进口证件，但属于旧机电产品的，必须办理检验检疫手续，由海关监管；从海关特殊监管区域和海关保税监管场所进入（境内）区外的机电产品，适用本办法。

从境内海关特殊监管区外进入海关特殊监管区域，供区内企业使用和供区内基础设施建设项目所需的机器设备转出区外的，如属于旧机电产品，不适用本办法。

（五）租赁贸易、补偿贸易等贸易方式进口机电产品的，适用本办法。

（六）无偿援助、捐赠或者经济往来赠送等方式进口机电产品的，适用本办法。

第二十八条 有下列情形之一的，不适用本办法：

（一）外商投资企业在投资总额内作为投资和自用进口新机电产品的；

（二）加工贸易项下为复出口而进口机电产品的；

（三）由海关监管，暂时进口后复出口或暂时出口后复进口的；

（四）进口机电产品货样、广告物品、实验品的，每批次价值不超过5000元人民币的；

（五）其他法律、行政法规另有规定的。

第二十九条 依据我国法律、法规或者我国与有关国际金融组织、外国政府贷款国达成的协议的规定，经国际招标后中标的机电产品的进口依照本办法执行。

第三十条 列入《禁止进口货物目录》的旧机电产品，在符合环境保护、安全生产的条件下，经商务部同意，可以进境维修（含再制造）并复出境。

我国驻外机构或者境外企业（中方控股）在境外购置的机电产品需调回自用的，如涉及《禁止进口货物目录》的旧机电产品，在境外购置时若为新品的，经商务部同意，可调回自用。

第三十一条 本办法所称维修，是指通过维护、修理、检测、升级或其他维修处置，使原产品（件）局部受损功能恢复或原有功能升级的生产活动。

本办法所称再制造，是指将主体部分不具备原设计性能但具备循环再生价值的原产品（件）完全拆解，经采用专门的工艺、技术对拆解的零部件进行修复、加工，产业化组装生产出再生成品，恢复或超过原产品（件）性能的生产活动。

本办法所称翻新，是指将主体部分不具备设计性能的原产品（件）通过维护、修理、检测、升级或其他处置，使原件局部受损性能恢复或原有功能升级等；或者将主体部分不具备设计性能的原产品（件）中可利用部分与新的原料、配件一同重新投入进行拆解、修复、加工或组装，恢复原产品（件）基本的使用功能或超过原件性能的活动。

第三十二条 机电产品各类进口管理证件，包括纸质证件或电子证书，可按规定通过提交纸质或电子材料的方式申请。

第三十三条 本办法由商务部、海关总署负责解释。以往有关规定凡与本办法不一致的，以本办法为准。

第三十四条 本办法自二〇〇八年五月一日起施行。原《机电产品进口管理办法》（外经贸部、海关总署、质检总局2001年第10号令）、《机电产品自动进口许可管理实施细则》（外经贸部2001年第25号令）、《关于加强旧机电产品进口的通知》（国经贸机〔1997〕877号）、《关于加强旧机电产品进口管理的补充通知》（国经贸机〔1998〕555号）、《关于进一步明确加工贸易项下外商提供的不作价进口设备解除海关监管有关问题的通知》（署法发2001年420号）、《关于进一步明确加工贸易项下外商提供的不作价进口设备解除海关监管有关问题的通知》（署法发2002年348号）、《关于“不作价设备”解除监管问题的紧急通知》（署法发〔2002〕1号）、《海关总署办公厅关于明确加工贸易项下进口旧机电产品管理有关问题的通知》（署办法〔2002〕211号）、《关于重申进口旧机电产品有关管理的通知》（国质检联2001年42号）、《关于进口机电产品备案与办理进口许可工作的衔接问题的通知》（质检办检联〔2003〕279）号同时废止。

附件　机电产品范围

商品类别	海关商品编号
一、金属制品	7307～7326、7412～7419、75072、7508、7609～7616、7806、7907、8007、810192～810199、810292～810299、81039、81043、81049、81059、8106009、81079、81089、81099、8110009、8111009、811219、811299、82～83章
二、机械及设备	84章
三、电器及电子产品	85章
四、运输工具	86～89章（8710除外）
五、仪器仪表	90章
六、其他（含磨削工具用磨具、玻壳、钟表及其零件、电子乐器、运动枪支、飞机及车辆用坐具、医用家具、办公室用金属家具、各种灯具及照明装置、儿童带轮玩具、带动力装置的玩具及模型、健身器械及游艺设备、打火机等）	680421、6804221、6804301、6805、7011、91章、9207、93031～93033、9304、93052、93059、93061～93063、94011～94013、9402、94031、94032、9405、9501、95031、95038、95041、95043、95049、95069、9508、9613

八、《重点旧机电产品进口管理办法》

商务部、海关总署、国家质检总局令2008年第5号发布，自2008年5月1日起施行，根据商务部令2018年第7号、商务部令2019年第1号修改。

（一）修改决定（节选）

商务部关于修改部分规章的决定（商务部令 2018 年第 7 号）

…………

四、经商海关总署同意，修改《重点旧机电产品进口管理办法》。

（一）删去第四条、第二十三条中的“质检总局”。

…………

（五）删去第十七条。

（六）将第十八条中的“质检总局及其授权机构”修改为“海关”。

（七）将第十九条中的“《入境货物通关单》（备注栏内标注‘旧机电产品进口备案’字样）”修改为“其他必要材料”。

…………

（二）修改前原文（部分）

第十七条 申请进口单位凭进口旧机电产品备案相关证明及其他相关单证向检验检疫机构办理检验手续，检验检疫机构对符合条件的产品出具《入境货物通关单》（备注栏内标注“旧机电产品进口备案”字样）。

（三）规章全文

重点旧机电产品进口管理办法

第一条 为维护国家安全、社会公共利益，保护人的健康或者安全，保护动物、植物的生命或者健康，保护环境，依据《中华人民共和国对外贸易法》、《中华人民共和国进出口商品检验法》、《中华人民共和国行政许可法》、《中华人民共和国海关法》以及《中华人民共和国货物进出口管理条例》、《中华人民共和国进出口商品检验法实施条例》等相关法律和行政法规，制定本办法。

第二条 本办法适用于将重点旧机电产品进口到中华人民共和国关境内的行为。

境外进入海关特殊监管区域或海关保税监管场所的重点旧机电产品，以及（境内）区外进入海关特殊监管区域后再出区的重点旧机电产品，不适用本办法。

境外进入海关特殊监管区域或海关保税监管场所的重点旧机电产品，再从海关特殊监管区域或海关保税监管场所进入（境内）区外的重点旧机电产品，适用本办法。

第三条 重点旧机电产品是指涉及国家安全、社会公共利益、人的健康或者安全、动植物的生命或者健康、污染环境的旧机电产品。对重点旧机电产品实行限制进口管理。

第四条 《重点旧机电产品进口目录》纳入《进口许可证管理货物目录》，由商务部会同海关总署制定、调整并公布。

第五条 商务部负责全国重点旧机电产品进口管理工作。

商务部、海关总署在各自的职责范围内，对进口重点旧机电产品的活动进行监督检查。

第六条 重点旧机电产品进口实行进口许可证管理。商务部负责重点旧机电产品进口申请的审批工作，商务部配额许可证事务局负责《进口许可证》（见附件 1）的发证工作。

第七条 重点旧机电产品进口应由最终用户提出申请。进口重点旧机电产品用于翻新（含再制造）的，应由具备从事翻新业务资质的单位提出申请。

第八条 申请进口重点旧机电产品，申请进口单位应当向商务部提供以下材料：

（一）申请进口的重点旧机电产品用途说明。

（二）《机电产品进口申请表》（见附件 2）。

（三）营业执照（复印件）。

（四）申请进口的重点旧机电产品的制造年限证明材料。

（五）申请进口单位提供设备状况说明。

（六）其他相关法律、行政法规规定需要提供的文件。

第九条 从事翻新业务进口重点旧机电产品的单位，国家规定有资质要求的，还须提供已取得相关资质证明的书面承诺。

第十条 进口旧船舶的申请进口单位，须提供第八条第一至第三款所列材料以及船舶检验机构出具的《旧船舶进口检验报告》或中华人民共和国渔业船舶检验局出具的《旧渔业船舶进口技术评定书》。

第十一条 进口单位可以通过网上申请或书面申请向商务部提出重点旧机电产品的进口申请。

书面申请程序：(1) 申请进口单位可到发证机构领取或从商务部授权网站下载《机电产品进口申请表》（可复印）；(2) 按要求如实填写《机电产品进口申请表》（须在规格型号栏中填写设备制造日期，旧船舶类则填写技术评定书号）；(3) 同时提供本办法第八条至第十条规定的相关书面材料；(4) 地方、部门机电办核实相关材料后报商务部。

网上申请程序：(1) 申请进口单位登录商务部授权网站，进入全国机电产品进口单证管理系统；(2) 按要求如实在线填写《机电产品进口申请表》（须在规格型号栏中填写设备制造日期，旧船舶类则填写技术评定书号）；(3) 地方、部门机电办核实相关信息后报商务部。

网上申请时不能随《机电产品进口申请表》一并提交的本《办法》第八条至第十条规定的相关书面材料，应经相应的地方、部门机电办核实后报商务部。

申请进口单位所提供的申请材料应当真实、有效。

第十二条 申请进口单位申请材料齐全后，商务部应正式受理，并向申请进口单位出具受理通知单。

商务部如认为申请材料不符合要求的，应在收到申请材料后的5个工作日内一次性告知申请进口单位，要求申请进口单位说明有关情况、补充相关文件或对相关填报内容进行调整。

第十三条 正式受理申请后，商务部如认为有必要，可征求相关部门或行业协会的意见。

第十四条 商务部应当遵循下列要求审核申请：

（一）申请进口重点旧机电产品应当符合国家安全和公共利益的要求，符合保护人的健康或者安全、动植物的生命或者健康的要求。

（二）申请进口重点旧机电产品须符合我国有关安全、卫生、环境保护等国家技术规范的强制性要求。

（三）申请进口单位所申请进口的重点旧机电产品应当与其经营范围相符合。

（四）申请进口单位连续3年内无走私罪、走私行为，偷、逃汇，倒卖进口证件等不法行为。

（五）遵守其他法律、行政法规的有关规定。

第十五条 商务部应在正式受理后20日内决定是否批准进口申请。

如需征求相关部门或行业协会意见的，商务部应在正式受理后35日内决定是否批准进口申请。

第十六条 商务部配额许可证事务局凭商务部的批准文件发放《进口许可证》。

第十七条 进口重点旧机电产品经过检验检疫合格后，方可进口。

中华人民共和国海事局及其委托机构负责对进口旧船舶进行检验；中国渔业船舶检验局负责对进口旧渔船进行检验；中国民航总局负责对进口旧飞机进行检验。

海关负责对其他所有进口重点旧机电产品进行检疫，并负责对进口除旧船舶和航空器之外的重点旧机电产品进行检验。

第十八条 《进口许可证》一式四联。

进口单位凭《进口许可证》对外签约，向银行购汇，并持《进口许可证》（“商品名称”栏后标注“（旧）”字样）和其他必要材料向海关办理通关手续。

第十九条 《进口许可证》实行“一批一证”或“非一批一证”管理。

“一批一证”是指同一份《进口许可证》不得分批次累计报关使用。

“非一批一证”是指同一份《进口许可证》在有效期内可以分批次累计报关使用，但累计使用不得超过十二次。海关在《进口许可证》原件（第一联）“海关验放签注栏”内以正楷字体批注后，海关留存复印件，最后一次使用后，海关留存正本。

第二十条 《进口许可证》有效期为1年，且当年有效，特殊情况下需要跨年度使用时，有效期最长不得超过次年3月31日。

在有效期内因特殊原因需要变更《进口许可证》中有关项目内容的，进口单位应当持原《进口许可证》到原发证机构申请办理变更换证手续；原发证机构应当收回旧证。实际用汇额不超过原定用汇额10%的，不需变更《进口许可证》。

因特殊原因需要对《进口许可证》延期的，进口单位应当在有效期内到原发证机构申请办理延期换证手续，《进口许可证》只能延期1次，最长可延长3个月。

实行“非一批一证”的《进口许可证》需要延期或变更，核减原证已报关数量后，按剩余数量发放新证。

第二十一条 《进口许可证》如有遗失，进口单位应当立即向原发证机关挂失。经原发证机关核实后，如无不良后果，予以重新补发。

第二十二条 本办法由商务部、海关总署负责解释。

第二十三条 本办法自二〇〇八年五月一日起施行。

(具体附件详见海关总署网站)

九、《电器电子产品有害物质限制使用管理办法》

中华人民共和国工业和信息化部（以下简称工业和信息化部）、国家发展和改革委员会、中华人民共和国科学技术部、中华人民共和国财政部（以下简称财政部）、环境保护部、商务部、海关总署、国家质检总局令第32号发布，自2016年7月1日起施行。

（一）用语定义

电器电子产品，指依靠电流或电磁场工作或者以产生、传输和测量电流和电磁场为目的，额定工作电压为直流电不超过1500伏特、交流电不超过1000伏特的设备及配套产品。其中涉及电能生产、传输和分配的设备除外。(第三条)

电器电子产品污染，指电器电子产品中含有的有害物质超过国家标准或行业标准，对环境、资源、人类身体健康以及生命、财产安全造成破坏、损害、浪费或其他不良影响。(第三条)

电器电子产品有害物质限制使用，指为减少或消除电器电子产品污染而采取的下列措施：（1）设计、生产过程中，通过改变设计方案、调整工艺流程、更换使用材料、革新制造方式等限制使用电器电子产品中的有害物质的技术措施；（2）设计、生产、销售以及进口过程中，标注有害物质名称及其含量，标注电器电子产品环保使用期限等措施；（3）销售过程中，严格进货渠道，拒绝销售不符合电器电子产品有害物质限制使用国家标准或行业标准的电器电子产品；（4）禁止进口不符合电器电子产品有害物质限制使用国家标准或行业标准的电器电子产品；（5）国家规定的其他电器电子产品有害物质限制使用的措施。(第三条)

电器电子产品有害物质限制使用达标管理目录，指为实施电器电子产品有害物质限制使用管理而制定的目录，包括电器电子产品类目、限制使用的有害物质种类、限制使用时间及例外要求等内容。(第三条)

有害物质，指电器电子产品中含有的下列物质：（1）铅及其化合物；（2）汞及其化合物；（3）

镉及其化合物；(4) 六价铬化合物；(5) 多溴联苯（PBB）；(6) 多溴二苯醚（PBDE）；(7) 国家规定的其他有害物质。(第三条)

电器电子产品环保使用期限，指用户按照产品说明正常使用时，电器电子产品中含有的有害物质不会发生外泄或突变，不会对环境造成严重污染或对其人身、财产造成严重损害的期限。(第三条)

(二) 规章全文

电器电子产品有害物质限制使用管理办法

第一章 总 则

第一条 为了控制和减少电器电子产品废弃后对环境造成的污染，促进电器电子行业清洁生产和资源综合利用，鼓励绿色消费，保护环境和人体健康，根据《中华人民共和国清洁生产促进法》、《中华人民共和国固体废物污染环境防治法》、《废弃电器电子产品回收处理管理条例》等法律、行政法规，制定本办法。

第二条 在中华人民共和国境内生产、销售和进口电器电子产品，适用本办法。

第三条 本办法下列术语的含义是：

(一) 电器电子产品，是指依靠电流或电磁场工作或者以产生、传输和测量电流和电磁场为目的，额定工作电压为直流电不超过1500伏特、交流电不超过1000伏特的设备及配套产品。其中涉及电能生产、传输和分配的设备除外。

(二) 电器电子产品污染，是指电器电子产品中含有的有害物质超过国家标准或行业标准，对环境、资源、人类身体健康以及生命、财产安全造成破坏、损害、浪费或其他不良影响。

(三) 电器电子产品有害物质限制使用，是指为减少或消除电器电子产品污染而采取的下列措施：

1. 设计、生产过程中，通过改变设计方案、调整工艺流程、更换使用材料、革新制造方式等限制使用电器电子产品中的有害物质的技术措施；

2. 设计、生产、销售以及进口过程中，标注有害物质名称及其含量，标注电器电子产品环保使用期限等措施；

3. 销售过程中，严格进货渠道，拒绝销售不符合电器电子产品有害物质限制使用国家标准或行业标准的电器电子产品；

4. 禁止进口不符合电器电子产品有害物质限制使用国家标准或行业标准的电器电子产品；

5. 国家规定的其他电器电子产品有害物质限制使用的措施。

(四) 电器电子产品有害物质限制使用达标管理目录（以下简称达标管理目录），是为实施电器电子产品有害物质限制使用管理而制定的目录，包括电器电子产品类目、限制使用的有害物质种类、限制使用时间及例外要求等内容。

(五) 有害物质，是指电器电子产品中含有的下列物质：

1. 铅及其化合物；

2. 汞及其化合物；

3. 镉及其化合物；

4. 六价铬化合物；

5. 多溴联苯（PBB）；

6. 多溴二苯醚（PBDE）；

7. 国家规定的其他有害物质。

（六）电器电子产品环保使用期限，是指用户按照产品说明正常使用时，电器电子产品中含有的有害物质不会发生外泄或突变，不会对环境造成严重污染或对其人身、财产造成严重损害的期限。

第四条 工业和信息化部、发展改革委、科技部、财政部、环境保护部、商务部、海关总署、质检总局在各自的职责范围内对电器电子产品有害物质限制使用进行管理和监督。

第五条 工业和信息化部会同国务院有关主管部门制定有利于电器电子产品有害物质限制使用的措施，落实电器电子产品有害物质限制使用的有关规定。

第六条 省、自治区、直辖市工业和信息化、发展改革、科技、财政、环境保护、商务、海关、质检等主管部门在各自的职责范围内，对电器电子产品有害物质限制使用实施监督管理。

省、自治区、直辖市工业和信息化主管部门负责牵头建立省级电器电子产品有害物质限制使用工作协调机制，负责协调解决本行政区域内电器电子产品有害物质限制使用工作中的重大事项及问题。

第七条 国家鼓励、支持电器电子产品有害物质限制使用的科学研究、技术开发和国际合作，积极推广电器电子产品有害物质替代与减量化等技术、装备。

第八条 工业和信息化部、国务院有关主管部门对积极开发、研制严于本办法规定的电器电子产品的组织和个人，可以给予表扬或奖励。

省、自治区、直辖市工业和信息化主管部门和其他相关主管部门对在电器电子产品有害物质限制使用工作以及相关活动中做出显著成绩的组织和个人，可以给予表扬或奖励。

第二章　电器电子产品有害物质限制使用

第九条 电器电子产品设计者在设计电器电子产品时，不得违反强制性标准或法律、行政法规和规章规定必须执行的标准，在满足工艺要求的前提下应当按照电器电子产品有害物质限制使用国家标准或行业标准，采用无害或低害、易于降解、便于回收利用等方案。

第十条 电器电子产品生产者在生产电器电子产品时，不得违反强制性标准或法律、行政法规和规章规定必须执行的标准，应当按照电器电子产品有害物质限制使用国家标准或行业标准，采用资源利用率高、易回收处理、有利于环境保护的材料、技术和工艺，限制或者淘汰有害物质在产品中的使用。

电器电子产品生产者不得将不符合本办法要求的电器电子产品出厂、销售。

第十一条 进口的电器电子产品不得违反强制性标准或法律、行政法规和规章规定必须执行的标准，应当符合电器电子产品有害物质限制使用国家标准或行业标准。

出入境检验检疫机构依法对进口的电器电子产品实施口岸验证和法定检验。海关验核出入境检验检疫机构签发的《入境货物通关单》① 并按规定办理通关手续。

第十二条 电器电子产品生产者、进口者制作、使用电器电子产品包装物时，不得违反强制性标准或法律、行政法规和规章规定必须执行的标准，应当采用无害、易于降解和便于回收利用的材料，遵守包装物使用的国家标准或行业标准。

第十三条 电器电子产品生产者、进口者应当按照电器电子产品有害物质限制使用标识的国家标准或行业标准，对其投放市场的电器电子产品中含有的有害物质进行标注，标明有害物质的名称、含量、所在部件及其产品可否回收利用，以及不当利用或者处置可能会对环境和人类健康造成影响

① 根据《关于全面取消〈入/出境货物通关单〉有关事项的公告》（海关总署公告2018年第50号），涉及法定检验检疫要求的进口商品申报时，在报关单随附单证栏中不再填写原通关单代码和编号。企业可以通过“单一窗口”（包括通过“互联网+海关”接入“单一窗口”）报关报检合一界面向海关一次申报。

的信息等；由于产品体积、形状、表面材质或功能的限制不能在产品上标注的，应当在产品说明中注明。

第十四条 电器电子产品生产者、进口者应当按照电器电子产品有害物质限制使用标识的国家标准或行业标准，在其生产或进口的电器电子产品上标注环保使用期限；由于产品体积、形状、表面材质或功能的限制不能在产品上标注的，应当在产品说明中注明。

第十五条 电器电子产品的环保使用期限由电器电子产品的生产者或进口者自行确定。相关行业组织可根据技术发展水平，制定包含产品类目、确定方法、具体期限等内容的相关电器电子产品环保使用期限的指导意见。

工业和信息化部鼓励相关行业组织将制定的电器电子产品环保使用期限的指导意见报送工业和信息化部。

第十六条 电器电子产品销售者不得销售违反电器电子产品有害物质限制使用国家标准或行业标准的电器电子产品。

第十七条 电器电子产品有害物质限制使用采取目录管理的方式。工业和信息化部根据产业发展的实际状况，商发展改革委、科技部、财政部、环境保护部、商务部、海关总署、质检总局编制、调整、发布达标管理目录。

第十八条 国家建立电器电子产品有害物质限制使用合格评定制度。纳入达标管理目录的电器电子产品，应当符合电器电子产品有害物质限制使用限量要求的国家标准或行业标准，按照电器电子产品有害物质限制使用合格评定制度进行管理。

工业和信息化部根据电器电子产品有害物质限制使用工作整体安排，向国家认证认可监督主管部门提出建立电器电子产品有害物质限制使用合格评定制度的建议。国家认证认可监督主管部门依据职能会同工业和信息化部制定、发布并组织实施合格评定制度。工业和信息化部根据实际情况，会同财政部等部门对合格评定结果建立相关采信机制。

第三章 罚 则

第十九条 违反本办法，有下列情形之一的，由商务、海关、质检等部门在各自的职责范围内依法予以处罚：

（一）电器电子产品生产者违反本办法第十条的规定，所采用的材料、技术和工艺违反电器电子产品有害物质限制使用国家标准或行业标准的，以及将不符合本办法要求的电器电子产品出厂、销售的；

（二）电器电子产品进口者违反本办法第十一条的规定，进口的电器电子产品违反电器电子产品有害物质限制使用国家标准或行业标准的；

（三）电器电子产品生产者、进口者违反本办法第十二条的规定，制作或使用的电器电子产品包装物违反包装物使用国家标准或行业标准的；

（四）电器电子产品生产者、进口者违反本办法第十三条的规定，未标注电器电子产品有害物质的名称、含量、所在部件及其产品可否回收利用，以及不当利用或者处置可能会对环境和人类健康造成影响等信息的；

（五）电器电子产品生产者、进口者违反本办法第十四条的规定，未标注电器电子产品环保使用期限的；

（六）电器电子产品销售者违反本办法第十六条的规定，销售违反电器电子产品有害物质限制使用国家标准或行业标准的电器电子产品的；

（七）电器电子产品生产者、销售者和进口者违反本办法第十七条的规定，自列入达标管理目录的电器电子产品限制使用有害物质的实施之日起，生产、销售或进口有害物质含量超过电器电子产品有害物质限制使用限量的相关国家标准或行业标准的电器电子产品的。

第二十条 有关部门的工作人员滥用职权，徇私舞弊，纵容、包庇违反本办法规定的行为的，或者帮助违反本办法规定的当事人逃避查处的，依法给予行政处分。

第四章 附 则

第二十一条 任何组织和个人有权对违反本办法规定的行为向有关部门投诉、举报。

第二十二条 本办法由工业和信息化部商发展改革委、科技部、财政部、环境保护部、商务部、海关总署、质检总局解释。

第二十三条 本办法自2016年7月1日起施行。2006年2月28日公布的《电子信息产品污染控制管理办法》（原信息产业部、发展改革委、商务部、海关总署、工商总局、质检总局、原环保总局令第39号）同时废止。

十、《出口烟花爆竹检验管理办法》

国家出入境检验检疫局令第9号发布，自2000年1月1日起施行，根据海关总署令第238号修改。

（一）相关法律法规条款

《烟花爆竹安全管理条例》第四条："安全生产监督管理部门负责烟花爆竹的安全生产监督管理；公安部门负责烟花爆竹的公共安全管理；质量监督检验部门负责烟花爆竹的质量监督和进出口检验。"

（二）行政审批和备案

出口烟花爆竹生产企业登记。

（三）特别说明

本规章规定的附件，已由《关于修改〈出口烟花爆竹检验管理办法〉〈进口涂料检验监督管理办法〉附件的公告》（海关总署公告2018年第34号，详见本书第三章第一节）修订。

（四）规章全文

出口烟花爆竹检验管理办法

第一条 为加强出口烟花爆竹的检验管理工作，保证出口烟花爆竹的质量，保障公共安全和人身安全，促进对外贸易的发展，根据《中华人民共和国进出口商品检验法》及其实施条例，制定本办法。

第二条 海关总署统一管理全国出口烟花爆竹检验和监督管理工作，主管海关负责所辖地区出口烟花爆竹的检验和监督管理工作。

第三条 出口烟花爆竹的检验和监督管理工作采取产地检验与口岸查验相结合的原则。

第四条 主管海关对出口烟花爆竹的生产企业实施登记管理制度。生产企业登记管理的条件与程序按《出口烟花爆竹生产企业登记细则》[①] 办理。

主管海关将已登记的生产企业名称、登记代码等情况应当及时报海关总署备案。登记代码标记

---

① 见《关于修改〈出口烟花爆竹检验管理办法〉〈进口涂料检验监督管理办法〉附件的公告》（海关总署公告2018年第34号），见本书第三章第一节。

按照《出口烟花爆竹生产企业登记代码标记编写规定》① 确定。

第五条 出口烟花爆竹的生产企业应当按照《联合国危险货物建议书 规章范本》和有关法律、法规的规定生产、储存出口烟花爆竹。

第六条 出口烟花爆竹的生产企业在申请出口烟花爆竹的检验时，应当向海关提交《出口烟花爆竹生产企业声明》②。

第七条 出口烟花爆竹的检验应当严格执行国家法律法规规定的标准，对进口国以及贸易合同高于我国法律法规规定标准的，按其标准进行检验。

第八条 海关对首次出口或者原材料、配方发生变化的烟花爆竹应当实施烟火药剂安全稳定性能检测。对长期出口的烟花爆竹产品，每年应当进行不少于一次的烟火药剂安全性能检验。

第九条 盛装出口烟花爆竹的运输包装，应当标有联合国规定的危险货物包装标记和出口烟花爆竹生产企业的登记代码标记。

海关应当对出口烟花爆竹运输包装进行使用鉴定，以及检查其外包装标识的名称、数量、规格、生产企业登记代码等与实际是否一致。经检查上述内容不一致的，不予放行。

第十条 凡经检验合格的出口烟花爆竹，由海关在其运输包装明显部位加贴验讫标志。

第十一条 各口岸与内地海关应当密切配合、共同把关，加强出口烟花爆竹检验管理和质量情况等信息交流。

第十二条 主管海关每年应当对所辖地区出口烟花爆竹质量情况进行分析并书面报告海关总署，海关总署对各关出口烟花爆竹的检验、管理工作和质量情况进行监督抽查。

第十三条 对违反本办法规定的，根据《中华人民共和国进出口商品检验法》及其实施条例的有关规定予以行政处罚。

第十四条 本办法所规定的文书由海关总署另行制定并且发布。

第十五条 本办法由海关总署负责解释。

第十六条 本办法自2000年1月1日起实施。

第三节｜鉴定业务类

一、《汽车运输出境危险货物包装容器检验管理办法》

国家质检总局、中华人民共和国交通部（以下简称交通部）、国家发展和改革委员会、商务部令第48号发布，自2003年12月1日起施行。

（一）相关法律法规条款

《进出口商品检验法实施条例》第二十九条："出口危险货物包装容器的生产企业，应当向出入境检验检疫机构申请包装容器的性能鉴定。包装容器经出入境检验检疫机构鉴定合格并取得性能鉴定证书的，方可用于包装危险货物。

"出口危险货物的生产企业，应当向出入境检验检疫机构申请危险货物包装容器的使用鉴定。使用未经鉴定或者经鉴定不合格的包装容器的危险货物，不准出口。"

---

① 见《关于修改〈出口烟花爆竹检验管理办法〉〈进口涂料检验监督管理办法〉附件的公告》（海关总署公告2018年第34号），见本书第三章第一节。

② 见《关于修改〈出口烟花爆竹检验管理办法〉〈进口涂料检验监督管理办法〉附件的公告》（海关总署公告2018年第34号），见本书第三章第一节。

（二）特别说明

《关于明确当前几项进出口工业产品检验监管具体工作的通知》（质检检函〔2013〕271号）规定，出口危险货物包装质量许可不是国家质检总局实施的行政审批项目，不应按行政许可程序对危险货物包装生产企业开展考核、发证工作。

（三）规章全文

汽车运输出境危险货物包装容器检验管理办法

第一章 总 则

第一条 为了加强汽车运输出境危险货物包装容器的检验和监督管理，保障汽车运输安全，促进我国对外经济贸易的发展，根据《中华人民共和国进出口商品检验法》（以下简称商检法）的规定，制定本办法。

第二条 本办法适用于直接由公路口岸运输出境的《联合国关于危险货物运输建议书》规定的危险货物常压包装容器（包括汽车运输液体危险货物包装容器、罐体）的检验和管理。

第三条 国家质量监督检验检疫总局（以下简称国家质检总局）主管全国汽车运输出境危险货物包装容器的检验和管理工作。

国家质检总局设在各地的出入境检验检疫机构（以下简称检验检疫机构）管理和办理所辖地区汽车运输出境危险货物包装容器的检验工作。

第四条 汽车运输出境危险货物包装容器检验包括性能检验和使用鉴定，其检验、鉴定标准必须符合我国国家技术规范的强制性要求以及国家质检总局指定的标准，未经检验检疫机构检验合格的包装容器不准用于盛装汽车运输出境危险货物。

第五条 生产、经营出境危险货物包装容器的单位对危险货物的包装容器负有直接责任，必须根据法律、法规和有关规定，正确地设计、生产和使用危险货物的包装容器。

第六条 交通部门设立的口岸交通运输管理站负责对出境危险货物包装及包装容器进行查验，发现不符合《汽车危险货物运输规则》① 或者无检验检疫机构签发的《出境危险货物运输包装容器使用鉴定结果单》（以下简称《使用鉴定结果单》），口岸交通运输管理站不予放行。口岸交通运输管理站将每批出境的危险货物《使用鉴定结果单》保存备查。保存期为1年。

第二章 检 验

第七条 国家对出境危险货物包装容器生产企业实行质量许可制度②。出境危险货物包装容器生产企业应当向检验检疫机构申请并取得《出口危险货物包装容器质量许可证》后，方可从事出境危险货物包装容器的生产。

第八条 取得《出口危险货物包装容器质量许可证》的汽车运输出境危险货物包装容器生产企业（以下简称生产企业），其产品经自检合格后，应当向所在地检验检疫机构申请汽车运输出境危险货物包装容器性能检验，同时提供厂检合格单。

首次申请性能检验的或者经性能检验合格后产品设计、材质或者加工工艺发生改变的，在申请

---

① 指《汽车危险货物运输规则》（JT 3130-1988），2005年3月1日被《汽车运输危险货物规则》（JT 617-2004）替代并废止；《汽车运输危险货物规则》（JT 617-2004）于2019年1月2日废止，替代标准为《危险货物道路运输规则》（JT/T 617）系列标准（可参考本书第八章第二节参考资料《道路运输领域关于危险货物的有关规定》）。

② 《关于明确当前几项进出口工业产品检验监管具体工作的通知》（质检检函〔2013〕271号）规定，出口危险货物包装质量许可不是国家质检总局实施的行政审批项目，不应按行政许可程序对危险货物包装生产企业开展考核、发证工作。

性能检验时应当同时提供该包装容器的设计、制造工艺及原材料检验合格单等资料。

第九条 检验检疫机构检验合格后，签发适于汽车运输出境危险货物包装容器性能检验结果单（以下简称《性能检验结果单》）。

第十条 汽车运输出境危险货物包装容器的《性能检验结果单》有效期根据包装容器的材料性质和所装货物的性质确定，自《性能检验结果单》签发之日起计算。有效期的终止日期在性能检验合格证书上注明。

钢桶、复合桶、纤维板桶、纸桶盛装固体货物的《性能检验结果单》有效期为18个月；盛装液体货物的有效期为1年；盛装腐蚀性货物的（包括带有腐蚀副标志的货物），从罐装之日起有效期不应超过6个月。

其他包装容器的《性能检验结果单》有效期为1年；但是盛装腐蚀性货物，从灌装之日起有效期不应超过6个月。

经性能检验合格的危险化学品的包装物、容器，应当在《性能检验结果单》有效期内使用完毕。如未能在有效期内使用完毕，需重新进行性能检验。

第十一条 汽车运输出境危险货物包装容器的性能检验采取周期检验和不定期抽查检验相结合的方式。

同一规格、材质、制造工艺的包装容器的检验周期为3个月。汽车运输常压液体危险货物罐体及附件检验周期为1年。

检验检疫机构根据生产企业的质量情况，在检验周期内实施定期、不定期的产品质量抽查检验。

第十二条 汽车运输出境危险货物包装容器的使用单位（以下简称使用单位）对包装容器的使用情况自检合格后，逐批向检验检疫机构申请汽车运输危险货物包装容器的使用鉴定，并同时提供所盛装危险货物的危险特性评价报告、相容性报告等有关的证明材料①。

第十三条 检验检疫机构检验合格后，签发适于汽车运输出境危险货物包装容器的《使用鉴定结果单》。

第十四条 当同一批包装容器有不同使用单位时，生产企业可凭《性能检验结果单》到所在地检验检疫机构办理分证。当不同的外贸经营单位使用同一份《使用鉴定结果单》装运危险货物时，外贸经营单位可凭《使用鉴定结果单》（正本）到所在地检验检疫机构办理分证。

第三章 监督管理

第十五条 经检验合格的包装容器应当按照我国有关国家技术规范的强制性要求以及国家质检总局指定的标准规定，在包装容器上铸压或者印刷包装标记、工厂代号及生产批号。

第十六条 使用单位使用进口的包装容器或者使用国外收货人自备的包装容器，须附有生产国主管部门认可的检验机构出具的符合《联合国关于危险货物运输建议书》要求的包装性能检验证书，否则不允许使用该包装容器。

第十七条 生产企业和使用单位应当正确制造和使用包装容器，建立健全包装容器的生产验收和使用检验制度。

第十八条 汽车运输出境危险货物包装容器的检验人员须经国家质检总局考核并取得国家质检总局颁发的资格证书后，方准从事汽车运输出境危险货物包装容器检验工作。

第十九条 出境危险货物运输时，托运人应当凭检验检疫机构出具的《使用鉴定结果单》（正本）办理托运。承运人应当凭《使用鉴定结果单》受理托运，并按照有关规定进行包装查验，当发

① 《海关总署决定公布第一批取消的证明事项》（见海关总署网站政府信息公开专栏）规定，海关通过数据共享方式核查盛装危险货物的危险特性评价报告、相容性报告等有关的证明材料，行政管理相对人可不再提交。

现货物和包装容器与《使用鉴定结果单》不相符或者发现包装破损、渗漏时，承运人不得承运。

第二十条 申请汽车运输出境危险货物包装容器性能检验、使用鉴定的单位对检验检疫机构的检验结果有异议的，可申请复验。具体方法按照《进出口商品复验办法》① 的规定办理。

第四章 附 则

第二十一条 压力容器和用于放射性物质、感染性物质的包装容器按照国家有关规定办理。

第二十二条 违反本办法规定，按照商检法及其实施条例、《危险化学品安全管理条例》等有关法律法规规定处罚。

第二十三条 检验检疫机构办理汽车运输出境危险货物包装容器检验收取性能检验和使用鉴定费用，同种性能检验、使用鉴定项目参照海运、铁路运输出境危险货物包装容器检验、鉴定标准收取检验费②。

第二十四条 本办法由国家质检总局负责解释。

第二十五条 本办法自2003年12月1日起施行。

二、《进出口商品数量重量检验鉴定管理办法》

国家质检总局令第103号发布，自2007年10月1日起施行，根据国家质检总局令第172号，海关总署令第238号、第240号、第262号修改。

（一）相关法律法规条款

《进出口商品检验法实施条例》第九条，“出入境检验检疫机构对进出口商品实施检验的内容，包括是否符合安全、卫生、健康、环境保护、防止欺诈等要求以及相关的品质、数量、重量等项目”。

（二）用语定义

公量：指商品在衡重和化验水分含量后，折算到规定回潮率（标准回潮率）或者规定含水率时的净重（以公量结算的商品主要有棉花、羊毛、生丝和化纤等，这些商品容易吸潮，价格高）。（第三十一条）

干量：指商品的干态重量，商品实际计得的湿态重量扣去按照实测含水率计得的水分后得到的即商品的干态重量（以干量结算的商品主要有贵重的矿产品等）。（第三十一条）

岸罐计重：指以经过国家合法的计量检定部门检定合格的罐式容器（船舱除外）为工具，对其盛装的散装液体商品或者液化气体商品进行的数、重量检验鉴定（包括测量、计算）。其中，罐式容器包括了立式罐、卧式罐、槽罐（可拆卸或者不可拆卸的槽罐）。（第三十一条）

抽查复衡：衡器鉴重合格评定程序中的一个环节。指针对合格评定对象（主要是经常进出口大宗定重包装的商品的收货人或者发货人），由海关从中随机抽取部分有代表性的商品在同一衡器上进行复衡，检查两次衡重的差值是否在允许范围内，以评定其程序是否处于合格状态的检验方法。（第三十一条）

收集地脚：指在装卸过程中由于撒、漏的或者是在装卸后残留的小部分商品称为地脚货物，地脚货物应当及时收集计重，扣除杂质，合并进整批重量出证，而不能简单作为损耗扣除。（第三十一条）

---

① 《进出口商品复验办法》（国家质检总局令第77号发布，根据海关总署令第238号、第240号修改），见《海关检验检疫业务实务手册——国境卫生检疫篇》第十二章第二节。

② 根据《财政部 国家发展改革委关于清理规范一批行政事业性收费有关政策的通知》（财税〔2017〕20号），自2017年4月1日起，停征出入境检验检疫费。

（三）特别说明

《关于调整进口大宗商品重量鉴定监管方式的公告》（海关总署公告2019年第159号）规定，“将现行由海关对进口大宗商品逐批实施重量鉴定调整为海关依企业申请实施；必要时，海关依职权实施”。

（四）规章全文

进出口商品数量重量检验鉴定管理办法

第一章 总 则

第一条 为加强进出口商品数量、重量检验鉴定工作，规范海关及社会各类检验机构进出口商品数量、重量检验鉴定行为，维护社会公共利益和进出口贸易有关各方的合法权益，促进对外经济贸易关系的顺利发展，根据《中华人民共和国进出口商品检验法》（以下简称《商检法》）及其实施条例，以及其它相关法律、行政法规的规定，制订本办法。

第二条 本办法适用于中华人民共和国境内的进出口商品数量、重量检验鉴定活动。

第三条 海关总署主管全国进出口商品数量、重量检验鉴定管理工作。

主管海关负责所辖地区的进出口商品数量、重量检验鉴定及其监督管理工作。

第四条 海关实施数量、重量检验的范围是：

（一）列入海关实施检验检疫的进出境商品目录内的进出口商品；

（二）法律、行政法规规定必须经海关检验的其它进出口商品；

（三）进出口危险品和废旧物品；

（四）实行验证管理、配额管理，并需由海关检验的进出口商品；

（五）涉嫌有欺诈行为的进出口商品；

（六）双边、多边协议协定、国际条约规定，或者国际组织委托、指定的进出口商品；

（七）国际政府间协定规定，或者国内外司法机构、仲裁机构和国际组织委托、指定的进出口商品。

第五条 海关根据国家规定对上述规定以外的进出口商品的数量、重量实施抽查检验。

第二章 报 检

第六条 需由海关实施数量、重量检验的进出口商品，收发货人或者其代理人应当在海关规定的地点和期限内办理报检手续。

第七条 进口商品数量、重量检验的报检手续，应当在卸货前向海关办理。

第八条 散装出口商品数量、重量检验的报检手续，应当在规定的期限内向装货口岸海关办理。

包（件）装出口商品数量、重量检验的报检手续，应当在规定的期限内向商品生产地海关办理。需要在口岸换证出口的，发货人应当在规定的期限内向出口口岸海关申请查验。

对于批次或者标记不清、包装不良，或者在到达出口口岸前的运输中数量、重量发生变化的商品，收发货人应当在出口口岸重新申报数量、重量检验。

第九条 以数量交接计价的进出口商品，收发货人应当申报数量检验项目。对数量有明确要求或者需以件数推算全批重量的进出口商品，在申报重量检验项目的同时，收发货人应当申报数量检验项目。

第十条 以重量交接计价的进出口商品，收发货人应当申报重量检验项目。对按照公量或者干量计价交接或者含水率有明确规定的进出口商品，在申报数量、重量检验时，收发货人应当同时申报水分检测项目。

进出口商品数量、重量检验中需要使用密度（比重）进行计重的，收发货人应当同时申报密度（比重）检测项目。

船运进口散装液体商品在申报船舱计重时，收发货人应当同时申报干舱鉴定项目。

第十一条 收发货人在办理进出口商品数量、重量检验报检手续时，应当根据实际情况并结合国际通行做法向海关申请下列检验项目：

（一）衡器鉴重；

（二）水尺计重；

（三）容器计重：分别有船舱计重、岸罐计重、槽罐计重三种方式；

（四）流量计重；

（五）其它相关的检验项目。

第十二条 进出口商品有下列情形之一的，报检人应当同时申报船舱计重、水尺计重、封识、监装监卸等项目：

（一）海运或陆运进口的散装商品需要运离口岸进行岸罐计重或衡器鉴重，并依据其结果出证的；

（二）海运或陆运出口的散装商品进行岸罐计重或衡器鉴重后需要运离检验地装运出口，并以岸罐计重或衡器鉴重结果出证的。

第十三条 收发货人或其代理报检企业在报检时所缺少的单证资料，应当在海关规定的期限内补交。

第三章 检 验

第十四条 进口商品应当在收货人报检时申报的目的地检验。大宗散装商品、易腐烂变质商品以及已发生残损、短缺的进口商品，应当在卸货口岸实施数量、重量检验。

出口商品应当在商品生产地实施数量、重量检验。散装出口商品应当在装货口岸实施数量、重量检验。

第十五条 主管海关按照国家技术规范的强制性要求实施数量、重量检验。尚未制订技术规范、标准的，主管海关可以参照指定的有关标准检验。

第十六条 海关在实施数量、重量检验时，发现报检项目的实际状况与检验技术规范、标准的要求不符，影响检验正常进行或检验结果的准确性，应当及时通知报检人；报检人应当配合海关工作，并在规定的期限内改报或者增报检验项目。

第十七条 海关实施数量、重量现场检验的条件应当符合检验技术规范、标准的要求。

收发货人、有关单位和个人应当采取有效措施，提供符合检验技术规范、标准要求的条件和必要的设备。

收发货人、有关单位和个人未及时提供必要的条件和设备，海关应当责成其及时采取有效措施，确保检验顺利进行；对不具备检验条件，可能影响检验结果准确性的，不得实施检验。

第十八条 海关实施衡器鉴重的方式包括全部衡重、抽样衡重、监督衡重和抽查复衡。

第十九条 固体散装物料或者不定重包装且不逐件标明重量的进出口商品可以采用全部衡重的检验方式；对裸装件或者不定重包装且逐件标明重量的包装件应当逐件衡重并核对报检人提交的原发货重量明细单。

对定重包装件可以全部衡重或按照有关的检验鉴定技术规范、标准，抽取一定数量的包装件衡重后以每件平均净重结合数量检验结果推算全批净重。

第二十条 以公量、干量交接计价或者对含水率有明确规定的进出口商品，海关在检验数量、重量的同时应当抽取样品检测水分。

检验中发现有异常水的，海关应当责成有关单位及时采取有效措施，确保检验的顺利进行。

第二十一条 报检人提供用于进出口商品数量、重量检验的各类衡器计重系统、流量计重系统、船舶及其计量货舱、计量油罐槽罐及相关设施、计算机处理系统、相关图表、数据资料必须符合有关的技术规范、标准要求；用于数量、重量检验的各类计量器具，应当依法经检定合格并在有效期内方可使用。

第二十二条 进出口商品的装卸货单位在装卸货过程中应当落实防漏撒措施和收集地脚；对有残损的，应当合理分卸分放。

第二十三条 海关实施数量、重量检验时应当记录，可以拍照、录音或者录像。有关单位和个人应当予以配合，并在记录上签字确认，如有意见分歧，应当备注或者共同签署备忘录。

第二十四条 承担进口接用货或者出口备发货的单位的计重器具、设施、管理措施以及接发货过程应当接受海关的监督管理和检查，并在海关规定的期限内对影响检验鉴定工作及其结果准确性的因素进行整改。

第四章 监督管理

第二十五条 海关依法对在境内设立的各类进出口商品检验机构和在境内从事涉及进出口商品数量、重量检验的机构、人员及活动实施监督管理。

第二十六条 依法设立的境内外各类检验机构可以接受对外经济贸易关系人的委托，办理进出口商品的数量、重量鉴定，并接受海关的检查。

第五章 法律责任

第二十七条 擅自破坏进出口商品数量、重量检验现场条件或者进出口商品，影响检验结果的，由海关责令改正，并处3万元以下罚款。

第二十八条 违反本办法规定，未经海关总署许可，擅自从事进出口商品检验鉴定业务的，由主管海关责令停止非法经营，没收违法所得，并处违法所得一倍以上三倍以下的罚款。

从事进出口商品检验鉴定业务的检验机构违反国家有关规定，扰乱检验鉴定秩序的，由主管海关责令改正，没收违法所得，可以并处10万元以下的罚款，海关可以暂停其6个月以内检验鉴定业务。

第二十九条 海关的工作人员滥用职权，故意刁难当事人的，徇私舞弊，伪造检验结果的，或者玩忽职守，延误检验出证的，依法给予行政处分；构成犯罪的，依法追究刑事责任。

第六章 附 则

第三十条 本办法下列用语的含义：

公量，是指商品在衡重和化验水分含量后，折算到规定回潮率（标准回潮率）或者规定含水率时的净重（以公量结算的商品主要有棉花、羊毛、生丝和化纤等，这些商品容易吸潮，价格高）。

干量，是指商品的干态重量，商品实际计得的湿态重量扣去按照实测含水率计得的水分后得到的即商品的干态重量（以干量结算的商品主要有贵重的矿产品等）。

岸罐计重，是指以经过国家合法的计量检定部门检定合格的罐式容器（船舱除外）为工具，对其盛装的散装液体商品或者液化气体商品进行的数、重量检验鉴定（包括测量、计算）。其中，罐式容器包括了立式罐、卧式罐、槽罐（可拆卸或者不可拆卸的槽罐）。

抽查复衡，是衡器鉴重合格评定程序中的一个环节。指针对合格评定对象（主要是经常进出口大宗定重包装的商品的收货人或者发货人），由海关从中随机抽取部分有代表性的商品在同一衡器上进行复衡，检查两次衡重的差值是否在允许范围内，以评定其程序是否处于合格状态的检验方法。

收集地脚，是指在装卸过程中由于撒、漏的或者是在装卸后残留的小部分商品称为地脚货物，地脚货物应当及时收集计重，扣除杂质，合并进整批重量出证，而不能简单作为损耗扣除。

第三十一条 报检人对主管海关的数量、重量检验结果有异议的，可以在规定的期限内向作出检验结果的主管海关或者其上一级海关以至海关总署申请复验，同时应当保留现场和货物现状。受理复验的海关应当在规定的期限内作出复验结论。

当事人对海关作出的复验结论不服的，可以依法申请行政复议，也可以依法向人民法院提起诉讼。

第三十二条 对外经济贸易关系人对所委托的其他检验鉴定机构的数量、重量鉴定结果有异议的，可以向当地主管海关以至海关总署投诉，同时应当保留现场和货物现状。

第三十三条 海关依法实施数量、重量检验，按照国家有关规定收取费用。

第三十四条 本办法由海关总署负责解释。

第三十五条 本办法自2007年10月1日起施行，原国家进出口商品检验局1993年12月16日发布的《进出口商品重量鉴定管理办法》同时废止。

三、《进口商品残损检验鉴定管理办法》

国家质检总局令第97号发布，自2007年10月1日起施行，根据海关总署令第238号、第262号修改。

（一）相关法律法规条款

《进出口商品检验法》第八条："其他检验机构可以接受对外贸易关系人或者外国检验机构的委托，办理进出口商品检验鉴定业务。"

《进出口商品检验法》第二十二条："国家商检部门和商检机构依法对其他检验机构的进出口商品检验鉴定业务活动进行监督，可以对其检验的商品抽查检验。"

《进出口商品检验法实施条例》第三十七条："对检验机构的检验鉴定业务活动有异议的，可以向海关总署或者出入境检验检疫机构投诉。"

（二）用语定义

其他贸易关系人：指除进口商品收货人之外的进口商、代理报检企业、承运人、仓储单位、装卸单位、货运代理以及其他与进口商品残损检验鉴定相关的单位和个人。（第二十七条）

（三）规章全文

进口商品残损检验鉴定管理办法

第一章　总　则

第一条 为加强进口商品残损检验鉴定工作，规范海关和社会各类检验机构进口商品残损检验鉴定行为，维护社会公共利益和进口贸易有关各方的合法权益，促进对外贸易的顺利发展，根据《中华人民共和国进出口商品检验法》及其实施条例，以及其他相关法律、行政法规的规定，制订本办法。

第二条 本办法适用于中华人民共和国境内的进口商品残损检验鉴定活动。

第三条 海关总署主管全国进口商品残损检验鉴定工作，主管海关负责所辖地区的进口商品残损检验鉴定及其监督管理工作。

第四条 主管海关负责对法定检验进口商品的残损检验鉴定工作。法检商品以外的其他进口商品发生残损需要进行残损检验鉴定的，对外贸易关系人可以向主管海关申请残损检验鉴定，也可以向依法设立的检验机构申请残损检验鉴定。

海关对检验机构的残损检验鉴定行为进行监督管理。

第五条 海关根据需要对有残损的下列进口商品实施残损检验鉴定：

（一）列入海关必须实施检验检疫的进出境商品目录内的进口商品；

（二）法定检验以外的进口商品的收货人或者其他贸易关系人，发现进口商品质量不合格或者残损、短缺，申请出证的；

（三）进口的危险品、废旧物品；

（四）实行验证管理、配额管理，并需由海关检验的进口商品；

（五）涉嫌有欺诈行为的进口商品；

（六）收货人或者其他贸易关系人需要海关出证索赔的进口商品；

（七）双边、多边协议协定、国际条约规定，或国际组织委托、指定的进口商品；

（八）相关法律、行政法规规定须经海关检验的其他进口商品。

第二章　申　报

第六条 法定检验进口商品发生残损需要实施残损检验鉴定的，收货人应当向主管海关申请残损检验鉴定；法定检验以外的进口商品发生残损需要实施残损检验鉴定的，收货人或者其他贸易关系人可以向主管海关或者依法设立的检验机构申请残损检验鉴定。

第七条 进口商品的收货人或者其他贸易关系人可以自行向海关申请残损检验鉴定，也可以委托办理申请手续。

第八条 需由海关实施残损检验鉴定的进口商品，申请人应当在海关规定的地点和期限内办理残损检验申请手续。

第九条 进口商品发生残损或者可能发生残损需要进行残损检验鉴定的，进口商品的收货人或者其他贸易关系人应当向进口商品卸货口岸所在地海关申请残损检验鉴定。

进口商品在运抵进口卸货口岸前已发现残损或者其运载工具在装运期间存在、遭遇或者出现不良因素而可能使商品残损、灭失的，进口商品收货人或者其他贸易关系人应当在进口商品抵达进口卸货口岸前申请，最迟应当于船舱或者集装箱的拆封、开舱、开箱前申请。

进口商品在卸货中发现或者发生残损的，应当停止卸货并立即申请。

第十条 进口商品发生残损需要对外索赔出证的，进口商品的收货人或者其他贸易关系人应当在索赔有效期届满20日前申请。

第十一条 需由海关实施残损检验鉴定的进口商品，收货人或者其他贸易关系人应当保护商品及其包装物料的残损现场现状，将残损商品合理分卸分放、收集地脚，妥善保管；对易扩大损失的残损商品或者正在发生的残损事故，应当及时采取有效施救措施，中止事故和防止残损扩大。

第十二条 收货人或者其他贸易关系人在办理进口商品残损检验鉴定申请手续时，还应当根据实际情况并结合国际通行做法向海关申请下列检验项目：

（一）监装监卸；

（二）船舱或集装箱检验；

（三）集装箱拆箱过程检验；

（四）其他相关的检验项目。

第三章　检验鉴定

第十三条 海关按国家技术规范的强制性要求实施残损检验鉴定。尚未制订规范、标准的可以参照国外有关技术规范、标准检验。

第十四条 进口商品有下列情形的，应当在卸货口岸实施检验鉴定：

（一）散装进口的商品有残损的；

（二）商品包装或商品外表有残损的；

（三）承载进口商品的集装箱有破损的。

第十五条 进口商品有下列情形的，应当转单至商品到达地实施检验鉴定：

（一）国家规定必须迅速运离口岸的；

（二）打开包装检验后难以恢复原状或难以装卸运输的；

（三）需在安装调试或使用中确定其致损原因、损失程度、损失数量和损失价值的；

（四）商品包装和商品外表无明显残损，需在安装调试或使用中进一步检验的。

第十六条 海关在实施残损检验鉴定时，发现申请项目的实际状况与检验技术规范、标准的要求不符，影响检验正常进行或者检验结果的准确性，应当及时通知收货人或者其他贸易关系人；收货人或者其他贸易关系人应当配合检验检疫工作。

第十七条 海关在实施残损检验鉴定过程中，收货人或者其他贸易关系人应当采取有效措施保证现场条件和状况，符合检验技术规范、标准的要求。

海关未依法作出处理意见之前，任何单位和个人不得擅自处理。

如果现场条件和状况不符合本办法规定或检验技术标准、规范要求，海关可以暂停检验鉴定，责成收货人或者其他贸易关系人及时采取有效措施，确保检验顺利进行。

第十八条 涉及人身财产安全、卫生、健康、环境保护的残损的进口商品申请残损检验鉴定后，申请人和有关各方应当按海关的要求，分卸分放、封存保管和妥善处置。

第十九条 对涉及人身财产安全、卫生、健康、环境保护等项目不合格的发生残损的进口商品，海关责令退货或者销毁的，收货人或者其他贸易关系人应当按照规定向海关办理退运手续，或者实施销毁，并将处理情况报作出决定的海关。

第二十条 海关实施残损检验鉴定应当实施现场勘查，并进行记录、拍照或录音、录像。有关单位和个人应当予以配合，并在记录上签字确认，如有意见分歧，应当备注。

第四章 监督管理

第二十一条 海关依法对在境内设立的各类进出口商品检验机构和在境内从事涉及进口商品残损检验鉴定的机构、人员及活动实行监督管理。

第二十二条 依法设立的境内外各类检验机构可以接受对外经济贸易关系人的委托办理进口商品的残损检验鉴定。

上述各检验机构应当遵守法律、行政法规的规定，接受海关的监督管理和对其违法违规活动的查处。

第五章 附 则

第二十三条 收货人或者其他贸易关系人对主管海关的残损检验鉴定结果有异议的，可以在规定的期限内向作出检验鉴定结果的主管海关或者其上一级海关以至海关总署申请复验，同时应当保留现场和货物现状。受理复验的海关应当按照有关复验的规定作出复验结论。

当事人对海关作出的复验结论不服的，可以依法申请行政复议，也可以依法向人民法院提起诉讼。

第二十四条 当事人对所委托的其他检验机构的残损检验鉴定结果有异议的，可以向当地海关投诉，同时应当保留现场和货物现状。

第二十五条 对违反本办法规定的，海关应当按照《中华人民共和国进出口商品检验法》及其实施条例的规定对有关责任人进行处罚。

第二十六条 海关依法实施残损检验鉴定，按照国家有关规定收取费用①。

第二十七条 本办法所称其他贸易关系人，是指除进口商品收货人之外的进口商、代理报检企业、承运人、仓储单位、装卸单位、货运代理以及其他与进口商品残损检验鉴定相关的单位和个人。

第二十八条 本办法由海关总署负责解释。

第二十九条 本办法自 2007 年 10 月 1 日起施行，1989 年 7 月 8 日原国家进出口商品检验局发布的《海运进出口商品残损鉴定办法》同时废止。

四、《进出境集装箱检验检疫管理办法》

国家出入境检验检疫局令第 17 号公布，自 2000 年 2 月 1 日起施行，根据海关总署令第 238 号、第 262 号修改。

（一）相关法律法规条款

《中华人民共和国国境卫生检疫法》第九条："进境出境的人员、交通运输工具，集装箱等运输设备、货物、行李、邮包等物品及外包装（以下统称货物、物品），应当依法接受检疫查验，经海关准许，方可进境出境。"

《中华人民共和国国境卫生检疫法》第二十条："对有本法第十五条第一款规定情形的货物、物品，应当实施卫生处理，并接受海关监督；卫生处理完成前，相关货物、物品应当单独存放，未经海关准许不得移运或者提离。

"对有本法第十五条第一款规定情形但无法实施有效卫生处理的货物、物品，海关可以决定不准其进境或者出境，或者予以退运、销毁；对境内公共卫生安全可能造成重大危害的，海关可以暂停相关货物的进口。"

《中华人民共和国国境卫生检疫法实施细则》第十条："入境、出境的集装箱、货物、废旧物等物品在到达口岸的时候，承运人、代理人或者货主，必须向卫生检疫机关申报并接受卫生检疫。对来自疫区的、被传染病污染的以及可能传播检疫传染病或者发现与人类健康有关的啮齿动物和病媒昆虫的集装箱、货物、废旧物等物品，应当实施消毒、除鼠、除虫或者其他必要的卫生处理。

"集装箱、货物、废旧物等物品的货主要求在其他地方实施卫生检疫、卫生处理的，卫生检疫机关可以给予方便，并按规定办理。

"海关凭卫生检疫机关签发的卫生处理证明放行。"

《中华人民共和国国境卫生检疫法实施细则》第五十四条："入境、出境的集装箱、行李、货物、邮包等物品需要卫生处理的，由卫生检疫机关实施。"

《进出境动植物检疫法实施条例》第四十六条："口岸动植物检疫机关对来自动植物疫区的船舶、飞机、火车，可以登船、登机、登车实施现场检疫。有关运输工具负责人应当接受检疫人员的询问并在询问记录上签字，提供运行日志和装载货物的情况，开启舱室接受检疫。

"口岸动植物检疫机关应当对前款运输工具可能隐藏病虫害的餐车、配餐间、厨房、储藏室、食品舱等动植物产品存放、使用场所和泔水、动植物性废弃物的存放场所以及集装箱箱体等区域或者部位，实施检疫；必要时，作防疫消毒处理。"

《进出口商品检验法实施条例》第三十条："对装运出口的易腐烂变质食品、冷冻品的集装箱、船舱、飞机、车辆等运载工具，承运人、装箱单位或者其代理人应当在装运前向出入境检验检疫机

---

① 根据《财政部 国家发展改革委关于清理规范一批行政事业性收费有关政策的通知》（财税〔2017〕20 号），自 2017 年 4 月 1 日起，停征出入境检验检疫费。

构申请清洁、卫生、冷藏、密固等适载检验。未经检验或者经检验不合格的，不准装运。”

（二）用语定义

进出境集装箱：指国际标准化组织所规定的集装箱，包括出境、进境和过境的实箱及空箱。（第二条）

（三）特别说明

本办法第十八条规定的卫生除害处理范围，被《质检总局关于发布〈出入境检疫处理管理工作规定〉的公告》（国家质检总局公告2017年第115号）和《质检总局关于做好〈出入境检疫处理管理工作规定〉实施有关工作的公告》（国家质检总局公告2018年第30号）中的相关规定取代。

（四）规章全文

进出境集装箱检验检疫管理办法

第一章　总　则

第一条　为加强进出境集装箱检验检疫管理工作，根据《中华人民共和国进出口商品检验法》、《中华人民共和国进出境动植物检疫法》、《中华人民共和国国境卫生检疫法》、《中华人民共和国食品安全法》及有关法律法规的规定，制定本办法。

第二条　本办法所称进出境集装箱是指国际标准化组织所规定的集装箱，包括出境、进境和过境的实箱及空箱。

第三条　海关总署主管全国进出境集装箱的检验检疫管理工作。主管海关负责所辖地区进出境集装箱的检验检疫和监督管理工作。

第四条　集装箱进出境前、进出境时或过境时，承运人、货主或其代理人（以下简称报检人），必须向海关报检。海关按照有关规定对报检集装箱实施检验检疫。

第五条　过境应检集装箱，由进境口岸海关实施查验，离境口岸海关不再检验检疫。

第二章　进境集装箱的检验检疫

第六条　进境集装箱应按有关规定实施下列检验检疫：

（一）所有进境集装箱应实施卫生检疫；

（二）来自动植物疫区的，装载动植物、动植物产品和其他检验检疫物的，以及箱内带有植物性包装物或辅垫材料的集装箱，应实施动植物检疫；

（三）法律、行政法规、国际条约规定或者贸易合同约定的其他应当实施检验检疫的集装箱，按有关规定、约定实施检验检疫。

第七条　进境集装箱报检人应当向进境口岸海关报检，未经海关许可，不得提运或拆箱。

第八条　进境集装箱报检时，应提供集装箱数量、规格、号码、到达或离开口岸的时间、装箱地点和目的地、货物的种类、数量和包装材料等单证或情况。

第九条　海关受理进境集装箱报检后，对报检人提供的相关材料进行审核，并将审核结果通知报检人。

第十条　在进境口岸结关的以及国家有关法律法规规定必须在进境口岸查验的集装箱，在进境口岸实施检验检疫或作卫生除害处理。

指运地结关的集装箱，进境口岸海关受理报检后，检查集装箱外表（必要时进行卫生除害处理），办理调离和签封手续，并通知指运地海关，到指运地进行检验检疫。

第十一条　进境集装箱及其装载的应检货物经检验检疫合格的，准予放行；经检验检疫不合格的，按有关规定处理。

第十二条 过境集装箱经查验发现有可能中途撒漏造成污染的，报检人应按进境口岸海关的要求，采取密封措施；无法采取密封措施的，不准过境。发现被污染或危险性病虫害的，应作卫生除害处理或不准过境。

第三章 出境集装箱的检验检疫

第十三条 出境集装箱应按有关规定实施下列检验检疫：

（一）所有出境集装箱应实施卫生检疫；

（二）装载动植物、动植物产品和其他检验检疫物的集装箱应实施动植物检疫；

（三）装运出口易腐烂变质食品、冷冻品的集装箱应实施适载检验；

（四）输入国要求实施检验检疫的集装箱，按要求实施检验检疫；

（五）法律、行政法规、国际条约规定或贸易合同约定的其他应当实施检验检疫的集装箱按有关规定、约定实施检验检疫。

第十四条 出境集装箱应在装货前向所在地海关报检，未经海关许可，不准装运。

第十五条 装载出境货物的集装箱，出境口岸海关凭启运地海关出具的检验检疫证单验证放行。法律、法规另有规定的除外。

第十六条 在出境口岸装载拼装货物的集装箱，由出境口岸海关实施检验检疫。

第四章 进出境集装箱的卫生除害处理

第十七条 进出境集装箱有下列情况之一的，应当作卫生除害处理①：

（一）来自检疫传染病或监测传染病疫区的；

（二）被传染病污染的或可能传播检疫传染病的；

（三）携带有与人类健康有关的病媒昆虫或啮齿动物的；

（四）检疫发现有国家公布的一、二类动物传染病、寄生虫病名录及植物危险性病、虫、杂草名录中所列病虫害和对农、林、牧、渔业有严重危险的其它病虫害的；发现超过规定标准的一般性病虫害的；

（五）装载废旧物品或腐败变质有碍公共卫生物品的；

（六）装载尸体、棺柩、骨灰等特殊物品的；

（七）输入国家或地区要求作卫生除害处理的；

（八）国家法律、行政法规或国际条约规定必须作卫生除害处理的。

第十八条 对集装箱及其所载货物实施卫生除害处理时应当避免造成不必要的损害。

第十九条 用于集装箱卫生除害处理的方法、药物须经海关总署认可。

第五章 监督管理

第二十条 进出境集装箱卫生除害处理工作应当依法实施并接受海关监督。

第二十一条 海关对装载法检商品的进出境集装箱实施监督管理。监督管理的具体内容包括查验集装箱封识、标志是否完好，箱体是否有损伤、变形、破口等。

---

① 卫生除害处理范围被《关于发布〈出入境检疫处理管理工作规定〉的公告》（国家质检总局公告 2017 年第 115 号）和《关于做好〈出入境检疫处理管理工作规定〉实施有关工作的公告》（国家质检总局公告 2018 年第 30 号）（见《海关检验检疫业务实务手册——进出境动植物检疫篇》第三章第一节）中的相关规定取代。

第六章　附　则

第二十二条　进出境集装箱装载的应检货物按有关规定实施检验检疫。

第二十三条　海关在对进出境集装箱实施检验检疫工作时，有关单位和个人应当提供必要的工作条件及辅助人力、用具等。

第二十四条　违反本办法规定的，依照国家有关法律法规予以处罚。

第二十五条　本办法由海关总署负责解释。

第二十六条　本办法自2000年2月1日起施行。原国家商检局发布的《集装箱检验办法》、原国家动植物检疫局发布的《进出境集装箱动植物检疫管理的若干规定》、原国家卫生检疫局发布的《关于实施〈进境、出境集装箱卫生管理规定〉的要求》同时废止。

第三章 | 进出口商品检验重要文件

第一节 | 部分重要的进出口商品检验文件

一、《关于对进口捐赠医疗器械加强监督管理的公告》(国家质检总局、海关总署、商务部、民政部[①]公告 2006 年第 17 号)

该文件于 2006 年 2 月 15 日发布，原文如下：

2004 年以来，有国外慈善机构以捐赠名义向我国转移不符合国家规定的医疗器械，甚至医疗垃圾，存在重大的安全和健康隐患。为了确保进口医疗器械的安全、有效，保障我国公民人身健康和生命安全，根据国家有关法律法规，现就进口捐赠的医疗器械有关规定公告如下：

一、禁止境外捐赠人在向国内捐赠的医疗器械中夹带我国列入《禁止进口货物目录》的物品。

捐赠的医疗器械应为新品，并且已在中国办理过医疗器械注册，其中不得夹带有害环境、公共卫生和社会道德及政治渗透等违禁物品。

二、凡进口属于《自动进口许可机电产品目录》内的捐赠医疗器械，进口单位应当在办理海关报关手续前，向商务主管部门申请办理《中华人民共和国自动进口许可证》，并持该证件向海关办理通关手续。

三、国家质检总局在检验前对进口捐赠的医疗器械实施备案登记管理。凡向中国境内捐赠医疗器械的境外捐赠机构，须由其或其在中国的代理机构向国家质检总局申请登记；对国外捐赠机构所捐赠的医疗器械须在检验前向国家质检总局进行备案，并由国家质检总局对备案材料是否符合本公告第一条要求进行预审。必要时，国家质检总局将组织实施装运前预检验。国家特殊需要的，由民政部商国家质检总局作特殊处理。

四、海关对进口捐赠的医疗器械（不论是否属于《实施检验检疫的进出境商品目录》内），凭检验检疫机构出具的注明“上述物品为捐赠物品”的《入境货物通关单》[②] 验放，对其中涉及进口许可证管理的，海关还应验核进口许可证件。

五、接受进口捐赠医疗器械的单位或其代理必须向使用地检验检疫机构申请办理进口检验。检验检疫机构凭经核准有效的备案材料接受报检，实施口岸查验，使用地检验。

---

① 全称为中华人民共和国民政部，以下使用简称“民政部”。

② 根据《关于全面取消〈入/出境货物通关单〉有关事项的公告》（海关总署公告 2018 年第 50 号），涉及法定检验检疫要求的进口商品申报时，在报关单随附单证栏中不再填写原通关单代码和编号。企业可以通过“单一窗口”（包括通过“互联网+海关”接入“单一窗口”）报关报检合一界面向海关一次申报。

对经检验检疫合格的进口捐赠的医疗器械，检验检疫机构出具《入境货物检验检疫证明》后，受赠单位（或个人）方可使用。对判定不合格的进口捐赠的医疗器械，按照商检法及其实施条例的有关规定处理，或移交相关海关按有关规定处理。有关处理结果须尽快上报质检总局和海关总署。

六、民间组织业务主管单位和登记管理机关对接受进口捐赠的民间组织加强监督管理。对接受进口违反国家有关法律、法规捐赠的相关民间组织，尤其是涉及恶意向中国转移医疗垃圾的，应予以严肃处理，直至撤销其登记。

七、本公告自发布之日起执行。

二、《关于进一步加强进口心脏起搏器检验监管工作的通知》（国质检检函〔2005〕260号）

该文件于2005年4月27日发布。国家质检总局公告2017年第54号公布为有效规范性文件。原文如下：

为确保进口心脏起搏器的安全、卫生质量，保护使用者的生命安全和健康，总局决定，自2005年6月1日起，对进口心脏起搏器实施“全数检验+符合性验证”检验监管模式，现将有关事宜通知如下：

一、“全数检验”即出入境检验检疫机构对进口心脏起搏器逐件实施检验、逐件出具《入境货物检验检疫证明》、《检测报告》的合格评定活动：“符合性验证”即检验检疫机构对进口心脏起搏器核查强制性产品认证证书和认证标志的监督管理活动。

二、总局指定出入境检验检疫机构（以下简称指定检验检疫机构）对进口心脏起搏器实施检验监管，负责指定经国家认可的医疗器械检测机构（以下简称指定检测机构）对进口心脏起搏器进行检测。

三、进口心脏起搏器到达口岸后，收货人或其代理人必须持有关单证和认证证书到指定检验检疫机构办理报检和通关手续，指定检验检疫机构在核查单据无误（必要时进行实物查验）后，出具《入境货物通关单》①，供海关验放。

四、指定检验检疫机构接受报检后，按照《进口许可制度民用商品入境验证管理办法》②（质检总局令2001年第6号）的要求，查验强制性产品认证标志，并委托指定检测机构对进口心脏起搏器进行检测。

五、指定检测机构受理委托后，应严格按照相关标准以及遵照检验检疫的有关要求，对进口心脏起搏器进行检测，检测合格后逐台出具《检测报告》。

六、指定检验检疫机构在认真核查指定检测机构出具的《检测报告》后，逐台出具《入境货物检验检疫证明》。

七、每台检验合格的进口心脏起搏器应附有相对应的《入境货物检验检疫证明》原件和《检测报告》原件，且《入境货物检验检疫证明》和《检测报告》要列明相应的起搏器产品编号。

未获得强制性产品认证并经检验不合格的进口心脏起搏器不得销售、使用。指定检验检疫机构应责令收货人或其代理人按照《中华人民共和国进出口商品检验法》及其实施条例的相关规定作销毁或退运处理。

八、指定检验检疫机构应每半年将进口心脏起搏器的检验监管情况汇总报国家质检总局，并抄

① 根据《关于全面取消〈入/出境货物通关单〉有关事项的公告》（海关总署公告2018年第50号），涉及法定检验检疫要求的进口商品申报时，在报关单随附单证栏中不再填写原通关单代码和编号。企业可以通过“单一窗口”（包括通过“互联网+海关”接入“单一窗口”）报关报检合一界面向海关一次申报。

② 《进口许可制度民用商品入境验证管理办法》（国家质检总局令第6号发布，根据海关总署令第238号修改），见本书第二章第一节。

报国家认证认可监督管理委员会。发现严重问题时要立即报告。

九、指定检验检疫机构要完善监督管理机制，加强对指定检测机构的协调、指导和监督管理。

十、目前，北京出入境检验检疫局和上海出入境检验检疫局为进口心脏起搏器的指定检验检疫机构。其他任何检验检疫机构不得违规受理进口心脏起搏器的进口报检和委托检测工作，不得出具《入境货物检验检疫证明》。

三、《关于调整进口心脏起搏器检验机构的公告》（海关总署公告2020年第23号）

该文件于2020年2月8日发布，原文如下：

为进一步支持海南自由贸易港建设，促进海南博鳌乐城国际医疗旅游先行区相关产业发展，根据《中华人民共和国进出口商品检验法实施条例》和《国务院关于在海南博鳌乐城国际医疗旅游先行区暂停实施〈医疗器械监督管理条例〉有关规定的决定》（国发〔2018〕10号），海关总署决定增加海口海关为进口心脏起搏器检验实施机构。现就有关事项公告如下：

一、经海南省药品监督管理部门批准的临床急需进口心脏起搏器由海口海关实施法定检验。

二、企业凭临床急需进口心脏起搏器的批准文件及相关贸易单证向海关申报，申报的目的地检验检疫机关①为海口海关。

三、海口海关对临床急需进口心脏起搏器依法实施入境验证监管，核对实货是否与批准文件中载明的信息相符，并检查是否为禁止进口的旧心脏起搏器。对涉及重大质量安全风险预警需实施抽样送检的，按照海关实际风险布控指令执行。

四、经检验合格的，海口海关依申请出具相关证书；经检验与批准文件不一致或属于禁止进口的旧心脏起搏器的，海关按不合格货物处置。

五、其他进口心脏起搏器仍由北京海关、上海海关按相关规定实施检验。

六、本公告所称临床急需进口心脏起搏器，是指海南博鳌乐城国际医疗旅游先行区内特定医疗机构因临床急需、进口已经在境外批准上市并获得成功临床应用经验且在我国尚无同品种产品获准注册的心脏起搏器。

本公告自2020年3月1日起实施。

特此公告。

四、《关于调整进口心脏起搏器检验机构的公告》（海关总署公告2024年第24号）

该文件于2024年2月27日发布，原文如下：

为进一步支持粤港澳大湾区建设，根据《中华人民共和国进出口商品检验法》及其实施条例，按照国务院批准的《粤港澳大湾区药品医疗器械监管创新发展工作方案》有关要求，海关总署决定增加广州海关为进口心脏起搏器检验实施机构。现就有关事项公告如下：

一、经广东省药品监督管理部门批准的临床急需进口心脏起搏器由广州海关实施法定检验。其他进口心脏起搏器仍按现行规定实施检验。

二、企业凭粤港澳大湾区内地临床急需进口心脏起搏器的批复意见及相关贸易单证向海关申报，申报的目的地检验检疫机关为广州海关所属现场海关。

三、广州海关对临床急需进口心脏起搏器依法实施入境验证监管，核对实货是否与批复意见中载明的信息相符，并检查是否为过期、失效、淘汰等已使用过的心脏起搏器。对涉及重大质量安全

① 根据《关于调整进出口货物报关单申报要求的公告》（海关总署公告2024年第30号），“目的地检验检疫机关”申报项目名称调整为“目的地海关”；根据实施检验检疫的目的地海关，填报海关规定的《关区代码表》中相应目的地海关的名称及代码。

风险预警需实施抽样送检的，按照规定执行。

四、经检验合格的，广州海关依申请出具相关证书；经检验与批复意见不一致或属于禁止进口的心脏起搏器的，海关依照法律法规规定进行处理。

五、本公告所称临床急需进口心脏起搏器，是指粤港澳大湾区内地9市（广州、深圳、珠海、佛山、惠州、东莞、中山、江门、肇庆）区域内开业的指定医疗机构使用的临床急需、港澳公立医院已采购使用、具有临床应用先进性的，获得广东省药品监督管理部门有关批件的进口心脏起搏器。

本公告自2024年2月28日起实施。

特此公告。

五、《对医疗物资实施出口商品检验的公告》（海关总署公告2020年第53号）

该文件于2020年4月10日发布，原文如下：

为加强医疗物资出口质量监管，按照《中华人民共和国进出口商品检验法》及其实施条例，海关总署决定自本公告发布之日起，对“6307900010”等海关商品编号项下的医疗物资（详见附件）实施出口商品检验。

特此公告。

附件

序号	类别	商品编号
1	医用口罩	6307900010
2	医用防护服	6210103010
		3926209000
3	红外测温仪	9025199010
4	呼吸机	9019200010
		9019200090
5	医用手术帽	6505009900
6	医用护目镜	9004909000
7	医用手套	3926201100
		3926201900
		4015110000
		4015190000
8	医用鞋套	6307900090
		3926909090
		4016999090
9	病员监护仪	9018193010
10	医用消毒巾	3005901000
		3005909000
11	医用消毒剂	3808940010

说明：海关总署于2020年12月3日发布第124号公告，对上述序号3、5、6、7、8、9、10、11不再实施出口商品检验。

六、《关于部分医疗物资不再实施出口商品检验的公告》（海关总署公告2020年第124号）

该文件于2020年12月3日发布，原文如下：

根据《中华人民共和国进出口商品检验法》及其实施条例，自本公告发布之日起，对“9025199010”等14个10位商品编号项下的医疗物资（详见附件）不再实施出口商品检验。其中商品编号3005901000和3005909000项下属于危险货物的、商品编号3808940010项下属于危险化学品的，仍按出口危险货物或出口危险化学品检验监管要求执行。

特此公告。

附件

不再实施出口商品检验的14个10位商品编号

序号	类别	商品编号	商品名称
1	红外测温仪	9025199010	红外线人体测温仪
2	医用手术帽	6505009900	针织帽类及用其他纺织物（条带除外）制成帽类
3	医用护目镜	9004909000	其他眼镜
4	医用手套	3926201100	聚氯乙烯制手套
5		3926201900	其他塑料制手套
6		4015110000	硫化橡胶制外科用手套
7		4015190000	硫化橡胶制其他手套
8	医用鞋套	6307900090	纺织材料制未列名制品
9		3926909090	其他塑料制品
10		4016999090	其他未列名硫化橡胶制品
11	病员监护仪	9018193010	病员监护仪
12	医用消毒巾	3005901000	药棉、纱布、绷带
13		3005909000	其他软填料及类似物品
14	医用消毒剂	3808940010	医用消毒剂

七、《关于进一步加强进口机动车产品认证监管和入境验证工作的通知》（国质检认联〔2005〕338号）

该文件于2005年9月23日由国家质检总局、中国国家认证认可监督管理委员会（以下简称国家认监委）发布。国家质检总局公告2017年第54号公布为有效规范性文件。原文如下：

为贯彻国家汽车产业发展政策和国家汽车贸易政策要求，保护广大消费者的生命财产安全，保证强制性产品认证制度的权威性、严肃性和统一性，现就有关进口汽车、摩托车产品认证和检验监管有关问题通知如下：

一、各地出入境检验检疫机构要按照法律法规规定，切实落实未获证、未加贴认证标志、认证标志与证书内容不符不能进口的要求，不能以罚代证接受报验。

各地出入境检验检疫机构在进行进口汽车入境验证时应要求进口商出示认证证书原件或证书的

彩色复印件，并将证书的彩色复印件存档，确保存档证书复印件内容清晰、完整。

各地出入境检验检疫机构通过登录认监委网站（www.cnca.gov.cn）进入认证执法信息查询系统输入CCC认证标志序列号即可调出对应的认证证书及申请人和厂家的信息，以此来确认认证证书和认证标志的真伪；也可通过电话直接向认证标志发放管理中心查询（认证标志发放管理中心咨询电话：010-65994077）。

二、对符合无须、免于办理强制性产品认证条件的汽车、摩托车整车，在接受报验时必须出示进口许可证等相关申请资料原件，并将复印件存档备查。

三、符合无须办理强制性产品认证条件第3条自用汽车、摩托车，是指国家政策允许，在进口时减免关税的乘用车产品（M类汽车），包括我驻外使领馆人员及留学人员期满回国时自境外携带入境的物品。企业和个人自境外以自用名义申请入境未获关税减免的汽车、摩托车不符合无须办理强制性产品认证条件，应获得CCC认证或满足免于认证特殊处理程序的要求。

四、为科研、测试所需进口的汽车、摩托车产品，其进口许可证商品用途栏必须标明“仿制样机”或者“样品”才符合免于办理强制性产品认证第1条规定。

五、符合免于办理强制性产品认证条件第5条用于商业展示的汽车、摩托车，在展览期限结束后应退运出境或以适当方式处理（获得CCC认证或满足免于认证特殊处理程序的要求），并将处理结果及时报所在地及通关放行地检验检疫机构。

六、为加强进口汽车、摩托车产品认证、检验监管的跟踪执法工作，在无须、免于办理强制性产品认证相关信息纳入CIQ2000系统管理之前，总局和认监委将采取过渡性措施，建立汽车、摩托车产品无须、免于办理强制性认证、入境检验专门数据库存档，各局必须将汽车、摩托车产品免于认证及无须认证有关信息及时报予认监委并抄送总局检验监管司。信息格式如下：

申请人	海运提单号	报验号	车辆种类	型号	商标	数量	VIN编码逐台列明	收货人	符合3号公告条款	接受报检单位	出具证明直属局	报验时间

以上信息每周统计后以EXCEL或WORD格式通过电子邮件方式报予认监委并抄送总局检验监管司。

七、认监委将及时把按《强制性产品认证目录内进口产品特殊处理程序》批准的进口汽车、摩托车产品情况和无须、免于办理强制性产品认证的进口汽车、摩托车产品的批准情况在认监委网站公布。

请各局严格把关，按照以上要求做好进口车机动车认证监管工作，对工作中遇到有关问题及时报总局和认监委。

八、《对进口机动车车辆识别代号（VIN）实施入境验证管理的公告》（国家质检总局、公安部公告2008年第3号）

该文件于2008年1月2日发布，原文如下：

根据《中华人民共和国进出口商品检验法》、《中华人民共和国道路交通安全法》的有关规定，决定对进口机动车实施车辆识别代号（简称VIN）入境验证管理：

一、进口机动车的车辆识别代号（VIN）必须符合国家强制性标准《道路车辆 车辆识别代号（VIN）》（GB 16735—2004）① 的要求。对VIN不符合上述标准的进口机动车，检验检疫机构将禁

① 该标准目前有效版本为《道路车辆 车辆识别代号（VIN）》（GB 16735—2019）。

止其进口，公安机关不予办理注册登记手续，国家特殊需要并经批准的，以及常驻我国的境外人员、我国驻外使领馆人员自带的除外。

二、为便利进口机动车产品报检通关，在进口前，强制性产品认证证书（CCC 证书）的持有人或其授权人可向签发 CCC 证书的认证机构提交拟进口的全部机动车 VIN 和相关结构参数资料进行备案，认证机构在对上述资料进行核对、整理后上报国家质检总局及认监委，以便口岸检验检疫机构对进口机动车产品的 VIN 进行入境验证。

本公告自 2008 年 3 月 1 日起执行。

九、《关于进一步规范进口机动车环保项目检验的公告》（海关总署公告 2019 年第 168 号）

该文件于 2019 年 10 月 28 日发布，原文如下：

为进一步加强生态环境保护，打好污染防治攻坚战，推进进口机动车节能减排，确保进口机动车符合国家环保标准，根据《中华人民共和国进出口商品检验法》《中华人民共和国大气污染防治法》，海关总署决定进一步规范进口机动车环保项目检验。现将有关事宜公告如下：

一、各地海关按照《汽油车污染物排放限值及测量方法（双怠速法及简易工况法）》（GB 18285—2018）、《柴油车污染物排放限值及测量方法（自由加速法及加载减速法）》（GB 3847—2018）要求，实施进口机动车环保项目外观检验、车载诊断系统检查，并按不低于同车型进口数量 1%的比例实施排气污染物检测。海关对监测到环保风险信息需通过型式试验实施风险评估的车型，可按现阶段环保达标标准开展型式试验。

二、进口企业应提前解除影响环保检测的运输模式或功能锁定状态。无法手动切换两驱驱动模式的全时四驱车和适时四驱等车辆，不能实施简易工况法或加载减速法检测的，可按双怠速法或自由加速法实施检测。

三、进口企业应承担遵守国家环保法律法规的主体责任，确保进口机动车符合国家环保技术规范的强制性要求。进口企业的相关车型应符合机动车和非道路移动机械环保信息公开要求。对列入强制性产品认证目录的机动车应完成环保项目型式试验，取得强制性产品认证证书。对最大设计总质量不超 3500kg 的 M1、M2 类和 N1 类车辆，应符合轻型汽车燃料消耗量标识管理规定。

四、进口企业获知机动车因设计、生产缺陷或不符合规定的环境保护耐久性要求导致排放大气污染物超过标准的，环保信息公开与进口机动车不符的，在实施环保召回或环保信息公开修改的同时，应当及时向海关总署报告相应风险消减措施。

本公告自 2019 年 11 月 1 日起实施。

特此公告。

十、《进口成套设备检验和监督管理实施细则》（国检监〔1993〕38 号）

该文件于 1993 年 3 月 9 日由原国家进出口商品检验局发布。国家质检总局公告 2017 年第 54 号公布为有效规范性文件。原文如下：

第一章　总　则

第一条　为加强进口成套设备检验和监督管理工作，确保设备的质量和安全，维护国家利益和对外贸易各方的合法权益，根据《中华人民共和国进出口商品检验法》及其实施条例和国务院转发的《关于进口成套设备检验工作的试行规定》，制定本细则。

第二条　本细则所述的成套设备系指完整的生产线、成套装置设施（含工程项目和技术改造项目中的成套装置设施和与国产设备配套组成的成套设备中的进口关键设备）。

第三条 一切进口成套设备都必须在合同约定的期限内进行检验。未经检验的成套设备、材料不准安装使用。

第四条 进口成套设备，由商检机构实施检验或者组织实施检验；进口大型成套设备，由商检机构实施驻现场监督检查，收用货单位（包括建设单位，下同）应认真落实各项检验工作，其主管部门应加强领导和组织协调工作。

第五条 进口大型成套设备的收用货单位应设立专门的检验机构并经所在地商检机构考核认可。进口一般成套设备的收用货单位也应指定专职检验人员，并经所在地商检机构考核认可。商检机构应对大型成套设备的建设现场派员进驻并设置办公室。

第六条 进口成套设备的质量及技术条件由买卖双方在合同中约定，有关设备的安全、卫生及在运行过程中对环境的污染必须符合我国有关法律、法规及强制性标准的规定。

进口成套设备的检验要求见本细则附件一。

第七条 进口大型成套设备的收用货单位应根据本细则第六条规定和《检验大纲导则》（另发），制定检验计划和实施方案，报上级主管部门审查批准后送商检机构备案。并由商检机构驻现场办公室依照检验计划和实施方案对检验工作实施监督检查。

一般成套设备由所在地商检机构或者由所在地商检机构会同收用货单位制定检验计划和实施方案。

收用货单位应于对外贸易合同生效后30日内向商检机构提供合同（包括合同附件）副本。

第二章　装运前预检验、监造或监装

第八条 对大型成套设备和在国内不具备检验条件，到货后不能进行解体检验的一般成套设备，订货单位应当在对外贸易合同中订明在出口国进行装运前预检验、监造或者监装条款。

收用货单位应当依照对外贸易合同的约定认真落实在出口国装运前的预检验、监造或者监装；主管部门应当加强监督；商检机构可以根据需要派出检验人员参加或者组织实施装运前预检验、监造或者监装。

第九条 收用货单位派出执行出国预检验、监造或者监装的人员按照商检法实施条例第四十七条的规定须经商检机构认可后方能承担出国预检验、监造或者监装的工作。

第十条 出国预检验、监造或监装人员按照《出国预检验、监造或监装检查要点》（见附件二）拟定检验方案并在出国后予以认真实施。对方案中重要内容实施确有困难，需要修改的，以及检验中发现的重要问题应及时报告有关主管部门和商检机构。

第十一条 进口成套设备在预检验、监造或监装中发现有不符合合同和有关规定的，应要求发货方予以返修、换货、整理或其它的妥善处理。出国检验人员可根据需要对进口成套设备实施封识管理。

第十二条 出国检验人员在实施检验中应做好检验记录，并按检验项目写出检验报告，由出国检验的主要负责人签署意见后报有关主管部门和商检机构。

第三章　口岸登记

第十三条 进口成套设备到货后，由收用货单位或其代理接运单位向口岸或者到达站商检机构办理进口商品登记。海关凭商检机构在报关单上加盖的印章验放。

第十四条 进口成套设备在口岸或者到达站卸货时发现残损或短缺的，收用货单位或其代理接运单位应取得承运部门签证并及时向口岸或者到达站商检机构申请残损或者数量鉴定。卸货单位对残损部分应分别卸货，分别存放，防止残损扩大。

第十五条 口岸或者到达站商检机构应及时将“到货流向单”或“到货通知单”送到货地商检机构。

第四章　到货地检验和监督管理

第十六条　收用货单位应在进口成套设备到达安装使用地点3日内，持进口到货通知单、装箱单、提单等必要的单证，向所在地商检机构或者其驻现场办公室申报开箱检验。

对开箱后不易恢复包装和安全保管的精密设备等，可根据对外贸易双方的协议，留待安装时一并开箱检验。

第十七条　经开箱检验合格的进口成套设备、材料由商检机构出具《检验情况通知单》。收用货单位的设备管理部门凭《检验情况通知单》或者对外贸易双方会签并经商检机构审核备案的“开箱检验记录”等单证发放设备、材料，供安装使用。

第十八条　对经出国预检验、监造的进口成套设备或项目，到货后经开箱点验未发现异常情况的，属于下列情况之一者，由商检机构对出国预检验合格报告及有关证单进行审核后出具《检验情况通知单》。

（一）经出国检验、监造合格，其质量性能在装运及保管中不会发生变化的；

（二）经出国检验、监造合格，在国内不具备检验条件的；

（三）经出国检验、监造合格，到货后不能进行解体检验的。

第十九条　安装单位应按照检验计划和具体实施方案的要求进行安装调试并逐项记录。商检机构应对安装调试工作实施监督检查，对未经检验的进口成套设备、材料和经检验不合格的，视情况签发《不准安装使用通知单》并根据需要对有关设备、材料进行封识管理。不合格的设备、材料经技术处理并向商检机构重新报验，经检验合格后，方可以安装使用。

第二十条　成套设备的试运转和试生产的考核。按对外贸易合同约定由收用货单位进行的，商检机构实施与收用货单位共同检验或监督检查；对外贸易合同约定由贸易双方共同进行的，商检机构实施监督检查。经考核合格，贸易双方验收签字，商检机构签发合格单证后，收用货单位方能投产使用。

第二十一条　收用货单位在进口成套设备质量保证期内必须认真做好使用及维修记录，并在保证期满前一个月进行全面检查，将检查结果报上级主管部门及商检机构销案。发现问题要及时报请商检机构检验出证。

第二十二条　属下列情况之一者，由商检机构检验并出具检验证书：

（一）合同约定由商检机构检验出证的；

（二）合同约定由贸易双方检验，而卖方代表不在场，由收用货单位检验发现问题的；

（三）贸易双方对检验结果有争议，需由商检机构复验或组织复验的；

（四）卖方代表已签字认赔，但仍需凭商检机构的证书向分包厂索赔的；

（五）卖方委托收用货单位对能修复的设备进行修理后，需商检机构出具证明的。

第五章　附　则

第二十三条　收用货单位应为商检机构及派出人员实施进口成套设备的检验和监督管理提供必要的办公场所和检验条件。

第二十四条　商检机构依照本细则实施进口成套设备的检验，按国家物价局和财政部发布的《进出口商品检验、鉴定收费办法》及收费标准的规定收费。

第二十五条　对违反本细则规定的，按照《中华人民共和国进出口商品检验法》及其实施条例有关规定查处。

第二十六条　本细则由国家进出口商品检验局负责解释。

第二十七条　本细则自1993年4月1日起执行。

附件一

进口成套设备的检验要求

一、口岸登记的要求

1. 核对装运设备的包装方式及包装的件数。

2. 核对包装上所刷的唛头标记。

3. 检查包装的外表是否完好，有无在运输、装卸过程中造成的异常情况的痕迹。

4. 检查装有设备的包装的放置方式是否与包装上的指示与警告标志所提示的要求相符。

二、开箱检验的要求

1. 检查设备所采取的衬垫、固定、密封、防震防锈、防潮等措施的情况及效果；检查设备的外表是否完好，是否有在正常的交货状态下不应有的异常状况或异常痕迹。

2. 核对设备及设备部件型号、规格、数量；对与成套设备的使用有关的技术文件，核对文本数量与文本类目。

3. 按照检验计划和实施方案对设备、材料进行抽样，并进行安全性能检验和制造质量检验。合同中包含设备试生产考核所用原材料、辅料的；还应对原材料、辅料进行抽样检验。

三、安装调试检验的要求

1. 检查设备及其部件的安装尺寸；在具备条件的情况下，检查设备的主要零部件、连接件、配件、附件等的尺寸精度、形状精度或者其它所要求的加工精度。

2. 通过对设备的安装，进一步检查每台、套设备及附件的完整性。

3. 对已安装好的设备，结合调试检查其各部分的配合精度、定位精度，检查设备的参数。

4. 对需在安装后进行安全性能检验的设备，按照检验计划和实施方案进行检验。

四、试运转检验的要求

1. 检查各套设备在空载或负载状态下运行的稳定性及实现各种功能的准确性可靠性。

2. 检查设备中的各种安全防护装置在设定条件下实现安全保护的可靠性。

3. 检查设备在联动状态下运行时实现其各种系统功能的可靠性与准确性、系统工作精度、系统工作参数与技术指标。

五、试生产考核检验的要求

1. 按合同规定的生产条件、工艺条件及考核条件（以下简称规定的条件），检验设备的工作能力或者生产能力、工作效率或者生产效率。

2. 按规定的条件生产或工作时所产生的噪音、粉尘、废气、废水或者其它的公害或污染的程度是否控制在合同规定的限度内，并且不违反我国有关安全卫生法律、法规及行政规定。

3. 对按规定条件生产出的产品的各项质量指标进行检验。

4. 对按规定条件下运转的设备的稳定性、可靠性继续进行检查。

六、质量保证期检验的要求

1. 设备是否始终按规定的条件进行日常的生产或工作运行。

2. 设备是否得到良好的妥当的维护、保养及正确的操作，因而是不会由于外部的因素影响或者损害其应有的质量特性。

3. 设备在得到良好的维护、保养、正确的操作及按规定的条件投入日常运行的情况下，按第五条试生产考核检验的要求继续进行跟踪检验。

附件二 （略）

十一、《关于调整进口旧机电产品检验监管的公告》（国家质检总局公告 2014 年第 145 号）

该文件于 2014 年 12 月 13 日发布，原文如下：

根据《国务院关于取消和调整一批行政审批项目等事项的决定》（国发〔2014〕50 号）的要求和《中华人民共和国进出口商品检验法》、《中华人民共和国进出口商品检验法实施条例》的规定，现对进口旧机电产品检验监管业务进行调整。

一、取消对进口旧机电产品实施备案管理。

二、根据《中华人民共和国进出口商品检验法实施条例》的规定，保留对国家允许进口的旧机电产品实施检验监管的相关措施，包括装运前检验、口岸查验、到货检验以及监督管理。整理并公布《实施检验监管的进口旧机电产品目录》（见附件 1）、《进口旧机电产品检验监管措施清单（2014 年版）》（以下简称《检验监管措施清单》，见附件 2）。

三、列入《检验监管措施清单》管理措施表 1 的进口旧机电产品为禁止入境货物。

四、列入《检验监管措施清单》管理措施表 2 的旧机电产品进口时，收用货单位凭出入境检验检疫机构或检验机构（此前承担进口旧机电产品装运前检验业务的检验机构名单见附件 3）① 出具的装运前检验证书及相关必备材料向入境口岸检验检疫机构（以下简称口岸机构）申报；未按照规定进行装运前检验的，按照法律法规规定处置。

五、进口未列入《检验监管措施清单》的旧机电产品，无须实施装运前检验。收用货单位凭《旧机电产品进口声明》（见附件 4）及相关必备材料向口岸机构申报。

列入《检验监管措施清单》内且属于"出境维修复进口""暂时出口复进口""出口退货复进口""国内转移复进口"② 4 种特殊情况旧机电产品进口时，收用货单位凭《免〈进口旧机电产品装运前检验证书〉进口特殊情况声明》（见附件 5）及相关必备材料向口岸机构申报。

列入《检验监管措施清单》管理措施表 1 第 1 项、第 2 项内，但经国家特别许可的旧机电产品进口时，收用货单位凭《旧机电产品进口特别声明（1）》（见附件 6-1）及相关必备材料向口岸机构申报。

列入《检验监管措施清单》管理措施表 1 第 3 项、第 4 项内，但制冷介质为非氟氯烃物质（CFCs）的旧机电产品进口时，收用货单位凭《旧机电产品进口特别声明（2）》（见附件 6-2）及相关必备材料向口岸机构申报。

六、为方便收用货单位进口旧机电产品，减少收用货单位因对进口旧机电产品检验监管政策、流程不熟悉而造成的困难，收用货单位在旧机电产品进口前，可以通过"进口旧机电产品质量安全管理信息服务平台"（http：//jjd. aqsiq. gov. cn：6889）进行在线咨询。

本公告自发布之日起生效。本公告生效日之前由出入境检验检疫机构签发的《进口旧机电产品装运前预检验备案书》《进口旧机电产品免装运前预检验证明书》在有效期内可继续使用。《关于调整进口旧机电产品检验监管工作的通知》（国质检检〔2009〕605 号）同时废止。

---

① 根据《进口旧机电产品装运前检验监督管理实施细则》（海关总署公告 2020 年第 127 号，见本节），海关总署对从事进口旧机电产品装运前检验的第三方检验机构实施备案管理，并对外公开已备案的装运前检验机构信息。

② 出境维修复进口：系指出境维修后返回中国，需办理进口通关手续的。暂时出口复进口：系指在海关办理暂时进出口出境后返回中国，需办理进口通关手续的。出口退货复进口：系指质保期内、收货人为生产厂的出口退货返回中国，需办理进口通关手续的。国内转移复进口：系指已经在国内使用，因提前解除海关监管或海关监管期满后继续在中国使用，需要重新办理进口通关手续的。

附件：1. 实施检验监管的进口旧机电产品目录
2. 进口旧机电产品检验监管措施清单（2014 年版）
3. 此前承担进口旧机电产品装运前检验业务的检验机构名单（略）
4. 旧机电产品进口声明
5. 免《进口旧机电产品装运前检验证书》进口特殊情况声明
6-1. 旧机电产品进口特别声明（1）
6-2. 旧机电产品进口特别声明（2）

附件 1

实施检验监管的进口旧机电产品目录

产品类别	涉及的 HS 编号
一、金属制品	7309、7310、7311、7321、7322、7611、7612（除 76121、7612901 外）、7613、7615109010
二、机械及设备	84 章（除 8401、84061、8407101、8407102、8407210、8407290、84091、8409911、8412101090、8412800010、8412800020、8412901020、8412901090、8428909020、8479891、8479901、8483101、84871 外）
三、电器及电子产品	85 章（除 8526101、8526109001、8526109011、8526109091、8526919010、8548100000 外）
四、运输工具	86 章、87 章（除 8710 外）
五、仪器仪表	9006 ~ 9008、9010 ~ 9013、9015（除 9015800010、9015800020、9015900010 外）、9018 ~ 9031、9032（除 9032899002、9032900001 外）、9033
六、医用家具、办公室用金属家具、各种灯具及照明装置	9402、9405
七、其他（含电子乐器、儿童带轮玩具、带动力装置的玩具及模型、健身器械等）	7011、9207、95043、95045、9504901、95049021、95049029、9506911、9506919、950699、9508

附件 2

进口旧机电产品检验监管措施清单（2014 年版）

管理措施表 1

国家规定禁止进口的旧机电产品（4 类）		
序号	产品目录或范围	管理措施
1	《旧机电产品禁止进口目录》（详见外经贸部、海关总署、质检总局公告 2001 年第 37 号①）	擅自进口的，检验检疫机构应按照《中华人民共和国进出口商品检验法实施条例》规定通知海关作退运处理，情节严重的应予处罚。

① 已被《禁止进口的旧机电产品目录》（商务部、海关总署公告 2018 年第 106 号）替代废止，见本节。

续表

序号	产品目录或范围	管理措施
2	旧玻壳、旧显像管、再生显像管、旧监视器等。（详见质检总局、发改委、信息部、海关总署、工商总局、认监委公告2005年第134号[①]附表）	同上。
3	带有以氯氟烃物质为制冷剂的工业、商业用压缩机的旧机电产品。（详见商务部、海关总署、国家质检总局、国家环保总局公告2005年第117号[②]附件）	同上。
4	带有以氯氟烃物质为制冷剂、发泡剂的旧家用电器产品和以氯氟烃为制冷工质的家用电器产品用压缩机的旧机电产品。（详见环保总局、发改委、商务部、海关总署、质检总局 环函〔2007〕200号[③]附件）	同上。

管理措施表2

（一）涉及人身健康安全、卫生、环境保护的旧机电设备/产品（15类）			
序号	设备/产品名称	设备/产品涉及的范围及描述	管理措施
1	化工（含石油化工）生产设备	包括但不限于：原油加工设备，乙烯、丙烯装置，合成氨装置，化肥装置，化工原料生产装置，染料生产装置，橡胶、塑料生产设备，化工生产用空气泵或真空泵、压缩机、风机、提净塔、精馏塔、蒸馏塔、热交换装置、液化器、发酵罐、反应器，与以上设备（装置、机械）配套的控制系统、输送系统、检测设备。	须经检验检疫机构或检验机构实施装运前检验（进口特殊情况除外），确认旧机电设备安全、卫生、环保要求能够符合我国法律法规和技术规范；未实施装运前检验擅自进口的，检验检疫机构应按照《中华人民共和国进出口商品检验法实施条例》规定通知海关作退运处理，情节严重的应予处罚。
2	能源、动力设备	包括但不限于：汽轮、水轮、风力、燃气、燃油发电机组，空气及其他气体压缩机械，制冷机组及热泵，与以上设备（机械）配套的控制系统、变压系统、传导系统、检测设备。	同上。
3	电子工业专用设备	包括但不限于：制造半导体单晶柱或圆晶的设备，制造半导体器件或集成电路用的设备，制造平板显示器用的设备，在印刷电路板上封装元器件的设备，与以上设备配套的控制系统、输送系统、检测设备。	同上。

① 《关于禁止使用废旧显像管玻壳翻新加工"再生显像管"有关问题》（国家质检总局、国家发展和改革委员会、信息产业部、商务部、海关总署、国家工商行政管理总局、国家环境保护总局、国家认监委公告2005年第134号），见本节。

② 《关于禁止进口和出口以全氯氟烃物质为制冷剂的工业、商业用压缩机的公告》（商务部、海关总署、国家质检总局、国家环境保护总局公告2005年第117号），见本节。

③ 《关于禁止生产、销售、进出口以氯氟烃（CFCs）物质为制冷剂、发泡剂的家用电器产品的公告》（环函〔2007〕200号），见本节。

续表1

序号	设备/产品名称	设备/产品涉及的范围及描述	管理措施
4	冶金工业设备	包括但不限于：冶炼设备，压延加工设备，焦化设备，碳素制品设备，耐火材料设备，与以上设备配套的控制系统、输送系统、检测设备。	同上。
5	通讯设备	包括但不限于：光通讯设备，移动通讯设备，卫星地面站设备，与以上设备配套的控制系统、检测设备。	同上。
6	建材生产设备	包括但不限于：水泥生产、制品设备，玻璃生产及加工设备，人造纤维板生产设备，与以上设备配套的控制系统、检测设备。	同上。
7	工程施工机械	包括但不限于：起重机，叉车、升降机，推土机，筑路机及平地机，铲运机，捣固机械及压路机，机械铲、挖掘机及机铲装载机，打桩机及拔桩机，凿岩机及隧道掘进机，工程钻机。	同上。
8	金属切削机床	包括但不限于：加工中心，单工位组合机床及多工位组合机床，车床（包括车削中心），钻床、镗床、铣床、攻丝机、磨床、刨床、插床、拉床、切齿机、锯床、切断机。	同上。
9	金属非切削机床	包括但不限于：激光、超声波、放电等处理金属材料的加工机床，锻造或冲压机床，弯曲、折叠、矫直、矫平、剪切、冲孔、开槽机床，液压、机械压力机。	同上。
10	纺织生产机械	包括但不限于：化纤挤压、拉伸、变形或切割设备，纺织纤维预处理设备，纺纱机械，织机，后整理设备。	同上。
11	食品加工机械	包括但不限于：奶制品生产设备，饮料生产、灌装设备，糕点生产设备，果蔬加工设备，制糖及糖果生产设备，制酒设备，肉类加工设备。	同上。
12	农牧林业加工机械	包括但不限于：拖拉机、联合收割机、棉花采摘机、机动植保机械、机动脱粒机、饲料粉碎机、插秧机、铡草机，木材加工设备。	同上。
13	印刷机械	包括但不限于：制版设备，印刷设备，装订设备。	同上。
14	纸浆、造纸及纸制品机械	包括但不限于：纸浆设备，造纸设备，纸或纸板整理设备，切纸机，纸、纸板及纸塑包装设备。	同上。
15	电气产品	包括但不限于：电阻加热炉及烘箱，电阻焊接机器及装置、电弧焊接机器及装置，通过感应或介质损耗对材料进行热处理的设备，粒子加速器，电镀、电解或电泳设备及装置，激光器。	同上。

续表 2

（二）国家特殊需要的旧机电产品（2 类）		
序号	**涉及产品范围及描述**	**管理措施**
16	国家特别许可准予进口的、列入《进口旧机电产品检验监管措施清单》（2014 年版）管理措施表 1 的旧机电产品。	须经检验检疫机构或检验机构实施装运前检验（进口特殊情况除外），确认旧机电产品安全、卫生、环保要求能够符合我国法律法规和技术规范；未实施装运前检验擅自进口的，检验检疫机构应按照《中华人民共和国进出口商品检验法实施条例》规定通知海关作退运处理，情节严重的应予处罚。
17	省级以上政府管理部门明确批准进口的国家限制投资、限制进口的产业、产品或技术目录内的产业、产品或技术涉及的旧机电产品。	同上。

附件 4

旧机电产品进口声明

致______出入境检验检疫机构：

我单位本次以__________的贸易方式报检进口的货物（发票号：______________，提/运单号：____________________）情况如下：

H. S. 编码	货物名称及规格	数量	金额	用途

以上货物未列入《进口旧机电产品检验监管措施清单》。我单位承诺上述货物将按照上述贸易方式进口，对货物使用过程中的质量安全问题承担责任。我单位愿意接受检验检疫机构的监督检查，并承担相应的法律责任。

经营/收货单位名称（公章）：

经营/收货单位联系人：

联系电话：

日　　期：

附件 5

免《进口旧机电产品装运前检验证书》进口特殊情况声明

致______出入境检验检疫机构：

我单位本次以__________的贸易方式报检进口的货物（发票号：______________，提/运单号：______________________）情况如下：

H. S. 编码	货物名称及规格	数量	金额	用途

以上货物属于__________________的特殊情况。我单位承诺上述货物将按照上述贸易方式进口，对货物使用过程中的质量安全问题承担责任。我单位愿意接受检验检疫机构的监督检查，并承担相应的法律责任。

经营/收货单位名称（公章）：
经营/收货单位联系人：
联系电话：
日　　期：

附件 6-1

旧机电产品进口特别声明（1）

致______出入境检验检疫机构：

我单位本次以_________的贸易方式报检进口的货物（发票号：______________，提/运单号：______________________）情况如下：

声明进口货物范围	品名			
	规格型号		HS 编码	
	商标		数量	
	序列号			

续表

<table>
<tr><td rowspan="4">声明进口货物范围</td><td>品名</td><td colspan="3"></td></tr>
<tr><td>规格型号</td><td></td><td>HS 编码</td><td></td></tr>
<tr><td>商标</td><td></td><td>数量</td><td></td></tr>
<tr><td>序列号</td><td colspan="3"></td></tr>
<tr><td colspan="5">声明内容：
一、我已获得______________________特别许可准予进口上列货物。
二、我承诺上述货物将按照上述贸易方式进口，对货物使用过程中的质量安全问题承担责任。我愿意接受检验检疫机构的监督检查，并承担相应的法律责任。
三、我自愿遵守国家质检总局《进口旧机电产品检验监管措施清单（2014 年版）》管理措施表 1 禁止进口货物的规定。如有违反，愿意承担相应的法律责任。
申请上述货物进口的理由：

四、上述货物将被如下经销商/使用人所使用：
名　　称：　　　　　　　　地　　址：
法人代表：　　　　　　　　联系电话：
五、上述声明内容真实有效。</td></tr>
<tr><td colspan="5">申请单位法人代表（签名）：
加盖公章：
签署日期：</td></tr>
</table>

注：凡拟进口涉及《检验监管措施清单》管理措施表 1 第 1 项、第 2 项旧机电产品的，均需填写本声明。

附件 6-2

旧机电产品进口特别声明（2）

致______出入境检验检疫机构：

我单位本次以__________的贸易方式报检进口的货物（发票号：______________，提/运单号：____________________）情况如下：

<table>
<tr><td rowspan="4">声明进口货物范围</td><td>品名</td><td colspan="3"></td></tr>
<tr><td>规格型号</td><td></td><td>HS 编码</td><td></td></tr>
<tr><td>商标</td><td></td><td>数量</td><td></td></tr>
<tr><td>序列号</td><td colspan="3"></td></tr>
<tr><td colspan="5">声明内容：
一、我愿意履行保护臭氧层的国际公约，已经熟知《保护臭氧层维也纳公约》、《关于消耗臭氧层物质的蒙特利尔议定书》（伦敦修正案）、《中国逐步淘汰消耗臭氧层物质国家方案（修订稿）》、《消耗臭氧层物质进出口管理办法》以及商务部、海关总署、质检总局和环保总局联合发布的 2005 年第 117 号公告和环保总局、发改委、商务部、海关总署、质检总局联合发布的公告（环函〔2007〕200 号）的内容，并自愿遵守有关规定。
上述货物符合下列第 条的要求。如有违反，愿意承担相应的法律责任。
1. 承诺上述货物不含任何制冷剂、发泡剂，不在禁止进口之列。
2. 承诺上述货物不含下列全氯氟烃类制冷剂、发泡剂，不在禁止进口之列。
（1）三氯一氟甲烷 化学式：$CFCl_3$代码：CFC-11（R11）
（2）二氯二氟甲烷 化学式：CF_2Cl_2代码：CFC-12（R12）
（3）三氯三氟乙烷 化学式：$C_2F_3Cl_3$代码：C C-113（R113）
（4）二氯四氟乙烷 化学式：$C_2F_4Cl_2$代码：CFC-114（R114）
（5）一氯五氟乙烷 化学式：C_2F_5C 代码：CFC-115（R115）
（6）一氯三氟甲烷 化学式：CF_3Cl 代码：CFC-13（R13）
3. 承诺上述货物使用的制冷剂、发泡剂为：　　　　　　，不在禁止进口之列。
二、上述货物将被如下经销商/使用人所使用：
名　　称：　　　　　　　　　　　　地　　址：
法人代表：　　　　　　　　　　　　联系电话：
三、上述声明内容真实有效。</td></tr>
<tr><td colspan="5">申请单位法人代表（签名）：
加盖公章：　　　签署日期：</td></tr>
</table>

注：凡拟进口涉及《检验监管措施清单》管理措施表 1 第 3 项、第 4 项旧机电产品的，均需填写本声明。

十二、《关于旧机电产品进口管理有关问题的公告》（国家质检总局、商务部、海关总署公告 2015 年第 76 号）

该文件于 2015 年 6 月 17 日发布，原文如下：

根据《国务院关于取消和调整一批行政审批项目等事项的决定》（国发〔2014〕50 号）的要求，质检总局已取消进口旧机电产品备案行政审批。为保护环境、确保消费者安全和健康，规范进口秩序，现将加强旧机电产品进口管理要求公告如下：

一、关于调整进口旧机电产品的备案管理

（一）《重点旧机电产品进口管理办法》（商务部、海关总署、质检总局令 2008 年第 5 号）、《机电产品进口自动许可实施办法》（商务部、海关总署令 2008 年第 6 号）、《机电产品进口管理办法》（商务部、海关总署、质检总局令 2008 年第 7 号）中涉及进口旧机电产品备案管理的相关规定不再执行。检验检疫机构在对符合条件的产品出具《入境货物通关单》时，备注栏内标注“旧机电产品”字样①。

（二）根据《机电产品进口自动许可实施办法》（商务部、海关总署令 2008 年第 6 号）第六条第（四）款，“进口旧机电产品的，应提供国家质检总局授权或许可的检验检疫机构出具的进口产品的预检验报告。”② 需要提供预检验报告的进口产品范围按照《质检总局关于调整进口旧机电产品检验监管的公告》（质检总局公告 2014 年第 145 号）中《进口旧机电产品检验监管措施清单》管理措施表 2 执行。

二、关于加强进口旧机电产品现场检验

纳入《应逐批实施现场检验的旧机电产品目录》（见附件）的旧机电产品（原生产厂售后服务维修除外），由口岸检验检疫机构逐批依据相关产品国家技术规范的强制性要求实施现场检验。经检验，凡不符合安全、卫生、环境保护要求的，由检验检疫机构责令收货人销毁，或出具退货处理通知单并书面告知海关，海关凭退货处理通知单办理退运手续。

本公告自发布之日起生效。

附件：应逐批实施现场检验的旧机电产品目录

附件

应逐批实施现场检验的旧机电产品目录

序号	商品编码	商品名称
1	8415.1010~8415.9090	空调
2	8418.1010~8418.9999	电冰箱
3	8471.3010~8471.5090	计算机类设备
4	8528.4100~8528.5990	显示器
5	8443.3211~8443.3219	打印机
6	8471.6040~8471.9000	其他计算机输入输出部件及自动数据处理设备的其他部件
7	8516.5	微波炉
8	8516.603	电饭锅
9	8517.1100~8517.6990	电话机及移动通讯设备
10	8443.3110~8443.3190，8443.3290	传真机
11	8469.0011~8469.0030	打字机
12	8521.1011~8521.9019	录像机、放像机及激光视盘机
13	8525.8011~8525.8039	摄像机、摄录一体机及数字相机

① 根据《商务部关于修改部分规章的决定》（商务部令 2018 年第 7 号）对《重点旧机电产品进口管理办法》（商务部、海关总署、国家质检总局令 2008 年第 5 号，见本书第二章第二节）的修订，已删除对出具《入境货物通关单》备注栏标注的要求。

② 根据《商务部关于修改部分规章的决定》（商务部令 2018 年第 7 号）对《机电产品进口自动许可实施办法》（商务部、海关总署令 2008 年第 6 号）的修订，该表述已修改为“进口旧机电产品的，应提供检验机构出具的装运前报告”。

续表

序号	商品编码	商品名称
14	8528. 7110~8528. 7300	电视机
15	8534. 0010~8534. 0090	印刷电路
16	8540. 1100~8540. 9990	热电子管、冷阴极管或光阴极管等
17	8542. 3100~8542. 9000	集成电路及微电子组件
18	8443. 3911~8443. 3924	复印机

十三、《关于公布禁止进口的旧机电产品目录调整有关事项的公告》（商务部、海关总署公告 2018 年第 106 号）

该文件于 2018 年 12 月 26 日发布，原文如下：

为进一步完善进口制度，依据《中华人民共和国对外贸易法》《中华人民共和国货物进出口管理条例》等法律、行政法规和有关规章，商务部、海关总署对禁止进口的旧机电产品目录进行了调整，现予公布，自 2019 年 1 月 1 日起执行。

本公告由商务部、海关总署负责解释。以往有关规定凡与本公告不一致的，以本公告为准。2001 年 12 月 27 日外经贸部、海关总署、质检总局公布的《禁止进口货物目录（第二批）》同时废止。

附件

禁止进口的旧机电产品目录

序号	海关商品编号	货物名称	单位
1	701120	显像管玻壳及其零件	千克
2	7311001000	装压缩或液化气的钢铁容器（指零售包装用）	台/千克
3	7311009000	其他装压缩或液化气的容器（指非零售包装用）	台/千克
4	7321110000	可使用气体燃料的家用炉灶	台/千克
5	7321810000	可使用气体燃料的其他家用器具	台/千克
6	7613009000	非零售装装压缩、液化气体铝容器（铝及铝合金制）	台/千克
7	8402111000	蒸发量在 900 吨/时及以上的发电用蒸汽水管锅炉	台/千克
8	8402119000	其他蒸发量超过 45 吨/时的蒸汽水管锅炉	台/千克
9	8402120010	纸浆厂废料锅炉	台/千克
10	8402120090	其他蒸发量不超过 45 吨/时的水管锅炉	台/千克
11	8402190000	其他蒸汽锅炉（包括混合式锅炉）	台/千克
12	8402200000	过热水锅炉	台/千克
13	8403101000	家用型热水锅炉（但税目 84.02 的货品除外）	台/千克
14	8403109000	其他集中供暖用的热水锅炉（但税目 84.02 的货品除外）	台/千克
15	8404101010	使用（可再生）生物质燃料的非水管蒸汽锅炉的辅助设备（例如：节热器、过热器、除灰器、气体回收器）	台/千克

续表1

序号	海关商品编号	货物名称	单位
16	8404101090	其他蒸汽锅炉、过热水锅炉的辅助设备（例如：节热器、过热器、除灰器、气体回收器）	台/千克
17	8404102000	集中供暖用热水锅炉的辅助设备（例如：节热器、过热器、除灰器、气体回收器）	台/千克
18	8404200000	水及其他蒸汽动力装置的冷凝器	台/千克
19	84073	点燃往复式活塞内燃发动机（第87章所列车辆用）	台/千瓦
20	84082	压燃式活塞内燃发动机（柴油或半柴油发动机，第87章所列车辆用）	台/千瓦
21	8416100000	使用液体燃料的炉用燃烧器	台/千克
22	8416201101	溴化锂空调用天然气燃烧机	台/千克
23	8416201190	其他使用天然气的炉用燃烧器	台/千克
24	8416201900	使用其他气的炉用燃烧器	台/千克
25	8416209001	溴化锂空调用复式燃烧机	台/千克
26	8416209090	其他使用粉状固体燃料炉用燃烧器（包括其他复式燃烧器）	台/千克
27	8416300000	机械加煤机及类似装置（包括机械炉篦、机械出灰器）	台/千克
28	8417100000	矿砂、金属的焙烧、熔化用炉（含烘箱及黄铁矿的焙烧、溶化或其他热处理用炉及烘箱）	台/千克
29	8417801000	炼焦炉	台/千克
30	8417802000	放射性废物焚烧炉	台/千克
31	8417805000	垃圾焚烧炉	台/千克
32	8417809010	平均温度超过1000℃的耐腐蚀焚烧炉（为销毁管制化学品或化学弹药用）	台/千克
33	8417809020	热裂解炉	台/千克
34	8417809090	其他非电热的工业用炉及烘箱（包括实验室用炉、烘箱和焚烧炉）	台/千克
35	8519811900	其他使用磁性媒体的声音录制或重放设备	台/千克
36	8519812910	具有录音功能的激光唱机	台/千克
37	8519813100	装有声音重放装置的闪速存储器型声音录制设备	台/千克
38	8519813900	其他使用半导体媒体的声音录制或重放设备	台/千克
39	8519899000	其他声音录制或重放设备（使用磁性、光学或半导体媒体的除外）	台/千克
40	8521909020	光盘型广播级录像机	台/千克
41	8521909090	其他视频信号录制或重放设备（不论是否装有高频调谐放大器）	台/千克
42	8528420000	可直接连接且设计用于税目84.71的自动数据处理设备的阴极射线管监视器	台/千克
43	8528491000	其他彩色的阴极射线管监视器	台/千克
44	8528499000	其他单色的阴极射线管监视器	台/千克
45	8528521200	其他可直接连接且设计用于税目84.71的自动数据处理设备的彩色液晶监视器	台/千克
46	8528521900	其他可直接连接且设计用于税目84.71的自动数据处理设备的单色液晶监视器	台/千克
47	8528529200	其他可直接连接且设计用于税目84.71的自动数据处理设备的其他彩色监视器	台/千克
48	8528529900	其他可直接连接且设计用于税目84.71的自动数据处理设备的其他单色监视器	台/千克

续表2

序号	海关商品编号	货物名称	单位
49	8528591010	专用于车载导航仪的液晶监视器	台/千克
50	8528591090	其他彩色的监视器	台/千克
51	8528599000	其他单色的监视器	台/千克
52	8528622000	其他可直接连接且设计用于税目84.71的自动数据处理设备的彩色投影机	台/千克
53	8528691000	其他彩色的投影机	台/千克
54	8528721100	其他彩色的模拟电视接收机，带阴极射线显像管的	台/千克
55	8528721200	其他彩色的数字电视接收机，阴极射线显像管的	台/千克
56	8528721900	其他彩色的电视接收机，阴极射线显像管的	台/千克
57	8528730000	其他单色的电视接收机	台/千克
58	8540110000	彩色阴极射线电视显像管（包括视频监视器用阴极射线管）	台/千克
59	8540120000	单色阴极射线电视显像管（包括视频监视器用阴极射线管）	台/千克
60	8540401000	屏幕荧光点间距小于0.4毫米的彩色的数据/图形显示管	台/千克
61	8540402000	屏幕荧光点间距小于0.4毫米的单色的数据/图形显示管	台/千克
62	8540609000	其他阴极射线管	台/千克
63	第87章	车类	台/千克
64	9018	旧的医疗、外科、牙科或兽医用仪器及器具（包括闪烁扫描装置、其他电气医疗装置及视力检查仪器）	台/千克
65	9022120000	X射线断层检查仪	台/千克
66	9022130000	其他用于牙科的X射线的应用设备	台/千克
67	9022140010	医用直线加速器	台/千克
68	9022140090	其他用于医疗或兽医的X射线的应用设备	台/千克
69	9022199090	其他X射线的应用设备（X射线全自动燃料芯块检查台、X射线晶圆制造厚度测量设备除外）	台/千克
70	9022210000	用于医疗的α射线、β射线、γ射线的应用设备	台/千克
71	9027500000	使用光学射线（紫外线、可见光、红外线）的其他仪器及装置	台
72	9027809900	其他理化分析仪器及装置（包括测量或检验粘性及类似性能的仪器及装置）	台

十四、《关于禁止使用废旧显像管玻壳翻新加工“再生显像管”的公告》（国家质检总局、国家发展和改革委员会、信息产业部、商务部、海关总署、国家工商行政管理总局、国家环境保护总局、国家认监委公告2005年第134号）

该文件于2005年9月2日发布，原文如下：

一段时间以来，一些企业从废旧电视机上拆解显像管玻壳翻新加工（一般经过清洗、涂抹荧光粉、加装电子枪、抽真空、打防爆带等工序）生产的“再生显像管”，用于组装电视机销售。检测结果证明，再生显像管安全和技术指标达不到国家标准规定和要求，存在一定安全隐患。为整顿、规范电视机及显像管生产销售行为，禁止使用废旧显像管玻壳翻新加工“再生显像管”，并禁止用于生产电视机。现就有关事项公告如下：

一、任何单位和个人未经许可不得从事收集（包括收售），贮存、处置废旧显像管（阴极射线管）的经营活动。

凡从事上述经营活动的，应当按照《固体废物污染环境防治法》、《危险废物经营许可证管理办法》（国务院令第408号）的规定，向环境保护行政主管部门申请领取危险废物经营许可证方可开业。

废旧显像管（阴极射线管）是指在生产、生活和其他活动中产生的丧失原有利用价值或者虽未丧失利用价值但被抛弃或者放弃的显像管（阴极射线管），属于危险废物。

二、禁止使用废旧玻壳翻新加工再生显像管并组装电视机进行销售的行为；禁止以任何贸易方式进口旧玻壳、旧显像管、再生显像管、旧电视机（具体商品编码见附表）。

此前已经商务主管部门批准并在海关备案的上述商品加工贸易业务，允许按现行规定在批准有效期内执行完毕，到期后不予延期，未能按规定加工复出口的，按加工贸易内销规定办理手册核销手续。

三、国家鼓励资源以环境无害化方式再生利用；鼓励显像管玻壳制造企业回收利用国内废旧显像管形成的废玻璃。回收利用废旧显像管必须先将其屏、锥进行安全分离。

四、本公告也适用于出口加工区、保税区等海关特殊监管区域及其他区域。

五、对违反本公告的行为，由有关部门按照各自职责依法进行处理。

六、本公告自2005年11月1日起执行。

附表

涉及旧玻壳、旧显像管、再生显像管、旧电视机的商品编码如下：

70112010	显示管玻壳及其零件
70112090	其他
84716012	阴极射线管显示器
85401100	彩色阴极射线电视显像管
85401200	黑白或单色阴极射线电视显像管
85404000	点距<0.4mm彩色数拟图形显示管
85405000	黑白或其他单色数据/图形显示管
85406090	其他阴极射线管
85281310	≤16厘米黑白或其他单色电视机
85281320	16~42厘米黑白或其他单色电视机
85281330	42~52厘米黑白或其他单色电视机
85281340	52厘米以上黑白或其他单色电视机
85281221	屏幕≤42厘米阴极射线显像管彩电
85281222	42厘米<屏幕≤52厘米射线显像管彩电
85281223	52厘米<屏幕≤74厘米射线显像管彩电
85281224	屏幕>74厘米阴极射线显像管彩电
85282100	彩色视频监视器
85282200	黑白或其他单色视频监视器

十五、《关于发布〈进口旧机电产品装运前检验监督管理实施细则〉的公告》（海关总署公告2020年第127号）

该文件于2020年12月11日发布，原文如下：

根据《进口旧机电产品检验监督管理办法》，海关总署制定了《进口旧机电产品装运前检验监督管理实施细则》，自2021年1月1日起施行。

特此公告。

附件

进口旧机电产品装运前检验监督管理实施细则

第一章　总　则

第一条　为加强和规范对进口旧机电产品装运前检验和装运前检验机构的监督管理，根据《进口旧机电产品检验监督管理办法》①，制定本细则。

第二条　本细则适用于进口旧机电产品装运前检验活动以及装运前检验机构的监督管理工作。

第三条　海关总署负责对装运前检验机构及相关活动实施监督管理。

第四条　装运前检验机构应当遵守我国相关法律法规和海关总署的有关规定，以第三方身份独立、公正地开展进口旧机电产品装运前检验工作，对出具的装运前检验证书及随附的检验报告的真实性、准确性负责。

第五条　装运前检验机构不得从事和参与进口旧机电产品的生产和经营活动。

第二章　装运前检验

第六条　需实施装运前检验的进口旧机电产品，其收发货人或者其代理人应当申请由货物境内目的地直属海关，或者委托装运前检验机构实施装运前检验。

海关不予指定进口旧机电产品装运前检验机构。进口旧机电产品收发货人或者其代理人可以自行选择装运前检验机构实施装运前检验。

海关可以根据需要，组织实施或者派出检验人员参加进口旧机电产品装运前检验。

第七条　进口旧机电产品的装运前检验应当于启运前，在其境外装货地或者发货地，按照我国法律法规和技术规范的强制性要求实施。装运前检验内容包括：

（一）核查产品品名、数量、规格（型号）、新旧、残损等情况是否与合同、发票等贸易文件所列相符。

（二）是否包括、夹带禁止进口货物。

（三）对安全、卫生、健康、环境保护、防止欺诈、能源消耗等项目做出评定：

1. 属特种设备的，检查是否获得《特种设备制造许可证》或型式试验报告；

2. 属食品接触机械的，评估产品安全卫生状况是否符合食品安全国家标准；

3. 属非道路移动机械的，评估其污染物排放是否符合相关强制性要求；

4. 评估产品是否符合我国能源效率有关限定标准；

---

① 《进口旧机电产品检验监督管理办法》（国家质检总局令第171号发布，根据国家质检总局令第187号，海关总署令第238号、第240号、第243号修改），见本书第二章第二节。

5. 核查产品是否符合我国安全准入的其他要求。

第八条 装运前检验机构应当在完成装运前检验工作后，签发装运前检验证书，并随附装运前检验报告。

装运前检验证书及随附的检验报告应当符合以下要求：

（一）检验依据准确、检验情况明晰、检验结果真实。

（二）有统一、可追溯的编号。

（三）检验报告应当包含检验依据、检验对象、现场检验情况、装运前检验机构及授权签字人签名等要素。

（四）检验证书及随附的检验报告文字应当为中文，若为中外文对照的，以中文为准。

（五）检验证书应当有明确的有效期限，有效期限由签发机构根据进口旧机电产品情况确定，一般为半年或一年。

工程机械的检验报告除满足上述要求外，还应当逐台列明名称、HS 编码、规格型号、产地、发动机号/车架号、制造日期（年）、运行时间（小时）、检测报告、维修记录、使用说明书核查情况等内容。

第九条 装运前检验机构应当分别设置检验、结果审核、证书签发等关键岗位，且保持相互独立，同时确定任职的专业背景条件，持续开展业务培训和教育，确保检验员、审核员、授权签字人熟练掌握与旧机电产品有关的我国法律法规和国家技术规范的强制性要求，以及相关的管理规定。

第十条 装运前检验机构应当依据本细则第七条的规定，制定适合本机构情况的装运前检验工作程序或者作业指导书，规范现场装运前检验活动。

第十一条 装运前检验机构应当以适当方式，真实、完整、可追溯地记录其实施的装运前检验活动过程，并妥善贮存、保管检验原始记录，原始记录至少保存3年。

第三章　备案管理

第十二条 海关总署对从事进口旧机电产品装运前检验的第三方检验机构实施备案管理。向海关总署办理备案手续的，应当具备以下条件：

（一）为所在国家（地区）合法注册的第三方检验机构。

（二）具备固定的办公地点或经营场所。

（三）通过 ISO/IEC 17020 体系认证，认证范围涵盖进口旧机电产品装运前检验作业。

（四）设立与进口旧机电产品装运前检验活动相适应的作业岗位和审核岗位。

第十三条 符合本细则第十二条规定向海关总署办理备案手续的，应当提交以下材料：

（一）进口旧机电产品装运前检验机构备案表（见附1）。

（二）所在国家（地区）合法注册的第三方检验机构资质证明。

（三）ISO/IEC 17020 体系认证证明材料，认证范围应涵盖进口旧机电产品装运前检验作业。

（四）装运前检验证书授权签字人信息及印签样本。

上述材料应当使用中文，若为中外文对照的，以中文为准。

第十四条 装运前检验机构提交的材料符合要求的，予以备案。

第十五条 海关总署应当对外公开已备案的装运前检验机构信息，公开内容包括：

（一）备案编号。

（二）装运前检验机构名称（中外文）。

（三）注册国别/地区。

（四）公司地址、联系方式。

第十六条 装运前检验机构的机构名称、商业登记地址、法定代表人、出资方、所有权或检验证书授权签字人等重要信息发生变化的，应当向海关总署重新办理备案手续。

重新备案按照本细则第十二条至第十四条的规定办理。

第十七条 装运前检验机构的联系电话、传真、电子邮件等发生变化的，应当在变化后的5个工作日内告知海关总署，海关总署及时更新备案信息。

第四章 监督管理

第十八条 海关总署依照职责，以监督检查、追踪货物安全状况等形式，对装运前检验机构及其装运前检验活动实施监督管理。

第十九条 装运前检验机构应当于每年1月20日前向海关总署报送上一年度的工作报告（见附2）。报告内容应当包括机构现状及经营管理情况、装运前检验业务的实施情况、检验发现的不合格情况及其分析、大类产品安全情况分析、收到的投诉举报和被调查情况，以及其他需要报告的情况。

第二十条 海关在进口旧机电产品检验工作中，应当对装运前检验结果与实际货物的一致性进行检查，并对装运前检验机构的工作质量进行监督。发现装运前检验机构存在违反本细则第二章规定的行为的，应当及时将相关情况报送海关总署。

第二十一条 出现以下情况时，海关总署可视情况实施监督检查：

（一）海关发现装运前检验工作质量存在重大问题的。

（二）海关需要对投诉或其他情况进行核实调查的。

（三）装运前检验机构备案信息发生变化的。

（四）装运前检验机构未按规定报送年度报告或在年度报告中隐瞒有关情况的。

（五）其他有必要实施监督检查的。

监督检查可以采用文件检查、现场检查等方式实施。

第二十二条 海关总署决定采取文件检查方式实施监督检查的，装运前检验机构应当在收到通知后的10个工作日内，按要求将有关说明材料和证明文件提交海关总署。

海关总署组织专家组对装运前检验机构提供的有关说明材料和证明文件实施审查，并形成监督检查报告。

第二十三条 实施现场检查的，海关总署应当组成检查组，并将检查组人员、检查时间等事项提前告知被检查方。被检查方应当主动配合做好现场检查的各项准备工作。

第二十四条 检查组可以采取实地见证、样品采集、查阅或者复制相关资料等方式进行现场检查。被检查方应当如实反映情况，并提供必要的检查材料。检查组应当为被检查方保守技术秘密和商业秘密。

第二十五条 现场检查重点包括：

（一）按照《进口旧机电产品装运前检验机构现场检查记录表》（见附3）对装运前检验机构备案信息的真实性、检验活动的独立性和公正性、质量管理体系运行情况以及相关技术能力等进行评估。

（二）对装运前检验工作质量存在的重大问题、投诉或其他情况进行核实确认。

第二十六条 对于现场检查发现的不符合项，被检查方应当在1个月内纠正。检查组应当对纠正措施的有效性进行验证。如需再次实施现场检查的，按本细则第二十三条至第二十五条实施。

纠正措施验证完毕后，检查组汇总最终检查结果和处理意见，形成监督检查报告提交海关总署。

第二十七条 海关总署对监督检查报告进行审查，必要时可要求装运前检验机构补充提交证明材料。

监督检查报告和证明材料是海关总署对装运前检验机构实施管理措施的重要依据。

第二十八条 海关总署在监督管理中发现以下情形的，可以要求装运前检验机构限期进行整改：

（一）检验证书（含报告）违反本细则第八条规定，但情节轻微，未引起严重后果的。

（二）装运前检验机构的机构名称、商业登记地址、法定代表人、出资方、所有权或检验证书授权签字人等重要信息发生变化，未按规定向海关总署重新办理备案手续的。

（三）装运前检验机构的联系电话、传真、电子邮件等发生变化，未按规定告知海关总署更新备案信息的。

装运前检验机构限期整改期间，海关总署不予认可其检验结果。

第二十九条 海关总署在监督管理中发现以下情形的，可在一定时期内不予认可该装运前检验机构的检验结果并对外公开相关信息：

（一）检验证书（含报告）中检验依据错误、检验内容缺失或检验结果无法得到有效追溯的。不予认可的期限不超过1年。

（二）检验结果不真实，导致不合格进口旧机电产品被海关责令退运或销毁的。不予认可的期限不超过2年。

（三）对海关监督管理工作不予配合，或采取伪报瞒报、隐藏记录等手段阻碍监督检查，导致海关无法确认其出具的检验证书（含报告）的真实有效性的；未经检验，直接出具检验证书（含报告）的；装运前检验未在货物启运前完成的；伪造、变造、买卖检验证书（含报告），或者在装运前检验活动中弄虚作假的。不予认可的期限不超过3年。

（四）对于恢复认可后1个自然年度内再次发现（二）（三）项情况的，海关总署在3年内不予认可其装运前检验结果。

第三十条 海关对在一定时期内不予认可检验结果的装运前检验机构，可以撤销备案并对外公开相关信息。

第五章　附　则

第三十一条 本细则所称装运前检验，是指在进口旧机电产品运往中国境内之前，依照我国法律法规和国家技术规范的强制性要求，由海关或者装运前检验机构对其进行检验，并出具相关检验证书的行为。

进口旧机电产品的装运前检验结果与海关检验结果不一致的，以海关检验结果为准。

第三十二条 进口旧机电产品收发货人或者其代理人和装运前检验机构应当通过海关总署进口旧机电产品装运前检验监督管理信息化系统开展装运前检验和备案。

第三十三条 本细则由海关总署负责解释。

第三十四条 本细则自2021年1月1日起施行。

附：1. 进口旧机电产品装运前检验机构备案表（略）

2. 进口旧机电产品装运前检验机构年度报告（略）

3. 进口旧机电产品装运前检验机构现场检查记录表（略）

十六、《关于公布〈进出口食品添加剂检验检疫监督管理工作规范〉的公告》（国家质检总局公告2011年第52号）

该文件于2011年4月18日发布。原文如下：

为规范进出口食品添加剂检验监管工作，完善进出口食品添加剂检验监管法制体系，推动进出口食品添加剂检验监管工作法制化、规范化、科学化，根据《中华人民共和国食品安全法》及其实施条例、《中华人民共和国进出口商品检验法》及其实施条例、《中华人民共和国进出境动植物检疫法》及其实施条例，以及《国务院关于加强食品等产品安全监督管理的特别规定》规定，国家质检总局制定了《进出口食品添加剂检验检疫监督管理工作规范》》，现予以公布。

各直属检验检疫局要认真贯彻实施，依法加强对进出口食品添加剂检验检疫和监督管理。

附件：1. 进出口食品添加剂检验检疫监督管理工作规范

2. 食品安全法实施前已有进口记录但尚无食品安全国家标准的食品添加剂目录（略）

附件1

进出口食品添加剂检验检疫监督管理工作规范

第一章　总　则

第一条　为规范进出口食品添加剂检验监管工作，确保进出口产品质量安全，保护公众人身健康，根据《中华人民共和国食品安全法》及其实施条例、《中华人民共和国进出口商品检验法》及其实施条例、《中华人民共和国进出境动植物检疫法》及其实施条例，以及《国务院关于加强食品等产品安全监督管理的特别规定》等有关法律法规规定，制定本规范。

第二条　本规范适用于列入《出入境检验检疫机构实施检验检疫的进出境商品目录》内进出口食品添加剂的检验检疫监督管理工作。

食品添加剂的使用和非食品添加剂用化工原料的检验检疫监督管理不适用本规范，依照有关规定执行。

第三条　国家质量监督检验检疫总局（以下简称国家质检总局）统一管理全国进出口食品添加剂的检验检疫和监督管理工作。

国家质检总局设在各地的出入境检验检疫机构（以下简称检验检疫机构）负责所辖区域进出口食品添加剂的检验检疫和监督管理工作。

第二章　食品添加剂进口

第四条　进口食品添加剂应当符合下列条件之一：

（一）有食品安全国家标准的；

（二）经国务院卫生行政管理部门批准、发布列入我国允许使用食品添加剂目录的；

（三）列入《食品添加剂使用卫生标准》（GB 2760）①、《食品营养强化剂使用卫生标准》（GB 14880）② 的；

（四）列入“《中华人民共和国食品安全法》实施前已有进口记录但尚无食品安全国家标准的食品添加剂目录”（见附录）的。

除符合上列四项条件之一外，应当办理进境动植物检疫许可的，还应取得进境动植物检疫许可证。

第五条　进口食品添加剂应当有包装、中文标签、中文说明书。中文标签、中文说明书应当符合中国法律法规的规定和食品安全国家标准的要求。

食品添加剂说明书应置于食品添加剂的外包装以内，并避免与添加剂直接接触。

进口食品添加剂标签、说明书和包装不得分离。

---

① 目前有效版本为《食品安全国家标准 食品添加剂使用标准》（GB 2760—2024）。

② 目前有效版本为《食品安全国家标准 食品营养强化剂使用标准》（GB 14880—2012）。

第六条 食品添加剂的标签应直接标注在最小销售单元包装上。

食品添加剂标签应标明以下事项：

（一）名称（相关标准中的通用名称）、规格、净含量；

（二）成分（表）或配料（表），采用相关标准中的通用名称；

（三）原产国（地）及境内代理商的名称、地址、联系方式；

（四）生产日期（批号）和保质期；

（五）产品标准代号；

（六）符合本规范第四条（二）的食品添加剂标签，应标明卫生部准予进口的证明文件号和经卫生部批准或认可的产品质量标准；

（七）贮存条件；

（八）使用范围、用量、使用方法；

（九）复合添加剂中各单一品种的通用名称、辅料的名称和含量，按含量由大到小排列（各单一品种必须具有相同的使用范围）；

（十）“食品添加剂”字样；

（十一）中国食品安全法律、法规或者食品安全国家标准规定必须标明的其他事项。

第七条 食品添加剂进口企业（以下称进口企业）应按照规定向海关报关地的检验检疫机构报检，报检时应当提供如下资料：

（一）注明产品用途（食品加工用）的贸易合同，或者贸易合同中买卖双方出具的用途声明（食品加工用）。

（二）食品添加剂完整的成分说明。

（三）进口企业是经营企业的，应提供加盖进口企业公章的工商营业执照或经营许可证复印件；进口企业是食品生产企业的，应提供加盖进口企业公章的食品生产许可证复印件。

（四）特殊情况下还应提供下列材料：

1. 需办理进境检疫审批的，应提供进境动植物检疫许可证。

2. 首次进口食品添加剂新品种，应提供卫生部准予进口的有关证明文件和经卫生部批准或认可的产品质量标准和检验方法标准文本。

3. 首次进口食品添加剂，应提供进口食品添加剂中文标签样张、说明书，并应在报检前经检验检疫机构审核合格。

4. 进口食品添加剂全部用来加工后复出口的，应提供输入国或者地区的相关标准或技术要求，或者在合同中注明产品质量安全项目和指标要求。

5. 检验检疫机构要求的其他资料。

第八条 检验检疫机构对进口企业提交的报检材料进行审核，符合要求的，受理报检。

第九条 检验检疫机构按照以下要求对进口食品添加剂实施检验检疫：

（一）食品安全国家标准；

（二）双边协议、议定书、备忘录；

（三）国家质检总局、卫生部《关于进口食品、食品添加剂检验有关适用标准问题的公告》（2009 年第 72 号公告）① 附件中列明的进口食品添加剂适用标准；

（四）首次进口添加剂新品种的，应当按照卫生部批准或认可的产品质量标准和检验方法标准检验；

（五）《中华人民共和国食品安全法》实施前已有进口记录但尚无食品安全国家标准的，在食品

---

① 该公告所列标准大都已废止。目前有效的食品添加剂适用的食品安全国家标准可参见本书附录 1。

安全国家标准发布实施之前，按照卫生部指定标准检验，没有卫生部指定标准的按原进口记录中指定的标准实施检验；

（六）国家质检总局规定的检验检疫要求；

（七）贸易合同中高于本条（一）至（六）规定的技术要求。

第十条 进口食品添加剂的内外包装和运输工具应符合相关食品质量安全要求，并经检验检疫合格。

进口食品添加剂属于危险品的，其包装容器应符合危险货物包装容器管理的相关要求。

第十一条 检验检疫机构按照相关检验规程和标准对进口食品添加剂实施现场检验检疫。

（一）核对货物的名称、数（重）量、包装、生产日期、承载工具号码、输出国家或者地区等是否与所提供的报检单证相符；

（二）检查标签、说明书是否与经检验检疫机构审核合格的样张和样本一致；检查标签、说明书的内容是否符合中国法律法规的规定和食品安全国家标准的要求。

（三）检查包装、容器是否完好，是否超过保质期，有无腐败变质，承运工具是否清洁、卫生。

（四）其他需要实施现场检验检疫的项目。

第十二条 现场检验检疫有下列情形之一的，检验检疫机构可直接判定为不合格：

（一）不属于本规范第四条规定的食品添加剂品种的；

（二）无生产、保质期，超过保质期或者腐败变质的；

（三）感官检查发现产品的色、香、味、形态、组织等存在异常情况，混有异物或被污染的；

（四）容器、包装密封不良、破损、渗漏严重，内容物受到污染的；

（五）使用来自国际组织宣布为严重核污染地区的原料生产的；

（六）货证不符；

（七）标签及说明书内容与报检前向检验检疫机构提供的样张和样本不一致；

（八）其他不符合中国法律法规规定、食品安全国家标准或者质检总局检验检疫要求的情况。

第十三条 检验检疫机构按照相关检验规程、标准规定的要求抽取检测样品，送实验室对质量规格、安全卫生项目和标签内容的真实性、准确性进行检测验证。

取样量应满足检测及存样的需要。检测样品采集、传递、制备、贮存等全过程应受控，不应有污染，以保证所检样品的真实性。

第十四条 经检验检疫合格的，检验检疫机构出具合格证明。合格证明中应注明判定产品合格所依据的标准，包括标准的名称、编号。

第十五条 经检验检疫不合格的，按以下方式处理：

（一）涉及安全卫生项目不合格的，出具不合格证明，责成进口企业按规定程序实施退运或销毁。

不合格证明中应注明判定产品不合格所依据的标准，包括标准的名称、编号。

（二）非安全卫生项目不合格的，可在检验检疫机构的监督下进行技术处理或改作他用，经重新检验合格后，方可销售、使用。

第十六条 检验检疫机构应当按照有关规定将进口食品添加剂不合格信息及时报国家质检总局。

第十七条 进口食品添加剂分港卸货的，先期卸货港检验检疫机构应当以书面形式将检验检疫结果及处理情况及时通知其他分卸港所在地检验检疫机构；需要对外出证的，由卸毕港检验检疫机构汇总后出具证书。

第十八条 进口企业应当建立食品添加剂质量信息档案，如实记录以下内容：

（一）进口时向检验检疫机构申报的报检号、品名、数/重量、包装、生产和输出国家或者地区、生产日期、保质期等内容；

（二）国外出口商、境外生产企业名称及其在所在国家或者地区获得的资质证书号；

（三）进口食品添加剂中文标签样张、中文说明书样本；

（四）检验检疫机构签发的检验检疫证单；

（五）进口食品添加剂流向等信息。

档案保存期限不得少于2年，且不能少于保质期。

第十九条 检验检疫机构对进口企业的质量信息档案进行审查，审查不合格的，将其列入不良记录企业名单，对其进口的食品添加剂实施加严检验检疫措施。

第三章　食品添加剂出口

第二十条 食品添加剂出口企业（以下简称出口企业）应当保证其出口的食品添加剂符合进口国家或者地区技术法规、标准及合同要求。

进口国家或者地区无相关标准且合同未有要求的，应当保证出口食品添加剂符合中国食品安全国家标准；无食品安全国家标准的，应当符合食品安全地方标准；无食品安全国家标准和食品安全地方标准的，应当符合经省级卫生行政部门备案的企业标准。

第二十一条 检验检疫机构按照《出口工业产品企业分类管理办法》（质检总局令第113号）①，对食品添加剂生产企业实施分类管理。

第二十二条 出口食品添加剂应当是符合下列要求：

（一）获得生产许可；

（二）《中华人民共和国食品安全法》实施之前获得卫生许可，且卫生许可证在有效期内；

（三）应当获得并已经获得法律、法规要求的其他许可。

第二十三条 出口食品添加剂应当有包装、标签、说明书。

（一）标签应当直接标注在最小销售单元的包装上。

（二）说明书应置于食品添加剂的外包装以内，并避免与添加剂直接接触。

（三）标签、说明书和包装是一个整体，不得分离。

第二十四条 出口食品添加剂内外包装应符合相关食品质量安全要求，其承载工具需要进行适载检验的应按规定进行适载检验，并经检验检疫合格。

出口食品添加剂属于危险品的，其包装容器应符合危险货物包装容器管理的相关要求。

第二十五条 出口食品添加剂标签应标明以下事项：

（一）名称（标准中的通用名称）、规格、净含量；

（二）生产日期（生产批次号）和保质期；

（三）成分（表）或配料（表）；

（四）产品标准代号；

（五）贮存条件；

（六）“食品添加剂”字样；

（七）进口国家或者地区对食品添加剂标签的其他要求。

第二十六条 出口企业应当对拟出口的食品添加剂按照相关标准进行检验，并在检验合格后向产地检验检疫机构报检，报检时应提供下列材料：

（一）注明产品用途（食品加工用）的贸易合同，或者贸易合同中买卖双方出具的用途声明（食品加工用）。

---

① 《出口工业产品企业分类管理办法》已被《国家质量监督检验检疫总局关于废止和修改部分规章的决定》（国家质检总局令第196号）废止。

（二）产品检验合格证明原件。检验合格证明中应列明检验依据的标准，包括标准的名称、编号。

（三）出口企业是经营企业的，应提供工商营业执照或者经营许可证复印件。

（四）食品添加剂标签样张和说明书样本。

（五）国家质检总局要求的其他材料。

第二十七条 检验检疫机构对出口企业提交的报检材料进行审核，符合要求的，受理报检。

第二十八条 检验检疫机构按照下列要求对出口食品添加剂实施检验检疫：

（一）进口国家或者地区技术法规、标准；

（二）双边协议、议定书、备忘录；

（三）合同中列明的质量规格要求；

（四）没有本条（一）至（三）的，可以按照中国食品安全国家标准检验；

（五）没有本条（一）至（四）的，可以按照中国食品安全地方标准检验；

（六）没有本条（一）至（五）的，可以按照经省级卫生行政部门备案的企业标准检验；

（七）国家质检总局规定的其他检验检疫要求。

第二十九条 检验检疫机构按照相关检验规程和标准对出口食品添加剂实施现场检验检疫：

（一）核对货物的名称、数（重）量、生产日期、批号、包装、唛头、出口企业名称等是否与报检时提供的资料相符。

（二）核对货物标签是否与报检时提供的标签样张一致，检查标签中与质量有关内容的真实性、准确性。

（三）包装、容器是否完好，有无潮湿发霉现象，有无腐败变质，有无异味。

（四）其他需要实施现场检验检疫的项目。

第三十条 现场检验检疫合格后，检验检疫机构对来自不同监管类别生产企业的产品按照相关检验规程、标准要求，对抽取的检测样品进行规格、安全卫生项目和标签内容的符合性检测验证，必要时对标签上所有标识的内容进行检测。

取样量应满足检验、检测及存样的需要。检测样品采集、传递、制备、贮存的全过程应受控，不应有污染，以保证所检样品的真实性。

第三十一条 经检验检疫合格的，出具《出境货物通关单》或《出境货物换证凭单》，根据需要出具检验证书。检验证单中注明判定产品合格所依据的标准，包括标准的名称和编号。

第三十二条 检验检疫不合格的，按以下方式处理：

（一）经有效方法处理并重新检验检疫合格的，按本规范第三十一条办理；

（二）无有效处理方法或者经过处理后重新检验检疫仍不合格的，出具不合格证明，不准出口。

第三十三条 口岸检验检疫机构按照出口货物查验换证的相关规定查验货物。

（一）查验合格的，签发合格证明，准予出口。

（二）查验不合格的，不予放行，并将有关信息通报产地检验检疫机构，必要时抽取检测样本，进行质量规格、安全卫生项目检测。产地检验检疫机构应根据不合格情况采取相应监管措施。

第三十四条 检验检疫机构应当按照相关规定建立生产企业分类管理档案和出口企业诚信档案，建立良好记录和不良记录企业名单。

第三十五条 出口企业应当建立质量信息档案并接受检验检疫机构的核查。产品信息档案应至少包括出口产品的如下信息：

（一）出口报检号、品名、数（重）量、包装、进口国家或者地区、生产批次号；

（二）境外进口企业名称；

（三）国内供货企业名称及相关批准文件号；

（四）食品添加剂标签样张、说明书样本；

（五）检验检疫机构出具的检验检疫证单。

档案保存期不得少于2年，且不能少于保质期。

第三十六条 出口食品添加剂被境内外检验检疫机构检出有质量安全卫生问题的，检验检疫机构核实有关情况后，实施加严检验检疫监管措施。

第四章 监督管理

第三十七条 国家质检总局对进出口食品添加剂实施风险预警和快速反应制度。

进出口食品添加剂检验检疫监管中发现严重质量安全问题或疫情的，或者境内外发生的食品安全事故、国内有关部门通报或者用户投诉食品出现质量安全卫生问题涉及进出口食品添加剂的，国家质检总局应当及时采取风险预警或者控制措施，并向国务院卫生行政等部门通报。

第三十八条 检验检疫机构在检验检疫监管过程中发现严重质量安全问题可能影响到食品安全或者获知有关风险信息后，应当启动食品安全应急处置预案，开展追溯调查，按照有关规定进行处理，并于24小时内逐级上报至国家质检总局。

第三十九条 进出口企业发现其生产、经营的食品添加剂存在安全隐患，可能影响食品安全，或者其出口产品在境外涉嫌引发食品安全事件时，应当采取控制或者避免危害发生的措施，主动召回产品，并向所在地检验检疫机构报告。检验检疫机构对召回实施监督管理。

进出口企业不履行召回义务的，由所在地直属检验检疫机构向其发出责令召回通知书，并报告国家质检总局。国家质检总局按有关规定进行处理。

第四十条 对经国务院卫生行政部门信息核实，风险已经明确，或经风险评估后确认有风险的出入境食品添加剂，国家质检总局可采取快速反应措施。

第四十一条 进出保税区、出口加工区等的食品添加剂，以及进境非贸易性的食品添加剂样品的检验检疫监督管理，按照国家质检总局的有关规定办理。

第五章 附 则

第四十二条 本规范下列用语的含义是：

（一）食品添加剂，指可以作为改善食品品质和色、香、味以及为防腐、保鲜和加工工艺的需要而加入食品中的人工合成或者天然物质。

（二）非食品添加剂用化工原料，是指与食品添加剂具有相同化学构成，进出口时共用同一个HS编码，但不用于食品生产加工的化学物质。在进出口报检时以“非食品加工用”，与食品添加剂区分。

（三）产品检验合格证明，是指具备全项目出厂检验能力的生产企业自行检验出具的，或不具备产品出厂检验能力的生产企业或者出口企业委托有资质的检验机构进行检验并出具的证明其产品检验合格的文件。

第四十三条 本规范由国家质检总局负责解释。

第四十四条 本规范自2011年6月1日起施行。自施行之日起，其他相关进出口食品添加剂检验检疫管理规定与本规范不一致的，以本规范为准。

十七、《关于对人类食品和动物饲料添加剂及原料产品实施出入境检验检疫的公告》（国家质检总局、商务部、海关总署公告2007年第70号）

该文件于2007年4月30日公布，原文如下：

为加强对人类食品和动物饲料添加剂及原料产品的进出口检验检疫监管，根据《中华人民共和国进出口商品检验法》的有关规定，现决定将124种人类食品和动物饲料添加剂及原料产品列入《出入境检验检疫机构实施检验检疫的进出境商品目录》，由出入境检验检疫机构进行监管。

企业在进出口本公告所列产品时，依法须向进出境口岸的出入境检验检疫机构申报：

一、对申报用于人类食品或动物饲料添加剂及原料的产品，由出入境检验检疫机构进行检验检疫，海关凭出入境检验检疫机构签发的《出/入境货物通关单》① 办理放行手续。

二、对申报仅用于工业用途，不用于人类食品和动物饲料添加剂及原料的产品，企业须提交贸易合同及非用于人类食品和动物饲料添加剂及原料产品用途的证明，经出入境检验检疫机构查验无误后，不再进行检验检疫，直接签发《出/入境货物通关单》，海关凭出入境检验检疫机构签发的《出/入境货物通关单》办理放行手续。

本公告自2007年5月15日起施行。

附件：列入《出入境检验检疫机构实施检验检疫的进出境商品目录》的产品名录（略）

十八、《关于对人类食品和动物饲料添加剂及原料产品实施出入境检验检疫有关问题的通知》（国质检通〔2007〕209号）

该文件于2007年5月14日发布。国家质检总局公告2017年第54号发布为有效规范性文件，原文如下：

为加强对进出口人类食品和动物饲料添加剂及原料产品的检验检疫监管，总局与商务部、海关总署于4月30日印发联合公告（2007年第70号），将124种人类食品和动物饲料添加剂及原料产品列入《法检目录》。为切实做好对公告所列产品的检验检疫监管工作，现就有关事宜通知如下：

一、国家质检总局将于5月15日前将此次法检目录的调整程序发布在总局内网 bbs. aqsiq 中的中国电子检验检疫大通关（三电工程）项下的通知公告、软件下载栏目中。请各局及时下载有关更新程序并转发本辖区内的各检验检疫机构。

二、各检验检疫机构须对公告所列产品分类进行出入境检验检疫监管：

（一）对申报用于人类食品或动物饲料添加剂及原料的产品，报检时须注明用于人类食品加工或用于动物饲料加工，出入境检验检疫机构检验检疫合格后出具相关检验检疫证单，并在证单中注明用途，同时签发《出/入境货物通关单》②。各出入境检验检疫机构应严格按照本文附件规定的检验检疫类别收费，不得另行收取其他单项检测费和实验室费用。

（二）对申报仅用于工业用途，不用于人类食品或动物饲料添加剂及原料的产品，企业须提交贸易合同及非用于人类食品和动物饲料添加剂及原料产品用途的证明，经出入境检验检疫机构查验无误后，对检验检疫类别仅为R或S的，直接签发《出/入境货物通关单》，不再进行检验检疫，不收取检验检疫费；检验检疫类别非R或S的，按规定实施品质检验，收取相应费用。

三、5月15日起，各直属检验检疫局须要求企业在进出口公告所列124种产品时，外包装上须印明产品用途（用于食品加工或动物饲料加工或仅用于工业用途），所印内容必须与向检验检疫机构申报用途一致。

---

① 根据《关于全面取消〈入/出境货物通关单〉有关事项的公告》（海关总署公告2018年第50号），涉及法定检验检疫要求的进口商品申报时，在报关单随附单证栏中不再填写原通关单代码和编号。企业可以通过“单一窗口”（包括通过“互联网+海关”接入“单一窗口”）报关报检合一界面向海关一次申报。

② 根据《关于全面取消〈入/出境货物通关单〉有关事项的公告》（海关总署公告2018年第50号），涉及法定检验检疫要求的进口商品申报时，在报关单随附单证栏中不再填写原通关单代码和编号。企业可以通过“单一窗口”（包括通过“互联网+海关”接入“单一窗口”）报关报检合一界面向海关一次申报。

四、2007年第70号公告所列产品的相关检验检疫规定和标准，总局将另行下发。在此之前，各直属检验检疫局在工作中遇到问题，可与总局动植司、食品局联系。

附件：5月15日法检目录调整的HS编码对照表

附件

5月15日法检目录调整的HS编码对照表

序号	商品编号	商品名称（海关商品名称）	原监管条件		调整后监管条件	
			海关监管	检验检疫类别	海关监管	检验检疫类别
1	1702200000	槭糖及槭糖浆	A	R	A/B	R/S
2	1702500000	化学纯果糖	A	R	A/B	R/S
3	1703100000	甘蔗糖蜜	A	R	A/B	R/S
4	1703900000	其他糖蜜	A	R	A/B	R/S
5	1905100000	黑麦脆面包片	A	R	A/B	R/S
6	1905200000	姜饼及类似品	A	R	A/B	R/S
7	2201909000	其他水、冰及雪			A/B	R/S
8	2204300000	其他酿酒葡萄汁	A	R	A/B	R/S
9	2307000000	葡萄酒渣、粗酒石			A/B	R/S
10	2712100000	凡士林			A/B	R/S
11	2712200000	石蜡，不论是否着色			A/B	R/S
12	2712901000	微晶石蜡			A/B	R/S
13	2809201000	磷酸及偏磷酸、焦磷酸	B	N	A/B	R/N
14	2811199090	其他无机酸			A/B	R/S
15	2811210000	二氧化碳			A/B	R/S
16	2811220000	二氧化硅			A/B	R/S
17	2815200000	氢氧化钾（苛性钾）			A/B	R/S
18	2825909000	其他金属的氧化物及氢氧化物			A/B	R/S
19	2826192010	氟化钠			A/B	R/S
20	2827200000	氯化钙			A/B	R/S
21	2827310000	氯化镁			A/B	R/S
22	2827399000	其他氯化物			A/B	R/S
23	2827600000	碘化物及碘氧化物			A/B	R/S
24	2828900000	次溴酸盐、亚氯酸盐、其他次氯酸盐			A/B	R/S
25	2832200000	其他亚硫酸盐			A/B	R/S
26	2833210000	硫酸镁			A/B	R/S
27	2833291000	硫酸亚铁			A/B	R/S
28	2833293000	硫酸锌			A/B	R/S

续表1

序号	商品编号	商品名称（海关商品名称）	原监管条件		调整后监管条件	
			海关监管	检验检疫类别	海关监管	检验检疫类别
29	2833299000	其他硫酸盐			A/B	R/S
30	2834100000	亚硝酸盐			A/B	R/S
31	2835291000	磷酸三钠			A/B	R/S
32	2836300000	碳酸氢钠（小苏打）			A/B	R/S
33	2836500000	碳酸钙			A/B	R/S
34	2836991000	碳酸镁			A/B	R/S
35	2836999000	其他碳酸盐及过碳酸盐			A/B	R/S
36	2841610000	高锰酸钾			A/B	R/S
37	2842100000	硅酸复盐及硅酸络盐			A/B	R/S
38	2842909090	其他无机酸盐及过氧酸盐			A/B	R/S
39	2847000000	过氧化氢			A/B	R/S
40	2903150000	1,2-二氯乙烷（ISO）			A/B	R/S
41	2905399090	其他二元醇			A/B	R/S
42	2905450000	丙三醇（甘油）			A/B	R/S
43	2906132000	肌醇			A/B	R/S
44	2907121900	其他甲酚			A/B	R/S
45	2907159000	其他萘酚及萘酚盐			A/B	R/S
46	2915219000	其他乙酸			A/B	R/S
47	2915291000	乙酸钠			A/B	R/S
48	2915299090	其他乙酸盐			A/B	R/S
49	2915310000	乙酸乙酯			A/B	R/S
50	2915390090	其他乙酸酯			A/B	R/S
51	2915509000	丙酸盐和酯			A/B	R/S
52	2915701000	硬脂酸			A/B	R/S
53	2915900090	其他饱和无环一元羧酸及其酸酐			A/B	R/S
54	2916209090	其他（环烷、环烯、环萜烯）一元羧酸			A/B	R/S
55	2916310090	其他苯甲酸及其盐和酯			A/B	R/S
56	2916320000	过氧化苯甲酰及苯甲酰氯			A/B	R/S
57	2917120000	己二酸及其盐和酯			A/B	R/S
58	2917209090	其他（环烷、环烯、环萜烯）多元羧酸			A/B	R/S
59	2918110000	乳酸及其盐和酯			A/B	R/S
60	2918120000	酒石酸			A/B	R/S
61	2918130000	酒石酸盐及酒石酸酯			A/B	R/S
62	2918140000	柠檬酸	B	N	A/B	R/N
63	2918150000	柠檬酸盐及柠檬酸酯	B	N	A/B	R/N

续表2

序号	商品编号	商品名称（海关商品名称）	原监管条件		调整后监管条件	
			海关监管	检验检疫类别	海关监管	检验检疫类别
64	2919900090	其他磷酸酯及其盐（包括乳磷酸盐）			A/B	R/S
65	2922110001	单乙醇胺			A/B	R/S
66	2922131000	三乙醇胺			A/B	R/S
67	2922499990	其他氨基酸及其酯及它们的盐	A/B	M. P/Q	A/B	M. P/Q
68	2923100000	胆碱及其盐			A/B	R/S
69	2923200000	卵磷脂及其他磷氨基类脂			A/B	R/S
70	2925110000	糖精及其盐			A/B	R/S
71	2929901000	环已基氨基磺酸钠（甜蜜素）			A/B	R/S
72	2933692910	二氯异氰尿酸钠			A/B	R/S
73	2934999001	核苷酸类食品添加剂			A/B	R/S
74	2936210000	未混合的维生素A及其衍生物			A/B	R/S
75	2936220000	未混合的维生素B_1及其衍生物			A/B	R/S
76	2936230000	未混合的维生素B_2及其衍生物			A/B	R/S
77	2936240000	未混合的D或DL-泛酸及其衍生物			A/B	R/S
78	2936250000	未混合的维生素B_6及其衍生物			A/B	R/S
79	2936260000	未混合的维生素B_{12}及其衍生物			A/B	R/S
80	2936270000	未混合的维生素C及其衍生物			A/B	R/S
81	2936280000	未混合的维生素E及其衍生物			A/B	R/S
82	2936290000	其他未混合的维生素及其衍生物			A/B	R/S
83	2936900000	维生素原，混合维生素原、维生素及其衍生物			A/B	R/S
84	2937400000	氨基酸衍生物			A/B	R/S
85	2938900020	甘草酸盐类			A/B	R/S
86	2939300010	咖啡因			A/B	R/S
87	2939300090	咖啡因的盐			A/B	R/S
88	2939999000	其他生物碱及其衍生物			A/B	R/S
89	2940000000	化学纯糖，糖醚、糖酯及其盐			A/B	R/S
90	3102210000	硫酸铵	A	M	A/B	M/S
91	3102500000	硝酸钠	A	M	A/B	M/S
92	3104209000	其他氯化钾	A	M	A/B	M/S
93	3105300001	磷酸氢二铵（配额内）	A	M	A/B	M/S
94	3105300090	磷酸氢二铵（配额外）	A	M	A/B	M/S
95	3203001100	天然靛蓝及以其为基本成分的制品			A/B	R/S
96	3203001910	濒危植物质着色料及制品			A/B	R/S
97	3203001990	其他植物质着色料及制品			A/B	R/S
98	3203002000	动物质着色料及制品			A/B	R/S

续表3

序号	商品编号	商品名称（海关商品名称）	原监管条件		调整后监管条件	
			海关监管	检验检疫类别	海关监管	检验检疫类别
99	3204110000	分散染料及以其为基本成分的制品，不论是否有化学定义			A/B	R/S
100	3204120000	酸性染料及制品、媒染染料及制品			A/B	R/S
101	3204130000	碱性染料及以其为基本成分的制品			A/B	R/S
102	3204140000	直接染料及以其为基本成分的制品			A/B	R/S
103	3204151000	合成靛蓝（还原靛蓝）			A/B	R/S
104	3204199000	其他着色料组成的混合物			A/B	R/S
105	3205000000	色淀及以色淀为基本成分的制品			A/B	R/S
106	3501100000	酪蛋白			A/B	R/S
107	3501900000	酪蛋白酸盐及其衍生物，酪蛋白胶			A/B	R/S
108	3502200000	乳白蛋白			A/B	R/S
109	3502900000	其他白蛋白及白蛋白盐			A/B	R/S
110	3504001000	蛋白胨			A/B	R/S
111	3504009000	其他编号未列名蛋白质及其衍生物			A/B	R/S
112	3505100000	糊精及其他改性淀粉			A/B	R/S
113	3505200000	以淀粉糊精等为基本成分的胶			A/B	R/S
114	3507100000	粗制凝乳酶及其浓缩物			A/B	R/S
115	3507901000	碱性蛋白酶			A/B	R/S
116	3507902000	碱性脂肪酶			A/B	R/S
117	3507909000	其他编号未列名的酶制品			A/B	R/S
118	3823120000	油酸	B	N	A/B	R/N
119	3825900010	浓缩糖蜜发酵液			A/B	R/S
120	3902200000	初级形状的聚异丁烯			A/B	R/S
121	3905300000	初级形状的聚乙烯醇			A/B	R/S
122	3906901000	聚丙烯酰胺			A/B	R/S
123	3907999000	初级形状的其他聚酯			A/B	R/S
124	3913100000	初级形状的藻酸及盐和酯			A/B	R/S

十九、《关于调整进口棉花监管方式的公告》（海关总署公告 2020 年第 43 号）

该文件于 2020 年 3 月 26 日发布，原文如下：

为深入推进“放管服”改革，进一步改善口岸营商环境，提升贸易便利化水平，海关总署决定对进口棉花品质检测监管方式进行优化。现就有关事项公告如下：

一、将现行由海关对进口棉花逐批实施抽样检测调整为依企业申请实施；必要时，海关可实施监督检验。

二、进口棉花收货人或代理人需海关出具棉花品质证书的向海关提出申请，海关在对进口棉花实施现场检验检疫合格后实施现场抽样、实验室检测、出具品质证书。

三、进口棉花收货人或代理人不需要海关出具棉花品质证书的，海关在对进口棉花实施现场检验检疫合格后直接放行。

本公告自2020年4月5日起施行。

特此公告。

二十、《关于公布进口铜精矿中有毒有害元素限量的公告》（国家质检总局、环境保护部、商务部公告2017年第106号）

该文件于2017年12月2日发布，原文如下：

为保障人民健康和安全，保护环境安全，维护国家利益，根据《中华人民共和国进出口商品检验法》及其实施条例等法律的规定，质检总局、环境保护部、商务部决定对进口铜精矿（HS编码为2603000010和2603000090）中有毒有害元素限量予以明确。现将有关事项公告如下：

一、铜精矿产品是指含铜矿石经浮选或其他方法选矿得到的含铜量不小于13%的供冶炼铜用的精矿产品。

二、进口铜精矿中有限量要求的有毒有害元素包括铅、砷、氟、镉、汞，具体要求如下：

铅（Pb）不得大于6.00%；

砷（As）不得大于0.50%；

氟（F）不得大于0.10%；

镉（Cd）不得大于0.05%；

汞（Hg）不得大于0.01%。

三、铜精矿中铅、砷、氟、镉、汞元素的化学成分仲裁分析方法按GB/T 3884.5、GB/T 3884.6、GB/T 3884.7、GB/T 3884.9、GB/T 3884.11的规定进行。

四、本公告自发布之日起实施。

原质检总局、商务部和环保总局《关于公布进口铜精矿中砷等有害元素限量的公告》（2006年第49号）同时废止。

特此公告。

二十一、《关于调整部分进口矿产品监管方式的公告》（海关总署公告2018年第134号）

该文件于2018年10月19日发布，原文如下：

为进一步改善营商环境、压缩口岸通关时长，根据进口铁矿监管方式改革试行情况，经风险评估，决定将部分进口矿产品监管方式调整为“先放后检”。现就有关事项公告如下：

一、“先放”指进口矿产品经现场检验检疫①（包括放射性检测、外来夹杂物检疫、数重量鉴定、外观检验以及取制样等）符合要求后，即可提离海关监管作业场所；“后检”指进口矿产品提离后实施实验室检测并签发证书。

二、对进口铁矿、锰矿、铬矿，铅矿及其精矿，锌矿及其精矿，采取“先放后检”监管方式。

三、现场检验检疫中如发现货物存在放射性超标、疑似或掺杂固体废物、货证不一致、外来夹杂物等情况，不适用“先放后检”监管方式。

四、海关完成合格评定并签发证书后，企业方可销售、使用进口矿产品。

---

① 根据《关于调整进口铁矿检验监管方式的公告》（海关总署公告2020年第69号，见本节）、《关于调整进口铅矿砂及其精矿、锌矿砂及其精矿检验监管方式的公告》（海关总署公告2023年第108号，见本节），进口铁矿、铅矿砂及其精矿、锌矿砂及其精矿“现场检验检疫”包括现场放射性检测、外来夹杂物检疫处理、疑似或掺杂固体废物排查。

五、监管中发现存在安全、卫生、环保、贸易欺诈等重大问题的，海关将依法依规进行处置，并适时调整监管方式。

本公告自发布之日起施行。

特此公告。

二十二、《关于“保税混矿”有关事项的公告》（海关总署公告2018年第199号）

该文件于2018年12月14日发布，原文如下：

为复制推广自由贸易试验区改革试点经验，支持海关特殊监管区域（以下简称“特殊区域”）开展“保税混矿”业务，促进特殊区域发展，现将有关事项公告如下：

一、本公告所称“保税混矿”，是指特殊区域内企业对以保税方式进境的铁矿砂进行简单物理加工混合后再复运出区或离境的业务。

二、本公告所称“简单物理加工”，是指铁矿砂除平均粒度、成分含量等发生变化外，未发生实质性改变。实质性改变标准参照《非优惠原产地规则中实质性改变标准的规定》（海关总署令第122号公布，根据海关总署令第238号修改）执行。

三、铁矿砂入区前应接受海关检验和监测，符合国家强制性标准要求的方可入区，如不符合则应按海关要求做退运或检疫处理。

四、企业应建立符合海关监管要求的信息化管理系统，并设立电子账册，记录货物的进、出、转、存等情况。

五、企业应设置专用区域存放“保税混矿”铁矿砂，不得与其他货物混放。

六、铁矿砂从特殊区域进入境内（特殊区域外）应接受海关检验。

本公告自发布之日起施行。

特此公告。

二十三、《关于进口铁矿石期货保税交割检验工作的公告》（海关总署公告2019年第139号）

该文件于2019年8月27日发布，原文如下：

为贯彻落实《国务院关于促进综合保税区高水平开放高质量发展的若干意见》（国发〔2019〕3号），支持进口保税交割铁矿石期货业务发展，明确海关检验要求，现就有关事项公告如下：

一、用于保税交割的期货铁矿石检验，实行“集中检验、分批放行”模式。

（一）“集中检验”是指海关对用于保税交割的期货铁矿石，从境外进入海关特殊监管区域或保税监管场所前，或者已进入海关特殊监管区域或保税监管场所的铁矿石转成期货前，按照法律法规、标准和国家技术规范的强制性要求规定实施检验。

（二）“分批放行”是指海关对申报进口的期货铁矿石，依据进出口商品检验鉴定机构的检验报告，按实际出区情况放行，办理海关通关手续。

二、对用于保税交割的期货铁矿石，企业应当凭《铁矿石期货入库申报通知单》（见附件1）向海关申报。对从境外进入海关特殊监管区域或保税监管场所的期货铁矿石，经检验后，如符合法律法规、标准和国家技术规范的强制性要求，则准予入境。

三、对申报进口的期货铁矿石，企业应当凭《期货铁矿石放行申请单》（见附件2）及进出口商品检验鉴定机构出具的检验报告，向海关申报和放行。进出口商品检验鉴定机构应当按照《进出口商品检验鉴定机构管理办法》① 等有关规定，独立、公正地开展期货铁矿石检验鉴定业务。

四、大连商品交易所应将开展铁矿石期货的可交割矿种、交割仓库向海关总署备案。

五、大连商品交易所应当与海关实现计算机联网，提供电子仓单系统中生成的《铁矿石期货入库申报通知单》《期货铁矿石放行申请单》等信息，确保数据真实、准确、有效。

本公告自发布之日起施行。

特此公告。

附件：1. 铁矿石期货入库申报通知单（详见海关总署网站，略）

2. 期货铁矿石放行申请单（详见海关总署网站，略）

二十四、《关于调整进口铁矿检验监管方式的公告》（海关总署公告 2020 年第 69 号）

该文件于 2020 年 5 月 20 日发布，原文如下：

为深入推进“放管服”改革，进一步优化口岸营商环境，提升贸易便利化水平，海关总署决定对进口铁矿品质检验监管方式进行优化。现就有关事项公告如下：

一、将现行由海关对进口铁矿逐批实施抽样品质检验调整为依企业申请实施；必要时，海关实施监督检验、开展有毒有害元素含量监测。

二、进口铁矿收货人或者代理人需海关出具进口铁矿品质证书的，向海关提出申请，海关对进口铁矿实施现场检验检疫合格后实施现场抽样、实验室检测②、出具品质证书。

三、进口铁矿收货人或者代理人不需要海关出具进口铁矿品质证书的，海关在对进口铁矿实施现场检验检疫合格后直接放行。

四、本公告第二、三条中“现场检验检疫”包括现场放射性检测、外来夹杂物检疫处理、疑似或掺杂固体废物排查。

本公告自 2020 年 6 月 1 日起施行。

特此公告。

二十五、《关于调整进口铅矿砂及其精矿、锌矿砂及其精矿检验监管方式的公告》（海关总署公告 2023 年第 108 号）

该文件于 2023 年 8 月 30 日发布，原文如下：

为进一步提高贸易便利化水平，促进外贸稳规模优结构，海关总署决定对进口铅矿砂及其精矿、锌矿砂及其精矿检验监管模式进行调整优化。现就有关事项公告如下：一、将现行由海关对进口铅矿砂及其精矿、锌矿砂及其精矿逐批实施抽样品质检验调整为依企业申请实施；必要时，海关实施监督检验。

二、进口收货人或者代理人需要海关出具品质证书的，向海关提出申请，海关对进口矿产品实施现场检验检疫，并实施现场抽样、实验室检测③、出具品质证书。

三、进口收货人或者代理人不需要海关出具品质证书的，海关对进口矿产品实施现场检验检疫，

① 已于 2024 年 4 月 20 日被《关于废止〈进出口商品检验鉴定机构管理办法〉的决定》（海关总署、商务部、国家市场监督管理总局令第 268 号）废止。

② 根据《关于调整部分进口矿产品监管方式的公告》（海关总署公告 2018 年第 134 号，见本节），铁矿监管方式调整为“先放后检”，经现场检验检疫符合要求并完成取样后，即可提离海关监管作业场所；提离后实施实验室检测并签发证书。

③ 根据《关于调整部分进口矿产品监管方式的公告》（海关总署公告 2018 年第 134 号，见本节），铅矿及其精矿、锌矿及其精矿监管方式调整为“先放后检”，经现场检验检疫符合要求并完成取样后，即可提离海关监管作业场所；提离后实施实验室检测并签发证书。

不实施现场抽样、实验室检测、出具品质证书。

四、本公告第二、三条中“现场检验检疫”包括现场放射性检测、外来夹杂物检疫处理、疑似或掺杂固体废物排查。

本公告自2023年9月1日起施行。

特此公告。

二十六、《关于调整进口原油检验监管方式的公告》（海关总署公告2020年第110号）

该文件于2020年9月21日发布，原文如下：

为深入推进“放管服”改革，进一步优化口岸营商环境，提升贸易便利化水平，海关总署决定将进口原油检验监管方式调整为“先放后检”。现就有关事项公告如下：

一、“先放”是指进口原油经海关现场检查（信息核查、取制样等）符合要求后，企业即可开展卸货、转运工作；“后检”是指对进口原油开展实验室检测并进行合格评定。

二、实施“先放后检”的进口原油经海关检验合格、出具证单后，企业方可销售、使用。

三、检验监管中发现存在安全、卫生、环保、贸易欺诈等重大问题的，海关将依法进行处置，并适时调整检验监管方式。

本公告自2020年10月1日起施行。

特此公告。

二十七、《关于规范再生铜及铜合金原料、再生铝及铝合金原料进口管理有关事项的公告》（生态环境部、海关总署、国家发展和改革委员会、工业和信息化部、商务部、国家市场监督管理总局公告2024年第23号）

该文件于2024年10月21日发布，原文如下：

为推动再生金属产业高质量发展，规范再生铜及铜合金原料、再生铝及铝合金原料（以下简称再生铜铝原料）的进口管理，现将有关事项公告如下。

一、符合附表要求的再生铜铝原料不属于固体废物，可自由进口。附表中不同种类的再生铜铝原料不允许混装，报关时同一报关单下不允许申报不同种类的再生铜铝原料；不同类别的散装再生铜铝原料不允许混装，当不同类别的再生铜铝原料有独立包装时可以混装，但应分类放置。

二、再生铜原料的海关商品编号为7404000030、7404000050；再生铜合金原料的海关商品编号为7404000020、7404000040；再生纯铝原料的海关商品编号为7602000040；再生变形铝合金原料的海关商品编号为7602000050；再生铸造铝合金原料的海关商品编号为7602000020、7602000030。海关商品编号仅供通关申报参考。

三、除放射性污染检验应符合海关专门检验要求外，再生铜铝原料的检验首先采用感官检验，当不能确定是否符合附表指标要求时按照海关行业技术规范或国家标准GB/T 38470、GB/T 38471、GB/T 38472、GB/T 40382、GB/T 40386①的相应检验方法进行检验。

四、进口的再生铜铝原料应符合本公告要求。海关发现进口再生铜铝原料疑似固体废物的，可以委托专业机构开展属性鉴别，并根据鉴别结论依法管理。

五、本公告自2024年11月15日起实施，《关于规范再生黄铜原料、再生铜原料和再生铸造铝合金原料进口管理有关事项的公告》（生态环境部 海关总署 商务部 工业和信息化部公告2020年第

① 相关标准的当前有效版本为：《再生铜合金原料》（GB/T 38470—2023）、《再生铜原料》（GB/T 38471—2023）、《再生铸造铝合金原料》（GB/T 38472—2023）、《再生变形铝合金原料》（GB/T 40382—2021）、《再生纯铝原料》（GB/T 40386—2021）。

43号）同时废止。

特此公告。

附表

再生铜及铜合金原料、再生铝及铝合金原料的性能指标要求

1. 再生铜及铜合金原料

种类	类别	名称	表观特征	指标		
				铜或铜合金实物量	夹杂物	其他指标
再生铜原料	铜线	光亮线	由洁净、无涂层、无镀层、表面无氧化的纯铜线组成	≥97.0%	≤0.8%	1. 原料（含包装物）的X和γ辐射周围剂量当量率不超过所在地天然辐射本底值+0.25μSv/h；表面的α、β表面污染水平为：测量面积大于300cm^2，α不超过0.04Bq/cm^2，β不超过0.4Bq/cm^2。 2. 原料中不应混有废弃炸弹、炮弹等爆炸性物品。 3. 原料中不应混有密闭容器、压力容器等物品。 4. 原料中危险废物[①]的质量应不大于原料总质量的0.01%。 5. 原料中含有非金属涂层的原料质量应不大于原料总质量的5%。
		1号铜线	由无涂层、无镀层、未经处理的纯铜线组成，允许带有电连接用的纯铜件；表面允许有氧化			
		2号铜线	由使用过的或经处理的旧铜线组成，允许表面有镀层、含少量涂层			
	混合铜料	1号铜料	由洁净的纯铜管、带、板、棒、线及其他形状纯铜件混合组成	≥97.0%	≤0.8%	
		2号铜料	由纯铜管、带、板、棒、线及其他形状纯铜件混合或由混杂的各类纯铜制品，或处理后的纯铜碎料组成。表面允许有氧化和镀层			
		镀白紫铜	由表面镀锡、镀镍或镀锌的纯铜零部件、加工余料、铜线（丝）等组成			
	铜米	1号铜米	由洁净、无镀层、形状均一的颗粒状、短棒状或片状纯铜组成，无其他金属	≥98.0%	≤0.8%	
		2号铜米	由混有镀层、形状均一的颗粒状、短棒状或片状纯铜组成，表面允许有少量的氧化；允许有微量的其他金属颗粒			
再生铜合金原料	块料	黄铜块料	回收铜合金原料经预处理后获得的铜合金块状料。形状包括板、带、片、箔、管、棒、线（丝）、型材等	≥95.0%	≤0.8%	
		青铜块料				
		白铜块料				
		高铜块料				
	屑料	黄铜屑料	铜合金在铣、刨、切、锯、车、钻等机加工过程中产生的屑料	≥95.0%	≤0.8%	
		青铜屑料				
		白铜屑料				
		高铜屑料				

注：再生原料的分类和指标参考国家标准GB/T 38470、GB/T 38471确定。

① 《国家危险废物名录》见本书附录7。

2. 再生铝及铝合金原料

种类	类别	表观特征	指标		
			铝或铝合金实物量	夹杂物	其他指标
再生纯铝原料	/	回收铝原料经预处理后获得的散装或者压包/块的纯铝材料	≥91.0%	≤0.8%	1. 原料（含包装物）的X和γ辐射周围剂量当量率不超过所在地天然辐射本底值+0.25μSv/h；表面的α、β表面污染水平为：测量面积大于300cm^2，α不超过0.04Bq/cm^2，β不超过0.4Bq/cm^2。 2. 原料中不应混有废弃炸弹、炮弹等爆炸性物品。 3. 原料中不应混有密闭容器、压力容器等物品。 4. 原料中危险废物的质量应不大于原料总质量的0.01%。
再生变形铝合金原料	/	回收铝原料经预处理后获得的散装或者压包/块的变形铝合金材料			
再生铸造铝合金原料	铝块	回收铝原料经预处理后获得的可作为铸造铝合金原料使用的料块			
	屑料	回收铝原料经预处理后获得的可作为铸造铝合金原料使用的机加工屑			

注：再生原料的分类和指标参考国家标准GB/T 38472、GB/T 40382、GB/T 40386确定。

二十八、《关于规范再生钢铁原料进口管理有关事项的公告》（生态环境部、国家发展和改革委员会、海关总署、商务部、工业和信息化部公告2020年第78号）

该文件于2020年12月30日发布，原文如下：

为规范再生钢铁原料的进口管理，推动我国钢铁行业高质量发展，现将有关事项公告如下：

一、符合《再生钢铁原料》（GB/T 39733—2020）标准的再生钢铁原料，不属于固体废物，可自由进口。

二、根据《中华人民共和国进出口税则》《进出口税则商品及品目注释》，再生钢铁原料的海关商品编码分别为：7204100010、7204210010、7204290010、7204410010、7204490030。

三、不符合《再生钢铁原料》（GB/T 39733—2020）国家标准规定的，禁止进口。

四、本公告自2021年1月1日起实施。

特此公告。

二十九、《关于进口服装采信要求的公告》（海关总署公告2022年第120号）

该文件于2022年12月1日发布，原文如下：

根据《中华人民共和国进出口商品检验法》、《中华人民共和国海关进出口商品检验采信管理办法》（以下简称《采信办法》），海关总署决定对进口服装检验实施采信管理。现就有关事项公告如下：

一、实施采信商品范围

根据进口服装质量安全风险评估结果，进口货物收货人或者其代理人进口《实施采信的进口服装商品编号清单》（见附件1）所列服装的，可以委托采信机构实施检验，海关依照《采信办法》的规定对采信机构的检验结果实施采信。

二、检验项目、适用的技术规范及检验方法

采信机构应当按照《进口服装采信检验项目、适用的技术规范及检验方法》（见附件2）要求对进口服装实施检验。

三、检验报告内容

采信机构接受进口货物收货人或者其代理人委托，对进口服装实施检验并出具检验报告。检验报告应当符合《采信办法》第十三条的规定并随附采信商品照片。

四、检验报告有效期

采信机构出具的检验报告，自签发之日起，一年内有效。

五、采信机构要求

（一）申请条件。

检验机构申请纳入进口服装采信机构目录管理的（以下简称申请机构），除满足《采信办法》第七条第一、二、四、五、六款规定外，还应满足以下要求：

1. 在中华人民共和国境内注册的检验机构，应当取得检验检测机构资质认定（CMA）或者获得中国合格评定国家认可委员会（CNAS）实施的ISO/IEC 17025认可，且检验能力范围应包括本公告附件2所列明的检验项目、适用的技术规范及检验方法。

2. 在中华人民共和国境外注册的检验机构，应当获得由国际实验室认可合作组织互认协议（ILAC-MRA）签约认可机构实施的ISO/IEC 17025体系认可，且检验能力范围应包括本公告附件2所列明的检验项目、适用的技术规范及检验方法。

（二）申请方式。

申请机构应当按照《采信办法》第八条规定向海关提交申请材料。具体申请路径如下：中国国际贸易单一窗口（https：//www. singlewindow. cn）—业务应用—标准版应用—检验检疫—进出口商品检验采信。申请流程详见《“海关进出口商品检验采信机构目录管理”事项服务指南》（见附件3）。

六、申报要求

进口货物收货人或者其代理人进口货物如需申请实施采信，申报时应在“货物属性”栏按照“检验结果需采信”类型申报，在对应货物项号的“产品资质”栏中录入“采信机构代码/检验报告编号”，并在“随附单据”栏上传《质量安全符合性声明》（见附件4），海关按照《采信办法》实施采信。

本公告自2022年12月1日起执行。

特此公告。

附件：1. 实施采信的进口服装商品编号清单

2. 进口服装采信检验项目、适用的技术规范及检验方法

3. “海关进出口商品检验采信机构目录管理”事项服务指南

4. 质量安全符合性声明

附件1

实施采信的进口服装商品编号清单

序号	商品编号	商品名称
1	6103420012	棉针织钩编男童非保暖背带工装裤
2	6103420021	棉制针织或钩编男童游戏套装长裤
3	6103420029	棉针织或钩编其他男童游戏套装裤

续表1

序号	商品编号	商品名称
4	6103430092	其他合纤制男童游戏套装长裤
5	6103430093	其他合纤制男童游戏套装长裤
6	6103490013	丝制针织或钩编其他男童长裤、马裤
7	6103490023	人纤制针织或钩编其他男童长裤、马裤
8	6103490026	其他人纤制针织或钩编其他男童长裤
9	6103490051	其他纺织材料制其他男童长裤马裤
10	6103490052	其他纺织材料制其他男童长裤马裤
11	6103490053	其他纺织材料制其他男童长裤马裤
12	6103490059	其他纺织材料制其他男童长裤马裤
13	6104620030	棉制针织或钩编女童游戏套装长裤
14	6104620040	棉针织或钩编其他女童游戏套装裤
15	6104630091	其他合纤制女童游戏套装长裤、马裤
16	6104630092	其他合成纤维制女童游戏套装裤
17	6105100011	棉制针织或钩编男童游戏套装衬衫
18	6105100019	棉制其他男童游戏套装衬衫
19	6105200021	化纤针织或钩编男童游戏套装衬衫
20	6105200029	化纤制其他男童游戏套装衬衫
21	6106100010	棉制针织或钩编女童游戏套装衬衫
22	6106200020	其他化纤制女童游戏套装衬衫
23	6107110000	棉制针织或钩编男内裤及三角裤
24	6107120000	化纤制针织或钩编男内裤及三角裤
25	6107191010	丝及绢丝制男内裤及三角裤
26	6107191090	其他丝及绢丝制男内裤及三角裤
27	6107199010	羊毛或动物细毛制男内裤及三角裤
28	6107199090	其他纺织材料制男内裤及三角裤
29	6107210000	棉制针织或钩编男长睡衣及睡衣裤
30	6107220000	化纤制针织或钩编男睡衣裤
31	6107291010	丝及绢丝制针织或钩编男睡衣裤
32	6107291090	其他丝及绢丝制针织或钩编男睡衣裤
33	6107299000	其他纺材制针织或钩编男睡衣裤
34	6107910010	棉制针织或钩编其他睡衣裤
35	6107910090	棉制针织或钩编男浴衣、晨衣等
36	6107991000	化学纤维制其他男睡衣裤、浴衣、晨衣等
37	6107999000	其他纺织材料制其他男睡衣裤、浴衣、晨衣等
38	6108210000	棉制针织或钩编女三角裤及短衬裤

续表2

序号	商品编号	商品名称
39	6108220010	化纤制一次性女三角裤及短衬裤
40	6108220090	化纤制其他女三角裤及短衬裤
41	6108291010	丝及绢丝制女三角裤及短衬裤
42	6108291090	其他丝及绢丝制女三角裤及短衬裤
43	6108299010	羊毛制女三角裤及短衬裤
44	6108299090	其他纺织材料制女三角裤及短衬裤
45	6108310000	棉制针织或钩编女睡衣及睡衣裤
46	6108320000	化纤制针织或钩编女睡衣及睡衣裤
47	6108391010	丝及绢丝制女睡衣及睡衣裤
48	6108391090	其他丝及绢丝制女睡衣及睡衣裤
49	6108399010	羊毛或动物细毛制女睡衣及睡衣裤
50	6108399090	其他纺织材料制女睡衣及睡衣裤
51	6108910010	棉制针织或钩编女内裤、内衣
52	6108910090	其他棉制针织或钩编女浴衣、晨衣等
53	6108920010	化纤制针织或钩编女内裤、内衣
54	6108920090	其他化纤制针织或钩编女浴衣、晨衣等
55	6108990010	丝及绢丝制女浴衣、晨衣等
56	6108990020	羊毛或动物细毛制女浴衣、晨衣等
57	6108990090	其他纺织材料制女浴衣、晨衣等
58	6109100010	棉制针织或钩编T恤衫、汗衫等
59	6109100021	其他棉制针织或钩编男式T恤衫
60	6109100022	其他棉制针织或钩编女式T恤衫
61	6109100091	其他棉制男式汗衫及其他背心
62	6109100092	其他棉制男式汗衫及其他背心
63	6109100099	其他棉制女式汗衫及其他背心
64	6109901011	丝及绢丝针织或钩编T恤衫、汗衫、背心
65	6109901019	其他丝及绢丝针织或钩编T恤衫、背心
66	6109901021	丝及绢丝针织钩编汗衫、背心
67	6109901029	其他丝及绢丝针织钩编汗衫、背心
68	6109901091	其他丝及绢丝针织或钩编T恤衫、汗衫
69	6109901099	其他丝及绢丝针织或钩编T恤衫、汗衫
70	6109909011	毛制针织或钩编T恤衫、汗衫等
71	6109909012	毛制针织或钩编男式T恤衫、汗衫
72	6109909013	毛制针织或钩编女式T恤衫、汗衫
73	6109909021	毛制针织或钩编男式其他T恤衫

续表3

序号	商品编号	商品名称
74	6109909022	毛制针织或钩编女式其他T恤衫
75	6109909031	毛制男式汗衫及其他背心
76	6109909032	其他毛制男式汗衫及其他背心
77	6109909033	其他毛制女式汗衫及其他背心
78	6109909040	化纤制针织或钩编内衣
79	6109909050	化纤制针织或钩编T恤衫
80	6109909060	化纤针织或钩编汗衫及其他背心
81	6109909091	其他纺织材料制T恤衫、汗衫等
82	6109909092	其他纺材制针织或钩编汗衫及其他背心
83	6109909093	其他纺材制针织或钩编T恤衫、汗衫
84	6110200011	棉制儿童游戏套装紧身衫及套头衫
85	6110200012	棉制其他起绒儿童游戏套头衫等
86	6110200051	其他棉儿童游戏套装紧身及套头衫
87	6110200052	其他棉儿童游戏套装套头衫等
88	6110300011	化纤儿童游戏套装紧身衫及套头衫
89	6110300012	化纤起绒儿童游戏套装及套头衫等
90	6110300041	化纤其他童游戏套装紧身及套头衫
91	6110300042	化纤制其他童游戏套装套头衫等
92	6111200010	棉制针织或钩编婴儿袜
93	6111200020	棉制婴儿分指、连指、露指手套
94	6111200040	棉制针织婴儿外衣、雨衣、滑雪装
95	6111200050	棉制针织钩编婴儿其他服装
96	6111200090	棉制针织钩编婴儿衣着附件
97	6111300010	合纤制针织或钩编婴儿袜
98	6111300020	合纤婴儿分指、连指及露指手套
99	6111300040	合纤婴儿外衣、雨衣、滑雪装
100	6111300050	合纤针织或钩编婴儿其他服装
101	6111300090	合纤针织或钩编婴儿衣着附件
102	6111901000	毛制针织或钩编婴儿服装及衣着附件
103	6111909010	人造纤维针织或钩编婴儿袜
104	6111909090	其他纺织材料制婴儿服装及衣着附件
105	6114200011	棉制针织或钩编儿童非保暖连身裤
106	6114200021	棉制针织或钩编男成人及男童TOPS
107	6114200022	棉制针织或钩编其他男童TOPS
108	6114200040	棉制针织或钩编夏服、水洗服

续表4

序号	商品编号	商品名称
109	6114300021	化纤针织或钩编男成人及男 TOPS
110	6114300022	化纤针织或钩编其他男童 TOPS
111	6203410022	毛制男式长裤、马裤
112	6203410029	毛制其他男童长裤、马裤
113	6203429015	棉制其他男童护胸背带工装裤
114	6203429019	棉制其他男童护胸背带工装裤
115	6203429049	棉制其他男童长裤、马裤
116	6203429062	棉制男式长裤、马裤
117	6203429069	棉制其他男童长裤、马裤
118	6203439015	其他合纤制男童护胸背带工装裤
119	6203439019	其他合纤制男童护胸背带工装裤
120	6203439049	其他合纤制男童长裤、马裤
121	6203439061	其他合纤制男式长裤、马裤
122	6203439069	其他合纤制其他男童长裤、马裤
123	6203439082	其他合纤制男童长裤、马裤
124	6203439089	其他合纤制其他男童长裤、马裤
125	6203499012	人纤制男童护胸背带工装裤
126	6203499019	人纤制男童护胸背带工装裤
127	6205200010	不带特制领的棉制男成人衬衫
128	6205200091	其他棉制男童游戏套装衬衫
129	6205300011	不带特制领的化学纤维制男式衬衫
130	6205300019	不带特制领的化纤制其他男童衬衫
131	6205300091	化学纤维制其他男成人及男童衬衫
132	6205300092	化学纤维制其他男童游戏套装衬衫
133	6205901011	不带特制领的丝制非针织男式衬衫
134	6205901019	丝制非针织其他男式衬衫
135	6205901021	丝制其他非针织男式衬衫
136	6205901029	丝制其他非针织其他男式衬衫
137	6205901031	丝制其他非针织男式衬衫
138	6205901039	丝制其他非针织其他男式衬衫
139	6205901041	丝制非针织男式衬衫
140	6205901049	丝制其他非针织其他男式衬衫
141	6205901091	未列名丝制非针织男式衬衫
142	6205901099	未列名丝制非针织其他男式衬衫
143	6205902000	羊毛或动物细毛制男式衬衫

续表5

序号	商品编号	商品名称
144	6205909011	其他纺织材料制男式衬衫
145	6205909019	其他纺织材料制其他男式衬衫
146	6205909021	其他纺织材料制男式衬衫
147	6205909029	其他纺织材料制其他男式衬衫
148	6205909031	其他纺织材料制男式衬衫
149	6205909039	其他纺织材料制其他男式衬衫
150	6205909091	未列名纺织材料制男式衬衫
151	6205909099	未列名纺织材料制其他男式衬衫
152	6206100011	丝及绢丝制女式衬衫
153	6206100019	丝及绢丝制其他女童衬衫
154	6206100021	丝及绢丝制女式衬衫
155	6206100029	丝及绢丝制其他女童衬衫
156	6206100031	丝及绢丝制女式衬衫
157	6206100039	丝及绢丝制其他女童衬衫
158	6206100041	丝制女成人及7-16号女童衬衫
159	6206100049	其他丝及绢丝制女童衬衫
160	6206100091	丝制女成人及7-16号女童衬衫
161	6206100099	其他丝及绢丝制女童衬衫
162	6206200010	毛制女成人及7-16号女童衬衫
163	6206200090	其他羊毛或动物细毛制女童衬衫
164	6206300010	棉制女成人及7-16号女童衬衫
165	6206300020	棉制女童游戏套装衫
166	6206300090	其他棉制女式衬衫
167	6206400011	化学纤维制女成人及女童衬衫
168	6206400019	化学纤维制女成人及女童衬衫
169	6206400020	化纤制女成人及7-16号女童衬衫
170	6206400030	化学纤维制女童游戏套装衫
171	6206400090	其他化学纤维制女式衬衫
172	6206900010	其他纺织材料制女式衬衫
173	6206900020	其他纺织材料制女式衬衫
174	6206900091	其他纺织材料制女成人及女童衬衫
175	6206900099	其他纺织材料制女成人及女童衬衫
176	6207110000	棉制男式内裤及三角裤
177	6207191010	含丝70%及以上男式内裤及三角裤
178	6207191090	含丝70%以下男式内裤及三角裤

续表6

序号	商品编号	商品名称
179	6207192000	化纤制男式内裤及三角裤
180	6207199010	毛制男式内裤及三角裤
181	6207199090	其他材料制男式内裤及三角裤
182	6207210000	棉制男式长睡衣及睡衣裤
183	6207220000	化纤制男式长睡衣及睡衣裤
184	6207291011	含丝70%及以上男式长睡衣/睡衣裤
185	6207291019	含丝70%以下男式长睡衣/睡衣裤
186	6207291091	其他含丝≥70%男童长睡衣/睡衣裤
187	6207291099	其他含丝<70%男童长睡衣/睡衣裤
188	6207299010	毛制男式长睡衣及睡衣裤
189	6207299091	其他材料制男式长睡衣及睡衣裤
190	6207299099	其他材料制男童长睡衣及睡衣裤
191	6207910011	棉制男式内衣式背心
192	6207910012	棉制男式非内衣式背心
193	6207910019	棉制其他男童非内衣式背心
194	6207910091	棉制男式浴衣、晨衣及类似品
195	6207910092	棉制男式睡衣、睡裤
196	6207910099	棉制男式其他内衣
197	6207991011	丝制男式内衣式背心
198	6207991019	丝制其他男式内衣式背心
199	6207991021	丝制男式非内衣式背心
200	6207991029	丝制其他男式非内衣式背心
201	6207991091	丝制男睡衣、浴衣、晨衣及类似品
202	6207991099	丝制其他男睡衣、浴衣、晨衣
203	6207992011	化学纤维制男式内衣式背心
204	6207992012	化学纤维制男式非内衣式背心
205	6207992019	化学纤维制其他男式非内衣式背心
206	6207992021	化纤制男式浴衣、晨衣
207	6207992029	其他化纤制男浴衣、晨衣
208	6207992091	化纤制男睡衣、睡裤
209	6207992099	化纤制男式其他内衣
210	6207999011	毛制男式内衣式背心
211	6207999012	毛制男式非内衣式背心
212	6207999013	毛制其他男式非内衣式背心
213	6207999019	毛制男睡衣、浴衣、晨衣及类似品

续表7

序号	商品编号	商品名称
214	6207999091	其他材料制男式内衣式背心
215	6207999092	其他材料制男式非内衣式背心
216	6207999099	其他材料制男睡衣、浴衣、晨衣
217	6208210000	棉制女式睡衣及睡衣裤
218	6208220000	化纤制女式睡衣及睡衣裤
219	6208291010	丝及绢丝≥70%女式睡衣及睡衣裤
220	6208291090	丝及绢丝<70%女式睡衣及睡衣裤
221	6208299010	毛制女式睡衣及睡衣裤
222	6208299090	其他材料制女式睡衣及睡衣裤
223	6208910010	棉制女式内衣式背心、三角裤等
224	6208910021	棉制女式非内衣式背心
225	6208910029	棉制其他女式非内衣式背心
226	6208910090	棉制女式浴衣、晨衣及类似品
227	6208920010	化纤制女式内衣式背心、三角裤
228	6208920021	化纤制女式非内衣式背心
229	6208920029	化纤制其他女式非内衣式背心
230	6208920090	化纤制女式浴衣、晨衣及类似品
231	6208991011	丝制女内衣式背心、三角裤等
232	6208991019	丝制女内衣式背心、三角裤等
233	6208991021	丝制女式非内衣式背心
234	6208991029	丝制女式非内衣式背心
235	6208991091	丝制女式浴衣、晨衣及类似品
236	6208991099	丝制女式浴衣、晨衣及类似品
237	6208999011	毛制女式内衣式背心、三角裤等
238	6208999012	毛制女式非内衣式背心
239	6208999013	毛制其他女式非内衣式背心
240	6208999019	毛制女式浴衣、晨衣及类似品
241	6208999090	其他材料制女式背心、三角裤、短衬裤、浴衣、晨衣及类似品
242	6209200000	棉制婴儿服装及衣着附件
243	6209300010	合成纤维制婴儿手套、袜子
244	6209300020	合成纤维婴儿外衣、雨衣、滑雪装
245	6209300030	合成纤维制婴儿其他服装
246	6209300090	合成纤维制婴儿衣着附件
247	6209901000	羊毛或动物细毛制婴儿服装衣及衣着附件
248	6209909000	其他纺织材料制婴儿服装及衣着附件

续表8

序号	商品编号	商品名称
249	6212101000	化纤制其他胸罩
250	6212109010	毛制其他胸罩
251	6212109020	棉制其他胸罩
252	6212109031	丝制胸罩
253	6212109039	丝制其他胸罩
254	6212109090	其他纺织材料制其他胸罩
255	6212201000	化纤制束胸带及腹带
256	6212209010	毛制束胸带及腹带
257	6212209020	棉制束腰带及腹带
258	6212209031	丝制束腰带及腹带
259	6212209039	丝制束腰带及腹带
260	6212209090	其他材料制束胸带及腹带
261	6212301000	化纤制紧身胸衣
262	6212309010	毛制紧身胸衣
263	6212309020	棉制紧身胸衣
264	6212309031	丝制紧身胸衣
265	6212309039	丝制其他紧身胸衣
266	6212309090	其他材料制紧身胸衣

附件2

进口服装采信检验项目、适用的技术规范及检验方法

类别	检验项目	适用的技术规范	检验方法
成人服装	甲醛含量	《国家纺织产品基本安全技术规范》（GB 18401）①	依据GB 18401中所引用的检验方法实施检验。
	pH值		
	耐水色牢度		
	耐酸汗渍色牢度		
	耐碱汗渍色牢度		
	耐干摩擦色牢度		
	异味		
	可分解致癌芳香胺染料		

① 目前有效版本为《国家纺织产品基本安全技术规范》（GB 18401—2010）。

续表

类别	检验项目	适用的技术规范	检验方法
婴幼儿及儿童服装	甲醛含量	《国家纺织产品基本安全技术规范》（GB 18401）、《婴幼儿及儿童纺织产品安全技术规范》（GB 31701）①	依据 GB 18401、GB 31701 中所引用的检验方法实施检验。
	pH 值		
	耐水色牢度		
	耐酸汗渍色牢度		
	耐碱汗渍色牢度		
	耐干摩擦色牢度		
	耐唾液色牢度		
	异味		
	可分解致癌芳香胺染料		
	耐湿摩擦色牢度	依据《婴幼儿及儿童纺织产品安全技术规范》（GB 31701）适用范围检验，如不适用应在检验报告中注明。	依据 GB 31701 中所引用的检验方法实施检验。
	重金属 铅		
	重金属 镉		
	邻苯二甲酸酯，包括邻苯二甲酸（2-乙基）已酯（DEHP）、邻苯二甲酸二丁酯（DBP）、邻苯二甲酸丁基苄基酯（BBP）、邻苯二甲酸二异壬酯（DINP）、邻苯二甲酸二异癸酯（DIDP）、邻苯二甲酸二辛酯（DNOP）		
	燃烧性能		
	填充物	《婴幼儿及儿童纺织产品安全技术规范》（GB 31701）	依据 GB 31701 中所引用的检验方法实施检验。
	附件 抗拉强力		
	附件 锐利尖端和锐利边缘		
	附件 绳带		
	包装中金属针等锐利物		
	产品上金属针等锐利物		
	耐久性标签位置		

附件 3

“海关进出口商品检验采信机构目录管理”事项服务指南

一、事项名称：海关进出口商品检验采信机构目录管理

二、适用范围：本指南适用于检验机构申请列入海关进出口商品检验采信机构目录的管理事项

三、办理流程

（一）申请：申请列入海关进出口商品采信机构目录的检验机构（以下简称申请机构），应通过中国国际贸易单一窗口（https://www.singlewindow.cn）进入进出口商品检验采信管理系统（以下

① 目前有效版本为《婴幼儿及儿童纺织产品安全技术规范》（GB 31701—2015）

简称采信系统），向海关总署提出申请。

（二）受理：海关总署对申请机构提交的申请材料进行完整性审查。如果申请机构收到采信系统反馈的补正材料通知，应按要求补正材料。

（三）评估审查：海关总署组织专家对申请材料进行评估审查，并出具专家评估意见。评估审查方式包括书面审查、现场检查等。

（四）核准：海关总署根据专家评估意见，审核决定是否同意申请机构纳入采信机构目录。

（五）反馈：海关总署通过采信系统反馈审核结果。通过审核的申请机构，将被列入《海关进（出）口××商品检验采信机构目录》并在海关总署网站公布。

四、申请材料

申请机构按照采信系统提示在线填写相关信息。

申请机构填写《采信机构申请表》（以下简称《申请表》），上传扫描件，并在线提交相关材料：

（一）检验机构法人信息和投资方信息。

填写《申请表》第1—7项内容。对于有品牌商、制造商等利益相关方投资的检验机构，应在7（2）项中逐一填写投资方信息和投资占比。上传申请机构在所在国家（地区）的合法经营资质证明，如营业执照等。

（二）相关资质认定或者认可证书。

填写《申请表》第8项并按采信系统提示上传资质认定或者认可证书。

1. 国内检验机构资质材料。

在中华人民共和国境内注册的检验机构，应当取得检验检测机构资质认定（CMA）等国内相应资质认定，或者获得中国合格评定国家认可委员会（CNAS）实施的ISO/IEC 17025和ISO/IEC 17020认可。

2. 国外检验机构资质材料。

在中华人民共和国境外注册的检验机构，应当获得由国际实验室认可合作组织互认协议（ILAC-MRA）签约认可机构实施的ISO/IEC 17025和ISO/IEC 17020体系认可。

具体资质要求以相关采信商品的采信要求公告为准。

（三）声明技术能力范围。

申请机构应当在采信系统中提交技术能力范围，填写其申请的采信商品及对应的已获认定/认可的检验方法、检验标准，逐一填写相应资质认定/认可证书能力附件中对应项号。根据《申请表》第10项的要求，上传与所申请的技术能力范围相关的资质证明材料。

（四）从事检验活动的独立性声明以及相关证明材料。

填写申请表第7项声明内容。根据采信系统提示上传独立性证明材料，应包括申请机构确保其检验过程及结果不受来自品牌商、制造商或其他涉及进出口商品检验活动的利益相关方的不当影响的内部控制文件。

（五）近三年在国内外无与检验相关的违法记录的声明。

根据采信系统提示上传相关声明。

（六）商品检验报告的报告签发人名单。

根据《申请表》第10项要求，在采信系统上传申请签发采信商品检验报告的报告签发人名单及手签签名，报告签发人须为经认定/认可机构授权的具备采信要求的技术能力的授权签字人，在采信系统中上传相关证明页。

五、变更

采信机构信息发生变更的，或申请变更检验范围的，应通过采信系统提交变更申请，在备注栏说明变更事项。

采信机构信息发生变更的，应当在20日内通过采信系统提交信息变更材料。

六、机构退出

采信机构申请退出采信机构目录的，通过采信系统提交退出申请，海关总署审核通过后将其移出目录。自移出目录并公布之日起，海关不再采信该检验机构的检验结果，被移出目录的检验机构一年内不得重新申请成为采信机构。

七、注意事项

1. 申请提交语言：除必须使用非中文版本的材料以外，所有申请材料应当用中文书写。非中文版本应随附经公证的中文译本。

2. 申请提交路径：中国国际贸易单一窗口（https://www.singlewindow.cn）—业务应用—标准版应用—检验检疫—进出口商品检验采信。

3. 申请机构提交的材料应真实、完整、准确。

4. 海关总署有权针对审核过程中发现的违反中华人民共和国相关法律法规的内容，追究相关检验机构责任。

八、检验机构的权利和责任

1. 国内外依法成立的检验机构均可申请纳入海关进出口商品检验采信机构目录管理。

2. 海关总署对采信机构目录实施动态调整。采信机构可根据自身需要，向海关总署申请新增、部分退出或全部退出采信目录。

3. 对使用采信机构签发的检验报告开展合格评定的进出口商品，海关实施审单放行、免于取样送检等便利化措施。

4. 采信机构应当根据要求，及时上传采信商品检验报告，做好相关记录和文件保存。

5. 采信机构应当配合海关实施的文件审查、检查调查等监督管理工作。

6. 海关基于查实的采信机构违反法律法规的行为，采取暂停采信其检验结果或将其移出采信机构目录等处置措施。

九、收费标准：不收费。

十、受理机构：海关总署。

十一、决定机构：海关总署。

十二、申请限制：无限制，可多次申请。

联系方式：

电话：010-65195151

电子邮箱：hgcx@customs.gov.cn

采信机构申请表

填写说明： 1. 请认真填写，确保相关内容真实完整，字迹清晰可辨。 2. 所有□为勾选框，如符合请在□上打√。
1. 机构全称（中英文，机构全称应与检验报告上的名称一致）：
2. 机构地址： 国家或地区： 省/自治区/直辖市： 城市： 地址：
3. 机构网址（选填）：
4. 机构授权人（机构法定代表人或其授权人）： 姓名： 职务： 联系电话： 电子邮箱： 传真： 机构授权人非法人的，需要以附件上传法人的授权书。
5. 联系人信息（用于备案过程的联络）： □ 与授权人信息一致（其若与机构授权人一致，以下可不填） □ 与授权人信息不一致（以下请填写） 姓名： 职务： 联系电话： 电子邮箱： 传真：
6. 机构类型： （1）□第三方检验机构［请继续填7（1）］ （指具有独立法人资格，品牌商、制造商、生产厂等利益相关方在该机构的投资占股不超过10%，且不会受到品牌商、制造商或其他利益相关方的不当影响的检验机构。） （2）□品牌商、制造商、生产厂等拥有的检验机构［请继续填7（2）］ （指具有独立法人资格，品牌商、制造商、生产厂等利益相关方在该机构的投资占股超过10%，但不会受到品牌商、制造商或其他利益相关方的不当影响的检验机构。）
7. 相关声明： （1）第三方机构［接6（1）］ 若检验机构选“第三方检验机构”，则该机构的机构授权人应声明：“本机构具有独立法人资格，品牌商、制造商或其他利益相关方在本机构的投资占股不超过10%，且不会受到品牌商、制造商或其他利益相关方的不当影响。” □本人代表备案机构作出上述声明。 机构授权人签名：

续表1

（2）品牌商、制造商、生产厂等拥有的检验机构［接6（2）］ 若检验机构选“品牌商、制造商、生产厂等拥有的检验机构”，则该机构应声明投资占股超过10%的制造商、品牌商、生产厂等相关利益方的具体名称。 名称1： 名称2： 名称3： 名称4： 名称5： 名称6： 名称7： 名称8： 名称9： （可附页） 声明：“本机构具有独立法人资格，本机构已制定维护机构公正性的内部控制文件，不会受到品牌商、制造商或其他利益相关方的不当影响。” □本人代表备案机构作出上述声明。 机构授权人签名： 机构授权人可以要求海关总署对上述名称信息予以保密并不对外披露。 □本人要求上述名称信息应予以保密并不对外披露。 机构授权人签名：
8. 机构认证信息： 申请机构应当取得检验检测机构资质认定（CMA）等国内相应资质认定，或者获得国际实验室认可合作组织互认协议（ILAC-MRA）签约认可机构实施的ISO/IEC 17025或者ISO/IEC 17020体系认可。 （1）检验机构必须在以下清单中选择至少一项。（可复选） □中国检验检测机构资质认定（CMA） □中国合格评定国家认可委员会（CNAS） □澳大利亚国家检测机构协会（NATA） □中国香港实验室认可体系（HKAS） □新西兰国家认可机构（IANZ） □新加坡国家认可体系（SAC） □中国台湾认可组织（TAF） □美国实验室认可协会（A2LA） □美国国家实验室自愿认可组织（NVLA） □美国国家认可委员会（ANAB） □日本认可委员会（JAB） □日本EMC实验室自愿认可中心（VLAC） □日本国际认可组织（IAJapan） □韩国实验室认可体系（KOLAS） □比利时国家认可体系（BELAC） □巴西认可协会（CGCRE） □加拿大标准理事会（SCC） □捷克认可研究院，o. p. s.（CAI）

续表2

<table>
<tr><td>□丹麦认可机构（DANAK）
□芬兰计量认可服务中心（FINAS）
□法国认可委员会（COFRAC）
□德国认可中心（DAkkS）
□印度国家认证机构认可委员会（NABCB）
□印度国家测试和校准实验室认可委员会（NABL）
□爱尔兰国家认可委员会（INAB）
□意大利认可机构（ACCREDIA）
□荷兰认可理事会（RvA）
□挪威认可机构（NA）
□南非国家认可体系（SANAS）
□西班牙国家认可（ENAC）
□瑞典认可与合格评定委员会（SWedac）
□瑞士认可服务（SAS）
□英国认可服务机构（UKAS）
□越南标准合格评定能力认可办公室（AOSC）
□越南认可局（ BoA）
□泰国实验室认可局（BLA-DSS）
□其他：
（可附页）
（2）对应的认可证书编号：
证书编号1：
证书编号2：
证书编号3：
（可附页）</td></tr>
<tr><td>9. 申请的技术能力范围清单：
申请的经CMA认定或ILAC-MRA认可的检验标准和检验方法清单，申请的技术能力范围应覆盖相应采信商品的采信要求中公布的检验标准和检验方法（填写标准编号及名称）：
①检验标准：检验方法：
②检验标准：检验方法：
③检验标准：检验方法：
④检验标准：检验方法：
⑤检验标准：检验方法：
⑥检验标准：检验方法：
⑦检验标准：检验方法：
⑧检验标准：检验方法：
⑨检验标准：检验方法：
⑩检验标准：检验方法：
（可附页）
建议检验机构尽可能以与采信要求一一对应的方式详细、全面地填写上述表格，以保证申请机构的检验能力能覆盖相应采信商品的所有采信要求。</td></tr>
</table>

续表3

10. 附件列表及备注：
（1）上传附件列表：申请表、所在国家（地区）合法经营资质证明、资质认定或认可证书、技术能力范围证明材料、从事检验活动的独立性声明及相关证明材料、近三年无与检验相关违法记录的声明、商品检验报告的报告签发人名单及证明材料、其他（国内外相关政府部门的推荐材料或证明材料等，选填）。 （2）对于申请表中提及的技术能力范围，申请机构应在附件中提交技术能力范围证明材料，包括认定/认可证书能力附件中相关页，以及至少一份能够覆盖其申请的技术能力范围的典型性报告，以证明其相应产品的检验能力满足采信要求中公布的检验要求。 （3）对于品牌商或制造商等拥有的检验机构，提交的独立性证明材料应包括内部控制文件和培训文档复印件。 （4）检验机构应按要求提供所需文件和资料，本申请表填写内容和上传材料均应正确属实。对于在材料审核中发现可能存在的违法违规信息，海关总署有权依照相关法律法规追究其责任。
11. 签字及盖章 机构授权人签章： 填写时间：

附件4

质量安全符合性声明

进口服装质量安全符合性声明	
企业名称：	企业地址：
联系人：	联系电话：
提运单号：	货物总值：
货物清单及对应检验报告列表：（请在附页表格填写）	
本公司承诺本符合性声明内容准确、属实，本批次进口服装已由采信机构实施检验，符合采信要求以及中国法律法规规定的其他要求。本公司对上述声明负责，履行在相关质量安全监管环节中因质量安全问题所引发的销毁、退运、整改、召回责任。如有虚假愿承担与此有关的法律责任。	
授权人签字：	企业名称及签发日期（加盖公章）：

注：授权人应为签发企业的质量安全、关务或物流负责人。

货物清单及对应检验报告列表					
商品名称 （按报关单申报顺序）	商品编号 （10位HS编码）	规格/型号	数量 （件）	采信机构代码	检验报告编号
授权人签字：		企业名称及填写日期（加盖公章）：			

注：授权人应为签发企业的质量安全、关务或物流负责人。

三十、《关于进口水泥采信要求的公告》（海关总署公告2023年第21号）

该文件于2023年3月10日发布，原文如下：

根据《中华人民共和国进出口商品检验法》《中华人民共和国海关进出口商品检验采信管理办法》（以下简称《采信办法》），海关总署决定对进口水泥检验实施采信管理。现就有关事项公告如下：

一、实施采信商品范围

根据进口水泥质量安全风险评估结果，进口货物收货人或者其代理人进口的水泥（HS编码2523290000），可以委托采信机构实施检验，海关依照《采信办法》对采信机构的检验结果实施采信。

二、检验项目、适用的技术规范及检验方法

采信机构应当按照《进口水泥采信检验项目、适用的技术规范及检验方法》（见附件1）的要求对进口水泥实施检验。

三、检验报告内容

采信机构接受进口货物收货人或者其代理人委托，对进口水泥实施检验并出具检验报告。检验报告应当符合《采信办法》第十三条的规定并随附采信商品照片。

四、检验报告有效期

采信机构出具的检验报告，自签发之日起，六个月内有效。

五、采信机构要求

（一）申请条件。

检验机构申请纳入进口水泥采信机构目录管理的（以下简称“申请机构”），除满足《采信办法》第七条第一、二、四、五、六款规定外，还应满足以下要求：

1. 在中华人民共和国境内注册的检验机构，应当取得检验检测机构资质认定（CMA）或者获得中国合格评定国家认可委员会（CNAS）实施的ISO/IEC 17025认可，且检验能力范围应当包括本公告附件1所列明的检验项目、适用的技术规范及检验方法。

2. 在中华人民共和国境外注册的检验机构，应当获得由国际实验室认可合作组织互认协议（ILAC-MRA）签约认可机构实施的ISO/IEC 17025体系认可，且检验能力范围应当包括本公告附件1所列明的检验项目、适用的技术规范及检验方法。

（二）申请方式。

申请机构应当按照《采信办法》第八条规定向海关提交申请材料。具体申请路径如下：中国国际贸易单一窗口（https://www.singlewindow.cn）—业务应用—标准版应用—检验检疫—进出口商品检验采信。申请流程详见《“海关进出口商品检验采信机构目录管理”事项服务指南》（见附件2）。

六、申报要求

进口货物收货人或者其代理人如需对进口货物申请检验结果采信，申报时应在“货物属性”栏选择“检验结果需采信”类型申报，在对应货物项号的“产品资质”栏中录入“采信机构代码/检验报告编号”，并在“随附单据”栏上传《质量安全符合性声明》（见附件3），海关按照《采信办法》实施采信。

本公告自2023年3月15日起执行。

特此公告。

附件 1

进口水泥采信检验项目、适用的技术规范及检验方法

类别	检验项目	适用的技术规范	检验方法
普通硅酸盐水泥	不溶物	《通用硅酸盐水泥》（GB 175—2007）①	依据 GB 175—2007 中所引用的检验方法实施检验
	烧失量	《通用硅酸盐水泥》（GB 175—2007）	依据 GB 175—2007 中所引用的检验方法实施检验
	三氧化硫	《通用硅酸盐水泥》（GB 175—2007）	依据 GB 175—2007 中所引用的检验方法实施检验
	氧化镁	《通用硅酸盐水泥》（GB 175—2007）	依据 GB 175—2007 中所引用的检验方法实施检验
	氯离子	《通用硅酸盐水泥》（GB 175—2007）	依据 GB 175—2007 中所引用的检验方法实施检验
	凝结时间	《通用硅酸盐水泥》（GB 175—2007）	依据 GB 175—2007 中所引用的检验方法实施检验
	安定性（沸煮法）	《通用硅酸盐水泥》（GB 175—2007）	依据 GB 175—2007 中所引用的检验方法实施检验
	抗压强度（3d）	《通用硅酸盐水泥》（GB 175—2007）	依据 GB 175—2007 中所引用的检验方法实施检验
	抗压强度（28d）	《通用硅酸盐水泥》（GB 175—2007）	依据 GB 175—2007 中所引用的检验方法实施检验
	抗折强度（3d）	《通用硅酸盐水泥》（GB 175—2007）	依据 GB 175—2007 中所引用的检验方法实施检验
	抗折强度（28d）	《通用硅酸盐水泥》（GB 175—2007）	依据 GB 175—2007 中所引用的检验方法实施检验
	水溶性铬（Ⅵ）	《水泥中水溶性铬（Ⅵ）的限量及测定方法》（GB 31893—2015）	依据 GB 31893—2015 实施检验

附件 2

“海关进出口商品检验采信机构目录管理”事项服务指南

（见本节第二十九小节：《关于进口服装采信要求的公告》（海关总署公告 2022 年第 120 号）附件 3）

附件 3

质量安全符合性声明

进口水泥质量安全符合性声明	
企业名称：	企业地址：
联系人：	联系电话：
提运单号：	货物总值：
货物清单及对应检验报告列表： （请在附页表格填写）	
本公司承诺本符合性声明内容准确、属实，本批次进口水泥已由采信机构实施检验，符合采信要求以及中国法律法规规定的其他要求。本公司对上述声明负责，履行在相关质量安全监管环节中因质量安全问题所引发的销毁、退运、整改、召回责任。如有虚假愿承担与此有关的法律责任。	
授权人签字：	企业名称及签发日期（加盖公章）：

注：授权人应为签发企业的质量安全、关务或物流负责人。

① 当前有效版本为《通用硅酸盐水泥》（GB 175—2023），本公告下同。

货物清单及对应检验报告列表					
商品名称 （按报关单申报顺序）	商品编号 （10 位 HS 编码）	规格/型号	数量 （件）	采信机构 代码	检验报告编号
授权人签字：		企业名称及填写日期（加盖公章）：			

注：授权人应为签发企业的质量安全、关务或物流负责人。

三十一、《关于进口原油采信要求的公告》（海关总署公告 2023 年第 193 号）

该文件于 2023 年 12 月 25 日发布，原文如下：

根据《中华人民共和国进出口商品检验法》、《中华人民共和国海关进出口商品检验采信管理办法》（以下简称《采信办法》），海关总署决定对进口原油检验实施采信管理。现就有关事项公告如下：

一、实施采信商品范围

根据进口原油质量安全风险评估结果，进口货物收货人或者其代理人进口的原油（HS 编码 2709000000），可以委托采信机构实施检验，海关依照《采信办法》对采信机构的检验结果实施采信。

二、检验项目、适用的技术规范及检验方法

采信机构应当按照《进口原油采信检验项目、适用的技术规范及检验方法》（见附件 1）的要求对进口原油实施检验。

三、检验报告内容

采信机构接受进口货物收货人或者其代理人委托，对进口原油实施检验并出具检验报告。检验报告应当符合《采信办法》第十三条的规定，并包含货物相关运输信息。

四、检验报告有效期

采信机构出具的检验报告，应与所检验原油装载容器及运输工具信息相对应，自签发之日起，6 个月内有效。

五、采信机构要求

（一）申请条件。

申请列入海关进口原油采信机构目录的检验机构（以下简称申请机构），除满足《采信办法》第七条第一、二、四、五、六款规定外，还应满足以下要求：

1. 在中华人民共和国境内注册的检验机构，应当取得检验检测机构资质认定（CMA）或者获得中国合格评定国家认可委员会（CNAS）实施的 ISO/IEC 17025 和 ISO/IEC 17020 认可，且检验能力范围应当包括本公告附件 1 所列明的检验项目、适用的技术规范及检验方法。

2. 在中华人民共和国境外注册的检验机构，应当获得由国际实验室认可合作组织互认协议（ILAC-MRA）签约认可机构实施的 ISO/IEC 17025 和 ISO/IEC 17020 体系认可，且检验能力范围应当包括本公告附件 1 所列明的检验项目、适用的技术规范及检验方法。

（二）申请方式。

申请机构应当按照《采信办法》第八条规定向海关提交申请材料。具体申请路径如下：中国国际贸易单一窗口（https：//www. singlewindow. cn）—业务应用—标准版应用—检验检疫—进出口商品检验采信。申请流程详见《“海关进出口商品检验采信机构目录管理”事项服务指南》（见附件2）。

六、申报要求

海关对同期装载在同一运输工具上的进口原油采用相同的检验监管模式。进口货物收货人或者其代理人如需对进口货物申请检验结果采信，申报时应在“货物属性”栏选择“检验结果需采信”类型申报，在对应货物项号的“产品资质”栏中录入“采信机构代码/检验报告编号”，并在“随附单据”栏上传检验报告、《质量安全符合性声明》（见附件3）等资料，海关按照《采信办法》实施采信。

本公告自2024年1月1日起执行。

特此公告。

附件：1. 进口原油采信检验项目、适用的技术规范及检验方法

2. “海关进出口商品检验采信机构目录管理”事项服务指南

3. 质量安全符合性声明

附件1

进口原油采信检验项目、适用的技术规范及检验方法

类别	检验项目	适用的技术规范	检验方法
原油	水含量	《原油》（GB 36170—2018）注	依据GB 36170—2018中所引用的检验方法实施检验
	20℃密度		
	204℃前馏分有机氯含量		
	硫含量		
	盐含量		
	酸值		
	机械杂质含量		

注：该技术规范若有更新，以执行的最新技术规范为准。

附件2

“海关进出口商品检验采信机构目录管理”事项服务指南

（见本节第二十九小节：《关于进口服装采信要求的公告》（海关总署公告2022年第120号）附件3）

附件 3

质量安全符合性声明

<table>
<tr><th colspan="2">进口原油质量安全符合性声明</th></tr>
<tr><td>企业名称：</td><td>企业地址：</td></tr>
<tr><td>联系人：</td><td>联系电话：</td></tr>
<tr><td>提运单号：</td><td>货物总值：</td></tr>
<tr><td colspan="2">货物清单及对应检验报告列表：
（请在附表中填写）</td></tr>
<tr><td colspan="2">本公司承诺本符合性声明内容准确、属实，本批次进口原油已由采信机构实施检验，符合采信要求以及中国法律法规规定的其他要求。本公司对上述声明负责，履行在相关质量安全监管环节中因质量安全问题所引发的销毁、退运、整改、召回责任。如有虚假愿承担与此有关的法律责任。</td></tr>
<tr><td>授权人签字：</td><td>企业名称及签发日期（加盖公章）：</td></tr>
</table>

注：授权人应为签发企业的质量安全、关务或物流负责人。

<table>
<tr><th colspan="6">货物清单及对应检验报告列表</th></tr>
<tr><td></td><td></td><td></td><td></td><td></td><td></td></tr>
<tr><td></td><td></td><td></td><td></td><td></td><td></td></tr>
<tr><td></td><td></td><td></td><td></td><td></td><td></td></tr>
<tr><td></td><td></td><td></td><td></td><td></td><td></td></tr>
<tr><td></td><td></td><td></td><td></td><td></td><td></td></tr>
<tr><td colspan="2">授权人签字：</td><td colspan="4">企业名称及填写日期（加盖公章）：</td></tr>
</table>

注：授权人应为签发企业的质量安全、关务或物流负责人。

三十二、《关于对出口塞拉利昂商品实施装运前检验的公告》（国家质检总局公告 2004 年第 7 号）

该文件于 2004 年 1 月 17 日发布，原文如下：

为促进中国和塞拉利昂两国之间贸易的顺利发展，根据《中华人民共和国国家质量监督检验检疫总局与塞拉利昂共和国贸易工业和国有企业部合作协议》① 及其实施方案，中华人民共和国向塞拉利昂共和国出口的商品将实施装运前检验。现将有关要求通知如下：

一、自 2004 年 2 月 1 日起，中国向塞拉利昂出口的商品必须在装运前实施检验。各地检验检疫机构开始受理出口申请人报检。报检手续、时间和单证要求按照出口商品报检管理规定执行。塞拉利昂海关将根据中华人民共和国出入境检验检疫证书接受进口中国商品的申报。

二、中国对塞拉利昂出口商品装运前检验的范围是每批次价值在 2000 美元以上的贸易性质商品。

① 以下简称《中塞合作协议》。

三、中国对塞拉利昂出口商品检验的内容包括品名、质量、数量、安全、卫生和环保项目检验，价值评估和监督装载和装箱。检验标准根据塞拉利昂国家的法律和（或）贸易合同确定。

四、出口检验工作完成后，当地检验检疫局要在5日内向出口申请人签发检验证书。该证书是塞拉利昂海关和关税部门受理进口货物申报和征收关税的依据，是塞拉利昂有关部门确定进口商品检验检疫要求的依据，是进口商向进口国银行申请外汇的依据。

五、根据我国现有法律、法规和《中华人民共和国国家质量监督检验检疫总局与塞拉利昂共和国贸易工业和国有企业部合作协议》及其实施方案，各地检验检疫局对出口塞拉利昂商品实施装运前检验参照出口检验收费标准收取检验费。如果装运前检验商品属于《出入境检验检疫机构实施检验检疫的进出境商品目录》范围内的商品，检验检疫机构根据商检法和收费办法收取检验费，不再另外收费。

附件：1.《中华人民共和国国家质量监督检验检疫总局与塞拉利昂共和国贸易工业和国有企业部合作协议》(略)

2.《中华人民共和国国家质量监督检验检疫总局与塞拉利昂共和国贸易工业和国有企业部合作协议实施方案》(略)

三十三、《关于对出口埃塞俄比亚产品实施装运前检验的公告》（国家质检总局公告2006年第102号）

该文件于2006年7月14日发布，原文如下：

2006年4月25日中华人民共和国国家质量监督检验检疫总局与埃塞俄比亚联邦民主共和国贸易工业部在北京签署了《中华人民共和国国家质量监督检验检疫总局与埃塞俄比亚联邦民主共和国贸易工业部关于中国出口产品装运前检验合作协议》(以下简称《中埃质检合作协议》)。根据《中埃质检合作协议》，国家质检总局决定自2006年10月1日起对中国出口埃塞俄比亚的产品实施装运前检验，现将有关要求公告如下：

一、自2006年10月1日起，各直属检验检疫局开始受理中国出口埃塞俄比亚产品的装运前检验，中国出口商向埃塞俄比亚出口产品时应向出口地检验检疫局申请装运前检验。

二、中国出口埃塞俄比亚产品装运前检验的范围是指出口货物的批次价值在2000美元以上的贸易性质商品。

三、对外贸易关系人申请装运前检验的报检手续、时间和单证要求按照出口商品报检管理规定执行。

四、中国对埃塞俄比亚出口产品检验的内容包括质量、数量、安全、卫生、环保项目检验，价格审核，监督装载和装箱等。检验标准根据埃塞俄比亚联邦民主共和国的法律和/或贸易合同确定。

五、出口检验工作完成后，受理报检的检验检疫局要在5日内向出口申请人签发检验证书。对外贸易关系人可以持中华人民共和国出入境检验检疫证书和其他单证向埃塞俄比亚海关办理进口中国产品的申报。

六、对于逃避装运前检验、向埃塞俄比亚出口假冒伪劣或不合格产品、故意虚假申报出口产品品名、类别和价格的出口商、进口商或中间商，经过查实后，中国各地出入境检验检疫局和埃塞俄比亚质量标准局将根据本国法律予以处罚。

七、根据我国现有法律、法规和《中埃质检合作协议》，各地检验检疫局对出口埃塞俄比亚产品实施装运前检验参照出口法定检验收费标准收取检验费。对于《出入境检验检疫机构实施检验检疫的进出境商品目录》范围内的产品，检验检疫机构根据《中华人民共和国进出口商品检验法》和收费办法收取检验费，不再另外收取装运前检验费。

附件：《中华人民共和国国家质量监督检验检疫总局与埃塞俄比亚联邦民主共和国贸易工业部关于中国出口产品装运前检验合作协议》（略）

三十四、《关于出口伊朗工业产品实施装运前检验的公告》（国家质检总局公告 2011 年第 161 号）

该文件于 2011 年 11 月 8 日发布，原文如下：

为进一步提高出口伊朗工业产品质量，2011 年 7 月 9 日国家质检总局与伊朗标准与工业研究院签署了《关于落实〈伊朗标准与工业研究院与中国国家质量监督检验检疫总局谅解备忘录〉的行动计划》（以下简称《行动计划》），对中国出口伊朗列入法检目录内的工业产品实施装运前检验。现将有关事项公告如下：

一、自 2012 年 1 月 1 日起，伊朗标准与工业研究院等有关部门将凭中国出入境检验检疫机构签发的装运前检验证书办理中国出口伊朗工业产品的验证放行手续。

二、自 2011 年 12 月 1 日起，各地出入境检验检疫机构开始实施出口伊朗工业产品装运前检验。届时，对外贸易关系人可根据相关要求向当地出入境检验检疫机构申请装运前检验。申报检验的程序、时间和随附单证要求按照《出入境检验检疫报检规定》① 执行。

三、出口伊朗列入法检目录内的工业产品指《出入境检验检疫机构实施检验检疫的进出境产品目录》中第 25~29、31~97 章，海关监管条件为 B，检验检疫类别为 N 的所列产品。

四、出口伊朗工业产品实施装运前检验的内容包括产品的品质、数（重）量、安全卫生项目检验及监装。

五、根据《行动计划》，中国出口伊朗工业产品的检验标准依次采用伊朗国家标准、中国国家标准、相应的国际标准等。

六、受理报检的出入境检验检疫机构在检验工作完成后 5 个工作日内向申请人签发装运前检验证书。对外贸易关系人凭出入境检验检疫机构签发的装运前检验证书向伊朗进出口监管机构和有关部门办理进口申报。

七、对于逃避装运前检验或伪造装运前检验证书、向伊朗出口假冒伪劣或不合格产品，以及故意虚假申报出口产品品名、商品归类和安全卫生指标的对外贸易关系人，经查实后，各地出入境检验检疫机构将根据有关法律、法规对责任人实施处罚。

八、各地出入境检验检疫机构对出口伊朗产品实施装运前检验收费按照《出入境检验检疫收费办法》执行。

九、自 2011 年 12 月 1 日起，对外贸易关系人可向当地出入境检验检疫机构咨询相关情况。

三十五、《关于出口也门工业产品实施装运前检验的公告》（国家质检总局公告 2014 年第 11 号）

该文件于 2014 年 1 月 27 日发布，原文如下：

为打击进出口假冒伪劣商品行为，保证出口产品质量，促进中国和也门之间贸易的健康发展，中华人民共和国国家质量监督检验检疫总局（AQSIQ）与也门共和国标准计量与质量控制组织于 2013 年 9 月 13 日在北京签署了《中华人民共和国国家质量监督检验检疫总局与也门共和国标准计量

① 《出入境检验检疫报检规定》已被《中华人民共和国海关进出口货物申报管理规定》（海关总署令第 277 号）废止。

与质量控制组织关于进出口商品监管合作谅解备忘录》（以下简称《中也谅解备忘录》，决定对中国出口也门工业产品实施装运前检验。根据《中也谅解备忘录》，现将有关事项公告如下：

一、自2014年6月1日起，也门共和国标准计量与质量控制组织等有关部门将凭中国出入境检验检疫机构（CIQ）签发的装运前检验证书办理中国出口也门工业产品的验证放行手续。

二、自2014年3月1日起，各地检验检疫机构开始对出口也门工业产品实施装运前检验。届时，对外贸易关系人可向当地检验检疫机构申请装运前检验。申报检验的程序、时间和单证要求按照《出入境检验检疫报检规定》① 执行。

三、出口也门工业产品指《商品名称及编码协调制度的国际公约》（HS编码）第25章至29章和第31章至97章的产品。

四、出口也门工业产品装运前检验内容包括产品质量性能检测报告的验证和抽查，产品外观状况、数量、标志和标识的查验，货证符合性核查和监视装载（或装箱）。

五、根据《中也谅解备忘录》，出口也门工业产品合格判定依据依次适用也门共和国技术法规和强制性标准、中国国家标准或国际标准。

六、受理申请的出入境检验检疫机构要在检验工作完成后及时向申请人签发装运前检验证书。对外贸易关系人凭出入境检验检疫机构签发的装运前检验证书向也门共和国标准计量与质量控制组织和有关部门办理进口申报。

七、免验商品的生产企业自营出口免验商品时允许自行查验和监装，检验检疫机构直接换发装运前检验证书，产品责任由企业承担。国家级出口工业产品质量安全示范区内企业自营出口本企业产品，检验检疫机构可以简化查验和监装方式，根据实际情况签发装运前检验证书。

八、对出口假冒伪劣商品，用弄虚作假手段骗取、伪造、变造或买卖检验证书，或者在检验完毕后调换货物等违法行为，经查实后，出入境检验检疫机构应根据《中华人民共和国进出口商品检验法》第三十五条②、《中华人民共和国进出口商品检验法实施条例》第四十七条和有关法律法规的规定对相应责任人实施处罚，并列入严重失信企业名单予以公布。构成犯罪的，依法移交公安部门追究刑事责任。

九、各地出入境检验检疫机构对我国出口也门的工业产品实施装运前检验时，应严格执行现行出入境检验检疫收费政策。

十、即日起，对外贸易关系人可向当地出入境检验检疫机构咨询相关情况。

三十六、《关于出口工业产品退运追溯调查工作有关问题的公告》（国家质检总局公告2012年第82号）

该文件于2012年5月29日发布，原文如下：

为进一步提高出口工业产品的质量安全水平，维护我国产品声誉，促进对外贸易健康发展，根据《中华人民共和国进出口商品检验法》及其实施条例有关规定，出入境检验检疫机构对商品出口退运原因进行追溯调查。自2012年6月10日起对有关要求进行调整。现公告如下：

一、本公告所称出口工业产品退运追溯调查指出入境检验检疫机构对由中华人民共和国境内工业产品生产企业生产出口并被境外官方或相关贸易人退回的产品开展信息收集、原因调查、风险研判、信息处置。

出口食品、化妆品和动植物产品退运追溯调查管理规定另行制定。

① 《出入境检验检疫报检规定》已被《中华人民共和国海关进出口货物申报管理规定》（海关总署令第277号）废止。

② 根据2021年4月29日第十三届全国人民代表大会常务委员会第二十八次会议《关于修改〈中华人民共和国道路交通安全法〉等八部法律的决定》，已修改为“第三十三条”。

二、对进境报检/申报时贸易方式为“退运货物”或“进料成品退换”的，申请人应提供进口货物报关单或海关备案清单，同时提供原出口货物报关单或海关备案清单及其他相关材料，并如实填报《出口退运货物情况登记表》（以下简称：《登记表》，见附件）。口岸出入境检验检疫机构在审核《登记表》及所需单证是否完整后予以办理通关放行手续。

对确属需实施出口退运追溯调查的，出入境检验检疫机构将根据实际情况分别实施现场调查、书面调查和备案调查。

特此公告。

附件：出口退运货物情况登记表

附件

出口退运货物情况登记表

拟流向调查检验检疫机构：

受理登记检验检疫机构：　　　　　　　　受理人：

日期：　　年　　月　　日

（以上信息由受理登记的检验检疫机构统一填写）

<table>
<tr><td>进口报检号</td><td colspan="2"></td><td colspan="2">报检（申报）单位</td><td colspan="3"></td></tr>
<tr><td>货物名称</td><td colspan="2"></td><td colspan="2">H. S. 编码</td><td colspan="3"></td></tr>
<tr><td>退货国别（地区）</td><td colspan="2"></td><td colspan="2">到港日期</td><td colspan="3"></td></tr>
<tr><td>退货货值（美元）</td><td colspan="2"></td><td colspan="2">退货数/重量</td><td colspan="3"></td></tr>
<tr><td>退货收货人</td><td colspan="2"></td><td colspan="2">联系人/联系电话</td><td colspan="3"></td></tr>
<tr><td>退货收货人</td><td colspan="2">□本市 □外省市</td><td colspan="2">所在区（本市填写）</td><td colspan="3"></td></tr>
<tr><td colspan="8">出口退货商品出口时的信息</td></tr>
<tr><td>出口是否法检</td><td colspan="2">□是　□否</td><td>出口口岸</td><td colspan="2"></td><td>出口日期</td><td></td></tr>
<tr><td>出口报检号（法检）</td><td colspan="2"></td><td colspan="2">出口属地检验检疫机构（法检）</td><td colspan="3"></td></tr>
<tr><td>出口生产企业</td><td colspan="2"></td><td colspan="2">出口生产企业组织机构代码</td><td colspan="3"></td></tr>
<tr><td>出口生产企业类别</td><td colspan="2">□一类　□二类
□三类　□四类</td><td colspan="2">生产企业所在地</td><td colspan="3">____省______市____区/县</td></tr>
<tr><td>产品大类（请在相关栏目中打“√”）</td><td>□机电</td><td>□轻工</td><td>□纺织品</td><td>□化矿</td><td>□金属材料</td><td>□木制品</td><td>□其他</td></tr>
<tr><td colspan="8">出口货物退货原因类别（请在相关栏目中打“√”，并具体说明原因）</td></tr>
</table>

续表

质量原因			贸易原因			运输原因		
	□	1. 健康、安全、卫生、环保不符合要求		□	1. 保修期内正常维修		□	1. 运输中受损
	□	2. 不符合标准、合同等		□	2. 贸易、货款纠纷		□	2. 运输中受潮、变质
	□	3. 数重量、规格不符合要求		□	3. 客户需求更改		□	3. 输往国家或地区错误
	□	4. 包装不符合要求		□	4. 无理由协议造成退货			
	□	5. 遭遇贸易技术壁垒		□	5. 贸易性壁垒			
				□	6. 已使用产品退货			
				□	7. 累积、库存产品退货			
□	7	其他情况：						
具体原因：								

备注：

1. 递交本表时请提供出口退运货物出口时的报关单复印件及相关单证，出口法检商品请提供出口时的通关单复印件。

2. 出口退运货物涉及多家生产企业的请分单填报登记。

兹声明以上申报信息无讹并承担法律责任

经营单位（公章）　　　　　　　　报检/申报单位（公章）

报检员（签字/章）：　　　　　　　申/报检日期：____年____月____日

三十七、《关于印发〈进口许可制度民用商品入境验证工作程序〉的通知》（国质检检〔2002〕48号）

该文件于2002年2月28日发布，国家质检总局公告2017年第54号发布为有效规范性文件。《进口许可制度民用商品入境验证工作程序》原文如下：

《进口许可制度民用商品入境验证工作程序》

第一条　为贯彻落实《进口许可制度民用商品入境验证管理办法》[①]（以下简称《管理办法》）和《关于实施进口许可制度民用商品入境验证管理的通知》（国质检检联〔2001〕192号）的要求，制定本工作程序。

第二条　本工作程序适用范围是国家质检总局公布的《入境验证商品目录》（海关监管条件为C[②]）的进口民用商品口岸验证工作。

第三条　口岸检验检疫机构负责审核贸易关系人、代理人提供的合同、发票、提（运）单、装箱单、进口许可制度的许可证明文件（以下简称证明文件）等相关资料。许可证明文件真伪的查询网址为：www. cqc. com. cn[③]。

第四条　经口岸检验检疫机构审核，对已获相应的进口许可制度许可的验证商品签发《入境货

① 《进口许可制度民用商品入境验证管理办法》（国家质检总局令第6号发布，根据海关总署令第238号修改），见本书第二章第一节。

② 国家质检总局、海关总署公告2003年第125号规定，“检验检疫法检目录中的原海关监管条件‘C’一律调整为‘A’，列入检验检疫法检目录的进出境商品，必须经出入境检验检疫机构实施检验检疫和监管”。

③ 目前该网址已不再作为进口许可制度证明文件的查询网址。

物通关单》①，并在备注栏注明“入境验证产品”字样；不符合规定的，不予签发《入境货物通关单》。

第五条 口岸检验检疫机构根据《实施入境验证的进口商品目录》并结合属地实际情况和国家质检总局要求确定具体重点商品进行抽查检测，被抽查检测的验证商品的总批次为全年批量的3%~5%。抽查检测商品验证的内容为：相关文件审核、标志核查、型号规格确认、实物检测等。

国家质检总局对定为实物检测的验证商品，每年予以公布。对定为实物检测的验证商品，由口岸检验检疫机构负责抽封实物样品，送国家质检总局指定的、经认可的实验室（以下简称检验单位）检测。

第六条 检测单位自收到实物样品之日起，须在5个工作日内完成实物检测，并出具检测报告。检测项目以常规安全项目为主。

第七条 进口许可制度民用商品的收货人或其代理人必须提供用于抽查检测的样品，样品检测完毕后按规定退还。实物检测所需有关费用列于各局年度预算。

第八条 经口岸验证，发现有下列情形者按如下程序处理：

1. 对于未获证明文件的商品，不予签发《入境货物通关单》；对于口岸验证发现到达口岸商品货证不符的，不予放行。并责成相关贸易关系人向经国家认证认可监督管理委员会指定的认证机构申请认证或补证，并加贴认证标志后，按第四条规定办理或放行。

对于伪造、假冒行为按《中华人民共和国进出口商品检验法》及其实施条例规定进行处罚。

2. 对已获证明文件但未加贴认证标志的商品，由口岸检验检疫机构视情况实施实物检测。实物检测合格的，口岸检验检疫机构应责成申报人通知相关责任人补贴标志后，予以放行。

3. 经实物检测不合格的，按《中华人民共和国进出口商品检验法》有关规定处理并将检测情况及时上报国家质检总局。

第九条 检验检疫机构对抽查检测的验证商品必须建立档案，妥善保存。

第十条 检验检疫机构每半年将《入境验证商品目录》的进口民用商品的入境验证情况上报国家质检总局。

第十一条 对于免办进口商品安全质量许可②证的验证商品，按现行的有关规定执行。

第十二条 对于进口成套设备、旧机电产品中的验证商品，按国家对进口成套设备和旧机电产品管理的现行规定执行。

第十三条 本工作程序由国家质检总局负责解释。

第十四条 本工作程序自2002年7月1日起执行。

三十八、《关于发布强制性产品认证目录产品与2020年商品编号对应参考表的公告》（国家市场监督管理总局、海关总署公告2020年第21号）

该文件于2020年4月22日发布，原文如下：

为进一步优化营商环境，便利强制性产品认证目录内产品的进口贸易，提高监管效率，市场监

---

① 根据《关于全面取消〈入/出境货物通关单〉有关事项的公告》（海关总署公告2018年第50号），涉及法定检验检疫要求的进口商品申报时，在报关单随附单证栏中不再填写原通关单代码和编号。企业可以通过“单一窗口”（包括通过“互联网+海关”接入“单一窗口”）报关报检合一界面向海关一次申报。

② 指“进口商品安全质量许可制度”，由原国家进出口商品检验局根据《进出口商品检验法》（1989）设立的安全认证制度。2002年10月1日，第一次修正的《进出口商品检验法》生效，将原来规定的“国家根据需要，对重要的进出口商品及其生产企业实行质量许可制度，具体办法由国家商检部门会同国务院有关主管部门制定”修改为“国家商检部门根据国家统一的认证制度，对有关的进出口商品实施认证管理”。国家质检总局根据新规定制定了《强制性产品认证管理规定》（国家质检总局令第117号），强制性产品认证制度于2002年5月1日起生效；经过一年的过渡期后，进口商品安全质量许可制度于2003年5月1日废止。

管总局、海关总署编制完成《强制性产品认证目录产品与2020年商品编号对应参考表》（以下简称《参考表》），现予发布。

有关强制性产品认证目录产品的具体描述与界定，以市场监管总局（认监委）发布的相关产品实施强制性产品认证的公告为准。《参考表》中的商品编号仅供参考，办理进口报关手续时，相关产品的商品编号应以有关的法律法规及规定为准。

附件：强制性产品认证目录产品与2020年商品编号对应参考表

附件

强制性产品认证目录产品与2020年商品编号对应参考表①

序号	强制性产品认证目录产品名称	商品编号	商品编号对应的商品名称	备注
1	电线组件	8536909000	其他电压≤1000V的电路连接器等电气装置	第三方认证方式
		8544422100	80V<额定电压≤1000V的有接头电缆	
		8544422900	80V<额定电压≤1000V的有接头电导体	
2	额定电压450/750V及以下的聚氯乙烯绝缘电线电缆	8544492100	80V<额定电压≤1000V的其他电缆	第三方认证方式
3	额定电压450/750V及以下的橡皮绝缘电线电缆	8544492100	80V<额定电压≤1000V的其他电缆	第三方认证方式
4	插头插座（家用和类似用途）	8536690000	电压≤1000V的插头及插座	第三方认证方式
5	家用和类似用途固定式电气装置的开关	8536500000	电压≤1000V的其他开关	第三方认证方式
6	器具耦合器（家用和类似用途）	8536909000	其他电压≤1000V电路连接器等电气装置	第三方认证方式
		8536901900	其他36V<电压≤1000V的接插件	
7	热熔断体	8536100000	熔断器（电压不超过1000V）	自我声明评价方式
8	家用和类似用途固定式电气装置电器附件外壳	8538900000	品目85.35、85.36、85.37装置的零件（专用于或主要用于）	第三方认证方式
		8547200000	塑料制绝缘零件	
		8547909000	其他材料制绝缘配件	

① 根据《市场监管总局关于对部分电子电器产品不再实行强制性产品认证管理的公告》（国家市场监督管理总局公告2022年第34号，2022年10月10日印发），总输出功率在500W（有效值）以下的单扬声器和多扬声器有源音箱，音频功率放大器，各类载体形式的音视频录制、播放及处理设备（包括各类光盘、磁带、硬盘等载体形式），电子琴，无绳电话终端，数据终端，多媒体终端，入侵探测器，防盗报警控制器不再实行CCC认证管理。

续表1

序号	强制性产品认证目录产品名称	商品编号	商品编号对应的商品名称	备注
9	小型熔断器的管状熔断体	8536100000	熔断器（电压≤1000V）	自我声明评价方式
10	漏电保护器	8536300000	电压≤1000V的其他电路保护装置	自我声明评价方式
		8536419000	36V<电压≤60V的继电器	
		8536490000	电压>60V的继电器（用于电压≤1000V的线路）	
11	断路器	8535210000	电压<72.5kV的自动断路器（用于电压>1000V的线路）	自我声明评价方式
		8536200000	电压≤1000V自动断路器	
12	熔断器	8535100000	电路熔断器（电压>1000V）	自我声明评价方式
		8536100000	熔断器（电压≤1000V）	
13	低压开关（隔离器、隔离开关、熔断器组合电器）	8535309000	其他隔离开关及断续开关（用于电压>1000V的线路）	自我声明评价方式
		8536500000	电压≤1000V的其他开关	
14	其他电路保护装置	8536300000	电压≤1000V的其他电路保护装置	自我声明评价方式
		8535900090	其他电压>1000V的电路开关等电气装置	
		8536419000	36V<电压≤60V的继电器	
		8536490000	电压>60伏的继电器（用于电压≤1000V的线路）	
15	继电器	8536419000	36V<电压≤60V的继电器	自我声明评价方式
		8536490000	电压>60V的继电器（用于电压≤1000V的线路）	
16	其他开关	8536500000	电压≤1000V的其他开关	自我声明评价方式
17	其他装置	8536300000	电压≤1000V的其他电路保护装置	自我声明评价方式
18	低压成套开关设备	8537109090	其他电力控制或分配的装置（电压≤1000V的线路）	自我声明评价方式
19	小功率电动机	8501520000	750W<输出功率≤75kW的多相交流电动机	自我声明评价方式
		8501320000	750W<输出功率≤75kW的直流电动机、发电机	
		8501510090	其他输出功率≤750W的多相交流电动机	
		8501200000	输出功率>37.5W的交直流两用电动机	
		8501310000	其他输出功率≤750W的直流电动机、发电机	
		8501400000	单相交流电动机	
20	电钻	8467210000	手提式电动钻	自我声明评价方式
21	电动砂轮机	8467291000	手提式电动砂磨工具	自我声明评价方式
22	电锤	8467299000	其他手提式电动工具	自我声明评价方式

续表2

序号	强制性产品认证目录产品名称	商品编号	商品编号对应的商品名称	备注
23	直流弧焊机	8515319900	其他电弧（包括等离子弧）焊接机器及装置（全自动或半自动的）	自我声明评价方式
		8515390000	其他电弧（等离子弧）焊接机器及装置（非全自动或半自动的）	
		8515319100	螺旋焊管机［电弧（包括等离子弧）焊接式，全自动或半自动的］	
		8515809090	其他焊接机器及装置	
		8515312000	电弧（包括等离子弧）焊接机器人	
24	TIG 弧焊机	8515319900	其他电弧（包括等离子弧）焊接机器及装置（全自动或半自动的）	自我声明评价方式
		8515390000	其他电弧（等离子弧）焊接机器及装置（非全自动或半自动的）	
		8515319100	螺旋焊管机［电弧（包括等离子弧）焊接式，全自动或半自动的］	
		8515809090	其他焊接机器及装置	
		8515312000	电弧（包括等离子弧）焊接机器人	
25	MIG/MAG 弧焊机	8515319900	其他电弧（包括等离子弧）焊接机器及装置（全自动或半自动的）	自我声明评价方式
		8515390000	其他电弧（等离子弧）焊接机器及装置（非全自动或半自动的）	
		8515319100	螺旋焊管机［电弧（包括等离子弧）焊接式，全自动或半自动的］	
		8515809090	其他焊接机器及装置	
		8515312000	电弧（包括等离子弧）焊接机器人	
26	等离子弧切割机	8456401000	等离子切割机	自我声明评价方式
27	家用电冰箱和食品冷冻箱	8418101000	容积>500L 冷藏—冷冻组合机	第三方认证方式（自2020年10月1日起，对于标定容积500L以上的家用电冰箱和食品冷冻箱产品，应当经过强制性产品认证并标注认证标志后，方可出厂、销售、进口或者在其他经营活动中使用）
		8418102000	200L<容积≤500L 冷藏冷冻组合机（各自装有单独外门的）	
		8418103000	容积≤200L 冷藏—冷冻组合机（各自装有单独外门的）	
		8418211000	容积>150L 压缩式家用型冷藏箱	
		8418212000	压缩式家用型冷藏箱（50L<容积≤150L）	
		8418213000	容积≤50L 压缩式家用型冷藏箱	
		8418291000	半导体制冷式家用型冷藏箱	
		8418292000	电气吸收式家用型冷藏箱	
		8418299000	其他家用型冷藏箱	
		8418301000	制冷温度≤-40℃的柜式冷冻箱	
		8418302100	制冷温度>-40℃的大的其他柜式冷冻箱	
		8418302900	制冷温度>-40℃的小的其他柜式冷冻箱（小的指容积≤500L）	
		8418401000	制冷温度≤-40℃的立式冷冻箱	
		8418402100	制冷温度>-40℃的大的立式冷冻箱	
		8418402900	制冷温度>-40℃的小的立式冷冻箱（小的指容积≤500L）	
		8418500000	装有冷藏或冷冻装置的其他设备，用于存储及展示（包括柜、箱、展示台、陈列箱及类似品）	

续表3

序号	强制性产品认证目录产品名称	商品编号	商品编号对应的商品名称	备注
28	电风扇	8414511000	功率≤125W 的吊扇（本身装有一个输出功率≤125W 的电动机）	第三方认证方式
		8414512000	其他功率≤125W 的换气扇（装有一个输出功率≤125W 的电动机）	
		8414513000	功率≤125W 有旋转导风轮的风扇（本身装有一个输出功率≤125W 的电动机）	
		8414519100	功率≤125W 的台扇（本身装有一个输出功率≤125W 的电动机）	
		8414519200	功率≤125W 的落地扇（本身装有一个输出功率≤125W 的电动机）	
		8414519300	功率≤125W 的壁扇（本身装有一个输出功率≤125W 的电动机）	
		8414519900	其他功率≤125W 的其他风机、风扇（本身装有一个输出功率≤125W 的电动机）	
		8414591000	其他吊扇（电动机输出功率>125W 的）	
		8414592000	其他换气扇（电动机输出功率>125W 的）	
		8414599091	其他台扇、落地扇、壁扇（电动机输出功率>125W 的）	
29	空调器	8415101000	独立式空气调节器，窗式、壁式、置于天花板或地板上的（装有电扇及调温、调湿装置，包括不能单独调湿的空调器）	第三方认证方式
		8415102100	制冷量≤4000 大卡/时的分体式空调，窗式、壁式、置于天花板或地板上的（装有电扇及调温、调湿装置，包括不能单独调湿的空调器）	
		8415102210	4000 大卡/时<制冷量≤12046 大卡/时（14000W）的分体式空调，窗式、壁式、置于天花板或地板上的（装有电扇及调温、调湿装置，包括不能单独调湿的空调器）	
		8415102290	其他制冷量>12046 大卡/时（14000W）的分体式空调，窗式、壁式、置于天花板或地板上的（装有电扇及调温、调湿装置，包括不能单独调湿的空调器）	
		8415811000	制冷量≤4000 大卡/时的热泵式空调器（装有制冷装置及一个冷热循环换向阀的）	
		8415812001	4000 大卡/时<制冷量≤12046 大卡/时（14000W）的热泵式空调器（装有制冷装置及一个冷热循环换向阀的）	
		8415812090	其他制冷量>12046 大卡/时（14000W）的热泵式空调器（装有制冷装置及一个冷热循环换向阀的）	
		8415821000	制冷量≤4000 大卡/时的其他空调器（仅装有制冷装置，而无冷热循环装置的）	
		8415822001	4000 大卡/时<制冷量≤12046 大卡/时（14000W）的其他空调（仅装有制冷装置，而无冷热循环装置的）	
		8415822090	其他制冷量>12046 大卡/时（14000W）的其他空调（仅装有制冷装置，而无冷热循环装置的）	
		8479892000	空气增湿器及减湿器	

续表4

序号	强制性产品认证目录产品名称	商品编号	商品编号对应的商品名称	备注
30	电动机—压缩机	8414301100	电动机额定功率≤0.4kW 的冷藏或冷冻箱用压缩机	自我声明评价方式
		8414301200	其他电驱动冷藏或冷冻箱用压缩机（指 0.4kW<电动机额定功率≤5kW）	
		8414301300	电动机额定功率>0.4kW，但≤5kW 的空调器用压缩机	
		8414301900	电动机驱动的其他用于制冷设备的压缩机	
31	家用电动洗衣机	8450111000	干衣量≤10kg 的全自动波轮式洗衣机	第三方认证方式
		8450112000	干衣量≤10kg 的全自动滚筒式洗衣机	
		8450119000	其他干衣量≤10kg 的全自动洗衣机	
		8450120000	装有离心甩干机的非全自动洗衣机（干衣量≤10kg）	
		8450190000	干衣量≤10kg 的其他洗衣机	
		8421121000	干衣量≤10kg 的离心干衣机	
		8421191000	脱水机	
32	电热水器	8516101000	储存式电热水器	第三方认证方式
		8516102000	即热式电热水器	
		8516109000	其他电热水器	
33	室内加热器	8516299000	电气空间加热器	第三方认证方式
		8516292000	辐射式空间加热器	
		8516293900	其他对流式空间加热器	
		8516293100	风扇式对流空间加热器	
		8516293200	充液式对流空间加热器	
34	真空吸尘器	8508110000	电动的真空吸尘器（功率≤1500W，且带有容积≤20L 的集尘袋或其他集尘容器）	第三方认证方式
		8508190000	其他电动的真空吸尘器	
35	皮肤和毛发护理器具	8516310000	电吹风机	第三方认证方式
		8516320000	其他电热理发器具	
		8516330000	电热干手器	
36	电熨斗	8516400000	电熨斗	第三方认证方式
37	电磁灶	8516601000	电磁炉	第三方认证方式
38	电烤箱（便携式烤架、面包片烘烤器及类似烹调器具）	8516605000	电烤箱	第三方认证方式
		8516609000	其他电热炉（包括电热板、加热环、烧烤炉及烘烤器）	
		8516721000	家用自动面包机	
		8516722000	片式烤面包机（多士炉）	
		8516729000	其他电热烤面包器	

续表5

序号	强制性产品认证目录产品名称	商品编号	商品编号对应的商品名称	备注
39	电动食品加工器具	8509401000	水果或蔬菜的榨汁机	第三方认证方式
		8509409000	食品研磨机、搅拌器	
		8509809000	其他家用电动器具	
40	微波炉	8516500000	微波炉	第三方认证方式
41	电灶、灶台、烤炉和类似器具（驻立式电烤箱、固定式烤架及类似烹调器具）	8516799000	其他电热器具	第三方认证方式
		8516609000	其他电热炉（包括电热板、加热环、烧烤炉及烘烤器）	
42	吸油烟机	8414601000	抽油烟机（指罩的平面最大边长≤120cm，装有风扇的）	第三方认证方式
43	液体加热器和冷热饮水机	8516711000	滴液式咖啡机	第三方认证方式
		8516712000	蒸馏渗滤式咖啡机	
		8516713000	泵压式咖啡机	
		8516719000	其他电热咖啡机和茶壶	
		8419810000	加工热饮料，烹调、加热食品的机器	
		8516791000	电热饮水机	
44	电饭锅	8516603000	电饭锅	第三方认证方式
45	电热毯、电热垫及柔性发热器具	6301100000	电暖毯	第三方认证方式
46	总输出功率在500W（有效值）以下的单扬声器和多扬声器有源音箱	8518210000	单喇叭音箱	第三方认证方式/自我声明评价方式*
		8518220000	多喇叭音箱	
47	音频功率放大器	8518400090	其他音频扩大器	第三方认证方式/自我声明评价方式*
		8518500000	电气扩音机组	

续表6

序号	强制性产品认证目录产品名称	商品编号	商品编号对应的商品名称	备注
48	各类载体形式的音视频录制播放及处理设备（包括各类光盘、磁带、硬盘等载体形式）	8517629900	其他接收、转换并发送或再生音像或其他数据用的设备	第三方认证方式/自我声明评价方式*
		8519200010	以特定支付方式使其工作的激光唱机（用硬币、钞票、银行卡、代币或其他支付方式使其工作）	
		8519200090	其他以特定支付方式使其工作的声音录制或重放设备（用硬币、钞票、银行卡、代币或其他支付方式使其工作）	
		8519811100	未装有声音录制装置的盒式磁带型声音重放装置（编辑节目用放声机除外）	
		8519811200	装有声音重放装置的盒式磁带型录音机	
		8519811900	其他使用磁性媒体的声音录制或重放设备	
		8519812100	激光唱机，未装有声音录制装置	
		8519812910	具有录音功能的激光唱机	
		8519812990	其他使用光学媒体的声音录制或重放设备	
		8519813100	装有声音重放装置的闪速存储器型声音录制设备	
		8519813900	其他使用半导体媒体的声音录制或重放设备	
		8519891000	不带录制装置的其他唱机，不论是否带有扬声器（使用磁性、光学或半导体媒体的除外）	
		8519899000	其他声音录制或重放设备（使用磁性、光学或半导体媒体的除外）	
48	各类载体形式的音视频录制播放及处理设备（包括各类光盘、磁带、硬盘等载体形式）	8521901110	具有录制功能的视频高密光盘（VCD）播放机（不论是否装有高频调谐放大器）	第三方认证方式/自我声明评价方式*
		8521901190	其他视频高密光盘（VCD）播放机（不论是否装有高频调谐放大器）	
		8521901290	其他数字化视频光盘（DVD）播放机（不论是否装有高频调谐放大器）	
		8521901910	具有录制功能的其他激光视盘播放机（不论是否装有高频调谐放大器）	
		8521901990	其他激光视盘播放机（不论是否装有高频调谐放大器）	
		8521909090	其他视频信号录制或重放设备（不论是否装有高频调谐放大器）	
49	以上四种设备的组合	8527910000	其他收录（放）音组合机	第三方认证方式/自我声明评价方式
50	音视频设备配套的电源适配器（含充/放电器）	8504401990	其他稳压电源	第三方认证方式/自我声明评价方式*
		8504401400	功率<1kW的直流稳压电源（稳压系数低于万分之一，品目84.71所列机器用除外）	

续表7

序号	强制性产品认证目录产品名称	商品编号	商品编号对应的商品名称	备注
51	各种成像方式的彩色电视接收机	8528711000	彩色的卫星电视接收机（在设计上不带有视频显示器或屏幕的）	第三方认证方式/自我声明评价方式*
		8528718000	其他彩色的电视接收装置（在设计上不带有视频显示器或屏幕的）	
		8528721100	其他彩色的模拟电视接收机，带阴极射线显像管的	
		8528721200	其他彩色的数字电视接收机，带阴极射线显像管的	
		8528721900	其他彩色的电视接收机，带阴极射线显像管的	
		8528722100	彩色的液晶显示器的模拟电视接收机	
		8528722200	彩色的液晶显示器的数字电视接收机	
		8528722900	其他彩色的液晶显示器的电视接收机	
		8528723100	彩色的等离子显示器的模拟电视接收机	
		8528723200	彩色的等离子显示器的数字电视接收机	
		8528723900	其他彩色的等离子显示器的电视接收机	
		8528729100	其他彩色的模拟电视接收机	
		8528729200	其他彩色的数字电视接收机	
		8528729900	其他彩色的电视接收机	
		8529901011	卫星电视接收用解码器	
		8528691000	其他彩色的投影机	
		8528699000	其他单色的投影机	
52	录像机	8521101900	其他磁带型录像机（不论是否装有高频调谐放大器）	第三方认证方式/自我声明评价方式*
		8521102000	磁带放像机（不论是否装有高频调谐放大器）	
		8521901210	具有录制功能的数字化视频光盘（DVD）播放机（不论是否装有高频调谐放大器）	
53	电子琴	9207100000	通过电产生或扩大声音的键盘乐器（手风琴除外）	第三方认证方式/自我声明评价方式*

续表8

序号	强制性产品认证目录产品名称	商品编号	商品编号对应的商品名称	备注
54	微型计算机	8471414000	微型机	第三方认证方式/自我声明评价方式＊
		8471412000	小型自动数据处理设备	
		8471419000	其他数据处理设备（同一机壳内至少有一个CPU和一个输入输出部件；包括组合式）	
		8471492000	以系统形式报验的小型计算机（计算机指自动数据处理设备）	
		8471494000	以系统形式报验的微型机	
		8471499900	以系统形式报验的其他计算机	
		8471900090	未列名的磁性或光学阅读器（包括将数据以代码形式转录的机器及处理这些数据的机器）	
		8472901000	自动柜员机	
		8471504001	含显示器和主机的微型机（不论是否在同一机壳内有一或两个存储，输入或输出部件）	
		8470501000	销售点终端出纳机	
		8470509000	其他现金出纳机	
55	便携式计算机	8471301000	平板电脑（重量≤10kg，至少由一个中央处理器、键盘和显示器组成）	第三方认证方式/自我声明评价方式＊
		8471309000	其他便携式自动数据处理设备（重量≤10kg，至少由一个中央处理器、键盘和显示器组成）	
56	与计算机连用的显示设备	8528420000	可直接连接且设计用于品目84.71的自动数据处理设备的阴极射线管监视器	第三方认证方式/自我声明评价方式＊
		8528521100	专用或主要用于品目84.71商品的液晶监视器	
		8528521200	其他可直接连接且设计用于品目84.71的自动数据处理设备的彩色液晶监视器	
		8528521900	其他可直接连接且设计用于品目84.71的自动数据处理设备的单色液晶监视器	
		8528529100	专用或主要用于品目84.71商品的其他彩色监视器	
		8528529200	其他可直接连接且设计用于品目84.71的自动数据处理设备的其他彩色监视器	

续表9

序号	强制性产品认证目录产品名称	商品编号	商品编号对应的商品名称	备注
56	与计算机连用的显示设备	8528529900	其他可直接连接且设计用于品目84.71的自动数据处理设备的其他单色监视器	第三方认证方式/自我声明评价方式*
56	与计算机连用的显示设备	8528621010	专用或主要用于品目84.71商品的彩色投影机	第三方认证方式/自我声明评价方式*
56	与计算机连用的显示设备	8528621090	其他专用或主要用于品目84.71商品的投影机	第三方认证方式/自我声明评价方式*
56	与计算机连用的显示设备	8528691000	其他彩色的投影机	第三方认证方式/自我声明评价方式*
56	与计算机连用的显示设备	8528622000	其他可直接连接且设计用于品目84.71的自动数据处理设备的彩色投影机	第三方认证方式/自我声明评价方式*
56	与计算机连用的显示设备	8528629000	其他可直接连接且设计用于品目84.71的自动数据处理设备的单色投影机	第三方认证方式/自我声明评价方式*
56	与计算机连用的显示设备	8528699000	其他单色的投影机	第三方认证方式/自我声明评价方式*
57	与计算机相连的打印设备	8443321100	专用于品目84.71所列设备的针式打印机（可与自动数据处理设备或网络连接）	第三方认证方式/自我声明评价方式*
57	与计算机相连的打印设备	8443321200	专用于品目84.71所列设备的激光打印机（可与自动数据处理设备或网络连接）	第三方认证方式/自我声明评价方式*
57	与计算机相连的打印设备	8443321300	专用于品目84.71所列设备的喷墨打印机（可与自动数据处理设备或网络连接）	第三方认证方式/自我声明评价方式*
57	与计算机相连的打印设备	8443321400	专用于品目84.71所列设备的热敏打印机（可与自动数据处理设备或网络连接）	第三方认证方式/自我声明评价方式*
57	与计算机相连的打印设备	8443321900	专用于品目84.71所列设备的其他打印机（可与自动数据处理设备或网络连接）	第三方认证方式/自我声明评价方式*
57	与计算机相连的打印设备	8472100000	胶版复印机、油印机	第三方认证方式/自我声明评价方式*
57	与计算机相连的打印设备	8443329090	其他印刷（打印）机、复印机、传真机和电传打字机（可与自动数据处理设备或网络连接）	第三方认证方式/自我声明评价方式*
58	多用途打印复印机	8443311090	其他静电感光式多功能一体机（可与自动数据处理设备或网络连接）	第三方认证方式/自我声明评价方式*
58	多用途打印复印机	8443311010	静电感光式多功能一体加密传真机（可与自动数据处理设备或网络连接）	第三方认证方式/自我声明评价方式*
58	多用途打印复印机	8443319010	其他具有打印和复印两种功能的机器（可与自动数据处理设备或网络连接）	第三方认证方式/自我声明评价方式*
58	多用途打印复印机	8443319090	其他具有打印、复印或传真中两种及以上功能的机器（具有打印和复印两种功能的机器除外，可与自动数据处理设备或网络连接）	第三方认证方式/自我声明评价方式*
59	扫描仪	8471605000	自动数据处理设备的扫描器	第三方认证方式/自我声明评价方式*

续表10

序号	强制性产品认证目录产品名称	商品编号	商品编号对应的商品名称	备注
60	计算机内置电源及电源适配器充电器	8504401300	品目84.71所列机器用的稳压电源	第三方认证方式/自我声明评价方式*
		8504401990	其他稳压电源	
61	服务器	8471414000	微型机	第三方认证方式/自我声明评价方式*
62	灯具	9405100000	枝形吊灯（包括天花板或墙壁上的照明装置，但露天或街道上的除外）	第三方认证方式
		9405200010	含濒危物种成分的电气台灯、床头灯、落地灯	
		9405200090	其他电气台灯、床头灯、落地灯	
63	镇流器	8504101000	电子镇流器	第三方认证方式
		8504109000	其他放电灯或放电管用镇流器	
64	汽车	8702109100	30座及以上仅装有压燃式活塞内燃发动机（柴油或半柴油发动机）的大型客车	第三方认证方式
		8702109210	20≤座位数≤23仅装有压燃式活塞内燃发动机（柴油或半柴油发动机）的客车	
		8702109290	24≤座位数≤29仅装有压燃式活塞内燃发动机（柴油或半柴油发动机）的客车	
		8702109300	10≤座位数≤19仅装有压燃式活塞内燃发动机（柴油或半柴油发动机）的客车	
		8702209100	30座及以上同时装有压燃式活塞内燃发动机（柴油或半柴油发动机）及驱动电动机的大型客车（指装有柴油或半柴油发动机的30座及以上的客运车）	
		8702209210	20≤座位数≤23同时装有压燃式活塞内燃发动机（柴油或半柴油发动机）及驱动电动机的客车	
		8702209290	24≤座位数≤29同时装有压燃式活塞内燃发动机（柴油或半柴油发动机）及驱动电动机的客车	
		8702209300	10≤座位数≤19同时装有压燃式活塞内燃发动机（柴油或半柴油发动机）及驱动电动机的客车	
		8702301000	30座及以上同时装有点燃往复式活塞内燃发动机及驱动电动机的大型客车	
		8702302010	20≤座位数≤23同时装有点燃往复式活塞内燃发动机及驱动电动机的客车	
		8702302090	24≤座位数≤29同时装有点燃往复式活塞内燃发动机及驱动电动机的客车	

续表11

序号	强制性产品认证目录产品名称	商品编号	商品编号对应的商品名称	备注
64	汽车	8702303000	10≤座位数≤19 同时装有点燃往复式活塞内燃发动机及驱动电动机的客车	第三方认证方式
		8702401000	30 座及以上仅装有驱动电动机的大型客车	
		8702402010	20≤座位数≤23 仅装有驱动电动机的客车	
		8702402090	24≤座位数≤29 仅装有驱动电动机的客车	
		8702403000	10≤座位数≤19 仅装有驱动电动机的客车	
		8702901000	30 座及以上大型客车（其他型）（指装有其他发动机的 30 座及以上的客运车）	
		8702902001	20≤座位数≤23 装有非压燃式活塞内燃发动机的客车	
		8702902090	24≤座位数≤29 装有非压燃式活塞内燃发动机的客车	
		8702903000	10≤座位数≤19 装有非压燃式活塞内燃发动机的客车	
		8703213010	仅装有排量≤1L 的点燃往复式活塞内燃发动机的小轿车	
		8703214010	仅装有排量≤1L 的点燃往复式活塞内燃发动机的越野车（4 轮驱动）	
		8703215010	仅装有排量≤1L 的点燃往复式活塞内燃发动机的小客车（9 座及以下的）	
		8703219010	仅装有排量≤1L 的点燃往复式活塞内燃发动机的其他载人车辆	
		8703223010	仅装有 1L<排量≤1.5L 的点燃往复式活塞内燃发动机小轿车	
		8703224010	仅装有 1L<排量≤1.5L 的点燃往复活塞内燃发动机四轮驱动越野车	
		8703225010	仅装有 1L<排量≤1.5L 的点燃往复式活塞内燃发动机小客车（9 座及以下的）	
		8703229010	仅装有 1L<排量≤1.5L 的点燃往复式活塞内燃发动机其他载人车辆	
		8703234110	仅装有 1.5L<排量≤2L 的点燃往复式活塞内燃发动机小轿车	
		8703234210	仅装有 1.5L<排量≤2L 的点燃往复式活塞内燃发动机越野车（4 轮驱动）	
		8703234310	仅装有 1.5L<排量≤2L 的点燃往复式活塞内燃发动机小客车（9 座及以下的）	
		8703234910	仅装有 1.5L<排量≤2L 的点燃往复式活塞内燃发动机的其他载人车辆	
		8703235110	仅装有 2L<排量≤2.5L 的点燃往复式活塞内燃发动机小轿车	
		8703235210	仅装有 2L<排量≤2.5L 的点燃往复式活塞内燃发动机越野车（4 轮驱动）	
		8703235310	仅装有 2L<排量≤2.5L 的点燃往复式活塞内燃发动机小客车（9 座及以下的）	
		8703235910	仅装有 2L<排量≤2.5L 的点燃往复式活塞内燃发动机的其他载人车辆	

续表12

序号	强制性产品认证目录产品名称	商品编号	商品编号对应的商品名称	备注
64	汽车	8703236110	仅装有2.5L<排量≤3L的点燃往复式活塞内燃发动机小轿车	第三方认证方式
		8703236210	仅装有2.5L<排量≤3L的点燃往复式活塞内燃发动机越野车（4轮驱动）	
		8703236310	仅装有2.5L<排量≤3L的点燃往复式活塞内燃发动机小客车（9座及以下的）	
		8703236910	仅装有2.5L<排量≤3L的点燃往复式活塞内燃发动机的其他载人车辆	
		8703241110	仅装有3L<排量≤4L的点燃往复式活塞内燃发动机小轿车	
		8703241210	仅装有3L<排量≤4L的点燃往复式活塞内燃发动机越野车（4轮驱动）	
		8703241310	仅装有3L<排量≤4L的点燃往复式活塞内燃发动机的小客车（9座及以下的）	
		8703241910	仅装有3L<排量≤4L的点燃往复式活塞内燃发动机的其他载人车辆	
		8703242110	仅装有排量>4L的点燃往复式活塞内燃发动机小轿车	
		8703242210	仅装有排量>4L的点燃往复式活塞内燃发动机越野车（4轮驱动）	
		8703242310	仅装有排量>4L的点燃往复式活塞内燃发动机的小客车（9座及以下的）	
		8703242910	仅装有排量>4L的点燃往复式活塞内燃发动机的其他载人车辆	
		8703311110	仅装有排量≤1L的压燃式活塞内燃发动机小轿车	
		8703311910	仅装有排量≤1L的压燃式活塞内燃发动机的其他载人车辆	
		8703312110	仅装有1L<排量≤1.5L的压燃式活塞内燃发动机小轿车	
		8703312210	仅装有1L<排量≤1.5L的压燃式活塞内燃发动机越野车（4轮驱动）	
		8703312310	仅装有1L<排量≤1.5L的压燃式活塞内燃发动机小客车（9座及以下的）	
		8703312910	仅装有1L<排量≤1.5L的压燃式活塞内燃发动机的其他载人车辆	
		8703321110	仅装有1.5L<排量≤2L的压燃式活塞内燃发动机小轿车	
		8703321210	仅装有1.5L<排量≤2L的压燃式活塞内燃发动机越野车（4轮驱动）	
		8703321310	仅装有1.5L<排量≤2L的装压燃式活塞内燃发动机小客车（9座及以下的）	
		8703321910	仅装有1.5L<排量≤2L的压燃式活塞内燃发动机的其他载人车辆	
		8703322110	仅装有2L<排量≤2.5L的压燃式活塞内燃发动机小轿车	
		8703322210	仅装有2L<排量≤2.5L的燃式活塞内燃发动机越野车（4轮驱动）	

续表13

序号	强制性产品认证目录产品名称	商品编号	商品编号对应的商品名称	备注
64	汽车	8703322310	仅装有2L<排量≤2.5L的燃式活塞内燃发动机小客车（9座及以下的）	第三方认证方式
		8703322910	仅装有2L<排量≤2.5L的压燃式活塞内燃发动机的其他载人车辆	
		8703331110	仅装有2.5L<排量≤3L的压燃式活塞内燃发动机小轿车	
		8703331210	仅装有2.5L<排量≤3L的压燃式活塞内燃发动机越野车（4轮驱动）	
		8703331310	仅装有2.5L<排量≤3L的压燃式活塞内燃发动机小客车（9座及以下的）	
		8703331910	仅装有2.5L<排量≤3L的压燃式活塞内燃发动机的其他载人车辆	
		8703332110	仅装有3L<排量≤4L的压燃式活塞内燃发动机小轿车	
		8703332210	仅装有3L<排量≤4L的压燃式活塞内燃发动机越野车（4轮驱动）	
		8703332310	仅装有3L<排量≤4L的压燃式活塞内燃发动机小客车（9座及以下的）	
		8703332910	仅装有3L<排量≤4L的压燃式活塞内燃发动机的其他载人车辆	
		8703336110	仅装有排量>4L的压燃式活塞内燃发动机小轿车	
		8703336210	仅装有排量>4L的压燃式活塞内燃发动机越野车（4轮驱动）	
		8703336310	仅装有排量>4L的压燃式活塞内燃发动机小客车（9座及以下的）	
		8703336910	仅装有排量>4L的压燃式活塞内燃发动机其他载人车辆	
		8703401110	同时装有点燃往复式活塞内燃发动机（排量≤1L）及驱动电动机的小轿车（可通过接插外部电源进行充电的除外）	
		8703401210	同时装有点燃往复式活塞内燃发动机（排量≤1L）及驱动电动机的越野车（4轮驱动）（可通过接插外部电源进行充电的除外）	
		8703401310	同时装有点燃往复式活塞内燃发动机（排量≤1L）及驱动电动机的小客车（9座及以下，可通过接插外部电源进行充电的除外）	
		8703402110	同时装有点燃往复式活塞内燃发动机（1L<排量≤1.5L）及驱动电动机的小轿车（可通过接插外部电源进行充电的除外）	
		8703402210	同时装有点燃往复式活塞内燃发动机（1L<排量≤1.5L）及驱动电动机的四轮驱动越野车（可通过接插外部电源进行充电的除外）	
		8703402310	同时装有点燃往复式活塞内燃发动机（1L<排量≤1.5L）及驱动电动机的小客车（9座及以下，可通过接插外部电源进行充电的除外）	
		8703402910	同时装有点燃往复式活塞内燃发动机（1L<排量≤1.5L）及驱动电动机的其他载人车辆（可通过接插外部电源进行充电的除外）	
		8703403110	同时装有点燃往复式活塞内燃发动机（1.5L<排量≤2L）及驱动电动机的小轿车（可通过接插外部电源进行充电的除外）	
		8703403210	同时装有点燃往复式活塞内燃发动机（1.5L<排量≤2L）及驱动电动机的四轮驱动越野车（可通过接插外部电源进行充电的除外）	

续表14

序号	强制性产品认证目录产品名称	商品编号	商品编号对应的商品名称	备注
64	汽车	8703403310	同时装有点燃往复式活塞内燃发动机（1.5L<排量≤2L）及驱动电动机的小客车（9座及以下，可通过接插外部电源进行充电的除外）	第三方认证方式
		8703403910	同时装有点燃往复式活塞内燃发动机（1.5L<排量≤2L）及驱动电动机的其他载人车辆（可通过接插外部电源进行充电的除外）	
		8703404110	同时装有点燃往复式活塞内燃发动机（2L<排量≤2.5L）及驱动电动机的小轿车（可通过接插外部电源进行充电的除外）	
		8703404210	同时装有点燃往复式活塞内燃发动机（2L<排量≤2.5L）及驱动电动机的四轮驱动越野车（可通过接插外部电源进行充电的除外）	
		8703404310	同时装有点燃往复式活塞内燃发动机（2L<排量≤2.5L）及驱动电动机的小客车（9座及以下，可通过接插外部电源进行充电的除外）	
		8703404910	同时装有点燃往复式活塞内燃发动机（2L<排量≤2.5L）及驱动电动机的其他载人车辆（可通过接插外部电源进行充电的除外）	
		8703405110	同时装有点燃往复式活塞内燃发动机（2.5L<排量≤3L）及驱动电动机的小轿车（可通过接插外部电源进行充电的除外）	
		8703405210	同时装有点燃往复式活塞内燃发动机（2.5L<排量≤3L）及驱动电动机的四轮驱动越野车（可通过接插外部电源进行充电的除外）	
		8703405310	同时装有点燃往复式活塞内燃发动机（2.5L<排量≤3L）及驱动电动机的小客车（9座及以下，可通过接插外部电源进行充电的除外）	
		8703405910	同时装有点燃往复式活塞内燃发动机（2.5L<排量≤3L）及驱动电动机的其他载人车辆（可通过接插外部电源进行充电的除外）	
		8703406110	同时装有点燃往复式活塞内燃发动机（3L<排量≤4L）及驱动电动机的小轿车（可通过接插外部电源进行充电的除外）	
		8703406210	同时装有点燃往复式活塞内燃发动机（3L<排量≤4L）及驱动电动机的四轮驱动越野车（可通过接插外部电源进行充电的除外）	
		8703406310	同时装有点燃往复式活塞内燃发动机（3L<排量≤4L）及驱动电动机的小客车（9座及以下，可通过接插外部电源进行充电的除外）	
		8703406910	同时装有点燃往复式活塞内燃发动机（3L<排量≤4L）及驱动电动机的其他载人车辆（可通过接插外部电源进行充电的除外）	
		8703407110	同时装有点燃往复式活塞内燃发动机（排量>4L）及驱动电动机的小轿车（可通过接插外部电源进行充电的除外）	
		8703407210	同时装有点燃往复式活塞内燃发动机（排量>4L）及驱动电动机的四轮驱动越野车（可通过接插外部电源进行充电的除外）	
		8703407310	同时装有点燃往复式活塞内燃发动机（排量>4L）及驱动电动机的小客车（9座及以下，可通过接插外部电源进行充电的除外）	
		8703407910	同时装有点燃往复式活塞内燃发动机（排量>4L）及驱动电动机的其他载人车辆（可通过接插外部电源进行充电的除外）	

续表15

序号	强制性产品认证目录产品名称	商品编号	商品编号对应的商品名称	备注
64	汽车	8703409010	其他同时装有点燃往复式活塞内燃发动机及驱动电动机的载人车辆（可通过接插外部电源进行充电的除外）	第三方认证方式
		8703501110	同时装有压燃式活塞内燃发动机（柴油或半柴油发动机，排量≤1L）及驱动电动机的小轿车（可通过接插外部电源进行充电的除外）	
		8703501910	同时装有压燃式活塞内燃发动机（柴油或半柴油发动机，排量≤1L）及驱动电动机的其他载人车辆（可通过接插外部电源进行充电的除外）	
		8703502110	同时装有压燃式活塞内燃发动机（柴油或半柴油发动机，1L<排量≤1.5L）及驱动电动机的小轿车（可通过接插外部电源进行充电的除外）	
		8703502210	同时装有压燃式活塞内燃发动机（柴油或半柴油发动机，1L<排量≤1.5L）及驱动电动机的四轮驱动越野车（可通过接插外部电源进行充电的除外）	
		8703502310	同时装有压燃式活塞内燃发动机（柴油或半柴油发动机，1L<排量≤1.5L）及驱动电动机的小客车（9座及以下，可通过接插外部电源进行充电的除外）	
		8703502910	同时装有压燃式活塞内燃发动机（柴油或半柴油发动机，1L<排量≤1.5L）及驱动电动机的其他载人车辆（可通过接插外部电源进行充电的除外）	
		8703503110	同时装有压燃式活塞内燃发动机（柴油或半柴油发动机，1.5L<排量≤2L）及驱动电动机的小轿车（可通过接插外部电源进行充电的除外）	
		8703503210	同时装有压燃式活塞内燃发动机（柴油或半柴油发动机，1.5L<排量≤2L）及驱动电动机的四轮驱动越野车（可通过接插外部电源进行充电的除外）	
		8703503310	同时装有压燃式活塞内燃发动机（柴油或半柴油发动机，1.5L<排量≤2L）及驱动电动机的小客车（9座及以下，可通过接插外部电源进行充电的除外）	
		8703503910	同时装有压燃式活塞内燃发动机（柴油或半柴油发动机，1.5L<排量≤2L）及驱动电动机的其他载人车辆（可通过接插外部电源进行充电的除外）	
		8703504110	同时装有压燃式活塞内燃发动机（柴油或半柴油发动机，2L<排量≤2.5L）及驱动电动机的小轿车（可通过接插外部电源进行充电的除外）	
		8703504210	同时装有压燃式活塞内燃发动机（柴油或半柴油发动机，2L<排量≤2.5L）及驱动电动机的四轮驱动越野车（可通过接插外部电源进行充电的除外）	
		8703504310	同时装有压燃式活塞内燃发动机（柴油或半柴油发动机，2L<排量≤2.5L）及驱动电动机的小客车（9座及以下，可通过接插外部电源进行充电的除外）	

续表16

序号	强制性产品认证目录产品名称	商品编号	商品编号对应的商品名称	备注
64	汽车	8703504910	同时装有压燃式活塞内燃发动机（柴油或半柴油发动机，2L<排量≤2. 5L）及驱动电动机的其他载人车辆（可通过接插外部电源进行充电的除外）	第三方认证方式
		8703505110	同时装有压燃式活塞内燃发动机（柴油或半柴油发动机，2. 5L<排量≤3L）及驱动电动机的小轿车（可通过接插外部电源进行充电的除外）	
		8703505210	同时装有压燃式活塞内燃发动机（柴油或半柴油发动机，2. 5L<排量≤3L）及驱动电动机的四轮驱动越野车（可通过接插外部电源进行充电的除外）	
		8703505310	同时装有压燃式活塞内燃发动机（柴油或半柴油发动机，2. 5L<排量≤3L）及驱动电动机的小客车（9座及以下，可通过接插外部电源进行充电的除外）	
		8703505910	同时装有压燃式活塞内燃发动机（柴油或半柴油发动机，2. 5L<排量≤3L）及驱动电动机的其他载人车辆（可通过接插外部电源进行充电的除外）	
		8703506110	同时装有压燃式活塞内燃发动机（柴油或半柴油发动机，3L<排量≤4L）及驱动电动机的小轿车（可通过接插外部电源进行充电的除外）	
		8703506210	同时装有压燃式活塞内燃发动机（柴油或半柴油发动机，3L<排量≤4L）及驱动电动机的四轮驱动越野车（可通过接插外部电源进行充电的除外）	
		8703506310	同时装有压燃式活塞内燃发动机（柴油或半柴油发动机，3L<排量≤4L）及驱动电动机的小客车（9座及以下，可通过接插外部电源进行充电的除外）	
		8703506910	同时装有压燃式活塞内燃发动机（柴油或半柴油发动机，3L<排量≤4L）及驱动电动机的其他载人车辆（可通过接插外部电源进行充电的除外）	
		8703507110	同时装有压燃式活塞内燃发动机（柴油或半柴油发动机，排量>4L）及驱动电动机的小轿车（可通过接插外部电源进行充电的除外）	
		8703507210	同时装有压燃式活塞内燃发动机（柴油或半柴油发动机，排量>4L）及驱动电动机的四轮驱动越野车（可通过接插外部电源进行充电的除外）	
		8703507310	同时装有压燃式活塞内燃发动机（柴油或半柴油发动机，排量>4L）及驱动电动机的小客车（9座及以下，可通过接插外部电源进行充电的除外）	
		8703507910	同时装有压燃式活塞内燃发动机（柴油或半柴油发动机，排量>4L）及驱动电动机的其他载人车辆（可通过接插外部电源进行充电的除外）	
		8703509010	其他同时装有压燃式活塞内燃发动机（柴油或半柴油发动机）及驱动电动机的载人车辆（可通过接插外部电源进行充电的除外）	

续表17

序号	强制性产品认证目录产品名称	商品编号	商品编号对应的商品名称	备注
64	汽车	8703600000	同时装有点燃往复式活塞内燃发动机及驱动电动机、可通过接插外部电源进行充电的其他载人车辆	第三方认证方式
		8703700000	同时装有压燃活塞内燃发动机（柴油或半柴油发动机）及驱动电动机、可通过接插外部电源进行充电的其他载人车辆	
		8703800090	仅装有驱动电动机的其他载人车辆	
		8703900021	其他型排量≤1L 的其他载人车辆	
		8703900022	其他型 1L<排量≤1. 5L 的其他载人车辆	
		8703900023	其他型 1. 5L<排量≤2L 的其他载人车辆	
		8703900024	其他型 2L<排量≤2. 5L 的其他载人车辆	
		8703900025	其他型 2. 5L<排量≤3L 的其他载人车辆	
		8703900026	其他型 3L<排量≤4L 的其他载人车辆	
		8703900027	其他型排量>4L 的其他载人车辆	
		8703900029	其他无法区分排量的载人车辆	
		8703401910	同时装有点燃往复式活塞内燃发动机（排量≤1L）及驱动电动机的其他载人车辆（可通过接插外部电源进行充电的除外）	
		8701200000	半挂车用的公路牵引车	
		8701919000	其他发动机功率≤18kW 的牵引车（不包括品目 87. 09 的牵引车）	
		8701929000	其他发动机 18kW<功率≤37kW 的牵引车（不包括品目 87. 09 的牵引车）	
		8701939000	其他发动机 37kW<功率≤75kW 的牵引车（不包括品目 87. 09 的牵引车）	
		8701949000	其他发动机 75kW<功率≤130kW 的牵引车（不包括品目 87. 09 的牵引车）	
		8701959000	其他发动机功率>130kW 的牵引车（不包括品目 87. 09 的牵引车）	
		8704210000	柴油型其他小型货车（装有压燃式活塞内燃发动机，小型指车辆总重量≤5t）	
		8704223000	柴油型其他中型货车（装有压燃式活塞内燃发动机，中型指 5t<车辆总重量<14t）	
		8704224000	柴油型其他重型货车（装有压燃式活塞内燃发动机，重型指 14t≤车辆总重量≤20t）	
		8704230010	固井水泥车、压裂车、混砂车、连续油管车、液氮泵车用底盘（车辆总重量>35t，装驾驶室）	
		8704230020	起重≥55t 汽车起重机用底盘（装有压燃式活塞内燃发动机）	
		8704230030	车辆总重量≥31t 清障车专用底盘	
		8704230090	柴油型的其他超重型货车（装有压燃式活塞内燃发动机，超重型指车辆总重量>20t）	

续表18

序号	强制性产品认证目录产品名称	商品编号	商品编号对应的商品名称	备注
64	汽车	8704310000	总重量≤5t 的其他货车（汽油型，装有点燃式活塞内燃发动机）	第三方认证方式
		8704323000	5t<总重量≤8t 的其他货车（汽油型，装有点燃式活塞内燃发动机）	
		8704324000	总重量>8t 的其他货车（汽油型，装有点燃式活塞内燃发动机）	
		8704900000	装有其他发动机的货车	
		8705102100	起重重量≤50t 全路面起重车	
		8705102200	50t<起重重量≤100t 全路面起重车	
		8705102300	起重重量>100t 全路面起重车	
		8705109100	起重重量≤50t 其他机动起重车	
		8705109200	50t<起重重量≤100t 其他起重车	
		8705109300	起重重量>100t 其他机动起重车	
		8705200000	机动钻探车	
		8705400000	机动混凝土搅拌车	
		8705901000	无线电通信车	
		8705902000	机动放射线检查车	
		8705903000	机动环境监测车	
		8705904000	机动医疗车	
		8705905900	其他机动电源车（频率为 400Hz 航空电源车除外）	
		8705907000	道路（包括跑道）扫雪车	
		8705908000	石油测井、压裂车、混沙车	
		8705909100	混凝土泵车	
		8705909990	其他特殊用途的机动车辆（主要用于载人或运货的车辆除外）	
		8706002100	车辆总重量≥14t 的货车底盘（装有发动机的）	
		8706002200	车辆总重量<14t 的货车底盘（装有发动机的）	
		8706004000	汽车起重机底盘（装有发动机的）	
		8706009000	其他机动车辆底盘（装有发动机的，品目 87.01、87.03 和 87.05 所列车辆用）	
		8716100000	供居住或野营用厢式挂车及半挂车	
		8716311000	油罐挂车及半挂车	
		8716319000	其他罐式挂车及半挂车	
		8716391000	货柜挂车及半挂车	
		8716399000	其他货运挂车及半挂车	
		8716400000	其他未列名挂车及半挂车	
		8426411000	轮胎式起重机	

续表19

序号	强制性产品认证目录产品名称	商品编号	商品编号对应的商品名称	备注
65	摩托车	8711100010	微马力摩托车及脚踏两用车（装有往复式活塞发动机，微马力指排量=50毫升）	第三方认证方式
		8711100090	微马力摩托车及脚踏两用车（装有往复式活塞发动机，微马力指排量<50毫升）	
		8711201000	50毫升<排量≤100毫升装往复式活塞内燃发动机摩托车及脚踏两用车	
		8711202000	100毫升<排量≤125毫升装往复式活塞内燃发动机摩托车及脚踏两用车	
		8711203000	125毫升<排量≤150毫升装往复式活塞内燃发动机摩托车及脚踏两用车	
		8711204000	150毫升<排量≤200毫升装往复式活塞内燃发动机摩托车及脚踏两用车	
		8711205010	200毫升<排量<250毫升装往复式活塞内燃发动机摩托车及脚踏两用车	
		8711205090	排量=250毫升装往复式活塞内燃发动机摩托车及脚踏两用车	
		8711301000	250毫升<排量≤400毫升装往复式活塞内燃发动机摩托车及脚踏两用车	
		8711302000	400毫升<排量≤500毫升装往复式活塞内燃发动机摩托车及脚踏两用车	
		8711400000	500毫升<排量≤800毫升装往复式活塞内燃发动机摩托车及脚踏两用车	
		8711500000	800毫升<排量装往复式活塞内燃发动机摩托车及脚踏两用车	
		8711600090	其他装有电驱动电动机的摩托车	
		8711900010	其他排量≤250毫升摩托车及脚踏两用车	
		8711900020	其他排量>250毫升摩托车及脚踏两用车	
		8711900030	其他无法区分排量的摩托车及脚踏两用车	
		8711900090	装有其他辅助发动机的脚踏车、边车	
66	汽车安全带	8708210000	坐椅安全带（品目87.01至87.05的车辆用）	自我声明评价方式
67	摩托车乘员头盔	6506100090	其他安全帽（不论有无衬里或饰物）	第三方认证方式
68	机动车外部照明及光信号装置（汽车用灯具、摩托车用灯具）	8512201000	机动车辆用照明装置	自我声明评价方式
69	机动车后视镜（汽车后视镜、摩托车后视镜）	7009100000	车辆后视镜（不论是否镶框）	自我声明评价方式

续表20

序号	强制性产品认证目录产品名称	商品编号	商品编号对应的商品名称	备注
70	汽车座椅及座椅头枕	9401201000	皮革或再生皮革面的机动车辆用坐具	自我声明评价方式
		9401209000	其他机动车辆用坐具	
		9401901900	机动车辆用其他坐具零件	
		8708995900	总重量≥14t 柴油货车用其他零部件（指税号 8704.2240，品目 23.00，品目 32.40 所列车辆用，含总重量>8t 汽油货车）	
71	车身反光标识	8512209000	其他照明或视觉信号装置（包括机动车辆用视觉装置）	自我声明评价方式
72	汽车行驶记录仪	8525803990	非特种用途的其他类型视屏摄录一体机（非广播级、非多用途）	自我声明评价方式
73	电动自行车	8711600010	电动自行车（包括机器脚踏两用车；脚踏车）	第三方认证方式
		8711600090	其他装有电驱动电动机的摩托车	
		8711900090	装有其他辅助发动机的脚踏车、边车	
74	轿车轮胎	4011100000	机动小客车用新的充气轮胎（橡胶轮胎，包括旅行小客车及赛车用）	第三方认证方式
		4011200090	其他客或货车用新充气橡胶轮胎（指机动车辆用橡胶轮胎）	
		4011909090	其他新的充气橡胶轮胎（其他用途，新充气橡胶轮胎，非人字形胎面）	
75	载重汽车轮胎	4011100000	机动小客车用新的充气轮胎（橡胶轮胎，包括旅行小客车及赛车用）	第三方认证方式
		4011200090	其他客或货车用新充气橡胶轮胎（指机动车辆用橡胶轮胎）	
		4011909090	其他新的充气橡胶轮胎（其他用途，新充气橡胶轮胎，非人字形胎面）	
76	摩托车轮胎	4011400000	摩托车用新的充气橡胶轮胎	第三方认证方式
		4011909090	其他新的充气橡胶轮胎（其他用途，新充气橡胶轮胎，非人字形胎面）	
77	汽车安全玻璃	7007219000	车辆用层压安全玻璃（规格及形状适于安装在车辆上的）	自我声明评价方式
		7007119000	车辆用钢化安全玻璃（规格及形状适于安装在车辆上的）	
		7008001000	中空或真空隔温、隔音玻璃组件	
		8708294100	汽车电动天窗	
		8708294200	汽车手动天窗	
78	建筑安全玻璃	7007290000	其他层压安全玻璃	第三方认证方式
		7007190000	其他钢化安全玻璃	
		7008001000	中空或真空隔温、隔音玻璃组件	
79	植物保护机械	8424410000	农业或园艺用便携式喷雾器	第三方认证方式
		8424490000	农业或园艺用非便携式喷雾器	
		8424820000	农业或园艺用其他喷射器具（喷雾器除外）	

续表21

序号	强制性产品认证目录产品名称	商品编号	商品编号对应的商品名称	备注
80	轮式拖拉机	8701911000	其他发动机功率不超过 18kW 的拖拉机	第三方认证方式
		8701921000	其他发动机功率超过 18kW 但不超过 37kW 的拖拉机	
81	传真机	8443319090	其他具有打印、复印或传真中两种及以上功能的机器（具有打印和复印两种功能的机器除外，可与自动数据处理设备或网络连接）	第三方认证方式
		8443329010	其他加密传真机（可与自动数据处理设备或网络连接）	
		8443319020	其他多功能一体加密传真机（兼有打印、复印中一种及以上功能的机器）	
82	无绳电话终端	8517110010	无绳加密电话机	第三方认证方式
		8517110090	其他无绳电话机	
83	移动用户终端	8517121019	其他 GSM 数字式手持无线电话机	第三方认证方式
		8517121029	其他 CDMA 数字式手持无线电话机	
		8517121090	其他手持式无线电话机（包括车载式无线电话机）	
		8517129000	其他用于蜂窝网络或其他无线网络的电话机	
		8517629200	无线网络接口卡	
		8517629300	无线接入固定台	
		8517691099	其他无线通信设备	
84	数据终端（含卡）	8517622100	光端机及脉冲编码调制设备（PCM）	第三方认证方式
		8517622200	波分复用光传输设备	
		8517622990	其他光通讯设备	
		8517623100	非光通讯网络时钟同步设备	
		8517623210	非光通讯加密以太网络交换机	
		8517623290	其他非光通讯以太网络交换机	
		8517623500	集线器	
		8517623690	其他路由器	
		8517623610	非光通讯加密路由器	
		8517623790	其他有线网络接口卡	
		8517622910	光通讯加密路由器	
		8517699000	其他有线通信设备	
85	多媒体终端	8517623990	其他有线数字通信设备	第三方认证方式
		8517629900	其他接收、转换并发送或再生音像或其他数据用的设备	
		8517699000	其他有线通信设备	
86	火灾报警产品	8531100000	防盗或防火报警器及类似装置	第三方认证方式
87	灭火器	8424100000	灭火器（不论是否装药）	第三方认证方式

续表22

序号	强制性产品认证目录产品名称	商品编号	商品编号对应的商品名称	备注
88	避难逃生产品	8512209000	其他照明或视觉信号装置（包括机动车辆用视觉装置）	第三方认证方式
		9405600000	发光标志、发光铭牌及类似品	
		9020000000	其他呼吸器具及防毒面具（但不包括既无机械零件又无可互换过滤器的防护面具）	
89	入侵探测器	8531100000	防盗或防火报警器及类似装置	第三方认证方式
90	防盗报警控制器	8531100000	防盗或防火报警器及类似装置	第三方认证方式
91	溶剂型木器涂料	3208901091	其他聚胺酯油漆、清漆等,施工状态下挥发性有机物含量大于420克/升(溶于非水介质以聚胺酯类化合物为基本成分,含瓷漆、大漆)	第三方认证方式
		3208901099	其他聚胺酯油漆、清漆等；以聚氨酯类化合物为基本成分的本章注释四所述溶液（分散于或溶于非水介质以聚胺酯类化合物为基本成分，含瓷漆、大漆）	
		3208909010	分散于或溶于非水介质其他油漆、清漆溶液，施工状态下挥发性有机物含量大于420克/升（包括以聚合物为基本成分的漆，本章注释四所述溶液）	
		3208909090	分散于或溶于非水介质其他油漆、清漆溶液；其他本章注释四所述溶液（包括以聚合物为基本成分的漆，本章注释四所述溶液）	
		3210000091	其他油漆及清漆，皮革用水性颜料，施工状态下挥发性有机物含量大于420克/升（包括非聚合物为基料的瓷漆、大漆及水浆涂料）	
		3210000099	其他油漆及清漆，皮革用水性颜料，施工状态下挥发性有机物含量不大于420克/升（包括非聚合物为基料的瓷漆、大漆及水浆涂料）	
92	瓷质砖	6904100000	陶瓷制建筑用砖	第三方认证方式
		6904900000	陶瓷制铺地砖、支撑或填充用砖（包括类似品）	
		6905900000	其他建筑用陶瓷制品（包括烟囱罩通风帽、烟囱衬壁、建筑装饰物）	
		6907211000	不论是否矩形，其最大表面积以可置入边长小于7厘米的方格的贴面砖、铺面砖，包括炉面砖及墙面砖，但子目6907.30和子目6907.40所列商品除外（按重量计吸水率不超过0.5%）	
		6907219000	其他贴面砖、铺面砖，包括炉面砖及墙面砖，但子目6907.30和子目6907.40所列商品除外（按重量计吸水率不超过0.5%）	
		6907301000	不论是否矩形，其最大表面积以可置入边长小于7厘米的方格的镶嵌砖（马赛克）及其类似品，但子目6907.40的货品除外	
		6907309000	其他镶嵌砖（马赛克）及其类似品，但子目6907.40的货品除外	
		6907401000	不论是否矩形，其最大表面积以可置入边长小于7厘米的方格的饰面陶瓷	
		6907409000	其他饰面陶瓷	

续表23

序号	强制性产品认证目录产品名称	商品编号	商品编号对应的商品名称	备注
93	童车类产品	8712008110	12~16 英寸的未列名自行车	第三方认证方式
		8712008190	11 英寸及以下的未列名自行车	
		8712008900	其他未列名自行车	
		9503001000	三轮车、踏板车、踏板汽车和类似的带轮玩具；玩偶车	
		8712009000	其他非机动脚踏车	
		8715000010	婴孩车	
		8715000090	婴孩车零件	
		9503008900	其他未列名玩具	
94	电玩具类产品	9503006000	智力玩具	第三方认证方式
		9503001000	三轮车、踏板车、踏板汽车和类似的带轮玩具；玩偶车	
		9503002100	动物玩偶，不论是否着装	
		9503002900	其他玩偶，不论是否着装	
		9503008390	带动力装置的玩具及模型	
		9503008310	玩具无人机	
		9503008900	其他未列名玩具	
		9503009000	玩具、模型零件	
95	塑胶玩具类产品	9503001000	三轮车、踏板车、踏板汽车和类似的带轮玩具；玩偶车	第三方认证方式
		9503002100	动物玩偶，不论是否着装	
		9503002900	其他玩偶，不论是否着装	
		9503006000	智力玩具	
		9503008900	其他未列名玩具	
		9503009000	玩具、模型零件	
96	金属玩具类产品	9503001000	三轮车、踏板车、踏板汽车和类似的带轮玩具；玩偶车	第三方认证方式
		9503002100	动物玩偶，不论是否着装	
		9503002900	其他玩偶，不论是否着装	
		9503006000	智力玩具	
		9503008900	其他未列名玩具	
		9503009000	玩具、模型零件	
97	弹射玩具类产品	9503002100	动物玩偶，不论是否着装	第三方认证方式
		9503002900	其他玩偶，不论是否着装	
		9503008900	其他未列名玩具	
		9503009000	玩具、模型零件	

续表24

序号	强制性产品认证目录产品名称	商品编号	商品编号对应的商品名称	备注
98	娃娃玩具类产品	9503002900	其他玩偶，不论是否着装	第三方认证方式
		9503008900	其他未列名玩具	
		9503009000	玩具、模型零件	
99	机动车儿童乘员用约束系统	8708210000	坐椅安全带（品目87.01至品目87.05的车辆用）	第三方认证方式
		9401201000	皮革或再生皮革面的机动车辆用坐具	
		9401209000	其他机动车辆用坐具	
		9401401000	皮革或再生皮革面的能作床用的两用椅（但庭园坐具或野营设备除外）	
		9401409000	其他能作床用的两用椅（但庭园坐具或野营设备除外）	
		9401809091	儿童用汽车安全座椅	
		9401809099	其他坐具	
		9401901900	机动车辆用其他坐具零件	
100	家用燃气灶具	7321110000	可使用气体燃料的家用炉灶	第三方认证方式（自2020年10月1日起，此类产品应当经过强制性产品认证并标注认证标志后，方可出厂、销售、进口或者在其他经营活动中使用）
101	家用燃气快速热水器	8419110000	非电热燃气快速热水器	
102	燃气采暖热水炉	8419110000	非电热燃气快速热水器	
		8403101000	家用型热水锅炉	
103	防爆电气产品	此类产品包括防爆电机、防爆配电装置、防爆监控产品、防爆通信装置、防爆电加热产品、防爆传感器等多种电气类产品，需根据商品的自然属性、功能、用途等进行归类判定		

注：“*”代表：对于信息技术设备、音视频设备中的部分产品［标称额定电压小于等于5VDC，标称额定消耗功率小于15W（或15VA），且无可充电电池的设备（Ⅲ类设备）］，采用自我声明评价方式。

三十九、《关于对强制性产品认证目录中实施法定检验的进口许可制度民用商品入境验证管理工作有关要求的通知》（国质检检函〔2003〕832号）

该文件于2003年10月22日发布。国家质检总局公告2017年第54号发布为有效规范性文件。原文如下：

国家已公布了强制性产品认证制度的有关文件和《第一批实施强制性产品认证的产品目录》。该目录共包括19大类132个品种，涉及350个HS编码的商品（按照2003年HS编码，下同），其中147个HS编码的商品纳入入境验证管理（另发），另203个HS编码的商品属于现行的法定检验商品。为进一步加强对进口许可证制度民用商品的验证管理，保证强制性产品认证制度的实施，现就列入法检目录且是3C认证的203个HS编码的商品（见附件《法定检验的进口许可制度民用商品目录》）的入境验证工作的有关要求通知如下：

一、自2004年1月1日起，实施法定检验的进口许可制度民用商品一律凭进口许可制度规定的证明文件办理进口报检手续。

二、检验检疫机构在受理报检时，应审核强制性产品认证证明文件，经查实证明文件符合规定的，签发《入境货物通关单》①，并备注栏注明“法定检验入境验证商品”字样，经核实不符合规定的，不予签发《入境货物通关单》。

三、法定检验的进口许可制度民用商品实施口岸验证后，到货后的检验按现行文件规定执行。

四、进口成套设备、旧机电产品、并批货物中夹带进口许可制度民用商品的，按照《关于民用商品入境验证工作有关问题的说明》（质检检函〔2002〕55号）的规定执行。

附件：《法定检验的进口许可制度民用商品目录》（略）

四十、《关于免予办理强制性产品认证工作有关安排的公告》（国家市场监督管理总局、海关总署公告2019年第13号）

该文件于2019年3月13日发布，原文如下：

根据市场监管总局和海关总署职能配置的相关规定，现就免予办理强制性产品认证工作的相关安排公告如下：

一、市场监管总局负责强制性产品认证制度的组织实施和监督管理工作。海关总署负责涉及强制性产品认证进口产品的验证工作。市场监管总局和海关总署建立强制性产品认证证书或证明性文件等信息的联网核查、通报和协作机制。

二、在2019年3月31日以前，继续由各地海关依据机构改革前的工作职能核发免予办理强制性产品认证证明。

三、自2019年4月1日起，由市场监管部门承接免予办理强制性产品认证的相关工作。

四、相关申报单位继续使用“CCC免办及特殊用途进口产品检测处理管理系统”（http：//cccmb. cnca. cn）提交有关资料，相关申报和管理要求不变。

五、对属于强制性产品认证监管范围且符合免予办理强制性产品认证有关条件的进口货物，申报单位应在办理报关前取得免予办理强制性产品认证证明。

六、海关在验证工作中发现实际进口货物与强制性产品认证证书或证明性文件不一致，或存在其他违法违规情况，按照《中华人民共和国海关法》和《中华人民共和国进出口商品检验法》等相关法律法规的规定进行处置。

特此公告。

四十一、《关于在有条件的自由贸易试验区和自由贸易港调整进口信息技术设备强制性产品认证要求的公告》（国家市场监督管理总局、海关总署公告2023年第47号）

该文件于2023年11月2日发布，原文如下：

为深入贯彻落实《国务院印发关于在有条件的自由贸易试验区和自由贸易港试点对接国际高标准推进制度型开放若干措施的通知》（国发〔2023〕9号），市场监管总局、海关总署决定对试点地区（适用范围：上海、广东、天津、福建、北京自由贸易试验区和海南自由贸易港）进口信息技术设备强制性产品认证（以下称CCC认证）要求予以调整。现将有关事项公告如下：

---

① 根据《关于全面取消〈入/出境货物通关单〉有关事项的公告》（海关总署公告2018年第50号），涉及法定检验检疫要求的进口商品申报时，在报关单随附单证栏中不再填写原通关单代码和编号。企业可以通过“单一窗口”（包括通过“互联网+海关”接入“单一窗口”）报关报检合一界面向海关一次申报。

一、优化认证程序

对于在试点地区进口的CCC认证范围内信息技术设备（CCC目录中产品代码前两位09），认证委托人在申请CCC认证时，可以采用自我声明评价方式证明产品符合CCC认证电磁兼容性标准。指定认证机构仅进行电气安全部分的检测检查，在对自我声明材料、检测检查结论综合评价的基础上作出认证决定并颁发认证证书。

二、具体实施要求

（一）自我声明应当按照《强制性产品认证实施规则　自我声明》（编号：CNCA-00C-008：2019）（国家认监委公告2019年第26号附件）中自我声明程序A的要求实施，但无需在“强制性认证产品符合性自我声明信息报送系统”报送相关符合性信息。

（二）CCC认证委托人应当是在试点地区注册、从境外进口信息技术设备到中国市场销售的进口商。

（三）对于CCC认证过程中需要的检测样品，进口前应当按照《市场监管总局关于明确免予办理强制性产品认证工作要求的通知》（国市监认证函〔2019〕153号）要求向试点地区所在地市场监管部门申请取得CCC免办证明。

（四）通过上述方式取得CCC认证证书的信息技术设备，其进口目的地应当在试点地区范围内。

三、严格规范实施

（一）认证委托人应当确保自我声明材料真实、有效。如有2年内受到市场监管部门涉及产品质量的行政处罚、自我声明弄虚作假、国家和省级认证有效性抽查或产品质量监督抽查结果不合格等不良记录，不允许通过上述方式取得CCC认证证书。

（二）各指定认证机构应当认真落实发证主体责任，加强自我声明材料的复核，严把发证质量关，对通过上述方式颁发的CCC认证证书，在16位编号的基础上增加特殊标记“ZY”作为第17、18位编号，以明确标识。对于获证后监督等发现的不能持续符合认证要求的产品，及时暂停或撤销相关CCC认证证书。

（三）各地市场监管、海关部门要以“双随机、一公开”监管为基本手段，加大事中事后监管力度，严查未按上述要求实施认证、从试点地区外进口相关产品等行为，并列为不良记录。

四十二、《关于禁止进口和出口以全氯氟烃物质为制冷剂的工业、商业用压缩机的公告》（商务部、海关总署、国家质检总局、国家环境保护总局公告2005年第117号）

该文件于2006年1月13日发布，原文如下：

为履行保护臭氧层国际义务，执行《保护臭氧层维也纳公约》和《关于消耗臭氧层物质的蒙特利尔议定书》（伦敦修正案），根据《中国逐步淘汰消耗臭氧层物质国家方案（修订稿）》和《消耗臭氧层物质进出口管理办法》的有关规定，现公告如下：

一、从2006年3月1日起，禁止进口和出口本公告附件所列以全氯氟烃物质（简称CFCs）为制冷剂的工业、商业用压缩机。

二、从2006年3月1日起，将本公告附件所列压缩机列入《必须实施检验的进出口商品目录》。在进口和出口以非CFCs为制冷剂的工业、商业用压缩机时，进口或出口经营者应向检验检疫机构提供产品为非CFCs为制冷剂的书面保证，海关凭检验检疫机构出具的《出（入）境货物通关单》办理验放手续。进口属于自动进口许可管理的上述产品，还应办理《自动进口许可证》，海关凭《自动进口许可证》和《入境货物通关单》① 办理验放手续。

附件：以 CFCs 为制冷剂的工业、商业用压缩机名录

附件

以 CFCs 为制冷剂的工业、商业用压缩机名录

序号	商品编码	商品名称及备注
1	8414301400	大型电动机驱动空调器用压缩机（大型指电动机额定功率超过 5 千瓦的）
2	8414301500	大型电动机驱动冷冻或冷藏设备用（大型指电动机额定功率超过 5 千瓦的）
3	8415812000	制冷量>4 千大卡/时的空调器（装有制冷装置及一个冷热循环换向阀的）
4	8415822000	制冷量>4 千大卡/时的其他空调（仅装有制冷装置，而无冷热循环装置的）
5	8418301000	制冷温度≤-40℃的柜式冷冻箱（容积不超过 800 升）
6	8418401000	制冷温度≤-40℃的立式冷冻箱（容积≤900 升）

四十三、《关于禁止生产、销售、进出口以氯氟烃（CFCs）物质为制冷剂、发泡剂的家用电器产品的公告》（环函〔2007〕200 号）

该文件于 2007 年 5 月 28 日由国家环境保护总局、国家发展和改革委员会、商务部、海关总署、国家质检总局发布，原文如下：

为履行《保护臭氧层维也纳公约》和《关于消耗臭氧层物质的蒙特利尔议定书》（伦敦修正案），保护环境，促进产业结构升级，根据《国务院关于发布实施〈促进产业结构调整暂行规定〉的决定》和《产业结构调整指导目录》，以及《中国消耗臭氧层物质逐步淘汰国家方案（修订稿）》的有关规定，现就以氯氟烃（CFCs）物质为制冷剂、发泡剂的家用电器产品的生产、销售、进出口管理工作公告如下：

一、自 2007 年 7 月 1 日起，任何企业不得生产以氯氟烃（CFCs）为制冷剂、发泡剂的家用电器产品，不得在家用电器产品的生产过程中使用氯氟烃作为清洗剂。

二、自 2007 年 9 月 1 日起，任何企业（包括生产企业以及经销商和零售商在内的所有流通企业）不得销售以氯氟烃为制冷剂、发泡剂的家用电器产品。

三、从 2007 年 9 月 1 日起，禁止进口、出口以氯氟烃物质为制冷剂、发泡剂的家用电器产品和以氯氟烃为制冷工质的家用电器产品用压缩机。

四、本公告所适用的家用电器产品是指包括家用电冰箱（家用冷藏箱、家用冷冻箱、家用冷藏冷冻箱）、冷柜、家用制冰机、家用冰激淋机、冷饮机、冷热饮水机、电饭锅、电热水器等产品。

五、本公告所适用的氯氟烃是指包括 CFC－11（$CFCl_3$）、CFC－12（CF_2Cl_2）、CFC－113（$C_2F_3Cl_3$）等在内的、所有可用作制冷剂、发泡剂、清洗剂的氯氟烃类消耗臭氧层受控物质的一种或几种。

六、从 2007 年 9 月 1 日起，将本公告附件一所列的进出口商品列入《出入境检验检疫机构实施

① 根据《关于全面取消〈入/出境货物通关单〉有关事项的公告》（海关总署公告 2018 年第 50 号），涉及法定检验检疫要求的进口商品申报时，在报关单随附单证栏中不再填写原通关单代码和编号。企业可以通过“单一窗口”（包括通过“互联网+海关”接入“单一窗口”）报关报检合一界面向海关一次申报。

检验检疫的进出境商品目录》（以下简称：《检验检疫法检目录》）。各进出口单位在办理以非氯氟烃为制冷剂、发泡剂的附件一、二所列家用电器产品的进出口手续时，应向出入境检验检疫机构提供为非氯氟烃制冷剂、发泡剂的证明（产品说明书、技术文件以及供货商的证明）。对本公告附件一中新增列入《检验检疫法检目录》的商品，出入境检验检疫机构对上述证明材料进行符合性确认后，签发《出入境货物通关单》①；对本公告附件二中的商品，出入境检验检疫机构对上述证明材料进行符合性确认，并按规定实施法定检验后，签发《出入境货物通关单》。

七、对附件中实行《自动进口许可机电产品目录》管理的产品，各进出口单位应向商务主管部门申请《自动进口许可证》。

八、海关凭商务部门签发的《自动进口许可证》和出入境检验检疫机构签发的《出入境货物通关单》办理附件所列产品的进出口验放手续。

九、各有关部门在对家用电器企业进行生产建设项目投资管理、土地供应、环境评估，以及信贷融资、进出口管理等工作中，要按照上述规定执行。对不按上述规定停止生产、销售、进出口的企业，国家各有关主管部门要依据有关法律法规和行政管理办法进行管理或处罚，地方各级政府及有关部门要依据国家有关法律法规责令其停产或者予以关闭，环境保护行政管理部门要吊销其排污许可证。对违反规定者，要依法追究直接责任人和有关领导的责任。

上述管理的产品从境外进、出保税区、出口加工区、保税仓库等海关特殊监管区域，免于办理进、出口许可证，但须办理检验检疫手续；从保税区、出口加工区、保税仓库等海关特殊监管区域转出区外境内的，适用于本公告。

附件：1. 须列入《检验检疫法检目录》的家用电器产品名录

2. 已列入《检验检疫法检目录》的家用电器产品名录

附件 1

须列入《检验检疫法检目录》的家用电器产品名录

海关商品税号	商品	类型	增加监管状态
84181010	容积>500 升冷藏冷冻组合机	冰箱	进口/出口
84183021	制冷温度大于-40℃、500 升<容积≤800 升柜式冷冻箱	冷冻箱	进口/出口
84184021	制冷温度大于-40℃、500 升<容积≤900 升立式冷冻箱	冷冻箱	进口/出口
84185000	其他冷藏或冷冻柜、箱、展示台、陈列箱及类似的冷藏箱或冷冻设备		出口
84143011	电动机额定功率≤0.4kW 冷藏箱、冷冻箱用压缩机	制冷压缩机	出口
84143012	0.4kW<电动机额定功率≤5kW 冷藏箱、冷冻箱用压缩机	制冷压缩机	出口
84186990.20	制冰机		进口/出口
84186990.20	冰激淋机		进口/出口

① 根据《关于全面取消〈入/出境货物通关单〉有关事项的公告》（海关总署公告 2018 年第 50 号），涉及法定检验检疫要求的进口商品申报时，在报关单随附单证栏中不再填写原通关单代码和编号；企业可以通过“单一窗口”（包括通过“互联网+海关”接入“单一窗口”）报关报检合一界面向海关一次申报。涉及法定检验检疫要求的出口商品申报时，企业不需在报关单随附单证栏中填写原通关单代码和编号，应当填写报检电子回执上的企业报检电子底账数据号，并填写代码“B”。

附件 2

已列入《检验检疫法检目录》的家用电器产品名录

海关商品税号	商品	类型	现有监管状态
84181020	200 升<容积≤500 升冷藏冷冻组合机	冰箱	进口/出口
84181030	容积≤200 升冷藏冷冻组合机	冰箱	进口/出口
84182110	容积>150 升压缩式冷藏箱	冰箱	进口/出口
84182120	50 升<容积≤150 升压缩式冷藏箱	冰箱	进口/出口
84182130	容积≤50 升压缩式冷藏箱	冰箱	进口/出口
84182990	其他家用冷藏箱	冰箱	进口/出口
84183029	制冷温度大于-40℃、容积≤500 升柜式冷冻箱	冷冻箱	进口/出口
84184029	制冷温度大于-40℃、容积≤500 升立式冷冻箱	冷冻箱	进口/出口
84185000	其他冷藏或冷冻柜、箱、展示台、陈列箱及类似的冷藏箱或冷冻设备		进口
85161000	储存式热水器	热水器	进口/出口
84143011	电动机额定功率≤0.4kW 冷藏箱、冷冻箱用压缩机	制冷压缩机	进口
84143012	0.4kW<电动机额定功率≤5kW 冷藏箱、冷冻箱用压缩机	制冷压缩机	进口

四十四、《关于优化电池等进口商品质量安全检验监管方式的公告》（海关总署公告 2020 年第 102 号）

该文件于 2020 年 9 月 7 日发布，原文如下：

为深入推进“放管服”改革，进一步优化口岸营商环境、提升跨境贸易便利化水平，海关总署决定优化电池等进口商品（目录见附件 1）质量安全检验监管方式。现将有关事项公告如下：

一、收货人在申报时可以按照自愿原则声明进口商品符合中国相关法律法规和技术规范的强制性要求，并向海关提交电子版或纸质《企业质量安全自我声明》（模板见附件 2）。

二、对收货人提交《企业质量安全自我声明》的进口商品，海关实施合格评定时，重点现场验核货物规格型号与声明内容的一致性，对涉及我国强制性产品认证的商品同时验核货证一致性，必要时实施抽样送检。

三、对收货人未提交《企业质量安全自我声明》的进口商品，海关仍采用现行的检验监管方式。

本公告自 2020 年 10 月 1 日起实施。

特此公告。

附件：1. 适用商品目录

2. 企业质量安全自我声明（详见海关总署网站，略）

附件 1

适用商品目录①

序号	HS 编码	产品名称	检验检疫条件
1	8506101110	扣式无汞碱性锌锰的原电池及原电池组（汞含量<电池重量的 0.0005%）	M/
2	8506101190	扣式含汞碱性锌锰的原电池及原电池组（汞含量≥电池重量的 0.0005%）	M/
3	8506101210	圆柱形无汞碱性锌锰的原电池及原电池组（汞含量<电池重量的 0.0001%）	M/
4	8506101290	圆柱形含汞碱性锌锰的原电池及原电池组（汞含量≥电池重量的 0.0001%）	M/
5	8506101910	其他无汞碱性锌锰的原电池及原电池组（汞含量<电池重量的 0.0001%）	M/
6	8506101990	其他含汞碱性锌锰的原电池及原电池组（汞含量≥电池重量的 0.0001%）	M/
7	8506109010	其他无汞二氧化锰的原电池及原电池组（汞含量<电池重量的 0.0001%，扣式电池的汞含量<电池重量的 0.0005%）	M/
8	8506109090	其他含汞二氧化锰的原电池及原电池组（汞含量≥电池重量的 0.0001%，扣式电池的汞含量≥电池重量的 0.0005%）	M/
9	8506300000	氧化汞的原电池及原电池组	M/
10	8506400010	氧化银的原电池及原电池组（无汞）（汞含量<电池重量的 0.0001%，扣式电池的汞含量<电池重量的 0.0005%）	M/
11	8506400090	氧化银的原电池及原电池组（含汞）（汞含量≥电池重量的 0.0001%，扣式电池的汞含量≥电池重量的 0.0005%）	M/
12	8506600010	锌空气的原电池及原电池组（无汞）（汞含量<电池重量的 0.0001%，扣式电池的汞含量<电池重量的 0.0005%）	M/
13	8506600090	锌空气的原电池及原电池组（含汞）（汞含量≥电池重量的 0.0001%，扣式电池的汞含量≥电池重量的 0.0005%）	M/
14	8506800019	其他无汞原电池及原电池组（汞含量<电池重量的 0.0001%，扣式电池的汞含量<电池重量的 0.0005%）	M/
15	8506800099	其他含汞原电池及原电池组（汞含量≥电池重量的 0.0001%，扣式电池的汞含量≥电池重量的 0.0005%）	M/
16	8507300000	镍镉蓄电池	M/
17	8507400000	镍铁蓄电池	M/
18	8507803000	全钒液流电池	M/
19	8544422100	80 伏<额定电压≤1000 伏有接头电缆	L. M/
20	8544422900	80 伏<额定电压≤1000 伏有接头电导体	L. M/
21	8544492100	80 伏<额定电压≤1000 伏其他电缆	L. M/
22	8544601200	1 千伏<额定电压≤35 千伏的电缆	L. M/

① 《关于调整必须实施检验的进出口商品目录的公告》（海关总署公告 2021 年第 39 号）将序号 1~18、22 共 19 个海关商品编号取消监管条件“A”，海关对相关商品不再实施进口商品检验。

四十五、《关于进出口危险化学品及其包装检验监管有关问题的公告》（海关总署公告2020年第129号）

该文件于2020年12月18日发布，原文如下：

根据《危险化学品安全管理条例》（国务院令第591号）规定，海关负责对进出口危险化学品及其包装实施检验。现就有关问题公告如下：

一、海关对列入国家《危险化学品目录》（最新版）① 的进出口危险化学品实施检验。

二、进口危险化学品的收货人或者其代理人报关时，填报事项应包括危险类别、包装类别（散装产品除外）、联合国危险货物编号（UN编号）、联合国危险货物包装标记（包装UN标记）（散装产品除外）等，还应提供下列材料：

（一）《进口危险化学品企业符合性声明》（样式见附件1）；

（二）对需要添加抑制剂或稳定剂的产品，应提供实际添加抑制剂或稳定剂的名称、数量等情况说明；

（三）中文危险公示标签（散装产品除外，下同）、中文安全数据单的样本。

三、出口危险化学品的发货人或者其代理人向海关报检时，应提供下列材料：

（一）《出口危险化学品生产企业符合性声明》（样式见附件2）；

（二）《出境货物运输包装性能检验结果单》（散装产品及国际规章豁免使用危险货物包装的除外）；

（三）危险特性分类鉴别报告；

（四）危险公示标签（散装产品除外，下同）、安全数据单样本，如是外文样本，应提供对应的中文翻译件；

（五）对需要添加抑制剂或稳定剂的产品，应提供实际添加抑制剂或稳定剂的名称、数量等情况说明。

四、危险化学品进出口企业应当保证危险化学品符合以下要求：

（一）我国国家技术规范的强制性要求（进口产品适用）；

（二）有关国际公约、国际规则、条约、协议、议定书、备忘录等；

（三）输入国家或者地区技术法规、标准（出口产品适用）；

（四）海关总署以及原质检总局指定的技术规范、标准。

五、进出口危险化学品检验的内容包括：

（一）产品的主要成分/组分信息、物理及化学特性、危险类别等是否符合本公告第四条的规定。

（二）产品包装上是否有危险公示标签（进口产品应有中文危险公示标签），是否随附安全数据单（进口产品应附中文安全数据单）；危险公示标签、安全数据单的内容是否符合本公告第四条的规定。

六、对进口危险化学品所用包装，应检验包装型式、包装标记、包装类别、包装规格、单件重量、包装使用状况等是否符合本公告第四条的规定。

七、对出口危险化学品的包装，应按照海运、空运、公路运输及铁路运输出口危险货物包装检验管理规定、标准实施性能检验和使用鉴定，分别出具《出境货物运输包装性能检验结果单》《出境危险货物运输包装使用鉴定结果单》。

八、用作食品、食品添加剂的进出口危险化学品，应符合食品安全相关规定。

---

① 《危险化学品目录》目前最新版本为2015版，可参考本书附录6《危险化学品目录（2015版）实施指南（试行）》。

九、本公告自2021年1月10日起实施，原质检总局2012年第30号公告同时废止。

特此公告。

附件：1. 进口危险化学品企业符合性声明

2. 出口危险化学品生产企业符合性声明

附件1

进口危险化学品企业符合性声明

（要素）

(企业名称) 申报的 (商品名称) (HS编码：______，化学品正式名称：________，联合国UN编号：________)，产品的危险化学品危险种类为__________，共____（桶/袋/箱等）______（吨/千克），使用包装UN标记________，从______国家（或地区）进口至中国。

以上申报货物的危险特性与其要求的包装类别相一致，符合联合国《关于危险货物运输的建议书 规章范本》等国际规章要求，危险公示标签和安全数据单符合中华人民共和国法律、行政法规、规章的规定以及国家标准、行业标准的要求。

上述内容真实无误，本企业对以上声明愿意承担相应的法律责任。

特此声明。

法定代表人或其授权人（签字）：

企业（盖章）：

年　　月　　日

附件2

出口危险化学品生产企业符合性声明

（要素）

(企业名称) 申报的（商品名称）(HS编码：______，化学品正式名称：______，联合国UN编号：________)，共______（桶/袋/箱等）________（吨/千克），包装UN标记__________，出口至____国家（或地区），与提交的危险化学品分类鉴别报告（报告编号：______）检测的产品一致，并经自我检验合格。

以上申报货物的安全数据单及危险公示标签符合联合国《全球化学品统一分类和标签制度》(GHS) 基本要求，使用包装符合联合国《关于危险货物运输的建议书 规章范本》(TDG) 的相关要求。

上述内容真实无误，本企业对以上声明愿意承担相应的法律责任。

特此声明。

法定代表人或其授权人（签字）：

企业（盖章）：

年　　月　　日

四十六、《关于进一步加强进口危险化学品检验监管的公告》（海关总署公告 2023 年第 29 号）

该文件于 2023 年 4 月 7 日发布，原文如下：

为深入贯彻落实习近平总书记关于安全生产的重要指示批示精神，进一步加强进口危险化学品检验监管，现将有关事项公告如下：

一、检验模式

对进口危险化学品实施批批“审单验证+口岸检验或者目的地检验”模式，根据进口危险化学品属性和危险货物包装类型设定检验作业环节（地点）和比例。

二、申报要求

进口危险化学品的收货人或者代理人报关时，应在“中国国际贸易单一窗口”如实填报货物属性、检验检疫名称①、危险类别、包装类别、联合国危险货物编号（UN 编号）、危险货物包装标记（包装 UN 标记）和目的地检验检疫机关②等，并按照申报货物项分别上传海关总署公告 2020 年第 129 号（关于进出口危险化学品及其包装检验监管有关问题的公告）要求提交的相关材料。

进口危险化学品的收货人或者代理人报关后，应及时通过“中国国际贸易单一窗口”查询检查通知。

本公告自 2023 年 4 月 13 日起实施。

特此公告。

四十七、《海运出口危险货物包装检验管理办法（试行）》（〔85〕国检四联字 217 号）

该文件于 1985 年 5 月 20 日由国家经济委员会、对外经济贸易部、交通部、国家进出口商品检验局发布。国家质检总局公告 2017 年第 54 号发布为有效规范性文件。原文如下：

第一章 总 则

第一条 为了加强对海运出口危险货物包装的检验和监督管理，保障生产、人身和运输安全，扩大出口，根据《中华人民共和国进出口商品检验条例》③ 的规定，参照《国际海上危险货物运输规则》（以下简称《国际危规》）的要求，特制定本办法。

第二条 本办法适用于《国际危规》范围海运出口危险货物的包装（压力容器和放射性物质的包装按国家有关规定办理）。

第三条 各地商检局（以下简称商检机构），负责监督管理本地区的海运出口危险货物包装的检验工作，并办理出口危险货物包装的性能鉴定和使用鉴定。

第四条 生产、经营出口危险货物的部门对危险货物的包装负有直接责任，必须根据有关法令、规定，正确地选择和使用危险货物的包装容器，妥善安排仓储运输，落实各项安全措施。

第五条 海运出口危险货物的包装容器，必须牢固、完好，经得住装卸及海运的一般风险。包装容器的材质、型式及包装方法应与拟装危险货物的性质相适应。

第六条 盛装海运出口危险货物的包装容器，在生产、经营、使用、储存和装卸运输中，各有

---

① 根据《关于调整进出口货物报关单申报要求的公告》（海关总署公告 2024 年第 30 号），“检验检疫名称”申报项目名称调整为“监管类别名称”，填报要求不变。

② 根据《关于调整进出口货物报关单申报要求的公告》（海关总署公告 2024 年第 30 号），“目的地检验检疫机关”申报项目名称调整为“目的地海关”；根据实施检验检疫的目的地海关，填报海关规定的《关区代码表》中相应目的地海关的名称及代码。

③ 《中华人民共和国进出口商品检验条例》已经被 1989 年 2 月 21 日第七届全国人民代表大会常务委员会第六次会议通过的《进出口商品检验法》替代并废止。

关部门都要严格检验和检查。

第二章 包装容器的生产检验

第七条 海运出口危险货物的包装容器生产厂（以下简称生产厂），要向商检机构办理登记。

第八条 生产厂必须按照《国际危规》的要求，组织危险货物包装的生产，建立检验制度，配备检验人员和检验设备，加强质量管理和产品检验工作。

第九条 生产厂在包装容器生产检验合格的基础上，向商检机构申请性能鉴定。申请时应该提供包装容器的产品标准、工艺规程和厂检结果，在商检机构定期鉴定的周期内，生产厂如需改变产品标准和加工工艺，应及时向商检机构重新申请鉴定。

第十条 生产厂生产的包装容器，必须铸印或标明经商检机构批准的生产厂代号及批号。

对于性能稳定，并能完全达到《国际危规》要求的包装容器，生产厂可向商检机构申请商检标志。

第三章 包装容器的使用检验

第十一条 危险货物生产厂，凭商检机构出具的包装容器性能鉴定证书，并按《国际危规》要求使用包装容器。对国外商人自备的包装容器，如附有性能鉴定证书，证明符合《国际危规》要求者，可据以使用。

第十二条 塑料容器或内涂料容器盛装液体危险货物时，危险货物生产厂必须取得化学性质相容性试验结果，符合要求者，才能使用。

第十三条 危险货物生产厂要建立健全包装容器使用检验制度，并逐批向商检机构申请办理使用鉴定。申请时要填写出口危险货物的品名、性质、类别等。

第四章 危险货物的包装鉴定

第十四条 商检机构凭申请办理海运出口危险货物的包装鉴定，签发鉴定证书。鉴定项目为：性能鉴定和使用鉴定。

第十五条 商检机构办理包装鉴定，根据不同条件和需要，采取逐批检验、定期检验和不定期抽验等不同方式。

第十六条 执行出口危险货物包装鉴定的人员，必须认真负责，熟悉危险货物的性质、包装容器性能和有关运输规则，掌握测试技术。

第五章 危险货物的包装查验

第十七条 出口经营部门凭商检机构出具的包装容器性能鉴定证书和使用鉴定证书验收危险货物。

第十八条 仓储、运输部门在装卸、运输、储存过程中，要严禁野蛮装卸，防止发生包装容器破损及危险货物撒漏等事故。发现包装容器渗漏、破损，应与有关部门及时联系妥善处理。同时，为了明确责任，堵塞漏洞，要作好商务记录。

第十九条 港务部门凭商检机构出具的包装容器性能鉴定证书和使用鉴定证书，安排出口危险货物的装运，并严格检查包装是否与商检证书相符，有无破损、渗漏、污染和严重锈蚀等情况。对包装不符合要求者，不得入库和装船。

第六章 附 则

第二十条 商检机构办理海运出口危险货物包装鉴定，可收取合理的鉴定费。

第二十一条 申请人对商检机构的鉴定结果有异议时，可申请复验。

第二十二条 各地商检局可根据本办法，结合当地实际情况，制订本地区海运出口危险货物包装检验管理实施细则。

第二十三条 本办法自一九八五年七月一日起实施，并由国家商检局负责解释。

四十八、《关于执行〈海运出口危险货物包装检验管理办法〉有关问题的通知》（〔85〕交海字1318号）

该文件于1985年6月15日由交通部、国家进出口商品检验局发布。国家质检总局公告2017年第54号发布为有效规范性文件。原文如下：

《海运出口危险货物包装检验管理办法》已公布于一九八五年七月一日起实施。现对有关问题通知如下：

一、关于包装性能鉴定证书的过渡问题，一九八五年六月三十日以前生产的包装容器，其性能鉴定已按照《港口危险货物管理暂行规定》和《海洋运输危险货物包装检查暂行规定》，由生产厂技术部门检验出具的检验证明书，可继续使用至该证明书有效期满为止。

二、关于包装使用鉴定问题，危险货物生产厂要按时向商检机构申请办理使用鉴定。对出口经营部门六月三十日以前库存的危险货物，可由当地港口、商检机构和出口经营部门共同商定鉴定办法，港口原则上应从一九八五年十月一日起统一查验商检机构的使用鉴定证书。

三、关于压力容器和放射性物质的检验问题，压力容器必须由国家指定的生产厂生产，并持有锅炉压力容器安全监察机构出具的安全证明，放射性物资的包装应持有主管部门检验出具的放射性货物剂量检查证明书。

特此通知。

四十九、《关于海运出口气体危险货物包装检验问题的补充通知》（〔86〕交海字740号）

该文件于1986年10月7日由国家进出口商品检验局、交通部发布。国家质检总局公告2017年第54号发布为有效规范性文件。原文如下：

一九八五年六月交通部和国家商检局以（85）交海字1318号文发出《关于执行〈海运出口危险货物包装检验管理办法〉有关问题的通知》。该文件规定“压力容器必须由国家指定的生产厂生产，并持有锅炉压力容器安全监察机构出具的安全证明”。同年六月，劳动人事部和国家商检局以劳人锅〔1985〕4号文联合颁发了《进出口锅炉压力容器监督管理办法》，该文件规定“出口锅炉压力容器的检验一律在产地进行。由制造厂所在地的省级锅炉监察机构授权或委托的检验单位按合同规定检验并出具检验报告”，“出口前，外贸经营单位必须持有指定的检验单位出具并经省级锅炉监察机构审核盖章的安全性能检验报告，向产地商检机构报验”。这一文件已于一九八五年十一月一日起试行。

鉴此，海运出口气体危险货物包装的检验管理办法，应按《进出口锅炉压力容器监督管理办法》的规定执行，对列入《商检机构实施检验的商品种类表》和出口合同规定出具商检证书的压力容器，港口凭商检机构出具的商检证书或放行单办理运输。

特此通知。

五十、《关于〈海运出口危险货物包装检验管理办法〉（试行）补充规定的通知》（〔91〕交运字251号）

该文件于1991年4月5日由国务院生产委员会、交通部、对外经济贸易部、国家进出口商品检验局发布。国家质检总局公告2017年第54号发布为有效规范性文件。原文如下：

我国对海运出口危险货物包装实行检验制度已经多年。几年来，各单位相互配合，团结协作，使我国出口危险货物包装质量有了明显提高。但是《海运出口危险货物包装检验管理办法》在具体执行中还有须进一步明确的地方。为保障我国危险货物运输安全和顺利出口，现对有关问题补充规定如下：

一、包装检验证书（包装检验结果单）的有效期

包装检验证书的有效期根据包装容器的材料性质和所装货物的性质确定，自性能检验合格证书签发之日起计算。有效期的终止日期在性能检验合格证书和使用鉴定合格证书上注明。

钢桶、复合桶、纤维（板）桶和纸桶、盛装固体货物有效期一般为一年半，盛装液体货物有效期一般为一年；如盛装腐蚀性货物（第8类货物及带有腐蚀副标志的货物），从货物灌装之日起有效期不应超过六个月。

其它包装容器：有效期为一年；如盛装腐蚀性货物，从货物灌装之日起有效期不应超过六个月。

经检验合格的危险货物包装容器，应在证书有效期内装运出口完毕。如未能在有效期内装运出口，且包装外观状况良好，外贸经营单位可向所在地商检局申请重新进行包装性能检验和包装使用鉴定，经商检局检验合格后，继续用于出口。申请人应对重新检验包装提供必备的条件。对于检验操作过程中会发生危及人身和环境安全而不宜重新检验包装的货物，应由外贸经营单位更换新包装后方可出运。

二、包装性能检验和使用鉴定的分证

商检局对每批性能检验合格的包装容器出具一份证书，称为“总证”。“总证”中注明该批包装容器的总数量。一批包装容器分别销售给两个或两个以上用户时，包装生产厂可凭“总证”到所在地商检局（省局或地区局）办理“分证”，“分证”中注明数量，同时在“总证”上从总数量中扣除相应的数量。

同一份使用鉴定结果单的货物从两个或两个以上口岸出口时，也可按上述办法办理“分证”。

三、中性包装检验标记（包装标记）

海运出口危险货物需使用中性包装时，其检验标记除了省略国家代号外，其余内容应符合交通部和国家商检局联合发布的（91）交运字131号文件“关于明确外贸出口危险货物包装型号和标记的通知”中的有关要求（即除了不标国家代号外，其余符合IMDG规则总论附录I第5节和第6节的要求。

中性包装的使用由外贸经营部门根据实际需要确定，使用前应与外商签订协议，避免在国外装卸运输过程中因标记问题发生纠纷。如发生此类问题应由外贸经营部门负责解决。

四、库存危险货物包装检验标记

凡一九九一年一月一日以后生产的包装容器，应印刷或铸印IMDG规则规定的包装检验标记。一九九一年一月一日以前生产的，持有商检局签发的有效检验证书，但检验标记不符合IMDG规则要求的包装容器，原则上应按规定补印或标贴标记后才能出运。情况特殊，确有实际困难，且外贸部门与国外客户签有协议、运抵港口同意接收的，托运时外贸部门向承运港商务部门出具上述证明并承担责任，港务局可凭证明办理出运手续。

五、各有关部门必须按照IMDG规则要求严格管理，切实履行各自的职责，严格执行国家有关危险货物运输和安全管理的各项规定，包装质量不符合安全要求的坚决卡住，尤其要注意整批货物在装船的各个操作环节中可能造成的个别包装坏损，一旦发现，及时更换，不让一个破漏的包装上船，保障危险货物运输安全。

各地港务监督在管理中，凡发现装船时包装不符合IMDG规则要求的，无论其包装检验证书有

效期如何，都将不予放行。

本规定自文到之日起执行。

五十一、《关于对海运出口危险货物包装实施检验周期和包装标记的通知》（国检鉴〔1990〕251号）

该文件于1990年8月6日由国家进出口商品检验局发布。国家质检总局公告2017年第54号发布为有效规范性文件。原文如下：

为了进一步加强对海运出口危险货物包装生产厂的质量管理，为一九九一年一月一日起正式执行《国际海运危规》作好准备工作，对海运出口危险货物包装实施检验周期、包装标记等有关事项通知如下，请你们遵照执行。

一、危险货物包装检验周期

（一）包装检验周期指的是两次检验之间的间隔时间，分为一个月、三个月和六个月三个档次。确定检验周期档次的原则：各地开始时的检验周期一律为三个月。此后，凡连续检验三次均合格者，其检验周期可以升一档，即检验周期为六个月。凡出现一次检验不合格者，其检验周期要降一档。即检验周期从三个月降为一个月，从六个月降为三个月。以后的检验周期档次的升降均按此办法执行。

（二）凡在国家商检局组织举办的全国性出口危险货物包装鉴定活动中，达到下列标准者，在三年内其检验周期定为六个月。

1. 200升闭口钢桶的质量达到《国际海运危规》Ⅰ类包装要求者。

2. 出口电石包装桶质量达到《国际海运危规》要求者。

3. 出口黄磷包装桶质量达到《国际海运危规》要求者。

4. 装液体危险货物的塑料桶（罐）的质量达到《国际海运危规》要求者。

但是，在周期检验中，连续两次不合格者，其检验周期降一个档次。此后，其检验周期档次的升降按第（一）款规定办理。

（三）在检验周期内，各地商检局应做好对包装生产厂的质量抽查工作。抽查次数随检验周期的长短而定：检验周期为一个月的，抽查一次；检验周期为三个月的，抽查两次；检验周期为六个月的，抽查三次。每次抽查样品不超过两件。对抽查样品进行试验的项目，由各地商检局视情况选定。当抽查样品试验不合格时，则从抽查之日起，包装生产厂不得使用该周期内的批号继续生产该种出口危险货物包装容器。

二、危险货物包装标记

海运出口危险货物包装标记的内容，按中华人民共和国专业标准ZBA87001.1《海运出口危险货物包装检验规程 总则》第四章的规定执行。关于标记的大小、部位、我国的代号和各地商检局代号的规定如下。

（一）包装标记大小和部位

1. 200升金属桶的包装标记应冲压在桶盖的合适部位，标记的格式和尺寸见附件2中图一所示，小于200升的金属桶的包装标记也应冲压在桶盖上，其大小可按桶的尺寸，参照图一尺寸，成比例地适当缩小。本条规定也适用于钢塑复合桶的标记。

2. 20升至25升塑料桶（罐）的包装标记应铸印在桶（罐）身的一个侧面的靠上部位，标记的格式和尺寸如图二所示。其余较大塑料桶的标记的大小，可根据塑料桶的大小，参照图二尺寸按比例适当放大。

3. 箱类、袋类和除金属桶、塑料桶以外的桶类的包装标记，可印刷在包装表面醒目的位置上，标记格式如图二所示。标记的大小可根据包装的大小参照图二尺寸适当放大或缩小。

（二）我国的代号采用大写英文字“CN”。

（三）各地商检局（不包括地区商检局）的代码见附件1①。

三、出口危险货物包装检验留样的规定

各种特定的（尺寸规格、结构型式和材料的固定）出口危险货物包装容器，在初次抽样检验时，除抽取用于性能试验样品外，另抽取一件包装作样品，留存备查，留存期为一年。留存期满后，包装生产厂若要继续生产该种包装容器，则要重新抽取一件留存样品。

以后每满一年需重新抽取一件包装样品留存。

附：1. 各地商检局代码表（略）

2. 示意图（略）

五十二、《关于对海运出口危险货物小型气体容器包装实施检验和管理的通知》（国检务联〔1995〕229号）

该文件于1995年8月19日由国家进出口商品检验局、交通部发布。国家质检总局公告2017年第54号发布为有效规范性文件。原文如下：

为了适应外贸发展和安全运输的需要，根据《中华人民共和国进出口商品检验法》和《国际海运危险货物规则》（25-89修订版）② 有关规定，决定对海运出口危险货物小型气体容器包装实施检验和管理，现将有关事项通知如下：

一、本通知所讲海运出口危险货物小型气体容器系指：

1. 充灌有易燃气体的打火机、点火器、气体充灌容器；

2. 容量不超过1000立方厘米，工作压力大于0.1MPa（100kPa）的气体喷雾器及其他充灌有气体的容器。

二、各地商检局对本地区出口危险货物小型气体容器生产厂实行注册登记并按国家商检局《出口商品质量许可证管理办法》③ 进行考核。经考核合格并获得出口商品质量许可证④，或取得出口商品质量体系（ISO9000）合格证书的生产厂方准从事出口危险货物小型气体容器的生产。各地商检局应将获得这种证书的工厂报国家商检局备案。

三、已取得出口商品质量许可的出口危险货物小型气体容器生产单位对其产品及包装件厂检合格后向商检机构提出海运出口危险货物小型气体容器包装检验申请，并须提供小型气体容器产品标准、性能试验报告和包装件厂检合格单。

四、各地商检局依照海运出口危险货物小型气体容器包装检验规程和《国际海运危险货物规则》对海运出口危险货物小型气体容器包装进行性能试验和使用鉴定。经检验鉴定合格的签发《海运出口危险货物小型气体容器包装检验结果单》（样本见附件）。

---

① 《关于调整出口危险货物包装生产企业代码的公告》（海关总署公告2019年第15号）对相关代码进行了调整，见本节。

② 国际海事组织海上安全委员会第102次会议通过了《国际海运危险货物规则》40-20修正案，该修正案于2022年6月1日起强制实施。

③ 《国家商检局关于发布〈出口危险货物包装质量许可证管理办法〉的通知》（国检务〔1997〕344号）规定，《出口危险货物包装质量许可证管理办法》“适用于中国境内为出口危险货物生产包装的所有企业”；《出口商品质量许可证管理办法》已被《关于公布现行有效规范性文件和废止部分规范性文件的公告》（国家质检总局公告2015年第78号）废止。

④ 《国家商检局关于发布〈出口危险货物包装质量许可证管理办法〉的通知》（国检务〔1997〕344号）规定，危险货物包装生产企业须取得出口危险货物包装质量许可证（简称出口商品质量许可证）方可生产出口危险货物包装；《关于明确当前几项进出口工业产品检验监管具体工作的通知》（质检检函〔2013〕271号）规定，出口危险货物包装质量许可不是国家质检总局实施的行政审批项目，不应按行政许可程序对危险货物包装生产企业开展考核、发证工作。

五、各地商检局应按上述样本用A4纸印制《海运出口危险货物小型气体容器包装检验结果单》，该结果单一正二副，印章盖在编号位置。对需要换发证书的，凭结果单申请签发相应的检验证书。

六、各地港务部门须凭商检机构出具的《海运出口危险货物小型气体容器包装检验结果单》或相应的检验证书对包装件进行查验。经查验合格的货物给予装卸和承运。

本通知自1995年11月1日起施行。

附件：海运出口危险货物小型气体容器包装检验结果单（略）

五十三、《关于发布〈空运进出口危险货物包装检验管理办法（试行）〉的联合通知》（国检务联〔1995〕2号）

该文件于1995年1月5日由国家进出口商品检验局、中国民用航空总局、国家计划委员会、对外经济贸易部发布。国家质检总局公告2017年第54号发布为有效规范性文件。原文如下：

第一章　总　则

第一条　为了加强空运进出口危险货物包装的检验和监督管理，保障旅客、货物和航空运输安全，根据《中华人民共和国进出口商品检验法》第十五条①规定和《国际航空运输危险货物规则》②（以下简称《国际空运危规》）规定，制定本办法。

第二条　本办法适用于航空运输进出口危险货物包装的检验和管理。

第三条　中华人民共和国国家进出口商品检验局（以下简称国家商检局）主管全国航空运输进出口危险货物包装的检验工作。国家商检局在各地设立的进出口商品检验局（以下简称商检机构），管理和办理本地区航空运输进出口危险货物包装的检验工作。

第四条　航空运输进出口危险货物包装检验包括性能检验和使用鉴定，其检验、鉴定方法必须符合我国有关标准和《国际空运危规》的要求。未经检验的包装不准用于盛装空运进出口危险货物。

第五条　中国民用航空总局所属各航空运输企业货运部门（以下简称航空货运部门）负责核查进出口危险货物包装性能检验证单和使用鉴定证单，并对进出口危险货物包装进行查验。

第二章　检　验

第六条　已取得出口商品质量许可的空运出口危险货物包装生产单位（以下简称生产单位）对其产品厂检合格后向商检机构申请空运出口危险货物包装性能检验，并须提供产品标准、工艺规程和厂检合格单，对盛装液体的包装容器还须提供每个包装容器气密试验合格单。当改变产品设计、材质或加工工艺，须及时重新申请检验。

第七条　空运出口危险货物包装容器的使用单位（以下简称使用单位）对包装容器的使用情况自检合格后，逐批向商检机构申请空运出口危险货物包装使用鉴定，并按使用鉴定规程规定提供有关的证明报告。

第八条　商检机构依照空运出口危险货物包装性能检验和使用鉴定规程进行检验和鉴定，经检验和鉴定合格，分别签发《空运出口危险货物包装容器性能检验结果单》（以下简称《性能检验结果单》）和《空运出口危险货物包装容器使用鉴定结果单》（以下简称《使用鉴定结果单》），对需

---

① 根据2002年4月28日第九届全国人民代表大会常务委员会第二十七次会议《全国人民代表大会常务委员会关于修改〈中华人民共和国进出口商品检验法〉的决定》，已修改为“第十七条”。

② 指国际民用航空组织（International Civil Aviation Organization，ICAO）制定的《危险物品安全航空运输技术细则》（Doc 9284号文件）（Technical Instructions for the Safe Transport of Dangerous Goods By Air）（Doc 9284）。

要换发证书的凭上述结果单换发相应的性能检验证书或使用鉴定证书。

第九条 使用符合《国际空运危规》规定条件的等效包装或有特殊要求的包装，需经航空运输主管机关认可后，按照本办法规定向商检机构申请办理包装容器的检验和鉴定。

第十条 国内运输部门、收用货单位发现空运进口危险货物包装不符合我国有关规定和《国际空运危规》，应申请商检机构检验。商检机构参照空运出口危险货物包装检验规程进行检验、鉴定和出具证书。

第十一条 申请空运进出口危险货物包装检验单位对商检机构的检验结果有异议的，可向作出检验结果的商检机构或其上级商检机构申请复验。具体方法按照《进出口商品复验办法》① 的规定办理。

第三章 管 理

第十二条 商检机构对生产单位实行出口危险货物包装质量许可制度。生产单位须向当地商检机构办理登记和申请，经商检机构按《出口商品质量许可证管理办法》② 考核合格、取得空运出口危险货物包装质量许可证③，或取得出口商品质量体系（ISO9000）合格证书后，方可从事空运出口危险货物包装容器的生产。

第十三条 生产单位应按产品标准组织生产，建立健全完整的质量保证体系，配备检验人员和检验设备。

第十四条 经检验合格的包装容器应按我国有关的规定和《国际空运危规》要求，在容器上印制包装标记、航空运输符号、工厂代号及生产批号。

第十五条 使用单位所选用的包装容器应有商检机构签发的《性能检验结果单》。使用进口的包装容器或使用国外收货人自备的包装容器，须附有生产国主管机关认可的检验机构出具的包装性能检验证书，证明包装容器符合《国际空运危规》。

第十六条 生产和使用单位应正确选择和使用包装容器，建立健全包装容器的验收、灌装、称重和使用检验制度。

第十七条 当一批包装容器有两个以上使用单位时，生产单位可凭《性能检验结果单》到所在地商检机构办理分证。

第十八条 空运进出口危险货物包装检验人员须经国家商检局考核并取得国家商检局颁发的“资格证书”后，方准从事空运进出口危险货物包装检验工作。

第四章 查 验

第十九条 航空货运部门凭商检机构出具的《使用鉴定结果单》（正本）承运，并按航空运输主管机关规定进行包装查验并封识，如发现货物或包装与检验鉴定结果证单不相符时，不得承运。

第二十条 当同一份《使用鉴定结果单》的货物需分批发运时，由航空货运部门在单证的“分批运输记录栏”逐批登记核销后，将原单证退回发货单位下次继续使用，货物全部运输完毕或有效期满，单证由航空货运部门收存或注销。

---

① 《进出口商品复验办法》（国家质检总局令第77号发布，根据海关总署令第238号、第240号修改），见《海关检验检疫业务实务手册——国境卫生检疫篇》第十二章第二节。

② 根据《国家商检局关于发布〈出口危险货物包装质量许可证管理办法〉的通知》（国检务〔1997〕344号）规定，《出口危险货物包装质量许可证管理办法》“适用于中国境内为出口危险货物生产包装的所有企业”；《出口商品质量许可证管理办法》已被《关于公布现行有效规范性文件和废止部分规范性文件的公告》（国家质检总局公告2015年第78号）废止。

③ 《关于明确当前几项进出口工业产品检验监管具体工作的通知》（质检检函〔2013〕271号）规定，出口危险货物包装质量许可不是国家质检总局实施的行政审批项目，不应按行政许可程序对危险货物包装生产企业开展考核、发证工作。

第二十一条 危险货物仓储、运输部门，应按规定操作，分类存储，防止包装容器破损。当发现包装容器渗漏、破损时不得发运并应做好商务记录。

第二十二条 航空运输企业在国外收受托运人或外国航空公司交运的进口、转口危险货物时，应按中国民用航空总局有关规定和国际民用航空组织有关要求办理，并应认真查验危险货物包装和标识等是否符合《国际空运危规》的要求。不符合规定者不得收运。

第五章 罚 则

第二十三条 违反本办法规定，提供或者使用未经商检机构检验的空运出口危险货物包装容器的，按《中华人民共和国进出口商品检验法实施条例》（以下简称《商检法实施条例》）第五十条①规定处罚。

第二十四条 提供或者使用经商机构检验不合格的包装容器，包装空运出口危险货物的；不如实向商检机构报验，骗取商检机构的有关证单的，按《商检法实施条例》第五十一条规定处罚②。

第二十五条 仓储运输部门不按规定收受承运包装未经检验的进出口危险货物的，按主管部门有关规定处罚。

第二十六条 空运进口危险货物包装不符合我国有关规定的，由国家主管机关按照有关规定对外国托运人或外国航空公司予以处罚。

第二十七条 当事人对商检机构的处罚决定不服的，可按《商检法实施条例》有关规定申请复议。

第二十八条 商检人员玩忽职守，滥用职权，徇私舞弊的，根据《商检法实施条例》有关规定处罚，触犯刑律的依法追究刑事责任。

第六章 附 则

第二十九条 空运进出口压力容器（不含喷雾器和小型气体容器），感染性物品、放射性物品和军事危险货物包装容器的检验和管理按国家有关规定办理。

第三十条 商检机构办理空运进出口危险货物包装检验，按规定收取检验费。

第三十一条 本办法由国家商检局负责解释。

第三十二条 本办法自1995年5月1日起施行。

五十四、《关于发布〈铁路运输出口危险货物包装容器检验管理办法（试行）〉的通知》（国检检联〔2000〕18号）

该文件于2000年1月19日由国家出入境检验检疫局、铁道部、国家发展计划委员会、对外贸易经济合作部发布。国家质检总局公告2017年第54号发布为有效规范性文件。《铁路运输出口危险货物包装容器检验管理办法（试行）》原文如下：

第一章 总 则

第一条 为了加强铁路运输出口危险货物包装容器的检验和监督管理，保障铁路运输安全；促进我国对外经济贸易的发展，根据《中华人民共和国进出口商品检验法》（以下简称《商检法》）及其实施条例和《中华人民共和国铁路法》的有关规定，制定本办法。

---

① 《进出口商品检验法实施条例》已于2005年重新公布施行，并经过五次修改。目前适用于该行为的罚则为第五十条。

② 《进出口商品检验法实施条例》已于2005年重新公布施行，并经过五次修改。目前适用于该行为的罚则为第四十五条、第五十条。

第二条　本办法适用于直接由铁路口岸运输出口危险货物包装容器的检验和管理。

第三条　国家出入境检验检疫局（以下简称国家检验检疫局）主管全国铁路运输出口危险货物包装容器的检验和管理工作。国家检验检疫局设在各地的出入境检验检疫机构（以下简称检验检疫机构）管理和办理所辖地区铁路运输出口危险货物包装容器的检验工作。

第四条　铁路运输出口危险货物包装容器检验包括性能检验和使用鉴定，其检验、鉴定方法必须符合我国有关主管部门的规定。

第五条　生产、经营出口危险货物包装容器的部门对危险货物的包装容器负有直接责任，必须根据有关法律、法规和有关规定，正确地设计、生产和使用危险货物的包装容器，未经检验检疫机构检验合格的包装容器不准用于盛装铁路运输出口危险货物。

第六条　铁路承运部门负责核查出口危险货物包装容器使用鉴定证单，并在承运前对出口危险货物包装容器进行查验。对于不符合《铁路危险货物运输管理规则》规定的或包装方式不同的，需经所在地铁路局主管部门同意后方可承运。

第二章　检　验

第七条　已取得《出口商品包装容器质量许可证》的铁路运输出口危险货物包装容器生产单位(以下简称生产单位)，其产品经自检合格后向检验检疫机构申请铁路运输出口危险货物包装容器性能检验，并须提供厂检合格单。每种包装容器在初次报验或改变产品设计、材质或加工工艺时，须提供该包装容器的设计、制造工艺等技术资料及原材料检验合格单。

第八条　铁路运输出口危险货物包装容器的使用单位（以下简称使用单位）对包装容器的使用情况自检合格后，逐批向检验检疫机构申请铁路运输出口危险货物包装容器的使用鉴定，并按有关规定提供有关的证明材料。

第九条　检验检疫机构依照铁路运输出口危险货物包装容器性能检验和使用鉴定规程进行检验和鉴定，经检验和鉴定合格后，分别签发适于铁路运输出口危险货物包装容器性能检验的结果单（以下简称《性能检验结果单》）和适于铁路运输出口危险货物包装容器使用鉴定的结果单（以下简称《使用鉴定结果单》），对需要换发证书的凭上述结果单换发相应的性能检验证书和使用鉴定证书。

第十条　申请铁路运输出口危险货物包装容器的检验单位对检验检疫机构的检验结果有异议的；可向作出检验结果的检验检疫机构或其上级检验检疫机构直至国家检验检疫局申请复验。具体方法按照《进出口商品复验办法》的规定办理。

第三章　管　理

第十一条　检验检疫机构对生产单位实行出口危险货物包装容器生产企业质量许可制度。生产单位须向当地检验检规构办理登记和申请，经检验检疫机构按《出口危险货物包装容器生产企业质量许可证管理办法》① 考核合格取得《出口商品包装容器质量许可证》② 后方可从事铁路运输出口危险货物包装容器的生产。

第十二条　经检验合格的包装容器应按我国有关规定，在包装容器上铸压和印刷包装标记、铁路运输符号、工厂代号及生产批号。

---

① 应为《国家商检局关于发布〈出口危险货物包装质量许可证管理办法〉的通知》（国检务〔1997〕344 号）中的出口危险货物包装质量许可证，《出口危险货物包装质量许可证管理办法》规定，“适用于中国境内为出口危险货物生产包装的所有企业”。

② 根据《国家商检局关于发布〈出口危险货物包装质量许可证管理办法〉的通知》（国检务〔1997〕344 号）规定，危险货物包装生产企业须取得出口危险货物包装质量许可证方可生产出口危险货物包装；《关于明确当前几项进出口工业产品检验监管具体工作的通知》（质检检函〔2013〕271 号）规定，出口危险货物包装质量许可不是国家质检总局实施的行政审批项目，不应按行政许可程序对危险货物包装生产企业开展考核、发证工作。

第十三条 使用单位所选用的包装容器应有检验检疫机构签发的《性能检验结果单》。使用进口的包装容器或使用国外收货人自备的包装容器，须附有生产国主管机关认可的检验机构出具的包装性能检验证书。

第十四条 生产和使用单位应正确制造和使用包装容器，建立健全包装容器的生产验收和使用检验制度。

第十五条 当同一批包装容器有不同使用单位时，生产单位可凭《性能检验结果单》到所在地检验检疫机构办理分证。当不同的外贸经营单位使用同一份《使用鉴定结果单》装运危险货物时，外贸经营部门可凭《使用鉴定结果单》（正本）到所在地检验检疫机构办理分证。

第十六条 铁路运输出口危险货物包装容器的检验人员须经国家检验检疫局考核并取得国家检验检疫局颁发的“资格证书”后，方准从事铁路运输出口危险货物包装容器检验工作。

第四章 查 验

第十七条 托运人凭检验检疫机构出具的《使用鉴定结果单》（正本）办理托运。铁路运输部门凭《使用鉴定结果单》受理托运，并按有关规定进行包装查验，当发现货物和包装容器与检验鉴定结果证单不相符或发现包装破损、渗漏时，铁路部门不得承运。

第十八条 当使用同一份《使用鉴定结果单》的货物需分批发运时，铁路运输部门在单证的“分批运输记录栏”逐批登记核销后，将原单证退回发货单位下次继续使用，《使用鉴定结果单》中规定的所盛危险货物的包装容器全部使用完毕或有效期满，单证由铁路运输部门收存备查。

第五章 附 则

第十九条 违反本办法规定，按《商检法》及其实施条例和《中华人民共和国铁路法》有关规定处罚。

第二十条 铁路运输进出口工业用压力容器、放射性物品和军运危险货物包装容器的检验和管理按国家有关规定办理。

第二十一条 检验检疫机构办理铁路运输出口危险货物包装容器检验，按规定收取检验费。

第二十二条 本办法由国家检验检疫局负责解释。

第二十三条 本办法自2000年5月1日施行。

五十五、《关于加强进出口危险货物安全监督管理有关问题的紧急通知》（国质检检函〔2004〕318号）

该文件于2004年4月30日发布。国家质检总局公告2017年第54号发布为有效规范性文件。原文如下：

为全面落实国务院召开的全国安全生产电视电话会议精神，确保进出口危险货物在生产、包装、检验、储存、运输等各流通领域的安全，现将进一步加强进出口危险货物安全监督管理有关问题通知如下，请严格遵照执行。

一、各检验检疫机构要充分认识到对进出口危险货物进行安全监督管理事关国家改革、发展、稳定大局，事关我国经济安全利益和人民生命财产安全，是一项长期、艰巨、复杂的工作，是检验检疫机构是否全面贯彻、落实商检法、《化学危险品安全管理条例》①、《国际危险货物运输规则》②的重要工作。

① 应为《危险化学品安全管理条例》。

② 应为《国际海运危险货物规则》(International Maritime Dangerous Goods Code)。

二、各直属检验检疫机构要进一步严格出口危险货物包装容器的检验监管工作。严格对出口危险货物包装容器质量许可证的考核和发放工作①，对已获得出口危险货物包装容器质量许可证的企业立即进行一次普查，对普查过程中存在严重质量和管理问题的企业，立即吊销许可证并限期整改。整改期间取消其生产出口危险货物包装资格。

自2004年8月1日起，各直属检验检疫机构将各生产出口危险货物包装容器生产企业的质量许可证考核材料统一上报总局，由总局审批并统一发放许可证。

三、加强对出口烟花爆竹等高危险性货物的检验与管理。各有关检验检疫机构对所辖区出口烟花爆竹须按照《联合国危险货物运输标准与实验手册》② 进行严格的分类、定级试验后加贴与分类、定级试验结果相一致的危险性标志。各有关检验检疫机构要建立所辖地区的出口烟花爆竹企业生产的出口烟花爆竹分类、定级档案。

不具备对出口烟花爆竹分类、定级试验条件的检验检疫机构需由生产企业就近送样至有关检验检疫机构进行分类、定级试验。

各检验检疫机构对从事出口烟花爆竹生产的企业资格进行严格审查，对不具备生产出口烟花爆竹的企业，取消其生产出口烟花爆竹资格。

从事烟花爆竹的检验人员要严格按照有关检验规范进行检验和防护，确保检验过程中的安全。

四、加强对《国际危规》中所列易燃液品、易燃固体（包括易自燃固体物质、遇水放出有毒气体的固体物质）氧化性物质和有机过氧化物、毒性物质、放射性物质、腐蚀性物质和其他杂类危险品的危险特性的鉴别与分类工作。

对《国际危规》中列明的以上化学危险品，各检验检疫机构在进行出口化学危险品包装的使用鉴定时，需严格检验其内容物的危险特性与出口企业所申报的化学危险品的危险特性是否相一致并根据《国际危规》核对其使用的包装是否一致。

对《国际危规》中尚未列明的、未知其特性的新品种化学危险品，各地检验检疫机构需对其进行严格的分类实验，分类试验方法按《进出口危险货物分类系列方法（暂行）》，根据分类和其危险特性确定其使用正确包装并进行正确包装使用鉴定。

五、各直属检验检疫机构要进一步加强进出口化学危险品及其包装容器检验人员及相关实验室的统一协调管理，加快化矿实验室、化学危险品鉴别与分类实验室及其包装实验室的整合。充分利用目前化矿实验室的现有品质检验设备，尽快建立和完善化学危险品鉴别与分类实验室，在2004年年内实现执行联合国《国际危规》对化学危险品进行分类的规定，从而极大限度消除化学危险品因鉴别、分类不当导致的事故隐患，同时为我国执行联合国《全球化学品分类与标记协调制度》③ 和应对欧盟的REACH制度做好准备。

六、加强进口放射性高风险货物的检验监管工作。各地检验检疫机构严格执行总局关于进口重金属精矿等放射性高风险货物检验监管的有关规定，对进口重金属精矿等放射性高风险货物放射性实施批批检验，对发现放射性严重偏高的事件，协调有关部门对货物作妥善处理。

七、各检验检疫机构抓紧进行进出口化学危险品生产、检验人员的职业技能教育培训，进一步加强检验技术培训，提高检验人员的安全意识和技术业务素质。切实做好检验人员自身的安全保护。严禁无总局颁发的有关危险品及包装检验资格证书人员从事相关的检验工作。

八、各检验检疫机构立即建立和完善危险货物事故预防、应急救援预案，并依法严格执行进出

---

① 《关于明确当前几项进出口工业产品检验监管具体工作的通知》（质检检函〔2013〕271号）规定，出口危险货物包装质量许可不是国家质检总局实施的行政审批项目，不应按行政许可程序对危险货物包装生产企业开展考核、发证工作。

② 即联合国《试验和标准手册》（UN Manual of Tests and Criteria），当前版本为2023年第8修订版。

③ 应为《全球化学品统一分类和标签制度》（Globally Harmonized System of Classification and Labelling of Chemicals，GHS）。

口危险货物安全事故责任追究制度。

九、各检验检疫机构对检验监管过程中，发生的重大事故及时上报总局。

五十六、《关于调整出口危险货物包装生产企业代码的公告》（海关总署公告2019年第15号）

该文件于2019年1月10日发布，原文如下：

为保障出口危险货物的运输安全，加强出口危险货物包装检验监管，现对出口危险货物包装生产企业代码进行调整。有关事项公告如下：

一、出口危险货物包装应带有联合国规定的危险货物包装标记，该标记应包括生产企业代码。海关对出口危险货物包装生产企业实施代码管理，代码应体现生产企业所在区域的直属海关信息。

二、生产企业代码由大写英文字母C（代表“Customs”）和六位阿拉伯数字组成，前两位阿拉伯数字代表企业所在区域的直属海关（直属海关代码表见附件），后四位阿拉伯数字0001—9999代表生产企业。如：C230003中，“23”代表南京海关，“0003”代表南京海关编列的顺序号为0003的关区内企业。

三、本公告发布前已获得代码的企业，在2019年6月30日前可按原代码申请《出入境货物包装性能检验结果单》，但需于6月30日前完成代码的变更工作。2019年7月1日起，海关不再受理原代码的包装性能检验申请。

本公告自发布之日起实施。

特此公告。

附件：直属海关代码表

附件

直属海关代码表

直属海关	代码	直属海关	代码	直属海关	代码
北京海关	01	合肥海关	33	海口海关	64
天津海关	02	福州海关	35	湛江海关	67
石家庄海关	04	厦门海关	37	江门海关	68
太原海关	05	南昌海关	40	南宁海关	72
满洲里海关	06	青岛海关	42	成都海关	79
呼和浩特海关	07	济南海关	43	重庆海关	80
沈阳海关	08	郑州海关	46	贵阳海关	83
大连海关	09	武汉海关	47	昆明海关	86
长春海关	15	长沙海关	49	拉萨海关	88
哈尔滨海关	19	广州海关	51	西安海关	90
上海海关	22	黄埔海关	52	乌鲁木齐海关	94
南京海关	23	深圳海关	53	兰州海关	95
杭州海关	29	拱北海关	57	银川海关	96
宁波海关	31	汕头海关	60	西宁海关	97

五十七、《关于执行〈出口烟花爆竹检验管理办法〉有关问题的通知》（国检检函〔2000〕280号）

该文件于2000年6月2日发布。国家质检总局公告2017年第54号发布为有效规范性文件。原文如下：

为了进一步贯彻落实《国务院办公厅关于加强烟花爆竹生产经营安全监督管理和清理整顿的紧急通知》的精神和《出口烟花爆竹检验管理办法》①（国家出入境检验检疫局令第9号）、《关于进一步加强对出口烟花爆竹检验和对其生产企业管理的紧急通知》（国检发明电〔2001〕10号）的有关规定，现将执行《出口烟花爆竹检验管理办法》的有关问题通知如下：

一、对组合类烟花爆竹的检验管理。

1. 出口组合类烟花爆竹（即不同花色品种的烟花爆竹混装于一个销售包装内）在组合前，每种出口烟花爆竹必须经产地检验检疫机构检验合格并出具《换证凭单》。组合烟花爆竹的企业在出口时，凭《换证凭单》（正本）向口岸检验检疫机构申请核查，经该机构查验核销后，方可放行出口。

2. 各直属局应对从事出口组合烟花爆竹的企业实施登记管理制度（登记细则参照《出口烟花爆竹检验管理办法》附件1②经考核合格的企业，方可从事组合类烟花爆竹的出口。各直属局应给予其专用的登记代码，并报国家局备案。

3. 各有关检验检疫局对盛放出口组合类烟花爆竹的包装容器，应根据其装货出口时的运输方式，按照出口危险货物包装容器检验规程进行性能检验和使用鉴定，经性能检验和使用鉴定均合格，方准许盛装出口组合类烟花爆竹，该包装容器同时应符合《联合国危险货物建议书 规章范本》的要求。

二、对库存出口烟花爆竹的处理。

各地检验检疫机构在2000年6月15日之前，将2000年1月1日新的通关制度实施之前生产的库存出口烟花爆竹进行登记，对在《换证凭单》有效期内的出口烟花爆竹，口岸局凭产地局的《换证凭单》查验放行；超过有效期的或没有《换证凭单》的出口烟花爆竹应由产地局处理。

三、对标识的检查。

各口岸检验检疫机构自2000年7月1日起严格按照《出口烟花爆竹检验管理办法》的有关规定检查出口烟花爆竹运输包装上的标识，凡不符合要求的，一律不予签发《出境货物通关单》。

四、产地使用集装箱装运至口岸直接出口的烟花爆竹的查验。

凡由产地使用集装箱装运至口岸直接出口的烟花爆竹，由产地检验检疫机构负责监装和在集装箱上加施封识，并在《换证凭单》的备注栏上注明集装箱号码和封识序号。口岸检验检疫机构在对其查验时只核查集装箱号码和封识序号。

五、出口烟花爆竹生产企业登记有效期为三年。

六、出口烟花爆竹的检验有效期为一年。

---

① 《出口烟花爆竹检验管理办法》（国家出入境检验检疫局令第9号发布，根据海关总署令第238号修改），详见本书第二章第二节。

② 该附件已被《关于修改〈出口烟花爆竹检验管理办法〉〈进口涂料检验监督管理办法〉附件的公告》（海关总署公告2018年第34号）修改，详见本节。

五十八、《关于修改〈出口烟花爆竹检验管理办法〉〈进口涂料检验监督管理办法〉附件的公告》（海关总署公告2018年第34号）

该文件于2018年5月4日发布，原文如下：

《出口烟花爆竹检验管理办法》①（1999年12月2日国家出入境检验检疫局令第9号公布）、《进口涂料检验监督管理办法》②（2002年4月19日国家质量检验检疫总局令第18号公布）已经《海关总署关于公布〈海关总署关于修改部分规章的决定〉的令》（署令第238号）修改并公布，现就有关事项公告如下：

已登记的出口烟花爆竹生产企业应及时向所在地海关提出申请，于2018年7月1日前完成生产企业登记代码变更。《进口涂料备案书》在有效期内的进口涂料备案申请人应及时向所在地海关提出申请，于2018年7月1日前完成《进口涂料备案书》换发。相关材料见附件。

本公告内容自发布之日起施行。

特此公告。

附件：1.《出口烟花爆竹检验管理办法》附件

2.《进口涂料检验监督管理办法》附件（略）

附件1

《出口烟花爆竹检验管理办法》附件

附件1-1

出口烟花爆竹生产企业登记细则

一、出口烟花爆竹生产企业登记条件

1. 具有工商营业执照和公安机关颁发的生产安全许可证。

2. 具有质量手册或质量管理的有关文件，文件不得缺少如下内容：

（1）组织机构

A. 组织机构图

B. 质量管理图

C. 安全管理图

（2）质量管理

A. 企业质量方针和质量目标

B. 企业质量管理制度

C. 企业技术管理制度

D. 各车间或各工序管理制度

E. 原、辅材料进厂验收制度

F. 各工序检验、成品验收制度

G. 不合格品的控制和纠正措施

---

① 《出口烟花爆竹检验管理办法》（国家出入境检验检疫局令第9号发布，根据海关总署令第238号修改），详见本书第二章第二节。

② 《进口涂料检验监督管理办法》已于2022年3月1日被《关于废止部分规章的决定》（海关总署令第257号）废止。

H. 产品标识和质量信息反馈制度

（3）安全管理

A. 企业安全管理制度

B. 各车间或工序的安全管理制度

C. 生产设备安全使用与维修制度

3. 应当具有完整的生产技术文件

（1）产品工艺流程及工艺卡片

（2）产品图纸

（3）产品化学成份表

（4）产品企业标准及检验规程

4. 应当有经过海关培训考试合格的检验人员，能按照产品图纸，技术标准和工艺文件进行生产过程中检验。

5. 应当具有专用成品仓库。仓库应清洁，有通风防潮、防爆措施，库内产品应分类按品牌堆放，隔地、离墙堆码整齐。

二、申请及审批程序

1. 申请登记的企业应向所在地海关正式提交书面登记申请。并提供有关生产、质量、安全等方面的有关资料。

2. 根据生产企业的申请，各直属海关由2~3人组成登记考核小组，按照本条件规定的内容对申请登记企业进行考核。

3. 对考核合格的企业，由各直属海关授予专用的登记代码，登记代码由海关按《出口烟花爆竹生产企业登记代码标记编写规定》编制。

4. 经考核不合格的企业，整改后可申请复核，经复核仍不合格，半年后才能重新申请。

附件 1-2

出口烟花爆竹生产企业代码标记编写规定

海关登记的出口烟花爆竹生产企业，由各直属海关统一对其进行代码标记编号，规定如下：

代码标记由四部分组成：第一部分由二位阿拉伯数字代表生产企业所处的各直属海关（见各直属海关代码表）；第二部分由字母“F”代表烟花；第三部分由三位阿拉伯数字001~999代表出口烟花爆竹生产企业；第四部分代码标记中符号“/”后的数字表示出口批次和生产年份（一个检验批为一个批次）。如：49F003/005/99中，其中“49”代表长沙海关；“F”代表烟花；“003”代表长沙海关编列的顺序号为3的长沙海关关区的出口烟花爆竹生产企业；005/99表示99年长沙海关关区出口的第5批出口烟花爆竹。

注：代码标记的前6位数字要刷印到运输包装的右上角，批次和生产年份的标记由出口企业填写，字迹要牢固清晰。

各直属海关代码表

直属海关	代码	直属海关	代码	直属海关	代码
北京海关	01	合肥海关	33	海口海关	64
天津海关	02	福州海关	35	湛江海关	67
石家庄海关	04	厦门海关	37	江门海关	68
太原海关	05	南昌海关	40	南宁海关	72
满洲里海关	06	青岛海关	42	成都海关	79
呼和浩特海关	07	济南海关	43	重庆海关	80
沈阳海关	08	郑州海关	46	贵阳海关	83
大连海关	09	武汉海关	47	昆明海关	86
长春海关	15	长沙海关	49	拉萨海关	88
哈尔滨海关	19	广州海关	51	西安海关	90
上海海关	22	黄埔海关	52	乌鲁木齐海关	94
南京海关	23	深圳海关	53	兰州海关	95
杭州海关	29	拱北海关	57	银川海关	96
宁波海关	31	汕头海关	60	西宁海关	97

附件1-3

出口烟花爆竹生产企业声明

(企业名称)______(登记代码为) 生产的 (名称、型号、批号) 产品共______箱出口至______国家，该批产品已按______________标准进行生产并自我检验合格，产品及包装均符合出口要求。

上述内容真实无误，如有虚假，愿承担全部责任。

特此声明。

法定代表人（签字）：

出口企业（盖章）：

年　　月　　日

五十九、《关于对出口打火机、点火枪类商品实施法定检验有关问题的补充通知》（国检检函〔2001〕213号）

该文件于2001年4月9日发布。国家质检总局公告2017年第54号发布为有效规范性文件。原文如下：

国家局和外经贸部、海关总署于2001年3月1日联合下发了《关于对出口打火机、点火枪类商品实施法定检验的通知》（国检检联〔2001〕52号），通知要求自2001年6月1日起对一次性袖珍气体打火机、可充气袖珍气体打火机、台式打火机及其他类型打火机（包括点火枪）实施法定检验。为进一步贯彻执行该通知要求，保证此项工作的顺利开展，现将有关问题补充通知如下：

一、出口打火机、点火枪类商品的检验和监督管理工作以产地检验与口岸查验相结合为原则，采取型式试验和常规检验相结合的方法。

二、各直属检验检疫局对出口打火机、点火枪类商品的生产企业（以下简称企业）实施登记管理制度。企业登记管理的条件与程序按《出口打火机、点火枪类商品生产企业登记细则》（见附件1）办理。经审查合格的企业，由各直属局颁发《出口打火机、点火枪类商品生产企业登记证》，证书有效期为3年，由国家局统一印制（证书样本见附件2）。

各直属检验检疫局将已登记的生产企业名称、登记代码等情况报国家局备案。登记代码和批次按照《出口打火机、点火枪类商品生产企业登记代码和批次编写规定》（见附件3）确定。

三、企业应当按照《联合国危险货物建议书　规章范本》和有关法律、法规的规定进行出口打火机、点火枪类商品的生产、包装、储存。

企业在申请出口打火机、点火枪类商品的检验时，应当提供下列材料：1.《出口打火机、点火枪类商品生产企业自我声明报告》（见附件4）；2.《出口打火机、点火枪类商品生产企业登记证》；3. 出口打火机、点火枪类商品的型式试验报告。

四、出口打火机、点火枪类商品检验应当严格执行国家法律法规规定的标准进行检验，对进口国高于我国法律法规规定标准的，按进口国标准进行检验。对于我国与进口国政府间有危险品检验备忘录或检验协议的，同时要符合备忘录或检验协议的有关要求。

五、打火机、点火枪类商品首次出口时或其结构、原材料、生产工艺发生变化时，须进行打火机全项型式实验，由天津国家局危险品检测中心承担；在全项型式试验合格的基础上由当地检验检疫机构进行常规检验。

六、对于连续出口的相同结构、原材料、生产工艺的打火机、点火枪类商品，全项型式试验周期为3个月；连续3次全项型式试验合格，检验周期延长为6个月。实施6个月检验周期时，如果有一次不合格，型式试验周期恢复为3个月。各检验检疫机构根据型式试验报告进行常规检验。

七、出口打火机、点火枪类商品检验结果有效期为6个月。

八、出口打火机、点火枪类商品上应铸有检验检疫机构颁发的登记代码，其外包装上须印有登记代码和批次，在外包装的明显部位上要贴有检验检疫机构的验讫标志，否则不予放行。

九、各口岸与内地检验检疫机构应当密切配合、共同把关，加强出口打火机、点火枪类商品检验管理和质量情况等信息交流。

各地检验检疫机构每年应当对所辖地区出口打火机、点火枪类商品质量情况进行分析并书面报告国家局，国家局对各检验检疫机构出口打火机、点火枪类商品的检验、管理工作和质量情况进行监督抽查。

附件：1. 出口打火机、点火枪类商品生产企业登记细则
2. 出口打火机、点火枪类商品生产企业登记证（略）
3. 出口打火机、点火枪类商品生产企业登记代码和批次编写规定（略）
4. 出口打火机、点火枪类商品生产企业自我声明

附件1

出口打火机、点火枪类商品生产企业登记细则

一、出口打火机、点火枪类商品生产企业登记条件

1. 具有工商营业执照、税收登记证和公安机关颁发的安全许可证。

2. 具有质量手册或质量管理的有关文件，文件不得缺少如下内容：

（1）组织机构

A. 组织机构图

B. 质量管理图

C. 安全管理图

(2) 质量管理

A. 企业质量方针和质量目标

B. 企业质量管理制度

C. 企业技术管理制度

D. 各车间或各工序管理制度

E. 原、辅材料进厂验收制度

F. 各工序检验、成品验收制度

G. 不合格品的控制和纠正措施

H. 产品标识和质量信息反馈制度

(3) 安全管理

A. 企业安全管理制度

B. 各车间或工序的安全管理制度

C. 生产设备安全使用与维修制度

3. 应当具有完整的生产技术文件

(1) 产品工艺流程及工艺卡片

(2) 产品图纸

(3) 产品企业标准及检验规程

4. 应当具有专用成品仓库。仓库应清洁，有通风防潮、防措施，库内产品应分类按品牌堆放，隔地、离墙，堆码整齐。

二、申请及审批程序

1. 申请登记的企业应向所在地检验检疫机构正式提交书面登记申请。并提供有关生产、质量、安全等方面的有关资料。

2. 根据生产企业的申请，各直属局由2~3人（其中至1人获得国家局出口打火机检验资格）组成登记考核小组，按照本条件规定的内容对申请登记企业进行考核。

3. 对考核合格的企业，由各直属局颁发《出口打火机、点火类商品生产企业登记证》和专用的登记代码，登记代码由检验检疫机构按《出口打火机、点火枪类商品生产企业登记代码标记编写规定》编制。

4. 经考核不合格的企业，整改后可申请复核，经复核仍不合格，半年后才能重新申请。

附件4

出口打火机、点火枪类商品生产企业自我声明

(企业名称) ____ (登记代码) 生产的 (名称、型号、批号) ____ 产品共____箱出口至____国家，该批产品已按____________标准进行生产并自我检验合格，产品及包装均符合出口要求。

上述内容真实无误，如有虚假，愿承担全部责任。

特此声明。

法定代表人（签字）：

出口企业（盖章）：

年　月　日

六十、《关于全面禁止进口固体废物有关事项的公告》（生态环境部、商务部、国家发展和改革委员会、海关总署公告2020年第53号）

该文件于2020年11月24日发布，原文如下：

《中华人民共和国固体废物污染环境防治法》已于2020年4月29日，由第十三届全国人民代表大会常务委员会第十七次会议修订通过，自2020年9月1日起施行。为贯彻落实《中华人民共和国固体废物污染环境防治法》有关固体废物进口管理的修订内容，做好相关衔接工作，现将有关事项公告如下。

一、禁止以任何方式进口固体废物。禁止我国境外的固体废物进境倾倒、堆放、处置。

二、生态环境部停止受理和审批限制进口类可用作原料的固体废物进口许可证的申请；2020年已发放的限制进口类可用作原料的固体废物进口许可证，应当在证书载明的2020年有效期内使用，逾期自行失效。

三、海关特殊监管区域和保税监管场所（包括保税区、综合保税区等海关特殊监管区域和保税物流中心（A/B型）、保税仓库等保税监管场所）内单位产生的未复运出境的固体废物，按照国内固体废物相关规定进行管理。需出区进行贮存、利用或者处置的，应向所在地海关特殊监管区域和保税监管场所地方政府行政管理部门办理相关手续，海关不再验核相关批件。

四、海关特殊监管区域和保税监管场所外开展保税维修和再制造业务单位生产作业过程中产生的未复运出境的固体废物，参照第三款规定执行。

本公告自2021年1月1日起施行。原环境保护部、海关总署、原质检总局办公厅《关于加强固体废物进口管理和执法信息共享的通知》（环办〔2011〕141号），原环境保护部、发展改革委、商务部、海关总署、原质检总局2015年第69号公告，原环境保护部、商务部、发展改革委、海关总署、原质检总局2017年第39号公告，生态环境部、商务部、发展改革委、海关总署2018年第6号公告，生态环境部、商务部、发展改革委、海关总署2018年第68号公告同时废止。

特此公告。

六十一、《关于调整防疫物资出口质量监管措施的公告》（商务部、海关总署、国家市场监督管理总局、国家药监局公告2023年第32号）

该文件于2023年8月18日发布，原文如下：

当前，新冠疫情全球卫生紧急状态结束，我国疫情防控进入常态化管理阶段。为适应新形势要求，现就非医用口罩、新型冠状病毒检测试剂、医用口罩、医用防护服、呼吸机、红外体温计等六大类防疫物资产品出口质量监管措施作出如下调整：

自本公告发布之日起，商务部停止确认取得国外标准认证或注册的防疫物资生产企业清单工作，市场监管总局停止提供国内市场查处的非医用口罩质量不合格产品和企业清单工作。海关不再以上述清单作为相关产品出口验放的依据。相关出口企业无需再申请进入“取得国外标准认证或注册的医疗物资生产企业清单”或“取得国外标准认证或注册的非医用口罩生产企业清单”，报关时无需再提供“出口方和进口方共同声明”或“出口医疗物资声明”。

自本公告发布之日起，商务部、海关总署、国家药监局2020年第5号公告（《关于有序开展防疫物资出口的公告》）及商务部、海关总署、市场监管总局2020年第12号公告（《关于进一步加强防疫物资出口质量监管的公告》）同时废止。有关防疫物资出口企业要确保产品质量安全、符合相关标准要求，自觉维护中国产品国际声誉。

第二节｜有效的检验检疫文件清单

本节以《关于公布继续有效规范性文件和废止部分规范性文件的公告》（国家质检总局公告2017年第54号）为基础，梳理出涉及检验检疫工作的文件：

一是有效公告类文件，包含2017—2018年国家质检总局发布的与检验检疫工作相关的有效公告，详细见《海关检验检疫业务实务手册——国境卫生检疫篇》第十三章第二节；

二是其他有效文件（截至2016年12月底），详见《海关检验检疫业务实务手册——国境卫生检疫篇》第十三章第三节。

同时，梳理了2018年后海关总署发布的与检验检疫工作相关的有效公告清单，详见《海关检验检疫业务实务手册——国境卫生检疫篇》第十三章第五节。

第三节｜已废止的检验检疫文件清单

本节收集了国家质检总局以公告形式宣布废止的文件清单，清单列明了废止文件的公告，以及该文件在公告清单中的序号，以便核对，详见《海关检验检疫业务实务手册——国境卫生检疫篇》第十三章第四节。

收集了海关总署以公告形式宣布废止或修改的检验检疫文件清单，详见《海关检验检疫业务实务手册——国境卫生检疫篇》第十三章第六节。

收集了虽未经宣布废止但因后续文件变更或业务调整，实际已失效的检验检疫文件清单，详见《海关检验检疫业务实务手册——国境卫生检疫篇》第十三章第七节。

上述清单按照被废止文件发文时间排序，读者可以用来检索文件的有效性。

商品检验相关资质管理

导读：

本部分对商品检验相关政策中进出口货物及行政相对人的资质管理要求进行梳理，目前涉及资质管理要求的措施主要是进口棉花境外供货企业登记、海关进出口商品检验采信机构目录管理、进口可用作原料的固体废物装运前检验机构备案三项，其中根据2020年11月24日发布的《关于全面禁止进口固体废物有关事项的公告》（生态环境部、商务部、国家发展和改革委员会、海关总署联合公告2020年第53号）的有关精神，自2021年1月1日起停止进口可用作原料的固体废物装运前检验机构备案工作，本章不做介绍。本章重点介绍进口棉花境外供货企业登记。此外，根据海关总署于2022年3月1日发布的第257号令，废止了《进口涂料检验监督管理办法》，自2022年3月1日起海关不再对进口涂料实行登记备案和专项检测制度。

第四章｜境外主体备案事项

第一节｜进口棉花境外供货企业登记

一、事项名称

进口棉花境外供货企业登记。

二、事项类型

其他行政权力。

三、设定及实施依据

《进口棉花检验监督管理办法》（国家质检总局令第151号发布，根据海关总署令第238号、第240号修改）。

第四条 国家对进口棉花的境外供货企业（以下简称境外供货企业）实施质量信用管理，对境外供货企业可以实施登记管理。

第六条 为了便利通关，境外供货企业按照自愿原则向海关总署申请登记。

四、实施机构

海关总署商品检验司。

五、法定办结时限

自受理之日起3个月内完成评审。

六、承诺办结时限

自受理之日起3个月内完成评审。

七、结果名称

进口棉花境外供货企业登记证书编号/进口棉花境外供货企业不予登记通知书。

八、结果样本

C+3位国别/地区代码+2位年份+4位流水号/进口棉花境外供货企业不予登记通知书。

九、收费标准

不收费。

十、收费依据

无。

十一、申请条件

1. 具有所在国家或者地区合法经营资质。
2. 具有固定经营场所。
3. 具有稳定供货来源，并有相应质量控制体系。
4. 熟悉中国进口棉花检验相关规定。

十二、申请材料

1. 进口棉花境外供货企业登记申请表（见本章附件 1）原件 1 份。
2. 合法商业经营资质证明文件的公证件原件 1 份。
3. 组织机构图及经营场所平面图原件 1 份。
4. 质量控制体系的相关材料原件 1 份。
5. 质量承诺书原件 1 份。

十三、办理流程

1. 申请：申请人向海关总署提交申请材料。

2. 海关总署受理：海关总署对申请人提交的书面申请材料是否齐全进行审查。如果申请人缺少相关资料需一次性告知申请人，要求其补充材料。

3. 海关总署审核、决定：海关总署对受理的申请材料组织书面评审，必要时开展现场评审。经审核合格的，对外公告企业名单；经审核不合格的，不予登记，并书面告知境外供货企业。

“进口棉花境外供货企业登记”海关政务服务事项办事指南详见图 4-1。

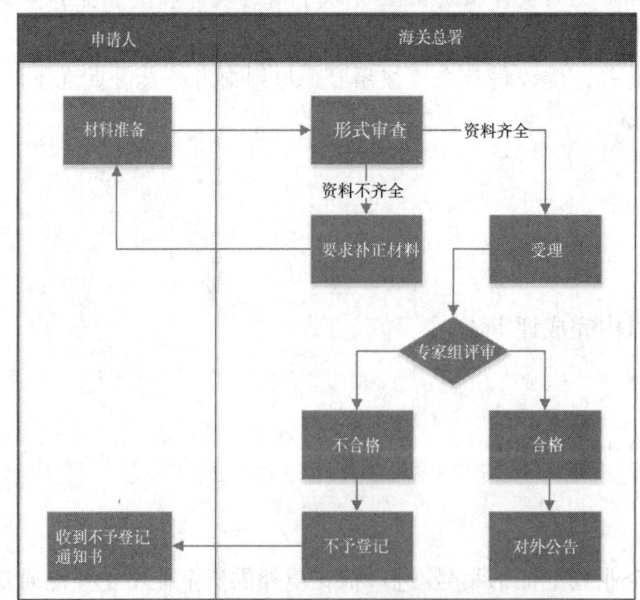

图 4-1 “进口棉花境外供货企业登记”海关政务服务事项办事指南

十四、办理形式

邮寄或网上办理。

十五、到办理现场次数

0 次。

十六、审查标准

申请材料填写准确、完整、真实、有效。

十七、通办范围

境外棉花供货企业。

十八、预约办理

否。

十九、网上支付

否。

二十、物流快递

支持物流快递。

二十一、办理地点

1. 邮寄办理：010-82023324，海关总署商品检验司，北京市东城区建国门内大街 6 号。
2. 网上办理：通过互联网登录“互联网+海关”一体化网上办事平台（https://online.customs.gov.cn），进入“企业管理和稽查”板块办理。

二十二、办理时间

1. 企业申请时间：24 小时。
2. 海关总署审核办理时间：周一至周五 8:00—17:00（国家法定节假日、休息日等除外）。

二十三、咨询电话

12360 海关服务热线。

二十四、监督电话

12360 海关服务热线。

附件 1

进口棉花境外供货企业登记申请表

□初次申请　　□换证复查

□登记变更　　□重新申请

申请号______

企业名称______

企业国别/地区______

联系人______

联系电话______

委托代理人______

联系电话______

中华人民共和国海关总署　制

<table>
<tr><td>企业名称</td><td colspan="4"></td></tr>
<tr><td>办公地址</td><td colspan="4"></td></tr>
<tr><td>法定代表人</td><td></td><td>邮编</td><td colspan="2"></td></tr>
<tr><td>电话</td><td></td><td>传真</td><td colspan="2"></td></tr>
<tr><td>电子邮件</td><td colspan="4"></td></tr>
<tr><td>原登记证书编号</td><td></td><td>原登记证书有效截止日期</td><td colspan="2"></td></tr>
<tr><td>登记变更内容</td><td colspan="4"></td></tr>
<tr><td rowspan="3">企业合法商业
经营资质证明</td><td>发证机关</td><td colspan="3"></td></tr>
<tr><td>注册号</td><td colspan="3"></td></tr>
<tr><td>有效日期</td><td colspan="3"></td></tr>
<tr><td>企业类型</td><td colspan="4">□贸易　　□贸易+加工</td></tr>
<tr><td rowspan="6">企业主要部门情况</td><td>部门名称</td><td>部门职责</td><td colspan="2">从业人数</td></tr>
<tr><td></td><td></td><td colspan="2"></td></tr>
<tr><td></td><td></td><td colspan="2"></td></tr>
<tr><td></td><td></td><td colspan="2"></td></tr>
<tr><td></td><td></td><td colspan="2"></td></tr>
<tr><td></td><td></td><td colspan="2"></td></tr>
<tr><td>从事出口棉花经营年份</td><td></td><td>首次向中国出口棉花日期</td><td colspan="2"></td></tr>
<tr><td rowspan="2">经营状况</td><td colspan="2">上年度棉花经营量（吨）</td><td colspan="2"></td></tr>
<tr><td colspan="2">上年度棉花出口中国量（吨）</td><td colspan="2"></td></tr>
</table>

续表

<table>
<tr><td rowspan="6">主要供货来源</td><td>产地</td><td>来源方式</td><td>质量控制方式</td></tr>
<tr><td></td><td>□收购　□生产加工</td><td>□自检　□委托检验</td></tr>
<tr><td></td><td>□收购　□生产加工</td><td>□自检　□委托检验</td></tr>
<tr><td></td><td>□收购　□生产加工</td><td>□自检　□委托检验</td></tr>
<tr><td></td><td>□收购　□生产加工</td><td>□自检　□委托检验</td></tr>
<tr><td></td><td>□收购　□生产加工</td><td>□自检　□委托检验</td></tr>
<tr><td colspan="2">其他需要说明情况</td><td colspan="2"></td></tr>
<tr><td colspan="2">随附资料清单</td><td colspan="2"></td></tr>
<tr><td>企业声明</td><td colspan="3">本企业在此声明，向中华人民共和国海关总署申请进口棉花境外供货企业登记，熟悉掌握并遵守中华人民共和国出入境检验检疫法律法规及相关规定，提供的申请资料真实准确；愿接受中华人民共和国海关总署及其授权的机构对本企业的评审、验证、检查、监督管理。

法定代表人签名：
（企业印章）
年　月　日</td></tr>
</table>

第二节｜海关进出口商品检验采信机构目录管理

一、事项名称

海关进出口商品检验采信机构目录。

二、事项类型

其他行政权力。

三、设定及实施依据

1.《中华人民共和国海关进出口商品检验采信管理办法》（海关总署令第259号）

2.《关于进口服装采信要求的公告》（海关总署公告2022年第120号）附件3：“海关进出口商品检验采信机构目录管理”事项服务指南。

3.《关于进口水泥采信要求的公告》（海关总署公告2023年第21号）附件2：“海关进出口商品检验采信机构目录管理”事项服务指南。

4.《关于进口原油采信要求的公告》（海关总署公告2023年第193号）附件2：“海关进出口商品检验采信机构目录管理”事项服务指南。

四、实施机构

海关总署商品检验司。

五、法定办结时限

无。

六、承诺办结时限

无。

七、结果名称

《海关进（出）口××商品检验采信机构目录》。

八、结果样本

略。

九、收费标准

不收费。

十、收费依据

无。

十一、申请条件

国内外依法成立的检验机构均可申请纳入海关进出口商品检验采信机构目录管理。

无限制，可多次申请。

十二、申请材料

申请机构按照采信系统提示在线填写相关信息。

申请机构填写“采信机构申请表”（以下简称“申请表”，详见第三章第一节），上传扫描件，并在线提交相关材料：

（一）检验机构法人信息和投资方信息

填写“申请表”第1~7项内容。对于有品牌商、制造商等利益相关方投资的检验机构，应在7（2）项中逐一填写投资方信息和投资占比。上传申请机构在所在国家（地区）的合法经营资质证明，如营业执照等。

（二）相关资质认定或者认可证书

填写“申请表”第8项并按采信系统提示上传资质认定或者认可证书。

1. 境内检验机构资质材料

在中华人民共和国境内注册的检验机构，应当取得检验检测机构资质认定（CMA）等国内相应资质认定，或者获得中国合格评定国家认可委员会（CNAS）实施的ISO/IEC 17025和ISO/IEC 17020体系认可。

2. 境外检验机构资质材料

在中华人民共和国境外注册的检验机构，应当获得由国际实验室认可合作组织互认协议（ILAC-MRA）签约认可机构实施的ISO/IEC 17025和ISO/IEC 17020体系认可。

具体资质要求以相关采信商品的采信要求公告为准。

（三）声明技术能力范围

申请机构应当在采信系统中提交技术能力范围，填写其申请的采信商品及对应的已获认定/认可的检验方法、检验标准，逐一填写相应资质认定/认可证书能力附件中对应项号。根据“申请表”第10项的要求，上传与所申请的技术能力范围相关的资质证明材料。

（四）从事检验活动的独立性声明以及相关证明材料

填写“申请表”第7项声明内容。根据采信系统提示上传独立性证明材料，应包括申请机构确保其检验过程及结果不受来自品牌商、制造商或其他涉及进出口商品检验活动的利益相关方的不当影响的内部控制文件。

（五）近三年在国内外无与检验相关的违法记录的声明

根据采信系统提示上传相关声明。

（六）商品检验报告的报告签发人名单

根据“申请表”第10项要求，在采信系统上传申请签发采信商品检验报告的报告签发人名单及手签签名，报告签发人须为经认定/认可机构授权的具备采信要求的技术能力的授权签字人，在采信系统中上传相关证明页。

注：申请提交语言，除必须使用非中文版本的材料以外，所有申请材料应当用中文书写。非中文版本应随附经公证的中文译本。

十三、办理流程

（一）申请

申请列入海关进出口商品采信机构目录的检验机构（以下简称“申请机构”），应通过中国国际贸易“单一窗口”（https：//www. singlewindow. cn）进入进出口商品检验采信管理系统（以下简称“采信系统”），向海关总署提出申请。

（二）受理

海关总署对申请机构提交的申请材料进行完整性审查。如果申请机构收到采信系统反馈的补正材料通知，应按要求补正材料。

（三）评估审查

海关总署组织专家对申请材料进行评估审查，并出具专家评估意见。评估审查方式包括书面审查、现场检查等。

（四）核准

海关总署根据专家评估意见，审核决定是否同意申请机构纳入采信机构目录。

（五）反馈

海关总署通过采信系统反馈审核结果。通过审核的申请机构，将被列入《海关进（出）口××商品检验采信机构目录》并在海关总署网站公布。

十四、办理形式

网上办理。

十五、到办理现场次数

0次。

十六、审查标准

申请机构提交的材料应真实、完整、准确。

十七、通办范围

略。

十八、预约办理

否。

十九、网上支付

否。

二十、物流快递

无。

二十一、办理地点

申请提交路径：中国国际贸易“单一窗口”（https：//www. singlewindow. cn）—业务应用—标准版应用—检验检疫—进出口商品检验采信。

二十二、办理时间

1. 企业申请时间：24 小时。
2. 海关总署审核办理时间：周一至周五 8：00—17：00（国家法定节假日、休息日等除外）。

二十三、咨询电话

12360 海关服务热线。

二十四、监督电话

12360 海关服务热线。

商品检验申报业务管理

导读：

本部分对进出口货物报关过程中需要实施商品检验的申报管理要求进行梳理和介绍，使读者全面了解海关对需要实施商品检验的不同货物在申报环节的注意事项，包括产品范围、文件依据、管理要求等，并对审核报关单及随附单证所应关注的要点进行了梳理。

第五章｜进口商品检验申报及管理

第一节｜入境验证产品

一、产品范围

为保护国家安全、防止欺诈行为、保护人体健康或者安全、保护动植物生命或者健康、保护环境，国家规定的相关产品必须经过认证，即“中国强制性产品认证”（China Compulsory Certification，CCC）。国家对必须经过认证的产品，统一产品目录，统一技术规范的强制性要求、标准和合格评定程序，统一标志。列入目录的产品，必须经过认证并标注认证标志后，方可出厂、销售、进口或者在其他经营活动中使用。

目前，实施强制性产品认证的产品目录由《市场监管总局关于发布强制性产品认证目录描述与界定表的公告》（国家市场监督管理总局公告 2023 年第 36 号），以及《关于对商用燃气燃烧器具等产品实施强制性产品认证管理的公告》（国家市场监督管理总局公告 2024 年第 9 号）、《关于对电动自行车用锂离子蓄电池、电动自行车用充电器实施强制性产品认证管理的公告》（国家市场监督管理总局公告 2024 年第 26 号）、《关于对燃气用具连接用软管等产品实施强制性产品认证管理的公告》（国家市场监督管理总局公告 2024 年第 28 号）和《关于对电动汽车供电设备实施强制性产品认证管理的公告》（国家市场监督管理总局公告 2024 年第 50 号）发布。该目录共涉及 17 个产品大类、106 种产品，具体类别及对应的实施规则详见表 5-1。

表 5-1　《强制性产品认证目录》产品类别及实施规则汇总表

产品大类	产品种类及代码	产品规则名称
一、电线电缆（3 种）	1. 电线组件（0101）	CNCA-C02-01：2014 强制性产品认证实施规则　电路开关及保护或连接用电器装置（电器附件）
	2. 额定电压 450/750V 及以下橡皮绝缘电线电缆（0104）[☆☆额定电压 450/750V 及以下橡皮绝缘阻燃电线电缆（0104）]	CNCA-C01-01：2024 强制性产品认证实施规则　电线电缆
	3. 额定电压 450/750V 及以下聚氯乙烯绝缘电线电缆（0105）[☆☆额定电压 450/750V 及以下聚氯乙烯绝缘阻燃电线电缆（0105）]	

表5-1 续1

产品大类	产品种类及代码	产品规则名称
二、电路开关及保护或连接用电器装置（5种）	4. 插头插座（0201）	CNCA-C02-01：2014 强制性产品认证实施规则 电路开关及保护或连接用电器装置（电器附件）
	5. 家用和类似用途固定式电气装置的开关（0202）	
	6. 器具耦合器（0204）	
	7. 家用和类似用途固定式电气装置电器附件外壳（0206）	
	＊＊8. 熔断体（0205、0207）	CNCA-00C-008：2019 强制性产品认证实施规则 自我声明
三、低压电器（2种）	＊＊9. 低压成套开关设备（0301）	CNCA-00C-008：2019 强制性产品认证实施规则 自我声明
	10. 低压元器件（0302、0303、0304、0305、0306、0307、0308、0309）	CNCA-C03-02：2024 强制性产品认证实施规则 低压电器 低压元器件
四、小功率电动机（1种）	＊＊11. 小功率电动机（0401）	CNCA-00C-008：2019 强制性产品认证实施规则 自我声明
五、电动工具（3种）	＊12. 电钻（0501）	CNCA-00C-008：2019 强制性产品认证实施规则 自我声明
	＊13. 电动砂轮机（0503）	
	＊14. 电锤（0506）	
六、电焊机（4种）	＊15. 直流弧焊机（0603）	CNCA-00C-008：2019 强制性产品认证实施规则 自我声明
	＊16. TIG 弧焊机（0604）	
	＊17. MIG/MAG 弧焊机（0605）	
	＊18. 等离子弧切割机（0607）	
七、家用和类似用途设备（20种）	19. 家用电冰箱和食品冷冻箱（0701）	CNCA-C07-01：2024 强制性产品认证实施规则 家用和类似用途设备
	20. 电风扇（0702）	
	21. 空调器（0703）	
	＊＊22. 电动机-压缩机（0704）	CNCA-00C-008：2019 强制性产品认证实施规则 自我声明
	23. 家用电动洗衣机（0705）	
	24. 电热水器（0706）	CNCA-C07-01：2024 强制性产品认证实施规则 家用和类似用途设备
	25. 室内加热器（0707）	
	26. 真空吸尘器（0708）	
	27. 皮肤和毛发护理器具（0709）	
	28. 电熨斗（0710）	
	29. 电磁灶（0711）	
	30. 电烤箱（便携式烤架、面包片烘烤器及类似烹调器具）（0712）	
	31. 电动食品加工器具［食品加工机（厨房机械）］（0713）	
	32. 微波炉（0714）	
	33. 电灶、灶台、烤炉和类似器具（驻立式电烤箱、固定式烤架及类似烹调器具）（0715）	
	34. 吸油烟机（0716）	
	35. 液体加热器和冷热饮水机（0717）	
	36. 电饭锅（0718）	
	37. 电热毯、电热垫及类似柔性发热器具（0719）	
	☆☆38. 电子坐便器（0720）	

表5-1　续2

产品大类	产品种类及代码	产品规则名称
八、电子产品及安全附件（13种）	39. 各种成像方式的彩色电视接收机、电视机顶盒（0808）	CNCA-C09-01：2023强制性产品认证实施规则　电子产品及安全附件
	40. 微型计算机（0901）	
	41. 便携式计算机（0902）	
	42. 与计算机连用的显示设备（0903）	
	43. 与计算机相连的打印设备（0904）	
	44. 多用途打印复印机（0905）	
	45. 扫描仪（0906）	
	46. 服务器（0911）	
	47. 传真机（1602）	
	48. 移动用户终端（1606）	
	49. 电源（0807、0907）	
	50. 移动电源（0914）	
	51. 锂离子电池和电池组（0915）	
九、照明电器（2种）	52. 灯具（1001）	NCA-C10-01：2014强制性产品认证实施规则　照明电器
	53. 镇流器（1002）	
十、车辆及安全附件（15种）	54. 汽车（1101）	CNCA-C11-01：2020强制性产品认证实施规则　汽车
	55. 摩托车（1102）	CNCA-C11-02：2021强制性产品认证实施规则　摩托车
	56. 电动自行车（1119）	CNCA-C11-16：2023强制性产品认证实施规则　电动自行车
	57. 机动车辆轮胎（1201、1202）	CNCA-C12-01：2024强制性产品认证实施规则　机动车辆轮胎
	58. 摩托车乘员头盔（1105） ☆电动自行车乘员头盔（1105）	CNCA-C11-15：2024强制性产品认证实施规则　摩托车、电动自行车乘员头盔
	59. 汽车用制动器衬片（1120）	CNCA-C11-20：2020强制性产品认证实施规则　汽车用制动器衬片
	☆☆☆☆60. 电动自行车用锂离子蓄电池（1121）	CNCA-C11-21：2024强制性产品认证实施规则 电动自行车用锂离子蓄电池
	☆☆☆☆61. 电动自行车用充电器（1122）	CNCA-C11-22：2024强制性产品认证实施规则 电动自行车用充电器
	**62. 汽车安全玻璃（1301）	CNCA-00C-008：2019强制性产品认证实施规则　自我声明
	**63. 汽车安全带（1104）	
	**64. 机动车外部照明及光信号装置（1109、1116）	
	**65. 机动车辆间接视野装置（1110、1115）	
	**66. 汽车座椅及座椅头枕（1114）	
	**67. 汽车行驶记录仪（1117）	
	**68. 车身反光标识（1118）	

表5-1　续3

产品大类	产品种类及代码	产品规则名称
十一、农机产品（2种）	69. 植物保护机械（1401）	CNCA-C14-01：2014 强制性产品认证实施规则　农机产品
	70. 轮式拖拉机（1402）	
十二、消防产品（3种）	71. 火灾报警产品（1801） ☆☆可燃气体探测报警产品（1801）	CNCA-C18-01：2024 强制性产品认证实施规则　火灾报警产品
	72. 灭火器（1810）	CNCA-C18-02：2024 强制性产品认证实施规则　灭火器
	73. 避难逃生产品（1815）	CNCA-C18-03：2024 强制性产品认证实施规则　避难逃生产品
十三、建材产品（4种）	74. 溶剂型木器涂料（2101）	CNCA-C21-01：2024 强制性产品认证实施规则　装饰装修产品
	☆☆75. 水性内墙涂料（2104）	
	76. 瓷质砖（2102）	
	77. 建筑安全玻璃（1302）	CNCA-C13-01：2014 强制性产品认证实施规则　安全玻璃
十四、儿童用品（3种）	78. 童车类产品（2201）	CNCA-C22-01：2020 强制性产品认证实施规则　童车类产品
	79. 玩具（2202）	CNCA-C22-02：2020 强制性产品认证实施规则 玩具
	80. 机动车儿童乘员用约束系统（2207）	CNCA-C22-03：2014 强制性产品认证实施规则　机动车儿童乘员用约束系统
十五、防爆电气（18种）	81. 防爆电机（2301）	CNCA-C23-01：2024 强制性产品认证实施规则　防爆电气
	82. 防爆电泵（2302）	
	83. 防爆配电装置类产品（2303）	
	84. 防爆开关、控制及保护产品（2304）	
	85. 防爆起动器类产品（2305）	
	86. 防爆变压器类产品（2306）	
	87. 防爆电动执行机构、电磁阀类产品（2307）	
	88. 防爆插接装置（2308）	
	89. 防爆监控产品（2309）	
	90. 防爆通讯、信号装置（2310）	
	91. 防爆空调、通风设备（2311）	
	92. 防爆电加热产品（2312）	
	93. 防爆附件、Ex 元件（2313）	
	94. 防爆仪器仪表类产品（2314）	
	95. 防爆传感器（2315）	
	96. 安全栅类产品（2316）	
	97. 防爆仪表箱类产品（2317）	
	☆98. 防爆灯具及控制装置（2318）	

表5-1　续4

产品大类	产品种类及代码	产品规则名称
十六、燃气燃烧器具及安全附件（6种）	99. 家用燃气灶具（2401）	CNCA-C24-01：2024强制性产品认证实施规则　燃气燃烧器具
	100. 家用燃气快速热水器（2402）	
	101. 燃气采暖热水炉（2403）	
	☆☆102. 商用燃气燃烧器具（2404）	
	☆☆☆103. 燃气用具连接用软管（2405）	CNCA-C24-02：2024强制性产品认证实施规则　燃气燃烧器具安全附件
	☆☆☆104. 燃气紧急切断阀（2406）	
十七、电动汽车供电设备（2种）	☆☆☆☆☆105. 电动汽车交流供电设备（2501）	CNCA-C25-01：2024强制性产品认证实施规则　电动汽车供电设备
	☆☆☆☆☆106. 电动汽车直流供电设备（2502）	

注：

＊所标记产品为实施自我声明程序A（自选实验室型式试验+自我声明）的产品（7种）；

＊＊所标记产品为实施自我声明程序B（指定实验室型式试验+自我声明）的产品（11种）；

☆所标记产品，自2025年5月1日起，应当经过CCC认证并标注CCC认证标志后，方可出厂、销售、进口或者在其他经营活动中使用；

☆☆所标记产品，自2025年7月1日起，应当经过CCC认证并标注CCC认证标志后，方可出厂、销售、进口或者在其他经营活动中使用；

☆☆☆所标记产品，自2025年10月1日起，应当经过CCC认证并标注CCC认证标志后，方可出厂、销售、进口或者在其他经营活动中使用；

☆☆☆☆所标记产品，自2025年11月1日起，应当经过CCC认证并标注CCC认证标志后，方可出厂、销售、进口或者在其他经营活动中使用；

☆☆☆☆☆所标记产品，自2026年8月1日起，应当经过CCC认证并标注CCC认证标志后，方可出厂、销售、进口或者在其他经营活动中使用。

二、文件依据

1.《进口许可制度民用商品入境验证管理办法》（国家质检总局令第6号发布，根据海关总署令第238号修改）。

2.《关于印发〈进口许可制度民用商品入境验证工作程序〉的通知》（国质检检〔2002〕48号）。

3.《关于对强制性产品认证目录中实施法定检验的进口许可制度民用商品入境验证管理工作有关要求的通知》（国质检检函〔2003〕832号）。

4.《关于免予办理强制性产品认证工作有关安排的公告》（国家市场监督管理总局、海关总署公告2019年第13号）。

5.《市场监管总局关于发布强制性产品认证目录描述与界定表的公告》（国家市场监督管理总局公告2023年第36号）。

三、管理要求

（一）强制性产品认证

列入《强制性产品认证目录》的产品，必须获得国家认监委指定的认证机构颁发的认证证书（以下简称“强制性产品认证证书”）。其中，适用强制性产品认证自我声明评价方式的产品，在“自我声明符合性信息报送系统”生成“强制性认证产品符合性自我声明”后，视同获得“强制性产品认证证书”。在认证有效期内，符合认证要求的产品，方可使用CCC标志。

列入《强制性产品认证目录》的产品，必须经认证合格、加施 CCC 标志后，方可出厂、进口、销售和在经营活动中使用。

（二）无须办理 CCC 强制性认证情形

根据《强制性产品认证管理规定》（国家质检总局令第 117 号公布，根据国家市场监督管理总局令第 61 号修订），列入目录的进境物品符合下列情形之一的，入境时无须办理强制性产品认证：

1. 外国驻华使馆、领事馆或者国际组织驻华机构及其外交人员的自用物品；
2. 香港、澳门特别行政区政府驻内地官方机构及其工作人员的自用物品；
3. 入境人员随身从境外带入境内的自用物品；
4. 外国政府援助、赠送的物品；
5. 其他依法无须办理强制性产品认证的情形。

无须办理强制性产品认证的，无须申请“强制性产品认证证书”，也无须加施中国强制性产品认证标志。

（三）免予办理 CCC 强制性认证情形

根据《强制性产品认证管理规定》（国家质检总局令第 117 号公布，根据国家市场监督管理总局令第 61 号修订），有下列情形之一的，列入目录产品的生产者、进口商、销售商或者其代理人可以向所在地市场监督管理部门提出免予办理强制性产品认证申请，提交相关证明材料、责任担保书、产品符合性声明（包括型式试验报告）等资料，并根据需要进行产品检测，经批准取得《免予办理强制性产品认证证明》后，方可进口，并按照申报用途使用：

1. 为科研、测试所需的产品；
2. 为考核技术引进生产线所需的零部件；
3. 直接为最终用户维修目的所需的产品；
4. 工厂生产线/成套生产线配套所需的设备/部件（不包含办公用品）；
5. 仅用于商业展示，但不销售的产品；
6. 暂时进口后需退运出关的产品（含展览品）；
7. 以整机全数出口为目的而用一般贸易方式进口的零部件；
8. 以整机全数出口为目的而用进料或者来料加工方式进口的零部件；
9. 其他因特殊用途免予办理强制性产品认证的情形。

四、申报审单要点

1. 产品列入《强制性产品认证目录》且持有“强制性产品认证证书”或“强制性认证产品符合性自我声明”。

货物属性字段选择“11-3C 目录内”。

产品资质栏目选择“411-强制性产品认证（CCC 认证）证书”，填写许可证编号等信息。

2. 产品列入《强制性产品认证目录》且属于无须强制性认证范围的情形。

货物属性字段选择“13-无须办理 3C 认证”。

3. 产品列入《强制性产品认证目录》且持有“免予办理强制性产品认证证明”。

货物属性字段选择“11-3C 目录内”。

产品资质栏目选择“410-免予办理强制性产品认证证明”，填写许可证编号等信息。

4. 产品列入《强制性产品认证目录》且属于无须提供强制性认证文件的情形。

货物属性字段选择“13-无须办理 3C 认证”。

5. 检验检疫类别包括强制性产品认证验证，但不属于强制性产品认证范围的产品。

货物属性字段选择“12-3C 目录外”。

第二节｜成套设备与旧机电产品

一、产品范围

成套设备，是指完整的生产线、成套装置设施（含工程项目和技术改造项目中的成套装置设施和与国产设备配套组成的成套设备中的进口关键设备）。成套设备属于机电产品的范围，无对应的商品编码范围。机动车辆、医疗器械等产品不属于成套设备，随成套设备进口的化学品（如油漆涂料、润滑剂、清洗剂等）也不属于成套设备。

机电产品（含旧机电产品），是指机械设备、电气设备、交通运输工具、电子产品、电器产品、仪器仪表、金属制品等及其零部件、元器件。

旧机电产品，是指具有下列情形之一的机电产品：

1. 已经使用（不含使用前测试、调试的设备），仍具备基本功能和一定使用价值的。
2. 未经使用，但超过质量保证期（非保修期）的。
3. 未经使用，但存放时间过长，部件产生明显有形损耗的。
4. 新旧部件混装的。
5. 经过翻新的。

二、文件依据

1.《进口旧机电产品检验监督管理办法》（国家质检总局令第171号发布，根据国家质检总局令第187号，海关总署令第238号、第240号、第243号修改）。

2.《进口成套设备检验和监督管理实施细则》（国检监〔1993〕38号）。

3.《关于调整进口旧机电产品检验监管的公告》（国家质检总局公告2014年第145号）。

4.《关于旧机电产品进口管理有关问题的公告》（国家质检总局、商务部、海关总署公告2015第76号）。

5.《关于公布禁止进口的旧机电产品目录调整有关事项的公告》（商务部、海关总署公告2018年第106号）。

三、管理要求

（一）成套设备

成套设备如属于旧机电产品（或含有旧机电组件/零件）的，还应同时满足旧机电产品相关要求。

1. 装运前预检验、监造或者监装要求

《进出口商品检验法实施条例》规定，对属于法定检验范围内的关系国计民生、价值较高、技术复杂的以及其他重要的进口商品和大型成套设备，应当按照对外贸易合同约定监造、装运前检验或者监装。收货人保留到货后最终检验和索赔的权利。

出入境检验检疫机构可以根据需要派出检验人员参加或者组织实施监造、装运前检验或者监装。

2. 设备组件的要求

（1）强制性认证产品要求。

新成套设备中列入《强制性产品认证目录》① 的组件/零件，按照“工厂生产线/成套生产线配套所需的设备/零部件（不含办公用品）”的情形办理免予办理“强制性产品认证证明”后，方可进口，并按照申报用途使用。

（2）特种设备要求。

成套设备如属于特种设备（或含有属于特种设备的组件/零件）的，在申报时应提供对应的“特种设备制造许可证”或“特种设备型式试验证书”。

（二）旧机电产品

商品编号列入《实施检验监管的进口旧机电产品目录》② 的旧机电产品需实施检验监管。

1. 禁止进口

列入“检验监管措施清单”管理措施表1③ 的旧机电产品，禁止进口。但属于以下情形的除外。

（1）国家特殊需要的。

（2）在符合环境保护、安全生产的条件下，可以进境维修（含再制造）并复出境的（需商务部门批准）。

（3）我国驻外机构或者境外企业（中方控股）在境外购置（购置时应为新品）的机电产品需调回自用的（需商务部门批准）。

（4）符合《气瓶安全技术规程》（TSG 23）的技术要求，作为货物包装的周转用气瓶。

2. 装运前检验

涉及人身健康安全、卫生、环境保护的旧机电设备/产品，以及国家特殊需要的旧机电产品应实施装运前检验（进口特殊情况除外）。

四、申报审单要点

1. 旧机电产品随附单据审核。

（1）未列入“检验监管措施清单”④ 的旧机电产品。

未列入“检验监管措施清单”的旧机电产品，应提交《旧机电产品进口声明》及相关必备材料。

（2）列入“检验监管措施清单”的旧机电产品。

①列入“检验监管措施清单”且属于“出境维修复进口”“暂时出口复进口”“出口退货复进口”“国内转移复进口”⑤ 4 种特殊情况的旧机电产品进口时，应提供《免〈进口旧机电产品装运前检验证书〉进口特殊情况声明》及相关必备材料（如原进出口报关单等）。

②列入“检验监管措施清单”管理措施表 1 第 1 项、第 2 项内，经国家特别许可的旧机电产品进口时，还应提交《旧机电产品进口特别声明（1）》⑥ 及相关必备材料。

③列入《检验监管措施清单》管理措施表 1 第 3 项、第 4 项内，但实际制冷介质为非氟氯烃物质（CFCS）的旧机电产品进口时，还应提交《旧机电产品进口特别声明（2）》⑦ 及相关必备材料。

---

① 见本章第一节。

② 见《关于调整进口旧机电产品检验监管的公告》（国家质检总局公告 2014 年第 145 号，本书第三章第一节）附件 1。

③ 见《关于调整进口旧机电产品检验监管的公告》（国家质检总局公告 2014 年第 145 号，本书第三章第一节）附件 2。

④ 见《关于调整进口旧机电产品检验监管的公告》（国家质检总局公告 2014 年第 145 号，本书第三章第一节）附件 2。

⑤ 出境维修复进口：系指出境维修后返回中国，需办理进口通关手续的。暂时出口复进口：系指在海关办理暂时进出口出境后返回中国，需办理进口通关手续的。出口退货复进口：系指质保期内、收货人为生产厂的出口退货返回中国，需办理进口通关手续的。国内转移复进口：系指已经在国内使用，因提前解除海关监管或海关监管期满后继续在中国使用，需要重新办理进口通关手续的。

⑥ 见《关于调整进口旧机电产品检验监管的公告》（国家质检总局公告 2014 年第 145 号，本书第三章第一节）附件 6-1。

⑦ 见《关于调整进口旧机电产品检验监管的公告》（国家质检总局公告 2014 年第 145 号，本书第三章第一节）附件 6-2。

2. 需实施装运前检验的，申报前还应当取得装运前检验证书。装运前检验证书及随附的检验报告应当符合以下要求。

（1）检验依据准确、检验情况明晰、检验结果真实。

（2）有统一、可追溯的编号。

（3）检验报告应当包含检验依据、检验对象、现场检验情况、装运前检验机构及授权签字人签名等要素。

（4）检验证书及随附的检验报告文字应当为中文，若为中外文对照的，以中文为准。

（5）检验证书应当有明确的有效期限，有效期限由签发机构根据进口旧机电产品情况确定，一般为半年或一年。

（6）工程机械的检验报告除满足上述要求外，还应当逐台列明名称、商品编码、规格型号、产地、发动机号/车架号、制造日期（年）、运行时间（小时）、检测报告、维修记录、使用说明书核查情况等内容。

3. 对于旧机电产品，无论商品编码是否在《实施检验监管的进口旧机电产品目录》内，均应在货物属性字段选择“21-旧品”。

其中实施了装运前检验的旧机电产品，申报时应添加“423-进口旧机电产品装运前检验证书”许可证，并录入证书编号，同时上传“进口旧机电产品装运前检验证书”和“进口旧机电产品装运前检验报告”。

4. 对于机械电子产品，属于成套设备的，货物属性字段选择“22-成套设备”。

既属于成套设备又属于旧机电产品的，货物属性字段同时选择“21-旧品”和“22-成套设备”。

第三节｜机动车辆及其零部件

一、产品范围

根据《中华人民共和国道路交通安全法》的规定，机动车是指以动力装置驱动或者牵引，上道路行驶的供人员乘用或者用于运送物品以及进行工程专项作业的轮式车辆。

需要说明的是：第一，轮式专用机械车如涉及特种设备的，还应同时符合特种设备相关要求；第二，叉车等场（厂）内专用机动车辆，不属于道路机动车辆，按照特种设备相关规定执行。

二、文件依据

1. 《关于进一步加强进口机动车产品认证监管和入境验证工作的通知》（国质检认联〔2005〕338号）。

2. 《对进口机动车车辆识别代号（VIN）实施入境验证管理的公告》（国家质检总局、公安部公告2008年3号）。

3. 《关于公布禁止进口的旧机电产品目录调整有关事项的公告》（商务部、海关总署公告2018年第106号）。

三、管理要求

（一）旧机电准入

根据《禁止进口的旧机电产品目录》，商品编码列入第八十七章“车类”的旧机电产品，禁止进口。但是，属于“出境维修复进口”“暂时出口复进口”“出口退货复进口”“国内转移复进口”[①] 4 种特殊情况的，可按照旧机电产品相关规定办理进口手续。

（二）CCC 认证

国家将汽车、摩托车及安全附件产品列入 CCC 认证范围。

（三）进口机动车车辆识别代号入境验证

海关对进口机动车车辆识别代号（VIN）实施入境验证管理。除国家特殊需要并经批准的，以及常驻我国的境外人员、我国驻外使领馆人员自带的情况外，禁止进口 VIN 不符合 GB 16735《道路车辆 车辆识别代号（VIN）》标准的机动车。“强制性产品认证证书”的持有人或其授权人可在进口前向签发证书的认证机构提交拟进口的全部机动车 VIN 和相关结构参数资料进行备案，认证机构在对上述资料进行核对、整理后上报，以便入境验证。

四、申报审单要点

1. 车辆识别代号。

产品资质栏目应填写许可证 VIN 信息栏。申报进口已获 CCC 认证的机动车辆时，填报机动车车辆识别代号，包括 VIN 序号、车辆识别代号（VIN）、单价、底盘（车架号）、发动机号或电机号、发票所列数量、品名（英文名称）、品名（中文名称）、提运单日期、型号（英文）、质量保质期等 11 项内容。

2. 产品资质栏目：“411-强制性产品认证（CCC 认证）证书”，并填写许可证编号等信息。

3. 进口汽车、摩托车制造厂名称和车辆品牌中文译名应该按照《进口机动车辆制造厂名称和车辆品牌中英文对照表（2004 年版）》准确填写。《进口机动车辆制造厂名称和车辆品牌中英文对照表（2004 年版）》的最新修订版本可在海关总署商品检验司官方网站（http://sjs.customs.gov.cn/）的“风险预警”板块下载。

4. 2023 年 6 月 1 日起，自上海海关申报进口的汽车、摩托车，对于进口非中规车试点签发“两证合一”《货物进口证明书（汽车、摩托车）》的，应在报关单“规格型号”中申报原销售目的国车版、型（如“原欧规”“原美规”“原加规”“原中东规”等）。

5. 2024 年 7 月 1 日起，自天津海关申报进口的汽车、摩托车，对于进口非中规车试点签发“两证合一”《货物进口证明书（汽车、摩托车）》的，应在报关单“规格型号”中申报原销售目的国车版、型。

第四节｜医疗器械

一、产品范围

医疗器械，是指直接或者间接用于人体的仪器、设备、器具、体外诊断试剂及校准物、材料以及其他类似或者相关的物品，包括所需要的计算机软件。其效用主要通过物理等方式获得，不是通过药理学、免疫学或者代谢的方式获得，或者虽然有这些方式参与但是只起辅助作用。其目的是：

① 出境维修复进口：系指出境维修后返回中国，需办理进口通关手续的。暂时出口复进口：系指在海关办理暂时进出口出境后返回中国，需办理进口通关手续的。出口退货复进口：系指质保期内、收货人为生产厂的出口退货返回中国，需办理进口通关手续的。国内转移复进口：系指已经在国内使用，因提前解除海关监管或海关监管期满后继续在中国使用，需要重新办理进口通关手续的。

第一，疾病的诊断、预防、监护、治疗或者缓解；第二，损伤的诊断、监护、治疗、缓解或者功能补偿；第三，生理结构或者生理过程的检验、替代、调节或者支持；第四，生命的支持或者维持；第五，妊娠控制；第六，通过对来自人体的样本进行检查，为医疗或者诊断目的提供信息。

二、文件依据

1.《关于对进口捐赠医疗器械加强监督管理的公告》（国家质检总局、海关总署、商务部、民政部公告 2006 年第 17 号）。

2.《关于〈进口药品通关单〉等 7 种监管证件实施联网核查的公告》（海关总署、国家药品监督管理局公告 2018 年第 148 号）①。

三、管理要求

（一）准入要求

禁止进口过期、失效、淘汰等已使用过的医疗器械。

（二）医疗器械备案或者注册

1. 第一类医疗器械实行产品备案管理，第二类、第三类医疗器械实行产品注册管理。

2. 进口的医疗器械应当是已注册或者已备案的医疗器械。

医疗机构因临床急需进口少量第二类、第三类医疗器械的，经国务院药品监督管理部门或者国务院授权的省、自治区、直辖市人民政府批准，可以进口。进口的医疗器械应当在指定医疗机构内用于特定医疗目的。

（三）捐赠医疗器械

向中国境内捐赠医疗器械的境外捐赠机构，须由其或者其在中国的代理机构向海关办理捐赠机构及其捐赠医疗器械的备案。必要时，海关总署将组织实施装运前预检验。国家特殊需要的，由民政部商海关总署做特殊处理。

进口捐赠医疗器械应当未经使用，且不得夹带有害环境、公共卫生的物品或者其他违禁物品。进口捐赠医疗器械禁止夹带列入我国《禁止进口货物目录》的物品。

四、申报审单要点

1. 提供进口医疗器械注册证或进口医疗器械备案凭证。

捐赠医疗器械进口时，接受进口捐赠医疗器械的单位或者其代理人应当持境外捐赠机构登记和捐赠医疗器械备案材料向申报地海关申报。

2. 进口三类医疗器械注册证书编号的格式为“国械注进×××× 3 ×× ××××”；进口二类医疗器械注册证书编号的格式为“国械注进×××× 2 ×× ××××”；进口一类医疗器械备案证书编号的格式为“国械备×××× ××××号”。（中国香港、澳门和台湾地区的医疗器械注册证书为“国械注许”字。）

3. 医疗器械分类目录和注册备案情况可在国家药品监督管理局网站（https：//www. nmpa. gov. cn/datasearch/#category = ylqx）查询。

4. 对于商品编码涉及医疗器械产品，在申报时，“货物属性”字段必须在“34-I 类医疗器械”“35-Ⅱ类医疗器械”“36-Ⅲ类医疗器械”“37-医疗器械零部件”“38-非医疗器械”5 个选项中选择至少一项。

属于一类医疗器械的，货物属性字段应选择“34-I 类医疗器械”；产品资质栏目应选择“629-进口医疗器械备案证”，并录入许可证书编号等信息。

---

① 见《海关检验检疫业务实务手册——国境卫生检疫篇》第十三章第一节。

属于二类医疗器械的，货物属性字段应选择“35-Ⅱ类医疗器械”；产品资质栏目应选择“612-进口医疗器械注册证”，并录入许可证书编号等信息。

属于三类医疗器械的，货物属性字段应选择“36-Ⅲ类医疗器械”；产品资质栏目应选择“612-进口医疗器械注册证”，并录入许可证书编号等信息。

用于生产医疗器械的零部件的，货物属性字段应选择“37-医疗器械零部件”；产品资质栏目不应选择“612-进口医疗器械注册证”或者“629-进口医疗器械备案证”，需提供必要的证明材料。

不直接或者间接用于人体的，货物属性字段应选择“38-非医疗器械”；产品资质栏目不应选择“612-进口医疗器械注册证”或者“629-进口医疗器械备案证”，需提供必要的证明材料。

医疗器械注册证中“结构及组成”栏内所载明的组合部件，以更换耗材、售后服务、维修等为目的，用于原注册产品的，可以单独销售。申报时使用原注册产品的注册证书，货物属性字段使用“37-医疗器械零部件”。

第五节｜特种设备

一、产品范围

特种设备，是指对人身和财产安全有较大危险性的锅炉、压力容器（含气瓶）、压力管道、电梯、起重机械、客运索道、大型游乐设施、场（厂）内专用机动车辆，以及法律、行政法规规定适用《中华人民共和国特种设备安全法》的其他特种设备。

二、文件依据

1.《关于颁发〈进出口锅炉压力容器监督管理办法〉（试行）的通知》（劳人锅〔1985〕4号）。

2.《质检总局关于修订〈特种设备目录〉的公告》（国家质检总局公告2014年第114号）。

三、管理要求

（一）特种设备制造许可

进口的特种设备应当符合我国安全技术规范的要求，并经检验合格。承压类特种设备需要取得我国特种设备制造许可，包括：第一，锅炉；第二，压力容器；第三，气瓶；第四，安全附件（安全阀、爆破片装置、紧急切断阀、燃气气瓶阀门）；第五，压力管道元件（压力管道管子、压力管道阀门）。

（二）特种设备型式试验

进口境外机电类特种设备［电梯、起重机械、客运索道、大型游乐设施、场（厂）内专用机动车辆］及其部件，在投入使用前应通过型式试验。

四、申报审单要点

1. 承压类特种设备，产品资质栏目应选取“430-境外特种设备制造许可证”，并填写许可证编号等信息；机电类特种设备及其部件，产品资质栏目应选取“429-进口特种设备型式试验证书”，并填写证书编号等信息。

2. 特种设备或含有属于特种设备的组件/零部件，货物属性字段应选择“39-特种设备”。

3. 作为货物包装的周转用气瓶，申报时还应提供气瓶产权国家或者地区官方认可的检验机构出具的安全性能合格证明文件或者我国特种设备检验机构出具的检验报告。

第六节｜玩　具

一、产品范围

进口玩具报关范围包括列入法检目录及法律、行政法规规定必须经海关检验的进口玩具。

二、文件依据

《进出口玩具检验监督管理办法》（国家质检总局令第 111 号公布，根据国家质检总局令第 173 号，海关总署令第 238 号、第 240 号、第 243 号修改）。

三、管理要求

列入《强制性产品认证目录》的进口玩具应当取得“强制性产品认证证书”。

四、申报审单要点

对列入《强制性产品认证目录》的进口玩具应当审核“强制性产品认证证书”，海关对“强制性产品认证证书”电子数据进行系统自动比对验核。

第七节｜危险化学品

一、产品范围

危险化学品，是指具有毒害、腐蚀、爆炸、燃烧、助燃等性质，对人体、设施、环境具有危害的剧毒化学品和其他化学品。

危险化学品目录，由国务院安全生产监督管理部门会同国务院工业和信息化、公安、环境保护、卫生、质量监督检验检疫、交通运输、铁路、民用航空、农业主管部门，根据化学品危险特性的鉴别和分类标准确定、公布，并适时调整。目前有效的版本为《危险化学品目录（2015 年版）》（国家安全监管总局等 10 部门公告 2016 年第 5 号），详见本书附录 6。

二、文件依据

1.《关于进出口危险化学品及其包装检验监管有关问题的公告》（海关总署公告 2020 年第 129 号）。

2.《关于进一步加强进口危险化学品检验监管的公告》（海关总署公告 2023 年第 29 号）。

三、管理要求

1. 根据《危险化学品安全管理条例》规定，海关负责对进出口危险化学品及其包装实施检验。海关对列入国家《危险化学品目录》（最新版）的进出口危险化学品实施检验。

2. 危险化学品进口企业应当保证危险化学品符合以下要求。

（1）我国国家技术规范的强制性要求。

（2）有关国际公约、国际规则、条约、协议、议定书、备忘录等。

（3）海关总署以及国家质检总局指定的技术规范、标准。

3. 用作食品、食品添加剂的进口危险化学品，应符合食品安全相关规定。

四、申报审单要点

1. 进口危险化学品的货主或者其代理人应当在危险化学品进口前或进口时向口岸海关申报，如实填报货物属性、监管类别名称、包装种类、危险货物信息［是否非危险货物、联合国危险货物编号（UN 编号）、危险类别、包装类别（散装产品除外）、危险货物包装标记（包装 UN 标记，即联合国危险货物包装标记，散装产品除外）］和目的地海关等，并按照申报货物项分别上传下列材料：

（1）进口危险化学品企业符合性声明。

（2）对需要添加抑制剂或稳定剂的产品，应提供实际添加抑制剂或稳定剂的名称、数量等情况说明。

（3）中文危险公示标签（散装产品除外）、中文安全数据单的样本。

2. 填报事项应依照表 5-2 填写。

表 5-2　填报事项

<table>
<tr><th></th><th colspan="2">字段</th><th>填写方式</th><th>备注</th></tr>
<tr><td>1</td><td colspan="2">包装种类</td><td>使用中型散装容器（代码 41）、便携式罐体（代码 42）、可移动罐柜（代码 43）的，应选择相应的代码</td><td>相关说明见本节参考资料</td></tr>
<tr><td>2</td><td colspan="2">货物属性</td><td>申报货物为危险化学品的，需在“31-散装危险化学品”“32-件装危险化学品”选择其一；当包装种类选择了 41、42、43 时，应选择“32-件装危险化学品”；申报货物与危险化学品为同一商品编号，但为非危险化学品的，应选择“33-非危险化学品”</td><td>—</td></tr>
<tr><td>3</td><td rowspan="5">危险货物信息</td><td>非危险货物</td><td>属于危险货物的，留空；
不属于危险货物的，勾选；以下各栏均无须填写</td><td>—</td></tr>
<tr><td>4</td><td>UN 编号</td><td>据实填写四位联合国危险货物编号</td><td>—</td></tr>
<tr><td>5</td><td>危险类别</td><td>据实填写</td><td>—</td></tr>
<tr><td>6</td><td>包装类别</td><td>根据申报货物使用包装的实际情况，分别选择一类、二类、三类；
使用限量包装的可选“无”</td><td>散装无须填写</td></tr>
<tr><td>7</td><td>包装 UN 标记</td><td>据实填写联合国危险货物包装标记。使用限量包装的可填“/”</td><td>散装无须填写</td></tr>
</table>

参考材料

中型散装容器是指一切硬质或软体的可移动包装。其容量：在装包装类别 II 和 III 的固体和液体时，不大于 3.0 米^3（3000 升）；包装类别 I 的固体装入软性、硬塑料、复合、纤维板和木质中型散装容器时，不大于 1.5 米^3；包装类别 I 的固体装入金属中型散装容器时，不大于 3.0 米^3；装第 7 类放射性物质时，不大于 3.0 米^3；且设计上采用机械方法装卸，能经受装卸和运输中产生的应力（该应力由试验确定）（摘编自《关于危险货物运输的建议书 规章范本》第 22 修订版）。

便携式罐体：用以运输第 3 类至第 9 类物质的、容量大于 450 升的多式联运罐体。便携式罐体的罐壳装有运输危险货物所必要的辅助设备和结构装置（摘自 GB 19454—2009《危险货物便携式罐体检验安全规范》）。通常指罐式集装箱。

可移动罐柜：用于运输第1类和第3类至第9类的物质时，指多式联运罐体，其罐壳装有运输危险物质所需的辅助设备和结构装置；用于运输第2类非冷冻液化气体时，指容量大于450升的多式联运罐体，其罐壳装有运输气体所需的辅助设备和结构装置；用于运输冷冻液化气体时，指容量大于450升的隔热罐体，装有运输冷冻液化气体所需的辅助设备和结构装置。可移动罐柜应在装货和卸货时不需去除结构装置。罐壳外部应具有稳定部件，并可在满载时吊起。公路槽罐车、铁路罐车、非金属罐体（有纤维增强塑料罐壳的可移动罐柜除外）、气瓶、大型贮器及中型散装容器不属于本定义范围（摘编自《关于危险货物运输的建议书 规章范本》第22修订版）。

第八节｜食品添加剂

一、产品范围

食品添加剂是指为改善食品品质和色、香、味以及为防腐、保鲜和加工工艺的需要而加入食品中的人工合成或者天然物质，包括营养强化剂。

二、文件依据

1.《关于公布〈进出口食品添加剂检验检疫监督管理工作规范〉的公告》（国家质检总局公告2011年第52号）。

2.《关于对人类食品和动物饲料添加剂及原料产品实施出入境检验检疫的公告》（国家质检总局、商务部、海关总署公告2007年第70号）。

3.《关于对人类食品和动物饲料添加剂及原料产品实施出入境检验检疫有关问题的通知》（国质检通〔2007〕209号）。

三、管理要求

进口食品添加剂应当符合下列条件之一。

1. 有食品安全国家标准的。

2. 经国务院卫生行政管理部门批准、发布列入我国允许使用食品添加剂目录的。

3. 列入《食品安全国家标准 食品添加剂使用标准》（GB 2760—2024）、《食品安全国家标准 食品营养强化剂使用标准》（GB 14880—2012）的。

4. 列入“食品安全法实施前已有进口记录但尚无食品安全国家标准的食品添加剂目录”的。

除符合上列4项条件之一外，应当办理进境动植物检疫许可的，还应取得进境动植物检疫许可证。

四、申报审单要点

1. 所需单证要点：

（1）注明产品用途（食品加工用）的贸易合同，或者贸易合同中买卖双方出具的用途（食品加工用）声明。

（2）食品添加剂完整的成分说明。

2. 特殊情况下还应提供下列材料：

（1）需办理进境检疫审批的，应提供进境动植物检疫许可证。

（2）首次进口食品添加剂新品种，应提供国务院卫生行政管理部门准予进口的有关证明文件和经国家卫生健康委员会批准或认可的产品质量标准和检验方法标准文本。

（3）首次进口食品添加剂，应提供进口食品添加剂中文标签样张、说明书。

（4）进口食品添加剂全部用来加工后复出口的，应提供输入国或者地区的相关标准或技术要求，或者在合同中注明产品质量安全项目和指标要求。

（5）对申报仅用于工业用途，不用于人类食品和动物饲料添加剂及原料的产品，企业须提交贸易合同及非用于人类食品和动物饲料添加剂及原料产品用途的证明。

3. 根据进口货物的实际情况，应在货物用途字段勾选对应的选项：用于食品添加剂（营养强化剂）的，应选择“21-食品添加剂”；用于动物饲料加工的，应选择“18-饲用”；仅用于工业用途的，应选择“26-仅工业用途”。

4. 属于危险化学品的食品添加剂（营养强化剂），应同时满足危险化学品的申报和录入要求。

第六章 | 出口商品检验监管申请及管理

第一节 | 打火机、点火枪

一、产品范围

打火机，是指一种手动操作的点火装置，用石化衍生物做燃料，通常用于以特意的方式点燃香烟、雪茄和烟斗，也能用来点燃纸、灯芯、蜡烛和灯笼。（注：打火机并非设计用来当作蜡烛、手电筒或其他需要长时间燃烧的用途。）

点火枪，是指手持并带有手动操作点火系统的点火装置，在充分伸展状态下，长度大于或等于100mm，充灌有24摄氏度时标准蒸汽压超过103kPa的丁烷、异丁烷、丙烷或其他液态烃或其混合物燃料，主要用来点燃下列物品，如蜡烛、燃料壁炉、碳式或气体烧烤炉、露营炉、灯笼、燃气装置或标灯。

二、文件依据

《关于对出口打火机、点火枪类商品实施法定检验有关问题的补充通知》（国检检函〔2001〕213号）。

三、管理要求

1. 各直属海关对出口打火机、点火枪类商品的生产企业实施登记管理制度。

2. 企业应当按照联合国《关于危险货物运输的建议书　规章范本》和有关法律、法规的规定进行出口打火机、点火枪类商品的生产、包装、储存。

四、申报审单要求

申报时应提供以下文件：

1. 出口打火机、点火枪类商品生产企业自我声明报告。

2. 出口打火机、点火枪类商品生产企业登记证。

3. 出口打火机、点火枪类商品的型式试验报告。

第二节｜烟花爆竹

一、产品范围

烟花爆竹，是以烟火药为主要原料制成，然后通过燃烧或爆炸，产生光、声、色、型、烟雾等效果，用于观赏，具有易燃易爆危险的物品。

二、文件依据

1.《关于修改〈出口烟花爆竹检验管理办法〉〈进口涂料检验监督管理办法〉附件的公告》（海关总署公告 2018 年第 34 号）。

2.《出口烟花爆竹检验管理办法》（国家出入境检验检疫局令第 9 号发布，根据海关总署令第 238 号修改）。

三、管理要求

1. 主管海关对出口烟花爆竹的生产企业实施登记管理制度。

2. 出口烟花爆竹的生产企业在申请出口烟花爆竹的检验时，应当向海关提交“出口烟花爆竹生产企业声明”。

3. 申报时，应当取得危险货物包装容器性能鉴定结果单和使用鉴定结果单。

四、申报审单要求

申报时应提供以下文件：

1. 出境货物运输包装性能鉴定结果单。

2. 出境危险货物运输包装使用鉴定结果单。

3. 生产企业对出口烟花爆竹的质量和安全做出承诺的声明。

第三节｜市场采购出口商品

一、产品范围

市场采购贸易方式，是指在经认定的市场集聚区采购商品，由符合条件的经营者办理出口通关手续的贸易方式。

市场采购贸易方式单票报关单的货值最高限额为 15 万美元。

以下出口商品不适用市场采购贸易方式：

1. 国家禁止或限制出口的商品。

2. 未经市场采购商品认定体系确认的商品。

3. 贸易管制主管部门确定的其他不适用市场采购贸易方式的商品。

二、文件依据

《关于修订市场采购贸易监管办法及其监管方式有关事宜的公告》（海关总署公告 2019 年第 221 号）①。

三、管理要求

从事市场采购贸易的对外贸易经营者，应当向市场集聚区所在地商务主管部门办理市场采购贸易经营者备案登记，并按照海关相关规定在海关办理进出口货物收发货人备案。

四、申报审单要求

每票报关单所对应的商品清单所列品种在 5 种以上的可以按以下方式实行简化申报：

1. 货值最大的前 5 种商品，按货值从高到低在出口报关单上逐项申报。

2. 其余商品以《中华人民共和国进出口税则》中“章”为单位进行归并，每“章”按价值最大商品的税号作为归并后的税号，货值、数量等也相应归并。

有下列情形之一的商品不适用简化申报：

需征收出口关税、实施检验检疫、海关另有规定不适用简化申报的。

市场采购贸易出口商品应当在采购地海关申报，对于转关运输的市场采购贸易出口商品，由出境地海关负责转关运输的途中监管。

需在采购地实施检验检疫的市场采购贸易出口商品，其对外贸易经营者应建立合格供方、商品质量检查验收、商品溯源等管理制度，提供经营场所、仓储场所等相关信息，并在出口申报前向采购地海关提出检验检疫申请。

第四节｜食品添加剂

一、产品范围

食品添加剂是指为改善食品品质和色、香、味，以及为防腐、保鲜和加工工艺的需要而加入食品中的人工合成或者天然物质。

二、文件依据

《关于公布〈进出口食品添加剂检验检疫监督管理工作规范〉的公告》（国家质检总局公告 2011 年第 52 号）。

三、管理要求

出口食品添加剂应当按照《食品安全法》的规定已获得生产许可。

四、申报审单要求

1. 注明产品用途（食品加工用）的贸易合同，或者贸易合同中买卖双方出具的用途（食品加工用）声明。

---

① 见《海关检验检疫业务实务手册——国境卫生检疫篇》第十三章第一节。

2. 产品检验合格证明原件。检验合格证明中应列明检验依据的标准，包括标准的名称、编号。

3. 应根据货物的实际情况在货物用途字段勾选对应的选项：用于食品添加剂（营养强化剂）的，应选择“21-食品添加剂”；用于动物饲料加工的，应选择“18-饲用”；仅用于工业用途的，应选择“26-仅工业用途”。

4. 属于危险化学品的食品添加剂（营养强化剂），应同时满足危险化学品的申报和录入要求。

第五节｜危险化学品

一、产品范围

危险化学品，是指具有毒害、腐蚀、爆炸、燃烧、助燃等性质，对人体、设施、环境具有危害的剧毒化学品和其他化学品。

危险化学品目录，由国务院安全生产监督管理部门会同国务院工业和信息化、公安、环境保护、卫生、质量监督检验检疫、交通运输、铁路、民用航空、农业主管部门，根据化学品危险特性的鉴别和分类标准确定、公布，并适时调整。

二、文件依据

《关于进出口危险化学品及其包装检验监管有关问题的公告》（海关总署公告 2020 年第 129 号）。

三、管理要求

1. 根据《危险化学品安全管理条例》规定，海关负责对出口危险化学品及其包装实施检验。海关对列入国家《危险化学品目录》（最新版）的出口危险化学品实施检验。

2. 危险化学品出口企业应当保证危险化学品符合以下要求。

（1）有关国际公约、国际规则、条约、协议、议定书、备忘录等。

（2）输入国家或者地区技术法规、标准。

（3）海关总署以及国家质检总局指定的技术规范、标准。

3. 用作食品、食品添加剂的出口危险化学品，应符合食品安全相关规定。

四、申报审单要求

申报时应提供以下文件：

1. 出口危险化学品生产企业符合性声明。

2. 出境货物运输包装性能检验结果单（散装产品及国际规章豁免使用危险货物包装的除外）。

3. 危险特性分类鉴别报告。

4. 危险公示标签（散装产品除外）、安全数据单样本，如是外文样本，应提供对应的中文翻译件。

5. 对需要添加抑制剂或稳定剂的产品，应提供实际添加抑制剂或稳定剂的名称、数量等情况说明。

第六节｜出口至部分国家货物的装运前检验

一、出口塞拉利昂、埃塞俄比亚货物的装运前检验

（一）产品范围

出口塞拉利昂和埃塞俄比亚的每批次价值在2000美元以上的所有贸易性出口产品。

（二）文件依据

1.《关于对出口塞拉利昂商品实施装运前检验的公告》（国家质检总局公告2004年第7号）。

2.《关于对出口埃塞俄比亚产品实施装运前检验的公告》（国家质检总局公告2006年第102号）。

（三）管理要求

为保证出口商品质量、数量和价格的真实性，制止欺诈行为，打击假冒伪劣产品出口，方便进出口贸易，促进中非贸易的顺利发展，国家质检总局分别与塞拉利昂贸易工业和国有企业部、埃塞俄比亚贸易工业部签署了质检合作协议，分别自2004年2月1日、2006年10月1日起对中华人民共和国出口至塞拉利昂、埃塞俄比亚的产品实施装运前检验。

（四）申请要求

买卖双方签订出口合同后，在规定的时间内，出口商或其代理人到当地海关申报。出口商或其代理人在申报时应提供合同以及相应的文件和商业单证的电子信息。

二、出口伊朗工业产品的装运前检验

（一）产品范围

列入法检目录第25章至第29章、第31章至第97章，海关监管条件为B，检验检疫类别为N的所有产品。

（二）文件依据

《关于出口伊朗工业产品实施装运前检验的公告》（国家质检总局公告2011年第161号）。

（三）管理要求

为保证出口伊朗工业产品的质量，防止欺诈行为发生和假冒伪劣产品出口，维护我国出口产品质量信誉，避免产品质量纠纷和影响中伊经贸关系，2011年7月9日，国家质检总局与伊朗标准与工业研究院签署了《关于落实〈伊朗标准与工业研究院与中国国家质量监督检验检疫总局谅解备忘录〉的行动计划》，自2011年12月1日起对中国出口伊朗列入法检目录内的工业产品实施装运前检验。

（四）申请要求

申报人应提供合同及相关单据的电子信息。

三、出口也门工业产品的装运前检验

（一）产品范围

列入《商品名称及编码协调制度》第25章至第29章和第31章至第97章的产品。

（二）文件依据

《关于出口也门工业产品实施装运前检验的公告》（国家质检总局公告2014年第11号）。

（三）管理要求

为打击进出口假冒伪劣商品行为，保证出口产品质量，促进中国和也门之间贸易的健康发展，国家质检总局与也门共和国标准计量与质量控制组织于 2013 年 9 月 13 日签署了《中华人民共和国国家质量监督检验检疫总局与也门共和国标准计量与质量控制组织关于进出口商品监管合作谅解备忘录》，自 2014 年 3 月 1 日起，对中国出口也门工业产品实施装运前检验。

（四）申请要求

申报人应提供合同及相关单据的电子信息。

商品检验现场作业管理

导读：

国际贸易商品种类繁多，商品检验应立足于保护人类健康和安全、保护动物或植物的生命和健康、保护环境、防止欺诈行为、维护国家安全这五项原则。在不同的经济发展阶段，商品检验的主要品类和具体要求都是不同的。因此，依照《进出口商品检验法》而开展的商品检验内容，也在不断地变化调整。

本部分对海关总署及国家质检总局发布的规章或者公告进行了梳理，对不同类别的商品检验规范进行介绍，同时针对部分具体的商品，详细介绍了现场作业的具体要求、流程及检验标准等。

第七章｜进出口商品检验

第一节｜进口汽车

一、制度依据

1.《进口汽车检验管理办法》（国家出入境检验检疫局令第 1 号发布，根据海关总署令第 238 号、第 240 号修改）。

2.《关于进一步规范进口机动车环保项目检验的公告》（海关总署公告 2019 年第 168 号）。

二、检验依据

海关对列入《必须实施检验的进出口商品目录》以及法律、行政法规规定必须实施检验的进口汽车实施检验和监督管理。

进口汽车按照我国国家技术规范的强制性要求实施检验。常用的检验标准包括但不限于表 7-1 所列（使用时应注意相关标准是否已有更新版本）。

表 7-1　进口汽车常用的检验标准

序号	标准编号	标准名称	备注
1	GB 1495—2002	汽车加速行驶车外噪声限值及测量方法	
2	GB 1589—2016	汽车、挂车及汽车列车外廓尺寸、轴荷及质量限值	
3	GB 3847—2018	柴油车污染物排放限值及测量方法（自由加速法及加载减速法）	
4	GB 4094—2016	汽车操纵件、指示器及信号装置的标志	
5	GB 4599—2007	汽车用灯丝灯泡前照灯	于 2025 年 7 月 1 日废止
6	GB 4599—2024	汽车道路照明装置及系统	于 2025 年 7 月 1 日实施
7	GB 4785—2019	汽车及挂车外部照明和光信号装置的安装规定	
8	GB 5763—2018	汽车用制动器衬片	
9	GB 5920—2019	汽车及挂车前位灯、后位灯、示廓灯和制动灯配光性能	于 2025 年 7 月 1 日废止
10	GB 5920—2024	汽车和挂车光信号装置及系统	于 2025 年 7 月 1 日实施

表7-1　续1

序号	标准编号	标准名称	备注
11	GB 7063—2011	汽车护轮板	
12	GB 7258—2017	机动车运行安全技术条件	
13	GB 8410—2006	汽车内饰材料的燃烧特性	
14	GB 9656—2021	机动车玻璃安全技术规范	
15	GB 9744—2015	载重汽车轮胎	于2025年5月1日废止
16	GB 9744—2024	载重汽车轮胎	于2025年5月1日实施
17	GB 11340—2005	装用点燃式发动机重型汽车 曲轴箱污染物排放限值及测量方法	
18	GB 11551—2014	汽车正面碰撞的乘员保护	
19	GB 11555—2009	汽车风窗玻璃除霜和除雾系统的性能和试验方法	
20	GB 11557—2011	防止汽车转向机构对驾驶员伤害的规定	
21	GB 11562—2014	汽车驾驶员前方视野要求及测量方法	
22	GB 11567—2017	汽车及挂车侧面和后下部防护要求	
23	GB 11568—2011	汽车罩（盖）锁系统	
24	GB 14167—2013	汽车安全带安装固定点、ISOFIX固定点系统及上拉带固定点（新标准	于2025年7月1日废止
25	GB 14167—2024	机动车乘员用安全带和约束系统安装固定点	于2025年7月1日实施
26	GB 14762—2008	重型车用汽油发动机与汽车排气污染物排放限值及测量方法（中国Ⅲ、Ⅳ阶段）	
27	GB 14763—2005	装用点燃式发动机重型汽车 燃油蒸发污染物排放限值及测量方法（收集法）	
28	GB 15082—2008	汽车用车速表	
29	GB 15083—2019	汽车座椅、座椅固定装置及头枕强度要求和试验方法	
30	GB 15085—2013	汽车风窗玻璃刮水器和洗涤器 性能要求和试验方法	
31	GB 15086—2013	汽车门锁及车门保持件的性能要求和试验方法	
32	GB 15235—2007	汽车及挂车倒车灯配光性能	
33	GB 15740—2006	汽车防盗装置	于2026年1月1日废止
34	GB 15740—2024	汽车防盗装置	于2026年1月1日实施
35	GB 15741-1995	汽车和挂车号牌板（架）及其位置	
36	GB 16170-1996	汽车定置噪声限值	
37	GB 17354-1998	汽车前、后端保护装置	于2025年7月1日废止
38	GB 17354—2024	乘用车前后端保护装置	于2025年7月1日实施
39	GB 17509—2008	汽车及挂车转向信号灯配光性能	
40	GB 17675—2021	汽车转向系 基本要求	
41	GB 18285—2018	汽油车污染物排放限值及测量方法（双怠速法及简易工况法）	

表7-1 续2

序号	标准编号	标准名称	备注
42	GB 18296—2019	汽车燃油箱及其安装的安全性能要求和试验方法	
43	GB 18320—2008	三轮汽车和低速货车 安全技术要求	
44	GB 18352. 6—2016	轻型汽车污染物排放限值及测量方法（中国第六阶段）	
45	GB 18408—2015	汽车及挂车后牌照板照明装置配光性能	
46	GB 18409—2013	汽车驻车灯配光性能	
47	GB 19239—2022	燃气汽车燃气系统安装规范	
48	GB 19755—2016	轻型混合动力电动汽车污染物排放控制要求及测量方法	
49	GB 19756—2005	三轮汽车和低速货车用柴油机排气污染物排放限值及测量方法（中国Ⅰ、Ⅱ阶段）	
50	GB 19757—2005	三轮汽车和低速货车加速行驶车外噪声限值及测量方法（中国Ⅰ、Ⅱ阶段）	
51	GB 20071—2006	汽车侧面碰撞的乘员保护	
52	GB 20890—2007	重型汽车排气污染物排放控制系统耐久性要求及试验方法	
53	GB 21259—2007	汽车用气体放电光源前照灯	
54	GB 21377—2015	三轮汽车 燃料消耗量限值及测量方法	
55	GB 22757. 1—2023	轻型汽车能源消耗量标识 第 1 部分：汽油和柴油汽车	
56	GB 22757. 2—2023	轻型汽车能源消耗量标识 第 2 部分：可外接充电式混合动力电动汽车和纯电动汽车	
57	GB 24943—2010	三轮汽车和低速货车用安全标志	
58	GB 25991—2010	汽车用 LED 前照灯	
59	GB 32087—2015	轻型汽车牵引装置	
60	GB 34659—2017	汽车和挂车防飞溅系统性能要求和测量方法	
61	GB 36581—2018	汽车车轮安全性能要求及试验方法	
62	GB 40164—2021	汽车和挂车 制动器用零部件技术要求及试验方法	
63	SN/T 1688. 4—2013	进出口机动车辆检验规程 第 4 部分：汽车产品	

三、检验实施

（一）现场检验

进口汽车入境口岸海关对进口汽车的检验包括一般项目检验、安全性能检验、品质检验和环保项目检验。

1. 一般项目检验。在进口汽车入境时逐台核查安全标志，并进行规格、型号、数量、外观质量、随车工具、技术文件和零备件等项目的检验。

2. 安全性能检验。按国家有关汽车的安全环保等法律法规、强制性标准和《进出口机动车辆检验规程　第 4 部分：汽车产品》（SN/T 1688. 4—2013）实施检验。

3. 品质检验。品质检验及其标准、方法等应在合同或合同附件中明确规定，进口合同无规定或规定不明确的，按《进出口机动车辆检验规程　第 4 部分：汽车产品》（SN/T 1688. 4—2013）实施检验。

整批第一次进口的新型号汽车总数大于300台（含300台，按同一合同、同一型号、同一生产厂家计算）或总值大于100万美元（含100万美元）的必须实施品质检验。

批量总数小于300台或总值小于100万美元的新型号进口汽车和非首次进口的汽车，海关视质量情况，对品质进行抽查检验。

4. 环保项目检验。海关按照《汽油车污染物排放限值及测量方法（双怠速法及简易工况法）》（GB18285—2018）、《柴油车污染物排放限值及测量方法（自由加速法及加载减速法）》（GB3847—2018）要求，实施进口机动车环保项目外观检验、车载诊断系统检查，并按不低于同车型进口数量1%的比例实施排气污染物检测。海关对监测到环保风险信息需通过型式试验实施风险评估的车型，可按现阶段环保达标标准开展型式试验。

进口企业应提前解除影响环保检测的运输模式或功能锁定状态。无法手动切换两驱驱动模式的全时四驱车和适时四驱等车辆，不能实施简易工况法或加载减速法检测的，可按双怠速法或自由加速法实施检测。

（二）检验结果处置

经检验合格的进口汽车，由口岸海关签发《入境货物检验检疫证明》，并一车一单签发“进口机动车辆随车检验单”。其中，在上海海关、天津海关申报进口的汽车、摩托车，在进口车辆办结放行手续并经检验合格后，试点签发《货物进口证明书（汽车、摩托车）》和《进口机动车辆随车检验单》“两证合一”的《货物进口证明书（汽车、摩托车）》。

对进口汽车实施品质检验的，《入境货物检验检疫证明》须加附“品质检验报告”。

经检验不合格的，海关出具检验检疫证书，供有关部门对外索赔。

进口摩托车等其他进口机动车辆由收货人所在地海关参照《进口汽车检验管理办法》负责检验。

第二节｜进口医疗器械

“医疗器械”是指按照《医疗器械监督管理条例》列入国务院食品药品监督管理部门所制定的医疗器械分类目录范围的货物。

进口医疗器械，是指从境外进入中华人民共和国境内的，直接或者间接用于人体的仪器、设备、器具、体外诊断试剂及校准物、材料以及其他类似或者相关的物品，包括所需要的计算机软件；其效用主要通过物理等方式获得，不是通过药理学、免疫学或者代谢的方式获得，或者虽然有这些方式参与但是只起辅助作用。其目的是：

1. 疾病的诊断、预防、监护、治疗或者缓解；
2. 损伤的诊断、监护、治疗、缓解或者功能补偿；
3. 生理结构或者生理过程的检验、替代、调节或者支持；
4. 生命的支持或者维持；
5. 妊娠控制；
6. 通过对来自人体的样本进行检查，为医疗或者诊断目的提供信息。

国家质检总局于2007年发布了《进口医疗器械检验监督管理办法》（国家质检总局令第95号），随后又发布了《关于暂缓施行〈进口医疗器械检验监督管理办法〉的公告》（国家质检总局公告2007年第172号）。因此，进口医疗器械的检验监督管理仍按《进出口商品检验法》及有关的规范性文件执行。

一、制度依据

1.《关于进一步加强进口心脏起搏器检验监管工作的通知》（国质检检函〔2005〕260 号）。

2.《关于对进口捐赠医疗器械加强监督管理的公告》（国家质检总局、海关总署、商务部、民政部公告 2006 年第 17 号）。

3.《关于调整进口心脏起搏器检验机构的公告》（海关总署公告 2020 年第 23 号）。

4.《关于调整进口心脏起搏器检验机构的公告》（海关总署公告 2024 年第 24 号）

二、检验依据

进口医疗器械按照国家技术规范的强制性要求进行检验；尚未制定国家技术规范的强制性要求的，可以参照海关总署指定的国外有关标准进行检验。

在药品监督管理部门签发的“医疗器械注册证/备案凭证”或其附件中，载明了对应产品所适用的主要标准。

三、检验实施

（一）检验地点

进口医疗器械原则上应当在申报的目的地检验。对于需要结合安装调试实施检验的进口医疗器械，应当在申报时明确使用地，由使用地海关实施检验。进口植入式心脏起搏器、呼吸机等特殊产品，应当在海关总署指定的海关实施检验。

（二）检验内容

海关对进口医疗器械实施现场检验的包括以下内容。

1. 产品与相关证书一致性的核查。
2. 数量、规格型号、外观的检验。
3. 包装、标签及标志的检验，如使用木质包装的，须实施检疫。
4. 说明书、随机文件资料的核查。
5. 机械、电气、电磁兼容等安全方面的检验。
6. 辐射、噪声、生化等卫生方面的检验。
7. 有毒有害物质排放、残留以及材料等环保方面的检验。
8. 涉及诊断、治疗的医疗器械性能方面的检验。
9. 产品标识、标志以及中文说明书的核查。

（三）检验结果处置

进口医疗器械经检验未发现不合格的，出具《入境货物检验检疫证明》。

进口医疗器械经检验发现不合格的，出具检验检疫处理通知书，需要索赔的应当出具检验证书。涉及人身安全、健康、环境保护项目不合格的，或者可以技术处理的项目经技术处理后经检验仍不合格的，责令当事人销毁或者退货。

四、进口植入式心脏起搏器的特殊要求

（一）检验地点

自 2005 年 6 月 1 日起，心脏起搏器在指定口岸实施检验，在指定的经国家认可的医疗器械检测机构进行检测。

1. 自 2020 年 3 月 1 日起，经海南省药品监督管理部门批准的临床急需进口心脏起搏器由海口海关实施法定检验。企业凭临床急需进口心脏起搏器的批准文件及相关贸易单证向海关申报，申报的

目的地海关为海口海关所属现场海关。

临床急需进口心脏起搏器，是指海南博鳌乐城国际医疗旅游先行区内特定医疗机构因临床急需，进口已经在境外批准上市并获得成功临床应用经验且在我国尚无同品种产品获准注册的心脏起搏器。

2. 自2024年2月28日起，经广东省药品监督管理部门批准的临床急需进口心脏起搏器由广州海关实施法定检验。企业凭粤港澳大湾区内地临床急需进口心脏起搏器的批复意见及相关贸易单证向海关申报，申报的目的地海关为广州海关所属现场海关。

临床急需进口心脏起搏器，是指粤港澳大湾区内地9市（广州、深圳、珠海、佛山、惠州、东莞、中山、江门、肇庆）区域内开业的指定医疗机构使用的临床急需、港澳公立医院已采购使用、具有临床应用先进性的，获得广东省药品监督管理部门有关批件的进口心脏起搏器。

3. 其他进口心脏起搏器由北京海关、上海海关实施检验。

（二）海口海关检验模式

海口海关对临床急需进口心脏起搏器依法实施入境验证监管，核对实货是否与批准文件中载明的信息相符，并检查是否为禁止进口的旧心脏起搏器。对涉及重大质量安全风险预警需实施抽样送检的，按照海关实际风险布控指令执行。

经检验合格的，海口海关依申请出具相关证书；经检验与批准文件不一致或属于禁止进口的旧心脏起搏器的，海关按不合格货物处置。

（三）广州海关检验模式

广州海关对临床急需进口心脏起搏器依法实施入境验证监管，核对实货是否与批复意见中载明的信息相符，并检查是否为过期、失效、淘汰等已使用过的心脏起搏器。对涉及重大质量安全风险预警需实施抽样送检的，按照规定执行。

经检验合格的，广州海关依申请出具相关证书；经检验与批复意见不一致或属于禁止进口的心脏起搏器的，海关依照法律法规规定进行处理。

（四）北京海关、上海海关检验模式

对进口心脏起搏器实施“全数检验”，即海关对进口心脏起搏器逐台实施检验，逐台出具“检测报告”和《入境货物检验检疫证明》的合格评定活动。

1. 北京海关、上海海关委托指定检测机构对进口心脏起搏器进行检测。

2. 指定检测机构受理委托后，应严格按照相关标准以及遵照有关要求，对进口心脏起搏器进行检测，检测合格后逐台出具“检测报告”。

3. 北京海关、上海海关在认真核查指定检测机构出具的“检测报告”后，逐台出具《入境货物检验检疫证明》。

每台检验合格的进口心脏起搏器应附有相对应的“检测报告”原件和《入境货物检验检疫证明》原件，且“检测报告”和《入境货物检验检疫证明》要列明相应的起搏器产品编号。

五、进口呼吸机的特殊要求

从2015年2月1日起，进口呼吸机实施法定检验。

海关对进口呼吸机实施动态风险管理。其中，治疗呼吸机、家用呼吸支持设备、依赖呼吸机患者使用的家用呼吸机、急救和转运用呼吸机、人工复苏器、气动急救复苏器、睡眠呼吸暂停治疗设备等类别的呼吸机为实施高风险管理的呼吸机，具体技术特征见表7-2。

表 7-2　实施高风险管理的呼吸机类别

类别名称	范围和定义
治疗呼吸机	1. 为增加或供给患者的通气而设计的自动装置； 2. 特护病房（ICU）中的主要医疗设备； 3. 具体见《医用电气设备 第 2 部分：呼吸机安全专用要求 治疗呼吸机》（GB 9706. 28）① 有关内容
家用呼吸支持设备	1. 设备主要用于家庭护理，使用的患者不（完全）依赖于该呼吸机支持； 2. 具体见《医用呼吸机 基本安全和主要性能专用要求 第 1 部分：家用呼吸支持设备》（YY 0600. 1）有关内容
依赖呼吸机患者使用的家用呼吸机	1. 适用于住家使用，无须持续的专业监控，用来增加或提供患者肺通气，患者依赖于此通气； 2. 设备适用于依赖通气支持的患者，家用； 3. 具体见《医用呼吸机 基本安全和主要性能专用要求 第 2 部分：依赖呼吸机患者使用的家用呼吸机》（YY 0600. 2）② 有关内容
急救和转运用呼吸机	1. 适用于在紧急情况下和运送患者时所用的便携式呼吸机； 2. 主要用于医院意外的、呼吸抢救用的便携式呼吸机； 3. 具体见《医用呼吸机 基本安全和主要性能专用要求 第 3 部分：急救和转运用呼吸机 》（YY 0600. 3）有关内容
人工复苏器	1. 适用于所有年龄段的便携式的人工复苏器，用于为呼吸不充分人员提供肺通气。对于婴儿、儿童用人工复苏器则根据体重范围和其对应的大致年龄来标识。 2. 具体见《医用呼吸机基本安全和主要性能专用要求 第 4 部分：人工复苏器》（YY 0600. 4）有关内容
气动急救复苏器	1. 适用于急救员使用的人用气动急救复苏器； 2. 具体见《医用呼吸机 基本安全和主要性能专用要求 第 5 部分：气动急救复苏器》（YY 0600. 5）有关内容
睡眠呼吸暂停治疗设备	1. 适用于家庭和医疗保健部门的睡眠呼吸暂停治疗设备； 2. 具体见《睡眠呼吸暂停治疗 第 1 部分：睡眠呼吸暂停治疗设备》（YY 0671. 1）有关内容

（一）检验地点

进口高风险呼吸机在北京、天津、辽宁、上海、浙江、山东、湖北、广东等地海关实施检验。

进口其他呼吸机按照目的地检验的原则实施检验监管。

（二）检验模式

根据风险程度的高低，确定相应的检验监管方式。

进口呼吸机的检验监管可采取组织检验的方式，采信第三方检测机构出具的检测报告。

六、进口捐赠医疗器械的特殊要求

根据《关于对进口捐赠医疗器械加强监督管理的公告》，进口捐赠医疗器械的检验除通用要求外，还应符合以下要求：

1. 进口捐赠的医疗器械（不论是否属于《实施检验检疫的进出境商品目录》），均应实施检验。

① GB 9706. 28 已被 GB 9706. 212《医用电气设备 第 2-12 部分：重症护理呼吸机的基本安全和基本性能专用要求》替代更新。

② 医药行业标准 YY 0600. 2 已被 YY 9706. 272—2021《医用电气设备 第 2-72 部分：依赖呼吸机患者使用的家用呼吸机的基本安全和基本性能专用要求》替代更新。

2. 捐赠的医疗器械应为新品，并且已在中国办理过医疗器械注册，其中不得夹带有害环境、公共卫生和社会道德及政治渗透等违禁物品。

3. 海关总署对进口捐赠的医疗器械实施备案登记管理。凡向中国境内捐赠医疗器械的境外捐赠机构，须由其或其在中国的代理机构向海关总署申请登记；对国外捐赠机构所捐赠的医疗器械须在检验前向海关总署进行备案，并由海关总署对备案材料是否符合要求进行预审。必要时，海关总署将组织实施装运前预检验。国家特殊需要的，由民政部商海关总署做特殊处理。

第三节｜进口特种设备

特种设备，是指对人身和财产安全有较大危险性的锅炉、压力容器（含气瓶）、压力管道、电梯、起重机械、客运索道、大型游乐设施、场（厂）内专用机动车辆，以及法律、行政法规规定适用《中华人民共和国特种设备安全法》的其他特种设备。

一、制度依据

1. 《质检总局关于修订〈特种设备目录〉的公告》（国家质检总局公告 2014 年第 114 号）。
2. 《关于颁发〈进出口锅炉压力容器监督管理办法〉（试行）的通知》（劳人锅〔1985〕4 号）。

二、检验依据

海关对列入《必须实施检验的进出口商品目录》以及法律、行政法规规定必须实施检验的进出口特种设备实施检验。

进口特种设备按照我国国家技术规范的强制性要求实施检验。常用的标准或技术规范包括但不限于表 7-3 所列（使用时应注意相关标准或技术规范是否已有更新版本）。

表 7-3 现行特种设备 TSG 规程目录

规程编号	规程名称	备注
TSG 01—2014	特种设备安全技术规范制定导则	
TSG 03—2024	特种设备事故报告和调查处理导则	
TSG 07—2019	特种设备生产和充装单位许可规则	2021 年、2024 年有修改
TSG 08—2017	特种设备使用管理规则	
TSG 11—2020	锅炉安全技术规程	2024 年有修改
TSG 21—2016	固定式压力容器安全技术监察规程	2020 年有修改
TSG 23—2021	气瓶安全技术规程	2024 年有修改
TSG 24—2015	氧舱安全技术监察规程	
TSG 51—2023	起重机械安全技术规程	2024 年有修改
TSG 71—2023	大型游乐设施安全技术规程	
TSG 81—2022	场（厂）内专用机动车辆安全技术规程	
TSG 91—2021	锅炉节能环保技术规程	
TSG D0001—2009	压力管道安全技术监察规程 工业管道	

表7-3 续

规程编号	规程名称	备注
TSG D2002—2006	燃气用聚乙烯管道焊接技术规则	
TSG D7002—2023	压力管道元件型式试验规则	
TSG D7003—2022	压力管道定期检验规则——长输（油气）管道	
TSG D7004—2010	压力管道定期检验规则——公用管道	
TSG D7005—2018	压力管道定期检验规则——工业管道	
TSG D7006—2020	压力管道监督检验规则	
TSG G8001—2011	锅炉水（介）质处理检测人员考核规则	
TSG N0001—2017	场（厂）内专用机动车辆安全技术监察规程	
TSG R0005—2011	移动式压力容器安全技术监察规程	2014 年、2017 年、2021 年有修改
TSG R0010—2019	热交换器能效测试与评价规则	
TSG R7001—2013	压力容器定期检验规则	
TSG R7004—2013	压力容器监督检验规则	
TSG S1001—2008	客运索道设计文件鉴定规则	
TSG S7001—2013	客运索道监督检验和定期检验规则	
TSG T5002—2017	电梯维护保养规则	
TSG T7001—2023	电梯监督检验和定期检验规则	
TSG T7007—2022	电梯型式试验规则	
TSG T7008—2023	电梯自行检验规则	
TSG Z0002—2009	特种设备信息化工作管理规则	
TSG Z0003—2005	特种设备鉴定评审人员考核大纲	
TSG Z0007—2023	特种设备生产单位质量安全总监和质量安全员考试指南	
TSG Z0008—2023	特种设备使用单位安全总监和安全员考试指南	
TSG Z6001—2019	特种设备作业人员考核规则	
TSG Z6002—2010	特种设备焊接操作人员考核细则	
TSG Z7001—2021	特种设备检验机构核准规则	2025 年有修改
TSG Z7002—2022	特种设备检测机构核准规则	
TSG Z7003—2004	特种设备检验检测机构质量管理体系要求	
TSG Z7004—2011	特种设备型式试验机构核准规则	2022 年有修改
TSG Z8001—2019	特种设备无损检测人员考核规则	
TSG Z8002—2022	特种设备检验人员考核规则	2023 年有修改
TSG ZC001—2009	锅炉压力容器用钢板（带）制造许可规则	
TSG ZF001—2006	安全阀安全技术监察规程	2009 年有修改
TSG ZF003—2011	爆破片装置安全技术监察规程	2017 年有修改

三、检验实施

《中华人民共和国特种设备安全法》第三十条规定："进口的特种设备应当符合我国安全技术规范的要求，并经检验合格；需要取得我国特种设备生产许可的，应当取得许可。进口特种设备随附的技术资料和文件应当符合本法第二十一条的规定，其安装及使用维护保养说明、产品铭牌、安全警示标志及其说明应当采用中文。特种设备的进出口检验，应当遵守有关进出口商品检验的法律、行政法规。"

根据《进出口商品检验法实施条例》第五条规定，锅炉压力容器的安全监督检验由有关法律、行政法规规定的机构实施检验。

根据《关于颁发〈进出口锅炉压力容器监督管理办法〉（试行）的通知》（劳人锅〔1985〕4号）规定，一切进口锅炉、压力容器必须经过检验。凡列入国家商检机构制定的《必须实施检验的进出口商品目录》的进出口锅炉、压力容器都必须经过商检机构和省级锅炉监察机构的监督检验。未列入《必须实施检验的进出口商品目录》的锅炉、压力容器，由有关部门自行检验，检验结果报商检机构和省级锅炉监察机构备案。未经上述机构监督检验的或检验不合格的锅炉、压力容器不准出口，未经上述机构监督检验的进口锅炉、压力容器不得在我国安装使用。

进口气瓶的境外制造单位，应当按有关规定取得相应的中国特种设备制造许可证。其中，临时进口气瓶，指境外的气瓶进口至境内充装后再出境，或者在境外充装气体进口使用完后再出境的气瓶。进口临时进口气瓶的单位，需要向进口地监督检验机构提供气瓶产权所在国家或者地区官方认可的检验机构出具的安全性能合格证明文件；入境时无法进行安全性能检验的，应当在气瓶内气体用完后进行检验；2次以上（含2次）入境的临时进口气瓶，首次入境时进行安全性能检验合格后，在检验报告有效期内的气瓶，再次入境或者出境时可以不进行安全性能检验；安全性能检验不合格的气瓶，不允许再次入境充装或者使用；在境内充装使用的出口气瓶，返回至中国境内使用的，其制造单位应当取得相应的中国特种设备制造许可证。

（一）现场检验

根据《特种设备目录》（见表7-4）中各类定义，对属于特种设备的锅炉、压力容器（含气瓶）、压力管道、电梯、起重机械、客运索道、大型游乐设施、场（厂）内专用机动车辆，应核查制造商信息、制造许可范围、品名、规格、型号是否与特种设备制造许可证、特种设备型式试验证书或其他说明文件描述一致；安装及使用维护保养说明是否使用中文；检验铭牌、安全警示标志及其说明是否采用中文；机械安全、电气安全项目等是否符合我国强制性标准要求。

（二）检验结果处置

进口特种设备经检验未发现不合格的，出具《入境货物检验检疫证明》。

进口特种设备经检验发现不合格的，出具检验检疫处理通知书，需要索赔的应当出具检验证书。涉及人身安全、健康、环境保护项目不合格的，或者可以技术处理的项目经技术处理后经检验仍不合格的，责令当事人销毁或者退货。

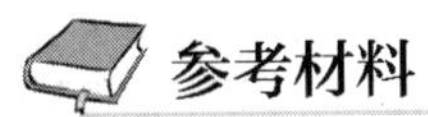

参考材料

表 7-4　特种设备目录

代码	种类	类别	品种
1000	锅炉	锅炉，是指利用各种燃料、电或者其他能源，将所盛装的液体加热到一定的参数，并通过对外输出介质的形式提供热能的设备，其范围规定为设计正常水位容积大于或者等于30L，且额定蒸汽压力大于或者等于0.1MPa（表压）的承压蒸汽锅炉；出口水压大于或者等于0.1MPa（表压），且额定功率大于或者等于0.1MW的承压热水锅炉；额定功率大于或者等于0.1MW的有机热载体锅炉	
1100		承压蒸汽锅炉	
1200		承压热水锅炉	
1300		有机热载体锅炉	
1310			有机热载体气相炉
1320			有机热载体液相炉
2000	压力容器	压力容器，是指盛装气体或者液体，承载一定压力的密闭设备，其范围规定为最高工作压力大于或者等于0.1MPa（表压）的气体、液化气体和最高工作温度高于或者等于标准沸点的液体、容积大于或者等于30L且内直径（非圆形截面指截面内边界最大几何尺寸）大于或者等于150mm的固定式容器和移动式容器；盛装公称工作压力大于或者等于0.2MPa（表压），且压力与容积的乘积大于或者等于1.0MPa·L的气体、液化气体和标准沸点等于或者低于60℃液体的气瓶；氧舱	
2100		固定式压力容器	
2110			超高压容器
2130			第三类压力容器
2150			第二类压力容器
2170			第一类压力容器
2200		移动式压力容器	
2210			铁路罐车
2220			汽车罐车
2230			长管拖车
2240			罐式集装箱
2250			管束式集装箱
2300		气瓶	
2310			无缝气瓶
2320			焊接气瓶
23T0			特种气瓶（内装填料气瓶、纤维缠绕气瓶、低温绝热气瓶）
2400		氧舱	
2410			医用氧舱

表7-4　续1

代码	种类	类别	品种
2420			高气压舱
8000	压力管道	压力管道，是指利用一定的压力，用于输送气体或者液体的管状设备，其范围规定为最高工作压力大于或者等于0.1MPa（表压），介质为气体、液化气体、蒸汽或者可燃、易爆、有毒、有腐蚀性、最高工作温度高于或者等于标准沸点的液体，且公称直径大于或者等于50mm的管道。公称直径小于150mm，且其最高工作压力小于1.6MPa（表压）的输送无毒、不可燃、无腐蚀性气体的管道和设备本体所属管道除外。其中，石油天然气管道的安全监督管理还应按照《中华人民共和国安全生产法》《中华人民共和国石油天然气管道保护法》等法律法规实施	
8100		长输管道	
8110			输油管道
8120			输气管道
8200		公用管道	
8210			燃气管道
8220			热力管道
8300		工业管道	
8310			工艺管道
8320			动力管道
8330			制冷管道
7000	压力管道元件		
7100		压力管道管子	
7110			无缝钢管
7120			焊接钢管
7130			有色金属管
7140			球墨铸铁管
7150			复合管
71F0			非金属材料管
7200		压力管道管件	
7210			非焊接管件（无缝管件）
7220			焊接管件（有缝管件）
7230			锻制管件
7270			复合管件
72F0			非金属管件
7300		压力管道阀门	
7320			金属阀门
73F0			非金属阀门
73T0			特种阀门

表7-4 续2

代码	种类	类别	品种
7400		压力管道法兰	
7410			钢制锻造法兰
7420			非金属法兰
7500		补偿器	
7510			金属波纹膨胀节
7530			旋转补偿器
75F0			非金属膨胀节
7700		压力管道密封元件	
7710			金属密封元件
77F0			非金属密封元件
7T00		压力管道特种元件	
7T10			防腐管道元件
7TZ0			元件组合装置
3000	电梯	电梯，是指动力驱动，利用沿刚性导轨运行的箱体或者沿固定线路运行的梯级（踏步），进行升降或者平行运送人、货物的机电设备，包括载人（货）电梯、自动扶梯、自动人行道等。非公共场所安装且仅供单一家庭使用的电梯除外	
3100		曳引与强制驱动电梯	
3110			曳引驱动乘客电梯
3120			曳引驱动载货电梯
3130			强制驱动载货电梯
3200		液压驱动电梯	
3210			液压乘客电梯
3220			液压载货电梯
3300		自动扶梯与自动人行道	
3310			自动扶梯
3320			自动人行道
3400		其他类型电梯	
3410			防爆电梯
3420			消防员电梯
3430			杂物电梯
4000	起重机械	起重机械，是指用于垂直升降或者垂直升降并水平移动重物的机电设备，其范围规定为额定起重量大于或者等于 0.5t 的升降机；额定起重量大于或者等于 3t（或额定起重力矩大于或者等于 40t·m 的塔式起重机，或生产率大于或者等于 300t/h 的装卸桥），且提升高度大于或者等于 2m 的起重机；层数大于或者等于 2 层的机械式停车设备	
4100		桥式起重机	
4110			通用桥式起重机

表7-4　续3

代码	种类	类别	品种
4130			防爆桥式起重机
4140			绝缘桥式起重机
4150			冶金桥式起重机
4170			电动单梁起重机
4190			电动葫芦桥式起重机
4200		门式起重机	
4210			通用门式起重机
4220			防爆门式起重机
4230			轨道式集装箱门式起重机
4240			轮胎式集装箱门式起重机
4250			岸边集装箱起重机
4260			造船门式起重机
4270			电动葫芦门式起重机
4280			装卸桥
4290			架桥机
4300		塔式起重机	
4310			普通塔式起重机
4320			电站塔式起重机
4400		流动式起重机	
4410			轮胎起重机
4420			履带起重机
4440			集装箱正面吊运起重机
4450			铁路起重机
4700		门座式起重机	
4710			门座起重机
4760			固定式起重机
4800		升降机	
4860			施工升降机
4870			简易升降机
4900		缆索式起重机	
4A00		桅杆式起重机	
4D00		机械式停车设备	
9000	客运索道	客运索道，是指动力驱动，利用柔性绳索牵引箱体等运载工具运送人员的机电设备，包括客运架空索道、客运缆车、客运拖牵索道等。非公用客运索道和专用于单位内部通勤的客运索道除外	
9100		客运架空索道	

表7-4　续4

代码	种类	类别	品种
9110			往复式客运架空索道
9120			循环式客运架空索道
9200		客运缆车	
9210			往复式客运缆车
9220			循环式客运缆车
9300		客运拖牵索道	
9310			低位客运拖牵索道
9320			高位客运拖牵索道
6000	大型游乐设施	大型游乐设施，是指用于经营目的，承载乘客游乐的设施，其范围规定为设计最大运行线速度大于或者等于2m/s，或者运行高度距地面高于或者等于2m的载人大型游乐设施。用于体育运动、文艺演出和非经营活动的大型游乐设施除外	
6100		观览车类	
6200		滑行车类	
6300		架空游览车类	
6400		陀螺类	
6500		飞行塔类	
6600		转马类	
6700		自控飞机类	
6800		赛车类	
6900		小火车类	
6A00		碰碰车类	
6B00		滑道类	
6D00		水上游乐设施	
6D10			峡谷漂流系列
6D20			水滑梯系列
6D40			碰碰船系列
6E00		无动力游乐设施	
6E10			蹦极系列
6E40			滑索系列
6E50			空中飞人系列
6E60			系留式观光气球系列
5000	场（厂）内专用机动车辆	场（厂）内专用机动车辆，是指除道路交通、农用车辆以外仅在工厂厂区、旅游景区、游乐场所等特定区域使用的专用机动车辆	
5100		机动工业车辆	
5110			叉车

表7-4 续5

代码	种类	类别	品种
5200		非公路用旅游观光车辆	
F000	安全附件		
7310			安全阀
F220			爆破片装置
F230			紧急切断阀
F260			气瓶阀门

第四节｜进口旧机电产品

旧机电产品是指具有下列情形之一的机电产品：

——已经使用（不含使用前测试、调试的设备），仍具备基本功能和一定使用价值的；

——未经使用，但是超过质量保证期（非保修期）的；

——未经使用，但是存放时间过长，部件产生明显有形损耗的；

——新旧部件混装的；

——经过翻新的。

涉及《固体废物鉴别导则》所述“丧失原有利用价值或者虽未丧失利用价值但被抛弃或者放弃的”情形的，应按规定实施固体废物鉴别（固体废物属性鉴别程序见本书附录2）。属于维修/再制造范围的旧机电产品，按维修/再制造有关要求实施监管。

一、制度依据

1.《重点旧机电产品进口管理办法》（商务部、海关总署、国家质检总局令2008年第5号发布，根据商务部令2018年第7号、商务部令2019年第1号修改）。

2.《机电产品进口管理办法》（商务部、海关总署、国家质检总局令2008年第7号发布，根据商务部令2018年第7号修改）。

3.《进口旧机电产品检验监督管理办法》（国家质检总局令第171号发布，根据国家质检总局令第187号，海关总署令第238号、第240号、第243号修改）。

4.《关于调整进口旧机电产品检验监管的公告》（国家质检总局公告2014年第145号）。

5.《关于旧机电产品进口管理有关问题的公告》（国家质检总局、商务部、海关总署公告2015年第76号）。

6.《关于公布禁止进口的旧机电产品目录调整有关事项的公告》（商务部、海关总署公告2018年第106号）。

7.《关于发布〈进口旧机电产品装运前检验监督管理实施细则〉的公告》（海关总署公告2020年第127号）。

二、检验依据

进口旧机电产品应当符合法律法规对安全、卫生、健康、环境保护、防止欺诈、节约能源等方面的规定，以及国家技术规范的强制性要求。

进口旧机电产品按照国境卫生检疫法律法规的规定执行。

三、检验实施

进口旧机电产品应当实施口岸查验、目的地检验以及监督管理。对于价值较高，涉及人身财产安全、健康、环境保护项目的高风险进口旧机电产品，还需实施装运前检验。需实施装运前检验的进口旧机电产品清单由海关总署制定并在海关总署网站上公布。进出口企业可通过“单一窗口”货物申报系统——进口旧机电装运前检验管理系统查询。

对“出境维修复进口”“暂时出口复进口”“出口退货复进口”“国内转移复进口”① 4 种特殊情况的进口旧机电产品仅实施监督管理。

（一）装运前检验

按照《进口旧机电产品检验监督管理办法》第二章及《进口旧机电产品装运前检验监督管理实施细则》要求实施装运前检验。

需实施装运前检验的进口旧机电产品的收发货人或者其代理人按照海关总署的规定申请货物境内目的地直属海关或者委托装运前检验机构实施装运前检验。海关总署不予指定检验机构从事进口旧机电产品装运前检验。海关总署对从事进口旧机电产品装运前检验的第三方检验机构实施备案管理。

装运前检验在货物启运前按照国家技术规范的强制性要求实施并签发装运前检验证书且随附装运前检验报告。

1. 装运前检验的内容：

（1）对安全、卫生、健康、环境保护、防止欺诈、能源消耗等项目做出初步评价。

（2）核查产品品名、数量、规格（型号）、新旧、残损情况是否与合同、发票等贸易文件所列相符。

（3）是否包括、夹带禁止进口货物。

2. 装运前检验证书及随附的装运前检验报告应当符合的要求：

（1）检验依据准确、检验情况明晰、检验结果真实。

（2）有统一、可追溯的编号。

（3）检验报告应当包含检验依据、检验对象、现场检验情况、装运前检验机构及授权签字人签名等。

（4）检验证书不应含有检验报告中检验结论及处理意见为不符合《进口旧机电产品检验监督管理办法》第四条规定的进口旧机电产品。

（5）检验证书及随附的检验报告文字应当为中文，若出具中外文对照的，以中文为准。

（6）检验证书应当有明确的有效期限，有效期限由签发机构根据进口旧机电产品情况确定，一般为半年或一年。工程机械的检验报告除满足上述要素外，还应当逐台列明名称、海关商品编码、规格型号、产地、发动机号/车架号、制造日期（年）、运行时间（小时）、检测报告、维修记录、使用说明书核查情况等内容。

（二）口岸查验/检验

口岸海关按照规定的程序和要求实施查验/检验。

---

① 出境维修复进口：系指出境维修后返回中国，需办理进口通关手续的。暂时出口复进口：系指在海关办理暂时进出口出境后返回中国，需办理进口通关手续的。出口退货复进口：系指质保期内、收货人为生产厂的出口退货返回中国，需办理进口通关手续的。国内转移复进口：系指已经在国内使用，因提前解除海关监管或海关监管期满后继续在中国使用，需要重新办理进口通关手续的。

口岸海关对列入《实施检验监管的进口旧机电产品目录》［《关于调整进口旧机电产品检验监管的公告》（国家质检总局公告 2014 年第 145 号）附件 1，见第三章第一节］的旧机电产品实施查验。

口岸海关对列入《应逐批实施现场检验的旧机电产品目录》［《关于旧机电产品进口管理有关问题的公告》（国家质检总局、商务部、海关总署公告 2015 年第 76 号）附件，见第三章第一节］的 18 类旧机电产品实施检验。

（三）目的地检验

目的地海关对口岸海关查验放行的未列入《应逐批实施现场检验的旧机电产品目录》的进口旧机电产品实施目的地检验。

目的地检验内容包括一致性核查，安全、卫生、环境保护等项目检验。

1. 一致性核查：

（1）核查产品是否存在外观及包装的缺陷或者残损。

（2）核查产品的品名、规格、型号、数量、产地等货物的实际状况是否与申报资料及装运前检验结果相符。

（3）对进口旧机电产品的实际用途实施抽查，重点核查特殊贸易方式进口旧机电产品的实际使用情况是否与申报情况一致。

2. 安全项目检验：

（1）检查产品表面缺陷、安全标识和警告标记。

（2）检查产品在静止状态下的电气安全和机械安全。

（3）检验产品在运行状态下的电气安全和机械安全，以及设备运行的可靠性和稳定性。

3. 卫生、环境保护项目检验：

（1）检查产品卫生状况，涉及食品安全项目的食品加工机械及家用电器是否符合相关强制性标准。

（2）检测产品在运行状态下的噪声、粉尘含量、辐射以及排放物是否符合标准。

（3）检验产品是否符合我国能源效率有关限定标准。

4. 对装运前检验发现的不符合项目采取技术和整改措施的有效性进行验证，对装运前检验未覆盖的项目实施检验；必要时对已实施的装运前检验项目实施抽查。

5. 其他项目的检验依照同类机电产品检验的有关规定执行。

（四）检验不合格处置

进口国家禁止进口的旧机电产品，应当予以退货或者销毁。

经检验，涉及人身财产安全、健康、环境保护项目不合格的，由海关责令收货人销毁、退运；其他项目不合格的，可以在海关的监督下进行技术处理，经重新检验合格的，方可销售或者使用。

经检验不合格的进口旧机电产品，属成套设备及其材料的，签发不准安装使用通知书。经技术处理，并经海关重新检验合格的，方可安装使用。

第五节｜进出口玩具

“玩具”是指设计或预定为 14 周岁以下儿童玩耍的所有产品和材料。

一、制度依据

《进出口玩具检验监督管理办法》（国家质检总局令第 111 号发布，根据国家质检总局令第 173 号，海关总署令第 238 号、第 240 号、第 243 号修改）。

二、检验依据

海关对列入《必须实施检验的进出口商品目录》以及法律、行政法规规定必须实施检验的进出口玩具实施检验和监督管理。

海关对《必须实施检验的进出口商品目录》外的进出口玩具按照海关总署的规定实施抽查检验。

进口玩具按照我国国家技术规范的强制性要求实施检验。常用的检验标准包括但不限于表 7-5 所列（使用时应注意相关标准是否已有更新版本）。

表 7-5　进出口玩具常用的检验标准

标准编号	标准名称
GB 6675. 1—2014	玩具安全 第 1 部分：基本规范
GB 6675. 2—2014	玩具安全 第 2 部分：机械与物理性能
GB 6675. 3—2014	玩具安全 第 3 部分：易燃性能
GB 6675. 4—2014	玩具安全 第 4 部分：特定元素的迁移
GB 6675. 11—2014	玩具安全 第 11 部分：家用秋千、滑梯及类似用途室内、室外活动玩具
GB 6675. 12—2014	玩具安全 第 12 部分：玩具滑板车
GB 6675. 13—2014	玩具安全 第 13 部分：除实验玩具外的化学套装玩具
GB 6675. 14—2014	玩具安全 第 14 部分：指画颜料技术要求及测试方法
GB 19865—2005	电玩具的安全（新标准 GB/T 19865—2024 电玩具的安全，将于 2026 年 8 月 1 日实施）
GB 26387—2011	玩具安全 化学及类似活动的实验玩具
GB 24613—2009	玩具用涂料中有害物质限量

三、进口检验实施

按照《进出口玩具检验监督管理办法》第二章的要求实施检验。

（一）货物检验

1. 列入《强制性产品认证目录》内的进口玩具

对列入《强制性产品认证目录》内的进口玩具，按照《进口许可制度民用商品入境验证管理办法》的规定实施验证管理。

2. 未列入《强制性产品认证目录》内的进口玩具

对未列入《强制性产品认证目录》内的进口玩具：

（1）申报人已提供进出口玩具检测实验室出具的合格的检测报告的，海关对申报人提供的有关单证与货物是否符合进行审核。

（2）申报人未能提供检测报告或者经审核发现有关单证与货物不相符的，应当对该批货物实施现场检验并抽样送玩具检测实验室检测。

玩具检测实验室应当通过中国合格评定国家认可委员会（CNAS）的资质认可并获得海关总署指定。

（二）检验结果处置

进口玩具经检验合格的，海关出具检验证明。

进口玩具经检验不合格的，由海关出具检验检疫处理通知书。涉及人身财产安全、健康、环境保护项目不合格的，由海关责令当事人退货或者销毁；其他项目不合格的，可以在海关的监督下进行技术处理，经重新检验合格后，方可销售或者使用。

四、出口检验实施

根据《关于调整〈出入境检验检疫机构实施检验检疫的进出境商品目录（2016 年）〉的公告》（国家质检总局、海关总署公告 2016 年第 81 号），自 2016 年 9 月 1 日起，取消玩具、童车、儿童用安全座椅监管条件“B”，不再对其实施出境检验检疫。

目前，出口玩具按照海关总署的规定实施抽查检验。具体工作按照抽查检验相关规定实施。

第六节｜进口食品接触产品

食品接触产品是指在正常使用条件下，各种已经或预期可能与食品或食品添加剂（以下简称食品）接触，或其成分可能转移到食品中的材料和制品，包括食品生产、加工、包装、运输、贮存、销售和使用过程中用于食品的包装材料、容器、工具和设备，以及可能直接或间接接触食品的油墨、黏合剂、润滑油等。不包括洗涤剂、消毒剂和公共输水设施。

一、制度依据

《进出口商品检验法》及其实施条例、《食品安全法》、《国务院关于加强食品等产品安全监督管理的特别规定》等法律法规。

二、检验依据

进口食品接触产品按照我国对食品相关产品的规定和标准实施检验。尚未制定食品安全国家标准的，按照相关法律规定执行。

三、检验实施

（一）检验方式

进口食品接触产品的检验包括现场查验、取样送检等。

（二）标签要求

食品接触产品的外观及包装应完好，无破损、渗漏及污染，销售包装加贴或印制符合我国法律法规及国家技术规范强制性要求的中文标签。标识应使用中文，标识内容应包括产品名称，材质，对相关法规及标准的符合性声明，生产者或经销者的名称、地址和联系方式，生产日期和保质期（适用时）等内容。其他检验要求按照有关规定执行。

（三）不合格处置

进口食品接触产品，涉及安全、卫生、环境保护项目不合格的，出具“检验检疫处理通知单”，责令当事人退运或销毁。

进口食品接触产品，其他项目不合格的，可以在海关的监督下进行技术处理，经重新检验合格后，方可销售、使用。

第七节｜进出口食品添加剂

《食品安全国家标准 食品添加剂使用标准》（GB 2760—2024）对“食品添加剂”的定义为：为改善食品品质和色、香、味，以及为防腐、保鲜和加工工艺的需要而加入食品中的人工合成或者天然物质。食品用香料、胶基糖果中基础剂物质、食品工业用加工助剂、营养强化剂也包括在内。

按照《进出口食品添加剂检验检疫监督管理工作规范》，海关对列入《海关实施检验检疫的进出境商品目录》（以下正文中简称《目录》）内的进出口食品添加剂实施检验检疫监督管理。食品添加剂的使用和非食品添加剂用化工原料的检验检疫监督依照有关规定执行。其中，非食品添加剂用化工原料，是指与食品添加剂具有相同化学构成，进出口时共用同一个海关编码，但不用于食品生产加工的化学物质。在进出口申报时应提交非用于人类食品添加剂及原料产品用途的证明，与食品添加剂区分。

属于危险化学品的食品添加剂，还应符合危险化学品相关要求，详见本书第八章第六节“进出口危险化学品及其包装检验”有关内容。

一、制度依据

《关于发布〈进出口食品添加剂检验检疫监督管理工作规范〉的公告》（国家质检总局公告 2011 年第 52 号）。

二、检验依据

（一）进口食品添加剂检验依据

按照以下要求对进口食品添加剂实施检验检疫：

1. 食品安全国家标准（现行食品添加剂有关食品安全国家标准见本书附录 1）。
2. 双边协议、议定书、备忘录。
3. 《关于进口食品、食品添加剂检验有关适用标准问题的公告》（国家质检总局、卫生部公告 2009 年第 72 号）附件中列明的进口食品添加剂适用标准（该公告所列标准大都已废止。目前有效的食品添加剂适用的食品安全国家标准可参见本书附录 1）。
4. 首次进口添加剂新品种的，应当按照国家卫健委批准或认可的产品质量标准和检验方法标准检验。
5. 《食品安全法》实施前已有进口记录但尚无食品安全国家标准的，在食品安全国家标准发布实施之前，按照国家卫健委指定标准检验，没有国家卫健委指定标准的按原进口记录中指定的标准实施检验。
6. 海关总署规定的检验检疫要求。
7. 贸易合同中高于上述第 1 点至第 6 点的规定的技术要求。

（二）出口食品添加剂检验依据

按照下列要求对出口食品添加剂实施检验检疫：

1. 进口国家或者地区技术法规、标准。
2. 双边协议、议定书、备忘录。
3. 合同中列明的质量规格要求。
4. 没有上述第 1 点至第 3 点的，可以按照中国食品安全国家标准检验。
5. 没有上述第 1 点至第 4 点的，可以按照中国食品安全地方标准检验。

6. 没有上述第 1 点至第 5 点的，可以按照经省级卫生行政部门备案的企业标准检验。

7. 海关总署规定的其他检验检疫要求。

三、进口检验实施

（一）进口食品添加剂产品要求

进口食品添加剂应当符合下列条件之一：

1. 有食品安全国家标准的。

2. 经国务院卫生行政管理部门批准、发布列入我国允许使用食品添加剂目录的。

3. 列入《食品安全国家标准 食品添加剂使用标准》（GB 2760—2024）、《食品安全国家标准 食品营养强化剂使用标准》（GB 14880—2012）的。

4. 列入《食品安全法》实施前已有进口记录但尚无食品安全国家标准的食品添加剂目录的。

除符合上述四项条件之一外，应当办理进境动植物检疫许可的，还应取得进境动植物检疫许可证。

（二）进口食品添加剂包装、标签、说明书要求

进口食品添加剂应当有包装、中文标签、中文说明书。进口食品添加剂标签、说明书和包装不得分离。

食品添加剂说明书应当符合中国法律法规的规定和食品安全国家标准的要求，应置于食品添加剂的外包装以内，并避免与添加剂直接接触。

食品添加剂的标签应当符合中国法律法规的规定和食品安全国家标准的要求，应直接标注在最小销售单元包装上。食品添加剂标签应标明以下事项：

1. 名称（相关标准中的通用名称）、规格、净含量。

2. 成分（表）或配料（表），采用相关标准中的通用名称。

3. 原产国（地）及境内代理商的名称、地址、联系方式。

4. 生产日期（批号）和保质期。

5. 产品标准代号。

6. 经国务院卫生行政管理部门批准、发布列入我国允许使用食品添加剂目录的食品添加剂标签，应标明国家卫健委准予进口的证明文件号和经国家卫健委批准或认可的产品质量标准。

7. 贮存条件。

8. 使用范围、用量、使用方法。

9. 复合添加剂中各单一品种的通用名称、辅料的名称和含量，按含量由大到小排列（各单一品种必须具有相同的使用范围）。

10. “食品添加剂”字样。

11. 中国食品安全法律、法规或者食品安全国家标准规定必须标明的其他事项。

（三）进口食品添加剂运输包装要求

进口食品添加剂的内外包装和运输工具应符合相关食品质量安全要求，并经检验检疫合格。进口食品添加剂属于危险品的，其包装容器还应符合危险货物包装容器管理的相关要求。

（四）现场检验

按照相关检验规程和标准对进口食品添加剂实施现场检验检疫。

1. 核对货物的名称、数（重）量、包装、生产日期、承载工具号码、输出国家或者地区等是否与所提供的单证相符。

2. 检查标签、说明书是否与样张和样本一致；检查标签、说明书的内容是否符合中国法律法规的规定和食品安全国家标准的要求。

3. 检查包装、容器是否完好，是否超过保质期，有无腐败变质，承运工具是否清洁、卫生。

4. 其他需要实施现场检验检疫的项目。

现场检验检疫有下列情形之一的，检验检疫机构可直接判定为不合格：

——不属于规定的食品添加剂品种的；

——无生产、保质期，超过保质期或者腐败变质的；

——感官检查发现产品的色、香、味、形态、组织等存在异常情况，混有异物或被污染的；

——容器、包装密封不良、破损、渗漏严重，内容物受到污染的；

——使用来自国际组织宣布为严重核污染地区的原料生产的；

——货证不符；

——标签及说明书内容与申报时提供的样张和样本不一致；

——其他不符合中国法律法规规定、食品安全国家标准或者海关总署检验检疫要求的情况。

（五）实验室检测

按照相关检验规程、标准规定的要求抽取检测样品，送实验室对质量规格、安全卫生项目、标签内容的真实性和准确性进行检测验证。

取样量应满足检测及存样的需要。检测样品采集、传递、制备、贮存等全过程应受控，不应有污染，以保证所检样品的真实性。

（六）检验结果处置

经检验检疫合格的，出具合格证明。合格证明中应注明判定产品合格所依据的标准，包括标准的名称、编号。

经检验检疫不合格的，按以下方式处理：

1. 涉及安全卫生项目不合格的，出具不合格证明，责成进口企业按规定程序实施退运或销毁。不合格证明中应注明判定产品不合格所依据的标准，包括标准的名称、编号。

2. 非安全卫生项目不合格的，可在海关的监督下进行技术处理或改作他用，经重新检验合格后方可销售、使用。

四、出口检验实施

（一）出口食品添加剂产品要求

食品添加剂出口企业应当保证其出口的食品添加剂符合进口国家或者地区技术法规、标准及合同要求。

进口国家或者地区无相关标准且合同未有要求的，应当保证出口食品添加剂符合中国食品安全国家标准；无食品安全国家标准的，应当符合食品安全地方标准；无食品安全国家标准和食品安全地方标准的，应当符合经省级卫生行政部门备案的企业标准。

出口食品添加剂应当符合下列要求：

1. 获得生产许可。

2. 《食品安全法》实施之前获得卫生许可，且卫生许可证在有效期内。

3. 应当获得并已经获得法律、法规要求的其他许可。

（二）出口食品添加剂包装、标签、说明书要求

出口食品添加剂应当有包装、标签、说明书。标签、说明书和包装是一个整体，不得分离。

说明书应置于食品添加剂的外包装以内，并避免与添加剂直接接触。

标签应当直接标注在最小销售单元的包装上。出口食品添加剂标签应标明以下事项：

1. 名称（标准中的通用名称）、规格、净含量。

2. 生产日期（生产批次号）和保质期。

3. 成分（表）或配料（表）。

4. 产品标准代号。

5. 贮存条件。

6. “食品添加剂”字样。

7. 进口国家或者地区对食品添加剂标签的其他要求。

（三）出口食品添加剂运输包装要求

出口食品添加剂内外包装应符合相关食品质量安全要求，其承载工具需要进行适载检验的应按规定进行适载检验，并经检验检疫合格。出口食品添加剂属于危险品的，其包装容器应符合危险货物包装容器管理的相关要求。

（四）现场检验

按照相关检验规程和标准对出口食品添加剂实施现场检验检疫：

1. 核对货物的名称、数（重）量、生产日期、批号、包装、唛头、出口企业名称等是否与申报时提供的资料相符。

2. 核对货物标签是否与申报时提供的标签样张一致，检查标签中与质量有关内容的真实性、准确性。

3. 包装、容器是否完好，有无潮湿发霉现象，有无腐败变质，有无异味。

4. 其他需要实施现场检验检疫的项目。

（五）实验室检测

现场检验检疫合格后，对来自不同监管类别生产企业的产品按照相关检验规程、标准要求，对抽取的检测样品进行规格、安全卫生项目和标签内容的符合性检测验证，必要时对标签上所有标识的内容进行检测。

取样量应满足检验、检测及存样的需要。检测样品采集、传递、制备、贮存的全过程应受控，不应有污染，以保证所检样品的真实性。

（六）检验结果处置

经检验检疫合格的，签发电子底账或“出境货物换证凭单”，根据需要出具检验证书。检验证单中注明判定产品合格所依据的标准，包括标准的名称和编号。

经检验检疫不合格的，按以下方式处理：

1. 经有效方法处理并重新检验检疫合格的，按上述要求签发证单、证书。

2. 无有效处理方法或者经过处理后重新检验检疫仍不合格的，出具不合格证明，不准出口。

（七）口岸核查

口岸海关按照出口货物查验换证的相关规定查验货物：

1. 查验合格的，签发合格证明，准予出口；

2. 查验不合格的，不予放行，并将有关信息通报产地海关，必要时抽取检测样本，进行质量规格、安全卫生项目检测。产地海关应根据不合格情况采取相应监管措施。

第八节｜进口棉花

一、制度依据

1.《进口棉花检验监督管理办法》（国家质检总局令第 151 号发布，根据海关总署令第 238 号、第 240 号修改）。

2.《关于调整进口棉花监管方式的公告》(海关总署公告 2020 年第 43 号)。

二、检验依据

进口棉花的动植物检疫、卫生检疫按照法律法规及相关规定执行。

进口棉花按照我国国家技术规范的强制性要求实施检验。进口棉花常用的检验标准包括但不限于表 7-6 所列(使用时应注意相关标准是否已有更新版本)。

表 7-6 进口棉花常用的检验标准

序号	标准号	标准名称
1	GB 1103. 1—2023	棉花 第 1 部分：锯齿加工细绒棉
2	GB 1103. 2—2012	棉花 第 2 部分：皮辊加工细绒棉
3	GB 6975—2013	棉花包装
4	SN/T 4184. 1—2015	进出口纺织原料检验规程 第 1 部分：棉花

三、检验实施

(一) 境外供货企业登记

按照《进口棉花检验监督管理办法》第二章的要求对境外供货企业实施登记。

海关总署对审核合格的企业颁发“进口棉花境外供货企业登记证书”。

(二) 质量信用管理

按照《进口棉花检验监督管理办法》第二章的要求对境外供货企业实施质量信用管理。

1. 境外供货企业质量信用层级

境外供货企业质量信用分为 A、B、C 三个层级。

(1) A 级：境外供货企业自获得海关总署登记后即列为 A 级。

(2) B 级：A 级境外供货企业发生应降级所列情形之一的降为 B 级。

(3) C 级：未获得海关总署登记的境外供货企业默认为 C 级；B 级境外供货企业发生应降级所列情形之一的降为 C 级。

2. 对境外供货企业的质量信用进行评估并调整

登记境外供货企业进口的同合同、同发票、同规格的棉花发生下列情形之一的，海关应当对该境外供货企业的质量信用进行评估并做相应调整：

(1) 等级降级幅度在 2 级及以上的棉包数量超过总包数 20%的。

(2) 长度降级幅度在 1/16 英寸(约 1. 58 毫米)及以上的棉包数量超过总包数 20%的。

(3) 马克隆值不合格的棉包数量超过总包数 60%的。

(4) 到货重量短少率超过 3%，未及时赔偿的。

(5) 货物中发生严重油污、水渍、霉变、板结的棉包数量超过总包数的 5%的。

(6) 货物包装发生影响运输、搬运、装卸的严重破损，破损棉包数量超过总包数 20%的。

(7) 混有异性纤维、棉短绒、废棉和危害性杂物，经核查对企业造成严重损失的。

3. 质量信用层级动态调整方式

质量信用层级动态调整方式如下：

(1) A 级境外供货企业进口的棉花发生应降级所列情形之一的，境外供货企业的质量信用层级由A级降为B级。

（2）自直属海关书面通知境外供货企业质量信用层级之日起5个月内，从B级境外供货企业进口的棉花发生应降级所列情形之一的，境外供货企业的质量信用层级由B级降为C级；如未发生应降级所列情形的，质量信用层级由B级升为A级。

（3）自直属海关书面通知境外供货企业质量信用层级之日起5个月内，从C级境外供货企业进口的棉花未发生应降级所列情形的，境外供货企业（不含未在海关总署登记的企业）的质量信用层级由C级升为B级。

（三）到货检验

按照《进口棉花检验监督管理办法》第四章的要求实施检验。为深入推进“放管服”改革，进一步改善口岸营商环境，提升贸易便利化水平，自2020年4月5日起，将现行的由海关对进口棉花逐批实施抽样检测调整为依企业申请实施；必要时，海关可实施监督检验。

1. 实施进口棉花现场检验工作的场所应当具备的条件

（1）具有适合棉花存储的现场检验场地。

（2）配备开箱、开包、称重、取样等所需的设备和辅助人员。

（3）其他检验工作所需的通用现场设施。

2. 根据境外供货企业的质量信用层级，对进口棉花实施检验的方式

（1）对A级境外供货企业的棉花，应当在收货人申报的目的地检验，由目的地海关按照检验检疫行业标准实施抽样检验。

（2）对B级境外供货企业的棉花，应当在收货人申报的目的地检验，由目的地海关实施两倍抽样量的加严检验。

（3）对C级境外供货企业的棉花，海关在入境口岸实施两倍抽样量的加严检验。

海关实施“放管服”改革，进口棉花收货人或代理人需要海关出具棉花品质证书的，可向海关提出申请。海关对进口棉花实施现场检验检疫，合格后实施现场抽样、实验室检测、出具品质证书。进口棉花收货人或代理人不需要海关出具棉花品质证书的，海关在对进口棉花实施现场检验检疫合格后直接放行。

对进口棉花实施现场查验时应当核对进口棉花批次、规格、标记等，确认货证相符；查验包装是否符合合同等相关要求，有无包装破损；查验货物是否存在残损、异性纤维、以次充好、掺杂掺假等情况。对于集装箱装载的，检查集装箱铅封是否完好。

（四）检验结果处置

海关按照企业申请或相关规定对进口棉花实施数（重）量检验、品质检验和残损鉴定，并出具证书。

第九节｜进出口煤炭

一、制度依据

1.《进出口煤炭检验管理办法》（国家质检总局令第90号发布，根据海关总署令第238号修改）。

2.《商品煤质量管理暂行办法》（国家发展和改革委员会、环境保护部、商务部、海关总署、国家工商行政管理总局、国家质检总局令第16号发布）。

二、检验依据

（一）进口煤炭

进口煤炭按照我国国家技术规范的强制性要求实施检验。进口煤炭常用的检验标准包括但不限于表 7-7 所列（使用时应注意相关标准是否已有更新版本）。

表 7-7　进口煤炭常用的检验标准

序号	标准号	标准名称
1	GB 34169—2017	商品煤质量　民用散煤
2	GB 34170—2017	商品煤质量　民用型煤
3	GB/T 18666—2014	商品煤质量抽查和验收方法
4	GB/T 25209—2022	商品煤标识

（二）商品煤

商品煤应符合《商品煤质量管理暂行办法》第六条至第十条的具体要求。

1. 商品煤应当满足的基本要求：

（1）灰分（Ad）：褐煤≤30%，其他煤种≤40%。

（2）硫分（St,d）：褐煤≤1.5%，其他煤种≤3%。

（3）其他指标：汞（Hgd）≤0.6μg/g，砷（Asd）≤80μg/g，磷（Pd）≤0.15%，氯（Cld）≤0.3%，氟（Fd）≤200μg/g。

2. 在中国境内远距离运输（运距①超过 600km）的商品煤除满足基本要求外，还应当同时满足下列要求：

（1）褐煤：发热量（Qnet,ar）≥16.5MJ/kg，灰分（Ad）≤20%，硫分（St,d）≤1%。

（2）其他煤种：发热量（Qnet,ar）≥18MJ/kg，灰分（Ad）≤30%，硫分（St,d）≤2%。

3. 对于供应给具备高效脱硫、废弃物处理、硫资源回收等设施的化工、电力及炼焦等用户的商品煤，可适当放宽其商品煤供应和使用的含硫标准，具体办法由国家煤炭管理部门商有关部门制定。

4. 京津冀及周边地区、长三角、珠三角限制销售和使用灰分（Ad）≥16%、硫分（St,d）≥1%的散煤。

5. 生产、销售和进口的煤炭应按照《商品煤标识》（GB/T 25209—2022）进行标识，标识内容应与实际煤质相符。

三、进口检验实施

按照《进出口煤炭检验管理办法》第二章要求实施进口检验。

（一）口岸检验

进口煤炭由卸货口岸海关检验。进口煤炭应当在口岸主管海关的监督下，在具备检验条件的场所卸货。

海关对进口煤炭涉及安全、卫生、环保的项目及相关品质、数量、重量实施检验，并在 10 个工

---

① 运距是指（国产商品煤）从产地到消费地的距离或（境外商品煤）从货物进境口岸到消费地的距离。

作日内根据检验结果出具证书。

（二）检验结果处置

未经检验或者检验不合格的进口煤炭不准销售、使用。对进口煤炭中发现的质量问题，主管海关应当责成收货人或者其代理人在监管下进行有效处理；发现安全、卫生、环保项目不合格的，按照《进出口商品检验法实施条例》有关规定处理，并及时上报海关总署。

（三）监督管理

口岸检验检疫机构对本口岸进口商品煤的质量进行监督管理。每半年进行一次进口商品煤质量分析，上报海关总署，抄送国家发展和改革委员会（国家能源局）、商务部等相关管理部门。

四、出口检验实施

根据《关于调整〈出入境检验检疫机构实施检验检疫的进出境商品目录〉的公告》（国家质检总局、海关总署公告 2013 年第 109 号），自 2013 年 8 月 15 日起，对出口煤炭不再实行出口商品检验。

口岸海关按照相关国家技术规范的强制性要求对本口岸进出口煤炭的除杂、质量验收等情况进行监督管理。

主管海关应当及时将收集到的国内外反映强烈的进出口煤炭安全、卫生、环保质量问题向海关总署报告。

第十节｜进口再生金属

海关在第一入境口岸对进口再生金属原料实施检验，不接受转关申请。

再生铜原料是指回收铜原料经过分类和预处理加工后，满足可直接生产利用要求的铜原料。

再生铜合金原料是指回收铜合金原料（黄铜、青铜、白铜、高铜等以铜为基体金属，加入一种或几种元素以获得某些预定特性的合金）经过分类和待处理加工后，满足可直接生产利用要求的铜合金原料。

再生铸造铝合金原料是指回收铝经剪切、拆解、人工分选等预处理后，获得的满足《进口再生铸造铝合金原料检验规程》（SN/T 5418—2024）要求的再生铸造铝合金原料。

再生钢铁原料是指回收料经过分类及加工处理，可以作为铁素资源直接入炉使用的炉料产品。

其中，再生铜及铜合金原料、再生铝及铝合金原料的性能指标要求见表 7-8、表 7-9。表格中再生铜及铜合金原料、再生铝及铝合金原料的分类和指标参考国家标准 GB/T 38470、GB/T 38471、GB/T 38472、GB/T 40382、GB/T 40386 确定。

表 7-8　再生铜及铜合金原料性能指标要求

种类	类别	名称	表观特征	指标		
				铜或铜合金实物量	夹杂物	其他指标
再生铜原料	铜线	光亮线	由洁净、无涂层、无镀层、表面无氧化的纯铜线组成	≥97.0%	≤0.8%	1. 原料（含包装物）的 X 和 γ 辐射周围剂量当量率不超过所在地天然辐射本底值 + 0.25μSv/h；表面的 α、β 表面污染水平为：测量面积大于 $300cm^2$，α 不超过 $0.04Bq/cm^2$，β 不超过 $0.4Bq/cm^2$。 2. 原料中不应混有废弃炸弹、炮弹等爆炸性物品。 3. 原料中不应混有密闭容器、压力容器等物品。 4. 原料中危险废物的质量应不大于原料总质量的 0.01%。 5. 原料中含有非金属涂层的原料质量应不大于原料总质量的 5%。
		1 号铜线	由无涂层、无镀层、未经处理的纯铜线组成，允许带有电连接用的纯铜件；表面允许有氧化			
		2 号铜线	由使用过的或经处理的旧铜线组成，允许表面有镀层、含少量涂层			
	混合铜料	1 号铜料	由洁净的纯铜管、带、板、棒、线及其他形状纯铜件混合组成	≥97.0%	≤0.8%	
		2 号铜料	由纯铜管、带、板、棒、线及其他形状纯铜件混合或由混杂的各类纯铜制品，或处理后的纯铜碎料组成；表面允许有氧化和镀层			
		镀白紫铜	由表面镀锡、镀镍或镀锌的纯铜零部件、加工余料、铜线（丝）等组成			
	铜米	1 号铜米	由洁净、无镀层、形状均一的颗粒状、短棒状或片状纯铜组成，无其他金属	≥98.0%	≤0.8%	
		2 号铜米	由混有镀层、形状均一的颗粒状、短棒状或片状纯铜组成，表面允许有少量的氧化；允许有微量的其他金属颗粒			
再生铜合金原料	块料	黄铜块料	回收铜合金原料经预处理后获得的铜合金块状料，形状包括板、带、片、箔、管、棒、线（丝）、型材等	≥95.0%	≤0.8%	
		青铜块料				
		白铜块料				
		高铜块料				
	屑料	黄铜屑料	铜合金在铣、刨、切、锯、车、钻等机加工过程中产生的屑料	≥95.0%	≤0.8%	
		青铜屑料				
		白铜屑料				
		高铜屑料				

注：再生原料的分类和指标参考国家标准 GB/T 38470、GB/T 38471 确定。

表 7-9　再生铝及铝合金原料性能指标要求

种类	类别	表观特征	指标		
			铝或铝合金实物量	夹杂物	其他指标
再生纯铝原料	/	回收铝原料经预处理后获得的散装或者压包/块的纯铝材料	≥91.0%	≤0.8%	1. 原料（含包装物）的 X 和 γ 辐射周围剂量当量率不超过所在地天然辐射本底值 +0.25μSv/h；表面的 α、β 表面污染水平为：测量面积大于 300cm^2，α 不超过 0.04Bq/cm^2，β 不超过 0.4Bq/cm^2。 2. 原料中不应混有废弃炸弹、炮弹等爆炸性物品。 3. 原料中不应混有密闭容器、压力容器等物品。 4. 原料中危险废物的质量应不大于原料总质量的 0.01%。
再生变形铝合金原料	/	回收铝原料经预处理后获得的散装或者压包/块的变形铝合金材料			
再生铸造铝合金原料	铝块	回收铝原料经预处理后获得的可作为铸造铝合金原料使用的料块			
	屑料	回收铝原料经预处理后获得的可作为铸造铝合金原料使用的机加工屑			

注：再生原料的分类和指标参考国家标准 GB/T 38472、GB/T 40382、GB/T 40386 确定。

符合上述表格要求的再生铜铝原料不属于固体废物，可自由进口。

一、制度依据

1.《关于规范再生铜及铜合金原料、再生铝及铝合金原料进口管理有关事项的公告》（生态环境部、海关总署、国家发展和改革委员会、工业和信息化部、商务部、国家市场监督管理总局公告 2024 年第 23 号）。

2.《关于规范再生钢铁原料进口管理有关事项的公告》（生态环境部、国家发展和改革委员会、海关总署、商务部、工业和信息化部公告 2020 年第 78 号）。

二、检验依据

进口再生金属按照我国国家技术规范的强制性要求实施检验。进口再生金属常用的检验标准包括但不限于表 7-10 所列（使用时应注意相关标准是否已有更新版本）。

表 7-10　进口再生金属常用的检验标准

序号	标准号	标准名称
1	GB/T 38470—2023	再生铜合金原料
2	GB/T 38471—2023	再生铜原料
3	GB/T 38472—2023	再生铸造铝合金原料
4	GB/T 39733—2020	再生钢铁原料
5	GB/T 40382—2021	再生变形铝合金原料
6	GB/T 40386—2021	再生纯铝原料
7	SN/T 5353—2021	进口再生钢铁原料检验规程

表7-10 续

序号	标准号	标准名称
8	SN/T 5416—2024	进口再生铜原料检验规程
9	SN/T 5417—2024	进口再生铜合金原料检验规程
10	SN/T 5418—2024	进口再生铸造铝合金原料检验规程
11	SN/T 5761—2024	进口再生变形铝合金原料检验规程
12	SN/T 5762—2024	进口再生纯铝原料检验规程

说明：根据《关于规范再生钢铁原料进口管理有关事项的公告》，《再生钢铁原料》（GB/T 39733—2020）为强制执行。《关于规范再生铜及铜合金原料、再生铝及铝合金原料进口管理有关事项的公告》以附表的形式明确再生铜及铜合金原料、再生铝及铝合金原料的性能指标要求，企业进口的再生金属原料如满足公告附表的指标要求即可进口，国标中未列入附表的指标项目买卖方可在贸易过程中自行约定。

三、检验实施

海关对进口再生金属的检验内容包括放射性污染检验、爆炸性物品检验、危险废物检验（《国家危险废物名录》见本书附录 7）、夹杂物含量检验、疑似固体废物现场排查，以及以下检验内容：

1. 适用于再生铜原料：表观特征检验，铜实物量检验，密闭容器、压力容器检验，含有非金属涂层的原料含量检验。

2. 适用于再生铜合金原料：表观特征检验，铜合金实物量检验，密闭容器、压力容器检验，含有非金属涂层的原料含量检验。

3. 适用于再生纯铝原料、变形铝合金原料、铸造铝合金原料：表观特征检验，铝或铝合金实物量检验，密闭容器、压力容器检验。

4. 适用于再生钢铁原料：分类检验。

发现安全、卫生、环保项目不合格的，按照《进出口商品检验法实施条例》有关规定处理。经鉴别机构鉴别为固体废物的，依法按固体废物有关规定处置。

进口货物的固体废物属性鉴别程序见本书附录 2。

除放射性污染检验应符合海关专门检验要求外，再生铜铝原料的检验首先采用感官检验，当不能确定是否符合附表指标要求时，按照海关行业技术规范或国家标准 GB/T 38470、GB/T 38471、GB/T 38472、GB/T 40382、GB/T 40386 的相应检验方法进行检验。

根据 2020 年 11 月 24 日发布的《关于全面禁止进口固体废物有关事项的公告》（生态环境部、商务部、国家发展和改革委员会、海关总署公告 2020 年第 53 号），自 2021 年 1 月 1 日起：

——禁止以任何方式进口固体废物。禁止我国境外的固体废物进境倾倒、堆放、处置。

——海关特殊监管区域和保税监管场所［包括保税区、综合保税区等海关特殊监管区域和保税物流中心（A/B 型）、保税仓库等保税监管场所］内单位产生的未复运出境的固体废物，按照国内固体废物相关规定进行管理。需出区进行贮存、利用或者处置的，应向所在地海关特殊监管区域和保税监管场所地方政府行政管理部门办理相关手续，海关不再验核相关批件。

——海关特殊监管区域和保税监管场所外开展保税维修和再制造业务单位生产作业过程中产生的未复运出境的固体废物，参照上述规定执行。

第十一节｜出口协议装运前检验

根据世界贸易组织（WTO）《装运前检验协议》的定义，装运前检验活动指对向用户成员的领域出口的商品的质量、数量、价格，包括外汇兑换率和融资条件以及海关分类进行检验的一切相关活动。

一、出口塞拉利昂（2004年至今）

（一）制度依据

《关于对出口塞拉利昂商品实施装运前检验的公告》（国家质检总局公告2004年第7号）。

（二）检验依据

1. 产品范围

中国对塞拉利昂出口商品装运前检验的范围是中国对塞拉利昂出口每批次价值在2000美元以上的贸易性质商品。

2. 检验内容

中国对塞拉利昂出口商品检验的内容包括品名、质量、数量、安全、卫生和环保项目检验，价值评估，监督装载和装箱。

3. 检验标准

根据《中塞合作协议》，中国出口塞拉利昂产品的检验标准根据塞拉利昂国家的法律和/或贸易合同确定。

（三）实施情况

自2014年2月1日起，国家质检总局设在各地的检验检疫机构开始接受出口塞拉利昂产品装运前检验申报。

出入境检验检疫管理职责和队伍划入海关后，各地海关继续对出口塞拉利昂产品实施装运前检验。

二、出口埃塞俄比亚（2006年至今）

（一）制度依据

《关于对出口埃塞俄比亚产品实施装运前检验的公告》（国家质检总局公告2006年第102号）。

（二）检验依据

1. 产品范围

中国出口埃塞俄比亚产品装运前检验的范围是指出口货物的每批次价值在2000美元以上的贸易性质商品。

2. 检验内容

中国对埃塞俄比亚出口产品检验的内容包括质量、数量、安全、卫生、环保项目检验，价格审核，监督装载和装箱等。

3. 检验标准

根据《中埃质检合作协议》，中国出口埃塞俄比亚产品的检验标准根据埃塞俄比亚国家的法律和/或贸易合同确定。

（三）实施情况

自2006年10月1日起，国家质检总局设在各地的检验检疫机构开始对出口埃塞俄比亚产品实施装运前检验。

出入境检验检疫管理职责和队伍划入海关后，各地海关继续对出口埃塞俄比亚产品实施装运前检验。

三、出口伊朗（2011 年至今）

（一）制度依据

《关于出口伊朗工业产品实施装运前检验的公告》（国家质检总局公告 2011 年第 161 号）。

（二）检验依据

1. 产品范围

出口伊朗列入法检目录内的工业产品指《出入境检验检疫机构实施检验检疫的进出境商品目录》中第 25~29 章、第 31~97 章，海关监管条件为 B，检验检疫类别为 N 的所列产品。

2. 检验内容

出口伊朗工业产品实施装运前检验的内容包括产品的品质、数（重）量、安全卫生项目检验及监装。

3. 检验标准

根据中伊《关于落实〈伊朗标准与工业研究院与中国国家质量监督检验检疫总局谅解备忘录〉的行动计划》，中国出口伊朗工业产品的检验标准依次采用伊朗国家标准、中国国家标准、相应的国际标准等。

（三）实施情况

自 2011 年 12 月 1 日起，国家质检总局设在各地的检验检疫机构开始实施出口伊朗工业产品装运前检验。

自 2012 年 1 月 1 日起，伊朗标准与工业研究院等有关部门凭中国出入境检验检疫机构签发的装运前检验证书办理中国出口伊朗工业产品的验证放行手续。

为贯彻落实国务院关于促进进出口稳增长、调结构的有关要求，自 2013 年 8 月 15 日起，对 1507 个海关编码项下的一般工业制成品不再实行出口商品检验。出口伊朗工业产品装运前检验范围大幅调减。

出入境检验检疫管理职责和队伍划入海关后，各地海关继续对出口伊朗工业产品实施装运前检验。

四、出口也门（2014 年至今）

（一）制度依据

《关于出口也门工业产品实施装运前检验的公告》（国家质检总局公告 2014 年第 11 号）。

（二）检验依据

1. 产品范围

出口也门工业产品指《商品名称及编码协调制度》第 25~29 章和第 31~97 章的产品。

2. 检验内容

出口也门工业产品装运前检验内容包括产品质量性能检测报告的验证和抽查，产品外观状况、数量、标志和标识的查验，货证符合性核查和监视装载（或装箱）。

3. 检验标准

根据《中也谅解备忘录》，出口也门工业产品合格判定依据依次适用也门共和国技术法规和强制性标准、中国国家标准或国际标准。

（三）实施情况

自2014年3月1日起，国家质检总局设在各地的检验检疫机构开始对出口也门工业产品实施装运前检验。

自2014年6月1日起，也门共和国标准计量与质量控制组织等有关部门凭中国出入境检验检疫机构签发的装运前检验证书办理中国出口也门工业产品的验证放行手续。

出入境检验检疫管理职责和队伍划入海关后，各地海关继续对出口也门工业产品实施装运前检验。

五、出口埃及（2009年—2015年）

（一）制度依据

1.《关于对出口埃及工业产品实施装运前检验的公告》（国家质检总局公告2009年第25号）。

2.《关于停止受理出口埃及商品装运前检验的通知》（质检检函〔2015〕172号）。

（二）检验依据

1. 检验内容

出口埃及工业产品装运前检验内容包括实物检验、检测、核价和监装等项工作。

2. 检验标准

根据埃及法律和《中埃质检谅解备忘录》，出口埃及工业产品合格判定依据依次适用埃及强制标准、有关国际标准和我国国家标准等。

（三）实施情况

自2009年5月1日起，国家质检总局设在各地的检验检疫机构开始对出口埃及工业产品实施装运前检验。

自2009年7月1日起，埃及进出口监管总局凭中国出入境检验检疫机构（CIQ）签发的装运前检验证书办理中国出口埃及工业产品的验证放行手续。

2015年6月5日，埃及驻华使馆通知国家质检总局，埃及贸易工业部于2015年6月3日发布了2015年第444号部长令，取消了该部2010年第257号部长令，中国出口埃及工业产品不再凭CIQ签发的证书通关，即埃及不再认可中国国家标准。

2015年6月10日，国家质检总局下发通知，自2015年6月15日起，除出口法检商品外，不再受理出口埃及商品装运前检验。

六、出口苏丹（2013年—2018年）

（一）制度依据

1.《关于对出口苏丹工业产品实施装运前检验的公告》（国家质检总局公告2013年第139号）。

2.《关于停止出口苏丹商品装运前检验的通知》（质检检函〔2018〕30号）。

（二）检验依据

1. 产品范围

出口苏丹工业产品指《商品名称及编码协调制度》第25~29章和第31~97章的产品。

2. 检验内容

出口苏丹工业产品装运前检验内容包括产品的质量、数量、安全、卫生、环境保护项目检验，监视装载或装箱。

3. 检验标准

根据《中苏谅解备忘录》，出口苏丹工业产品合格判定依据依次适用苏丹标准计量组织发布适用于该产品的标准、对外贸易合同约定的标准、中国国家标准或国际标准。

（三）实施情况

自2013年11月1日起，国家质检总局设在各地的检验检疫机构开始对出口苏丹工业产品实施装运前检验。

自2014年1月1日起，苏丹标准计量组织等有关部门凭中国出入境检验检疫机构（CIQ）签发的装运前检验证书办理中国出口苏丹工业产品的验证放行手续。

为贯彻国务院“放管服”改革精神，经国家质检总局与苏丹标准计量组织协商，自2018年3月1日起，对出口苏丹商品不再实施装运前检验，检验检疫机构不再受理出口商申请，苏丹方面不再要求进口商提供装运前检验证书。

第十二节｜法定检验商品以外进出口商品抽查检验

一、制度依据

《进出口商品抽查检验管理办法》（国家质检总局令第39号公布，根据海关总署令第238号、263号令修改）。

二、检验依据

出入境检验检疫机构对列入《目录》的进出口商品以及法律、行政法规规定须经出入境检验检疫机构检验的其他进出口商品实施检验。出入境检验检疫机构对法定检验以外的进出口商品，根据国家规定实施抽查检验。

三、检验实施

（一）抽查检验

海关总署制订并下达进出口商品抽查检验计划，包括商品名称、检验依据、抽样要求、检测项目、判定依据、实施时间等，必要时可对抽查检验计划予以调整，或者下达专项进出口商品抽查检验计划。抽查检验重点是涉及安全、卫生、环境保护，国内外消费者投诉较多，退货数量较大，发生过较大质量事故以及国内外有新的特殊技术要求的进出口商品。

主管海关可以根据海关总署抽查检验计划，经过必要调查，结合所辖地区相关进出口商品实际情况，制订具体实施方案。

（二）检验处置

经海关抽查合格的进口商品，签发抽查情况通知单；对不合格的进口商品，签发抽查不合格通知单，并做出以下处理。

1. 需要对外索赔的进口商品，收用货人可向海关申请检验出证；只需索赔，不需要换货或者退货的，收货人应当保留一定数量的实物或者样品；需要对外提出换货或者退货的，收货人必须妥善保管进口商品，在索赔结案前不得动用。

2. 对抽查不合格的进口商品，必须在海关的监督下进行技术处理，经重新检测合格后，方可销售或者使用；不能进行技术处理或者经技术处理后仍不合格的，由海关责令当事人退货或者销毁。

第十三节｜入境验证

验证管理是指海关对国家实行许可制度和国家规定必须经过认证的进出口商品，在进出口时，核查其是否取得必需的证明文件、标志等，核对证货是否相符，并对获证的进出口商品进行必要的抽查检验，以证实商品是否符合有关质量许可或者强制性认证规定的技术要求。

一、制度依据

1.《进口许可制度民用商品入境验证管理办法》（国家质检总局令第 6 号发布，根据海关总署令第 238 号修改）。

2.《关于免予办理强制性产品认证工作有关安排的公告》（国家市场监督管理总局、海关总署公告 2019 年第 13 号）。

3.《关于发布强制性产品认证目录产品与 2020 年商品编号对应参考表的公告》（国家市场监督管理总局、海关总署公告 2020 年第 21 号）。

4.《关于对强制性产品认证目录中实施法定检验的进口许可制度民用商品入境验证管理工作有关要求的通知》（国质检检函〔2003〕832 号）。

二、检验依据

根据《进口许可制度民用商品入境验证管理办法》第三条规定，入境验证是指：对进口许可制度民用商品，在通关入境时，由海关核查其是否取得必需的证明文件，抽取一定比例批次的商品进行标志核查，并按照进口许可制度规定的技术要求进行检测。

目前，海关实施入境验证的产品主要是实行强制性产品认证的民用商品。《关于发布强制性产品认证目录产品与 2020 年商品编号对应参考表的公告》发布后，强制性产品认证目录有较大幅度调整，进口商品是否属于强制性产品认证监管范围，应以国家市场监督管理总局认定为准。

三、检验实施

对实行强制性产品认证的民用商品，在通关入境时，由海关核查其是否取得“强制性产品认证证书”“免予办理强制性产品认证证明”或“强制性认证产品符合性自我声明”，抽取一定比例批次的商品进行标志核查，验证实际进口货物与上述证明文件是否一致，并按照进口许可制度规定的技术要求进行检测。

海关在验证工作中发现实际进口货物与“强制性产品认证证书”或“强制性认证产品符合性自我声明”等证明性文件不一致、标志不符合规定或者抽查检测项目不合格的，依照《进出口商品检验法》及其实施条例的有关规定进行处理。

第十四节｜其他有特殊要求的进口产品

除本章第一节至第十二节已列明的进出口产品外，还有部分产品在制度上虽然有特殊的具体要求，但相关要求较为简单，相关内容所需篇幅尚不足以单独阐述。现集中整理在此，以便使用者学习参考。

一、进口电池、电线电缆

根据《关于优化电池等进口商品质量安全检验监管方式的公告》（海关总署公告 2020 年 102 号），为深入推进“放管服”改革，进一步优化口岸营商环境、提升跨境贸易便利化水平，海关总署决定自 2020 年 10 月 1 日起，优化 22 个海关商品编码项下电池、电线电缆等产品质量安全检验监管方式。

《关于调整必须实施检验的进出口商品目录的公告》（海关总署公告 2021 年第 39 号）将上述公告中的 19 个海关编码取消监管条件“A”，海关对相关商品不再实施进口商品检验。

（一）产品范围

根据前述两个公告，相关产品的海关编码范围见表 7-11。

表 7-11　海关编码范围

序号	海关编码	产品名称	检验检疫条件
1	8544422100	80 伏<额定电压≤1000 伏有接头电缆	L. M/
2	8544422900	80 伏<额定电压≤1000 伏有接头电导体	L. M/
3	8544492100	80 伏<额定电压≤1000 伏其他电缆	L. M/

（二）监管方式

收货人在申报时可以按照自愿原则声明进口商品符合中国相关法律法规和技术规范的强制性要求，并向海关提交电子版或纸质“企业质量安全自我声明”（模板附后）。

1. 收货人提交“企业质量安全自我声明”的进口商品

对收货人已提交“企业质量安全自我声明”的进口商品，海关实施合格评定时，重点现场验核货物规格型号与声明内容的一致性，对涉及我国强制性产品认证的商品同时验核货证一致性，必要时实施抽样送检。

2. 收货人未提交“企业质量安全自我声明”的进口商品

对收货人未提交“企业质量安全自我声明”的进口商品，海关仍采用现行的检验监管方式。

（三）企业质量安全自我声明（模板）

企业质量安全自我声明（模板）

__________海关：

______（收货人单位名称）______进口的下列商品

H. S. 编码	货物名称	规格型号	数量

属于：

□电池产品

□电线电缆

以上商品符合中国相关法律法规和技术规范的强制性要求。

上述内容真实无误，本单位承诺对此声明承担相应的法律责任。

特此声明。

收货人单位名称（公章）：

收货人单位联系人：

联系电话：

日期：

二、进口原油

（一）先放后检

根据《关于调整进口原油检验监管方式的公告》（海关总署公告 2020 年第 110 号），为深入推进“放管服”改革，进一步优化口岸营商环境，提升贸易便利化水平，海关总署决定自 2020 年 10 月 1 日起，将进口原油检验监管方式调整为“先放后检”。

1. “先放”是指进口原油经海关现场检查（信息核查、取制样等）符合要求后，企业即可开展卸货、转运工作；“后检”是指对进口原油开展实验室检测并进行合格评定。

2. 实施“先放后检”的进口原油经海关检验合格、出具证单后，企业方可销售、使用。

3. 检验监管中发现存在安全、卫生、环保、贸易欺诈等重大问题的，海关将依法进行处置，并适时调整检验监管方式。

（二）采信管理

《关于进口原油采信要求的公告》（海关总署公告 2023 年第 193 号）规定，对进口原油检验实施采信管理。实施采信的进口原油（HS 编码 2709000000），为进口法定检验商品。进口原油收货人或者其代理人，可以根据需要自主选择是否委托采信机构实施检验。对未选择委托采信机构实施检验的进口原油，海关按照原有法定检验程序实施检验。采信机构出具的检验报告，应与所检验原油装载容器及运输工具信息相对应，自签发之日起，6 个月内有效。

海关对同期装载在同一运输工具上的进口原油采用相同的检验监管模式。

三、进口铁矿石

为深入推进“放管服”改革，进一步优化口岸营商环境，提升贸易便利化水平，海关总署对进口铁矿出台了一系列优化措施。

（一）优化品质检验要求

根据《关于调整进口铁矿检验监管方式的公告》（海关总署公告 2020 年第 69 号），将由海关对进口铁矿逐批实施抽样品质检验调整为依企业申请实施；必要时，海关实施监督检验，开展有毒有害元素含量监测。

（二）优化检验流程

1. 进口铁矿收货人或者代理人需海关出具品质证书的，向海关提出申请，海关对进口铁矿实施现场检验检疫合格后实施现场抽样、实验室检测、出具品质证书。

根据《关于调整部分进口矿产品监管方式的公告》（海关总署公告 2018 年第 134 号），海关对进口铁矿石实施“先放后检”：进口铁矿经现场检验检疫符合要求后，即可提离海关监管作业场所；铁矿产品提离后实施实验室检测并签发证书。

2. 进口铁矿收货人或者代理人不需要海关出具进口铁矿品质证书的，海关在对进口铁矿实施现场检验检疫合格后直接放行。

前述“现场检验检疫”包括现场放射性检测、外来夹杂物检疫处理、疑似或掺杂固体废物排查。

（三）保税混矿

海关特殊监管区域内企业可以对以保税方式进境的铁矿砂进行简单物理加工混合后再复运出区或离境的“保税混矿”业务。

具体按照《关于“保税混矿”有关事项的公告》（海关总署公告 2018 年第 199 号，见本书第三章第一节）要求执行。

（四）期货保税交割

用于保税交割的期货铁矿石检验，实行“集中检验、分批放行”模式。

“集中检验”是指海关对用于保税交割的期货铁矿石，从境外进入海关特殊监管区域或保税监管场所前，或者已进入海关特殊监管区域或保税监管场所的铁矿石转成期货前，按照法律法规、标准和国家技术规范的强制性要求规定实施检验。

“分批放行”是指海关对申报进口的期货铁矿石，依据进出口商品检验鉴定机构的检验报告，按实际出区情况放行，办理海关通关手续。

具体按照《关于进口铁矿石期货保税交割检验工作的公告》（海关总署公告 2019 年第 139 号，见本书第三章第一节）要求执行。

四、进口铜精矿

根据《进出口商品检验法》及其实施条例的规定，和《关于公布进口铜精矿中有毒有害元素限量的公告》（国家质检总局、环境保护部、商务部公告 2017 年第 106 号），海关对进口铜精矿的有毒有害元素实施检验。

（一）适用产品

铜精矿产品是指含铜矿石经浮选或其他方法选矿得到的含铜量不小于 13%的供冶炼铜用的精矿产品。适用的 HS 编码为 2603000010 和 2603000090。

（二）有毒有害元素及限量要求

进口铜精矿中有限量要求的有毒有害元素包括铅、砷、氟、镉、汞，具体要求如下：

铅（Pb）不得大于 6. 00%；

砷（As）不得大于 0. 50%；

氟（F）不得大于 0. 10%；

镉（Cd）不得大于 0. 05%；

汞（Hg）不得大于 0. 01%。

（三）监测方法

铜精矿中铅、砷、氟、镉、汞元素的化学成分仲裁分析方法按 GB/T 3884. 5—2012、GB/T 3884. 6—2012、GB/T 3884. 7—2012、GB/T 3884. 9—2012、GB/T 3884. 11—2005 的规定进行。

五、铅矿砂及其精矿、锌矿砂及其精矿

为进一步提高贸易便利化水平，促进外贸稳规模优结构，海关总署对进口铅矿砂及其精矿、锌矿砂及其精矿检验监管模式进行调整优化。

（一）优化品质检验要求

根据《关于调整进口铅矿砂及其精矿、锌矿砂及其精矿检验监管方式的公告》（海关总署公告 2023 年第 108 号），将由海关对进口铅矿砂及其精矿、锌矿砂及其精矿逐批实施抽样品质检验调整为依企业申请实施；必要时，海关实施监督检验。

（二）优化检验流程

1. 进口收货人或者代理人需海关出具品质证书的，向海关提出申请，海关对进口矿产品实施现

场检验检疫，并实施现场抽样、实验室检测、出具品质证书。

根据《关于调整部分进口矿产品监管方式的公告》（海关总署公告 2018 年第 134 号），海关对进口铅矿砂及其精矿、锌矿砂及其精矿实施“先放后检”：进口矿产品经现场检验检疫符合要求后，即可提离海关监管作业场所；矿产品提离后实施实验室检测并签发证书。

2. 进口收货人或者代理人不需要海关出具品质证书的，海关对进口矿产品实施现场检验检疫，不实施现场抽样、实验室检测、出具品质证书。

前述“现场检验检疫”包括现场放射性检测、外来夹杂物检疫处理、疑似或掺杂固体废物排查。

六、锰矿、铬矿

根据《关于调整部分进口矿产品监管方式的公告》（海关总署公告 2018 年第 134 号），海关对进口锰矿、铬矿实施“先放后检”：

“先放”指进口矿产品经现场检验检疫（包括放射性检测、外来夹杂物检疫、数重量鉴定、外观检验以及取制样等）符合要求后，即可提离海关监管作业场所；“后检”指进口矿产品提离后实施实验室检测并签发证书。

海关完成合格评定并签发证书后，企业方可销售、使用进口矿产品。

七、涉氯氟烃物质设备（商业用压缩机、家用电器及压缩机）

（一）商业用压缩机

根据《关于禁止进口和出口以全氯氟烃物质为制冷剂的工业、商业用压缩机的公告》（商务部、海关总署、国家质检总局、国家环境保护总局公告 2005 年第 117 号），从 2006 年 3 月 1 日起，禁止进口和出口表 7-12 所列以全氯氟烃物质（简称 CFCs）为制冷剂的工业、商业用压缩机。在进口和出口以非 CFCs 为制冷剂的上述工业、商业用压缩机时，收发货人应向海关提供产品为以非 CFCs 为制冷剂的书面保证。海关凭书面保证等办理验放手续。

（二）家用电器及压缩机

根据《关于禁止生产、销售、进出口以氯氟烃（CFCs）物质为制冷剂、发泡剂的家用电器产品的公告》（环函〔2007〕200 号），从 2007 年 9 月 1 日起，禁止进口、出口表 7-12 所列以氯氟烃物质为制冷剂、发泡剂的家用电器产品和以氯氟烃为制冷工质的家用电器产品用压缩机。收发货人在办理以非氯氟烃为制冷剂、发泡剂的上述家用电器产品的进出口手续时，应向海关提供为非氯氟烃制冷剂、发泡剂的证明（产品说明书、技术文件以及供货商的证明）。海关对上述证明材料进行符合性确认。

该公告所适用的家用电器产品包括家用电冰箱（家用冷藏箱、家用冷冻箱、家用冷藏冷冻箱）、冷柜、家用制冰机、家用冰激凌机、冷饮机、冷热饮水机、电饭锅、电热水器等产品。

该公告所适用的氯氟烃是指包括 CFC-11（$CFCl_3$）、CFC-12（CF_2Cl_2）、CFC-113（$C_2F_3Cl_3$）等在内的，所有可用作制冷剂、发泡剂、清洗剂的氯氟烃类消耗臭氧层受控物质的一种或几种。

表 7-12　涉氯氟烃物质设备名录

序号	商品编号	商品名称	监管条件	检验检疫类别	公告编号
1	8414301100	电动机额定功率≤0.4kW 的冷藏或冷冻箱用压缩机	A/	L. M/	环函〔2007〕200 号

表7-12　续

序号	商品编号	商品名称	监管条件	检验检疫类别	公告编号
2	8414301200	其他电驱动冷藏或冷冻箱用压缩机（指电动机额定功率>0.4kW，但≤5kW）	A/	L. M/	环函〔2007〕200号
3	8414301400	电动机额定功率>5kW的空调器用压缩机			2005年第117号
4	8414301500	电动机额定功率>5kW的冷冻或冷藏设备用压缩机			2005年第117号
5	8415812001	4000大卡/时<制冷量≤12046大卡/时（14000W）的热泵式空调器（装有制冷装置及一个冷热循环换向阀的）	A/	L. M/	2005年第117号
6	8415812090	其他制冷量>12046大卡/时（14000W）的热泵式空调器（装有制冷装置及一个冷热循环换向阀的）	A/	L. M/	2005年第117号
7	8415822001	4000大卡<制冷量≤12046大卡/时（14000W）的其他空调（仅装有制冷装置，而无冷热循环装置的）	A/	L. M/	2005年第117号
8	8415822090	其他制冷量>12046大卡/时（14000W）的其他空调（仅装有制冷装置，而无冷热循环装置的）	A/	L. M/	2005年第117号
9	8418101000	容积>500升的冷藏-冷冻组合机（各自装有单独外门或抽屉，或其组合的）	A/	L. M/	环函〔2007〕200号
10	8418102000	200<容积≤500升的冷藏-冷冻组合机（各自装有单独外门或抽屉，或其组合的）	A/	L. M/	环函〔2007〕200号
11	8418103000	容积≤200升的冷藏-冷冻组合机（各自装有单独外门或抽屉，或其组合的）	A/	L. M/	环函〔2007〕200号
12	8418211000	容积>150升的压缩式家用型冷藏箱	A/	L. M. R/	环函〔2007〕200号
13	8418212000	50<容积≤150升的压缩式家用型冷藏箱	A/	L. M. R/	环函〔2007〕200号
14	8418213000	容积≤50升的压缩式家用型冷藏箱	A/	L. M. R/	环函〔2007〕200号
15	8418299000	其他家用型冷藏箱	A/	L. M. R/	环函〔2007〕200号
16	8418301000	制冷温度≤-40℃的柜式冷冻箱（客积不超过800升）	A/	M/	2005年第117号
17	8418302100	制冷温度>-40℃大的其他柜式冷冻箱（大的指容积>500升，但≤800升）	A/		环函〔2007〕200号
18	8418302900	制冷温度>-40℃小的其他柜式冷冻箱（小的指容积≤500升）	A/	L. M/	环函〔2007〕200号
19	8418401000	制冷温度≤-40℃的立式冷冻箱（容积≤900升）	A/	M/	2005年第117号
20	8418402100	制冷温度>-40℃大的立式冷冻箱（大的指容积>500升，但≤900升）	A/		环函〔2007〕200号
21	8418402900	制冷温度>-40℃小的立式冷冻箱（小的指容积≤500升）	A/	L. M/	环函〔2007〕200号
22	8418500000	装有冷藏或冷冻装置的其他设备，用于存储及展示（包括柜、箱、展示台、陈列箱及类似品）	A/	L. M/	环函〔2007〕200号
23	8418699090	其他制冷设备			环函〔2007〕200号

表7-12　续

序号	商品编号	商品名称	监管条件	检验检疫类别	公告编号
24	8516101000	储存式电热水器	A/	L/	环函〔2007〕200号

注：本表根据2025年商品编号及商品名称调整，公告所附商品编号及商品名称见本书第三章第一节公告原文。

八、进口涂料

涂料是指《商品名称及编码协调制度》中品目32.08和32.09项下的商品。

（一）检验依据

进口涂料按照我国国家技术规范的强制性要求实施检验。属于危险化学品的涂料，还应符合危险化学品相关要求，详见本书第八章第六节；需实施强制性产品认证的涂料，还应符合入境验证的相关要求，详见本章第十五节。

常用的检验标准包括但不限于表7-13所列（使用时应注意相关标准是否已有更新版本）。

表7-13　进口涂料常用的检验标准

序号	标准号	标准名称	备注
1	GB 12441—2018	饰面型防火涂料	
2	GB 14907—2018	钢结构防火涂料	
3	GB 18581—2020	木器涂料中有害物质限量	替代GB 18581—2009、GB 24410—2009
4	GB 18582—2020	建筑用墙面涂料中有害物质限量	替代GB 18582—2008
5	GB 19457—2009	危险货物涂料包装检验安全规范	
6	GB 24409—2020	车辆涂料中有害物质限量	
7	GB 24613—2009	玩具用涂料中有害物质限量	
8	GB 28374—2012	电缆防火涂料	
9	GB 28375—2012	混凝土结构防火涂料	
10	GB 30981—2020	工业防护涂料中有害物质限量	
11	GB 37824—2019	涂料、油墨及胶粘剂工业大气污染物排放标准	
12	GB 38468—2019	室内地坪涂料中有害物质限量	
13	GB 38469—2019	船舶涂料中有害物质限量	
14	GB 5369—2008	船用饮水舱涂料通用技术条件	

（二）检验实施

1. 现场检验

对进口涂料，海关接受申报后，按照有关规定实施现场查验和实验室检测，按照我国国家技术规范的强制性要求实施检验。涂料中涉及安全的检测项目一般有：挥发性有机物、卤代烃、苯系物、可溶性重金属、游离二异氰酸酯总和、甲醇、邻苯二甲酸酯类等。部分涂料属于危险化学品，应同时满足相关检验要求。

2. 检验结果处置

经检验合格的进口涂料，海关签发《入境货物检验检疫证明》。

经检验不合格的进口涂料，主管海关出具检验检疫证书，并报海关总署。对检测不合格的进口涂料，收货人须将其退运出境或者按照有关部门要求妥善处理。

九、进口服装

根据进口服装质量安全风险评估结果，进口货物收货人或者其代理人进口《实施采信的进口服装商品编号清单》[见《关于进口服装采信要求的公告》（海关总署公告 2022 年第 120 号）附件 1，第三章第一节] 所列服装的，可以委托采信机构实施检验，海关依照《中华人民共和国海关进出口商品检验采信管理办法》的规定对采信机构的检验结果实施采信。采信机构出具的检验报告，自签发之日起，一年内有效。

进出口货物收发货人或者其代理人应当按照规定向海关提供检验报告编号以及出具检验报告的采信机构代码，海关根据采信要求对相应检验报告进行审核。符合要求的，对检验结果予以采信；不符合要求的，不予采信。

海关采信检验结果的，进出口货物收发货人或者其代理人应当向海关提交质量安全符合性声明，海关不再对进出口货物抽样检测，但是海关根据风险防控需要实施检验的除外。

十、进口水泥

根据《关于进口水泥采信要求的公告》（海关总署公告 2023 年第 21 号），进口货物收货人或者其代理人进口的水泥（HS 编码 2523290000），可以委托采信机构实施检验，海关依照《中华人民共和国海关进出口商品检验采信管理办法》对采信机构的检验结果实施采信。采信机构出具的检验报告，自签发之日起，六个月内有效。

第八章｜进出口危险货物及其包装检验

从事出口危险货物包装性能检验和使用鉴定、进出口危险化学品及其包装检验、进出口烟花爆竹和出口打火机的单证审核、现场检验、综合处置、实验室检测等海关工作岗位（统称“进出口危险货物及其包装检验岗位”）的工作人员，均应取得岗位资质。

第一节｜有关危险货物的国际规则

有关危险货物的国际规则很多，有联合国范围内的，有政府间国际组织和非政府间国际组织的。目前被我国采用和接受的主要是联合国和有关国际组织的规章，这些规章具有权威性，普遍被世界各国采用。中国作为联合国和有关国际组织的成员，有权利也有义务执行这些规章，使危险品的管理、运输和使用尽量按照一个统一的、规范的原则进行。

一、联合国《关于危险货物运输的建议书 规章范本》（UN RTDG）

为了保障危险货物运输安全，并使各国和国际上对各种运输方式的管理规定能够统一发展，联合国经济和社会理事会危险货物运输专家委员会组织编写了适用于所有运输形式的危险货物运输最低要求的《关于危险货物运输的建议书》（UN Recommendations on the Transport of Dangerous Goods，以下简称《建议书》），《建议书》于 1956 年正式出版。由于其封面颜色为橘色，又称为“橘皮书”，它是向各国政府和关心危险货物运输安全的各国际组织提出的。为适应技术发展和使用者不断变化的需要，《建议书》由危险货物运输专家委员会在各届会议定期修订和增补，每两年出版一次新的版本。当前版本为 2023 年出版的第 23 修订版（参见图 8-1）。

1996 年 12 月，委员会通过了《关于危险货物运输的建议书 规章范本》（UN Recommendations on the Transport of Dangerous Goods - Model Regulations，以下简称《规章范本》）。为方便《规章范本》直接纳入所有国家和国际规章，以便有助于协调统一，便利所有有关法律文书的定期修订，从而使各成员国政府、联合国、各专门机构和其他国际组织都能够节省大量资源，委员会将《规章范本》作为《建议书》第 10 修订版的附件。

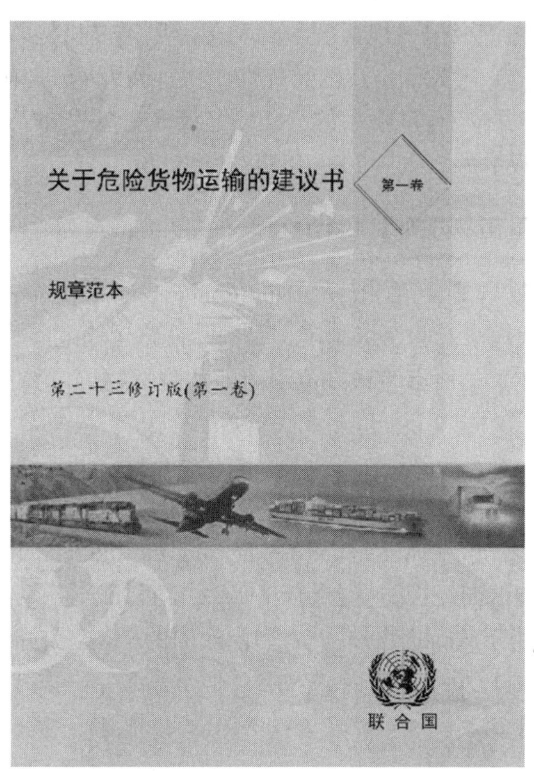

图 8-1　《关于危险货物运输的建议书 规章范本》封面

《规章范本》包括分类原则和各类别的定义、主要危险货物的列表、一般包装要求、试验程序、标记、标签式揭示牌、运输单据等。此外，还有与特定类别货物有关的特殊要求。

二、联合国《关于危险货物运输的建议书 试验和标准手册》

联合国《关于危险货物运输的建议书 试验和标准手册》（UN Manual of Tests and Criteria，以下简称《试验和标准手册》），又称“小橘皮书”。《试验和标准手册》载有各种标准、实验方法和程序，可用于根据《规章范本》对危险货物进行分类，以及根据《全球化学品统一分类和标签制度》对具有物理危险的化学品进行分类。因此，《试验和标准手册》也是对《规章范本》或《全球化学品统一分类和标签制度》衍生出的国内或国际规章的补充。该手册当前版本为 2023 年出版的第 8 修订版。

三、《国际海运危险货物规则》（IMDG Code）

《国际海运危险货物规则》（International Maritime Dangerous Goods Code），于 1965 年 9 月由国际海事组织通过并出版，它是由国际海事组织与联合危险货物运输家委员会合作，针对危险货物包装运输制定的统一的国际海运危险货物规则。

2000 年 5 月，《国际海运危险货物规则》第 30 套修订案按照《规章范本》重新排版。《国际海运危险货物规则》和其他运输形式的国际危险货物规则与《规章范本》在格式上的一致性，使多模式联运提高了效率，进一步发挥了国际规章协调一致的优势。本书出版时，2022 版（包含修正案 41-22）仍为强制执行版本。2024 版（包含修正案 42-24）自 2025 年 1 月 1 日起可在自愿基础上全部或部分执行，自 2026 年 1 月 1 日起成为强制性要求。

四、《危险物品安全航空运输技术细则》（ICAO-TI）

《危险物品安全航空运输技术细则》（Technical Instructions for the Safe Transport of Dangerous Goods by Air），是由国际民用航空组织根据《规章范本》和国际原子能机构《国际原子能机构放射性材料安全运输条例》的要求制定的。考虑到空运的特殊性，《危险物品安全航空运输技术细则》技术要求较《规章范本》严格，但是对于空运危险品的分类、包装及标签基本与其他运输方式相一致，保证了国际联运的一致性。当前版本为2025—2026年版。

五、《国际铁路运输危险货物规则》（RID）

《国际铁路运输危险货物规则》（Regulations Concerning the International Carriage of Dangerous Goods by Rail）由国际铁路运输政府间组织制定，是国际铁路运输危险货物的统一规则。该规则适用于国际铁路运输协定（COTIF）的所有缔约方范围内的危险货物国际铁路运输。当前版本为2024年出版的RID 2025。

六、《国际公路运输危险货物协定》（ADR）

《国际公路运输危险货物协定》（Agreement Concerning the International Carriage of Dangerous Goods by Road）于1957年由联合国欧洲经济委员会制定。该协定适用于公路运输危险货物，保证公路危险货物运输的安全性，除了适用于危险货物外，也适用于危险废物的公路运输，1968年发布了相关附件。该规则为欧洲国家（地区）所广泛接受，中亚、非洲等部分国家（地区）也采用了该协定。当前版本为2024年出版的ADR 2025。

七、《国际内河运输危险货物协定》（ADN）

《国际内河运输危险货物协定》（European Agreement Concerning the International Carriage of Dangerous Goods by Inland Waterways）由联合国欧洲经济委员会制定，用于内河运输危险货物，保证内河运输危险货物的安全性，预防由意外事故产生的环境污染，使运输操作更为便利。当前版本为2023年出版的ADN 2023。

第二节｜危险货物分类及其包装类别

需要注意的是，危险化学品并不都属于危险货物，其主要原因是很多健康和环境的亚慢性危害（例如致癌性、生殖毒性、生殖细胞致突变性）未被危险货物分类标准采纳。如“硼酸（Boric acid）”，为白色粉末状结晶，具有一定的急毒性和生殖毒性，《危险化学品目录（2015版）》将硼酸列入为危险化学品，但在联合国《规章范本》及《全球化学品统一分类和标签制度》（GHS）中，因其急毒性和生殖毒性都未达到危险标准，将其划定为非危险品。

在国家强制性标准《危险货物分类和品名编号》（GB 6944—2012）中给出了危险货物的定义以及分类的技术性要求。该国家强制性标准与联合国《规章范本》（第16修订版）第2部分“分类”的技术内容一致。除该标准外，在《中国严格限制的有毒化学品名录》（见本书附录3）、《民用爆炸物品品名表》（见本书附录4）以及《特别管控危险化学品目录（第一版）》（见本书附录5）中也列明了相关危险货物的具体信息。

一、危险货物类别、项别和包装类别

（一）危险货物类别和项别

根据标准，危险货物按照具有的危险性或最主要危险性分为9个类别，第1类、第2类、第4类、第5类和第6类再分成项别。具体类别和项别为：

第1类：爆炸品。

——1.1项：有整体爆炸危险的物质和物品。

——1.2项：有迸射危险但无整体爆炸危险的物质和物品。

——1.3项：有燃烧危险并有局部爆炸或局部迸射危险或这两种危险都有，但无整体爆炸危险的物质和物品。

——1.4项：不呈现重大危险的物质和物品。

——1.5项：有整体爆炸危险的非常不敏感物质。

——1.6项：无整体爆炸危险的极端不敏感物质。

第2类：气体。

——2.1项：易燃气体。

——2.2项：非易燃无毒气体。

——2.3项：毒性气体。

第3类：易燃液体。

第4类：易燃固体，易于自燃的物质，遇水放出易燃气体的物质。

——4.1项：易燃固体、自反应物质和固态退敏爆炸品。

——4.2项：易于自燃的物质。

——4.3项：遇水放出易燃气体的物质。

第5类：氧化性物质和有机过氧化物。

——5.1项：氧化性物质。

——5.2项：有机过氧化物。

第6类：毒性物质和感染性物质。

——6.1项：毒性物质。

——6.2项：感染性物质。

第7类：放射性物质。

第8类：腐蚀性物质。

第9类：杂项危险物质和物品。

注意：类别和项别的号码顺序并不是危险程度的顺序。

（二）危险货物包装类别

根据国家强制性标准《危险货物运输包装通用技术条件》（GB 12463—2009）中的定义，危险货物运输包装（Transport Packages of Dangerous Goods）是指“根据危险货物的特性，按照有关标准和法规，专门设计制造的运输包装”。

为了包装的目的，除第1类、第2类、第7类、5.2项、6.2项物质，以及4.1项自反应物质以外的物质，按照它们具有的危险程度划分为三个包装类别：

1. Ⅰ类包装：显示高度危险性的物质。
2. Ⅱ类包装：显示中等危险性的物质。
3. Ⅲ类包装：显示轻度危险性的物质。

有关各类危险货物运输包装类别划分的内容详见下节。

二、危险货物的分类定级和危险特性检验

在国家强制性标准《危险货物分类定级基本程序》（GB 21175—2007）和《危险货物危险特性检验安全规范 通则》（GB 19458—2004）中规定了危险货物危险特性的分类定级和危险特性检验的基本要求。

（一）危险货物的具体定义

1. 爆炸品（Explosive）

爆炸品是固体或液体物质，在外界作用下（如受热、受压、撞击等），能发生剧烈的化学反应，瞬时产生大量的气体和热量，使周围压力急剧上升，发生爆炸，对周围环境造成破坏的物品，也包括无整体爆炸危险，但具有燃烧、抛射及较小爆炸危险的物品。

2. 气体（Gas）

气体是指在50℃时蒸气压大于300kPa的物质，或在包括20℃时在101.3kPa标准压力下完全是气态的物质。包括压缩气体、液化气体、溶解气体、冷冻液化气体、气体混合物、一种或多种气体与一种或多种其他类别物质蒸气的混合物、充有气体的物品和烟雾剂。

3. 易燃液体（Flammable Liquid）

易燃液体是指易燃的液体、液体混合物或含有固体物质的液体，但不包括由于其危险特性已列入其他类别的液体。其闭杯试验闪点等于或低于61℃。

4. 易燃固体、易于自燃的物质、遇水放出易燃气体的物质（Flammable Solid，Spontaneously Combustible，Contact Water Emit Flammable Gases）

易燃固体是指燃点低，对热、撞击、摩擦敏感，易被外部火源点燃，燃烧迅速，并可能散发有毒烟雾或有毒气体的固体，但不包括已列入爆炸品的物品。

易于自燃的物质指自燃点低，在空气中易发生氧化反应，放出热量而自行燃烧的物质。

遇水放出易燃气体的物质是指遇水作用易变成自燃物质或放出危险数量的易燃气体的物质。

5. 氧化性物质和有机过氧化物（Oxidizer，Organic Peroxide）

氧化性物质是指本身未必燃烧，通常因释放氧引起或促使其他物质燃烧的物质。

有机过氧化物是指分子组成中含有过氧基的有机物，其本身易燃易爆，极易分解，对热、震动或摩擦极为敏感。

6. 毒性物质和感染性物质（Toxic，Infectious Substance）

毒性物质是指经口、吸入或与皮肤接触后能造成死亡或严重受伤或损害的物质。

感染性物质是指已知或有理由认为含有病原体的物质。

7. 放射性物质（Radioactive）

放射性物质是指放射性比活度大于7.4×10^{4}Bq/kg的物质。

8. 腐蚀性物质（Corrosive）

腐蚀性物质是指通过化学作用在接触生物组织时会造成严重损伤或在渗漏时会严重损害甚至破坏其他物质或运输工具的物质。

9. 杂项危险物质和物品（Miscellaneous）

杂项危险物质和物品是在运输中会产生其他类别不包括的危险物质和物品。除其他外，这类还包括温度大于或等于100℃条件下提交运输的液体物质或温度大于或等于240℃条件下提交运输的固体物质。

（二）危险货物分类定级要求

1. 安全要求

（1）新产品生产者或者申请该产品分类委托方应提供一切可得的有关该产品的安全数据，例如毒性数据。

（2）当怀疑有爆炸性时，应首先进行小规模的初步试验后，再进行较大量物质的试验。初步试验包括确定物质对机械刺激（撞击和摩擦）以及对热和火焰的敏感度。

（3）在涉及引发潜在的爆炸性物质或物品的试验中，引发后应保持一段安全等候时间。

（4）在处理试验过的样品时应格外小心，试验过的样品应在试验后尽快销毁。

2. 试验要求

（1）危险特性的试验应按试验条件进行。

（2）试验样品应和运输的物质一致。试验报告中应列明各种活性物质和各种稀释剂的含量，准确度至少在±2%（质量计）之内。对试验结果可能产生重大影响的成分，应在试验报告中准确列明。

（3）与试验物质接触的所有试验材料应不影响试验结果。如果不能排除影响，应采取预防措施防止影响试验结果。所采取的预防措施应在试验报告中列明。

（4）试验应在代表运输情况的条件（温度、密度）下进行。如列明的试验条件不包括运输条件，需进行预定运输条件的补充试验。

（5）如果试验结果与物质的粒度有关，试验报告中应列明相关的物理状况。

（三）危险货物分类定级试验

1. 按联合国《规章范本》规定的9大类危险货物分类试验逐项进行检验，除非确有依据可免除部分项目。

2. 当一种物质、混合物或溶液有一种以上危险性，而其名称又未列入联合国《规章范本》第3.2章“危险货物一览表”或《危险货物品名表》（GB 12268—2012）时，应按危险性先后顺序表（见表8-1）确定其危险类别。下列危险性没有在危险性先后顺序表中论及，因为这些主要危险性总是占优先地位：

（1）第1类物质和物品；

（2）第2类气体；

（3）第3类的退敏液体爆炸物；

（4）4.1项自反应物质及退敏爆炸品；

（5）4.2项发火物质；

（6）5.2项物质；

（7）具有I类包装吸入毒性的6.1项物质；

（8）6.2项物质；

（9）第7类物质，除了例外包件中的放射性物质，具有其他危险性质的放射性物质应划入第7类，次要危险也应确定。

表8-1　危险性先后顺序表

类或项和包装类别		4.2	4.3	5.1			6.1				8					
				I	II	III	I		II	III	I		II		III	
							皮肤	口服			液体	固体	液体	固体	液体	固体
3	I *		4.3				3	3	3	3	3	—	3	—	3	—
3	II *		4.3				3	3	3	3	8	—	3	—	3	—
3	III *		4.3				6.1	6.1	6.1	3 **	8	—	8	—	3	—
4.1	II *	4.2	4.3	5.1	4.1	4.1	6.1	6.1	4.1	4.1	—	8	—	4.1	—	4.1
4.1	III *	4.2	4.3	5.1	4.1	4.1	6.1	6.1	6.1	4.1	—	8	—	8	—	4.1
4.2	II		4.3	5.1	4.2	4.2	6.1	6.1	4.2	4.2	8	8	4.2	4.2	4.2	4.2
4.2	III		4.3	5.1	5.1	4.2	6.1	6.1	6.1	4.2	8	8	8	8	4.2	4.2
4.3	I			5.1	4.3	4.3	6.1	4.3	4.3	4.3	4.3	4.3	4.3	4.3	4.3	4.3
4.3	II			5.1	4.3	4.3	6.1	4.3	4.3	4.3	8	8	4.3	4.3	4.3	4.3
4.3	III			5.1	5.1	4.3	6.1	6.1	6.1	4.3	8	8	8	8	4.3	4.3

表8-1　续

类或项和包装类别			4.2	4.3	5.1			6.1				8					
					Ⅰ	Ⅱ	Ⅲ	Ⅰ		Ⅱ	Ⅲ	Ⅰ		Ⅱ		Ⅲ	
								皮肤	口服			液体	固体	液体	固体	液体	固体
5.1	Ⅰ							5.1	5.1	5.1	5.1	5.1	5.1	5.1	5.1	5.1	5.1
5.1	Ⅱ							6.1	5.1	5.1	5.1	8	8	5.1	5.1	5.1	5.1
5.1	Ⅲ							6.1	6.1	6.1	5.1	8	8	8	8	5.1	5.1
6.1	Ⅰ	皮肤										8	6.1	6.1	6.1	6.1	6.1
6.1		口服										8	6.1	6.1	6.1	6.1	6.1
6.1		吸入										8	6.1	6.1	6.1	6.1	6.1
6.1	Ⅱ	皮肤										8	6.1	8	6.1	6.1	6.1
6.1		口服										8	8	8	6.1	6.1	6.1
6.1	Ⅲ											8	8	8	8	8	8

注：＊自反应物质和固态退敏爆炸品以外的4.1项物质以及液态退敏爆炸品以外的第3类物质。

＊＊农药为6.1项。

“—”表示不可能组合。

3. 对于具有多种危险性而在联合国《规章范本》第3.2章的“危险货物一览表”或《危险货物品名表》（GB 12268—2012）中没有具体列出名称的货物，表示该货物有关危险性的最严格包装类别优于其他包装类别。

（四）危险货物危险特性分类鉴别

危险货物特性分类鉴别工作，是出入境危险货物及其包装检验监管最基础的技术支撑，分类数据的准确性关系到国门安全和质量安全监管的科学性、有效性。为此，海关总署、国家质检总局组织制定了系列检验规程（SN标准），明确规定了检验程序和标准，包括特性分类鉴别报告格式、要素等。主要的SN标准清单如表8-2所示。

表8-2　主要的SN标准

标准号	标准名称
SN/T 3203—2012	进出口危险化学品检验规程 爆炸品 基本要求
SN/T 3204—2012	进出口危险化学品检验规程 易燃气体 基本要求
SN/T 3205—2012	进出口危险化学品检验规程 不燃气体 基本要求
SN/T 3206—2012	进出口危险化学品检验规程 有毒气体 基本要求
SN/T 3207—2012	进出口危险化学品检验规程 低闪点易燃液体 基本要求
SN/T 3208—2012	进出口危险化学品检验规程 中闪点易燃液体 基本要求
SN/T 3209—2012	进出口危险化学品检验规程 高闪点易燃液体 基本要求
SN/T 5659—2023	进出口危险化学品检验规程 发火液体 基本要求
SN/T 3210—2012	进出口危险化学品检验规程 易燃固体 基本要求
SN/T 3211—2012	进出口危险化学品检验规程 自燃物品 基本要求
SN/T 3212—2012	进出口危险化学品检验规程 遇水放出易燃气体的物质 基本要求
SN/T 3213—2012	进出口危险化学品检验规程 氧化剂 基本要求

表8-2 续

标准号	标准名称
SN/T 3214—2012	进出口危险化学品检验规程 有机过氧化物 基本要求
SN/T 3215—2012	进出口危险化学品检验规程 毒害品 基本要求
SN/T 3216—2012	进出口危险化学品检验规程 酸性腐蚀品 基本要求
SN/T 3217—2012	进出口危险化学品检验规程 碱性腐蚀品 基本要求
SN/T 3218—2012	进出口危险化学品检验规程 其他腐蚀品 基本要求
SN/T 3219—2012	进出口危险化学品检验规程 散装和管线气体 基本要求
SN/T 3220—2012	进出口危险化学品检验规程 散装运输和管线输送液体 基本要求

除以上规范外，海关总署、国家质检总局还制定了多项针对具体的危险化学品品种的检验规程，如2015年发布的SN/T 4185~SN/T 4229，2016年发布的SN/T 4469~SN/T 4477，2017年发布的SN/T 4854~SN/T 4856，2023年发布的SN/T 5660等。如有需要，可在中国技术性贸易措施网（http：//www. tbtsps. cn）的“主页—标准—海关技术规范”栏目查询。

开展危险货物特性分类鉴别时，应取得产品/样品名称、规格型号（SDS/MSDS①）、样品数量/重量、样品状态、生产商等分类鉴别必需的材料信息，并按照联合国《全球化学品统一分类和标签制度》（GHS）、联合国《规章范本》、我国技术规范强制性要求，开展出入境危险货物特性分类鉴别。

国家质检总局曾发布的有关国家重点实验室名单见表8-3，可供开展业务时参考选择。

表8-3 有关国家重点实验室名单

序号	实验室名称
1	国家化学品分类鉴别与评估重点实验室（天津）
2	国家化学品分类鉴别与评估重点实验室（辽宁）
3	国家化学品分类鉴别与评估重点实验室（上海）
4	国家化学品分类鉴别与评估重点实验室（江苏）
5	国家化学品分类鉴别与评估重点实验室（宁波）
6	国家化学品分类鉴别与评估重点实验室（山东）
7	国家化学品分类鉴别与评估重点实验室（广东）
8	国家化学品分类鉴别与评估重点实验室（深圳）
9	国家危险化学品检测重点实验室（重庆）
10	国家化学品分类鉴别与评估检测重点实验室（四川）
11	国家化学品分类鉴别与评估检测重点实验室（福建）
12	国家危险化学品检测重点实验室（浙江）
13	国家危险品检测重点实验室（广西北海）

① SDS，即化学品安全技术说明书（Safety Data Sheet）；MSDS，即物质安全数据单（Material Safety Data Sheet）。

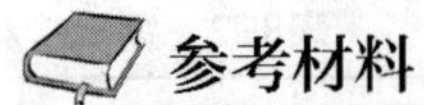

参考材料

国家强制性标准相关规定

在国家强制性标准《危险货物危险特性检验安全规范 通则》（GB 19458—2004）中做出了以下规定。

1. 在以下情况下，生产厂在提交运输前应申请有关检验部门进行危险特性的检验：

（1）新产品投产或老产品转产时；

（2）正式生产后，如材料、工艺有较大改变，可能影响产品性能时；

（3）在正常生产时每半年一次；

（4）产品长期停产后，恢复生产时；

（5）出厂检验结果与上次性能检验结果有较大差异时；

（6）国家质量监督机构提出进行性能检验。

有以上情况之一时，应进行危险特性检验。

2. 对每一类危险特性应按有效的试验方法进行试验判定。

3. 需多种实验才能确定的危险特性时，应建立有效的试验程序。

4. 在未得到危险特性报告时，对未知危险性的危险货物不准运输、销售和使用。

危险货物危险特性检验安全规范相关国家标准

现行有效的危险货物危险特性检验安全规范整理如下：

GB 19452—2004 氧化性危险货物危险特性检验安全规范

GB 19455—2004 民用爆炸品危险货物危险特性检验安全规范

GB 19456—2004 硝酸盐类危险货物危险特性检验安全规范

GB 19458—2004 危险货物危险特性检验安全规范 通则

GB 19521. 1—2004 易燃固体危险货物危险特性检验安全规范

GB 19521. 2—2004 易燃液体危险货物危险特性检验安全规范

GB 19521. 3—2004 易燃气体危险货物危险特性检验安全规范

GB 19521. 4—2004 遇水放出易燃气体危险货物危险特性检验安全规范

GB 19521. 5—2004 自燃固体危险货物危险特性检验安全规范

GB 19521. 6—2004 腐蚀性危险货物危险特性检验安全规范

GB 19521. 7—2004 毒性危险货物危险特性检验安全规范

GB 19521. 8—2004 毒性气体危险货物危险特性检验安全规范

GB 19521. 9—2004 气体混合物危险货物危险特性检验安全规范

GB 19521. 10—2004 压缩气体危险货物危险特性检验安全规范

GB 19521. 11—2005 锂电池组危险货物危险特性检验安全规范

GB 19521. 12—2004 有机过氧化物危险货物危险特性检验安全规范

GB/T 21176—2007 液化石油气危险货物危险特性检验安全规范

GB/T 21177—2007 涂料危险货物危险特性检验安全规范

三、危险货物运输包装类别划分方法

国家推荐性标准《危险货物运输包装类别划分方法》（GB/T 15098—2008）规定了划分各类危

险货物运输包装类别的方法。该标准适用于危险货物生产、贮存、运输和检验部门对危险货物运输包装进行性能试验和检验时确定包装类别的依据。

该标准不适用于以下情形：

1. 盛装爆炸品的运输包装；
2. 盛装气体的压力容器；
3. 盛装有机过氧化物和自反应物质的运输包装；
4. 盛装感染性物质的运输包装；
5. 盛装放射性物质的运输包装；
6. 盛装杂项危险物质和物品的运输包装；
7. 净质量大于 400kg 的包装；
8. 容积大于 450L 的包装。

有特殊要求的另按相关规定办理。国家强制性标准《危险货物运输包装通用技术条件》（GB 12463—2009）、《危险货物大包装检验安全规范》（GB 19432—2009）和《危险货物中型散装容器检验安全规范》（GB 19434—2009）中给出了相关的要求。

除非另有具体的规定，第 1 类爆炸品、4. 1 项自反应物质和 5. 2 项有机过氧化物所用的容器，包括中型散货箱和大型容器，必须符合中等危险类别（Ⅱ类包装）的规定。

（一）基本方法

按《危险货物分类和品名编号》（GB 6944—2012）中危险货物的不同类项及有关的定量值，确定其包装类别，但各类中性质特殊的货物，其包装类别可另行规定。

货物具有两种以上危险性时，其包装类别须按级别高的确定。

（二）第 3 类 易燃液体

对于第 3 类易燃液体的包装类别通常按其易燃性来确定。

1. 对于易燃且易燃为其唯一危险性的液体，按照表 8-4 确定其危险类别。

表 8-4　第 3 类易燃液体包装类别的划分表

包装类别	闪点（闭杯）	初沸点
Ⅰ	—	≤35℃
Ⅱ	<23℃	>35℃
Ⅲ	≥23℃和≤60℃	>35℃

2. 对于另有其他危险性的液体，应考虑到上表确定的危险类别和根据其他危险性的严重程度确定的危险类别，按照其主要危险性确定分类和包装类别。

3. 闪点低于 23℃的黏性物质，例如色漆、瓷釉、喷漆、清漆、黏合剂和抛光剂等，可按照联合国《试验和标准手册》第三部分规定的程序根据下列内容划入Ⅲ类包装：

（1）用流过时间（秒）表示的黏度；

（2）闪点（闭杯）；

（3）溶剂分离试验。

4. 闪点低于 23℃的黏性易燃液体，例如油漆、瓷釉、喷漆、清漆、黏合剂和抛光剂等，如符合下列条件则划入Ⅲ类包装：

（1）在溶剂分离试验中，清澈的溶剂分离层的高度小于总高度的 3%；

（2）混合物或任何分离溶剂都不符合 6.1 项或第 8 类的标准。

5. 由于在高温下进行运输而被划为易燃液体的物质，列入Ⅲ类包装。

6. 具有下列性质的黏性物质：

（1）闪点在23℃～60℃；

（2）无毒性、腐蚀性或环境危险；

（3）含硝化纤维素不超过20%，而且硝化纤维素按干重含氮不超过12.6%；

（4）装在容量小于450L的贮器内。

如符合下列条件即不受相关约束（空运除外）：

（1）在溶剂分离试验中，溶剂分离层的高度小于总高度的3%；

（2）在用直径6mm的喷嘴进行的黏度试验（见联合国《试验和标准手册》第三部分）中，满足下列条件之一：①流过时间大于或等于60s；②流过时间大于或等于40s，且黏性物质含有不超过60%的第3类物质。

（三）第4类 易燃固体、易于自燃的物质、遇水放出易燃气体的物质

除4.1项的自反应物质以外（使用Ⅱ类包装），第4类危险货物的包装类别根据易燃固体、易于自燃的物质和遇水放出易燃气体的物质的危险特性划分。

1. 易燃固体、自反应物质及退敏爆炸品（4.1项）

（1）易于燃烧的固体（金属粉除外），在根据联合国《试验和标准手册》第三部分的试验方法进行的试验时，如燃烧时间小于45s并且火焰通过湿润段，应划入Ⅱ类包装。金属或金属合金粉末，如反应段在5min以内蔓延到试样的全部长度，应划入Ⅱ类包装。

（2）易于燃烧的固体（金属粉除外），在根据联合国《试验和标准手册》第三部分的试验方法进行的试验时，如燃烧时间小于45s并且湿润段阻止火焰传播至少4min，应划入Ⅲ类包装。金属粉如反应段在大于5min但小于10min内蔓延到试样的全部长度，应划入Ⅲ类包装。

（3）摩擦可能起火的固体，应按现有条目以类推方法或按照任何适当的特殊规定划定包装类别。

2. 易于自燃的物质（4.2项）

（1）所有发火固体和发火液体应划入Ⅰ类包装。

（2）根据联合国《试验和标准手册》第三部分的试验方法进行试验时，用25mm试样立方体在140℃下做试验时取得肯定结果的自热物质，应划入Ⅱ类包装。

（3）根据联合国《试验和标准手册》第三部分的试验方法进行试验时，自热物质如符合下列条件应划入Ⅲ类包装：

①用100mm试样立方体在140℃下做试验时取得肯定结果，用25mm试样立方体在140℃下做试验时取得否定结果，并且该物质将装在体积大于$3m^3$的包件内运输；

②用100mm试样立方体在140℃下做试验时取得肯定结果，用25mm试样立方体在140℃下做试验时取得否定结果，用100mm试样立方体在120℃下做试验时取得肯定结果，并且该物质将装在体积大于450L的包件内运输；

③用100mm试样立方体在140℃下做试验时取得肯定结果，用25mm试样立方体在140℃下做试验时取得否定结果，并且用100mm试样立方体在100℃下做试验时取得肯定结果。

3. 遇水放出易燃气体的物质（4.3项）

（1）任何物质如在环境温度下遇水发生剧烈反应并且所产生的气体通常显示自燃的倾向，或在环境温度下遇水容易起反应，释放易燃气体的速度大于或等于每千克物质每分钟释放10L，应划为Ⅰ类包装；

（2）任何物质如在环境温度下遇水容易起反应，释放易燃气体的最大速度大于或等于每千克物质每小时释放20L，并且不符合Ⅰ类包装的标准，应划为Ⅱ类包装；

（3）任何物质如在环境温度下遇水反应缓慢，释放易燃气体的最大速度大于或等于每千克物质每小时释放1L，并且不符合Ⅰ类或Ⅱ类包装的标准，应划为Ⅲ类包装。

（四）第5类 氧化性物质

5.2项有机过氧化物使用Ⅱ类包装，5.1项氧化性物质根据氧化性固体和氧化性液体的危险性划分包装类别。

1. 氧化性固体

氧化性固体按照GB/T 21617—2008《危险品 固体氧化性试验方法》所述的试验程序和下列标准划定包装类别。

（1）Ⅰ类包装：该物质样品与纤维素之比为按质量4∶1或1∶1的混合物进行试验时，显示的平均燃烧时间小于溴酸钾与纤维素之比为按质量3∶2的混合物的平均燃烧时间。

（2）Ⅱ类包装：该物质样品与纤维素之比为按质量4∶1或1∶1的混合物进行试验时，显示的平均燃烧时间等于或小于溴酸钾与纤维素之比为按质量2∶3的混合物的平均燃烧时间，并且未满足Ⅰ类包装的标准。

（3）Ⅲ类包装：该物质样品与纤维素之比为按质量4∶1或1∶1的混合物进行试验时，显示的平均燃烧时间等于或小于溴酸钾与纤维素之比为按质量3∶7的混合物的平均燃烧时间，并且未满足Ⅰ类包装和Ⅱ类包装的标准。

（4）非5.1项：该物质样品与纤维素之比为按质量4∶1或1∶1的混合物进行试验时，都不发火并燃烧，或显示的平均燃烧时间大于溴酸钾与纤维素之比为按质量3∶7的混合物的平均燃烧时间。

2. 氧化性液体

氧化性液体按照GB/T 21620—2008《危险品 液体氧化性试验方法》所述的试验程序和下列标准划定包装类别。

（1）Ⅰ类包装：该物质与纤维素之比为按质量1∶1的混合物进行试验时，自发着火，或该物质与纤维素之比为按质量1∶1的混合物的平均压力上升时间小于50%高氯酸与纤维素之比为按质量1∶1的混合物的平均压力上升时间。

（2）Ⅱ类包装：该物质与纤维素之比为按质量1∶1的混合物进行试验时，显示的平均压力上升时间小于或等于40%氯酸钠水溶液与纤维素之比为按质量1∶1的混合物的平均压力上升时间，并且未满足Ⅰ类包装的标准。

（3）Ⅲ类包装：该物质与纤维素之比为按质量1∶1的混合物进行试验时，显示的平均压力上升时间小于或等于65%硝酸水溶液与纤维素之比为按质量1∶1的混合物的平均压力上升时间，并且未满足Ⅰ类包装和Ⅱ类包装的标准。

（4）非5.1项：该物质样品与纤维素之比为按质量1∶1的混合物进行试验时，显示的压力上升小于2070kPa（表压）；或显示的平均压力上升时间大于65%硝酸水溶液与纤维素之比为按质量1∶1的混合物的平均压力上升时间。

（五）第6类 毒性物质

6.1项物质（包括农药），按其毒性程度划入以下3个包装类别。

（1）Ⅰ类包装：具有非常剧烈毒性危险的物质及制剂。

（2）Ⅱ类包装：具有严重毒性危险的物质及制剂。

（3）Ⅲ类包装：具有较低毒性危险的物质及制剂。

在确定包装类别时，以动物试验所得经口摄入、经皮肤接触和吸入粉尘、烟雾或蒸气试验数据作为根据。同时，还应考虑到人类意外中毒事故的经验及个别物质具有的特殊性质，例如液态、高挥发性、任何特殊的渗透可能性和特殊生物效应。当一种物质通过两种或更多的试验方式所显示的毒性程度不同时，应以试验所表明的危险性最大者为准。

1. 经口摄入、经皮肤接触和吸入粉尘、烟雾的包装类别分类标准

经口摄入、经皮肤接触和吸入粉尘、烟雾的包装类别按表 8-5 确定。

表 8-5　6.1 项毒性物质包装类别的划分表

包装类别	口服毒性 LD_{50}（mg/kg）	皮肤接触毒性 LD_{50}（mg/kg）	吸入粉尘和烟雾毒性 LC_{50}（mg/kg）
Ⅰ	≤5.0	≤50	≤0.2
Ⅱ	>5.0 和≤50	>50 和≤200	>0.2 和≤2.0
Ⅲ	>50 和≤300	>200 和≤1000	>2.0 和≤4.0

（1）催泪性毒气物质，即使其毒性数据相当于Ⅲ类包装的数值，也必须划入Ⅱ类包装。

（2）表中吸入粉尘和烟雾毒性标准以吸入 1h 的 LC_{50}数据为基准，应优先使用该数据。但如果仅有 4h 吸入粉尘和烟雾的 LC_{50}数据，则 4 倍的 LC_{50}（4h）数值可等效于 LC_{50}（1h）数值。

（3）符合第 8 类标准，并且吸入粉尘和烟雾毒性（LC_{50}）属于Ⅰ类包装的物质，只有在经口摄入或经皮肤接触毒性至少是Ⅰ类或Ⅱ类包装时才被认可划入 6.1 项，否则酌情划入第 8 类。

2. 有毒性蒸气的液体包装类别分类标准

有毒性蒸气的液体应划入下列包装类别，其中“V”为在 20℃和标准大气压力下的饱和蒸气浓度，以 mL/m^3（挥发度）表示。

Ⅰ类包装：V≥10 LC_{50}且 LC_{50}≤1000mL/m^3；

Ⅱ类包装：V≥LC_{50}且 LC_{50}≤3000mL/m^3，并且不符合Ⅰ类包装的标准；

Ⅲ类包装：V≥1/5 LC_{50}且 LC_{50}≤5000mL/m^3，并且不符合Ⅰ类包装或Ⅱ类包装的标准（催泪性毒气物质，即使其毒性数据相当于Ⅲ类包装的数值，也应列入Ⅱ类包装）。

吸入蒸气毒性标准以吸入 1h 的 LC_{50}数据为基准，应优先使用该数据。但如果仅有 4h 吸入蒸气的 LC_{50}数据，则 4 倍的 LC_{50}（4h）数值可等效于 LC_{50}（1h）数值。

3. 液体混合物包装类别分类标准

液体混合物的 LC_{50}数据基于混合物的每一种毒性物质的 LC_{50}数据通过计算得出，具体计算方法和包装分类标准详见 GB 6944。

（六）第 8 类 腐蚀性物质

根据腐蚀性物质的危险程度划定以下三个包装类别。

1. Ⅰ类包装：非常危险的物质和制剂，使完好皮肤组织在暴露 3min 或少于 3min 之后开始的最多 60min 观察期内全厚度毁损的物质。

2. Ⅱ类包装：显示中等危险性的物质和制剂，使完好皮肤组织在暴露超过 3min 但不超过 60min 之后开始的最多 14 天观察期内全厚度毁损的物质。

3. Ⅲ类包装：显示轻度危险性的物质和制剂。包括：

（1）使完好皮肤组织在暴露超过 60min 但不超过 4h 之后开始的最多 14 天观察期内全厚度毁损的物质；

（2）被判定不引起完好皮肤组织全厚度毁损，但在 55℃试验温度下，对 S235JR+CR 型或类似型号钢或非复合型铝的表面腐蚀率超过 6.25mm/a（毫米/年）的物质（如对钢或铝进行的第一个试验表明，接受试验的物质具有腐蚀性，则无须再对另一金属进行试验）。

四、危险货物编号及危险货物品名表

危险货物的编号和正式名称按其危险性类别和组成确定。国家强制性标准《危险货物分类和品名编号》(GB 6944—2012) 中明确规定：危险货物的品名编号采用联合国编号。

在国家强制性标准《危险货物品名表》(GB 12268—2012) 中规定了危险货物品名表及其一般要求、结构。该标准与联合国《规章范本》(第16修订版) 第3部分“危险货物一览表、特殊规定和例外”的技术内容一致。

危险货物品名表列入了运输、储存、经销及相关活动等过程中最常见的危险货物，力求在可行的范围内列入具有商业重要性的所有危险物质和物品。危险货物品名表没有列入那些特别危险非经批准禁止运输、储存、经销及相关活动的危险货物。另外，随着新产品不断出现，危险货物品名表也需要不断补充和完善，没有列入危险货物品名表的某些危险货物并不表明不受到特别限制即可运输、储存、经销及进行相关活动。

此外，在交通运输领域，国家也已制定了较为完善的具体规定。以下内容可供读者参考。

参考材料

道路运输领域关于危险货物的有关规定

在《危险货物道路运输安全管理办法》(交通运输部、工业和信息化部、公安部、生态环境部、应急管理部、国家市场监督管理总局令2019年第29号) 附则中规定：

1. 危险货物，是指列入《危险货物道路运输规则》(JT/T 617)，具有爆炸、易燃、毒害、感染、腐蚀、放射性等危险特性的物质或者物品。

2. 例外数量危险货物，是指列入《危险货物道路运输规则》(JT/T 617)，通过包装、包件测试、单证等特别要求，消除或者降低其运输危险性并免除相关运输条件的危险货物。

3. 有限数量危险货物，是指列入《危险货物道路运输规则》(JT/T 617)，通过数量限制、包装、标记等特别要求，消除或者降低其运输危险性并免除相关运输条件的危险货物。

目前，最新版的《危险货物道路运输规则》(JT/T 617) 系列标准如下所列：

1.《危险货物道路运输规则　第1部分：通则》(JT/T 617.1—2018)。这部分规定了危险货物道路运输术语定义、范围、豁免、人员培训、各参与方的安全要求、安保要求、与其他运输方式的衔接等基础性、通用性要求。比如，在豁免方面，某些危险货物在某特定运输场景可以豁免相关标准。

2.《危险货物道路运输规则　第2部分：分类》(JT/T 617.2—2018)。这部分主要规定了道路运输危险货物(包括纯物质、混合物、溶液、废弃物、样品等) 的分类原则、流程(包括优先顺序)、试验方法、注意事项(如不允许运输物质)。其中，该部分对9大类危险货物进行了明确的界定。危化品生产经营企业、危险货物运输需要特别注意的是，JT/T 617 引入了道路禁运危险货物的概念，哪些物质禁运在该部分有详细说明。

3.《危险货物道路运输规则　第3部分：品名及运输要求索引》(JT/T 617.3—2018)。这部分列出了常见的危险货物品名表，按照联合国编号顺序，以品名及运输要求索引的形式串起该规则核心内容，共20列，包括危险货物基本规定，以及特殊规定、有限及例外数量、包装及罐体、允许使用的车辆、装卸及运输等要求的代码。托运人、包装罐体制造商、车辆生产厂商、承运人、装货人、驾驶员等，需要对这一部分内容进行明确和了解。

4.《危险货物道路运输规则　第4部分：运输包装使用要求》(JT/T 617.4—2018)。这部分主要规定了各类危险货物包装(包括中型散装容器、大型包装、可移动罐柜、罐式车辆等) 的选择、使用(内包装放置方式、安全附件使用、充装率、各类货物特殊规定) 等要求。托运人应特别熟悉这部分内容，根据货物类型选择对应的包装容器，并根据货物性质选择使用适宜的包装材料，以及根据各种类包装的不同要求进行维护等。运输企业、罐车制造厂商需要掌握该部分中有关罐体的使用要求，尤其是罐体层级代码（一罐多品）、罐体充装率及使用要求等方面。

5.《危险货物道路运输规则　第5部分：托运要求》（JT/T 617.5—2018）。这部分主要规定了运输危险货物时的包装标记和标志，车辆菱形标志牌、矩形标志牌及特殊标记，运输单据（托运清单、运单、安全卡）要求。托运人、承运人、驾驶员需要谨记这些标记、标志所代表的含义，更应熟知这些标记、标志的粘贴方法、粘贴位置等。

6.《危险货物道路运输规则　第6部分：装卸条件及作业要求》（JT/T 617.6—2018）。这部分主要规定了包件运输、散装运输、罐式运输等各种运输条件的车辆选择、混合装载、运输量限制、特殊规定等要求。装货人、承运人应掌握针对不同类别的危险货物，哪些可以混合装载，哪些不能混合装载。

7.《危险货物道路运输规则　第7部分：运输条件及作业要求》（JT/T 617.7—2018）。这部分主要规定了随车携带单据、安全防护设备、人员培训要求、车辆监护、运输过程中的注意事项要求等内容。

（一）危险货物品名表

《危险货物品名表》（GB 12268—2012）标准做出的一般规定及表结构如下：

1. 危险货物编号（UN号）

《危险货物品名表》的每个条目都对应一个编号，该编号采用联合国编号（以下简称UN号）。《危险货物品名表》的条目包括以下四类。

（1）“单一”条目适用于意义明确的物质或物品。

示例：

UN1090 丙酮

UN1194 亚硝酸乙酯溶液

（2）“类属”条目适用于意义明确的一组物质或物品。

示例：

UN1133 黏合剂，含易燃液体

UN1266 香料制品，含有易燃溶剂

UN2757 固态氨基甲酸酯农药，毒性

UN3101 液态B型有机过氧化物

（3）“未另作规定的”特定条目适用于一组具有某一特定化学性质或特定技术性质的物质或物品。

示例：

UN1477 无机硝酸盐，未另作规定的

UN1987 醇类，未另作规定的

（4）“未另作规定的”一般条目适用于一组符合一个或多个类别或项别标准的物质或物品。

示例：

UN1325 有机易燃固体，未另作规定的

UN1993 易燃液体，未另作规定的

2. 危险货物名称标示

危险货物应按照《危险货物品名表》中适合该物质或物品的名称标示。

（1）构成危险货物的物质或物品可能含有杂质（例如生产过程中产生的杂质），或为了稳定或其他目的使用了不影响其分类的添加剂。当这些杂质或添加剂影响到其分类时，该危险货物应视为

混合物或溶液。

（2）混合物或溶液，其单一主要成分是《危险货物品名表》中列出名称的一种物质，另有一种或多种物质未列入《危险货物品名表》，或含有微量的一种或多种在《危险货物品名表》中列出名称的物质，该混合物或溶液应按照其主要成分在《危险货物品名表》中所列的名称进行标示，符合下列条件之一的除外：

①该混合物或溶液在《危险货物品名表》中已具体列出名称；

②《危险货物品名表》中所列物质的名称和说明专门指出该条目仅适用于纯物质；

③该混合物或溶液的危险性类别或项别、次要危险性、包装类别或物理状态等与《危险货物品名表》中所列物质不同；

④该混合物或溶液的特性和属性要求采取的应急措施，与《危险货物品名表》中所列物质的要求不同。

在上述其他情况下，①中所述者除外，应把混合物或溶液当作《危险货物品名表》中未具体列出名称的危险物质处理。

（3）《危险货物品名表》中没有列出名称的由两种或以上危险货物组成的混合物或溶液，应按照能够最准确说明该混合物或溶液的正式运输名称、说明、危险类别或项、次要危险性和包装类别进行标示。

未列出具体名称的危险货物，使用“类属”或“未另作规定”的条目标示，这些危险货物应在其危险性质确定，并使用表中最恰当的描述该危险货物的名称后方可运输、储存、经销及进行相关活动。使用“类属”或“未另作规定”的条目标示的危险货物可在《危险货物品名表》（GB 12268—2012）标准的附录中查询。

（4）多数危险货物具有多种危险性，具有一种以上危险性的危险货物的主要危险性按《危险货物分类和品名编号》（GB 6944—2012）确定。

（5）危险货物的危险性与其固有的不稳定性有关。对大多数危险货物来说，这种不稳定性能够通过正确的包装、稀释、稳定、添加抑制剂、冷冻或其他预防措施加以控制。

（6）危险货物在其数量、物理状态、包装、运输条件等不同的情况下的危险性有所不同。适用于某些危险货物的特殊规定可在《危险货物品名表》（GB 12268—2012）标准的附录中查询。

3. 危险货物品名表结构

《危险货物品名表》（GB 12268—2012）标准的危险货物品名表分为7栏（见表8-6）。

表8-6 危险货物品名表（节选）

联合国编号	名称和说明	英文名称	类别或项别	次要危险性	包装类别	特殊规定
0004	**苦味酸铵**，干的或湿的，按质量计含水低于10%	AMMONIUM PICRATE dry or wetted with less than 10% water, by mass	1.1D			
0005	**武器弹药筒**，带有爆炸装药	CARTRIDGES FOR WEAPONS with bursting charge	1.1F			
0006	**武器弹药筒**，带有爆炸装药	CARTRIDGES FOR WEAPONS with bursting charge	1.1E			

第1栏“联合国编号”即危险货物编号，是根据联合国分类制度给危险货物划定的系列编号。

第2栏“名称和说明”中危险货物的中文正式名称，用黑体字（加上构成名称一部分的数字、希腊字母、“另”、“特”、间、正、邻、对等）表示；也可附加中文说明，用宋体字表示（其中

“%”符号代表：①如果是固体或液体混合物以及溶液和用液体湿润的固体，为根据混合物、溶液或湿润固体的总质量计算的质量分数，单位为 10^{-2}；②如果是压缩气体混合物，按压力装载时，用占气体混合物总体积的体积分数表示，单位为 10^{-2}；或按质量装载时，用占混合物总质量的质量分数表示，单位为 10^{-2}；③如果是液化气体混合物和加压溶解的气体，用占混合物总质量的质量分数表示，单位为 10^{-2}）。

第 3 栏“英文名称”中危险货物的英文正式名称用大写字母表示，附加说明用小写字母表示。

第 4 栏“类别或项别”指危险货物的主要危险性，其中第 1 类危险货物还包括其所属的配装组，危险货物的类别或项别以及爆炸品配装组划分按《危险货物分类和品名编号》（GB 6944—2012）确定。

第 5 栏“次要危险性”指除危险货物主要危险性以外的其他危险性的类别或项别，按《危险货物分类和品名编号》（GB 6944—2012）确定。

第 6 栏“包装类别”指按照联合国包装类别给危险货物划定的包装类别号码，按《危险货物分类和品名编号》（GB 6944—2012）确定。

第 7 栏“特殊规定”指与物品或物质有关的任何特殊规定，其适用于允许用于特定物质或物品的所有包装类别。

（二）危险货物一览表

这里列出联合国《规章范本》“危险货物一览表”的有关内容供对比参考。

1. 一般规定

（1）对于在“危险货物一览表”中已列出具体危险货物名称时，应按表中适用的规定进行。

（2）对于在“危险货物一览表”中没有列入的物质或物品，可以使用“通用条目”和“未另列明的条目”进行。这种危险货物写有“在按照《国际危规》分类、试验和标准对其进行分类，确定它的危险特性，使用最恰当的说明解释其名称以后才可进行”的说明。

（3）只要在“危险货物一览表”中未列出具体的危险货物名称或主危险或副危险特性不适用指定的“通用条目”或“未另列明条目”，就应按照《国际海运危险货物规则》给予分类。危险类别一经确认，所有条件都将满足该类别的要求。

（4）危险货物自身不稳定性可以分为不同危险形式，例如，爆炸性，聚合性，遇热分解出易燃、有毒、腐蚀或窒息性气体等。“危险货物一览表”列出了禁止运输的一些危险货物或其有限数量、状态等特殊形式。

（5）含有“危险货物一览表”中列明的一种危险物质和一种或多种非危险物质的混合物或溶液应按照该危险物质要求运输，除非有特殊规定。

（6）必须使用“危险货物一览表”中危险货物的正确运输名称。在一个联合国编号下的多个名称组成的条目，应选择一个合适的正确运输名称。由于物质的各种异构体有不同的物理状态，可以是固体，也可以是液体，限定词“液体的”或“固体的”适用时应加在正确运输名称后使用。

（7）对于“危险货物一览表”中没有列出的物质或物品，可以使用“通用条目”或“未另列明的条目”，每个条目都指定一个联合国编号，但是应根据有关规定使用。

2.“危险货物一览表”结构

（1）联合国《规章范本》的“危险货物一览表”结构如表 8-7 所示。

表 8-7　危险货物一览表（节选）

联合国编号 (1)	名称和说明 (2)	类别或项别 (3)	次要危险性 (4)	联合国包装类别 (5)	特殊规定 (6)	有限数量 (7)	容器和中型散货箱		便携式罐体和散装货箱	
							包装规范 (8)	特殊规定 (9)	规范 (10)	特殊规定 (11)
0004	**苦味酸铵**，干的或湿的，按重量计含水低于 10%	1.1D				无	P112(a)，(b)or(c)	PP26		
0005	**武器弹药筒**，带有爆炸装药	1.1F				无	P130			
0006	**武器弹药筒**，带有爆炸装药	1.1E				无	P130 LP101	PP67 L1		
0007	**武器弹药筒**，带有爆炸装药	1.2F				无	P130			
0009	**燃烧弹药**，带有或不带有起爆装置、发射剂或推进剂	1.2G				无	P130 LP101	PP67 L1		
0010	**燃烧弹药**，带有或不带有起爆装置、发射剂或推进剂	1.3G				无	P130 LP101	PP67 L1		

（2）在《国际海运危险货物规则》中，也给出了“危险货物一览表”，其结构与《规章范本》中的基本相似，但多了 7 个栏目。

《国际海运危险货物规则》中的“危险货物一览表”所列各栏具体包括：联合国编号（UN 号）、名称和说明、类别或项别、次要危险性、联合国包装类别、特殊规定、有限数量、包装规范和特殊规定、中型散装容器导则和规定、罐柜类容器导则和规定、应急措施（EmS）号、积载与隔离、特性和注意事项等 17 个项目，最后再加上一个“UN 号”共 18 个栏目。相关栏目说明如下：

第 1 栏和第 18 栏“联合国编号（UN 号）”——本栏目中是引用了联合国《规章范本》的 UN 表中对每一危险货物指定的联合国编号。该编号由 4 位阿拉伯数字组成。

第 2 栏“名称和说明”——本栏包括英文用大写字母、中文用黑体字表示的正式运输名称，可能附加英文用小写字母、中文用宋体字写出的说明文字。正确运输名称在同一分类的异构体存在时可用复数表示，正确运输名称下的无水物质也可能包括水合物。

第 3 栏“类别或项别”——本栏目告诉我们该物质根据危险货物分类标准归属于 9 大危险分类中的哪一类，包括小类（如果有的话）。对于第 1 类，还包括对该物质或物品指定的配装类（共有 13 个配装类，用英文字母从 A–L，不包括 I，再加上 N 和 S 表示）。根据本栏目显示的内容在包件上粘贴相应的主标志。

第 4 栏“次要危险性”——本栏目显示了根据危险货物规则第 2 部分叙述的分类系统确定的任一次要危险性（如某一物质具有多种危险性，按照《国际海运危险货物规则》的分类原则确定其主要危险性，其他危险性则视为次要危险性）对应的类别号。如果是海洋污染物（海洋污染物仅适用于本栏目上标有 P 物质含量在 10%或以上的物质或标有 PP 物质含量在 1%或以上的物质）或严重海洋污染物也给予表示，如：P——海洋污染物；PP——严重海洋污染物。根据本栏目显示的内容在包件上粘贴副标志或标记。

第5栏“联合国包装类别”——本栏目包括指定物质或物品的包装类别号（Ⅰ、Ⅱ、Ⅲ）。如果某一条目含有一种以上的包装类别，该物质或配置品在运输时需要应用《国际海运危险货物规则》第2部分危险分类标准根据其特性确定包装类别。除了第1类、2.1项、5.2项、6.2项以及4.1项自反应物质以外的物质所用的包装另有规定外，所有其他类别的危险货物包装，根据其所具有的危险程度不同，将其包装分为三个包装类别：高度危险的——Ⅰ类包装，中等危险的——Ⅱ类包装，低度危险的——Ⅲ类包装。

第6栏“特殊规定”——本栏目包含的编号指在《国际海运危险货物规则》第2册第3.3章中列出的该物质或物品与运输有关的一些特殊规定（如有关包装、含量、分类、标志等的特殊规定）。特殊规定中如果没有用词给出另外的含义，则适用于该物质或物品所允许的所有的包装类。海运方式的特殊具体编号从900开始。其中编号900列出一份禁止运输的物质清单。

另外，在特殊规定中列出了许多在运输中需要经过测试才可确定是否符合《国际海运危险货物规则》的规定，即是否可按普通货物运输的要求，例如：

需要测试的特定物质1：＊1408硅铁，含硅30%~90%。＊指当这种物质含有少于30%或不少于90%的硅时，不适用本规则。

需要测试的特定物质2：＊2217种子油饼，含油不大于1.5%，含水不大于11%。＊指含油不超过1.5%以及含水不超过11%的不含易燃物的萃取的大豆粉溶剂，如果托运人在提供给船舶运输时有证书说明该物质满足这项要求，不适用本规则。

注：当特殊规定不再需要时将予以删除，但编号不能重新指定，以防导致混淆使用。基于这个原因，有一些编号是空的。

第7栏“有限数量”——本栏目提供的是按照《国际海运危险货物规则》第2册第3.4章限量规定运输的相关物质或物品每一内包装认可的最大量。其中词“无”指不允许按限量运输的物质或物品。

第8栏“包装规范”——本栏目列出的首字母数字码（如P002）指该物质或物品适合的有关包装规范。包装规范指出了运输物质或物品可能使用的包装（包括大宗包装）。

它们分为以下几种形式：

字母“P”编号指适合除中型散装容器和大宗包装以外的包装规范。

字母“LP”编号指适合使用大宗包装的包装规范。

字母“BP”编号指该固体危险货物可以由散装形式运输。

含有“P”编码，但没有“LP”编码或“BP”编码则意味着该物质不允许使用这类包装。含有“N/R”时则意味该物质或物品不需要包装。

第9栏“特殊规定”——本栏目所包含的首字母数字码指适用于特定物质制品的特殊包装规定。

在特殊包装规定中字母“PP”指适用于有关“P”代码使用包装的特殊包装规定。在特殊包装规定中字母“L”指适用于有关“LP”代码使用包装的特殊包装规定。

第10栏“IBC包装导则”——本栏目包含的首字母数字代码（如IBC05）指运输物质应使用的中型散装容器的相关说明。在《国际海运危险货物规则》中列有IBC包装导则表。字母“IBC”码指使用“IBCs”的包装说明所表示的中型散装容器类型。当没有提供代码时则为该物质使用IBC包装没有被认可。

第11栏“IBC特殊规定”——本栏目包含首字母数字码（如B1），其中字母“B”指适用于带有“IBC”代码的包装使用导则的特殊包装规定。

第12栏“IMO罐柜导则”——本栏目仅适用于按照与过渡规定相一致的《国际海运危险货物规

则》第29次修正案要求制造的IMO可移动罐柜和公路罐车，本栏目的规定可以替代第13栏的规定使用至2010年止。本栏目含有T代码（如T12），有些情况是TP注释（同第14栏）。当本栏没有“T”代码时则适用于第13栏的“T”代码。在《国际海运危险货物规则》中列有可移动罐柜导则表。

第13栏“UN罐柜导则”——本栏目含有的“T”代码（同第12栏），适用于以可移动罐柜和公路罐车运输危险货物。除了固体物质的特殊规定外，当本栏没有提供“T”代码时则表示以可移动罐柜运输该危险货物没有被认可，除非主管当局特殊批准。在《国际海运危险货物规则》中列有可移动罐柜导则表。

虽然“危险货物一览表”中标明了可移动罐柜导则，但是具有更高试验压力、更大罐壳厚度、更坚固底部开口和压力释放装置的其他可移动罐柜也可以使用。具体使用原则详见《国际海运危险货物规则》。

第14栏“罐柜特殊规定”——本栏目包含的TP代码（TP1~TP31）是给特定物质划定的可移动罐柜的特殊规定，是为了补充或取代可移动罐柜导则中规定的要求。本栏目“TP”列明注释适用于第12栏、第13栏列明的可移动罐柜。

第15栏“应急措施（EmS）号”——本栏目含有《船舶载运危险货物应急措施》中的应急措施表号。星号“√”表示由托运人提供应急措施。

在应急措施表号下面加下划线表示这种特殊物质在该应急措施表下有特殊的注明。

对于一些已指定为“未另列明的条目”或者其他“通用条目”的危险货物，最适当的应急措施表可能由于危险成分的不同而不同。因此，如果托运人根据自己所知有更适当的编号，可以申报与《国际海运危险货物规则》所列编号不同的编号。

第16栏“积载与隔离”——本栏目指出了该物质或物品的积载与隔离规定。其中有积载类别（A—E、爆炸品01~15），特殊的积载和隔离要求详见《国际海运危险货物规则》第7章。

第17栏“特性与注意事项”——本栏目显示了该危险货物的主要特性和注意事项。它为我们描述了该危险货物的主要物理和化学特性、主要危险性，并指出了相应的注意事项。大部分气体的特性涉及其相对于空气的密度，括号中的数值即为该值。

“比空气轻”，指其蒸气密度小于（不小于1/2）空气的密度。

“远比空气轻”，指其蒸气密度小于空气密度的1/2。

“比空气重”，指其蒸气密度大于（不大于2倍）空气的密度。

“远比空气重”，指其蒸气密度大于空气密度的2倍以上。当给出爆炸极限时，爆炸极限指的是该物质的蒸气与空气混合时的体积百分比。

不同的液体与水混合的容易程度存在很大差别，大多数条目具有溶解性。在这种情况下“易溶于水”通常意味着能够与水以任何比例混合形成完全同质化的液体。

五、危险货物包装标志

在国家强制性标准《危险货物包装标志》（GB 190—2009）和《危险货物危险特性检验安全规范 通则》（GB 19458—2004）中均给出了标志的规范性要求。以上国家强制性标准与联合国《规章范本》的技术内容一致。

标志分为标记和标签。

（一）标记

在《危险货物包装标志》（GB 190—2009）中规定的标记如表8-8所示。

表 8-8 《危险货物包装标志》规定的标记

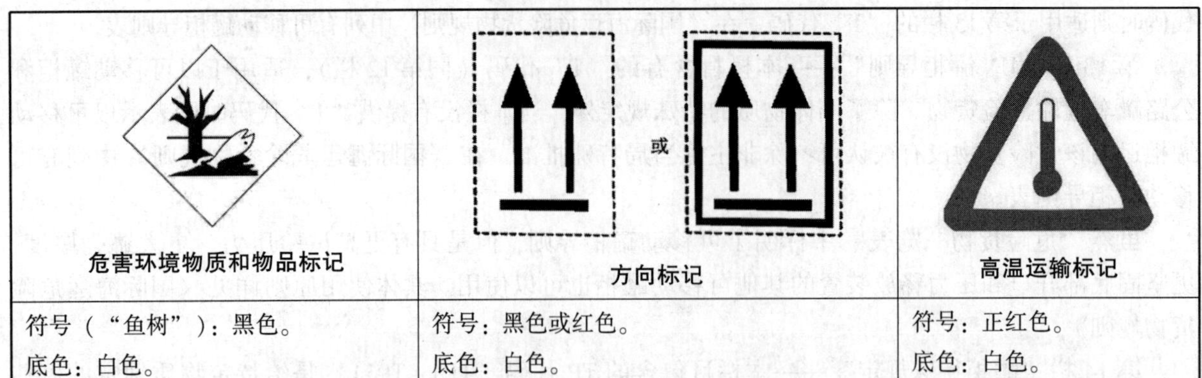

危害环境物质和物品标记	方向标记	高温运输标记
符号（“鱼树”）：黑色。 底色：白色。	符号：黑色或红色。 底色：白色。	符号：正红色。 底色：白色。

（二）标签

以下图片给出常用的标签式样。标签形状应为呈 45°角的正方形（菱形），尺寸最小为 100mm×100mm。

第 1 类：爆炸性物质或物品见表 8-9、表 8-10。

表 8-9 1.1 项、1.2 项、1.3 项

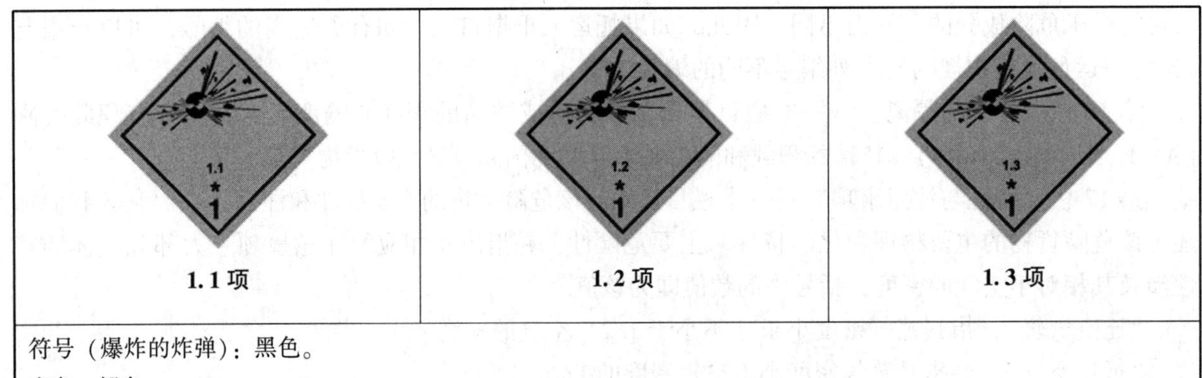

1.1 项	1.2 项	1.3 项
符号（爆炸的炸弹）：黑色。 底色：橙色。 数字“1”写在底角。		

表 8-10 1.4 项、1.5 项、1.6 项

1.4 项	1.5 项	1.6 项
底色：橙色。 数字：黑色；数字高约 30mm，宽约 5mm；数字“1”写在底角。 * 为配装组字母的位置。		

第 2 类：气体见表 8-11、表 8-12、表 8-13。

表 8-11　2.1 项

2.1 项：易燃气体

符号（火焰）：黑色或白色。 底色：红色。 数字“2”写在底角。

表 8-12　2.2 项

2.2 项：非易燃无毒气体

符号（气瓶）：黑色或白色。 底色：绿色。 数字“2”写在底角。

表 8-13　2.3 项

2.3 项：有毒气体

符号（骷髅和两根交叉的大腿骨）：黑色。 底色：白色。 数字“2”写在底角。

第3类：易燃液体见表8-14。

表8-14　第3类

 **第3类：易燃液体**
符号（火焰）：黑色或白色。 底色：红色。 数字“3”写在底角。

第4类：易燃固体、易于自燃的物质、遇水放出易燃气体的物质见表8-15、表8-16。

表8-15　4.1项、4.2项

 **4.1项：易燃固体**	 **4.2项：易于自燃的物质**
符号（火焰）：黑色。 底色：白色，带有七条垂直的红色条纹。 数字“4”写在底角。	符号（火焰）：黑色。 底色：上半部分为白色，下半部分为红色。 数字“4”写在底角。

表8-16　4.3项

 **4.3项：遇水放出易燃气体的物质**
符号（火焰）：黑色或白色。 底色：蓝色。 数字“4”写在底角。

第 5 类：氧化性物质和有机过氧化物见表 8-17、表 8-18。

表 8-17　5.1 项

<table>
<tr><td>

5.1 项：氧化性物质</td></tr>
<tr><td>符号（圆圈上火焰）：黑色。
底色：黄色。
数字“5.1”写在底角。</td></tr>
</table>

表 8-18　5.2 项

<table>
<tr><td>

5.2 项：有机过氧化物</td></tr>
<tr><td>符号（圆圈上火焰）：黑色或白色。
底色：上半部红色，下半部黄色。
数字“5.2”写在底角。</td></tr>
</table>

第 6 类：毒性物质和感染性物品见表 8-19、表 8-20。

表 8-19　6.1 项

<table>
<tr><td>

6.1 项：毒性物质</td></tr>
<tr><td>符号（骷髅和两根交叉的大腿骨）：黑色。
底色：白色。
数字“6”写在底角。</td></tr>
</table>

表 8-20　6.2 项

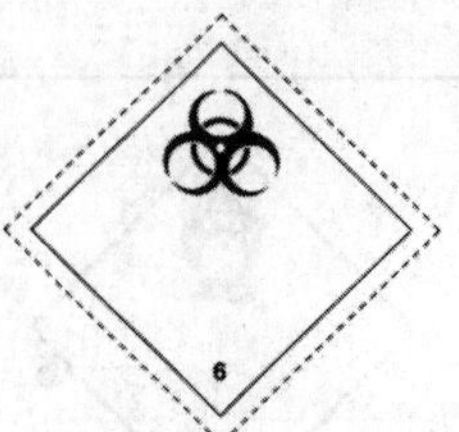 6.2 项：感染性物质
符号（三个新月形重叠在一个圆圈上）和印文：黑色。 底色：白色。 数字“6”写在底角。

第 7 类：放射性物质见表 8-21、表 8-22。

表 8-21　7A 项、7B 项、7C 项

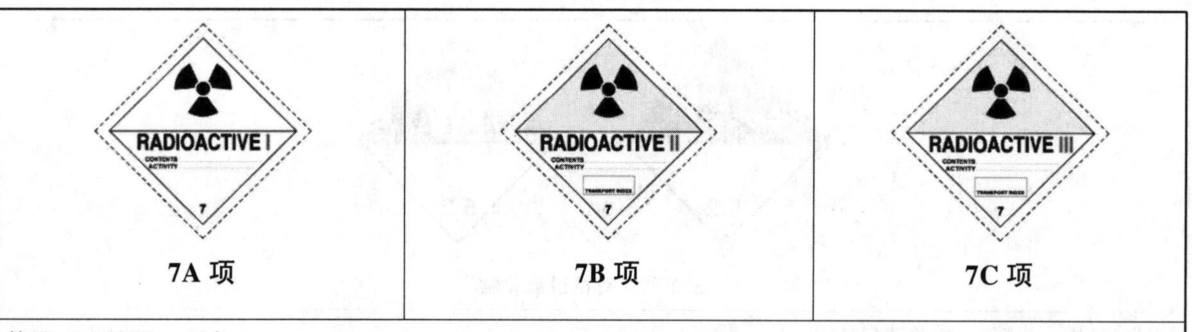

7A 项	7B 项	7C 项
符号（三页形）：黑色。 底色：Ⅰ类白色；Ⅱ类、Ⅲ类上半部分黄色带白边，下半部分白色。 文字（应有）：黑色，在标签下半部分写上“放射性（加红字标明类别）”“内装物……”“放射性强度……”。 在一个黑边框格内写上“运输指南”。 数字“7”写在底角。		

表 8-22　7E 项

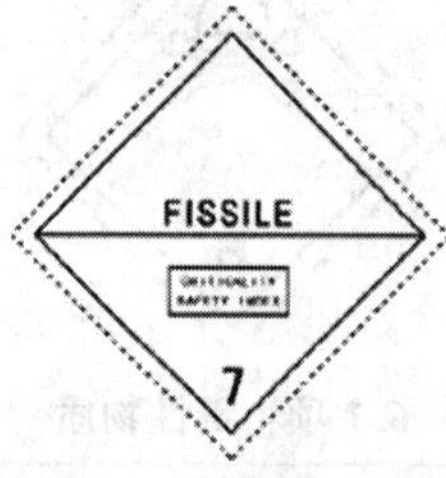 7E 项：易裂变物质
底色：白色。 文字（应有）：黑色，在标签上半部分写上“易裂变”，在标签下半部分写上“临界安全系数”。 数字“7”写在底角。

第 8 类：腐蚀性物质见表 8-23。

表 8-23　第 8 类

第 8 类：腐蚀性物质

符号（从两个玻璃器皿中溢出的液体腐蚀着一只手和一块金属）：黑色。
底色：上半部分为白色，下半部分为黑色带白边。
数字“8”写在底角。

第 9 类：杂项危险物质和物品，包括危害环境物质，见表 8-24。

表 8-24　第 9 类

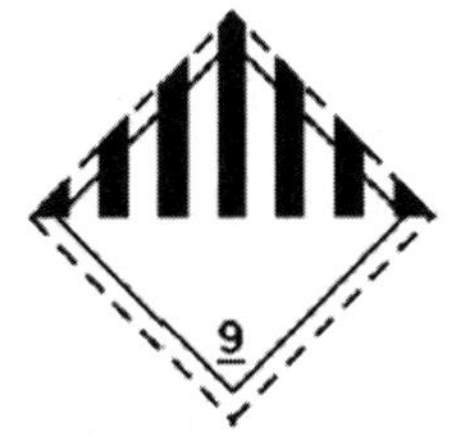

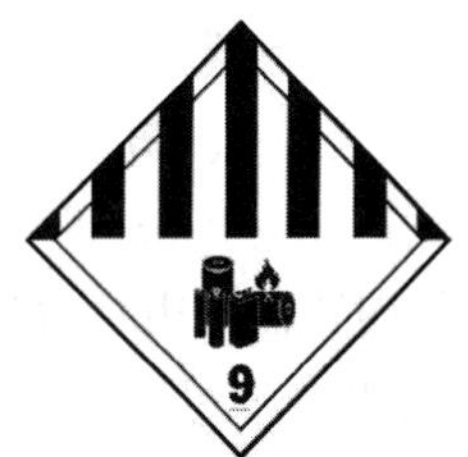

9 项　　9A 项（危险品电池用）

第 9 类：杂项危险物质和物品，包括危害环境物质

符号（上半部分有七条垂直条纹）：黑色。
底色：白色。
数字“9”下边划线，写在底角。

（三）标志的尺寸

在《危险货物包装标志》（GB 190—2009）中规定，标志的尺寸一般分为 4 种，见表 8-25。

表 8-25　标志的尺寸

单位：毫米

尺寸号别	长	宽
1	50	50
2	100	100
3	150	150
4	250	250

注：如遇特大或特小的运输包装件，标志的尺寸可按规定适当扩大或缩小。

（四）标志的使用方法

在《危险货物包装标志》（GB 190—2009）中规定：储运的各种危险货物性质的区分及其应标

打的标志，应按《危险货物分类和品名编号》（GB 6944—2012）、《危险货物品名表》（GB 12268—2012）及有关国家运输主管部门相关规定选取，出口货物的标志应按我国执行的有关国际公约（规则）办理。

标志的具体使用方法如下。

1. 标记的使用方法

（1）除另有规定外，根据《危险货物品名表》（GB 12268—2012）确定的危险货物正式运输名称及相应编号，应标示在每个包装件上。如果是无包装物品，标记应标示在物品上、其托架上或其装卸、储存或发射装置上。

（2）上款要求的所有包装件标记：

①应明显可见而且易读；

②应能够经受日晒雨淋不显著减弱其效果；

③应标示在包件外表的反衬底色上；

④不得与能大大降低其效果的其他包装件标记在一起。

（3）救助容器应另外标明“救助”一词。

（4）容量超过450L的中性散货集装箱和大型容器，应在相对的两面作标记。

（5）第7类（放射性物品）危险货物应符合《放射性物品安全运输规程》（GB 11806—2019）的特殊规定。

（6）危害环境物质的特殊标记规定为：

①装有符合《危险货物品名表》（GB 12268—2012）和《危险货物分类和品名编号》（GB 6944—2012）标准中的危害环境物质（UN 3077和UN 3082）的包装件，应耐久地标上危害环境物质标记，但以下容量的单容器和带内容器的组合容器除外：

——装载液体的容量为5L或以下；

——装载固体的容量为5kg或以下。

②危害环境物质标记，应位于满足要求的各种标记附近，应满足上述（1）和（4）有关内容的要求。

③危害环境物质标记，应符合规定的图形要求。除非包装件的尺寸只能贴较小的标记，容器的标记尺寸应符合前述的尺寸规定。对于运输装置，最小尺寸应是250mm×250mm。

（7）方向箭头使用规定。

①除②规定的情况外：

——内容器装有液态危险货物的组合容器；

——配有通风口的单一容器；

——拟装运冷冻液化气体的开口低温容器。

应清楚地标上符合规定的包装件方向箭头，或者符合《包装储运图示标志》（GB/T 191—2008）规定的方向箭头。

方向箭头应标在包装件相对的两个垂直面上，箭头显示正的朝上方向。标识应是长方形的。

大小应与包装件的大小相适应，清晰可见。围绕箭头长方形边框是可以任意选择的。

②下列包装件不需要标方向箭头：

——压力贮器；

——危险货物装在容积不超过120mL的内容器中，内容器与外容器之间有足够的吸收材料，能够吸收全部液体内装物；

——6.2项感染性物质装在容积不超过50mL的主贮器内；

——第7类放射性物质装在B（U）型、B（M）型或C型包装件内；

——任何放置方向都不漏的物品（例如装入温度计、喷雾器等的酒精或汞）。

③用于表明包装件正确放置方向以外的箭头，不应标示在按照《危险货物包装标志》（GB 190—2009）标准做标记的包装件上。

（8）高温物质标记使用规定。

运输装置运输或提交运输时，如装有温度不低于100℃的液态物质或者温度不低于240℃的固态物质，应在其每一侧面和每一端面上贴有规定的标记。标记为三角形，每边应至少有250mm，并且应为红色。

2. 标签的使用方法

（1）标签规定：前文所给出的是表明内装货物危险性分类的标签规定，但表明包装在装卸或贮藏时应加小心的附加标记或符号（例如，用伞作符号标识包装件应保持干燥），也可在包装件上适当标明。

（2）表明主要和次要危险性的标签应与前文给出的所有式样相符。“爆炸品”次要危险性标签应使用带有爆炸式样标签图形。

（3）“危险货物一览表”具体列出的物质或物品，应贴有一览表中所示危险性的类别标签。“危险货物一览表”中以类号或项号标识的任何其他危险性，也须加贴次要危险性标签。但如果未列出次要危险性，或“危险货物一览表”虽列出次要危险性但对使用标签的要求可以予以豁免的情况下，特殊规定也须加贴次要危险性标签。

（4）如果某种物质符合几个类别的定义而且其名称未具体列在“危险货物一览表”中，则应利用《危险货物分类和品名编号》（GB 6944—2012）的规定来确定货物的主要危险性类别。除了需要有该主要危险性类别的标签外，还应贴“危险货物一览表”中所列的次要危险性标签。

装有第8类物质的包装件不需要贴6.1号式样的次要危险性标签，如果毒性仅仅是对于生物组织的破坏作用引起的。

装有4.2项物质的包装件不需要贴4.1号式样的次要危险性标签。

（5）具有次要危险性的第2类气体标签见表8-26。

表8-26　第2类气体标签

项	GB 6944—2012所示次要危险性	主要危险性标签	次要危险性标签
2.1	无	2.1	无
2.2	无	2.2	无
	5.1	2.2	5.1
2.3	无	2.3	无
	2.1	2.3	2.1
	5.1	2.3	5.1
	5.1，8	2.3	5.1，8
	8	2.3	8
	2.1，8	2.3	2.1，8

（6）对第2类规定有三种不同的标签：一种表示2.1项的易燃气体（红色），一种表示2.2项的非易燃无毒气体（绿色），一种表示2.3项的毒性气体（白色）。如果“危险货物一览表”表明某一种第2类气体具有一种或多种次要危险性，应根据以上（5）中的要求使用标签。

（7）标签应满足本节的规定，并在颜色、符号和一般格式方面与前文所示的标签式样一致，必要时，可按照下列①的规定用虚线标出外缘。标签贴在反衬底色上时不需要这么做，规定如下：

①标签形状为呈45°角的正方形（菱形），尺寸应符合对应的规定，但包装件的尺寸只能贴更小的标签和②规定的情况除外。标签上沿着边缘有一条颜色与符号相同、距边缘5mm的线。标签应贴在反衬底色上，或者用虚线或实线标出外缘。

②第2类的气瓶可根据其形状、放置方向和运输固定装置，贴规定式样的标签，尺寸应符合对应的规定，但在任何情况下表明主要危险的标签和任何标签上的编号均应完全可见，符号易于辨认。

③标签分为上下两半，除1.4项、1.5项或1.6项外，标签的上半部分为图形符号，下半部分为文字和类号或项号和适当的配装组字母。

④除1.4项、1.5项和1.6项外，第1类的标签在下半部分标明物质或物品的项号和配装组字母。1.4项、1.5项和1.6项的标签在上半部分标明项号，在下半部分标明配装组字母。1.4项S配装组一般不需要标签。但如果认为这类货物需要有标签，则应依照1.4项式样。

⑤第7类以外的物质的标签，在符号下面的空白部分填写的文字（类号或项号除外）应限于表明危险性质的资料和搬运时应注意的事项。

⑥所有标签上的符号、文字和号码应用黑色表示，但下述情况除外：

——第8类的标签，文字和类号用白色；

——标签底色全部为绿色、红色或蓝色时，符号、文字和号码可用白色；

——贴在装液化石油气的气瓶和气筒上的2.1项标签可以贮器的颜色作底色，但应有足够的颜色对比。

⑦所有标记应经受得住风吹雨打日晒，而不明显降低其效果。

（8）除以上（7）中的规定外，每一标签应：

①在包装件尺寸够大的情况下，与正式运输名称贴在包装件的同一表面与之靠近的地方；

②贴在容器上不会被容器任何部分或容器配件或者任何其他标签或标记盖住或遮住的地方；

③当主要危险性标签和次要危险性标签都需要时，彼此紧挨着贴。

当包装件形状不规则或尺寸太小以致标签无法令人满意地贴上时，标签可用结牢的签条或其他装置挂在包装件上。

（9）容量超过450L的中型散货集装箱和大型容器，应在相对的两面贴标签。

（10）标签应贴在反衬颜色的表面上。

（11）自反应物质标签的特殊规定：B型自反应物质应贴有“爆炸品”次要危险性标签，除非运输主管部门已准许具体容器免贴此种标签，因为试验数据已证明自反应物质在此种容器中不显示爆炸性能。

（12）有机过氧化物标签的特殊规定：装有“危险货物一览表”表明的B、C、D、E或F型有机过氧化物的包装件应贴5.2项标签。这个标签也意味着产品可能易燃，因此不需要贴“易燃液体”次要危险性标签（3类标签）。另外还应贴下列次要危险性标签：

①B型有机过氧化物应贴有“爆炸品”次要危险性标签，除非运输主管部门已准许具体容器免贴此种标签，因为试验数据已证明有机过氧化物在此种容器中不显示爆炸性能；

②当符合第8类物质Ⅰ类或Ⅱ类包装标准时，需要贴“腐蚀性”次要危险性标签。

（13）感染性物质包装件标签的特殊规定：除了主要危险性标签外，感染性物质包装件还应贴其内装物的性质所要求的任何其他标签。

（14）放射性物质标签的特殊规定详见《放射性物品安全运输规程》（GB 11806—2019）。

（五）有限数量包装、例外数量包装和锂电池组包装的特殊规定

符合有限数量包装、例外数量包装要求，或装有锂电池组的包装，应按对应的规定加贴符合要求的特殊标签。

1. 有限数量包装标签

（1）除空运外，内装有限数量危险货物的包装应显示图 8-2 的标签，且标签显而易见、清晰，不因长期露天暴露而明显降低效果。

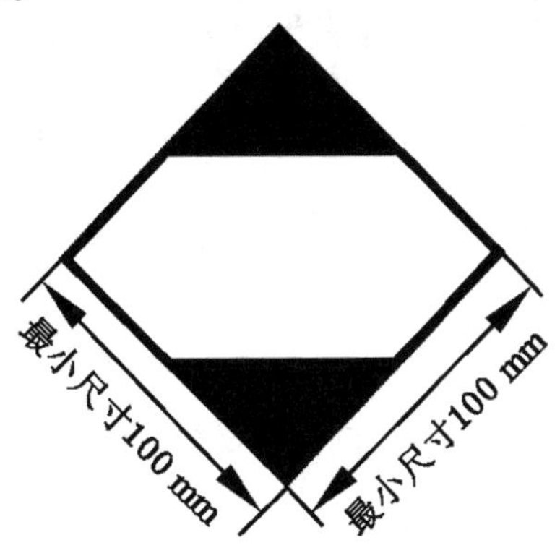

图 8-2　有限数量包装标签

注：上下部分和边线为黑色，中心区域为白色或适当反差底色，最小尺寸为 100 mm×100 mm，菱形边的最小宽度为 2 mm。如因包装的大小需要，可缩小尺寸，但不得小于 50 mm×50 mm，且标签仍应清晰可见。

（2）符合国际民航组织《危险物品安全航空运输技术细则》要求，内装有限数量危险货物的包装应显示图 8-3 的标签，且标签应明显、清晰，不因长期露天暴露而明显降低效果。

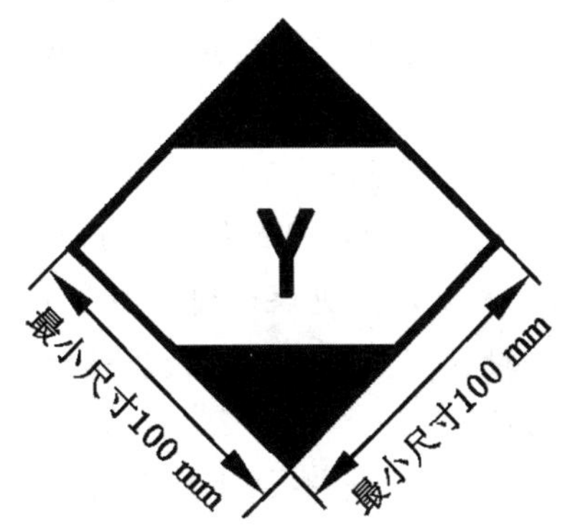

图 8-3　符合《危险物品安全航空运输技术细则》的有限数量包装标签

注：上下部分和边线为黑色，中心区域为白色或适当反差底色，最小尺寸为 100 mm×100 mm，菱形边的最小宽度为 2 mm。符号“Y”置于标签中央，应清晰可见。如因包装的大小需要，可缩小尺寸，但不得小于 50 mm×50 mm，且标签仍应清晰可见。

（3）对于装有有限数量危险货物的外包装，除非外包装内每一项危险货物的标签均清晰可见，否则外包装应标明“OVERPACK”字样，标签的字母高度应至少为 12 mm，并且按照（1）和（2）的要求贴标签。

2. 例外数量包装标签

对于装有例外数量危险货物的包装，应按照图 8-4 永久、清晰地贴标签，标签应显示主要危险类别，或包装内所装每一项危险货物所属的项别（如果已经划定），标签尺寸至少为 100 mm×100 mm。装有例外数量危险货物的外包装，也应按照要求贴标签，除非可以清楚地从外包装看到内包装上的标签。

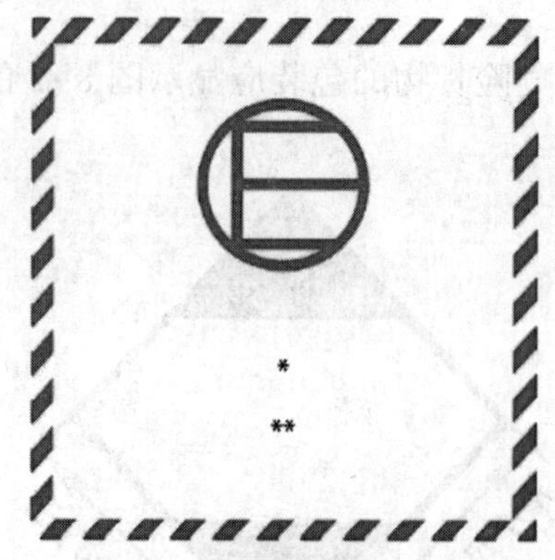

图 8-4　例外数量包装标签

注 1：影线和符号使用同一颜色，黑或红，白底或适当反差底色。

注 2：＊ 此处显示分类或已经划定的项目编号；

＊＊表示如果包装没有在其他位置显示发货人或收货人的姓名，则在此处显示。

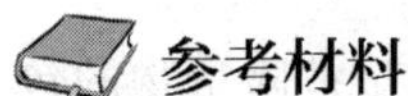

参考材料

例外数量危险货物的容器运输要求

用于运输例外数量危险货物的容器，须符合以下要求。

（1）必须使用内容器，内容器的制造必须使用塑料（在用于液体危险货物时，其厚度不得小于0.2mm），或玻璃、瓷器、石器、陶器或金属（见联合国《规章范本》4.1.1.2），每个内容器的封口必须使用金属丝、胶带或其他可靠手段紧固；任何带有模压螺纹瓶颈的贮器，必须配有防漏的螺纹型瓶盖。封口必须能够耐内装物的腐蚀。

（2）每个内容器都必须牢靠地装在带衬垫材料的中间容器中，使之在正常运输条件下不会破裂、穿孔或内装物泄漏。在发生破裂或泄漏的情况下，不论包件的方向如何，中间容器都必须能够完全盛载内装物。装载液态危险货物的中间容器，必须含有足够的吸收材料，可吸收内容器的全部内装物。在这种情况下，吸收材料可以是衬垫材料。危险货物不得与衬垫材料、吸收材料和包装材料产生危险反应，或降低材料的完整性或作用。

（3）中间容器应牢靠地包装在坚固、硬质的外包装（木材、纤维板或其他同样坚固的材料）内。

（4）每种型号的包装，都必须符合联合国《规章范本》的规定。

（5）每个包件的尺寸，必须保证有足够的地方做所有必要的标记。

（6）可以使用外包装，并可包括危险货物包件，或不受联合国《规章范本》约束的货物。

准备运输的完整包件，包括内容器，装载固体物质不小于其容量的95%，或液体物质不小于其容量的98%，经测试并作适当记录，表明能承受以下试验，而不发生任何内容器的破裂或泄漏，不严重影响其使用：

（1）从1.8m的高度向坚硬、无弹性、平坦而水平的表面跌落。

①如试样的形状是方形，应从以下每个方向跌落：底部平跌、顶部平跌、最长侧面平跌、最短侧面平跌、棱角着地。

②如试样的形状是鼓形，应从以下每个方向跌落：顶部凸边斜着落地，重心在撞击点正上方；

底部凸边斜着落地；侧面平着落地。

注：以上的每次跌落试验，可使用不同但完全一样的包件。

(2) 向上表面施加压力 24 小时，力度相当于同样包件垛高 3m 的总重量（包括试样）。

进行本项试验，容器内准备运输的物质，可用其他物质替代，除非这样做将使试验结果失效。对于固体，在使用其他物质时，必须与拟运输的物质具有相同的物理特性（质量、颗粒大小等）。在液体的跌落试验中，在使用其他物质时，其相对密度（比重）和黏度，应接近于拟运输的物质。

3. 锂电池组包装标签

对内装锂电池或电池组的包装，按照联合国《规章范本》包装特殊规定 188 条款，应按图 8-5 所示贴标签，并且应标明以字母“UN”开头的联合国编号。例如，锂金属电池或电池组（UN 3090）或锂离子电池或电池组（UN 3480）。当锂电池或电池组装在设备上或与设备包装在一起时，应根据情况标明以“UN”开头的联合国编号，如 UN 3091 或 UN 3481。如包装中装有不同联合国编号的锂电池或电池组，应用一个或多个标签标明所有适用的联合国编号。

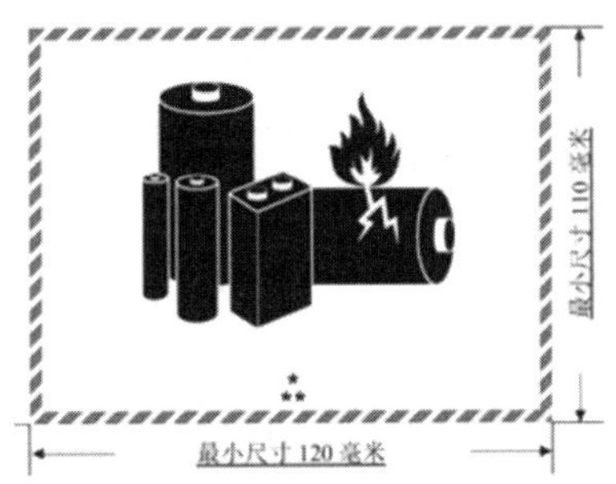

图 8-5　锂电池组标签

注 1：标签为长方形，边缘为影线。尺寸最小为 120 mm×110 mm，影线的宽度至少为 5 mm。符号（一组电池，其中一个已经损坏、冒火，放在锂金属电池或电池组或电池的联合国编号上方）为黑色白底。影线为红色。如果因包装大小的需要，尺寸、影线的宽度可减小，但不得小于 105 mm（宽）×74 mm（高）。在未明确规定尺寸的情况下，所有要素都应与图示比例大致相当。

注 2：* 此处为联合国编号信息；

* * 此处为电话号码附加信息。

第三节｜出口危险货物包装技术要求

为确保危险货物在储存运输过程中的安全，除其本身的质量符合安全规定、其流通环节的各种条件正常合理外，最重要的是危险货物必须具有适运的运输包装。曾有专家将危险货物比作“老虎”，将危险货物包装比作“铁笼”，只有“铁笼”牢，“老虎”才能不伤人，这个比喻非常贴切地阐明了危险货物与包装的密切关系。包装对于保证危险货物不因危险特性发生危险具有十分重要的保护作用，同时也便于危险货物的保管、贮存、运输和装卸。也就是说，没有合格的包装，也就谈不上危险货物的保管、贮存、运输和装卸，更谈不上危险货物的贸易运作。

一、危险货物运输包装的术语和定义

根据最新修订更新的《出口危险货物包装检验规程 第 1 部分：总则》（SN/T 0370. 1—2021）以及《出口危险货物中型散装容器检验规程 第 1 部分：总则》（SN/T 0987. 1—2013）和《出口危险货物大包装检验方法 第 1 部分：总则》（SN/T 1936. 1—2007）等有关内容，出口危险货物运输包装所

使用的术语和定义如下。

（一）箱（Box）

由金属、木材、胶合板、再生木、纤维板、塑料或其他适当材料制作的完整矩形或多角形容器。为了诸如便于搬动或开启的目的，或为了满足分类的要求，允许有小的洞口，只要洞口不损害容器在运输时的完整性。

（二）圆桶（桶）（Drum）

由金属、纤维板、塑料、胶合板或其他适当材料制成的两端为平面或凸面的圆柱形容器。该定义还包括其他形状的容器，例如圆锥形颈容器或提桶形容器。

（三）闭口桶（Drum，Non-removable Head）

桶顶或桶身设有孔径不大于7cm的注入口或透气口的桶。

（四）开口桶（Drum，Removable Head）

注入口或透气口孔径大于7cm，或桶的一端用箍或其他方法把桶盖紧箍在桶身上，且可拆卸的桶。

（五）袋（Bag）

由纸、塑料薄膜、纺织品、编织材料或其他适当材料制作的柔性容器。

（六）罐（Jerrican）

横截面呈矩形或多角形的金属或塑料容器。

（七）贮器（Receptacle）

用于装放和容纳物质或物品的封闭器具，包括封口装置。

（八）容器（Packaging）

一个或多个贮器，以及贮器为实现贮放功能所需要的其他部件或材料。

（九）包装件（Package）

包装作业的完结产品，包括准备好供运输的容器和其内装物。

（十）内容器（Inner Packaging）

运输时需用外容器的容器。

（十一）内贮器（Inner Receptacle）

需要有一个外容器才能起容器作用的贮器。

（十二）外容器（Outer Packaging）

是复合或组合容器的外保护装置，连同为容纳和保护内贮器或内容器所需要的吸收材料、衬垫和其他部件。

（十三）组合容器（Combination Packaging）

为了运输而组合在一起的一组容器，由固定在一个外容器中的一个或多个内容器组成。

（十四）复合容器（Composite Packaging）

由一个外容器和一个内贮器组成的容器，其构造使内贮器和外容器形成一个完整的容器。这种容器经装配后，成为单一的完整装置，整个用于装料、贮存、运输和卸空。

（十五）外包装（集合包装）（Over Pack）

为了方便运输过程中的装卸和存放，将一个或多个包件装在一起以形成一个单元所用的包装物。

（十六）救助容器（Salvage Packaging）

一种特别容器，用于放置为了回收或处理损坏、有缺陷、渗漏或不符合规定的危险货物包装，或者溢出或漏出的危险货物。

（十七）封装置（Closure）

用于封住贮器开口的装置。

（十八）防筛漏的容器（Sift Proof Packaging）

用于所装的干物质及在运输中产生的细粒固体物质不向外渗漏的容器。

（十九）牢固封口（Securely Closed）

所装的干燥物质在正常搬运中不致漏出的封口。这是对任何封口的最低要求。

（二十）液密封口（Water-tight）

又称有效封口，是指不透液体的封口。

（二十一）气密封口（Hermetically Sealed）

不透蒸气的封口。

（二十二）联合国编号（UN Number）

由联合国危险货物运输专家委员会编制的 4 位阿拉伯数编号，用以识别一种物质或一类特定物质。

（二十三）回收塑料（Recycled Plastics）

是指从使用过的工业容器回收的、经洗净后准备用于加工成新容器的塑料材料。

（二十四）吸附材料（Absorbent Material）

特别能吸收和滞留液体的材料，内容器一旦发生破损，泄漏出来的液体能迅速被吸附滞留在该材料中。

（二十五）设计型号（Design Type）

容器的设计型号由设计、材料和材料厚度、制造方式、类型和规格界定，但可以包括各种表面处理。

（二十六）轻型金属容器（Light-gauge Metal Packaging）

指横截面呈圆形、椭圆形、矩形或多边形，桶体呈锥形收缩，壁厚小于 0.5 mm（如马口铁），平底或弧形底，带有一个或多个孔，由金属制成圆锥形颈容器和提桶形容器。不包括前文第 2 条规定的桶或第 6 条规定的罐。

（二十七）中型散装容器（中型散货箱）（Intermediate Bulk Containers，IBCs）

指容量大于 450L，或者净重大于 400kg 的硬质或软体可移动容器。通常，其容量不大于 3000L，设计为机械装卸，能经受装卸和运输中产生的应力（该应力由试验确定）。

（二十八）箱体（Body）

容器本身，包括开口及其封闭装置，但不包括辅助设备，适用于除复合中型散装容器外的所有种类的中型散装容器。

（二十九）装卸装置（Handling Device）

固定在中型散装容器箱体上或由箱体材料延伸而形成的各种吊环、环圈、钩眼和框架。适用于柔性中型散装容器。

（三十）大型容器/大包装（Large Packaging）

是由一个内装多个物品或内容器的外容器组成的容器，并且设计用机械方法装卸，其净重超过 400kg 或容积超过 450L，但不超过 $3m^3$。

（三十一）衬里（Liner）

另外放入容器（包括大包装和中型散装容器）但不构成其组成部分，包括其开口的封闭装置的管或袋。

（三十二）最大许可总质量（Maximum Permissible Gross Mass）

壳体及其辅助设备和结构装置的质量加上最大许可装载质量（适用于除柔性集装袋所有种类的大包装）。

（三十三）不相容的（Incompatible）

描述危险货物，如果混合则易于引起危险热量或放出气体或生成一种腐蚀性物质，或产生理化反应降低包装容器强度的现象。

（三十四）性能检验（Performance Inspection）

模拟不同运输环境对容器进行的型式试验，以判定容器的构造和性能是否与设计型号一致及是否符合有关规定。

（三十五）使用鉴定（Use Appraisal）

指容器盛装危险货物以后，对包装件进行鉴定，以判定容器使用是否符合有关规定。

二、危险货物运输包装的编码和标记

为了清楚地表示危险货物包装容器（外包装）的类型、材料和型式，联合国《规章范本》采用了编码形式，即对每一种包装容器用一个特定的代码表示。

包装编码一般由并列排布的三部分组成。

第一部分：阿拉伯数字，表示包装容器的种类，如桶、罐等。

第二部分：大写英文字母，表示包装容器制造材料的性质，如钢、木等。

第三部分：阿拉伯数字，表示包装容器在其所属种类中的类别。

对复合包装，使用两个大写英文字母来表示包装容器制造材料的种类：第一个字母表示内贮器的材料，第二个字母表示外容器的材料。

对组合包装，只使用外容器的编码，即组合包装编码以其外包装的编码表示。

包装容器编码后面可加上字母“T”、“V”或“W”。字母“T”表示符合联合国《规章范本》要求的救助容器；字母“V”表示符合联合国《规章范本》要求的特殊容器；字母“W”表示包装类型虽然与标记所表示的相同，即包装设计类型相同，但其设计或制造规格不同，根据联合国《规章范本》的要求被认为是等效的。

对于运输方式为空运的包装容器，用大写的拉丁字母“IP”表示内包装，随后是阿拉伯数字表示内包装类型。

（一）危险货物运输包装容器类型的编码

1. 第一部分：包装容器的种类代码

（1）容量不超过450L，净重不大于400kg的包装容器，用1位阿拉伯数字表示包装容器的种类，见表8-27。

表8-27 包装容器种类代码表

代码	包装容器的种类
1	桶
3	罐
4	箱
5	袋
6	复合包装

（2）中型散装容器，用两位阿拉伯数字表示包装容器的种类，见表8-28。

表 8-28　中型散装包装容器种类代码

代码	包装容器的种类
11	盛装固体的刚性中型散装容器，靠重力卸货
21	盛装固体的刚性中型散装容器，靠施加 10kPa 以上的压力卸货
31	盛装液体的刚性中型散装容器
13	盛装固体的柔性中型散装容器

（3）大型容器（大包装），用两位阿拉伯数字表示包装容器的种类，见表 8-29。

表 8-29　大型包装容器种类代码

代码	包装容器的种类
50	刚性大型容器（大包装）
51	柔性大型容器（大包装）

2. 第二部分：包装容器制造材料的代码

按照联合国《规章范本》的规定，用一个或多个大写英文字母表示包装容器制造材料的种类，见表 8-30。

表 8-30　包装容器的制造材料代码表

代码	包装容器的制造材料
A	钢（包括各类钢及经过表面处理的）
B	铝
C	天然木
D	胶合板
F	再生木
G	纤维板
H	塑料（包括其他聚合材料，如橡胶等）
L	纺织品
M	多层纸
N	金属（钢和铝除外）
P	玻璃、陶瓷或粗陶瓷

3. 第三部分：包装容器在其所属种类中的类别

必要时，按照联合国《规章范本》的规定，用 1 位阿拉伯数字表示包装容器在其所属种类中的类别。

各种常用包装容器的包装编码如下。

（1）容量不超过 450L，净重不大于 400kg 的常用包装容器的编码见表 8-31。

表 8–31　常用包装容器的编码

种类	材料	类别	编码
1. 桶	A. 钢	非活动盖 活动盖	1A1 1A2
	B. 铝	非活动盖 活动盖	1B1 1B2
	D. 胶合板		1D
	G. 纤维板		1G
	H. 塑料	非活动盖 活动盖	1H1 1H2
	N. 金属（钢和铝除外）	非活动盖 活动盖	1N1 1N2
3. 罐	A. 钢	非活动盖 活动盖	3A1 3A2
	B. 铝	非活动盖 活动盖	3B1 3B2
	H. 塑料	非活动盖 活动盖	3H1 3H2
4. 箱	A. 钢		4A
	B. 铝		4B
	C. 天然木	普通 箱壁防筛漏	4C1 4C2
	D. 胶合板		4D
	F. 再生木		4F
	G. 纤维板		4G
	H. 塑料	泡沫 硬的	4H1 4H2
5. 袋	H. 编织塑料	无内衬或涂层 防筛漏 防水	5H1 5H2 5H3
	H. 塑料薄膜		5H4
	L. 纺织品	无内衬或涂层 防筛漏 防水	5L1 5L2 5L3
	M. 纸	多层 多层，防水	5M1 5M2

表8-31 续

种类	材料	类别	编码
6. 复合容器	H. 塑料贮器	在钢桶中 在钢板条箱或钢箱中 在铝桶中 在铝板条箱或铝箱中 在木箱中 在胶合板桶中 在胶合板箱中 在纤维质桶中 在纤维板箱中 在塑料桶中 在硬塑料箱中	6HA1 6HA2 6HB1 6HB2 6HC 6HD1 6HD2 6HG1 6HG2 6HH1 6HH2
	P. 玻璃、陶瓷或粗陶瓷贮器	在钢桶中 在钢板条箱或钢箱中 在铝桶中 在铝板条箱或铝箱中 在木箱中 在胶合板桶中 在有盖柳条篮中 在纤维质桶中 在纤维板箱中 在泡沫塑料容器中 在硬塑料容器中	6PA1 6PA2 6PB1 6PB2 6PC 6PD1 6PD2 6PG1 6PG2 6PH1 6PH2

（2）各种中型散装容器的包装编码见表 8-32。

表 8-32　中型散装容器的包装编码

材料	类型	编码
A. 钢	装固体，靠重力装货或卸货 装固体，靠加压装货或卸货 装液体	11A 21A 31A
B. 铝	装固体，靠重力装货或卸货 装固体，靠加压装货或卸货 装液体	11B 21B 31B
N. 金属 （钢或铝除外）	装固体，靠重力装货或卸货 装固体，靠加压装货或卸货 装液体	11N 21N 31N

表8-32　续

材料	类型	编码
H. 塑料（柔性）	编织塑料，无涂层或衬里	13H1
	编织塑料，无涂层	13H2
	编织塑料，有衬里	13H3
	编织塑料，有涂层和衬里	13H4
	塑料薄膜	13H5
L. 纺织品	无涂层或衬里	13L1
	有涂层	13L2
	有衬里	13L3
	有涂层和衬里	13L4
M. 纸	多层	13M1
	多层，防水	13M2
H. 塑料（刚性）	装固体，靠重力装货或卸货，配备结构装置	11H1
	装固体，靠重力装货或卸货，独立式	11H2
	装固体，靠加压装货或卸货，配备结构装置	21H1
	装固体，靠加压装货或卸货，独立式	21H2
	装液体，配备结构装置	31H1
	装液体，独立式	31H2
HZ. 带塑料内贮器的复合中型散装容器 注：代码中的字母Z应根据外容器所使用材料的性质选取一个大写字母	装固体，靠重力装货或卸货，带硬塑料贮器	11HZ1
	装固体，靠重力装货或卸货，带软塑料贮器	11HZ2
	装固体，靠加压装货或卸货，带硬塑料贮器	21HZ1
	装固体，靠加压装货或卸货，带软塑料贮器	21HZ2
	装液体，带硬塑料贮器	31HZ1
	装液体，带软塑料贮器	31HZ2
G. 纤维板	装固体，靠重力装货或卸货	11G
C. 天然木	装固体，靠重力装货或卸货，带内衬	11C
D. 胶合板	装固体，靠重力装货或卸货，带内衬	11D
F. 再生木	装固体，靠重力装货或卸货，带内衬	11F

（3）大型容器（大包装）的包装编码通常由两部分组成：第一部分为大型容器的种类代码，第二部分为大型容器的制造材料的种类代码。示例如下：

50A——钢制大型容器；

50C——天然木制大型容器；

50H——刚性塑料大型容器；

51H——柔性塑料大型容器。

（二）容积不超过450L、净重不超过400kg的危险货物包装的标记要求

1. 基本标记

（1）包装容器的标记可单行或多行标示。

（2）每一个容器应带有耐久、易辨认、与容器相比位置合适、大小适当的明显标记。对于总重超过30 kg的包装，其标记或标记附件应标注在容器顶部或侧面，字母、数字和符号的高度应不小于12 mm。容量为30 L或重量为30 kg或更少的容器上，字母、数字和符号的高度至少应为6 mm。对于容量为5 L或重量为5 kg或更少的容器，其标记的尺寸应大小合适。标记应标明：

①联合国容器符号。本符号仅用于证明容器符合联合国《规章范本》第6.1章中相关的要求，如使用压纹金属容器，符号可用大写字母“UN”表示。

②表示容器种类的编码，例如3H1。

③一个由两部分组成的编号：

——适用一个字母表示设计型号已成功地通过试验的包装类别（X表示Ⅰ类包装、Y表示Ⅱ类包装、Z表示Ⅲ类包装）；

——相对密度（四舍五入至第一位小数），表示已按此相对密度对不带内容器的准备装液体的容器设计型号进行过试验；若相对密度不超过1.2，这一部分可省略。对准备盛装固体或装入内容器的容器而言，以kg表示最大总重量（进位取整）。

④使用字母“S”表示容器拟用于运输固体或内容器，或使用精确到最近的10 kPa（即四舍五入至10 kPa）表示的试验压力来表示容器（组合容器除外）所顺利通过的液压试验。

⑤容器制造年份的最后两位数字。型号为1H1、1H2、3H1和3H2的塑料容器还应适当地标出制造月份；这可与标记的其余部分分开，在容器的空白处标出，最好的方法见图8-6。

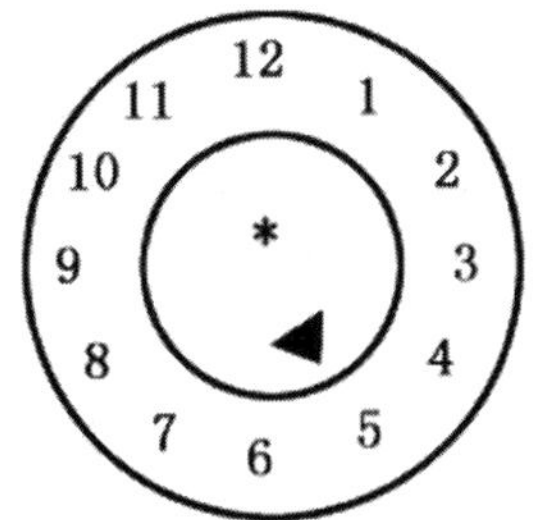

图8-6 塑料容器（1H1、1H2、3H1、3H2）制造年份和月份标记

注：可在*处显示容器制造年份的最后两位数字，此种情况下，包装标记和表内圈中年份的两位数字应相同，也可以接受其他方法，但应以耐久、清晰和易于辨认的形式提供必需的、最低限度的信息。

⑥标明生产国代号，中国的代号为大写英文字母CN。

⑦生产地和制造厂的代号。

⑧生产批次。

（3）除了以上规定的耐久标记外，每一超过100 L的新金属桶，在其底部应有以上第（2）部分所述的持久性标记，并至少标明桶身所用金属标称厚度（单位为mm，精确到0.1mm）。如金属桶两个端部中有一个标称厚度小于桶身的标称厚度，那么顶端、桶身和底端的标称厚度应以耐久形式（例如压纹）在底部标明，例如“1.0-1.2-1.0”或“0.9-1.0-1.0”。

（4）改制的金属桶，如果没有改变容器型号和没有更换或拆掉主要结构部件，所要求的标记不必是耐久性的（例如压纹）。每一其他改制的金属桶都应在顶端或侧面以耐久形式（例如压纹）标明以上第（2）部分“①至⑤”中所述的标记。

（5）用某些材料（例如不锈钢）制造、在设计上可反复使用的金属桶，可以以耐久形式（例如压纹）标明以上第（2）部分“⑥至⑧”中所述的标记。

（6）做标记应按以上第（2）部分所示的顺序进行；这些标记的分段以及视以上第（2）部分“①至③”所要求情况的每一个标记组成部分，应用斜线或空格等办法清楚地隔开，以便容易辨认。

基本标记示例（盛装液体货物和盛装固体货物）分别如图8-7、图8-8所示。

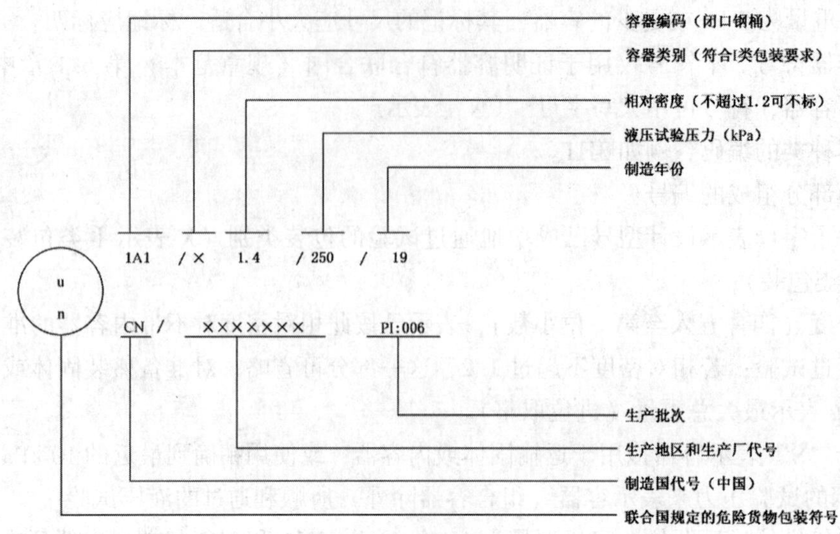

图 8-7　盛装液体货物

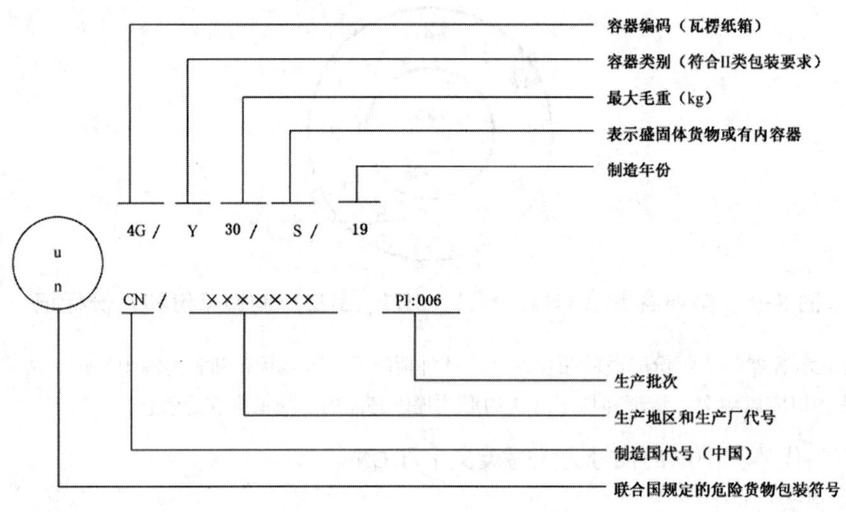

图 8-8　盛装固体货物

2. 附加要求

（1）容器修复后，应按下列顺序在容器上加耐久性的标记标明：

①进行修复的所在国代号；

②修复厂代号；

③修复年份；字母“R”；对通过了气密试验的每一个容器，另加字母“L”。

（2）对于使用“回收塑料”材料制造的容器应标有“REC”，这个标记应放在靠近基本标记附近位置。

（3）对于使用外包装的情况，除非表明外包装内所有危险货物的标记和标签都清晰可见，否则外包装应同时满足：

①标明“OVERPACK”，并且“OVERPACK”标记的字母高度应至少 12mm；

②按照规定的要求，标明外包装内每一件危险货物正式运输名称的标签和标记、联合国编号以及其他标记。

（4）救助容器应另外标明“救助包装”或“SALVAGE”，且“SALVAGE”标记的高度应至少 12 mm。

修复容器、救助容器的标记示例如下所示。

例：修复过的盛装液体货物的容器标记（见图 8-9）。

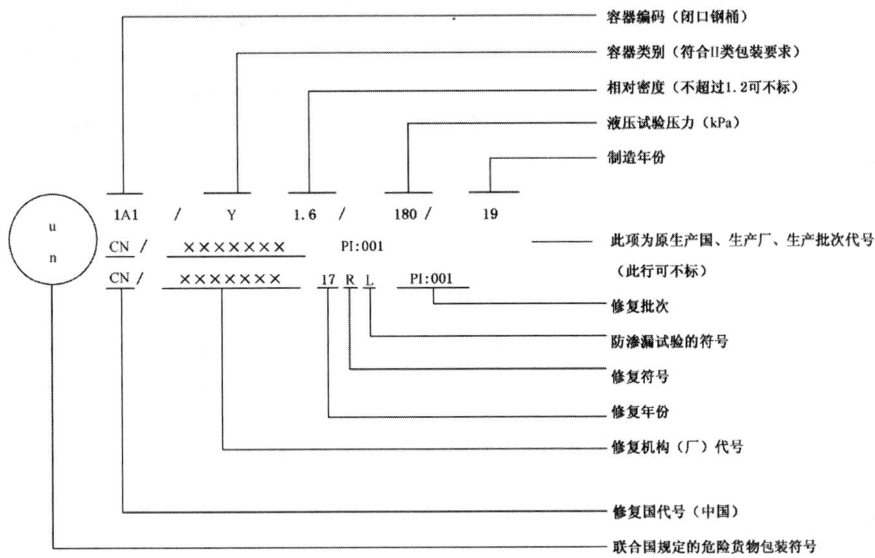

图 8-9 修复过的盛装液体货物的容器（非塑料容器）标记示例

例：修复过的盛装固体货物的容器标记（见图 8-10）。

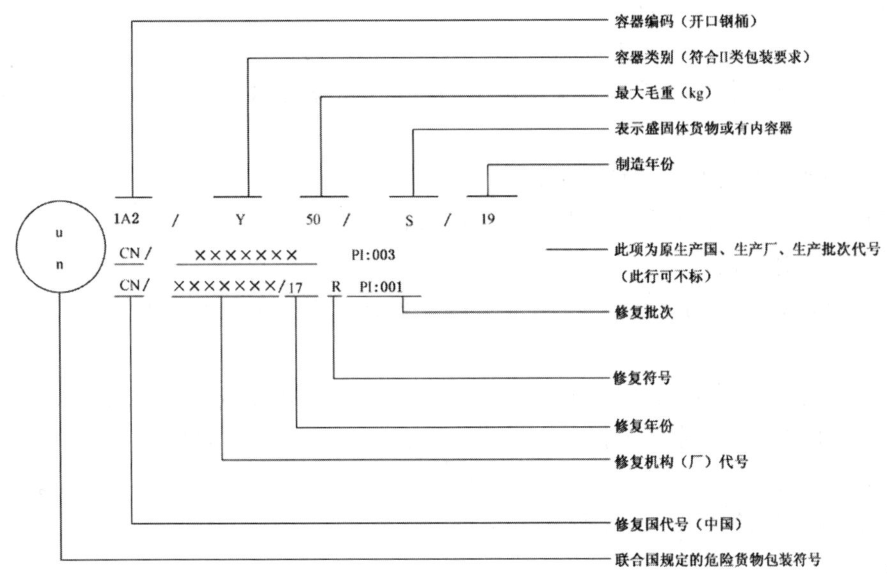

图 8-10 修复过的盛装固体货物的容器标记示例

例：救助容器标记（见图 8-11）。

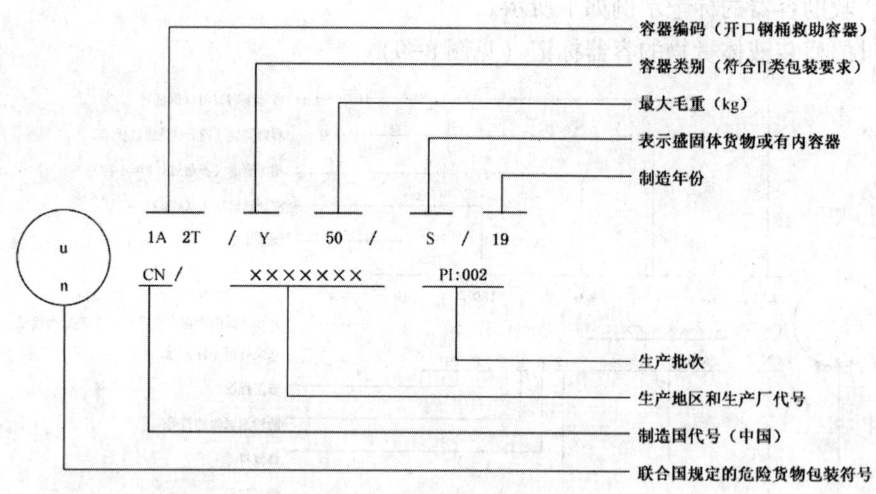

图 8-11　救助容器标记示例

（三）中型散装容器的标记要求

1. 基本标记

中型散装容器应具备清晰、耐久的标记，标记包括以下内容。

（1）联合国容器符号ⓤⓝ。本符号仅用于证明包装容器符合联合国《规章范本》的规定。对金属包装，可用模压大写字母“UN”表示。

（2）表示中型散装容器型号类型的编码，如 11A、13H1 等。

（3）表示设计型号已被批准的包装类别的大写字母：X 表示Ⅰ类包装、Y 表示Ⅱ类包装、Z 表示Ⅲ类包装。

（4）制造月份和年份（最后两位数字）。

（5）生产国代号，中国的代号为大写英文字母 CN。

（6）生产地和制造厂的代号。

（7）以千克（kg）表示的堆码试验的负荷，对于设计上不能堆码的中型散装容器，应写上数字“0”。

（8）最大许可总量［对于柔性中型散装容器，应标明以千克（kg）表示的最大允许负荷；对于柔性中型散装容器以外的中型散装容器，应标明以千克（kg）表示的容器及其辅助设备和结构装置的重量加上最大许可装载量］。

中型散装容器标记示例如图 8-12 所示。

标记	说明
(u/n) 11A/Y/02/98/ CN/××××/5500/1500	表示用于装运固体的钢制金属中型散装容器，采用重力方式卸货，适用于包装类Ⅱ和Ⅲ，1998年2月制造，批准国为中国，生产厂是××××，以千克（kg）表示的堆码试验负荷及最大所允许的总质量。
(u/n) 13H3/Z/0398/ CN/××××/0/500	表示用于装运固体的柔性中型散装容器，采用重力方式卸货，制造材料为塑料编织布并附有内衬材料；未设计用于堆码。
(u/n) 31HA1/Y/0498/ CN/××××/10800/1200	表示用于装运液体的复合中型散装容器，具有刚性塑料内容器及钢制外壳。
(u/n) 31H1/Y/0589/ CN/××××/10800/1200	表示用于装运液体的，用塑料制成的刚性中型散装容器并具有支撑堆码负荷的结构设备。
(u/n) 11C/X/0193/ CN/××××/3000/910	表示用于装运固体的木制中型散装容器，具有内衬，被批准用于装运包装类Ⅰ、Ⅱ或Ⅲ的物质。
(u/n) 11G/Z/06 89/ CN/××××/0/500	表示纤维板中型散装容器。未设计用于堆码。
(u/n) 11D/Y/07 89/ CN/××××/3240/600	表示胶合板制成的，具有内衬材料的中型散装容器。

图 8-12 中型散装容器基本标记示例

2. 附加标记

（1）如有必要，可增加附加标记，附加标记内容见表 8-33。附加标记应牢固且易于检查。

表 8-33 中型散装容器附加标记

附加标记	中型散装容器类型				
	金属	刚性塑料	复合	纤维板	木质
用升（L）表示容积，在 20℃	+	+	+		
用千克（kg）表示质量（皮重）	+	+	+	+	+
用千帕（kPa）表示试验压力，如果适用时		+	+		
用千帕（kPa）表示最大装/卸货压力	+	+	+		
箱体材料及用毫米（mm）表示其最小厚度	+				
如果适用时，最后一次防渗漏试验日期	+	+	+		
最后一次检验时间（月和年）	+	+	+		
生产商序号	+				

注："+"表示需要附加标记。

（2）除基本标记要求外，柔性中型散装容器可贴有表示起吊方式的图形。

（3）复合中型散装容器的内容器还应具有包含下列信息的标记：

①生产商名称或符号，以及主管部门规定的中型散装容器的其他标记；

②符合基本标记要求的生产日期；

③符合基本标记要求的国家代号，中国为 CN。

（4）复合中型散装容器的外壳如是可拆卸的，每一可拆开部分应标出生产年月和生产商名称符号以及有关国家主管机关规定的其他标记。

（四）大型容器（大包装）的标记要求

大型容器（大包装）应具备清晰、耐久的标记，标记应包括下内容。

1. 联合国容器符号ⓤⓝ。本符号仅用于证明包装容器符合联合国《规章范本》的规定。对金属包装，可用模压大写字母“UN”表示。

2. 表示大型容器类型的编码，如50C、51H等。

3. 表示设计型号已被批准的包装类别的大写字母：X表示Ⅰ类包装、Y表示Ⅱ类包装、Z表示Ⅲ类包装。

4. 制造月份和年份（最后2位数字）。

5. 生产国代号，中国的代号为大写英文字母CN。

6. 生产地和制造厂的代号。

7. 以千克（kg）表示的堆码试验的负荷，对于设计上不能堆码的大型容器，应写上数字“0”。

8. 最大许可总量，以千克（kg）表示。

大型容器（大包装）标记示例见图8-13。

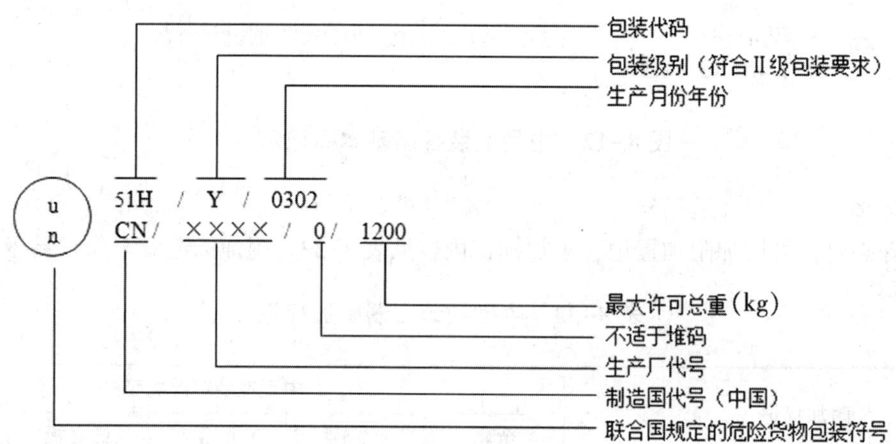

图8-13　大型容器（大包装）

三、包装容器（包括中型散装容器及大型容器）制造要求

（一）一般要求

包装容器的设计型式、工艺、材质应满足危险货物特性及运输方式的要求。

包装容器应当足够坚固，能够承受在运输、装卸过程中遇到的冲击和载荷。

包装容器结构和密封状况良好，应保证危险货物在正常的运输条件下，不会因为振动，或由于温度或压力的变化（例如由于海拔不同导致的）而引起任何渗漏。

包装容器的材料应与所装危险货物的性质相适应，具有化学相容性。首次选用的塑料容器或有内涂（渡）层容器，必须进行6个月以上的相容性试验，试验合格后才允许盛装相应的危险货物。

外包装的性能和壁厚，应能确保在运输中不会因摩擦发热改变内装物的化学稳定性而产生危险。

灌装喷雾剂、气体、液化气体容器的最高工作压力不大于0.1MPa，其内径不大于0.15m，且容积小于0.025m^3。

灌装喷雾剂、气体、液化气体容器上的阀门必须有保护装置。

如果危险货物灌装后，其包装内会逐渐产生较大的内压时，则包装的构造应能防止由于内压或外来因素造成内部压力增加而引起容器破裂。

盛装液体的包装及内容器，应能承受得住在正常运输条件下可能产生的内压变化。按照《危险物品安全航空运输技术细则》的规定，拟装液体的空运包装容器应能承受一定的压差而不泄漏。

拟装液体的包装，在第一次用于运输之前、在改制或修理之后再次用运输之前，必须进行密封性试验，并且应能达到联合国《规章范本》规定的适当试验水平。

除组合包装的内容器外，危险货物包装一般都应与通过型式试验的设计型号相一致。

（二）几种常见中型散装容器的基本要求

1. 柔性中型散装容器

柔性中型散装容器仅用于装运固体物质。

其主体应使用合适的材料制造，材料的强度和柔性中型散装容器的结构应同其容量和用途相适应。

用于加工纸质柔性中型散装容器的全部材料在完全浸泡水中至少 24 小时后，应仍能至少保持在 67% 湿度或更低的等同条件下对该材料原测量拉伸强度的 85%。

接缝采用缝合、热压、粘结或其他等效的方法。所有缝合的接缝处都应予以加固。

柔性中型散装容器应足以抵抗由于紫外线照射、天气或由于所装物质而造成的老化、退化，而影响其用途。

塑料柔性中型散装容器如需进行紫外线防护时，可以采用添加碳黑、颜料或抑制剂的方法，这些添加剂应同内容物质相容，并且在容器主体的整个使用寿命中始终保持有效。如果使用的碳黑、颜料或抑制剂不同于制造设计类型试验用的添加剂，只要碳黑、颜料或抑制剂的含量不会对制造材料的物理性质造成不良影响，可以免除重新试验。

除使用防护紫外线的添加剂外，塑料材料成分中也可以包括一些用于其他目的的添加剂，但这些添加剂不得对材料的物理、化学性质产生不良影响。

不得使用回收的旧容器材料来制造中型散装容器的主体。但可使用同一生产工艺的剩余材料或边角材料。以上要求不排除诸如接头、托盘底座等零部件的重复使用，但要保证这些零部件在以前的使用中无任何损坏。

装货后，高与宽（或直径）的比不应大于 2：1。

内衬应使用合适的材料制造，所用材料的强度和内衬的结构应与中型散装容器的容量和计划用途相适应，接口和关闭装置应是防撒漏的，并能承受正常运输和装卸条件下可能产生的压力和冲击。

2. 刚性塑料中型散装容器

容器主体应使用具有已知规格标准的合适塑料材料制造，并且其强度应足以适合其容量和用途。制造材料应足以抵抗老化和所含物质在某些情况下由于紫外线照射所引起的退化。必要时应考虑其低温性能。

在正常运输条件下，任何物质的渗透作用均不应产生危险。

需要进行紫外线防护时，应采用添加碳黑或其他合适的颜料或抑制剂的方法，这些添加剂应同内装物质相容，并且在容器的整个使用寿命中始终保持有效。

如果使用的碳黑、颜料或抑制剂与制造设计类型检验时使用的添加剂不同，只要碳黑、颜料或抑制剂的含量不会对制造材料的物理性质造成不良影响，可以免除重新试验。

除使用防护紫外线的添加剂外，塑料材料的成分中也可以包括一些用于其他目的的添加剂，但这些添加剂不得对材料的物理、化学性质产生不良影响。

除了同一生产工艺所产生的剩余材料及其再生物外，不得使用回收的旧容器材料来制造刚性塑料中型散装容器。

用于运输液体的中型散装容器应装有减压装置，减压装置应在容器内部压力超过其液压试验压力时，能够排放出足够的蒸气以防止中型散装容器的主体破裂。

3. 纤维板中型散装容器

纤维板中型散装容器不得采用顶部提升装置，应根据容器的容量及用途，采用强度高、质量好的实心的或双面波纹型纤维板（单层或多层）制造中型散装容器。

外表面的防水性能应保证采用 Cobb 测定吸水量方法试验 30min 以上，试验所测定的重量增加不应超过 155g/m^2（见国际标准 ISO 533：1991）。

纤维板应有适当的弯曲性。纤维板在切割或压折时应无划痕或槽孔以保证在装卸时不会出现破裂、表面断裂或过度弯曲等现象。波纹型纤维板应使用防水胶牢固地粘在面层材料上。

容器壁，包括顶部和底部，应具有按国际标准 ISO 3036：1975 测定的 15J 最低戳穿阻力。

纤维板中型散装容器主体内制造连接部分应搭接得当，并用胶条或粘结剂固定牢固，或使用金属 U 形钉或其他至少等效的方法紧固。使用粘结或胶条水密的部分，应采用防水胶。金属 U 形钉应完全贯通所有被紧固的部分，其形式和保护方法应保证容器的内衬不会被其磨破或戳穿。

内衬应采用合适材料制造。使用材料的强度及内衬的制造应与中型散装容器的容量和用途相适应。

连接部分及关闭装置应是防撒漏的，并能承受正常装卸和运输条件下可能会出现的压力和冲击。

作为中型散装容器组成部分的任何完整底盘或可拆卸底盘应适合于在中型散装容器装货至其最大总重时的机械装卸作业。底盘及与中型散装容器底座相接触的平面在设计上应避免出现任何凸出部分，以防止在装卸中出现损坏。容器主体应紧固于底盘上以保证其在装卸和运输时的稳定性。如使用可拆卸底盘，其表面不应有任何尖锐的凸起，以防损坏中型散装容器。

为增加堆码性能而使用的木支撑等类似加强装置应位于内衬之外。适用于堆码的中型散装容器的堆码受力面应能安全地将负荷分散。

4. 木制中型散装容器

木制中型散装容器不应采用顶部提升装置，所使用的材料和制造方式应同中型散装容器的容量和用途相适应。

天然木材料应经过充分风干，成批干燥，无任何会降低容器任何部分强度的瑕疵。中型散装容器的每一部分均应由一整块或等同于一整块的材料构成。胶合板制造的容器主体至少应为三层板，其他合适的材料也可以和胶合板一起用于制造容器主体。再生木制成的容器主体应使用防水的再生木制造。

中型散装容器应用钉子钉牢，或采用其他相等效的合适方法组装。

内衬应采用合适的材料制造，使用材料的强度及内衬的制造应与中型散装容器的容量和未来用途相适应。

连接部分和关闭装置应是防撒漏的，并且能够承受正常装卸和运输条件下可能会出现的压力和冲击。

作为中型散装容器组成部分的任何完整底盘或任何可拆装底盘应适合于在中型散装容器装载至其最大总重时的机械装卸作业。托盘或完整底盘在设计上应避免出现任何凸出部分以防止在装卸中造成损坏。容器主体应紧固于底盘上以保证其在装卸和运输中的稳定性。当采用可拆装性托盘时，其上表面不应有任何尖锐的凸起，以防损坏中型散装容器。

可以使用加强装置，例如木支撑，来增加堆码性能，但这种加强装置应位于内衬之外。适用于堆码的中型散装容器的堆码受力面应能安全地将负荷分散。

（三）几种常见大型容器（大包装）的基本要求

1. 柔性大包装

柔性大包装应由适宜的材料制成，材料的强度和柔性大包装的构造应与其容量和用途相适应。

所有用于制造纸质柔性大包装（51M）的材料，在完全浸泡于水中不少于 24 小时之后，至少应保持该材料在相对湿度 67%或更低的条件下，达到平衡状态时原测得的抗拉强度的 85%。

接缝应采取缝合、热封、黏合或其他等效的方法。所有缝合的接缝处都应加以紧闭。

柔性大包装对由于紫外线辐射、气候条件或所装物质造成的老化及强度降低，应有足够的阻抗能力，从而适合其用途。

对于必须防紫外线辐射的柔性塑料大包装，应另外添加碳黑、其他合适颜料或抑制剂。这些添加剂应与所装物质相容，并在大包装整个使用期内保持有效。如果使用的碳黑、颜料或抑制剂与制造已通过试验的设计型号所使用的不同，而这些添加剂含量的改变不会对制造材料的物理性质产生有害影响，则可免予重新试验。

只要添加剂不损害大包装的物理及化学性质，可采用添加剂增强其抗老化的能力或起到其他作用。

在大包装满装时，高度与宽度（或直径）的比例应不超过 2∶1。

2. 硬塑料大包装

大包装应使用已知规格的适当塑料制造，要有与其容量和预定用途相适应的足够强度。

材料应有充分的抗老化性能，并能抵抗由于所装物质或紫外线辐射造成的强度降低，并应适当考虑低温性能。

所装物质的任何渗透作用在正常运输条件下不应构成危险。

如需要防紫外线辐射，应添加碳黑、其他合适颜料或抑制剂。这些添加剂应与所装物质相容，并在大包装整个使用期内保持有效。如果使用的碳黑、颜料或抑制剂等与制造已通过试验的设计型号所使用的不同，而添加剂含量的改变对制造材料的物理性质不会产生不利影响，则可免予重新试验。

可将添加剂加入大包装材料，以增强抗老化性能，或充作其他用途，但这类物质不得对材料的物理或化学性质产生不利影响。

3. 纤维板大包装

应使用与大包装的容量和预定用途相适应的优质坚固的实心或双面瓦楞纤维板（单层或多层）。

外表面的抗水性能应达到以下标准：在用确定吸收度的料布法进行 30 分钟的试验中测定的重量增加不超过 155g/m^2。

纤维板应有适当的变曲性能，在切割、压折时不应有裂痕，并应开槽，以便装配时不会破裂、表面断裂或有不应有的弯曲。

瓦楞纤维板的槽应牢固地粘在面层上。大包装的四壁包括顶板或底部，应有根据 ISO 3036：1975 测定的最低 15J 的抗穿性能。

外容器接缝的制作应有适当的重叠，应用胶带粘贴、胶合，用金属卡钉缝合或用其他至少具有同等效力的方式固定。如接缝是靠胶黏合或胶带粘贴实现的，应使用抗水黏合剂。如用金属卡钉则应完全穿过所要钉住的所有件数，并应加以成形或保护，使任何内衬不致被卡钉磨损或刺破。

任何构成大包装组成部分的整体托盘底或任何可以拆卸的托盘，应宜于用机械法装卸至为最大许可总重的大包装上。托盘或整体托盘底的设计应避免大包装底部有在装卸时可能易于损坏的任何凸出部分。容器应固定在任何可拆卸的托盘上，以确保在装卸和运输中的稳定性。在使用可拆卸的托盘时，托盘顶部表面应没有可能损坏大包装的尖凸出物。

可使用加强装置，如木材支架，以增强堆叠性能，但这种装置应装于衬里之外。拟用于堆叠的大包装，支撑面应能使载荷安全地分布。

4. 木质大包装

所用材料和制造方式应同大包装的容量和用途相适应。

天然木材料应经过充分风干、成批干燥，无任何会降低大包装任何部分强度的瑕疵。大包装的每个部分均应由一整块或等同于一整块的材料构成，并采用合适粘结组装方法。

胶合板制造的大包装主体至少应为三层板，应采用经过充分风干的旋转锯木片、薄木片或锯木片制造，材料应成批干燥，无任何会降低大包装强度的缺陷。相邻层板应使用防水胶粘结，其他合适的材料也可以和胶合板一起用于制造大包装主体。

再生木大包装应使用抗水的再生木料制造，如硬质纤维板、碎料板等。

大包装应在角柱或端部牢牢地用钉钉住或卡紧，或以其他装置加以装配；任何构成大包装组成部分的整体托盘底或任何可以拆卸的托盘应宜于用机械方法装卸至最大许可总重的大包装，托盘或整体托盘底的设计应避免大包装底部有在装卸时可能易于损坏的任何凸出部分。大包装固定在可拆卸的托盘时，托盘顶部表面应没有可能损坏大包装的尖凸出物。

可以使用加强装置，如木材支架，以增强堆叠性能，但这种装置应置于衬垫之外，拟用于堆码的大包装，支撑面应能使载荷安全地分布。

四、危险货物使用包装容器（包括中型散装容器及大型容器）的一般规定

（一）一般规定

1. 危险货物必须装在质量良好的容器中，包括中型散货箱和大型容器，容器必须足够坚固，能够承受运输过程中通常遇到的冲击和载荷，包括货物运输装置之间以及货物运输装置与仓库之间的转运，以及一切搬离托盘或外包装等随后的人工或机械装卸。容器，包括中型散货箱和大型容器，其制造和封闭，必须能够在运输时防止因正常运输条件下的振动或由于温度、湿度或压力的变化（例如不同海拔产生的压力）造成的任何内装物损失；必须按照制造商提供的资料封闭。在运输过程中不得有任何危险残余物粘附在容器、中型散货箱和大型容器外面。这些规定相应地适用于新的、再次使用的、修理过的或改制的容器，新的、再次使用的、修理过的或改制的中型散货箱，以及新的、再次使用的或改制的大型容器。

2. 容器，包括中型散货箱和大型容器，与危险货物直接接触的各个部位：

（1）不得受到危险货物的影响或强度被危险货物明显地减弱；

（2）不得在包件内造成危险的效应，例如促使危险货物起反应或与危险货物起反应；

（3）在正常运输条件下不得发生危险货物渗透，造成危险。必要时，这些部位必须有适当的内涂层或经过适当的处理。

3. 每个容器，包括中型散货箱和大型容器（内容器除外），必须符合相应的设计型号，而该设计型号已顺利通过联合国《规章范本》第6章要求的相应试验。

4. 若容器包括中型散货箱和大型容器内装的是液体，必须留有足够的未满空间，以保证不会由于在运输过程中可能发生的温度变化造成的液体膨胀而使容器泄漏或永久变形。除非规定有具体要求，否则，液体不得在55℃温度下装满容器。中型散货箱必须留有足够的未满空间，以确保在平均整体温度为50℃时，中型散货箱的装载率不超过其水容量的98%。

5. 在空运时，拟装液体的容器也必须按照国际空运规章的规定，能够承受一定的压差而不泄漏。

6. 内容器在外容器中的置放方式，必须做到在正常运输条件下，不会破裂、被刺穿或其内装物漏到外容器中。装有液体的内容器，包装后封闭装置必须朝上，且在外容器内的摆放位置必须与联合国《规章范本》中规定的方向标记一致。易于破裂或被刺破的内容器，如用玻璃、陶瓷、粗陶瓷或某些塑料制成的内容器，必须使用适当衬垫材料固定在外容器中。内装物的任何泄漏，均不得对

衬垫材料或外容器的保护性能造成重大破坏。

7. 盛装潮湿或稀释物质的包装的封闭装置应使液体（水、溶剂或减敏剂）的百分率在运输过程中不会下降到规定的限度以下。

8. 凡盛装过危险货物的空包装，若尚未采取适当措施消除其所有危险性，应按有关规定对装有该物质的包装所要求的同样方式进行处理。

9. 液体仅能装入对正常运输条件下可能产生的内部压力具有适当承受力的容器，包括中型散装容器。用于装运液体的中型散装容器，不得用于装运蒸气压力在50℃时大于110kPa 或在55℃时大于130kPa 的液体。

10. 如果危险货物与其他货物或其他危险货物相互间发生危险反应，并造成以下现象则不应放置在同一个外容器或大型容器之中。

（1）燃烧和（或）放出大量的热；

（2）放出易燃、毒性或窒息性气体；

（3）产生腐蚀性物质，或产生不稳定性物质。

11. 新制的、改制的、再次使用的或修整的包装应能通过联合国《规章范本》规定的试验。当包装显示出的强度与批准的设计型号比较有下降迹象时，不许再次使用，经修整并且通过设计型号试验后方可再次使用。

12. 用于盛装粉末或颗粒状物质的包装，应当防筛漏或装有衬垫。

13. 空运时，不允许包装件排气。

14. 如果包装件内可能因内装物释放气体（由于温度上升或其他原因）而产生压力，容器或中型散货箱可安装一个通风口，但所释放的气体不得因其毒性、易燃性和排放量等问题而造成危险。如果由于物质的正常分解可能产生危险的超压（异常高压），必须安装通风装置。通风口的设计必须保证，容器或中型散货箱在预定的运输状态下，在正常运输条件下不会有液体泄漏或异物进入。

15. 在运输过程中可能遇到的温度下会变成液体的固体所用的容器包括中型散货箱也必须能够装载液态的该物质。

16. 除非联合国《规章范本》另有规定，第 1 类物质、4. 1 项中的自反应物质和 5. 2 项有机过氧化物所使用的包装，应符合Ⅱ类包装的规定。

17. 救助容器的使用，应满足下列要求。

（1）损坏、有缺陷、渗漏或不合格的包件，或者溢出或漏出的危险货物，可以装在救助容器中运输，当然这并不排除按照要求，使用适当类型和性能水平的较大尺寸的容器。

（2）必须采取适当措施，防止损坏或渗漏的包件在救助容器内过分移动。当救助容器装有液体时，必须添加足够的惰性吸收材料，以消除游离液体的出现。

（3）必须采取适当措施，确保没有造成危险的压力升高。

（二）第 1 类危险货物的特殊包装规定

1. 第 1 类危险货物的所有容器的设计和制造应达到以下要求：

（1）能够保护爆炸品，使其在正常运输条件下，包括在可预见的温度、湿度和压力发生变化时不会漏出，也不会增加无意引燃或引发的危险；

（2）完整的包件在正常运输条件下可以安全地搬动；

（3）包件能够承受运输中可预见的叠加在包件上面的任何载荷，不会因此而增加爆炸品具有的危险性，容器的保护功能不会受到损害，容器变形的方式或程度不至于降低其强度或造成堆垛的不稳定。

2. 准备好供运输的所有爆炸性物质和物品必须已按照联合国《规章范本》规定的程序加以分类定级。

3. 第1类危险货物应按照联合国《规章范本》规定的适当包装规范包装。

4. 包括中型散货箱和大型容器在内的容器必须分别符合各类容器的设计要求，并且应达到Ⅱ类包装试验要求。

5. 可以使用符合Ⅰ类包装试验标准的容器（金属容器除外），为了避免不必要的密封，不应使用Ⅰ类包装的金属容器。

6. 装液态爆炸品的容器的封闭装置必须有防渗漏的双重保护设备。

7. 金属桶的封闭装置必须包括适宜的垫圈；如果封闭装置包括螺纹，应防止爆炸性物质进入螺纹。

8. 可溶于水的物质的容器应是防水的。减敏或退敏物质的容器必须封闭，以防止浓度在运输过程中发生变化。

9. 当容器包括中间充水的双包层，而水在运输过程中可能结冰时，应在水中加入足够的防冻剂以防结冰。不应使用由于其固有的易燃性而可能引起燃烧的防冻剂。

10. 钉子、钩环和其他没有防护涂层的金属制造的封闭装置，不应穿入外容器内部，除非内容器能够防止爆炸品与金属接触。

11. 内容器、连接件和衬垫材料以及爆炸性物质或物品在包件内的放置方式必须能使爆炸性物质或物品在正常运输条件下不会在外容器内散开。应防止物品的金属部件与金属容器接触。含有没有用外壳封装的爆性物质的物品必须互相隔开以防止摩擦和碰撞。内容器或外容器、模件或贮器中的堵塞物、托盘、隔板可用于这一目的。

12. 制造容器的材料必须是与包件所装的爆炸品相容的，并且是该爆炸品不能透过的，以防爆炸品与容器材料之间的相互作用或渗漏造成爆炸品不能安全运输，或者造成危险项别或配装组的改变。

13. 防止爆炸性物质进入有接缝金属容器的凹处。

14. 塑料容器不应容易产生或积累足够的静电，以致放电时可能造成包件内的爆炸性物质或物品引发、引燃或起动。

15. 爆炸性物质不应装在由于热效应或其他效应引起的内部和外部压力差可能导致爆炸或造成包件破裂的内容器或外容器。

16. 装有对外部电磁辐射敏感的电引发装置的爆炸品，通过对爆炸品的设计或包装设计，或同时通过以上两种设计，对其电引发装置有效保护，使之不受电磁辐射影响。

17. 装有发火或引发装置的爆炸品，必须加以有效保护，防止在正常运输条件下发生意外事故。

18. 如果松散的爆炸性物质或者无外壳或部分露出物品的爆炸性物质可能与金属容器（1A2、1B2、4A、4B 和金属贮器）的内表面接触时，金属容器应有内衬里或涂层。

19. 任何爆炸品都可使用联合国《规章范本》中包装规范 P101，只要包件得到主管当局的批准，而不管容器是否符合“危险货物一览表”中给定的包装规范。

（三）第2类危险货物的特殊包装规定

1. 压力贮器的结构和密封状况必须能够防止在正常运输条件下可能因包括振动或者温度、湿度或压力变化（例如海拔不同产生的）造成的任何内装物损失。

2. 压力贮器与危险货物直接接触的部位必须不会受到这些危险货物的影响或强度被减弱，并且不会造成危险的效应（例如促使危险货物起反应或与危险货物起反应）。

3. 用于装一种气体或气体混合物的压力贮器，包括其封闭装置，必须按照联合国《规章范本》规定的设计制造和包装规范要求进行选择。

4. 除非已按照有关规定进行了必要的检修、检查和试验，否则，可再充装的压力贮器不得用于装载与原先所装不同的气体或气体混合物；原先装过第8类腐蚀性物质或具有腐蚀性次要危险性的另一类物质的压力贮器，不得用于运输第2类物质。

5. 压力贮器必须按照适用于待装特定物质的包装规范规定的工作压力、装载率和规定装货。装载活性气体和气体混合物时，在气体完全分解情况发生时的压力不得超过压力贮器的工作压力。气瓶捆包的装载不得超过捆包中任一气瓶的最低工作压力。

6. 压力贮器包括其封闭装置必须符合联合国《规章范本》中规定的设计、制造、检查和试验要求。如规定要有外容器，压力贮器必须稳固地紧固在外容器内。除非详细的包装规范另有规定，一个或多个内容器可装入一个外容器内。

7. 阀门必须通过联合国《规章范本》规定的方法加以保护，以防损坏造成压力贮器内装物无意中释出。

8. 不可再充装的压力贮器必须：

（1）装在箱或板条箱等外容器中或装在收缩包装托盘或拉伸包装托盘中运输；

（2）装满易燃或毒性气体时水容量小于或等于 1.25L；

（3）不用于装 LC_{50}小于或等于 200mL/m^3的毒性气体；

（4）投入使用后不再修补。

9. 可再充装的压力贮器必须酌情按照联合国《规章范本》中包装规范的规定进行定期检查。压力贮器不得在其定期检查时限到期之后装货，但可在时限到期之后运输。

10. 只允许按照适用的设计和制造标准、定期检查标准规定进行修理，压力贮器不得进行任何下述的修理：焊接裂痕或其他焊接缺陷；器壁裂痕；器壁、顶部或底部裂缝或材料缺陷。

11. 在下列情况下，压力贮器不得交付装货：如果损坏程度达到可能影响压力贮器或其辅助设备的完整性。除非压力贮器及其辅助设备经过检查被认定工作状况良好，以及除非所需的证明、再试验和装载标记清晰可见。

12. 在下列情况下，装货的压力贮器不得交付运输：如果渗漏；如果损坏程度达到可能影响压力贮器或其辅助设备的完整性。除非压力贮器及其辅助设备经过检查被认定工作状况良好，以及除非所需的证明、再试验和装载标记清晰可见。

（四）有机过氧化物（5.2 项）和自反应物质（4.1 项）的特殊包装规定

1. 对于有机过氧化物，所有贮器必须“有效地封闭”，即所有盛装有机过氧化物的包装，必须达到液密封口要求。

2. 如果包件内可能因释放气体而产生较大的内压，可以配备排气孔，但排放的气体不得造成危险，否则装载度必须加以限制。任何排气装置的结构必须使液体在包件直立时不会漏出，并且必须能够防止杂质进入。如果有外容器，其设计必须使它不会干扰排气装置的作用。

3. 有机过氧化物和自反应物质的容器应符合联合国《规章范本》规定的Ⅱ类包装性能水平的要求，为避免不必要的封闭，不应使用符合Ⅰ类包装试验标准的金属容器。

4. 有机过氧化物和自反应物质的包装方法列在包装规范 P520 中，并用 OP1 至 OP8 表示。为每种包装方法规定的数量是每个包件允许装载的最大数量。

5. 每个现已划定的有机过氧化物和自反应物质适用的包装方法列在联合国《规章范本》的有关章节中（具体为 2.4.2.3.2.3 和 2.5.3.2.4）。

6. 新的有机过氧化物、新的自反应物质或现已划定的有机过氧化物和自反应物质的新配制品，应使用联合国《规章范本》（具体为 4.2.7.1.4）规定的程序确定适当的包装方法。

7. 联合国《规章范本》第 2.5.3.2.4 节中具体列出的，并且在“危险货物一览表”的“包装方法”栏内标有字母“N”的现已划定的有机过氧化物，可以装在中型散货箱内按照联合国《规章范本》中包装规范运输。

8. 其他 F 型有机过氧化物和 F 型自反应物质可按产地国主管当局确定的条件装在中型散货箱里运输，前提是该主管当局根据适当试验的结果确信这种运输可以安全地进行。具体试验要求见联合国《规章范本》的规定。

五、包装规范及其一览表

（一）包装规范

危险货物的包装规范主要对危险货物允许使用的包装（包括内、外包装容器）形式、包装类别、包装容积限制、包装件最大净重进行了明确规定。另外，包装规范还对一些危险货物包装的封口、衬垫、加固及使用期限进行了特殊规定。包装规范应与“危险货物一览表”结合使用，从而用以判别某种或某一类危险货物对包装的具体要求。

1. 危险货物包装规范主要由以下部分组成：

（1）使用除中型散装容器和大型包装以外的包装规范（以字母“P”为起始编号）；

（2）使用大型容器的包装规范（以字母“LP”为起始编号）；

（3）使用中型散装容器的包装规范（以字母“IBC”为起始编号）。

2. 危险货物包装规范中的特殊规定通常贯穿在其包装规范之中，其表示方式如下：

（1）字母“P”指适用于有关“P”代码使用包装的特殊包装规定；

（2）字母“L”指适用于有关“LP”代码使用包装的特殊包装规定；

（3）字母“B”指适用于带有“IBC”代码使用包装的特殊包装规定。

3. 如果本章的包装规范允许使用某一特定型号的容器（例如4G、1A2），带有相同容器识别编码的容器，在后面附加字母“V”、“U”或“W”者（例如4GV、4GU或4GW；1A2V、1A2U或1A2W），也可按照有关包装规范，在适用于使用该型号容器的相同条件和限制下使用。例如，只要标有“4G”的组合容器允许使用，标有“4GV”的组合容器就可以使用，但必须遵守有关包装规范对内容器型号和数量限制的要求。

（二）包装规范一览表

“危险货物一览表”第8栏列出了每个物品或物质必须使用的包装规范，第9栏列出了适用于特定物质或物品的特殊包装规定。

每一包装规范酌情列出了可接受的单容器和组合容器。对于组合容器，列出了可接受的外容器、内容器和适用时每个内容器或外容器中允许的最大数量。

具体内容可在需要时使用联合国《规章范本》进行查询，这里不再赘述。

六、检验鉴定通用要求

出境危险货物包装检验鉴定应满足以下通用要求。

1. 每一容器的设计型号，均应根据主管当局规定的程序，按联合国《规章范本》及有关标准的规定进行性能试验。

2. 每一容器投入使用之前，其设计型号均应成功地通过试验。

3. 容器的设计型号由设计、尺寸（规格）、材料和厚度、制造和装货方式界定，但可以包括各种表面处理及设计高度比设计型号略小的容器。

4. 每一容器的设计型号，应按主管当局规定的时间间隔重复进行试验。主管当局在间隔周期内可随时进行抽查试验，以证明成批生产的容器符合设计型号试验要求。

5. 容器的设计型号改变，即容器的设计、材料、制造方式如发生改变，必须再次进行试验。

6. 组合容器的外容器，如用不同类型的内容器成功地通过了试验，则此类各种不同类型的内容器可以合装在此外容器中。此为内包装等效性条件。

7. 在不影响试验结果的情况下，可对一个试样进行几项试验。

8. 通常，救助容器应根据拟用于运输固体或内容器的Ⅱ类包装容器所适用的规定进行试验和加标记。

第四节｜出口危险货物包装性能检验与使用鉴定

《进出口商品检验法》第十七条规定："为出口危险货物生产包装容器的企业，必须申请商检机构进行包装容器的性能鉴定。生产出口危险货物的企业，必须申请商检机构进行包装容器的使用鉴定。使用未经鉴定合格的包装容器的危险货物，不准出口。"

一、出口危险货物包装检验监管的发展历程

在1985年以前，我国曾发生因包装不良而引起的出口危险货物爆炸起火、船舶沉没等重大恶性事故。同时，因包装不良导致出口货物内在质量受损，遭到国外索赔的事件时有发生，给国家造成重大的经济损失和不良影响。为改变落后局面，适应对外贸易发展需要，国家经济委员会、对外经济贸易部、交通部和国家进出口商品检验局于1985年5月20日联合发布了《海运出口危险货物包装检验管理办法（试行）》，规定自1985年7月1日起在全国范围内开展对海运出口危险货物的包装检验和管理工作。随后，对出口危险货物包装检验工作在1989年8月1日颁布实施的《进出口商品检验法》中作了明确的法律规定，危险货物包装检验正式走向法制化轨道。

我国根据国际海事组织要求，自1985年开始执行《国际海运危险货物规则》（IMDG Code）和对出口危险货物包装实施强制性检验，比国际海事组织规定的时间提前了5年。到1990年年底，我国出口危险货物包装检验监管体系基本形成，出口危险货物包装质量达到《国际海运危险货物规则》要求。根据国际海事组织的决定，自1991年1月1日起，各国海运出口的危险货物包装必须按照国际标准实施强制性检验，检验合格才允许用于包装危险货物出口。1991年1月1日，我国海运出口危险货物包装检验管理顺利实现与国际接轨。

随着我国改革开放的深入和对外贸易的发展，空运出口危险货物日益增多。同时，国际民航组织规定自1995年1月1日起统一执行《危险物品安全航空运输技术细则》（ICAO-TI）。为适应国内外形势发展要求，保障航空运输安全，促进我国危险货物空运出口，国家进出口商品检验局、中国民用航空总局、国家计划委员会、对外贸易经济合作部于1995年1月5日颁发了《空运出口危险货物包装检验管理办法》，规定自1995年5月1日起开展空运进出口危险货物包装检验，促进了空运危险货物的安全出口。

为保障铁路运输安全，促进我国对外贸易发展，国家出入境检验检疫局、铁道部、国家发展计划委员会、对外贸易经济合作部于2000年1月19日颁布《铁路运输出口危险货物包装容器检验管理办法（试行）》，规定自2000年5月1日起各地检验检疫机构对直接由铁路口岸运输出口危险货物包装容器实施检验和管理。

为加强汽车运输出境危险货物包装容器的检验和监督管理，保障汽车运输安全，促进我国对外经济贸易的发展，国家质检总局、交通部、国家发展和改革委员会、商务部于2003年5月28日发布《汽车运输出境危险货物包装容器检验管理办法》，规定自2003年12月1日起，在全国范围内实施汽车运输危险货物包装容器的检验和管理工作。

至此，检验检疫机构对出口危险货物及其包装的海运、空运、铁路、汽车运输等海陆空三位一体的监管模式基本形成，基本健全了出口危险货物及包装的检验与监管体系。

为贯彻落实国务院转变政府职能、促进外贸发展的部署要求，国家质检总局于2013年12月6日发布《关于明确当前几项进出口工业产品检验监管具体工作的通知》（质检检函〔2013〕271号），明确各地检验检疫机构按照联合国《规章范本》及有关规定对出口危险货物包装及其生产企业实施企业代码管理。

按照2018年国务院机构改革方案，国家质检总局的出入境检验检疫管理职责和队伍划入海关总署。海关总署于2019年1月10日发布《关于调整出口危险货物包装生产企业代码的公告》（海关总署公告2019年第15号），各地海关按照新的要求继续对出口危险货物包装及其生产企业实施企业代码管理。

二、制度依据

1.《关于调整出口危险货物包装生产企业代码的公告》（海关总署公告2019年第15号）

2.《关于发布〈海运出口危险货物包装检验管理办法〉（试行）的联合通知》（〔85〕国检四联字217号）

3.《关于执行〈海运出口危险货物包装检验管理办法〉有关问题的通知》（〔85〕交海字1318号）

4.《关于海运出口气体危险货物包装检验问题的补充通知》（〔86〕交海字740号）

5.《关于对海运出口危险货物包装实施检验周期和包装标记的通知》（国检鉴〔1990〕251号）

6.《关于〈海运出口危险货物包装检验管理办法〉（试行）补充规定的通知》（〔91〕交运字251号）

7.《关于发布〈空运进出口危险货物包装检验管理办法（试行）〉的联合通知》（国检务联〔1995〕2号）

8.《关于空运出口危险货物包装检验证单有关要求的通知》（国检务〔1995〕44号）

9.《关于发布〈铁路运输出口危险货物包装容器检验管理办法（试行）〉的通知》（国检检联〔2000〕18号）

10.《汽车运输出境危险货物包装容器检验管理办法》（国家质检总局、交通部、国家发展和改革委员会、商务部令第48号）

11.《关于加强进出口危险货物安全监督管理有关问题的通知》（国质检检函〔2004〕318号）

12.《关于进一步加强出口危险货物检验监管的紧急通知》（国质检检函〔2004〕807号）

三、检验鉴定标准

为了方便和规范危险货物包装检验人员的检验工作，海关总署、国家质检总局按照联合国《规章范本》第6部分的具体要求，制定了多个危险货物包装检验标准，主要的标准整理如下（使用时应注意相关标准是否已有更新版本）：

（一）基本运输方式相关规范

GB 19269—2009《公路运输危险货物包装检验安全规范》

GB 19270—2009《水路运输危险货物包装检验安全规范》

GB 19359—2009《铁路运输危险货物包装检验安全规范》

GB 19433—2009《空运危险货物包装检验安全规范》

（二）具体包装形式相关规范

GB 19432—2009《危险货物大包装检验安全规范》

GB 19434—2009《危险货物中型散装容器检验安全规范》

GB 19434. 3—2004《危险货物木质中型散装容器检验安全规范 性能检验》

GB 19434. 4—2004《危险货物柔性中型散装容器检验安全规范 性能检验》

GB 19434. 5—2004《危险货物金属中型散装容器检验安全规范 性能检验》

GB 19434. 6—2004《危险货物复合中型散装容器检验安全规范 性能检验》

GB 19434. 7—2004《危险货物纤维板中型散装容器检验安全规范 性能检验》

GB 19434.8—2004《危险货物刚性塑料中型散装容器检验安全规范 性能检验》
GB 19453—2009《危险货物电石包装检验安全规范》
GB 19454—2009《危险货物便携式罐体检验安全规范》
GB 19457—2009《危险货物涂料包装检验安全规范》
GB/T 19459—2004《危险货物及危险货物包装检验标准基本规定》
GB 19521.13—2004《危险货物小型气体容器检验安全规范》
GB 19521.14—2004《危险货物中小型压力容器检验安全规范》
GB/T 27863—2011《危险货物包装 跌落试验冲击台要求》
GB/T 27864—2011《危险货物包装 中型散装容器振动试验》
GB/T 27865—2011《危险货物包装 包装、中型散装容器、大包装 GB/T 19001 的应用指南》

（三）出口危险货物包装检验规程

SN/T 0324—2014《海运出口危险货物小型气体容器包装检验规程》
SN/T 0370.1—2021《出口危险货物包装检验规程 第 1 部分：总则》
SN/T 0370.2—2021《出口危险货物包装检验规程 第 2 部分：性能检验》
SN/T 0370.3—2021《出口危险货物包装检验规程 第 3 部分：使用鉴定》
SN/T 0760.1—2017《海运出口危险货物钢提桶包装检验规程 第 1 部分：使用鉴定》
SN/T 0760.2—2017《海运出口危险货物钢提桶包装检验规程 第 2 部分：性能检验》
SN/T 0893—2000《海运出口危险货物塑编集装袋性能检验规程》
SN/T 0987.1—2013《出口危险货物中型散装容器检验规程 第 1 部分：总则》
SN/T 0987.2—2014《出口危险货物中型散装货物包装容器检验规程 第 2 部分：使用鉴定》
SN/T 0987.3—2013《出口危险货物中型散装容器检验规程 第 3 部分：复合中型散装容器》
SN/T 0987.4—2013《出口危险货物中型散装容器检验规程 第 4 部分：刚性塑料中型散装容器》
SN/T 0987.5—2013《出口危险货物中型散装容器检验规程 第 5 部分：木质中型散装容器》
SN/T 0987.6—2013《出口危险货物中型散装容器检验规程 第 6 部分：柔性中型散装容器》
SN/T 0987.7—2013《出口危险货物中型散装容器检验规程 第 7 部分：纤维板中型散装容器》
SN/T 0987.8—2013《出口危险货物中型散装容器检验规程 第 8 部分：金属中型散装容器》
SN/T 1027—2015《出口危险货物 1L-25L 气体容器 包装检验规程》
SN/T 1935.1—2007《出口危险货物罐式集装箱包装检验规程 第 1 部分：总则》
SN/T 1935.2—2007《出口危险货物罐式集装箱包装检验规程 第 2 部分：性能检验》
SN/T 1935.3—2007《出口危险货物罐式集装箱包装检验规程 第 3 部分：使用鉴定》
SN/T 1936.1—2007《出口危险货物大包装检验方法 第 1 部分：总则》
SN/T 1936.2—2007《出口危险货物大包装检验方法 第 2 部分：性能检验》
SN/T 1936.3—2007《出口危险货物大包装检验方法 第 3 部分：使用鉴定》
SN/T 2543—2010《进出口危险货物标签》
SN/T 3059—2011《危险货物运输包装 回收塑料》
SN/T 4149—2015《出口危险货物有限数量包装检验规程》
SN/T 4459—2016《出口危险货物例外数量包装检验规程》
SN/T 4478—2016《危险货物运输包装　危险货物包装及中型散货容器和大包装 ISO 9001 实用指南》
SN/T 4897—2017《危险货物运输包装 救助包装检验规程》
SN/T 4964—2017《出口危险货物发热剂包装检验规程》
SN/T 5081—2018《进出口危险货物含多卤联苯的产品分类方法》

SN/T 5369—2022《进出口危险货物 密封湿式蓄电池危险特性试验方法》

SN/T 5370—2022《进出口危险货物检验规程 锂电池移动电源》

四、出口危险货物包装性能检验

危险货物包装性能检验的目的是检查危险货物包装能否满足安全运输危险货物的需要。

最新修订的《出口危险货物包装检验规程 第2部分：性能检验》（SN/T 0370.2—2021）参考了联合国《规章范本》（第20修订版）、国际民航组织《危险物品安全航空运输技术细则》、国际海事组织《国际海运危险货物规则》、欧洲铁路局《国际铁路运输危险货物规则》和欧洲经济委员会《国际公路运输危险货物协定》中常规包装的相关要求。

中型散装容器、大包装容器的检验按照相应专用标准进行。

（一）性能检验申报的特殊要求

1. 申报的时间

申请出口危险货物包装周期检验时，应根据具体包装类型测试所需时间长短确定申报时间。如刚性塑料容器高温堆码试验需28天，因此其周期检验须至少提前28天申报。

2. 文件和资料要求

（1）申请出口危险货物包装周期检验须提供的单证：

①首次用于盛装危险货物出口的包装容器，企业需提供包装容器的设计、工艺、原材料合格单；

②包装容器生产企业的厂检结果单及包装容器使用单位对包装容器的有关要求；

③出境货物运输包装检验申请单。

（2）性能检验周期内申请出入境货物包装性能检验结果单须提供的单证：

①包装容器生产企业的厂检结果单及包装容器使用单位对包装容器的有关要求；

②出境货物运输包装检验申请单；

③该设计型号包装容器的性能检验（周期检验）报告；

④申请空运危险货物包装性能检验时，对于盛装液体的包装容器还须提供每个包装容器气密试验合格单。

（二）性能检验实施

出境危险货物包装容器性能检验采取周期检验和检验周期内不定期质量抽查相结合的方式。

经性能检验合格，在核定的检验周期之内，企业可凭周期检测报告、厂检合格单、企业质量声明等文件资料办理同一设计型号的危险货物运输包装的出入境货物包装性能检验结果单。检验人员通过审核有关材料，进行符合性评判，如符合要求可直接办理；如经材料审核发现存在不确定因素，则需采取现场质量抽查检验，确认符合要求后方可办理。

1. 出口危险货物包装生产企业责任

包装生产单位应依据有关《国际海运危险货物规则》及我国技术法规的强制要求，在经检验合格的包装容器上铸压或者印刷相应危险货物包装标记、工厂代号及生产批号。

出口危险货物包装生产企业应按照相应运输方式危险货物规则的要求组织危险货物包装的生产，建立检验制度，配备检验人员和检验设备，加强质量管理和产品检验工作。

出口危险货物包装生产企业对危险货物包装负有主体责任，应根据法律、法规和有关规定正确地设计、制造危险货物包装，建立健全生产验收制度。

海关总署公告2019年第15号《关于调整出口危险货物包装生产企业代码的公告》规定：

（1）出口危险货物包装应带有联合国规定的危险货物包装标记，该标记应包括生产企业代码。海关对出口危险货物包装生产企业实施代码管理，代码应体现生产企业所在区域的直属海关信息。

（2）生产企业代码由大写英文字母C（代表“Customs”）和6位阿拉伯数字组成，前两位阿拉伯数字代表企业所在区域的直属海关（直属海关代码表见表 8-34），后 4 位阿拉伯数字 0001—9999 代表生产企业，如 C230003 中，“23”代表南京海关，“0003”代表南京海关编列的顺序号为 0003 的关区内企业。

表 8-34　直属海关代码表

直属海关	代码	直属海关	代码	直属海关	代码
北京海关	01	合肥海关	33	海口海关	64
天津海关	02	福州海关	35	湛江海关	67
石家庄海关	04	厦门海关	37	江门海关	68
太原海关	05	南昌海关	40	南宁海关	72
满洲里海关	06	青岛海关	42	成都海关	79
呼和浩特海关	07	济南海关	43	重庆海关	80
沈阳海关	08	郑州海关	46	贵阳海关	83
大连海关	09	武汉海关	47	昆明海关	86
长春海关	15	长沙海关	49	拉萨海关	88
哈尔滨海关	19	广州海关	51	西安海关	90
上海海关	22	黄埔海关	52	乌鲁木齐海关	94
南京海关	23	深圳海关	53	兰州海关	95
杭州海关	29	拱北海关	57	银川海关	96
宁波海关	31	汕头海关	60	西宁海关	97

2. 检验周期的确定

危险货物包装性能检验周期管理规定按照包装容器的预期运输方式的不同而各有不同。

《出口危险货物包装检验规程 第 2 部分：性能检验》（SN/T 0370. 2—2021）规定：性能检验周期为 1 个月、3 个月、6 个月 3 个档次。每种新设计型号检验周期为 3 个月，连续 3 个检验周期合格，检验周期可升一档，若发生一次不合格，检验周期降一档。

3. 性能检验的样品抽取

《出口危险货物包装检验规程 第 2 部分：性能检验》（SN/T 0370. 2—2021）有如下规定。

（1）按同一设计型号批量生产的包装容器，在厂检合格的基础上，从生产现场随机抽取试验样品。对质量水平易发生波动的容器，抽样应覆盖安全强度最薄弱的产品。

（2）具备条件的抽取的样品应带有相应的联合国标记和生产批号，抽取的样品数量除满足正常检验项目外，应增加 1 件留存样品，保存期限至少半年。

（3）若设计型号发生变化，应重新按（1）进行抽样。

加贴相关封识和填写相关凭证按有关规定执行。

4. 实验室检测

实验室应在规定时限内，依据相关检测标准及运输方式，确定相关试验要求并形成试验方案，规范实施相关试验项目的实验室检测，并做好相关试验检测原始记录。实验室留存的样品至少应保存 1 年。

《出口危险货物包装检验规程 第 2 部分：性能检验》（SN/T 0370. 2—2021）规定，试验报告内容包括：

（1）试验机构的名称和地址；

（2）申请人的姓名和地址（如适用）；

（3）试验报告的特别标志；

（4）试验报告签发日期；

（5）容器制造企业；

（6）容器设计型号说明（如尺寸、材料、封闭装置、厚度、皮重、用纸克重、有无内袋等信息），包括制造方法（如吹塑法），并且可附上图样和（或）照片；

（7）最大容量；

（8）试验内装物的特性，如液体的黏度和相对密度、固体的粒径；

（9）试验说明和结果；

（10）试验报告应由授权签字人签字，写明姓名和身份。

5. 质量抽查

质量抽查旨在验证企业在检验周期内，实际生产包装容器是否与周期性检验合格的设计型号保持一致，并通过对部分或全部项目的抽查检测，评估危险货物包装生产企业产品工艺质量的稳定性，控制相应产品质量安全的波动风险。

《出口危险货物包装检验规程 第 2 部分：性能检验》（SN/T 0370. 2—2021）规定：在性能检验周期内可进行抽查检验，抽查的次数按检验周期 1 个月、3 个月、6 个月 3 个档次分别为一次、两次、3 次，每次抽查的样品不应多于两件。

对抽取的抽查样品可进行特定项目的试验检查，具体试验项目视情况选定。

（三）性能检验不合格处置

1. 周期检验时，经实验室进行性能检测结果不合格的，检验监管人员依据实验室检测报告内容，签发出境货物不合格通知单，通知生产企业该批次设计型号的包装容器不得用于盛装出口危险货物，待生产工艺调整改进后重新生产并抽样进行性能检验。该设计型号包装容器性能检验周期在原有基础上先降低一档，最终检测周期调整情况视后续抽样性能检验结果确定。

2. 质量抽查时，当抽查样品试验不合格时，则从抽查之日起，包装生产厂不得使用该周期内的批号继续生产该种出口危险货物包装，相应处置方式参照周期检验的不合格处置。

（四）性能检验签证

检验人员应根据检验结果和合格评定标准，及时准确地按照规定的证单种类、证单格式和证稿拟制规范拟制证稿、签发证书。

出口货物包装的性能检验签证除应符合签证管理的各项要求外，还应满足以下特定要求。

1. 签证的有效期

《出口危险货物包装检验规程 第 2 部分：性能检验》（SN/T 0370. 2—2021）规定：出入境货物包装性能检验结果单有效期是自包装生产之日起计算不超过 12 个月。对于再次使用的、修复过的或改制的容器有效期自检验完毕日期起计算不超过 6 个月。

终止日期应在出入境货物包装性能检验结果单上注明。

2. 证书超期的处置

出口危险货物包装如未能在出入境货物包装性能检验结果单有效期内使用完毕，企业可重新申请包装容器性能检验，经检验合格后检验检疫部门出具新的出入境货物包装性能检验结果单。

《出口危险货物包装检验规程 第 2 部分：性能检验》（SN/T 0370. 2—2021）规定：超过有效期的包装容器需再次进行性能检验，其有效期自检验完毕日期起计算不超过 6 个月。

3. 证书分证

当一批包装容器有两个以上使用单位时，生产单位可凭出入境货物包装性能检验结果单在签证机构办理分证。

五、出口危险货物包装使用鉴定

出口危险货物包装使用鉴定的目的是检查危险货物包装的使用是否能满足安全运输危险货物的需要，以及是否符合危险信息公示的要求。

最新修订的《出口危险货物包装检验规程 第3部分：使用鉴定》（SN/T 0370. 3—2021）参考了联合国《关于危险货物运输的建议书 规章范本》（第20修订版）、国际民航组织《危险物品安全航空运输技术细则》、国际海事组织《国际海运危险货物规则》、欧洲铁路局《国际铁路运输危险货物规则》和欧洲经济委员会《国际公路运输危险货物协定》中常规包装的相关要求。

中型散装容器、大包装容器的检验按照相应专用标准进行。

（一）鉴定范围

1. 涉及危险货物范围

联合国《规章范本》第3.2章“危险货物一览表”所列危险货物，与《危险化学品名录》所列危险化学品相互交叉，使用时应注意。

2. 涉及危险货物包装范围

（1）最大容量≤450L且最大净重≤400kg的常规包装容器，以及中型散装容器、大型容器等。

（2）罐式集装箱和多单元气体容器。

（3）压力容器、气体喷雾罐和小型气体容器等。

（二）使用鉴定申报的特殊要求

1. 申报的时间

首次出口的危险货物、危险化学品需根据危险特性分类鉴别实验所需时间长短确定申报时间。

2. 文件和资料要求

最新修订的《出口危险货物包装检验规程 第3部分：使用鉴定》（SN/T 0370. 3—2021）给出了文件和资料的具体要求。

（1）出口危险货物的生产企业或其代理人应提供如下文件和资料，内容应准确并互相一致：

①危险货物包装使用单位出具的厂检单；

②《出入境货物包装性能检验结果单》（正本）；

③危险货物包装使用单位对首次使用塑料容器、塑料复合容器及内涂（镀）层的容器，应提供6个月以上内装危险货物与包装相容性试验报告或相容性自我声明；

④内装危险货物的危险特性分类鉴别报告。

（2）使用鉴定申请单所填信息应与出入境货物包装性能检验结果单等相关文件资料的信息一致，危险货物包装形式及联合国危规标记、批号应与申请单信息一致。

（3）申请单所填信息有关危险类别或项别、次要危险性（如有）应与联合国《规章范本》第3.2章“危险货物一览表”中相应的信息相一致。

（三）使用鉴定的安全要求

出口危险货物包装的使用鉴定应在确保安全的前提下，根据危险货物的具体危险特性，选取符合安全要求的地点和方式实施现场检验。具体安全要求可参考本章第五节“进出口危险化学品及其包装检验”中有关内容。

（四）使用鉴定实施

出口危险货物包装使用鉴定以同一类型、材料和规格的包装容器盛装的同一品种、组分、含量的危险货物作为一个检验批，按照检验批实施逐批检验。

检验人员应根据所申报的危险货物及其包装类型选择适用的检验标准或规程，在确保安全的前提下，根据危险货物的具体危险特性，选取符合安全要求的地点和方式实施现场检验。

现场检验鉴定时，检验人员需核查所申报危险货物的品种、数量、规格、包装容器标记、危险货物标志及包装方法是否符合相关要求，同时依据危险货物包装的相关检验鉴定标准要求抽取样品进行检验鉴定，并做好出口危险货物包装容器使用鉴定原始记录。

1. 通用要求

（1）使用鉴定申请单所填信息及实际使用包装上标记的危险类别或项别、次要危险性（如有）应与在联合国《规章范本》第3.2章“危险货物一览表”中检索到的相一致。

（2）包装形式及遵循的包装特殊规定（如有）应符合相应的包装规范要求。包装规范的具体要求可根据申报货物在“危险货物一览表”中相应条目中列出的包装规范编码及特殊规定编码（如有）在联合国《规章范本》中第4.1章“包装规定和罐体规定”中检索到。

（3）容器的包装类别应等于或高于盛装的危险货物要求的包装类别。

（4）使用单位选用的容器应与所装危险货物的性质相适应，容器和与之相接触的危险货物不得发生任何影响容器强度及发生危险的化学反应。容器的性能应符合相应性能检验标准的要求，并附有相应的性能检验结果单正本。

（5）包装使用单位应提供危险货物的危险特性分类鉴别报告、安全数据单（SDS）、危险信息公示标签中文版样本。

（6）包装使用单位对使用的包装容器应提供6个月以上内装物与包装相容性试验报告或相容性自我声明。

（7）盛装在运输过程因温度变化而变成液体的固体物质时，则该包装应符合盛装液体物质的要求。

（8）包装件外表应清洁，不允许有残留物、污染或渗漏。

（9）危险货物包装件单件净重不得超过联合国《规章范本》和相应的运输方式对应的《国际海运危险货物规则》规定的重量。

（10）一般情况下，液体危险货物灌装至容器容积的98%以下。对于膨胀系数较大的液体货物，应根据其膨胀系数确定容器的预留容积。固体危险货物盛装至容器容积的95%以下。

（11）危险货物不得撒漏在容器外表面或外容器和内贮器之间。

（12）采用液体或惰性气体保护危险货物时，该液体或惰性气体应能有效保证危险货物的安全。

（13）吸附材料不得与所装危险货物发生有危险的化学反应，并确保内容器破裂时能完全吸附滞留全部危险货物，不致造成内容物从外包装容器中渗漏出来。

（14）防震及衬垫材料不得与所装危险货物发生化学反应，而降低其防震性能。应有足够的衬垫填充材料，防止内容器移动。

（15）包装使用单位对使用的包装容器应进行留样，留样保存期限至少为半年。

2. 空运危险货物包装的特殊要求

（1）盛装液体的包装容器，包括内包装，应能经受住95kPa以上的内压力而不渗漏。

（2）为减少内装危险货物释放的气体造成的内压力而在包装容器上安装排气孔，需经航空主管部门批准。

（3）用组合包装盛装危险货物，内容器的封闭口不能倒置。在外包装上应标有明显的表示作业方向的标识。

（4）4.1项自反应物质和3.2项有机过氧化物的包装应达到Ⅱ类以上包装要求，不得使用金属容器包装。3.2项有机过氧化物不得使用带通气孔的包装。

（5）具有爆炸特性的过氧化物，应在其包装上贴有次要危险性标签。

（6）具有爆炸次危险性的过氧化物，其包装应符合《危险物品安全航空运输技术细则》的有关要求。

（7）如果属于盛装液体危险货物的包装，需要提供每个包装的气密试验合格报告。

（8）盛装固体危险货物时，容器内剩余空间按规定填充或者衬垫。

（9）磁性物体或可能有磁性的物质，应提交磁场强度测试报告，如其磁场强度大于0.418A/m时，应进行屏蔽。

3. 不同包装型式的具体要求

（1）桶、罐类容器。

闭口桶、罐的大小封闭器螺盖配合应达到密封要求，外盖完好无损。密封圈与所装货物相适应，密封良好。

开口桶、罐应配以适当的密封圈，无论采用何种形式封口，均应达到紧箍、密封要求，外盖完好无损。扳手箍还需用销子锁住扳手。凡使用封识的包装件，封识应完好。

（2）箱类包装。

木箱、纤维板箱用钉紧固时应钉实，钉尖要盘倒，钉尖、钉帽不得突出。内容物是爆炸物品时，应采取防护措施，防止爆炸物品与钉接触。箱体完好无损，打包带紧箍箱体。

瓦楞纸箱应完好无损，封口应平整牢固。打包带紧箍箱体。

（3）袋类包装。

外包装为袋类时，需经航空主管部门批准方可用于盛装空运危险货物。

外包装用缝线封口时，无内衬袋的外包装袋口应折叠30mm以上，缝线的开始和结束应有5针以上回针或缝线预留50mm，其缝针密度应保证内容物不撒漏且不降低袋口强度。有内衬袋的外容器袋缝针密度应保证牢固，无内容物撒漏。

内包装袋封口时，不论采用绳扎、黏合或其他型式的封口，应保证内容物无撒漏。

内包装采用绳扎封口时，排出袋内气体，袋口用绳紧绕两道，扎紧打结，再将袋口朝下折转用绳紧绕两道扎紧打结。如果是双层袋，则应按此法分层扎紧。

内包装采用黏合封口时，排除袋内气体，黏合缝不允许有空隙、空洞。如果是双层袋，则应分层黏合。

所用绳、线不应与所装危险货物起化学反应以免降低强度。

（4）组合包装。

内容器盛装液体时，封口需符合液密封口的规定；如需气密封口的，需符合气密封口的规定。

盛装液体的易碎内容器（如玻璃等），其外包装应符合Ⅰ类包装。

吸附材料应符合不得与所装危险货物发生有危险的化学反应，并确保内容器破裂时能完全吸附滞留全部危险货物，不致造成内容物从外包装容器中渗漏出来的要求。

箱类外容器如是不防泄漏或不防水的，应使用防泄漏的内衬或内容器。

4. 鉴定项目

（1）检查待验危险货物包装上标记的危险类别或项别、次要危险性（如有）是否符合要求。

（2）检查使用的危险货物包装形式及遵循的特殊规定（如有）是否符合要求。

（3）检查使用的危险货物包装类别是否等于或高于盛装的危险货物要求的包装类别。

（4）检查所选用包装是否与运输危险货物的性质相适应，是否与随附的包装容器的性能检验结果单一致。

（5）检查危险货物的危险特性分类鉴别报告、安全数据单（SDS）、危险信息公示信息标签样本等证单资料是否齐全，相应内容是否一致。

（6）检查企业是否提供相应包装容器的6个月以上化学相容性试验报告或化学相容性自我声明，其报告或声明内容是否与拟验货物属性及实际使用条件一致。

（7）检查包装件的形式和外观是否符合要求。检查留存样品是否与实际使用包装一致，并进行现场封识保存。

（8）检查运输危险货物净重是否符合联合国《规章范本》和相应的运输方式危险货物规则规定的重量要求。

（9）检查盛装液体或固体的危险货物容器盛装容积是否符合规定要求。一般情况下，液体危险货物灌装至容器容积的98%以下。对于膨胀系数较大的液体货物，应根据其膨胀系数确定容器的预留容积。固体危险货物盛装至容器容积的95%以下。

（10）检查危险货物有无撒漏在容器外表面或外容器和内贮器之间。

（11）提取保护危险货物的液体进行分析和用微量气体测定仪检测保护性惰性气体的含量，按各类危险货物相应的标准检验保护性液体或惰性气体是否有效保证危险货物的安全。

（12）检查危险货物和与之接触的包装、吸附材料、防震和衬垫材料、绳、线等包装附加材料是否发生化学反应，影响其使用性能。

（13）对桶罐类包装、箱类包装、袋类包装、组合包装检查是否符合对应的特殊要求。

（五）使用鉴定不合格处置

1. 危险货物包装使用不合格

（1）按照上述内容进行鉴定时，若有一项不合格，则该批危险货物包装件使用鉴定不合格。对经检验包装使用不合格的出口危险货物，签发出境货物不合格通知单，不允许用于出口。

（2）经检验鉴定不合格的申报批，且不合格包装件数量在允许复检的范围以内，可经返工整理或剔除不合格的包装件后，在自检合格的基础上重新申报。再次检验的严格度不变。

（3）对再次检验不合格的包装，不允许用于出口。

2. 危险公示信息不合格（如适用）

对需加贴危险公示标签的出口危险货物，如经检验危险公示信息不符合要求的，应监督企业整改，经重新检验合格后方可签发相关单证；经重新检验仍不合格的，不准用于出口。

危险公示信息不符合的情况主要包括：

（1）申请人不能提供有效的危险性分类鉴别报告或危险公示信息与申报资料不符；

（2）包装件上未加贴危险公示标签（散装除外）或标签的内容不真实、不完整、不准确等；

（3）未随附安全数据单或安全数据单的信息不真实、不完整、不准确。

（六）使用鉴定签证

检验人员应根据检验结果和合格评定标准，及时准确地按照规定的证单种类、证单格式和证稿拟制规范拟制证稿、签发证书。

《出口危险货物包装检验规程 第3部分：使用鉴定》（SN/T 0370. 3—2021）规定：出境危险货物运输包装使用鉴定结果单的有效期应自危险货物灌装之日计算。盛装第8类危险货物及带有腐蚀性副危险性的危险货物包装的使用鉴定结果单有效期为6个月，其他危险货物包装的使用鉴定结果单有效期为12个月；空运出口危险货物包装容器使用鉴定结果单有效期为3个月。使用鉴定结果单有效期不能超过相应的性能检验结果单的有效期。

六、部分出口危险货物包装使用鉴定特殊要求

（一）出口危险货物黄磷包装使用鉴定特殊要求

黄磷，为易自燃固体，联合国编号为1381，危险类别为4. 2类，包装类别为I类。

我国出口黄磷一般使用净重不大于400kg的钢桶。出口黄磷的包装鉴定应符合国家强制性标准《黄磷包装安全规范 使用鉴定》（GB 19358—2003）的要求。

1. 鉴定要求

黄磷生产企业应保证所使用的黄磷包装符合标准规定。

黄磷包装件应逐批检验，以订货量为一批，但最大批量不得超过3200件。

黄磷包装件应按标准要求逐项进行如下检验鉴定。

（1）外观检查。

目测检查黄磷包装件是否符合规定。

黄磷包装件上压纹、印刷或粘贴的标记、标志和标签应准确、清晰、牢固，符合联合国《规章范本》的要求。

黄磷包装件外表应清洁，不允许有残留物、污染、锈蚀或渗漏。

（2）随附文件验核。

检查所选用的黄磷包装是否与黄磷的性质相适应，该黄磷包装是否通过了I类包装性能检验，其申请单、使用鉴定厂检验结果单、性能检验结果单是否清楚一致，应与实物相符。

黄磷生产企业所选用的黄磷包装须与黄磷的性质相适应，其性能应符合联合国《规章范本》规定的I类包装要求，其申请单、使用鉴定厂检验结果单、性能检验结果单应清楚一致、与实物相符。

（3）封口和密封圈检查。

检查黄磷包装件封闭器是否配有密封圈，密封圈是否完好；在注入口处用标尺检查包装件内黄磷表面、覆盖水及预留空间是否符合规定。

灌装后的黄磷包装件不得堆叠、倾斜、倾倒，桶内黄磷完全凝固后方可封口。黄磷应以水进行保护，防止在贮运过程中与空气接触。包装内水面与黄磷表面的最小距离不小50mm。黄磷表面的最高处与最低处相差不大于10mm。覆盖水表面与黄磷包装件顶部内壁之间的预留空间应占黄磷包装容器总体积的5%以上。

（4）渗漏检查。

将抽样包装件倾倒，封闭器分别被包装件内覆盖水完全浸没下，检查封闭器是否渗漏。

黄磷包装件的封闭器螺盖应紧密配合并配以适当的密封圈，螺盖拧紧程度应达到密封圈不损坏、桶内覆盖水不渗漏。

（5）单件最大质量检查。

用最大量程为500kg的台秤，称量前应校验合格，称量黄磷包装件毛重，检查该毛重是否低于该黄磷包装容器通过性能检验时的最大允许质量。

黄磷包装件的单件最大质量应小于其通过的包装容器性能检验最大允许质量（最大允许质量计算方法为黄磷包装容器的容积乘以盛装物的最大相对密度）。

2. 抽样要求

（1）检验批：以相同原材料、相同结构和相同工艺生产的包装件为一个检验批，最大批量为3200件。

（2）抽样规则：按照GB/T 2828《计数抽样检验程序》系列标准规定采用正常检查，一次抽样，以一般检查水平II进行抽样。

3. 结果处置

若每项有一个包装件不合格则判定该项不合格，若有一项不合格则判定该批包装件不合格。

（1）包装件各项经鉴定合格后，出具使用鉴定报告。使用鉴定报告的有效期应自黄磷灌装之日计算，有效期不超过一年，但此有效期不能超过性能检验报告的有效期。

（2）不合格批中的黄磷包装件经返工整理或剔除后，再次提交检验，其严格度不变。

（二）出口危险货物电石包装使用鉴定特殊要求

电石，为与水反应并产生高度易燃气体——乙炔的固体物质。联合国编号为1402，危险类别为4.3类，包装类别为Ⅱ类。

出口电石的包装鉴定应符合国家强制性标准《危险货物电石包装检验安全规范》（GB 19453—

2009）的要求。

1. 鉴定要求

电石包装件的使用企业应保证所使用的电石包装钢桶符合标准规定。钢桶使用前后应在库内存放，保持干燥。

电石包装件应逐批检验，以订货量为一批，但最大批量不得超过5000件。

电石包装件应按标准要求逐项进行如下检验鉴定。

（1）外观检查。

钢桶上铸印、印刷或粘贴的标记、标志和危险货物彩色标签应准确清晰，符合《空运危险货物包装检验安全规范》（GB 19433—2009）有关规定要求，并且应明显标注“已充氮气”字样。

包装件外表应清洁，不允许有残留物、污染或渗漏。

凡采用铅封的包装件应在货运部门现场查验后进行封识。

（2）随附文件验核。

检查所选用钢桶是否与内装物的性质相适应，钢桶的包装等级是否等于或高于盛装危险货物的级别，是否有性能检验的合格报告。

如果桶身、桶盖、封闭装置和连接件等所用的材料本身与装运的物质是不相容的，应施加适当的内保护涂层或处理层。在正常运输条件下，这些涂层或处理层应始终保持其保护性能。电石包装钢桶用油墨和涂料应附着力强、耐候性好，其漆膜附着力应达到《包装容器 钢桶》（GB/T 325—2000）① 附录A.2规定的2级要求。

在下列情况时应提供由经认可的检验机构出具的危险货物分类、定级和危险特性检验报告：①首次运输或生产的；②首次出口的；③国家质检部门认为有必要时。

首次使用带内涂、内镀层的钢桶应提供6个月以上化学相容性试验合格的报告。

（3）封口和密封圈检查。

检查钢桶的封口和密封圈是否符合规定。

钢桶应配以适当的密封圈，无论采用何种形式封口，均应达到紧箍、密封要求。扳手箍还需用销子锁住扳手。

（4）充氮检查。

检查包装充氮是否符合规定。

打开包装桶盖的一个充氮孔装上通气嘴向桶内充入氮气，入口处压力保持在20kPa，并在包装桶封口部位涂以肥皂液，观察是否渗漏。

电石包装充氮方法应得当，一般可采用负压充氮法或正压充氮法，也可采用其他等效方法。应使用含氮99.99%以上的纯氮气，当使用含氮99.9%的普通氮气时，应经过干燥处理，去除水分。

负压充氮法：使用三通阀连接包装件、真空泵及充氮管。首先关闭充氮管，开启真空泵抽出包装件内的气体，然后关闭真空泵，开启充氮管充氮至包装件内产生正压为止。

正压充氮法：在装电石时向包装件底部插入一根充氮管，开始充氮，从底部排除包装件内的混合气体，然后封闭开口，再从顶盖的充氮孔充氮。

（5）气密检查。

鉴定包装件气密封口是否符合规定。

钢桶气密封口鉴定应无渗漏。

（6）乙炔含量检查。

---

① 编辑注：该版本为GB 19453—2009《危险货物电石包装检验安全规范》明文规定，但GB/T 325为系列标准，且近几年有更新，请读者参考最新标准。

鉴定包装件内乙炔含量是否符合规定。

使用经标准乙炔气校正过的乙炔测定仪，打开充氮孔，将仪器的抽气管从充氮孔插入包装件内测定。

钢桶内乙炔含量（体积分数）不大于1%。

2. 抽样要求

（1）检验批。

以相同原材料、相同结构和相同工艺生产的包装件为一检验批，最大批量为5000件。

（2）抽样规则。

按照GB/T 2828《计数抽样检验程序》系列标准规定采用正常检查，一次抽样，以一般检查水平II进行抽样。

3. 结果处置

若每项有一个包装件不合格则判断该项不合格，若有一项不合格则评定该批包装件不合格。

不合格批中的不合格电石包装件经剔除后，再次提交鉴定，其严格度不变。

（三）出口危险货物涂料包装使用鉴定特殊要求

出口涂料的包装鉴定应符合国家强制性标准《危险货物涂料包装检验安全规范》（GB 19457—2009）的要求。

黏度在23℃时超过200mm²/s的涂料称为黏稠性涂料（Viscous Paint）。

1. 鉴定要求

危险货物包装的使用企业应保证所使用的涂料包装符合标准规定。

涂料包装以订货量为一批，逐批检验。

涂料包装按标准要求逐项进行检验鉴定。具体如下：

（1）外观检查。

包装件上铸印、印刷或粘贴的标记、标志和危险货物彩色标签应准确清晰，符合《空运危险货物包装检验安全规范》（GB 19433—2009）有关规定要求。

包装件外表应清洁，不允许有残留物、污染或渗漏。

凡采用铅封的包装件应在货运部门现场查验后进行封识。

（2）随附文件验核。

检查所选用包装是否与内装物的性质相适应，选用的包装等级是否等于或高于盛装危险货物的级别，是否有性能检验的合格报告。

在下列情况时应提供由经认可的检验机构出具的危险货物分类、定级和危险特性检验报告：①首次运输或生产的；②首次出口的；③国家质检部门认为有必要时。

首次使用的塑料包装容器或带内涂、内镀层的容器应提供6个月以上化学相容性试验合格的报告。

（3）其他项目检查。

一般涂料危险货物灌装至包装容器总容积的98%以下，膨胀系数较大的涂料，应根据其膨胀系数确定容器的预留容积。

涂料和与之相接触的包装不得发生任何影响包装强度及发生危险的化学反应。

吸附材料不得与所装涂料发生有危险的化学反应，并确保内包装破裂时能完全吸附滞留全部危险货物，不致造成内容物从外包装容器渗漏出来。

防震及衬垫材料不得与所装涂料起化学反应，而降低其防震性能。应有足够的衬垫填充材料，防止内包装移动。

（4）特殊要求项目检查（桶类包装）。

闭口桶罐的大、小封闭器螺盖应紧密配合，并配以适当的密封圈。螺盖拧紧程度应达到密封要求。

开口钢提桶一般不应用来装用液体涂料。但经检验合格的开口钢提桶可盛装包装类Ⅲ级的黏稠性涂料，且应组成成组货物运输，即：

①开口钢提桶放置或堆码并采用捆扎、紧缩缠绕或其他合适方法紧固在像托盘之类的货板上；

②开口钢提桶放置在防护外包装内；

③开口钢提桶永久性固定和装在网格内。

开口钢提桶应配以适当的密封圈，无论采用何种形式封口，均应达到紧箍、密封要求。扳手箍还需用销子锁住扳手。

（5）特殊要求项目检查（组合包装）。

内包装口应符合液密封口的规定；如需气密封口的，需符合气密封口的规定。

盛装液体的易碎内包装（如玻璃等），其外包装应符合I级包装。

吸附材料、衬垫材料均应符合前述的要求。

箱类外包装如是不防渗漏或不防水的，应使用防渗漏的内衬或内包装。

木箱、纤维板箱用钉紧固时，应钉实，不得突出钉帽，穿透包装的钉尖应盘倒，并加封盖，以防与内装物发生任何化学反应或物理变化，打包带紧箍箱体。

瓦楞纸箱应完好无损，封口应平整牢固，打包带紧箍箱体。

（6）特殊要求项目检查（中性散装容器、大包装）。

涂料包装中型散装容器应符合《危险货物中型散装容器检验安全规范》（GB 19434—2009）的规定。

涂料大包装应符合《危险货物大包装检验安全规范》（GB 19432—2009）的规定。

2. 抽样要求

（1）检验批。

以相同原材料、相同结构和相同工艺生产的包装件为一个检验批，最大批量为5000件。

（2）抽样规则。

按照GB/T 2828《计数抽样检验程序》系列标准规定采用正常检查，一次抽样，以一般检查水平II进行抽样。

3. 结果处置

若每项有一个包装件不合格则判断该项不合格，若有一项不合格则评定该批包装件不合格。

不合格批中的不合格涂料包装件经剔除后，再次提交鉴定，其严格度不变。

第五节｜全球化学品统一分类和标签制度（GHS）

《全球化学品统一分类和标签制度》（Globally Harmonized System of Classification and Labelling of Chemicals，GHS）是由联合国出版的指导各国控制化学品危害、保护人类和环境的统一分类制度文件（见图8-14），其封面为紫色，故又被称为紫皮书。各个国家可以采取“积木式”方法，选择性实施符合本国实际情况的GHS危险种类（Class）和类别（Category）。

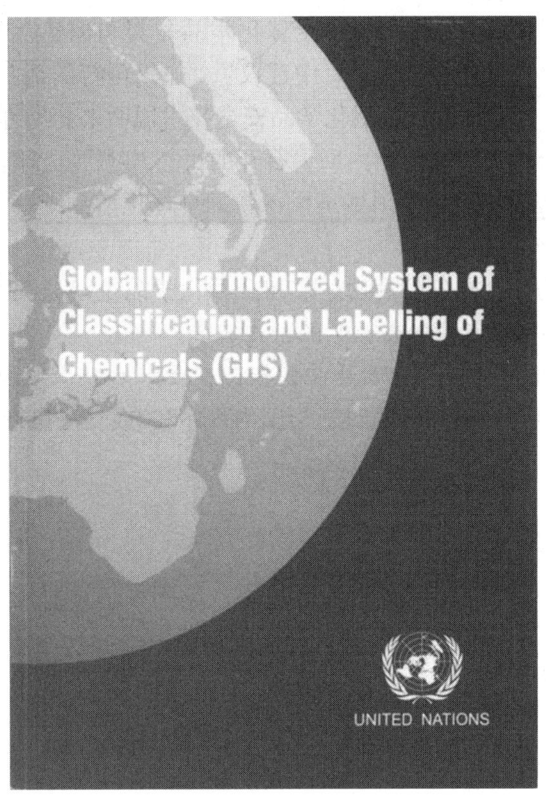

图 8-14　GHS

在 2002 年 12 月召开的联合国危险货物运输和全球化学品统一分类和标签制度专家委员会首次会议上，通过了第一版 GHS。2003 年 7 月，联合国正式出版第一版。

联合国 GHS 文件的构成为“第 1 部分　导言（全球统一制度的目的、范围和应用等）”“第 2 部分　物理危险（也译作理化危险）”“第 3 部分　健康危害”“第 4 部分　环境危害”“附件　标签要素的分配，分类和标签汇总表等”。

联合国危险货物运输和全球化学品统一分类和标签制度专家委员会每年召开两次会议讨论 GHS 的相关内容，每隔两年发布修订的 GHS。当前版本为 2023 年出版的第 10 修订版。

一、GHS 制定的背景和联合国对实施 GHS 的要求

（一）GHS 制定的背景

化学品与人们的衣食住行密切相关，提高和改善了人们的生活质量。从日常用品到娱乐消遣用品，从农业生产到高科技领域，到处都有化学品的存在。

但人们也注意到，部分化学品具有易燃、易爆、有毒、致畸、致癌、危害水生环境等危险特性，在无防护的情况下长时间暴露在有害化学品环境中，以及不正确使用化学品都可能对人们的身体健康和环境带来较大的危害。对化学品的危害进行正确分类，并将这些危害及防护措施通过标签和安全技术说明书的方式向化学品接触者进行公示，是预防、控制和减少化学品安全、环境事故的有效措施。

多年来，许多国家或组织制定了化学品分类和标签的法律、规章或标准，但在分类标准和标签样式等方面各有差别，建立一套全球统一的化学品分类和标签制度对在全世界统一对化学品危害的认识，提高对化学品危害的防护，并降低国际贸易成本，都是十分必要的。

（二）联合国对实施 GHS 的要求

1992 年，联合国召开的环境与发展大会（UNCED）通过了《21 世纪议程》文件，第 19 章关于

有毒化学品环境无害化管理中确认了将“统一全球化学品分类和标签制度”列为需要完成的六项化学品国际安全行动计划之一。《21 世纪议程》中建议：“如果可行的话，到 2000 年应当提供全球化学品统一分类和与之配套的标签制度，包括化学品安全技术说明书和易理解的图形符号。”

2002 年 9 月 4 日，联合国在南非约翰内斯堡召开的可持续发展全球首脑会议上通过的《行动计划》文件第 2 2（c）段中提出，鼓励各国尽早执行新的全球化学品统一分类和标签制度，以期让该制度从 2008 年起能够全面运转。

2002 年年底，我国成为联合国危险货物运输和全球化学品统一分类和标签制度专家委员会下设全球化学品统一分类和标签制度专家分委员会的正式成员。

2011 年，联合国经济和社会理事会 25 号决议指出，要求 GHS 专家小组委员会秘书处邀请尚未采取必要步骤执行 GHS 的各国政府尽快通过适当国内程序和/或立法执行该制度。

二、GHS 概要

（一）实施 GHS 的化学品范围

GHS 适用的化学品（物质、其稀释溶液和混合物）范围包括工业化学品、农用化学品以及日用化学品。

以下物质不在实施范围内：

1. 化学废弃物；
2. 烟草及其制品；
3. 食品、药品、化妆品；
4. 化学制成品（已形成特定形状或依特定设计制造的产品，且在正常使用时不会释放有害物质）；
5. 在反应器中的或在生产过程中进行化学反应的中间产品，农药、兽药、食品添加剂和饲料添加剂的分类和标签，法律法规和标准另有规定的，执行相关规定，但是上述产品的原料和中间体仍适用。

（二）GHS 核心要素

1. 按照化学品物理危险、健康危害和环境危害对化学品进行分类的统一标准。

2. 统一化学品危险公示要素，包括对标签和化学品安全技术说明书的要求。GHS 核心要素示意参见图 8-15。

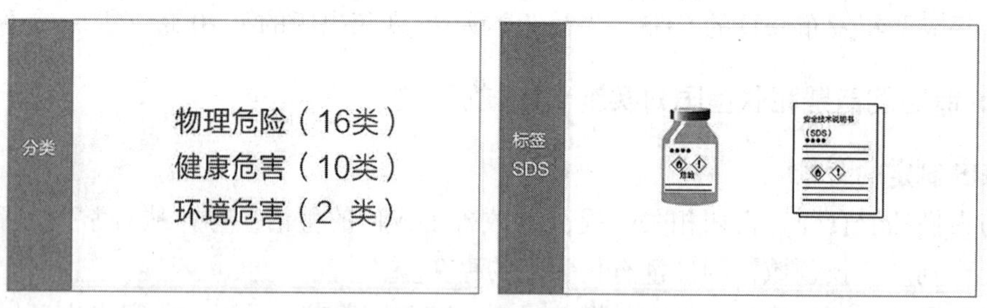

图 8-15　GHS 核心要素

（三）实施 GHS 的好处

1. 通过分类确定一种化学品的固有危险性，并在生产、储存、运输、经营、使用等全生命周期将该危险性通过标签和安全技术说明书的形式准确传达给作业场所的劳动者、消费者以及社会公众，确保他们了解化学品的危险性和防范措施，以及如何在发生事故时进行安全处置。

2. 是构建我国化学品无害化管理的基础。通过实施 GHS，逐步建立和完善化学品危险信息报告制度和公示制度、良好实验室测试评价制度等。同时，在 GHS 实施过程中，通过产生和收集化学品危险性分类和管理的相关数据，推动利益相关者参与分析评估化学品对公众健康和环境的影响，加强对化学品暴露的防护，从而大大提高对作业场所劳动者和公众健康的防护水平，减少化学品环境污染危害（见图 8-16）。

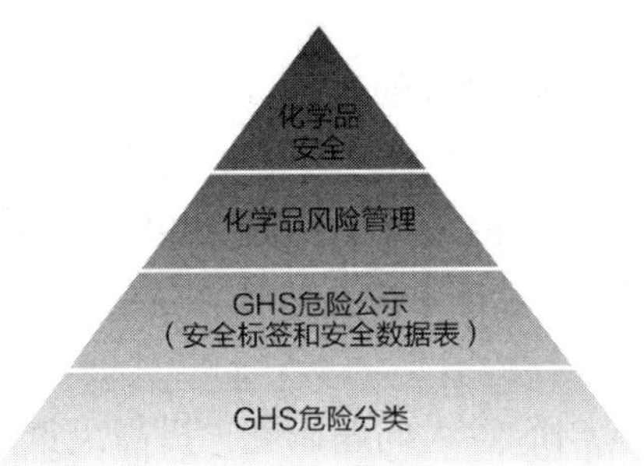

图 8-16　化学品无害化管理示意

3. 降低贸易成本，提升化学品贸易竞争力（见图 8-17）。

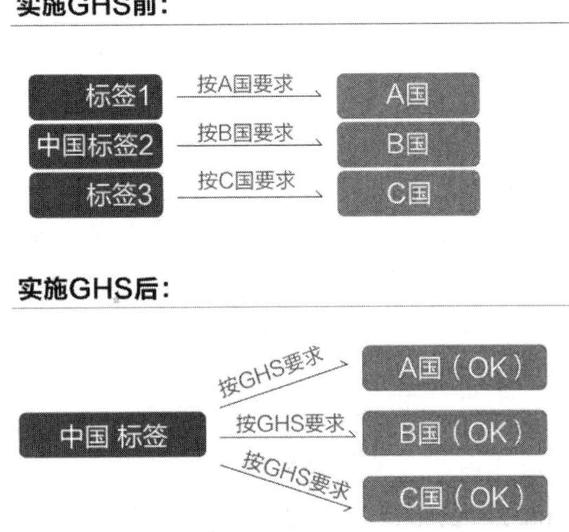

图 8-17　GHS 实施前后对比示意

4. 减少对化学品的测试和评估。

实施 GHS 前：重复测试，依据多个标准多次分类。

实施 GHS 后：利用已有数据或已有化学品的危险类别，减少测试，统一分类。

（四）实施 GHS 的主体

实施 GHS 的主体是企业。上游化学品供应商及制造商应当向下游用户提供符合要求的化学品安全标签，并提供化学品安全技术说明书。

三、GHS 制度的意义、实施目的及其在我国的实施

（一）GHS 制度的意义和实施目的

《全球化学品统一分类和标签制度》（GHS）是一套标准化的统一协调的化学品分类标签制度，它明确定义了化学品的物理危险、健康危害和环境危害，创造性地提出了对照化学品危险性分类标准，利用可提供的数据进行分类的程序方法。其实施目的在于：

1. 通过提供一种都能理解的国际系统来补充化学品的危害，提高对人类和环境的保护；
2. 为没有相关系统的国家提供一种公认的系统框架；
3. 减少对化学品测试和评定的需要；
4. 方便危险性已适当评定和以国际基础识别过的化学品的国际贸易。

（二）GHS 制度在我国的实施

1. 实施 GHS 部际联席会议

2011 年，为履行我国对联合国实施 GHS 的承诺，做好实施 GHS 的相关工作，加强部门间的协调配合，我国建立了实施 GHS 的部际联席会议制度，当时的联席会议由工业和信息化部、外交部、国家发展和改革委员会、财政部、环境保护部、交通运输部、农业部、卫生和计划生育委员会、海关总署、国家工商总局、国家质检总局、国家安全监管总局共 12 个部门组成。

2. GHS 专家咨询委员会

2012 年 5 月，为加强我国实施 GHS 重大问题研究，提高决策的科学性，推进 GHS 在我国的实施，经 GHS 部际联席会议成员单位一致同意，成立了实施 GHS 专家咨询委员会。

该专家咨询委员会成员由部际联席会议成员单位推荐，第一届专家咨询委员会共 22 人，设 1 名主任委员、4 名副主任委员，主要职责是对制定和调整我国实施 GHS 的法律法规标准、化学品分类和标签目录、实施 GHS 国家行动方案及配套政策等重大事项提出咨询意见和建议。同时，专家咨询委员会将在评估 GHS 年度进展情况、开展 GHS 宣传培训、跟踪国际 GHS 发展动态等方面提供技术支持。

3. GHS 制度在我国的实施情况

我国先后出台了《危险化学品安全管理条例》（国务院令第 344 号）、《道路危险货物运输管理规定》（交通部令 2005 年第 9 号）①、《新化学物质环境管理办法》（环保部令第 7 号）②、《关于进出口危险化学品及其包装检验监管有关问题的公告》（国家质检总局公告 2012 年第 30 号）③ 等一系列的行政法规、部门规章、公告，对化学品危险性分类、标签、安全数据单（SDS）进行严格的要求，为 GHS 在中国的实施奠定了基础，极大地促进了 GHS 在中国的发展。

2013 年 10 月，国家标准化管理委员会分别以国标委公告 2013 年第 20 号和第 21 号发布了新版的《化学品分类和标签规范》系列国家标准（GB 30000. 2—2013 ~ GB 30000. 29—2013），替代了《化学品分类、警示标签和警示性说明安全规范》系列国家标准（GB 20576—2006 ~ GB 20599—2006、GB 20601—2006、GB 20602—2006），并于 2014 年 11 月 1 日起正式实施。2024 年 7 月，国标委公告 2024 年第 16 号发布了《化学品分类和标签规范 第 1 部分：通则》（GB 30000. 1—2024），于 2025 年 8 月 1 日起替代《化学品分类和危险性公示 通则》（GB 13690—2009）。同系列标准还有国标委公告 2023 年第 13 号发布的《化学品分类和标签规范 第 31 部分：化学品作业场所警示性标志》（GB/T 30000. 31—2023），规定了化学品作业场所警示性标志的要求、制作与应用等，适用于化学品作业场所的警示性标志。

四、化学品的危险性分类

（一）危险性种类

按照 GB 30000. 1—2024 的最新规定，化学品危险性包括物理危险、健康危害和环境危害 3 大类 29 项，具体如下：

1. 物理危险

（1）爆炸物；

（2）易燃气体；

（3）气雾剂（气溶胶）和加压化学品；

① 已被《道路危险货物运输管理规定》（交通运输部令 2013 年第 2 号）替代废止，最新版本为《道路危险货物运输管理规定》（交通运输部令 2023 年第 13 号）。

② 已被《新化学物质环境管理登记办法》（生态环境部令 2020 年第 12 号）替代废止。

③ 已被《关于进出口危险化学品及其包装检验监管有关问题的公告》（海关总署公告 2020 年第 129 号）替代废止。

（4）氧化性气体；
（5）加压气体；
（6）易燃液体；
（7）易燃固体；
（8）自反应物质和混合物；
（9）发火液体（自燃液体）；
（10）发火固体（自燃固体）；
（11）自热物质和混合物；
（12）遇水放出易燃气体的物质和混合物；
（13）氧化性液体；
（14）氧化性固体；
（15）有机过氧化物；
（16）金属腐蚀物；
（17）退敏爆炸物。

2. 健康危害

（1）急性毒性；
（2）皮肤腐蚀/刺激；
（3）严重眼损伤/眼刺激；
（4）呼吸道或皮肤致敏；
（5）生殖细胞致突变性；
（6）致癌性；
（7）生殖毒性；
（8）特异性靶器官毒性　一次接触；
（9）特异性靶器官毒性　反复接触；
（10）吸入危害。

3. 环境危害

（1）危害水生环境；
（2）危害臭氧层。

（二）分类步骤

按照 GB 30000. 1—2024 的规定，化学品危险性分类仅考虑物质或混合物的内在危险特性。

化学品危险性分类步骤为：

1. 确定与物质或混合物的危害有关的数据；

2. 审查这些数据，了解与该物质或混合物有关的危害；

3. 将数据与相关的危险性分类标准进行比较，决定是否将该物质或混合物分类为危险性物质或混合物，并视情况决定危害的程度。

（三）分类标准

GB 30000. 2 ~ GB 30000. 29 分别针对一个特定的危险种类或一组密切相关的危险种类进行了详细规定。对大多数危险类别而言，混合物分类过程基于下列顺序：

1. 如果整个混合物有试验数据，混合物的分类将始终依据该数据进行；

2. 如果混合物本身没有试验数据，则考虑 GB 30000. 2 ~ GB 30000. 29 中所列的架桥原则，看那些原则是否可用于对混合物分类，如果实验数据确定表明无须分类，则也可适用架桥原则；

3. 对于健康和环境危害而言，如果混合物本身没有试验数据，并且现有信息不足以适用架桥原则，那么就采用根据已知信息估计危险的议定方法来对混合物做出分类。

目前，GB 30000 系列标准中暂无“退敏爆炸物”相关标准，为便于读者使用，特将按照 GHS 第10 修订版（2023）相关内容予以简录，见参考资料。

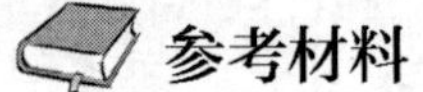
参考材料

退敏爆炸物分类标准

经过退敏处理的爆炸物，如果在退敏状态下放热分解能≥300J/g，则应考虑划入这一种类。

经过退敏处理的爆炸物，如果在退敏状态下符合以下条件，则应考虑划入这一种类：

a）不是为了产生实际爆炸或烟火效果；以及

b）经过退敏处理以至于：

——根据联合国《关于危险货物运输的建议书 试验和标准手册》试验系列 6（a）或 6（b），不具有整体爆炸危险；以及

——根据联合国《关于危险货物运输的建议书 试验和标准手册》试验系列 3，不过于敏感或热不稳定；或者

——根据联合国《关于危险货物运输的建议书 试验和标准手册》试验系列 2，过于不敏感而不应划入爆炸物类；以及

c）不具有整体爆炸危险，并且根据联合国《关于危险货物运输的建议书 试验和标准手册》第 51.4 小节的燃烧速率试验，校正燃烧速率≤1200kg/min。

退敏爆炸物按供货和使用要求包装后，进行联合国《关于危险货物运输的建议书 试验和标准手册》第五部分第 51.4 小节所述的燃烧速率（外部火焰）试验，求出校正燃烧速率（Ac），根据表 8-35 划入该种类的以下四个类别之一。

表 8-35　退敏爆炸物的分类

类别	标准
类别 1	校正燃烧速率（Ac）等于或大于 300kg/min 但不超过 1200kg/min 的退敏爆炸物
类别 2	校正燃烧速率（Ac）等于或大于 140kg/min 但小于 300kg/min 的退敏爆炸物
类别 3	校正燃烧速率（Ac）等于或大于 60kg/min 但小于 140kg/min 的退敏爆炸物
类别 4	校正燃烧速率（Ac）小于 60kg/min 的退敏爆炸物
注 1：对退敏爆炸物应进行处理，使其能在正常存放和搬运中保持匀质而不会松散析出，尤其是经湿润退敏处理的爆炸物。制造商/供应商应在安全数据单中说明存放期以及退敏情况核验指南。有些情况下，退敏剂（即减敏剂、湿润剂或处理剂）含量在供应和使用过程中可能会减少，退敏爆炸物的潜在危险可能因此上升。此外，安全数据单中应载有提示，说明在该物质或混合物退敏不足时应如何避免增加起火、爆炸或迸射危险。 注 2：在些规章方面（例如运输），对退敏爆炸物可作不同处理。固态退敏爆炸物的运输分类方法载于联合国《关于危险货物运输的建议书 规章范本》第 2.4 章第 2.4.2.4 节。液态退敏爆炸物的分类方法载于联合国《关于危险货物运输的建议书 规章范本》第 2.3 章第 2.31.4 节。 注 3：应使用联合国《关于危险货物运输的建议书 试验和标准手册》试验系列 2 确定退敏爆炸物的爆炸性，并写在安全数据单上。液态退敏爆炸物的运输试验，见联合国《关于危险货物运输的建议书 试验和标准手册》第 32 节第 32.3.2 小节。固态退敏爆炸物的运输试验载于联合国《关于危险货物运输的建议书 试验和标准手册》第 33 节第 33.2.3 小节。 注 4：在存放、供应和使用方面，退敏爆炸物不属于第 2.1（爆炸物）、2.6（易燃液体）和 2.7（易燃固体）章的范畴。	

（四）混合物分类

在 GB 30000. 1—2024 中规定的混合物分类有关内容如下：

1. 临界值/浓度极限值的使用

在根据成分的危险性对未经试验的混合物进行分类时，部分危险类别使用该混合物已分类成分的一般临界值/浓度极限值对混合物进行分类。采用的一般临界值/浓度极限值足以确定大多数混合物的危险，但有些混合物也可能含有浓度低于一般临界值/浓度极限值的危险成分，而这些成分仍会造成某种可识别的危险。也可能存在这样的情况：根据已确定的某一成分的非危险性水平，统一的临界值/浓度极限值大大低于预期的程度。

如果结论性的数据显示，一种成分的危险在高于 GB 30000 系列标准采用的一般临界值/浓度极限值时不会显现，在这种情况下，混合物可按这些数据分类。应当排除成分在混合物中作用的方式会使危险高于纯物质的危险的可能性。此外，混合物不应含有可能影响这种分类决定的成分。

应保留支持使用一般临界值/浓度极限值以外的任何数值的适当文件，以便在需要时提供审查。

2. 协同效应或拮抗效应

对混合物进行分类时宜考虑关于混合物成分中可能发生协同效应的所有可用信息。只有在分类决定得到足够数据支持时，才能根据拮抗效应将混合物的分类降低到危险较低的类别。

（五）分类的基本程序和步骤

1. 判断化学品是否需要分类

根据 GHS 分类的适用范围来判定一种化学品是否需要分类。GHS 分类适用于化学物质以及混合物，不适用于医药品、食品添加剂、化妆品或者食品中的农药残留物。

物质（Substance）指天然状态或者通过任何生产过程获得的化学元素及其化合物，包括维持产品稳定所需的任何添加剂以及派生于所用过程的任何杂质，但不包括可以分离出而不影响物质稳定性或改变其组成的任何溶剂。混合物（Mixture）包括合金，指两种或两种以上物质混合形成的混合物或溶液。合金指宏观上是均质的，由两种或两种以上元素组合而成，且不能用机械手段将其轻易分开的金属材料。

因此，如果通过审查组成成分，判定该化学品是符合 GHS 规定的物质或混合物，则需要进行分类。如果该化学品仅作为医药品、食品添加剂、化妆品使用或者该物质为食品中的农药残留物，则不需要进行分类。

2. 查阅收集分类所需数据，评估数据质量和充分性

根据 GHS 各危险种类划分所需要的数据，分类人员可以从联合国有关机构和主要发达国家管理部门公布的官方数据库等信息资源中，查询收集可提供的数据，并对数据的质量和可靠性进行评估，以确定数据的适用性和充分性。

当可以提供化学品的多组实验数据时，分类人员应当核实、确定这些数据是否是根据国际公认试验导则，如《经济合作与发展组织化学品测试准则》规定的实验方法或其他等效方法测试的数据。根据数据可靠性优先性原则，优先选择可靠性最好的数据作为判定分类数据。例如，对健康危害性的急毒性进行分类时，如果可以获得多个急毒性数据，首先应当优先选用其中根据国际公认测试准则，如《经济合作与发展组织化学品测试准则》，且由符合良好实验室规范（GLP）的实验室提供的试验数据。如果没有完全符合上述条件的试验数据，则优先采用根据《经济合作与发展组织化学品测试准则》规定的试验方法，但不清楚是否由 GLP 实验室提供的数据。如果根据上述原则仍然难以做出决定，应当对所提供数据的年份（新旧程度）、选择的试验剂量、试验动物种系、染毒途径的有效性等进行审查之后，采用具有最高科学有效性的数据评定其分类。如果分类人员难于做出决定，最好聘请相关领域专家做出专家判断。

在判定化学品的物理危险分类时，还可以基于以往生产、储运和使用该化学品的经验与专业知识进行判断，以及参考现行化学品危险分类结果等，这些经验和分类结果常常可以用来判断对某一分类种类的适用性以及是否需要开展进一步的实验。

需要注意的是，危险化学品生产厂商提供的化学品安全技术说明书/安全数据单（SDS）虽然可以提供该化学品相关危害性信息，但是在未经核实其原始文献出处的情况下，应当避免直接利用安全数据单（SDS）上的信息进行GHS中的危险分类。

3. 根据分类标准和判定逻辑图判定其危险种类（类别）

危险性分类是指识别一种化学品的危险（即物理危险、健康危害和环境危害），然后将这些危险及其严重程度信息与GHS化学品分类标准进行比较，根据分类判定规则，判定该化学品的危险分类类别的过程。

首先，考虑能否缩小待分类化学品适用的分类种类/类别范围。

其次，在选择及确定适当的分类数据基础上，根据GHS分类标准中每个危险（害）性分类种类和类别标准，对这些信息进行分析判断，就该物质是否符合分类标准做出判定。当符合某一危险（害）性分类种类的标准时，分类人员应当针对该危险（害）性种类指定一个或几个危险（害）性类别，做出分类结论。然后给该物质指定相应的危险性公示要素。如果待分类物质缺少分类所需要的数据，则只有开展相关试验，获取有效和充分的相关数据之后，才能进行分类判定。

如果分类人员存在任何疑问，不能做出正确的分类判定，应当邀请相关领域专家判断并选择最适当的分类数据值和做出分类判定。

4. 描述分类结论和分类依据

在完成分类判定之后，应当用适当的专门术语来表述分类结果及其分类依据。通常可以使用以下4项专门术语来表达GHS分类的结论，即不适用（Not Applicable）、不能分类（Classification is Not Possible）、非此类/未分类为此类（Not Classified）、具体分类类别（Specified Class and Category）。各分类结论术语的含义及其适用举例如表8-36所示。在完成分类之后，应当在分类原始记录中明确说明分类结论和分类依据。分类依据包括做出分类判定的理由、分类数据依据及其参考文献来源。

表8-36　GHS分类结论专用术语的含义和适用举例

专用术语	含义	适用举例
不适用	鉴于某些物理性质，如其物理形态不符合某一物理危险性分类种类定义的范围，或者一种物质分子结构中不含有某些特定原子基团，因而不适用某一危险性分类标准的判定程序，分类结论为“不适用”	1. 固态物质或气态物质不适用易燃液体的分类； 2. 爆炸物的分子结构中应含有与爆炸性相关的特定原子基团，如芳香硝基、亚硝基、叠氮化物等。如果物质分子结构中不含有上述原子基团，则不适用
不能分类	在查询各类数据信息源之后，没有可提供的数据或者缺少充分的数据判定一种物质的危险性分类，分类结论为“不能分类”	1. 没有数据或者提供的数据不充分。如判定易燃液体类别1，需要（初）沸点和闪点两项数据。如果只提供了闪点或沸点数据之一的，则不能分类； 2. 试验方法不适用。例如，联合国规定的鉴别自热物质的试验方法，目前仅适合于粉状或颗粒状固体物质的测试，而适用于液体物质（包括熔点在140℃的固体物质）的试验方法尚未建立。如果待分类物质为液体，由于不能提供测试数据，因而不能分类

表8-36 续

专用术语	含义	适用举例
非此类/未分类为此类	虽然掌握了一种物质的充分数据，但是按照分类标准和程序判定分类之后，仍然没有足够证据将该物质划为 GHS 某一危险（害）种类中最低危险（害）的类别，其分类结论为“非此类”。（如果是由于缺少充分的数据，其分类应当为“不能分类”）	1. 根据易燃液体分类标准，物质的闭杯闪点应当小于等于 93℃，如果一种液体物质的闭杯闪点大于 93℃，则分类结论为“非此类”； 2. 根据危害水生环境物质分类标准，一种物质的急性水生毒性 L（E）$C_{50}\leqslant 100mg/L$，如果其 L（E）$C_{50}>100mg/L$，其分类结论为“非此类”
具体分类类别	明确说明划定的 GHS 某一危险性类别	如易燃液体第 1 类、致癌性第 1 类

五、危险公示：化学品安全标签

GHS 包括适当的标签工具，以便传达每个危险种类和类别的有关信息。如果使用已分配给 GHS 中每个危险种类和类别以外的符号、信号词或危险说明，是违反统一性的做法。在有些情况下，对于某些目标对象，在决定是否列入某些危险种类和类别时，各种制度的要求和理论依据可能需要有一定的灵活性。

危险公示标签对包括但不限于以下所列的目标对象提供必要的信息。

1. 工作场所

雇主和工人需要了解在工作场所使用或搬运的化学品特有的危险，以及关于为了避免这些危险可能造成的不利效应所需的具体保护措施的信息。就化学品存储而言，化学品容器（包装）将潜在危险降低到最低限度，而在出现事故的情况下，工人和急救人员需要知道他们适合采取哪些减缓措施。在此情况下，他们需要的是可以在一定距离外看清的信息。

2. 消费者

多数情况下，标签可能是消费者立即可得的唯一信息源。因此，标签需要足够详尽并与产品的使用相关。

3. 急救人员

急救人员需要各种程度不等的信息。为便于立即作出反应，他们需要准确、详尽和足够明确的信息。这一点适用于运输过程中、存储设施或工作场所发生事故的情况。

4. 运输

联合国《规章范本》适用于各种各样的目标对象，虽然它针对的主要是运输工人和急救人员。其他对象包括雇主、提供或接受运输的危险货物的人员或从运输车辆或散货箱上装卸危险货物的人员，全都需要适用于所有运输情况的一般安全做法方面的信息。由于联合国《规章范本》的范围只包括急毒性危险种类中最严重的危险类别，因此应用适当的 GHS 标签工具，能够统一提供需要的信息。

强制性国家标准《化学品分类和标签规范 第 1 部分：通则》（GB 30000. 1—2024）的第 5 部分给出了具体要求。该标准明确，化学品安全标签编写应符合《化学品安全标签编写规定》（GB 15258—2009）的规定，编制程序包括：分配标签要素、确定多种危险和信息的先后顺序、标签要素的展示安排、特殊的标签安排。

按照 GB 30000. 1—2024 的规定，对于每个危险种类，GB 30000. 2 ~ GB 30000. 29 中关于分类和标签要素的规范性附录中均用表格详细列述了已分配给每个危险类别的标签要素（危险符号、信号词、危险说明）。危险类别反映了统一分类的标准。

（一）标签要素

标签要素（Label Element）指标签上统一使用的一类信息，例如象形图、信号词等。GB 15258—2009 规定，标签要素包括化学品标识、象形图、信号词、危险性说明、防范说明、应急咨询电话、供应商标识、资料参阅提示语等。

各要素内容的具体规定如下：

1. 化学品标识和产品标识符

（1）化学品标识（Chemical Identity）

化学品标识指专用于标识一种化学品的名称。这一名称可以是符合国际纯粹与应用化学联合会（国际化联）或美国化学文摘社的命名制度的名称，也可以是一种技术名称。

GB 15258—2009 要求：

——用中文和英文分别标明化学品的化学名称或通用名称。名称要求醒目清晰，位于标签的上方。名称应与化学品安全技术说明书中的名称一致。

——对混合物应标出对其危险性分类有贡献的主要组分的化学名称或通用名、浓度或浓度范围。当需要标出的组分较多时，组分个数以不超过 5 个为宜。对于属于商业机密的成分可以不标明，但应列出其危险性。

（2）产品标识符（Product Identifier）

产品标识符指标签或化学品安全技术说明书上用于危险品的名称或编号。它以唯一的方式，使产品使用者在特定的使用条件下，例如在运输、消费或在作业场所，能够识别该物质或混合物。

化学品安全标签上的产品标识符应与化学品安全技术说明书使用的产品标识符相一致。如果一种物质或混合物属于联合国《关于危险货物运输的建议书 规章范本》规定的范围，包装件上还应使用联合国正式运输名称。

化学品安全标签应当包括物质的化学名称。对于混合物或合金，在急性毒性、皮肤腐蚀或严重眼损伤、生殖细胞致突变性、致癌性、生殖毒性、呼吸或皮肤致敏或特异性靶器官毒性出现在标签上时，标签上应包括可能引起这些危险的所有成分或合金元素的化学名称，主管部门也可对标签上需要列出的组分做出具体规定。

如果一种物质或混合物专供作业场所使用，酌处权可交给供应商，让其决定是将化学名称列入化学品安全技术说明书还是列在化学品安全标签上。

主管部门有关机密商业信息的规则优先于有关产品标识的规则。在某种成分通常被列在化学品安全标签上的情况下，如果它符合主管部门关于机密商业信息的标准，那就可不将它的名称列在化学品安全标签上。

2. 象形图（Pictogram）

象形图指一种图形结构，可包括一个符号加上其他图形要素，例如边线、背景图案或颜色，用于传达具体信息。

GB 30000.1—2024 规定，危险符号应符合图 8-18 的规定（与 GHS 制度一致）。除了将用于某些健康危险的新符号以及感叹号之外，这些符号都是联合国《关于危险货物运输的建议书 规章范本》（UN TDG）使用的一套标准符号的组成部分。

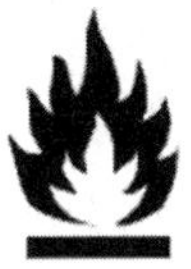 火焰	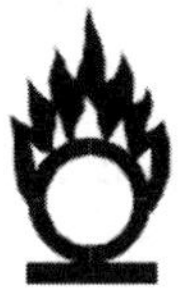 圆圈上方火焰	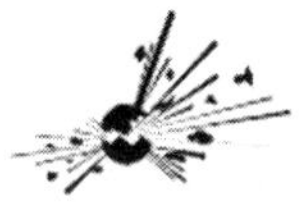 爆炸弹
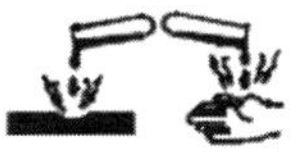 腐蚀	高压气瓶	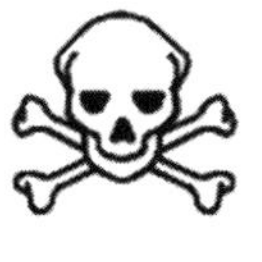 骷髅和交叉骨
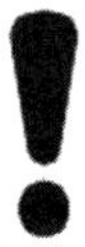 感叹号	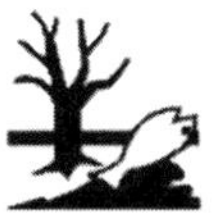 环境	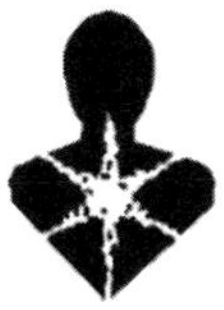 健康危险

图 8-18　GB 30000.1—2024 规定的 9 种危险符号

符合 GB 30000 系列标准规定的象形图，应当使用黑色符号加白色背景，红框要足够宽，以便醒目（与 GHS 制度一致，见图 8-19）。GB 30000.1—2024 的 5.1.3.1 部分“d）”项规定：“在国内使用的情况下，边框可以为黑色。”

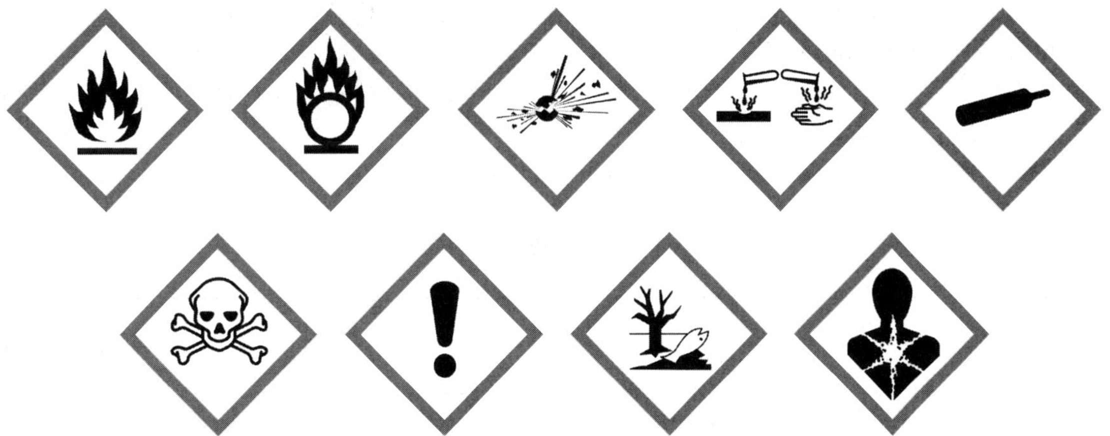

图 8-19　符合 GB 30000 系列标准规定的象形图（均为红色边框）

对于运输，应当使用联合国《关于危险货物运输的建议书 规章范本》（UN TDG）规定的危险象形图（危险货物包装标签）。相关制度规定详见本章第二节。

GB 30000.1—2024 中明确规定：在出现联合国《关于危险货物运输的建议书 规章范本》象形图的标签上，不应出现 GB 30000.2 ~ GB 30000.29 适用于同一危害的象形图。危险货物运输不要求使用的 GB30000.2 ~ GB 30000.29 象形图，不应出现在散装货物的包装、公路车辆或铁路货车上。

3. 信号词（Signal Word）

信号词指标签上用来表明危险的相对严重程度和提醒读者注意潜在危险的单词。GHS 使用的信号词是“危险”和“警告”。“危险”主要用于较为严重的危险类别，而“警告”主要用于较轻的类别。

GB 15258—2009 要求信号词位于化学品名称的下方，要醒目、清晰。

GB30000.2 ~ GB30000.29 中均有图表详细列出已分配给每个危险类别的信号词。

4. 危险说明（Hazard Statement）

危险说明指对某个危险种类或类别的说明，它们说明危险品的危险性质，可酌情包括危险程度。每一危险说明均设定一个专门的字母数字混合代码，由 1 个字母和 3 个数字组成，具体见表 8-37。

表 8-37　危险说明

符号	含义
字母“H”	代表“危险说明”
第 1 个数字	代表 GHS 制度设定的危险说明所指危险类型，具体如下： ——“2”代表物理危险 ——“3”代表健康危险 ——“4”代表环境危险
后 2 个数字	对应物质或混合物固有属性引起的危险的序列编号。 例如： ——爆炸性（代码 200 至 210） ——易燃性（代码 220 至 230）

GB 15258—2009 要求危险说明简要概述化学品的危险特性，居信号词下方。

GB 30000.2 ~ GB 30000.29 中的标签要素分配表详细列出了已分配给每个危险类别的危险说明。

危险说明编码仅用作参考，并非危险说明文字的一部分，不应取代危险说明文字。

5. 防范说明（Precautionary Statement）

防范说明指一个短语（和/或象形图），用于说明建议采取的措施，以最大限度地减少或防止因接触危险产品或因存储或搬运危险品不当而产生的有害影响。每一个防范说明均设定一个专门的字母数字混合代码，由 1 个字母和 3 个数字组成，具体见表8-38。

表 8-38　防范说明

符号	含义
字母“P”	代表“防范说明”
第 1 个数字	代表 GHS 制度设定的防范说明的类型，具体如下： ——“1”代表一般防范说明 ——“2”代表预防防范说明 ——“3”代表应急措施说明 ——“4”代表贮存防范说明 ——“5”代表处置防范说明
后 2 个数字	对应防范说明的序列编号

GB 15258—2009 要求（防范说明）表述化学品在处置、搬运、储存和使用作业中所必须注意的事项和发生意外时简单有效的救护措施等，要求内容简明扼要、重点突出。该部分应包括安全预防措施、意外情况（如泄漏、人员接触或火灾等）的处理、安全储存措施及废弃处置等内容。GB

15258—2009 的资料性附录 C 可供参阅。

GB 30000. 2 ~ GB 30000. 29 分别列出了各个危险种类可以使用的防范说明。

防范说明编码仅用作参考，并非防范说明文字的一部分，不应取代防范说明文字。

在遵循主管部门各项要求的一些情况下，可将防范说明语句结合起来，使用加号“+”，将各个代码连接起来。在不同危害类型所需采取的防范措施相似时，也可将各项防范说明组合起来。

在遵循主管部门各项要求的前提下，化学品安全标签或安全技术说明书上的防范说明也可采用与 GB 标准规定略有不同的文字，只要这些变通有助于传达安全信息，并且不会淡化或减损安全建议的含义。变通可包括同义词或对产品供应地和使用地适用的其他对等术语。无论如何应以简洁明了的语言传达防范措施信息。此外，为确保安全信息明确无误，在标签上和化学品安全技术说明书上使用的任何文字变通应保持一致。

6. 应急咨询电话

GB 15258—2009 要求标签上应填写化学品生产商或生产商委托的 24h 化学事故应急咨询电话。国外进口化学品安全标签上应至少有一家中国境内的 24h 化学事故应急咨询电话。

7. 供应商标识

GB 15258—2009 要求标签上应当提供物质或混合物供应商的名称、地址、邮编和电话等。

GB 30000. 1—2024 要求标签上应当提供物质或混合物的生产商或供应商的名称、地址和电话号码。

8. 资料参阅提示语

GB 15258—2009 要求标签上应当提示化学品用户应参阅化学品安全技术说明书。

（二）多种危险和危险信息的先后顺序

在物质或混合物具有一种以上 GHS 制度所列的危险时，可适用以下安排，见表 8-39。

表 8-39 多种危险情况下的 GHS 标签要素分配顺序表

符号分配先后顺序	属于联合国《关于危险货物运输的建议书 规章范本》规定范围的物质和混合物，物理危险符号的先后顺序应遵循联合国《关于危险货物运输的建议书 规章范本》的规则。在工作场所中，可要求使用物理危险的所有符号。
	对于健康危险，适用以下先后顺序要求： 1. 如果有骷髅和交叉骨，则不应出现感叹号； 2. 如果有腐蚀符号，则不应出现用以表示皮肤或眼刺激的感叹号； 3. 如果出现有关呼吸道致敏的健康危险符号，则不应出现用以表示皮肤致敏或表示皮肤刺激或眼刺激的感叹号。
信号词分配先后顺序	如果适用信号词“危险”，则不应出现信号词“警告”。
危险说明分配先后顺序	所有选定的危险说明都应出现在化学品安全标签上。
	为了避免危险说明所传达信息明显地重复或多余，可采用以下顺序规则： 1. 如果选定的说明是 H410“对水生生物毒性极大并具有长期持续影响”，可省去说明 H400“对水生生物毒性极大”； 2. 如果选定的说明是 H411“对水生生物有毒并具有长期持续影响”，可省去说明 H401“对水生生物有毒”； 3. 如果选定的说明是 H412“对水生生物有害并具有长期持续影响”，可省去说明 H402“对水生生物有害”； 4. 如果选定的说明是 H314“造成严重皮肤灼伤和眼损伤”，可省去说明 H318“造成严重眼损伤”。

（三）化学品安全标签要素的展示安排

1. 化学品安全标签要素在标签上的位置

GB 30000. 1—2024 中明确规定：“象形图、信号词和危险性说明在标签上位置应符合 GB 15258 的规定。”相关内容已在介绍“标签要素”时进行了介绍。

2. 补充信息

GB 30000. 1—2024 中明确规定：“允许使用不违反本系列文件（即 GB 30000 系列标准）有关规定的补充信息。补充信息的放置不应妨碍标签要素信息的识别。”

3. 小型包装的标签

GB 30000. 1—2024 中明确了小型包装标签应符合以下要求。

（1）所有适用的化学品安全标签内容均宜尽可能显示在直接盛装危险物质或混合物的容器上。

（2）如果不可能将所有适用的化学品安全标签内容均放在直接容器上，可采用其他方法提供全部的危险信息。影响这一做法的主要因素包括：

①直接容器的形状或大小；

②需要包含的化学品安全标签要素数量，特别是当物质或混合物符合多个危险类别的分类标准时。

（3）如果危险物质或混合物的数量很少，供应商有数据表明且经确认不存在危害人类健康和/或环境的可能性，则标签内容可以从直接容器上省去。

（4）在符合有关规定的前提下，当物质或混合物的数量低于某一数额时，直接容器上可省略某些危险类别或分类的某些标签内容。

（5）直接容器上的一些标签内容，可能需要在产品的整个生命周期保留，例如为便于工人或消费者继续使用。

（四）化学品安全标签的特殊安排

GB 30000. 1—2024 中明确的化学品安全标签特殊安排整理如下。

1. 金属和合金

对于金属和合金，在它们以块状、不能分散的形式供货时，在符合有关规定的前提下可只通过化学品安全技术说明书公示危险信息。当物质或混合物按对金属具有腐蚀性而对皮肤和/或眼睛无腐蚀性进行分类时，在符合有关规定的前提下在供消费者使用、包装完好的最终产品的标签上可省略有关“金属腐蚀物”的危险象形图。

2. 作业场所的标签

属于 GHS 制度范围内的化学品在提供给作业场所的地点时应贴有相应标签，标签要求按《化学品分类和标签规范 第 31 部分：化学品作业场所警示性标志》（GB/T 30000. 31—2023）执行。在作业场所，标签应一直保留在提供的容器上。如有更适合于作业场所且能有效公示化学品信息的形式，允许使用替代手段，以不同的书面或展示格式向工人提供同样的信息。例如，标签信息可展示在工作区而不是在单个容器上。

3. 基于伤害可能性的消费产品标签

在符合有关规定的前提下，消费品（即一般大众消费者可直接于市场上购买的商品）可使用提供基于伤害可能性的信息的消费品标签制度（基于伤害可能性的消费品标签）。基于伤害可能性的消费品标签的风险评估原则参见《基于 GHS 标签的消费品风险评估指南》（GB/T 36499—2018）。

4. 触觉警告

如果使用触觉警告，技术规范应符合《包装 触摸危险标识 要求》（GB/T 35929—2018）。

（五）化学品安全标签的制作与使用

现行 GB 15258—2009 中关于化学品安全标签的制作与使用有关规定整理如下。

1. 化学品安全标签的制作

（1）编写

标签正文应使用简捷、明了、易于理解、规范的汉字表述，也可以同时使用少数民族文字或外文，但意义必须与汉字相对应，字形应小于汉字。相同的含义应用相同的文字或图形表示。

当某种化学品有新的信息发现时，标签应及时修订。

（2）颜色

标签内象形图的颜色根据 GB 20576～GB 20599、GB 20601～GB 20602（现为 GB 30000 系列标准）的规定执行，一般使用黑色图形符号加白色背景，方块边框为红色。正文应使用与底色反差明显的颜色，一般采用黑白色。若在国内使用，方块边框可以为黑色。

需要补充说明的是，颜色除了用于象形图中，还可用于标签的其他区域，以执行特殊的标签要求，如将《粮农组织标签指南》中的农药色带用于信号词和危险说明或用作它们的背景，或执行管理部门的其他规定。

（3）尺寸

对不同容量的容器或包装，标签最低尺寸如表 8-40 所示。

表 8-40　标签最低尺寸表

容器或包装容积/L	标签尺寸/（mm×mm）
≤ 0.1	使用简化标签
> 0.1 ～≤ 3	50 × 75
> 3 ～≤ 50	75 × 100
> 50 ～≤ 500	100 × 150
> 500 ～≤ 1000	150 × 200
> 1000	200 × 300

GB 15258—2009 第 4.3 部分规定：“对于小于或等于 100mL 的化学品小包装，为方便标签使用，安全标签要素可以简化，包括化学品标识、象形图、信号词、危险性说明、应急咨询电话、供应商名称及联系电话、资料参阅提示语即可。”简化标签示例见图 8-20。

化学品名称

危险

极易燃液体和蒸气，食入致死，对水生生物毒性非常大

请参阅化学品安全技术说明书

供应商：XXXXXXXXXXXXXXXXXXXXXX　　电话：XXXXXX

化学事故应急咨询电话：××××××

图 8-20　简化标签示例

（4）印刷

标签的边缘要加一个黑色边框，边框外应留大于或等于 3mm 的空白，边框宽度大于或等于 1mm。

象形图必须从较远的距离，以及在烟雾条件下或容器部分模糊不清的条件下也能看到。

标签的印刷应清晰，所使用的印刷材料和胶粘材料应具有耐用性和防水性。

2. 化学品安全标签的使用

（1）使用方法

安全标签应粘贴、挂栓或喷印在化学品包装或容器的明显位置。

当与运输标志组合使用时，运输标志可以放在安全标签的另一面版，将之与其他信息分开，也可放在包装上靠近安全标签的位置，后一种情况下，若安全标签中的象形图与运输标志重复，安全标签中的象形图应删掉。

对组合容器，要求内包装加贴（挂）安全标签，外包装上加贴运输象形图，如果不需要运输标志可以加贴安全标签。

（2）位置

安全标签的粘贴、喷印位置规定如下：

①桶、瓶形包装：位于桶、瓶侧身；

②箱状包装：位于包装端面或侧面明显处；

③袋、捆包装：位于包装明显处。

（3）使用注意事项

安全标签的粘贴、拴挂或喷印应牢固，保证在运输、储存期间不脱落，不损坏。

安全标签应由生产企业在货物出厂前粘贴、拴挂或喷印。若要改换包装，则由改换包装单位重新粘贴、拴挂或喷印标签。

盛装危险化学品的容器或包装，在经过处理并确认其危险性完全消除之后，方可撕下安全标签，否则不能撕下相应的标签。

（六）危险公示标签的样例

1. 工作场所的标签

工作场所生产和使用化学品的，应当采用 GHS 的所有危险性公示要素，包括符合国家相关标准的安全标签及化学品安全技术说明书。化学品企业应当通过培训，确保工人可以通过安全标签和安全技术说明书准确理解化学品危险特性、预防和应急处置措施等。（见图 8-21）

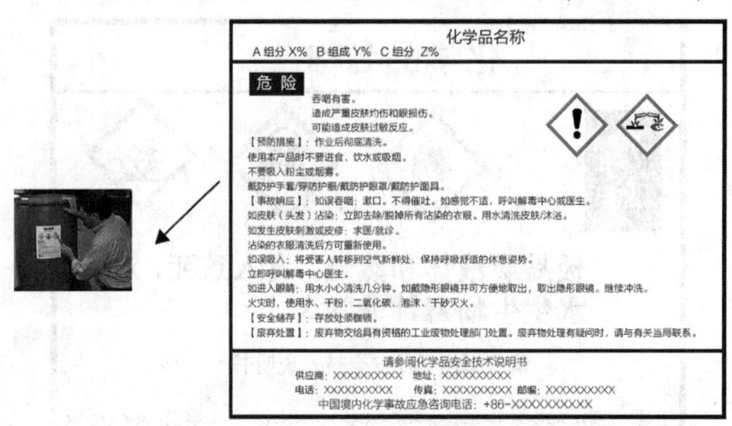

图 8-21　工作场所的标签示例

2. 运输领域的标签

化学品运输时，应当根据危险特性在运输包装上粘贴 GHS 标签（样例如图 8-22 和图 8-23 所示）。列入《危险货物品名表》（GB 12268—2012）的化学品，其运输包装和标签应当遵照联合国《规章范本》的有关规定执行。在已出现《规章范本》象形图的标签上，不应出现适用同一危险的 GHS 象形图。

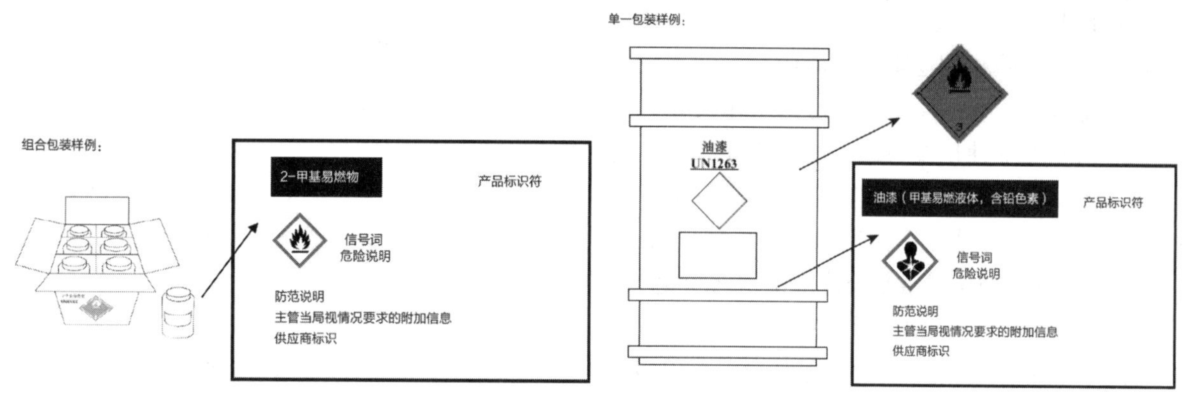

图 8-22　组合包装的标签示例　　　　图 8-23　单一包装的标签示例

3. 消费品领域的标签

生产和销售工业用日用化学品的，应当在产品标签和提供的产品使用说明书中注明危险性分类、危险防护和应急处置措施。为加强对消费者的保护，可将警告集中在可能造成伤害的特定危险上，化学品的其他危害，可在产品使用说明书中列出。（见图 8-24）

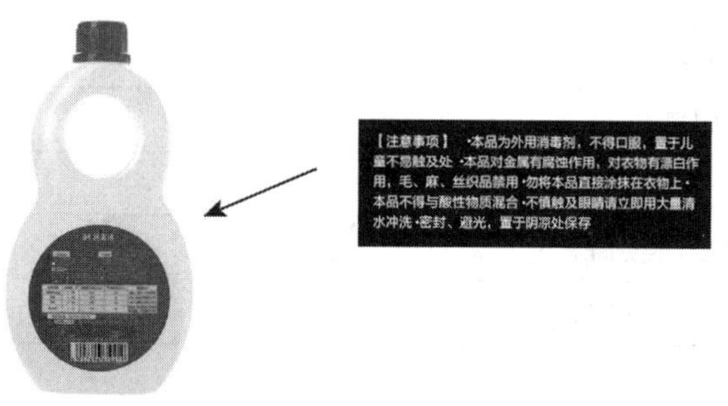

图 8-24　消费品领域的标签示例

六、危险公示：化学品安全技术说明书（SDS）

化学品安全技术说明书（Safety Data Sheet for Chemical Products，SDS），提供了化学品（物质或混合物）在安全、健康和环境保护等方面的信息，推荐了防护措施和紧急情况下的应对措施。在一些国家，化学品安全技术说明书又被称为物质安全技术说明书（Material Safety Data Sheet，MSDS）。

化学品安全技术说明书（SDS）是化学品的供应商向下游用户传递化学品基本危害信息（包括运输、操作处置、储存和应急行动信息）的一种载体。同时，化学品安全技术说明书还可以向公共机构、服务机构和其他涉及该化学品的相关方传递这些信息。

化学品安全技术说明书应提供关于物质或混合物的综合信息，供在工作场所化学品控制管理框架内使用。各相关方将它作为关于包括环境危险在内的各种危险的信息源并从中获得有关安全防范的建议。这些信息是管理工作场所危险化学品的参考源。

化学品安全技术说明书同产品相联系，通常不能提供同产品可能最终使用的任何特定工作场所相关的具体信息，但如果产品具有专门的最终用途，安全数据单的信息可能具有更大的工作场所针对性。因此，这些信息使管理者能够：

1. 制订具体针对个别工作场所的积极的工人保护措施方案，其中包括训练；

2. 考虑保护环境可能需要的任何措施。

此外，化学品安全技术说明书也为 GHS 中其他的目标对象提供重要的信息源。所以某些信息要素可供下述人员使用：

1. 参与危险货物运输的人员；

2. 急救人员（包括解毒中心的工作人员）；

3. 参与专业使用农药的人员和消费者。

《化学品分类和标签规范 第 1 部分：通则》（GB 30000.1—2024）第 6 部分给出了具体要求。《化学品安全技术说明书 内容和项目顺序》（GB/T 16483—2008）提供了更加细致具体的规范。

（一）应编制化学品安全技术说明书的化学品范围

凡以下物质和混合物，均应编制化学品安全技术说明书。

1. 符合 GHS 制度下物理、健康或环境危害分类标准的物质和混合物，以及所含成分达到致癌性、生殖毒性或靶器官毒性标准且浓度超过混合物标准规定的临界值/浓度极限值的所有混合物。每个健康和环境危害种类的临界值/浓度极限值表见表 8-41。

表 8-41　每个健康和环境危害种类的临界值/浓度极限值

危险种类	临界值/浓度极限值
急性毒性	≥1.0%
皮肤腐蚀/刺激	≥1.0%
严重眼损伤/眼刺激	≥1.0%
呼吸道致敏/皮肤致敏	≥0.1%
生殖细胞致突变性（类别 1）	≥0.1%
生殖细胞致突变性（类别 2）	≥1.0%
致癌性	≥0.1%
生殖毒性	≥0.1%
特异性靶器官毒性（一次接触）	≥1.0%
特定目标器官毒性（反复接触）	≥1.0%
吸入危害（类别 1）	≥1.0%
吸入危害（类别 2）	≥1.0%
对水生环境的危害	≥1.0%

2. 未达到 GHS 制度下物理、健康或环境危害分类标准但含有一定浓度危害性成分的混合物，主管部门也可要求提供化学品安全技术说明书。

（二）化学品安全技术说明书的格式

《化学品分类和标签规范 第 1 部分：通则》（GB 30000.1—2024）明确规定：化学品安全技术说明书中的信息应使用下列 16 个标题按如下顺序提供。

每部分的标题、编号和前后顺序不应随意变更，具体标题及顺序如下：

-1- 化学品及企业标识；

-2- 危险性概述；

-3- 成分/组成信息；

-4- 急救措施；

-5- 消防措施；

-6- 泄露应急处理；

-7- 操作处置与储存；

-8- 接触控制和个体防护；

-9- 理化特性；

-10- 稳定性和反应性；

-11- 毒理学信息；

-12- 生态学信息；

-13- 废弃处置；

-14- 运输信息；

-15- 法规信息；

-16- 其他信息。

前述 16 部分要清楚地分开，排版要醒目。在 16 部分下面填写相关的信息，该项如果无数据，应写明无数据原因。

前述 16 部分可以根据内容细分出小项（主要条目），小项标题排版要醒目。与 16 部分不同的是这些小项（主要条目）不编号。使用小项标题时，应按照规定的顺序排列（详见后文）。

化学品安全技术说明书的每一页都要注明该种化学品的名称，名称应与标签上的名称一致，同时注明日期和编号。日期是指最后修订的日期。页码中应包括总页数，或者显示总页数的最后一页。其中：

——化学品的名称应该是化学名称或用在标签上化学品的名称。如果化学名称太长，缩写名称应在第 1 部分或第 3 部分描述。

——编号和修订日期（版本号）写在化学品安全技术说明书的首页，每页可填写化学品安全技术说明书编号和页码。

——第 1 次修订的修订日期和最初编制日期应写在化学品安全技术说明书的首页。

化学品安全技术说明书正文的书写应该简明、扼要、通俗易懂。推荐采用常用词语。化学品安全技术说明书应该使用用户可接受的语言书写。

（三）化学品安全技术说明书的内容

《化学品分类和标签规范 第 1 部分：通则》（GB 30000. 1—2024）明确规定：

——如适用和可获得，《化学品安全技术说明书 内容和项目顺序》（GB/T 16483—2008）给出的最低限度的信息列在安全技术说明书的有关标题下。如果在某一特定小标题下具体的信息不适用或不能获得，应明确说明。安全技术说明书上不能留有任何空白。

——有些小标题涉及国家性或区域性信息，如“职业接触限值”，供应商或雇主应将适当的、与化学品安全技术说明书所针对和产品所供应的国家或区域有关的信息收列在对应小标题下。

化学品安全技术说明书应提供的最低限度信息见表 8-42。说明书中信息的来源一般不用详细说明；最好提供信息来源，以便阐明依据。

管理部门可要求提供补充信息。

表 8-42　化学品安全技术说明书应提供的最低限度信息

顺序	标题	信息内容
1	化学品及企业标识	(1) 主要标明化学品的名称，该名称应与安全标签上的名称一致，建议同时标注供应商的产品代码。 (2) 应标明供应商的名称、地址、电话号码、应急电话、传真和电子邮件地址。 (3) 该部分还应说明化学品的推荐用途和限制用途。
2	危险性概述	(1) 该部分应标明化学品主要的物理和化学危险性信息，以及对人体健康和环境影响的信息，如果该化学品存在某些特殊的危险性质，也应在此处说明。 (2) 如果已经根据 GHS 对化学品进行了危险性分类，应标明 GHS 危险性类别，同时应注明 GHS 的标签要素，如象形图或符号、防范说明，危险信息和警示词等。象形图或符号如火焰、骷髅和交叉骨可以用黑白颜色标识。GHS 分类未包括的危险性（如粉尘爆炸危险）也应在此处注明。 (3) 应注明人员接触后的主要症状及急症综述。
3	成分/组成信息	该部分应注明该化学品是物质还是混合物。 物质： (1) 应提供化学名或通用名、美国化学文摘登记号（CAS 号）及其他标识符。 (2) 如果某种物质按 GHS 分类标准分类为危险化学品，则应列明包括对该物质的危险性分类产生影响的杂质和稳定剂在内的所有危险组分的化学名或通用名，以及浓度或浓度范围。 混合物： (1) 如果是混合物，不必列明所有组分。 (2) 如果按 GHS 标准被分类为危险的组分，并且其含量超过了浓度限值，应列明该组分的名称信息、浓度或浓度范围。对已经识别出的危险组分，也应该提供被识别为危险组分的那些组分的化学名或通用名、浓度或浓度范围。
4	急救措施	(1) 该部分应说明必要时应采取的急救措施及应避免的行动，此处填写的文字应该易于被受害人和（或）施救者理解。 (2) 根据不同接触方式将信息细分为：吸入、皮肤接触、眼睛接触和食入。 (3) 该部分应简要描述接触化学品后的急性和迟发效应、主要症状和对健康的主要影响，详细资料可在第 11 部分列明。 (4) 如有必要，应包括对保护施救者的忠告和对医生的特别提示。 (5) 如有必要，还要给出及时的医疗护理和特殊的治疗。
5	消防措施	(1) 该部分应说明合适的灭火方法和灭火剂，如有不合适的灭火剂也应在此处标明。 (2) 应标明化学品的特别危险性（如产品是危险的易燃品）。 (3) 标明特殊灭火方法及保护消防人员特殊的防护装备。
6	泄漏应急处理	(1) 该部分应包括以下信息： ——作业人员防护措施、防护装备和应急处理程序。 ——环境保护措施。 ——泄漏化学品的收容、清除方法及所使用的处置材料（如果和第 13 部分不同，列明恢复、中和和清除方法）。 (2) 提供防止发生次生危害的预防措施。

表8-42　续1

顺序	标题	信息内容
7	操作处置与储存	操作处置： ——应描述安全处置注意事项，包括防止化学品人员接触、防止发生火灾和爆炸的技术措施和提供局部或全面通风、防止形成气溶胶和粉尘的技术措施等。还应包括防止直接接触不相容物质或混合物的特殊处置注意事项。 储存： ——应描述安全储存的条件（适合的储存条件和不适合的储存条件）、安全技术措施、同禁配物隔离储存的措施、包装材料信息（建议的包装材料和不建议的包装材料）。
8	接触控制和个体防护	（1）列明容许浓度，如职业接触限值或生物限值。 （2）列明减少接触的工程控制方法，该信息是对第 7 部分内容的进一步补充。 （3）如果可能，列明容许浓度的发布日期、数据出处、试验方法及方法来源。 （4）列明推荐使用的个体防护设备。例如：呼吸系统防护；手防护；眼睛防护；皮肤和身体防护。 （5）标明防护设备的类型和材质。 （6）化学品若只在某些特殊条件下才具有危险性，如量大、高浓度、高温、高压等，应标明这些情况下的特殊防护措施。
9	理化特性	（1）该部分应提供以下信息： ——化学品的外观与性状，例如：物态、形状和颜色； ——气味； ——pH 值，并指明浓度； ——熔点/凝固点； ——沸点、初沸点和沸程； ——闪点； ——燃烧上下极限或爆炸极限； ——蒸汽压； ——蒸气密度； ——密度/相对密度； ——溶解性； ——n-辛醇/水分配系数； ——自燃温度； ——分解温度。 （2）如有必要，应提供下列信息： ——气味阈值； ——蒸发速率； ——易燃性（固体、气体）； （3）也应提供化学品安全使用的其他资料，例如放射性或体积密度等。 （4）应使用 SI 国际单位制单位，见 ISO 1000：1992 和 ISO 1000：Amd 1：1998①。可以使用非 SI 单位，但只能作为 SI 单位的补充。 （5）必要时，应提供数据的测定方法。

① ISO 1000：1992 和 ISO 1000：Amd 1：1998 已被世界标准组织（ISO）撤回并被 ISO 80000-1：2009 替代，后者已被 ISO 80000-1：2022 替代。

表8-42　续2

顺序	标题	信息内容
10	稳定性和反应性	（1）该部分应描述化学品的稳定性和在特定条件下可能发生的危险反应。 （2）应包括以下信息： ——应避免的条件（例如：静电、撞击或震动）； ——不相容物质； ——危险的分解产物，一氧化碳、二氧化碳和水除外。 （3）填写该部分时应考虑提供化学品的预期用途和可预见的错误用途。
11	毒理学信息	（1）该部分应全面、简洁地描述使用者接触化学品后产生的各种毒性作用（健康影响）。 （2）应包括以下信息： ——急性毒性； ——皮肤刺激或腐蚀； ——眼睛刺激或腐蚀； ——呼吸或皮肤过敏； ——生殖细胞突变性； ——致癌性； ——生殖毒性； ——特异性靶器官系统毒性——一次性接触； ——特异性靶器官系统毒性——反复接触； ——吸入危害。 （3）还可以提供下列信息： ——毒物代谢动力学、代谢和分布信息。（体外致突变实验数据如Ames实验数据，在生殖细胞致突变条目中描述。） （4）如果可能，分别描述一次性接触、反复接触与连续接触所产生的毒作用；迟发效应和即时效应应分别说明。 （5）潜在的有害效应，应包括毒性值（例如急性毒性估计值）测试观察到的有关症状、理化和毒理学特性。 （6）应按照不同的接触途径（如：吸入、皮肤接触、眼睛接触、食入）提供信息。 （7）如果可能，提供更多的科学实验产生的数据或结果，并标明引用文献资料来源。 （8）如果混合物没有作为整体进行毒性试验，应提供每个组分的相关信息。
12	生态学信息	（1）该部分提供化学品的环境影响、环境行为和归宿方面的信息，如： ——化学品在环境中的预期行为，可能对环境造成的影响/生态毒性； ——持久性和降解性； ——潜在的生物累积性； ——土壤中的迁移性。 （2）如果可能，提供更多科学实验产生的数据或结果，并标明引用文献资料来源。 （3）如果可能，提供任何生态学限值。
13	废弃处置	（1）该部分包括为安全和有利于环境保护而推荐的废弃处置方法信息。 （2）这些处置方法适用于化学品（残余废弃物），也适用于任何受污染的容器和包装。 （3）提醒下游用户注意当地废弃处置法规。

表8-42 续3

顺序	标题	信息内容
14	运输信息	(1) 该部分包括国际运输法规规定的编号与分类信息，这些信息应根据不同的运输方式，如陆运、海运和空运进行区分。 (2) 应包含以下信息： ——联合国危险货物编号（UN号）； ——联合国运输名称； ——联合国危险性分类； ——包装组（如果可能）； ——海洋污染物（是/否）； ——提供使用者需要了解或遵守的其他运输或运输工具有关的特殊防范措施。 (3) 可增加其他相关法规的规定。
15	法规信息	(1) 该部分应标明使用本SDS的国家或地区中，管理该化学品的法规名称。 (2) 提供与法律相关的法规信息和化学品标签信息。 (3) 提醒下游用户注意当地废弃处置法规。
16	其他信息	(1) 该部分应进一步提供上述各项未包括的其他重要信息。 ——例如：可以提供需要进行的专业培训、建议的用途和限制的用途等。 (2) 参考文献可在本部分列出。

说明：

1. 本表列出了化学品安全技术说明书（SDS）中16部分应包括的主要条目（也称为“小项”，表格中使用下划线突出显示）。

2. 未列入的条目可以根据需要追加。有些信息与SDS有关但未作为条目列入，可以根据需要在相关项目下追加。

3. 对于给定的化学品，并非所有条目都使用，可以根据情况具体选择。

（四）化学品安全技术说明书的编制

化学品安全技术说明书应使其读者了解物质或混合物的危险，提供有关物质或混合物安全储存、运输和处置的信息。化学品安全技术说明书载有接触物质或混合物的潜在健康影响，以及如何安全使用的信息，还载有在物理化学性质或环境影响方面，有关使用、储存、运输该物质或混合物，以及应急措施方面的信息等。

化学品安全技术说明书上填写的信息应简单明了。

在编制化学品安全技术说明书时，应考虑作业场所的使用者，提供的信息应一致、完整，化学品安全技术说明书的全部或部分内容，可以用来向工人、雇主、卫生和安全专业人员、急救人员、有关政府机构及社区人员传达信息。

化学品安全技术说明书使用的语言应简单、明了和准确，避免行话、简写和缩略语。不得使用含糊不清和误导的语言。不宜使用“不影响健康”“在大多数情况下使用安全”或“无害”等词语。某些性质的信息可能并不重要，或技术上不可能提供，如果是这种情况，应在每个栏目下清楚地说明原因。如果注明不存在某种危险，化学品安全技术说明书应清楚地区分情况：是分类的人不掌握有关资料，还是已知的试验结果为否定。

应注明化学品安全技术说明书的最初编制日期，并放在显著位置。修订的化学品安全技术说明书，应注明最初编制日期以及版本编号、修订日期（指最后修订的日期）等其他说明。

第六节｜进出口危险化学品及其包装检验

《危险化学品安全管理条例》规定：危险化学品，是指具有毒害、腐蚀、爆炸、燃烧、助燃等性质，对人体、设施、环境具有危害的剧毒化学品和其他化学品；危险化学品目录，由国务院安全生产监督管理部门会同国务院各相关主管部门，根据化学品危险特性的鉴别和分类标准确定、公布，并适时调整。

一、进出口危险化学品及其包装检验的发展历程

2002 年，国务院首次颁布《危险化学品安全管理条例》(国务院令第 344 号)，该条例的第七十二条指出：危险化学品的进出口管理依照国家有关规定执行。

2011 年 3 月 2 日，国务院颁布了新修订的《危险化学品安全管理条例》（国务院令第 591 号)，对危险化学品生产、储存、使用、经营和运输等环节的安全管理进行了规范。① 该条例第六条规定：质量监督检验检疫部门负责核发危险化学品及其包装物、容器（不包括储存危险化学品的固定式大型储罐）生产企业的工业产品生产许可证，并依法对其产品质量实施监督，负责对进出口危险化学品及其包装实施检验。同时，该条例第十五条和第十七条分别明确规定：

“危险化学品生产企业应当提供与其生产的危险化学品相符的化学品安全技术说明书，并在危险化学品包装（包括外包装件）上粘贴或者拴挂与包装内危险化学品相符的化学品安全标签。化学品安全技术说明书和化学品安全标签所载明的内容应当符合国家标准的要求。危险化学品生产企业发现其生产的危险化学品有新的危险特性的，应当立即公告，并及时修订其化学品安全技术说明书和化学品安全标签。”

“危险化学品的包装应当符合法律、行政法规、规章的规定以及国家标准、行业标准的要求。危险化学品包装物、容器的材质以及危险化学品包装的型式、规格、方法和单件质量（重量），应当与所包装的危险化学品的性质和用途相适应。”

根据国家质检总局的职能设置，各质量监督机构负责核发危险化学品及其包装物、容器（不包括储存危险化学品的固定式大型储罐）生产企业的工业产品生产许可证，并依法对其产品质量实施监督；各检验检疫机构负责对进出口危险化学品及其包装实施检验。

2015 年，按照《危险化学品安全管理条例》有关规定，国家安全生产监督管理总局会同工业和信息化部、公安部、环境保护部、交通运输部、农业部、国家卫生计生委、国家质检总局、铁路局、民航局制定了《危险化学品目录（2015 版）》。《危险化学品目录（2015 版）》于 2015 年 5 月 1 日起实施。《危险化学品名录（2002 版）》(国家安全生产监督管理总局公告 2003 年第 1 号)、《剧毒化学品目录（2002 年版）》（国家安全生产监督管理总局等 8 部门公告 2003 年第 2 号）同时予以废止。

为有效实施《危险化学品目录（2015 版）》，国家安全生产监督管理总局组织编制了《危险化学品目录（2015 版）实施指南（试行）》(详见本书附录 6)。

2018 年，国务院机构改革方案中明确“将国家质量监督检验检疫总局的出入境检验检疫管理职责和队伍划入海关总署”。自 2018 年 4 月 20 日起，进出口危险化学品及其包装检验工作由各地海关负责实施。

---

① 《国务院关于修改部分行政法规的决定》(国务院令第 645 号）对该条例的修订不涉及海关相关职能。

二、危险化学品登记管理和鉴定制度

国家通过《危险化学品安全管理条例》第六十六条“国家实行危险化学品登记制度，为危险化学品安全管理以及危险化学品事故预防和应急救援提供技术、信息支持”建立了危险化学品登记制度。

国家通过《危险化学品安全管理条例》第一百条“化学品的危险特性尚未确定的，由国务院安全生产监督管理部门、国务院环境保护主管部门、国务院卫生主管部门分别负责组织对该化学品的物理危险性、环境危害性、毒理特性进行鉴定”建立了危险化学品鉴定制度。

需要注意的是，相关制度如何衔接还有待各相关职能部门进一步推进，以下所列内容仅供学习参考。

（一）登记制度有关要求

《危险化学品安全管理条例》第六十七条“危险化学品登记的具体办法由国务院安全生产监督管理部门制定”的条款，授权国家安全生产监督管理总局制定具体的登记管理办法。

根据《危险化学品安全管理条例》的授权，国家安全生产监督管理总局令第53号发布了新版《危险化学品登记管理办法》，取代了旧版《危险化学品登记管理办法》（国家经济贸易委员会令第35号）。

1. 登记主体

《危险化学品安全管理条例》第六十七条中规定：“危险化学品生产企业、进口企业，应当向国务院安全生产监督管理部门负责危险化学品登记的机构（以下简称危险化学品登记机构）办理危险化学品登记。”

《危险化学品登记管理办法》第十条进一步明确的登记时间为：“新建的生产企业应当在竣工验收前办理危险化学品登记。进口企业应当在首次进口前办理危险化学品登记。”

2. 登记内容

《危险化学品安全管理条例》第六十七条中规定：“危险化学品登记包括下列内容：（一）分类和标签信息；（二）物理、化学性质；（三）主要用途；（四）危险特性；（五）储存、使用、运输的安全要求；（六）出现危险情况的应急处置措施。”

《危险化学品登记管理办法》第十二条进一步明确的登记内容为：“危险化学品登记应当包括下列内容：（一）分类和标签信息，包括危险化学品的危险性类别、象形图、警示词、危险性说明、防范说明等；（二）物理、化学性质，包括危险化学品的外观与性状、溶解性、熔点、沸点等物理性质，闪点、爆炸极限、自燃温度、分解温度等化学性质；（三）主要用途，包括企业推荐的产品合法用途、禁止或者限制的用途等；（四）危险特性，包括危险化学品的物理危险性、环境危害性和毒理特性；（五）储存、使用、运输的安全要求，其中，储存的安全要求包括对建筑条件、库房条件、安全条件、环境卫生条件、温度和湿度条件的要求，使用的安全要求包括使用时的操作条件、作业人员防护措施、使用现场危害控制措施等，运输的安全要求包括对运输或者输送方式的要求、危害信息向有关运输人员的传递手段、装卸及运输过程中的安全措施等；（六）出现危险情况的应急处置措施，包括危险化学品在生产、使用、储存、运输过程中发生火灾、爆炸、泄漏、中毒、窒息、灼伤等化学品事故时的应急处理方法，应急咨询服务电话等。”

3. 对同一品种登记的具体规定

《危险化学品安全管理条例》第六十七条中规定：“对同一企业生产、进口的同一品种的危险化学品，不进行重复登记。危险化学品生产企业、进口企业发现其生产、进口的危险化学品有新的危险特性的，应当及时向危险化学品登记机构办理登记内容变更手续。”

《危险化学品登记管理办法》第十一条进一步明确的相关要求为：“同一企业生产、进口同一品种危险化学品的，按照生产企业进行一次登记，但应当提交进口危险化学品的有关信息。进口企业进口不同制造商的同一品种危险化学品的，按照首次进口制造商的危险化学品进行一次登记，但应当提交其他制造商的危险化学品的有关信息。生产企业、进口企业多次进口同一制造商的同一品种危险化学品的，只进行一次登记。”

（二）化学品危险性鉴定管理

各相关部委根据《危险化学品安全管理条例》制定了以下相关制度：

1. 国家安全生产监督管理总局于2013年7月10日发布了《化学品物理危险性鉴定与分类管理办法》（国家安全生产监督管理总局令第60号），自2013年9月1日起施行。

2. 环境保护部于2012年10月10日发布了《危险化学品环境管理登记办法（试行）》（环境保护部令第22号），自2013年3月1日起施行；随后又于2014年发布了《重点环境管理危险化学品目录》（环办〔2014〕33号），要求据此全面启动危险化学品环境管理登记工作。①

3. 国家卫生和计划生育委员会于2015年6月9日修订了《化学品毒性鉴定管理规范》（国卫疾控发〔2015〕69号），替换了《化学品毒性鉴定管理规范》（卫法监发〔2000〕420号）。

海关根据《进出口商品检验法》第十七条“为出口危险货物生产包装容器的企业，必须申请商检机构进行包装容器的性能鉴定。生产出口危险货物的企业，必须申请商检机构进行包装容器的使用鉴定。使用未经鉴定合格的包装容器的危险货物，不准出口”的要求，以及《危险化学品安全管理条例》第六条“负责对进出口危险化学品及其包装实施检验”的分工，开展进出口危险化学品及其包装的检验监管工作。涉及化学品危险性鉴定的内容可参见本章前文危险货物特性分类鉴别有关内容。在实际工作中也请密切关注应急管理部、生态环境部、卫生健康委员会等主管部门的政策调整。

三、进出口危险化学品及其包装检验

海关对列入国家《危险化学品目录》的进出口危险化学品实施检验。

对危险化学品和普通化学品共用一个海关编码的进出口商品，如果企业申报的品名不是《危险化学品名录》内的商品，也不属于危险货物或有其他检验检疫监管要求，且不需要出具检验检疫证书的，可不实施检验。

需要特别注意的是，国务院办公厅于2016年11月印发了《危险化学品安全综合治理方案》（国办发〔2016〕88号），提出开展危险化学品安全综合治理的主要工作。一是全面摸排危险化学品安全风险，建立危险化学品安全风险分布档案。二是有效防范遏制危险化学品重特大事故，加强高危化学品、重大危险源、涉及危险化学品重大风险功能区、危险化学品运输安全等方面的管控，全面启动实施人口密集区危险化学品生产、储存企业搬迁。三是健全危险化学品安全监管体制机制，进一步健全和完善政府监管责任体系，建立更加有力的统筹协调机制，强化行业主管部门危险化学品安全管理责任。四是进一步完善危险化学品安全法律法规和有关标准，强化对危险化学品安全的依法治理。五是加强规划布局和准入条件等源头管控，统筹地方国民经济和社会发展规划、城市总体规划、土地利用总体规划编制，规范产业布局，严格安全准入，加强危险化学品建设工程设计、施工质量管理。六是依法推动企业落实主体责任，深入推进安全生产标准化建设，严格规范执法检查，加大对安全生产失信企业惩戒力度。七是大力提升危险化学品安全保障能力，强化危险化学品安全监管队伍建设，充分利用社会力量，提高监管效率。八是加强危险化学品安全监管信息化建设，建立全国危险化学品监管信息共享平台。九是加强危险化学品应急救援工作，强化危险化学品专业应

① 根据《关于废止部分环保部门规章和规范性文件的决定》（环境保护部令第40号），《危险化学品环境管理登记办法（试行）》已于2016年7月13日废止。

急能力建设。十是加强危险化学品安全宣传教育和人才培养，大力推进危险化学品安全宣传普及，加强化工行业管理人才、产业工人培养。

应急管理部、工业和信息化部、公安部、交通运输部于2020年5月30日联合发布了《特别管控危险化学品目录（第一版）》（应急管理部、工业和信息化部、公安部、交通运输部公告2020年3号，详见本书附录5），对硝酸铵等20种危险化学品研究推进实施相关管控措施，最大限度降低安全风险，有效防范遏制重特大事故。因此，在对进出口危险化学品实施检验时，除应严格按照进出口相关制度开展作业的同时，还应密切关注国家对危险化学品管理和安全生产等领域的相关要求，并将特定危险化学品进出口信息及时通报相关主管部门，确保在依法依规实施检验的同时，有效落实海关职能范围内的危险化学品安全综合治理工作。

（一）制度依据

1.《关于进出口危险化学品及其包装检验监管有关问题的公告》（海关总署公告2020年第129号）。

2.《关于进一步加强进口危险化学品检验监管的公告》（海关总署公告2023年第29号）。

（二）检验要求

危险化学品进出口企业应当保证危险化学品符合以下要求：

1. 我国国家技术规范的强制性要求（进口产品适用）；

2. 有关国际公约、国际规则、条约、协议、议定书、备忘录等；

3. 输入国家或者地区技术法规、标准（出口产品适用）；

4. 海关总署以及国家质检总局制定的技术规范、标准。

（三）检验内容

1. 进出口危险化学品检验的内容

（1）产品的主要成分（组分）信息、物理及化学特性、危险类别等是否符合公告的规定。

（2）产品包装上是否有危险公示标签（进口产品应有中文危险公示标签），是否随附安全数据单（进口产品应附中文安全数据单）；危险公示标签、安全数据单的内容是否符合公告的规定。

用作食品、食品添加剂的进出口危险化学品，应符合食品安全相关规定。

2. 进出口危险化学品包装检验的内容

（1）对进口危险化学品所用包装，应检验包装型式、包装标记、包装类别、包装规格、单件重量、包装使用状况等是否符合公告的规定。

（2）对出口属于危险货物的危险化学品的包装，应按照海运、空运、公路运输及铁路运输出口危险货物包装检验管理规定、标准实施性能检验和使用鉴定，分别出具出境货物运输包装性能检验结果单、出境危险货物运输包装使用鉴定结果单。

出口危险货物包装检验有关内容详见本章第三节。

（四）进口检验实施

根据海关总署公告2023年第29号，海关自2023年4月起对进口危险化学品实施批批“审单验证+口岸检验或者目的地检验”模式，根据进口危险化学品属性和危险货物包装类型设定检验作业环节（地点）和比例。

1. 安全生产

进口危险化学品及其包装检验人员应在确保安全的前提下，根据产品的具体危险特性，选取符合安全要求的地点和方式实施现场检验，具体安全要求如下。

（1）人员要求

海关执法人员应接受过危险化学品和相关检验工作安全培训，了解所检商品的危险特性、安全操作的有关知识及处理方法；检验前仔细阅读危险公示标签和安全数据单中的内容；检验过程应有其他人员陪同，以确保其人身安全；陪同人员应受过专门训练，并清楚地观察到检验地点及整个操作过程。

（2）设备要求

操作设备要与危险化学品的性质相适应并符合使用要求；必要时，应穿戴相应安全防护用品。

（3）场地要求

现场检验机构应要求检验场地运营单位提供符合相关安全要求的环境和安全防护条件。如应设有安全通道、符合要求的照明和通风条件；储罐或槽车要有防止摔落的安全设施；应防止堆垛容器和散装货物的倒塌。港口危险化学品码头设有安全通道及应急安全消防设施；危险化学品运输船舶应设定危险化学品抽/采样工作区域。

（4）操作要求

操作前应仔细观察危险化学品的外观、包装、标记、批号等。如同一批危险化学品中包括不同生产企业的产品或小同批号，或者有异常情况，都应分别处理。操作过程中要细心观察，同时注意商品的堆存情况、周围环境、包装情况、天气情况等，尽可能多方面了解情况，并应做好详细的记录。

2. 单证审核

进口危险化学品的收货人或者其代理人报关时，应提供下列材料：

（1）《进口危险化学品企业符合性声明》①；

（2）对需要添加抑制剂或稳定剂的产品，应提供实际添加抑制剂或稳定剂的名称、数量等情况说明；

（3）中文危险公示标签（散装产品除外）、中文安全数据单的样本。

属于危险货物的，申报数据还应填报危险类别、包装类别（散装产品除外）、联合国危险货物编号（UN 编号）、联合国危险货物包装标记（包装 UN 标记）（散装产品除外）。

3. 进口危险化学品检验

（1）检验批。

以同一申报批、同一输入国（地区）、同一规格产品为一检验批。检验人员应根据所申报的货物选择适用检验标准或规程实施现场检验。

（2）现场检查的一般要求。

检验人员需现场确认货物的品名、规格、包装、数/重量是否与申报资料一致，核查进口危险化学品的包装方式、危险公示信息等是否符合要求等。

①核查申报产品货证是否相符：检验产品包装上标记的品名、危险类别或项别、次要危险性是否与申报材料一致；产品的成分构成信息——化学名称、普通名称、同物异名及混合物的临界水平的所有成分的化学名称和浓度范围是否与申报材料相一致；产品的物理特性、化学特性是否与申报材料相一致；产品的品质、数量、重量是否符合安全、卫生、健康、环境保护、防止欺诈等要求。

②核查申报产品的危险公示标签是否符合要求：检验产品是否按照《化学品安全标签编写规定》（GB 15258—2009）要求，在产品包装的醒目位置加贴、拴挂或喷印标签，标签信息内容至少包括产品标识、象形图、信号、危险说明、防范说明等基本要素，并应真实准确。

③核查申报产品安全数据单是否符合要求：检验产品随附的安全数据单的制造商/供应商及产品信息是否真实、齐全、有效，并与申报材料相一致；安全性信息完整、准确，应至少包含《全球化学品统一分类和标签制度》（GHS）规定的 16 项基本信息。

---

① 样式见第三章第一节《关于进出口危险化学品及其包装检验监管有关问题的公告》（海关总署公告 2020 年第 129 号）附件 1。

（3）现场检查的其他要求。

①对进口散装危险化学品，应及时掌握散装货船的靠岸时间，上船核查前应向船方了解货物积载情况及装港、海运的有关信息。如发现货物异常，应做好详细记录，必要时应摄取影像资料，并要求船方确认。

②用作食品、食品添加剂、涂料等的进口危险化学品，还应依据相关进口商品的检验管理要求实施检验。

③我国国家标准对产品中有毒有害物质有限量要求的，应依据国家标准强制性要求实施检验。

（4）抽样送检。

进口危险化学品需要取样送检的，可视情况现场抽样送有资质的实验室进行检测验证。

检测抽取样品应具有代表性，全面、真实、准确地反映进口危险化学品情况。样品数量应满足检验、复验、留存备查或者仲裁要求。抽样基本要求如下。

①同一申报批、同一规格产品为一检验批。

②危险特性分类和成分鉴别按照《化工产品采样总则》（GB/T 6678）确定抽样数量和样品数量，并按照《固体化工产品采样通则》（GB/T 6679）或《液体化工产品采样通则》（GB/T 6680）的要求进行抽样。

③抽样时，抽样人员应在适当防护措施下抽取样品，并填写抽/采样凭证。

④用于抽样的工具和盛放样品的容器应保持清洁卫生、干燥、无异味，特性应与拟装样品的危险特性相容，不能与样品发生反应或使样品受到污染。

⑤抽样后根据需要妥善包装并粘贴专用封样胶带，填写并在包装封口处加贴样品标等，及时将样品送有资质的实验室/检测中心检测。

4. 进口危险化学品包装检验

（1）包装标记与标签核查：

①检查包装的危险化学品包装标记（标注）是否符合规定；

②检查包装标记的字体大小是否得当；

③检查包装上危险性运输警示标签的加贴是否符合规定。

（2）包装使用情况核查：

①进口危险化学品属于危险货物的，根据内装危险化学品的联合国编号，在联合国《规章范本》或者相应运输方式的《国际海运危险货物规则》“危险货物一览表”中相应条目中查找该危险货物适应的包装规范编码及特殊规定编码（如有）。在联合国《规章范本》中“容器的使用”或者相应运输方式的《国际海运危险货物规则》中检索该包装规范代码及特殊规定中的具体包装要求，检查进口危险化学品实际使用包装件的型式、规格、单件重量（容积及毛净重）是否符合上述相关要求，是否与申报信息一致。

②检查进口危险化学品容器包装类别的适用性及具体包装型式的使用合规性。

③检查包装件外观情况。检查危险化学品有无撒漏在容器外表面、外容器与内容器或内贮器之间。必要时采取堆码、倒置、气密、液压等检验方式检查确认包装件的防护性及运输适应性。

④检查在运输过程中需添加保护性液体或惰性气体、添加抑制剂等的危险化学品包装，是否添加了相应保护性液体、惰性气体、抑制剂或稳定剂。

⑤检查包装容器及配件、附加材料材质与所装危险化学品的适用性。

⑥检查液体危险化学品的充填量。

⑦检查衬垫或吸附材料与所装危险化学品的适用性。

5. 进口危险化学品及其包装检验结果判定及处置

（1）合格判定。

对仅实施现场检验的，经现场检验符合相关规定，即判定该检验批合格；不符合要求的，判定该检验批不合格。

对实施现场检验和实验室检测的，经现场检验和实验室检测均符合相关规定，即判定该检验批合格；如有一项不符合要求即判定该检验批不合格。

（2）不合格处置。

经检验不合格的进口危险化学品及其包装，如经标签整改、使用救助包装等技术处理，能够符合货物运输、销售及使用安全规定的，可视情况通知当事人进行整改。复验合格后，允许放行；否则，按照相关规定要求予以退运或销毁处理。

①危险公示信息不合格处置。

进口危险化学品及其包装属于危险公示信息不合格的，监督企业整改，重新检验合格后签发相关单证。整改后，经重新检验仍不合格的不准清关。危险公示信息检验不合格情况主要包括：

——货物信息与申报资料不符；

——货物上未加贴中文危险公示标签（散装产品除外），或标签的内容不真实、不完整、不准确；

——未随附中文安全数据单或安全数据单的信息不真实、不完整、不准确。

②包装不合格处置。

可视包装不合格情况，采取使用救助容器、更换包装等形式进行技术整理，整改合格后签发相关单证。整改后仍不符合要求的，按照相关规定要求予以退运或销毁处理。

（五）出口检验实施

严格落实出口危险化学品及其包装“产地检验、口岸查验”要求，产地海关应按照相关技术规范的要求实施包装检验和内容物检验；离境口岸实施口岸查验，包括包装、货证相符等。

严格实施出口危险货物包装产地检验的要求，产地海关应按照出口危险货物包装检验的技术规范实施性能检验和使用鉴定。检验其内容物与出口企业所申报的货物是否一致，其使用的包装是否正确。

1. 单证审核

出口危险化学品的发货人或者其代理人向海关申报时，应提供下列材料：

（1）《出口危险化学品生产企业符合性声明》①；

（2）出境货物运输包装性能检验结果单（危险货物提供，散装产品及国际规章豁免使用危险货物包装的除外）；

（3）危险特性分类鉴别报告；

（4）危险公示标签（散装产品除外）、安全数据单样本，如是外文样本，应提供对应的中文翻译件；

（5）对需要添加抑制剂或稳定剂的产品，应提供实际添加抑制剂或稳定剂的名称、数量等情况说明。

2. 出口危险化学品产地检验

（1）现场核查。

产地工作人员根据申报时确认的分类鉴别结果、安全数据单、危险公示标签等文件进行现场符合性核查，并填写相关记录，核查内容如下所示。

①产品信息。核查申报货物的成分/组分信息、物理及化学性质、危险类别、包装类别是否符合

① 样式见第三章第一节《关于进出口危险化学品及其包装检验监管有关问题的公告》（海关总署公告 2020 年第 129 号）附件2。

相关规定，与危险特性分类鉴别报告、危险公示标签、安全数据单是否一致。

②危险公示标签。核查危险公示标签加贴符合性及内容完整性、准确性。

③安全数据单。核查申报货物中是否随附安全数据单，内容是否符合要求。

④产品包装。出口危险化学品包装如需实施出口危险货物包装使用鉴定的，应同时实施。不需要使用鉴定的，应记录实际情况和判断的依据。

（2）抽样送检。

根据现场核查和使用鉴定情况，确定是否需进一步抽/采样检测进行部分或全部危险项目实验室检测，以验证申报货物的危险特性与申报材料的一致性。

对需抽/采样送实验室检测的，根据实际的产品，按对应标准或技术规范的要求进行抽/采样。抽/采样应在依照安全防护要求下，根据产品的具体危险特性，选取符合安全要求的地点和方式实施。

同一生产商采用相同工艺生产的同一品名、相同组分的出口危险化学品，在出口时原则上每年至少进行一次危险特性分类鉴别检测。

3. 出口危险化学品包装使用鉴定

属于危险货物的出口危险化学品（散装产品及国际规章豁免使用危险货物包装的除外）的包装使用鉴定按本章第四节相关规定执行。

4. 检验结果处置

（1）合格评定。

对仅实施现场检验的，经现场检验符合相关规定，即判定该检验批合格；不符合要求判定该检验批不合格。

对实施现场检验和实验室检测的，经现场检验和实验室检测均符合相关规定，即判定该检验批合格；如有一项不符合要求即判定该检验批不合格。

（2）不合格处置。

对首次现场核查不合格的出口危险化学品及其包装，签发检验检疫处理通知书，允许返工整理一次。

返工整理后，在工厂检验合格的基础上，可申请重新检验；对重新检验不合格的，签发“出境货物不合格通知单”，不准出口。

5. 口岸核查

口岸工作人员对危险化学品进行核查。

核查未发现问题的，予以放行；核查发现问题的，根据问题的性质和程度，确定是否准予出口。

（六）其他要求

对危险货物（含危险化学品）及其包装的检验工作应按照要求由具备资质的人员实施。

对进出口危险货物（含危险化学品）及其包装实施检验监管的场所，应为危险货物合法的生产、储存、使用、经营场所。相关场所应分别由安全生产监督管理部门、运输管理部门进行安全条件审查、批准，并办理相应的安全许可证。

用作食品、食品添加剂的进出口危险化学品，还应符合食品安全相关规定。

第七节｜进出口烟花爆竹

按照《烟花爆竹 安全与质量》（GB 10631—2013）中的定义，烟花爆竹（Fireworks）是指“以烟火药为主要原料制成，引燃后通过燃烧或爆炸，产生光、声、色、型、烟雾等效果，用于观赏，具有易燃易爆危险的物品”。

一、进口烟花爆竹

进口的烟花爆竹，应按照《进出口商品检验法》及其实施条例实施法定检验。

（一）检验场所要求

进口烟花爆竹的检验应在符合《烟花爆竹工程设计安全标准》（GB 50161—2022）要求、具有资质的场所实施。A、B 级产品（喷花类除外），单筒药量 25 克及以上的 C 级组合烟花类产品应存放在具有危险等级 1.1 的场所；C、D 级产品（其中单筒药量 25 克以下的组合烟花类）和喷花类成品应存放在具有危险等级 1.3 的场所。

现场检验作业应遵循《烟花爆竹作业安全技术规程》（GB 11652—2012）的规定。作业前应打开仓库相应的安全出口，机动车应熄火停在仓库门口 2.5m 外。检验场所不应有无关人员靠近，检验监管人员不少于 2 人。作业应由熟练、具有资质的人员操作。

检验环境应光线充足或照明良好，无火源、无直射光或电磁场干扰。

（二）检验依据

进口烟花爆竹应符合我国国家强制性标准的要求。常用的国家标准包括但不限于表 8-43 所列（使用时应注意相关标准是否已有更新版本）。

表 8-43　常用的烟花爆竹国家标准

序号	标准号	标准名称	备注
1	GB 10631—2013	烟花爆竹 安全与质量	
2	GB/T 10632—2014	烟花爆竹 抽样检查规则	
3	GB 11652—2012	烟花爆竹作业安全技术规程	
4	GB/T 15814.1—2010	烟花爆竹烟火药成分定性测定	
5	GB/T 15814.2—1995	烟花爆竹药剂 密度测定	
6	GB/T 15814.3—1995	烟花爆竹药剂 热相容性试验 差热分析或差示扫描量热法	
7	GB 19593—2015	烟花爆竹 组合烟花	
8	GB 19594—2015	烟花爆竹 礼花弹	
9	GB 19595—2004	烟花爆竹 引火线	
10	GB 20208—2006	烟花爆竹 礼花弹发射炮筒	
11	GB/T 20209—2006	烟花爆竹用铝镁合金粉	
12	GB/T 20210—2006	烟花爆竹用铝粉	
13	GB/T 20211—2006	烟花爆竹用钛粉	
14	GB/T 20613—2006	烟花爆竹 储存运输安全性能检验规范	

表8-43　续1

序号	标准号	标准名称	备注
15	GB/T 20614—2006	烟花爆竹 烟火药中高氯酸盐含量的测定	
16	GB/T 20615—2006	烟花爆竹 烟火药中铝含量的测定	
17	GB/T 20616—2006	烟花爆竹 烟火药中铋含量的测定	
18	GB/T 20617—2006	烟花爆竹 烟火药中铁含量的测定	
19	GB/T 20618—2006	烟花爆竹 烟火药中硝酸盐含量的测定	
20	GB/T 21242—2019	烟花爆竹 禁限用物质定性检测方法	
21	GB/T 21243—2007	烟花爆竹危险等级分类方法	
22	GB 21552—2008	烟花爆竹 黑火药爆竹（爆竹类产品）	
23	GB 21553—2008	烟花爆竹 火箭（升空类产品）	
24	GB 21555—2008	烟花爆竹 双响（升空类产品）	2009年有修改单
25	GB/T 22781—2008	烟花爆竹用钛粉关键指标的测定	
26	GB/T 22782—2008	烟花爆竹用氧化铜关键指标的测定	
27	GB/T 22783—2008	烟花爆竹用硝酸钾关键指标的测定	
28	GB/T 22784—2008	烟花爆竹用铝镁合金粉关键指标的测定	
29	GB/T 22785—2008	烟花爆竹用铝粉关键指标的测定	
30	GB/T 22786—2008	烟花爆竹用高氯酸钾关键指标的测定	
31	GB/T 22787—2008	烟花爆竹用冰晶石关键指标的测定	
32	GB/T 22809—2008	烟花爆竹 安全性能检测规程	
33	GB/T 22810—2008	烟花爆竹 检验规程	
34	GB/T 22928—2008	烟花爆竹用纸	
35	GB 24426—2015	烟花爆竹 标志	
36	GB/T 26195—2010	烟花爆竹 烟火药中砷的测定	
37	GB/T 26196—2010	烟花爆竹 烟火药中碳含量的测定 高频—红外吸收法	
38	GB/T 26197—2010	烟花爆竹用硫化锑	
39	GB/T 26198—2010	烟花爆竹用铁粉	
40	GB 31368—2015	烟花爆竹 包装	
41	GB/T 35750—2017	烟花爆竹 炭粉	
42	GB/T 35756—2017	烟花爆竹 规格与命名	
43	GB/T 35757—2017	烟花爆竹 黏土	
44	GB/T 35760—2017	烟花爆竹 高氯酸钾	
45	GB/T 35761—2017	烟花爆竹用油墨（漆）中重金属含量的测试方法	
46	GB/T 38040—2019	烟花爆竹运输默认分类表	
47	GB/T 38141—2019	烟花爆竹 烘干系统技术要求	
48	GB/T 38721—2020	烟花爆竹 混药设备通用技术要求	
49	GB/T 39996—2021	烟花爆竹 烟火药发热量的测定	

表8-43　续2

序号	标准号	标准名称	备注
50	GB/T 40674—2021	烟花爆竹 环保评价方法	
51	GB/T 41644—2022	烟花爆竹 检验检测方法	
52	GB 50161—2022	烟花爆竹工程设计安全标准	

（三）检验实施

《进口烟花检验规程》（SN/T 5403.2—2021）已于2022年6月1日起实施。该标准规定了进口烟花的通用要求、检验、判定和不合格处置，适用于进口烟花的检验。

1. 技术资料

进口烟花爆竹产品应提供如下技术资料，内容应准确并互相一致：

——进口烟花经营企业的主管部门许可材料；

——进口烟花经营企业符合性声明（参见SN/T 5403.2—2021附录A）；

——进口烟花的中文标志样本和燃放说明样本，其内容应符合GB 24426的规定；

——产品结构示意图、药物成分表和产品出厂合格证明。

2. 检验监管要求

进口烟花检验实行型式试验和批检验相结合，批检验在型式试验合格前提下进行。

型式试验项目包括外观规格、标志、部件、结构和材质、禁限用药剂和药量、燃放性能、热安定性试验和碰撞试验。海关应对不同生产商的烟花按照每个类别实施型式试验，原则上每年一次。海关可根据风险大小对企业声明的产品质量安全情况（如药量、燃放性能等）、运输分类结果等实行抽查验证，其频率与风险大小相匹配。

批检验项目包括外观规格、标志、部件、销售包装和运输包装检验。海关对进口烟花实施批批检验，检验组批要求及检验项目在SN/T 5403.2—2021第5章中给出了具体的规定

在SN/T 5403.2—2021的附录B中给出了型式试验和批检验相关项目的检验方法。

二、出口烟花爆竹

（一）制度依据

1.《出口烟花爆竹检验管理办法》（国家出入境检验检疫局令第9号发布，根据海关总署令第238号修改）。

2.《关于修改〈出口烟花爆竹检验管理办法〉〈进口涂料检验监督管理办法〉附件的公告》（海关总署公告2018年第34号）。

3.《关于执行〈出口烟花爆竹检验管理办法〉有关问题的通知》（国检检函〔2000〕280号）。

（二）检验依据

出口烟花爆竹的生产企业应当按照联合国《规章范本》和有关法律、法规的规定生产、储存出口烟花爆竹。

出口烟花爆竹的检验应当严格按照国家技术规范强制性要求进行检验，对进口国（地区）法规标准或贸易合同约定标准高于我国标准的，按其标准进行检验。

出口烟花爆竹技术常用SN标准包括但不限于表8-44所列（使用时应注意相关标准是否已有更新版本）。

表 8-44　出口烟花爆竹常用的检验标准

序号	标准号	标准名称	备注
1	SN/T 0306. 1—2018	出口烟花爆竹检验规程 第 1 部分：总则	
2	SN/T 0306. 2—2018	出口烟花爆竹检验规程 第 2 部分：交收检验	
3	SN/T 0306. 3—2018	出口烟花爆竹检验规程 第 3 部分：产品安全性检验	
4	SN/T 0306. 4—2018	出口烟花爆竹检验规程 第 4 部分：烟火药剂安全性检验	
5	SN/T 0306. 5—2018	出口烟花爆竹检验规程 第 5 部分：型式试验	
6	SN/T 0306. 6—2018	出口烟花爆竹检验规程 第 6 部分：运输危险性定级	
7	SN/T 1725—2006	出口烟花爆竹术语	
8	SN/T 1726—2015	出口烟花爆竹分类	
9	SN/T 1727—2006	出口烟花爆竹危险等级分类方法	
10	SN/T 1729—2006	出口烟花爆竹用引火线检验方法	
11	SN/T 1730. 1—2006	出口烟花爆竹安全性能检验方法 第 1 部分：总则	
12	SN/T 1730. 2—2006	出口烟花爆竹安全性能检验方法 第 2 部分：75℃热稳定性试验	
13	SN/T 1730. 3—2006	出口烟花爆竹安全性能检验方法 第 3 部分：低温稳定性试验	
14	SN/T 1730. 4—2006	出口烟花爆竹安全性能检验方法 第 4 部分：抗振动试验	
15	SN/T 1730. 5—2006	出口烟花爆竹安全性能检验方法 第 5 部分：跌落试验	
16	SN/T 1730. 6—2006	出口烟花爆竹安全性能检验方法 第 6 部分：殉爆试验	
17	SN/T 1730. 7—2006	出口烟花爆竹安全性能检验方法 第 7 部分：包装鉴定	
18	SN/T 1730. 8—2014	出口烟花爆竹安全性能检验方法 第 8 部分：产品药量检测	
19	SN/T 1730. 9—2014	出口烟花爆竹安全性能检验方法 第 9 部分：警句标签检验	
20	SN/T 1730. 10—2014	出口烟花爆竹安全性能检验方法 第 10 部分：使用安全性能检验	
21	SN/T 1731. 1—2006	出口烟花爆竹用焰火药剂安全性能检验方法 第 1 部分：总则	
22	SN/T 1731. 2—2015	出口烟花爆竹用烟火药剂安全性能检验方法 第 2 部分：75℃热安定性测定	
23	SN/T 1731. 3—2006	出口烟花爆竹用焰火药剂安全性能检验方法 第 3 部分：爆发点测定	
24	SN/T 1731. 4—2006	出口烟花爆竹用焰火药剂安全性能检验方法 第 4 部分：禁用限用药物定性分析	
25	SN/T 1731. 5—2006	出口烟花爆竹用焰火药剂安全性能检验方法 第 5 部分：撞击感度测定	
26	SN/T 1731. 6—2006	出口烟花爆竹用焰火药剂安全性能检验方法 第 6 部分：摩擦感度测定	
27	SN/T 1731. 7—2006	出口烟花爆竹用焰火药剂安全性能检验方法 第 7 部分：吸湿性测定	
28	SN/T 1731. 8—2006	出口烟花爆竹用焰火药剂安全性能检验方法 第 8 部分：着火温度测定	
29	SN/T 1731. 9—2012	出口烟花爆竹用烟火药剂安全性能检验方法 第 9 部分：火焰感度测试方法	
30	SN/T 1731. 10—2012	出口烟花爆竹用烟火药剂安全性能检验方法 第 10 部分：静电火花感度测试方法	
31	SN/T 1731. 11—2014	出口烟花爆竹用烟火药剂安全性能检验方法 第 11 部分：pH 值测定方法	

表8-44　续1

序号	标准号	标准名称	备注
32	SN/T 1731.12—2014	出口烟花爆竹用烟火药剂安全性能检验方法 第12部分：时间-压力试验方法	
33	SN/T 1732.1—2014	烟花爆竹用烟火药剂 第1部分：钡含量的测定	
34	SN/T 1732.2—2014	烟花爆竹用烟火药剂 第2部分：重铬酸盐含量的测定	
35	SN/T 1732.3—2014	烟花爆竹用烟火药剂 第3部分：锌含量的测定	
36	SN/T 1732.4—2014	烟花爆竹用烟火药剂 第4部分：铜含量的测定	
37	SN/T 1732.5—2014	烟花爆竹用烟火药剂 第5部分：钛含量的测定	
38	SN/T 1732.6—2014	烟花爆竹用烟火药剂 第6部分：锶含量的测定	
39	SN/T 1732.7—2014	烟花爆竹用烟火药剂 第7部分：铅含量的测定	
40	SN/T 1732.8—2014	烟花爆竹用烟火药剂 第8部分：钠含量的测定	
41	SN/T 1732.9—2014	烟花爆竹用烟火药剂 第9部分：镁含量的测定	
42	SN/T 1732.10—2014	烟花爆竹用烟火药剂 第10部分：硫含量的测定	
43	SN/T 1732.11—2014	烟花爆竹用烟火药剂 第11部分：钾含量的测定	
44	SN/T 1732.12—2013	烟花爆竹用烟火药剂 第12部分：红磷含量的测定	
45	SN/T 1732.13—2013	烟花爆竹用烟火药剂 第13部分：硼酸含量的测定	
46	SN/T 1732.14—2015	烟花爆竹用烟火药剂 第14部分：糊精的定性检测方法	
47	SN/T 1732.15—2015	烟花爆竹用烟火药剂 第15部分：聚氯乙烯的检测方法	
48	SN/T 1732.16—2015	烟花爆竹用烟火药剂 第16部分：苦味酸的检测方法 高效液相色谱法	
49	SN/T 1732.17—2015	烟花爆竹用烟火药剂 第17部分：六氯代苯的检测方法 气相色谱法	
50	SN/T 1732.18—2015	烟花爆竹用烟火药剂 第18部分：氯化石蜡的检测方法	
51	SN/T 1732.19—2015	烟花爆竹用烟火药剂 第19部分：没食子酸的检测方法 高效液相色谱法	
52	SN/T 1732.20—2016	烟花爆竹用烟火药剂 第20部分：钡含量的测定 火焰原子吸收法	
53	SN/T 1732.23—2019	烟花爆竹用烟火药剂中铅、铬、镉、汞和砷含量的测定 电感耦合等离子体发射光谱法	
54	SN/T 1732.24—2020	烟花爆竹用烟火药剂 第24部分：砷含量的测定 原子荧光法	
55	SN/T 2498.1—2010	进出口烟花爆竹制品基本环境试验规范 试验Db：交变湿热试验方法	
56	SN/T 2498.2—2010	进出口烟花爆竹制品基本环境试验规范 试验Ed：自由跌落	
57	SN/T 2498.3—2011	进出口烟花爆竹制品基本环境试验规范 试验Z/AD：温度、湿度组合循环试验方法	
58	SN/T 2498.4—2012	进出口烟花爆竹制品基本环境试验规范：恒定湿热试验方法	
59	SN/T 3056.1—2011	烟花爆竹用化工原材料关键指标的测定 第1部分：苯二甲酸氢钾	
60	SN/T 3056.2—2011	烟花爆竹用化工原材料关键指标的测定 第2部分：氟硅酸钠	
61	SN/T 3056.3—2011	烟花爆竹用化工原材料关键指标的测定 第3部分：红丹	
62	SN/T 3056.4—2011	烟花爆竹用化工原材料关键指标的测定 第4部分：碱式碳酸铜	
63	SN/T 3056.5—2011	烟花爆竹用化工原材料关键指标的测定 第5部分：硫磺	

表8-44　续2

序号	标准号	标准名称	备注
64	SN/T 3056. 6—2011	烟花爆竹用化工原材料关键指标的测定 第 6 部分：硫酸锶	
65	SN/T 3056. 7—2011	烟花爆竹用化工原材料关键指标的测定 第 7 部分：硫酸铜	
66	SN/T 3056. 8—2011	烟花爆竹用化工原材料关键指标的测定 第 8 部分：氯酸钾	
67	SN/T 3056. 9—2011	烟花爆竹用化工原材料关键指标的测定 第 9 部分：碳酸氢钠	
68	SN/T 3056. 10—2011	烟花爆竹用化工原材料关键指标的测定 第 10 部分：碳酸锶	
69	SN/T 3056. 11—2011	烟花爆竹用化工原材料关键指标的测定 第 11 部分：铁粉	
70	SN/T 3056. 12—2011	烟花爆竹用化工原材料关键指标的测定 第 12 部分：硝酸钡	
71	SN/T 3056. 13—2011	烟花爆竹用化工原材料关键指标的测定 第 13 部分：硝酸银	
72	SN/T 3056. 14—2011	烟花爆竹用化工原材料关键指标的测定 第 14 部分：氧化铋	
73	SN/T 3056. 15—2011	烟花爆竹用化工原材料关键指标的测定 第 15 部分：重铬酸钾	
74	SN/T 3057. 1—2011	进出口烟花爆竹制品安全性能检验规范 第 1 部分：爆竹	
75	SN/T 3057. 2—2011	进出口烟花爆竹制品安全性能检验规范 第 2 部分：烟雾烟花	
76	SN/T 3057. 3—2013	出口烟花爆竹安全性能检验规范 大型地面礼花	
77	SN/T 3057. 4—2013	出口烟花爆竹安全性能检验规范 罗马烛光	
78	SN/T 3081. 1—2012	出口烟花爆竹产品检验方法 第 1 部分：通则	
79	SN/T 3081. 2—2012	出口烟花爆竹产品检验方法 第 2 部分：电子点火头测定方法	
80	SN/T 3081. 3—2012	出口烟花爆竹产品检验方法 第 3 部分：声级值测定方法	
81	SN/T 3082. 1—2012	出口烟花爆竹产品检验规范 第 1 部分：总则	
82	SN/T 3082. 2—2012	出口烟花爆竹产品检验规范 第 2 部分：旋转升空类	
83	SN/T 3082. 3—2012	出口烟花爆竹产品检验规范 第 3 部分：地面小礼花类	
84	SN/T 3082. 4—2012	出口烟花爆竹产品检验规范 第 4 部分：烟雾类	
85	SN/T 3082. 5—2012	出口烟花爆竹产品检验规范 第 5 部分：喷花类	
86	SN/T 3082. 6—2012	出口烟花爆竹产品检验规范 第 6 部分：爆竹类	
87	SN/T 3082. 7—2012	出口烟花爆竹产品检验规范 第 7 部分：摩擦炮类	
88	SN/T 3082. 8—2012	出口烟花爆竹产品检验规范 第 8 部分：造型玩具类	
89	SN/T 3082. 9—2012	出口烟花爆竹产品检验规范 第 9 部分：火箭类	
90	SN/T 3082. 10—2012	出口烟花爆竹产品检验规范 第 10 部分：吐珠类	
91	SN/T 3082. 11—2012	出口烟花爆竹产品检验规范 第 11 部分：线香类	
92	SN/T 3082. 12—2012	出口烟花爆竹产品检验规范 第 12 部分：礼花弹类	
93	SN/T 3082. 13—2012	出口烟花爆竹产品检验规范 第 13 部分：旋转类	
94	SN/T 3082. 14—2012	出口烟花爆竹产品检验规范 第 14 部分：组合类	
95	SN/T 3082. 15—2012	出口烟花爆竹产品检验规范 第 15 部分：混合包类	
96	SN/T 3629—2013	烟花爆竹制品基本环境试验规范	
97	SN/T 4158—2015	烟花爆竹中油墨（漆）重金属含量的测试方法	

（三）检验实施

1. 资料验核

主管海关对出口烟花爆竹的生产企业实施登记管理制度。生产企业登记具体要求参见《关于修改〈出口烟花爆竹检验管理办法〉〈进口涂料检验监督管理办法〉附件的公告》（海关总署公告2018年第34号，见本书第三章第一节）。

出口烟花爆竹的生产企业在申请出口烟花爆竹的检验时，应当向海关提交“出口烟花爆竹生产企业声明”（具体格式参见第三章第一节中的海关总署公告2018年第34号）。

为强化生产源头质量安全监管责任和企业安全主体责任，在合格评定过程中加强验核：

（1）企业申报产品是否在烟花爆竹安全生产许可证许可范围之内；

（2）企业申报产品是否经出厂检验合格；

（3）企业申报信息、单证与货物是否一致。

当作业流程不要求在实施检验检疫时验核相关材料（如在其他环节已对相关材料实施了验核）时，应按作业流程规定执行。但在检验检疫实施过程中仍可根据实际需要对相关材料进行验核。

检验监管过程中发现实际申报产品超出烟花爆竹安全生产许可证许可范围的，应及时通报并移交当地监管部门处置。

2. 产地检验

产地检验包括以下方面的内容。

（1）安全性能检验。

对首次出口或者原材料、配方发生变化的烟花爆竹应当实施烟火药剂安全稳定性能检测。对长期出口的烟花爆竹产品，每年应当进行不少于一次的烟火药剂安全性能检验。

针对不同的产品，分别选用对应的标准所列明的方法实施检验。

（2）分类定级测试。

在联合国《规章范本》中，按烟花爆竹具有的危险性或最主要的危险性，将其划入第1类爆炸物。第1类爆炸物又可以划分为1.1项、1.2项、1.3项和1.4项，应通过联合国《试验和标准手册》上的试验对具体的烟花爆竹产品实施分类定级。

（3）常规项目检验。

常规项目检验在其烟火药剂安全稳定性能检测合格的基础上逐批进行，针对不同的产品，分别选用对应的标准所列明的方法实施检验。

出口烟花爆竹的检验有效期为12个月。

（4）运输包装使用鉴定。

包装使用鉴定，一般可结合常规项目检验同时进行。

盛装出口烟花爆竹的运输包装，应达到Ⅱ类危险货物包装要求。

使用鉴定的具体实施参见本章第四节有关内容。

（5）外包装检查。

盛装出口烟花爆竹的运输包装，应当标有联合国规定的危险货物包装标记和出口烟花爆竹生产企业的登记代码标记［生产企业登记代码具体要求参见海关总署公告2018年第34号（见本书第三章第一节）］。

盛装出口烟花爆竹的外包装，标识的名称、数量、规格、生产企业登记代码等应与实际一致。

3. 检验检疫结果处置

凡经检验合格的出口烟花爆竹，由海关在其运输包装明显部位加贴验讫标志，按规定出具出口货物换证凭单。

出口组合类烟花爆竹（即不同花色品种的烟花爆竹混装于一个销售包装内）在组合前，每种出口烟花爆竹必须经产地机构检验合格并出具出口货物换证凭单。组合烟花爆竹的企业在出口时，凭出口货物换证凭单（正本）向口岸机构申请核查，经该机构查验核销后，方可放行出口。

4. 口岸查验

口岸海关对出口烟花爆竹实施口岸查验，防止未经检验或经检验不合格烟花爆竹出口。

口岸查验时，实施查验的具体内容主要包括：

（1）货证是否相符；

（2）是否加贴了验讫标识；

（3）外包装上是否印刷有烟花爆竹生产企业代码及产品生产批次；

（4）是否有正确的爆炸品运输警示标签；

（5）外包装是否完好无损；

（6）验讫标识的序列号是否与出口货物换证凭单所列明的一致；

（7）是否超检验检疫有效期。

凡由产地使用集装箱装运至口岸直接出口的烟花爆竹，产地机构负责监装和在集装箱上加施封识，并在出口货物换证凭单的备注栏上注明集装箱号码和封识序号。口岸机构在对其查验时只核查集装箱号码和封识序号。

口岸查验不合格的，不予出口放行。

第八节 | 出口打火机（点火枪）

一、制度依据

《关于对海运出口危险货物小型气体容器包装实施检验和管理的通知》（国检务联〔1995〕第229号）。

《关于对出口打火机、点火枪类商品实施法定检验有关问题的补充通知》（国检检函〔2001〕213号）。

《关于延长出口打火机、点火枪类商品型式试验周期的通知》（质检检函〔2003〕24号）。

《关于加强出口打火机、点火枪类商品检验监管的紧急通知》（质检检函〔2007〕756号）。

二、检验依据

出口打火机的检验应当严格执行国家法律法规规定的标准，对进口国（地区）以及贸易合同高于我国法律法规规定标准的，按其标准进行检验。常用的检验标准包括但不限于表8-45所列（使用时应注意相关标准是否已有更新版本）。

表8-45 出口打火机（点火枪）常用的检验标准

序号	标准号	标准名称	备注
1	GB 25722—2010	打火机 安全与质量	
2	SN/T 0761.1—2011	进出口危险品打火机检验规程	
3	SN/T 0761.2—2011	进出口危险品打火机儿童安全性试验方法	

表8-45 续

序号	标准号	标准名称	备注
4	SN/T 0761. 3—2011	进出口危险品点火枪检验规程	
5	SN/T 1517—2005	出口台式打火机检验规程	
6	SN/T 3879—2014	打火机防止儿童开启安全要求及测试方法	
7	SN/T 0324—2014	海运出口危险货物小型气体容器包装检验规程	

三、检验实施

出口打火机、点火枪类商品上应铸有海关颁发的登记代码，其外包装上须印有登记代码和批次。

出口打火机、点火枪类商品的检验和监督管理工作以产地检验与口岸查验相结合为原则，采取型式试验和常规检验相结合的方法。

（一）型式试验

1. 型式试验要求

打火机、点火枪类商品首次出口时或其结构、原材料、生产工艺发生变化时，需进行全项型式试验。对于连续出口的相同结构、原材料、生产工艺的打火机、点火枪类商品按规定的型式试验周期进行全项型式试验。

型式试验项目包括防止儿童开启试验装置试验、燃烧高度试验、倒置试验、跌落试验、温度试验、持续操作试验、压力试验。

2. 型式试验周期

型式试验周期与打火机型式试验周期一致。

根据《关于对出口打火机、点火枪类商品实施法定检验有关问题的补充通知》（国检检函〔2001〕213号）规定，对于连续出口的相同结构、原材料、生产工艺的打火机、点火枪类商品，全项型式试验周期为3个月；连续3次全项型式试验合格，检验周期延长为6个月。实施6个月检验周期时，如果有一次不合格，型式试验周期恢复为3个月。

根据《关于延长出口打火机、点火枪类商品型式试验周期的通知》（国检检函〔2003〕24号）规定，对于连续出口的相同结构、原材料、生产工艺的金属外壳打火机、点火枪类商品，全项型式试验周期为12个月，塑料外壳打火机、点火枪类商品全项型式试验周期为9个月。

（二）产地检验

产地检验包括以下方面的内容：

1. 性能检验

垂直冲击跌落试验：每批抽取5个包装件。

试验设备、试样准备、试验环境按危险货物包装跌落要求执行。每箱跌落一次，跌落部位为箱底平落、箱顶平落、长侧面平落、短侧面平落、短棱或角跌落，跌落高度为1.2m。

堆码试验：每批抽取3个包装件。

试验设备、试样准备、试验环境按危险货物包装堆码试验要求执行。按以下公式计算堆码负荷：

$$m_0 = (\frac{x}{h} - 1)\ m_1$$

式中：

m_0——包装件上应施加的总负荷值，kg；

x——堆码高度（不小于3m），m；

h——单位包装件高度，m；

m_1——单位包装重量，kg。

经跌落、堆码后箱体无破损，内装产品无撒漏，并且箱中产品应全部置于水槽中，无裂痕、无气泡为合格或用检漏仪测定不漏气为合格。

2. 使用鉴定

根据申报箱数，按给定方式抽取样本箱：2~8 箱，抽 2 箱；9~150 箱，抽 3 箱；151~1200 箱，抽 5 箱；1201~8000 箱，抽 8 箱。

根据每箱数量，按给定方式抽取样本：1~90 只，抽 5 只；91~150 只，抽 8 只；151~280 只，抽 13 只；281~500 只，抽 20 只；501~1200 只，抽 32 只；1201~3200 只，抽 50 只。

（1）核对包装容器标记、批号和危险货物标志，检查包装方法应与提供的包装设计方案相同。

（2）木箱、纤维板箱等以铁钉或 U 形钉紧固时钉牢，不得冒头，钉尖盘倒。箱体完好无损，打包带紧箍箱体。

（3）纸箱完好无损，封口平整牢固，打包带紧箍箱体。

（4）内包装物质与内容器间不得有影响安全的化学反应。

（5）保险装置鉴定（无保险装置可免做本项鉴定），样本保险装置均处于保险状态且能起到保险作用则该项合格。

3. 充灌量鉴定

透明打火机应置于 15℃环境温度下稳定 2h，用量具测定气箱中液态易燃气体充灌量不得超过容器容积 85%。

不透明打火机可测定打火机壳与样本的称量，并根据其液态计算充灌量小于气箱容积的 85%。

4. 渗漏试验

将样本置于水中，逐渐升温至 55℃保持 30min，样本无裂痕、无气泡为合格。

（三）检验检疫结果处置

产地检验、鉴定合格的，按规定出具出口货物换证凭单（出口打火机换证凭单有效期为 6 个月）和出境货物运输使用鉴定检验结果单（有效期最长 12 个月，但不能超过对应出境货物运输包装性能检验结果单的有效期）。

（四）口岸查验

口岸查验时，实施查验的具体内容主要包括：

1. 封识是否完好，货证是否相符；

2. 货物唛头、标志、批次、编号是否完好，是否与信息化系统有关内容一致。

3. 外包装是否完好无损。

口岸查验不合格的，不予出口放行。

第九章 | 进出口商品检验鉴定业务

检验鉴定机构按照对外经济贸易关系人（包括对外经济贸易、运输、保险合同有关各方以及进口商品的收货部门、用货部门、代理接运部门和出口商品的生产部门、供货部门）的申请、国外检验机构的委托、执法司法仲裁机关的委托或指定，对进出口商品及其包装、运输工具和装运技术条件进行检验或鉴别、认定并签发有关证书，作为办理进出口商品交接、结算、计费、理算、通关、计纳税、索赔、仲裁等的有效凭证，这就是进出口商品的检验鉴定业务。进出口商品检验鉴定是国际贸易发展的产物，服务于国际贸易，并随着国际贸易及与其相关的国际航运和保险事业的发展而发展，已成为国际贸易、运输、保险业务活动中不可缺少的一个环节。

海关依法对进出口商品检验鉴定机构进行管理，采信检验机构的检验结果；根据职能开展数（重）量鉴定、残损鉴定、适载检验等检验鉴定业务。因此，检验鉴定业务是现场作业必须了解的重要内容。

第一节 | 进出口商品检验鉴定机构管理

根据《进出口商品检验法》2021 年第五次修正情况和《国务院关于深化“证照分离”改革进一步激发市场主体发展活力的通知》（国发〔2021〕7 号）的改革要求，海关按照《海关总署关于印发〈海关深化“证照分离”改革进一步激发市场主体发展活力的实施方案〉的通知》（署法发〔2021〕60 号）及其附件相关安排对进出口商品检验鉴定机构实施监督管理。

为便于有需要的读者更好地了解制度沿革，处理相关问题，特将进出口商品检验鉴定机构管理制度沿革予以简录（见本节节末），以供参考。

一、进出口商品检验鉴定

进出口商品检验鉴定机构应当以第三方的身份独立、公正地从事业务范围内的进出口商品检验鉴定业务，并承担相应的法律责任。

（一）检验鉴定的性质和作用

检验鉴定机构通过检验、鉴别、认定事实状况，出具检验鉴定证书，供有关方面解决、处理有关经济贸易、运输、保险、税务等方面的各种纠纷、诉讼，维护对外经济贸易各方的合法权益和国家的信誉，促进生产和对外经济贸易的发展。

检验鉴定机构的鉴定工作与其他部门的公证工作不同。如司法部门、公证处对对外贸易合同的公证，是参与和根据法律调查、认证各种合同文书的合法性及其法律效力等，而检验鉴定机构的鉴定业务则是对合同涉及的商品（包括物品）的品质、规格、数量、重量、包装、安全、卫生、装运工具和技术条件及其有关的事实状态进行的技术检测和对客观状况进行调查分析后，综合检验和调查的结果进行判断，作出独立的鉴定结论，签发鉴定证书作为证明履约行为与不行为和处理各种有关事务、争议和纠纷的凭据。可见，前者是对法律文书的公证，后者是涉及文件、合约所规定的履行权利、义务、责任的行为、不行为以及损失、伤害、赔偿责任的公证鉴定。

（二）检验鉴定的范围和内容

进出口商品检验鉴定业务的内容是提供检验鉴定服务，即接受委托对进出口商品进行检验鉴定，出具检验鉴定证书。随着国际贸易的飞速发展、产业规模的持续增长，以及全球范围对产品质量和安全性要求的不断提高，许多行业将产品质量检验和控制外包给第三方，进出口商品检验鉴定服务的模式也在不断更新和拓展。

在现阶段，进出口商品检验鉴定主要包括以下几个方面的内容。

1. 检测业务

检测业务指检验鉴定机构接受对外贸易关系人的委托，依据相关国家的法律、法规、技术标准以及客户的要求，对进出口商品进行实验室品质项目检测，然后出具检测报告。它的委托方为发达国家的跨国采购商或者零售商等，检测费用一般由委托方负担。检验鉴定机构可能从产品的设计研发阶段便介入客户的供应链中，所检测样品可能是刚完成设计的样品、量产前的样品或者出货前抽取的样品。检验鉴定机构根据测试要求对产品进行测试，出具检测报告给客户或生产工厂，针对所发现的问题，检验鉴定机构会根据客户要求向工厂提出改善意见，使产品满足相关标准和要求。

在这种服务模式下，检验鉴定机构一般只出具检测报告，对样品与进口国（地区）相关技术法规的符合性进行判定，对性能指标不做判定。检验鉴定机构根据进口国（地区）相关技术法规对检测报告负责，承担对客户、消费者甚至是进口国（地区）监管部门的责任。

2. 验货业务

验货业务，在进出口贸易中也称为公正验货或者出口检验，是按委托方或者买家的要求，代表委托方或买家对供货质量及订货、购销合同中的其他相关内容进行检查验收的一项活动，目的是查验供货方所供货物是否满足订货合同的要求和买方的其他特殊要求。

在验货业务中，检验鉴定机构对检验批负责，检验费用一般由生产工厂支付并最终由采购商负担。

3. 口岸检验鉴定业务

口岸检验鉴定业务是传统的进出口商品检验鉴定业务，主要为进出口商品的检验鉴定，包括进出口商品的质量、包装、数量、重量鉴定和货载衡量；进出口商品的监视装载和监视卸载；装载进出口商品的船舶、车辆、飞机、集装箱等运输工具的适载鉴定；进出口商品的积载鉴定、残损鉴定、载损鉴定和海损鉴定；装载进出口商品的船舶封舱、舱口检视、空距测量等。主要涉及的进出口商品品种包括矿产品、工业品、农产品等。

4. 装运前检验

世界贸易组织《装运前检验协议》对装运前检验活动的定义为：装运前检验活动指对出口至成员领土的商品的质量、数量、价格，包括汇率和融资条件，以及海关分类进行检验的所有活动。装运前检验的内容和口岸检验鉴定业务基本相似，其特殊之处在于委托方为进口国（地区）政府机构或授权的机构，使用装运前检验的主要为发展中国家，原来主要关注商品归类和数量、价格，现在逐步开始转向关注质量、性能、安全。

5. 其他检验鉴定

其他检验鉴定包括对进出口原材料（金属加工件、铸造及锻造件、管材等）、机械设备、起重设备、电力设备等的监造和工厂检验，对大型工业设施的现场安装和运营检验，以及其他进出口商品检验鉴定业务。

二、进出口商品检验机构资质认定准入特别条件

《国务院关于深化“证照分离”改革进一步激发市场主体发展活力的通知》（国发〔2021〕7号）大力推动照后减证和简化审批，在全国范围内按照《中央层面设定的涉企经营许可事项改革清单（2021年全国版）》分类实施改革。明确取消“进出口商品检验鉴定业务的检验许可”，国家市场监督管理总局根据海关总署关于进出口商品检验机构的特别准入要求，拟定检验检测机构（进出口商品检验领域）资质准入的特别条件。新增、变更业务范围的检验检测机构（进出口商品检验领域）或续期的进出口商品检验检测机构直接向市场监管部门申请办理有关许可，市场监管部门审批时征求海关总署意见。

为便于读者了解有关情况，开展实际工作，特将国家市场监督管理总局制发的《进出口商品检验机构资质认定准入特别条件》（国市监检测规〔2022〕1号）予以收录。

进出口商品检验机构资质认定准入特别条件

第一条 为了规范进出口商品检验机构资质认定工作，依照《中华人民共和国计量法》及其实施细则、《中华人民共和国进出口商品检验法》、《中华人民共和国认证认可条例》及国务院相关规定，制定本条件。

第二条 对依法设立、从事进出口商品检验业务的机构（以下简称检验机构）实施资质认定，适用本条件。

第三条 检验机构应当为能够承担相应法律责任的法人或者其他组织，应当采用职业责任保险、风险储备金等保障措施，以防范检验活动出现的责任风险。风险保障措施应当与其检验活动的责任风险程度相适宜。

第四条 检验机构应当对其检验行为的公正性作出书面承诺，不得从事检验对象的设计、生产、供应、安装、采购或维护等活动。存在公正性影响时，检验机构应当消除影响或者将影响降至最低。

第五条 检验机构应当制定应急预案，处理检验过程中发生的突发事件。发现被检验对象不符合法定要求、强制性标准要求和存在严重危害环境或者公共安全情形时，在保证安全的前提下，应当立即向市场监督管理部门或者海关部门报告。

第六条 检验机构的组织结构和规模，应当与检验能力相适应，检验机构应当建立和运行与其检验活动相适应的管理体系。

第七条 检验机构应当建立和运行对人员的管理程序。明确不同检验项目对检验员的要求，确保检验的公正性和独立性。

检验人员应当具备与其检验活动相适应的资历、经验和培训经历。检验机构应当确保检验员的录用、培训、考核、授权、监督等按照程序进行，持续对检验员的检验能力进行确认，并保留相关记录。

法律、法规对检验人员的资格有特殊要求的，应当符合相关要求。

第八条 检验机构应当选派熟悉检验目的、方法、程序和结果评价的人员作为监督员，对检验员以及其他涉及检验活动的人员进行监督，确保检验活动符合要求。检验机构可以根据检验活动的特性，采取现场观察、报告复核、面谈、模拟检验以及其他监督方式，上述监督方式可以组合使用。

第九条 检验机构应当建立和运行保障人员和设施安全的措施和程序，并在安全条件下实施检验活动：

（一）在辐射、高空、高温、粉尘、噪音、易燃、易爆、腐蚀、强烈刺激性气体挥发空间等有害、危险环境下作业，检验机构应当根据场地的安全规定和危险货物的安全要求，选择有效的防护

措施，防止人身受到伤害，同时采取防止爆炸、泄漏、辐射等安全事故的措施。对危险品进行检验使用的仪表和器具，应当符合防火、防爆、防静电、防辐射等安全要求。

（二）对于检验过程中产生的有毒有害物质和废弃物，检验机构应当按照国家环境保护要求进行控制或回收，防止其危害环境和人身安全。检验机构应当对影响检验质量的区域以及出于健康安全和环境保护需要隔离的区域进行防控，并采取措施将不相容的区域实施有效隔离，以防止交叉污染或干扰。

第十条 检验机构的工作场所应当与其检验活动相适应。检验机构的场所包括固定设施、临时或移动设施、客户的设施。对室内或露天作业的不同工作环境选择、管理和控制，应当与检验工作要求一致。

第十一条 检验机构的设备和设施应当与其检验活动相适应，以安全的方式开展检验活动。检验设备和设施的配置、运输、存放、标识、校准、核查、使用、维护和发现问题处理等应当有程序要求，实施中应当保留相关记录。

检验机构应当确保设备和设施持续符合检验需求，并依规承担管理职责。设备设施的持续适用性可通过目视检验、功能核查、再校准进行确认。

第十二条 检验机构在执行进出口商品检验活动时，应当遵守国家现行的法律、法规和部门规章，按照国家标准、国际标准、行业标准、地方标准或者技术规范的规定进行。

第十三条 检验机构应当建立和运行样品管理程序，确保抽样、制样、标识、传递、保存和废弃等整个过程中得到有效管理，避免样品发生变化、丢失、损坏或危害环境，保证样品的代表性、有效性和完整性，并保留相关记录。

检验机构实施抽样时，应当制定抽样计划和方法，明确需要控制的要素，以确保后续检验检测结果的有效性。

第十四条 检验机构应当建立和运行监控结果有效性的程序，可采用内部质量控制、能力验证、检验机构间比对等方式实施监控。如果发现不满意结果，应当采取应对措施。

第十五条 检验机构出具的检验报告信息应当客观、准确、清晰、完整和可追溯。当有规定或委托方要求对检验结果进行符合性判定时，检验机构应当满足相应要求。

第十六条 检验机构应当防止检验信息和数据丢失，检验结果应当能溯源。检验机构应当建立独立台账，记录进出口商品检验活动。检验过程中形成的图片、影像等资料应予归档。

检验机构使用外部信息时，应当验证并予以记录。当利用外部信息进行符合性判定时，检验机构应当验证该信息的完整性、可靠性，并在检验报告中予以说明。

第十七条 检验机构应当建立和运行对投诉和申诉的接收、评价和作出决定的程序。处理投诉和申诉，应当确认是否与检验活动相关，确保公正性。对送达投诉人或申诉人的决定，或对其审查和批准，应当由与投诉或申诉所涉及的检验活动无关的人员作出。

第十八条 本条件自发布之日起施行。

三、对进出口商品检验鉴定机构的监督管理

（一）2019年“证照分离”改革实施后的监管措施

《国务院关于在全国推开“证照分离”改革的通知》（国发〔2018〕35号）决定对“进出口商品检验鉴定业务的检验许可”事项按照“完善措施，优化准入服务”方式实施以下改革：

1. 推广网上业务办理。
2. 压缩审批时限，将法定审批时限压缩三分之一。
3. 精简审批材料，在线获取核验营业执照、固定场所产权或使用权证明文件等材料。
4. 公示审批程序、受理条件和办理标准，公开办理进度。

5. 推进部门间信息共享应用，加强事中事后监管。

按照《海关总署关于开展“证照分离”改革全覆盖试点的公告》（海关总署公告 2019 年第 182 号）的具体安排，海关在全国范围内对“进出口商品检验鉴定业务的检验许可”实施“优化审批服务”改革后的 5 项监管措施为：

1. 对获证主体开展“双随机、一公开”监管，根据不同风险程度、信用水平，合理确定并动态调整抽查比例，对监管中发现的违法违规行为及时依法查处。

2. 畅通信息收集和投诉举报渠道，对有进出口质量安全问题、退运商品和投诉举报的企业实施重点监管，发现有违法违规行为的要依法查处。

3. 健全鉴定机构年报制度，对年报信息进行核查。（按照落实国发〔2021〕7 号文件的相关安排，机构年报工作将由市场监管部门统一管理，海关不再开展机构年报工作。）

4. 组建专家队伍，对检验鉴定机构定期实施评估和分级管理。

5. 加强与商务和市场等部门的联合监管与处置。

（二）2021 年“证照分离”改革深化后的监管措施

《国务院关于深化“证照分离”改革进一步激发市场主体发展活力的通知》（国发〔2021〕7 号）在取消“进出口商品检验鉴定业务的检验许可”的同时明确加强事中事后监管措施如下：

1. 市场监管部门通过“双随机、一公开”监管、重点监管、信用管等方式，对检验检测机构实施日常管理，发现违法违规行为要依法查处并向社会公开结果，涉及检验检测机构（进出口商品检验领域）的还要及时推送至海关总署。

2. 海关依法对检验检测机构（进出口商品检验领域）检验检测活动进行监管，指导有关检验检测机构提升业务能力和管理水平。在海关日常监管中，发现违法违规行为要依法查处并向社会公开结果，及时通报有关市场监管部门。

3. 市场监管部门会同海关推进跨部门联合监管，减轻企业负担。

4. 为优化进出口商品法定检验业务（含法定的抽查检验业务），海关总署可以制定检验检测机构采信管理办法，对采信的检验检测机构实施目录管理。（相关内容详见本章第二节。）

（三）检验鉴定机构业务技术检查规范

海关总署 2021 年发布了《进出口商品检验鉴定机构业务技术检查规范》（SN 5313）系列标准，自 2022 年 1 月 1 日起施行。具体包括：《进出口商品检验鉴定机构业务技术检查规范 第 1 部分：通则》（SN/T 5313. 1—2021）、《进出口商品检验鉴定机构业务技术检查规范 第 2 部分：水尺计重》（SN/T 5313. 2—2021）、《进出口商品检验鉴定机构业务技术检查规范 第 4 部分：衡器鉴重》（SN/T 5313. 4—2021）、《进出口商品检验鉴定机构业务技术检查规范 第 5 部分：残损鉴定》（SN/T 5313. 5—2021）、《进出口商品检验鉴定机构业务技术检查规范 第 6 部分：装运技术条件鉴定》（SN/T 5313. 6—2021）。上述标准可在中国技术性贸易措施网（http：//www. tbtsps. cn/）检索使用。

现行的《海关总署办公厅关于印发〈海关行政执法检查事项“双随机、一公开”监管实施细则〉的通知》（署办综函〔2021〕18 号）和《海关总署关于调整〈海关行政检查随机抽查事项清单〉的通知》（署综函〔2021〕214 号）可在海关总署官方网站的“政务公开”板块查阅。

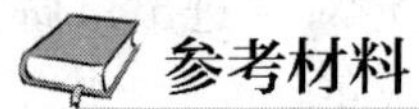

参考材料

进出口商品检验鉴定机构管理制度沿革

在《进出口商品检验法》（1989）公布施行时，就已经在第三条中做出了“商检机构和国家商检部门、商检机构指定的检验机构，依法对进出口商品实施检验”的规定。

为履行加入世界贸易组织（WTO）的承诺，2002 年第一次修正的《进出口商品检验法》将第三条修改为“商检机构和经国家商检部门许可的检验机构，依法对进出口商品实施检验”。随后，为加强对进出口商品检验鉴定机构的管理，维护进出口商品检验鉴定公平竞争的市场秩序，保护进出口贸易各方的合法权益，促进对外贸易的顺利发展，原国家质检总局、商务部、国家工商总局于 2003 年 9 月 4 日联合发布了《进出口商品检验鉴定机构管理办法》（国家质检总局第 58 号令），自 2004 年 1 月 1 日起施行。这一版《进出口商品检验鉴定机构管理办法》替代废止了原国家进出口商品检验局、外经贸部 1995 年发布的《进出口商品检验鉴定公司监督管理办法》（试行），并在第三条中对“进出口商品检验鉴定机构”做出了明确的定义，即“进出口商品检验鉴定机构，是指依据国家有关法律法规以及本办法规定，经国家质量监督检验检疫总局许可，接受对外贸易关系人或者国内外检验机构及其他有关单位的委托，办理进出口商品检验鉴定业务的中资进出口商品检验鉴定机构以及中外合资、中外合作和外商独资进出口商品检验鉴定机构及其分支机构”。

2014 年 7 月，《国务院关于取消和调整一批行政审批项目等事项的决定》（国发〔2014〕27 号）将“进出口商品检验鉴定业务的检验许可”在内的 31 项工商登记前置审批事项改为后置审批。2015 年 11 月，《国务院关于“先照后证”改革后加强事中事后监管的意见》（国发〔2015〕62 号）在附件《法律法规明确规定监管部门和监管职责的“先照后证”改革相关审批项目》中列入了“进出口商品检验鉴定业务的检验许可”事项，并进一步明确“法律法规明确市场监管部门和监管职责的，严格依法执行”。按照国务院的改革部署，原国家质检总局、商务部、国家工商总局于 2016 年 1 月 26 日联合发布了《进出口商品检验鉴定机构管理办法》（国家质检总局第 180 号令），自 2016 年 5 月 1 日起施行。新版《进出口商品检验鉴定机构管理办法》将此前第四条“中资进出口商品检验鉴定机构应当经过国家质检总局的许可，并依法履行工商登记手续后，方可办理进出口商品检验鉴定业务。外商投资进出口商品检验鉴定机构应当经过国家质检总局和商务部的许可，并依法履行工商登记手续后，方可办理进出口商品检验鉴定业务。未经许可和登记注册的进出口商品检验鉴定机构不得承担委托的进出口商品检验鉴定业务”修改为“中资进出口商品检验鉴定机构应当经国家质检总局的许可，方可办理进出口商品检验鉴定业务。外商投资进出口商品检验鉴定机构应当经国家质检总局和省级商务主管部门许可，方可办理进出口商品检验鉴定业务。未经工商登记注册和许可的进出口商品检验鉴定机构不得承担委托的进出口商品检验鉴定业务”。

2018 年 9 月，《国务院关于在全国推开“证照分离”改革的通知》（国发〔2018〕35 号）决定，对“进出口商品检验鉴定业务的检验许可”推行“完善措施，优化准入服务”改革。《海关总署关于压缩“进出口商品检验鉴定业务的检验许可”审批时限的公告》（海关总署公告 2019 年第 6 号）和《海关总署关于开展“证照分离”改革全覆盖试点的公告》（海关总署公告 2019 年第 182 号）具体细化落实了改革要求。

2021 年 4 月，《进出口商品检验法》第五次修正，将涉及检验鉴定机构的部分条款进行了修改。第三条改为“商检机构和依法设立的检验机构（以下称其他检验机构），依法对进出口商品实施检验”；第八条改为“其他检验机构可以接受对外贸易关系人或者外国检验机构的委托，办理进出口商品检验鉴定业务”；原第二十二条“国家商检部门可以按照国家有关规定，通过考核，许可符合条件的国内外检验机构承担委托的进出口商品检验鉴定业务”予以删除；原第二十三条改为“国家商检部门和商检机构依法对其他检验机构的进出口商品检验鉴定业务活动进行监督，可以对其检验的商品抽查检验”作为新的第二十二条；原第三十四条“违反本法规定，未经国家商检部门许可，擅自从事进出口商品检验鉴定业务的，由商检机构责令停止非法经营，没收违法所得，并处违法所得一倍以上三倍以下的罚款”予以删除。

2021 年 5 月，《国务院关于深化“证照分离”改革进一步激发市场主体发展活力的通知》（国发

〔2021〕7号）发布《中央层面设定的涉企经营许可事项改革清单（2021年全国版）》，推行的具体改革措施和加强事中事后监管措施详见本节正文。6月，《海关总署关于印发〈海关深化“证照分离”改革进一步激发市场主体发展活力的实施方案〉的通知》（署法发〔2021〕60号）公开发布，对海关落实国发〔2021〕7号做出了具体的安排。

2022年8月，《国家市场监督管理总局 公安部 自然资源部 生态环境部 交通运输部 水利部 海关总署 国家药监局关于组织开展2022年度检验检测机构监督抽查工作的通知》（国市监检测发〔2022〕81号）文件公开发布，进出口商品检验领域6家机构列入国家级资质认定检验检测机构监督抽查计划。该文件指出“2022年首次联合监管进出口商品检验机构，海关部门依法对进出口商品检验领域检验检测活动进行监管，指导有关检验检测机构提升业务能力和管理水平，依法查处违法违规行为并向社会公开结果”。（2021年年度检验检测机构监督抽查工作参与部门为国家市场监督管理总局、自然资源部、生态环境部、水利部、国家药监局共5个部门。）

2023年10月，《国家市场监督管理总局、公安部、自然资源部、生态环境部、交通运输部、水利部、海关总署、国家药监局关于组织开展2023年度检验检测机构监督抽查工作的通知》（国市监检测发〔2023〕90号）文件公开发布，进出口商品检验领域5家机构列入国家级资质认定检验检测机构监督抽查计划。文件明确“海关部门依法对进出口商品检验领域检验检测活动进行监管，各地市场监管部门予以配合，以维护进出口商品质量安全和市场公平交易”。

2024年4月，《海关总署、商务部、国家市场监督管理总局关于废止〈进出口商品检验鉴定机构管理办法〉的决定》（海关总署、商务部、国家市场监督管理总局令第268号）正式废止了2016年原国家质检总局、商务部、国家工商行政管理总局令第180号公布的《进出口商品检验鉴定机构管理办法》。

第二节｜进出口商品检验采信

《进出口商品检验法》第六条规定：“必须实施的进出口商品检验，是指确定列入目录的进出口商品是否符合国家技术规范的强制性要求的合格评定活动。

“合格评定程序包括：抽样、检验和检查；评估、验证和合格保证；注册、认可和批准以及各项的组合。

“对本条第一款规定的进出口商品检验，商检机构可以采信检验机构的检验结果；国家商检部门对前述检验机构实行目录管理。”

海关总署于2022年9月20日发布的《中华人民共和国海关进出口商品检验采信管理办法》（海关总署令第259号）自2022年12月1日起施行。海关对相关产品实施采信管理的公告（公告原文见第三章第一节）有：《海关总署关于进口服装采信要求的公告》（海关总署公告2022年第120号）、《海关总署关于进口水泥采信要求的公告》（海关总署公告2023年第21号）、《海关总署关于进口原油采信要求的公告》（海关总署公告2023年第193号）。

检验机构申请纳入采信机构目录管理相关要求见第四章第二节。

一、采信机构

采信机构，是指具备海关要求的资质和能力，被海关总署列入采信机构目录的检验机构。

（一）采信机构需符合的条件

符合以下条件的检验机构可以向海关总署申请列入采信机构目录：

1. 具有所在国家或者地区合法经营资质；

2. 具备相关采信商品的检验能力；

3. 在中华人民共和国境内注册的检验机构，应当取得检验检测机构资质认定（CMA）等国内相应资质认定，或者获得中国合格评定国家认可委员会（CNAS）实施的 ISO/IEC 17025 和 ISO/IEC 17020 认可；在中华人民共和国境外注册的检验机构，应当获得由国际实验室认可合作组织互认协议（ILAC-MRA）签约认可机构实施的 ISO/IEC 17025 和 ISO/IEC 17020 体系认可；

4. 熟悉并遵守中华人民共和国商品检验相关法律法规及标准；

5. 具备独立、公正、客观开展检验活动的能力；

6. 近三年在国内外无与检验相关的违法记录。

海关总署另有规定的，从其规定。

（二）采信机构目录

海关总署负责公布采信机构目录，并实施动态调整。现行的《海关进口服装检验采信机构目录》、《海关进口水泥检验采信机构目录》和《海关进口原油检验采信机构目录》可在海关总署商品检验司网站（http：//sjs. customs. gov. cn/）的"首页—进出口商品检验信息"栏目查询。

采信机构目录包括：采信商品名称及其商品编号、适用的技术规范、检验项目、采信机构名称及其代码、所在国家或者地区以及联络信息。

1. 检验机构申请列入采信机构目录的，应当通过采信管理系统向海关总署提交下列材料：

（1）申请表；

（2）检验机构法人信息和投资方信息；

（3）相关资质认定或者认可证书以及相关证明材料；

（4）技术能力范围声明，包括相关资质的检验范围、采用的检验方法以及检验标准；

（5）从事检验活动的独立性声明以及相关证明材料；

（6）近三年在国内外无与检验相关违法记录的声明；

（7）商品检验报告的签发人名单。

有关材料为外文的应当随附中文译本。

2. 海关总署组织专家评审组对检验机构申请材料进行评估审查，评估审查可以采用书面审查或者现场检查等形式。

3. 经审查，符合规定的，海关总署应当将检验机构列入相关采信商品对应的采信机构目录；不符合规定的，通过采信管理系统告知检验机构。

二、采信

采信，是指海关在进出口商品检验中，依法将采信机构的检验结果作为合格评定依据的行为。

（一）采信商品与采信要求

海关总署根据进出口商品质量安全风险评估结果，确定并公布可实施采信的商品（以下简称"采信商品"）范围及其具体采信要求，并实施动态调整。

采信要求包括：采信商品名称及其商品编号、适用的技术规范、检验项目、检验方法、抽样方案、检验报告有效期以及其他与进出口商品质量安全有关的要求。

（二）采信实施

直属海关和隶属海关在进出口商品检验中依法实施采信工作。

1. 检验报告的出具

采信机构可以接受进出口货物收发货人或者其代理人的委托，对采信商品实施检验并出具检验报告。

根据需要，经委托人书面同意，采信机构可以将部分检验项目分包给其他采信机构。承担分包项目的采信机构应当具备相应的检验能力，并不得再次分包。

采信机构出具的检验报告除满足检验检测资质规定的内容要求外，还应当包含以下内容：

（1）采信机构名称及其代码；

（2）检验报告编号；

（3）商品信息，包括商品名称、型号规格、对应的批次编号或者产品序列号码以及其他产品追溯信息；

（4）采信要求规定的检验项目、检验方法以及抽样方案等；

（5）委托人名称以及联络信息；

（6）受理日期、检验地点、检验时间以及签发日期；

（7）检验结果；

（8）签发人签字。

采信机构认为存在其他可能对检验结果造成影响情况的，可以在检验报告中注明。

采信机构将部分检验项目分包给其他采信机构实施检验的，还应当在检验报告中注明分包的检验项目以及承担分包项目的采信机构名称及其代码。

2. 检验报告的提交

采信机构应当根据进出口货物收发货人或者其代理人的委托，在相关进出口货物申报前，通过采信管理系统向海关提交检验报告，但是采信要求另有规定的除外；未按照规定时限提交的，海关不予采信。

除采信要求另有规定，在已提交的检验报告有效期内，进出口相同规格型号货物的，无须重复提交检验报告。

3. 检验报告的审核

进出口货物收发货人或者其代理人应当按照规定向海关提供检验报告编号以及出具检验报告的采信机构代码，海关根据采信要求对相应检验报告进行审核。符合要求的，对检验结果予以采信；不符合要求的，不予采信。

三、监督管理

（一）采信机构责任

1. 采信机构信息发生变更的，应当及时通过采信管理系统向海关总署提交信息变更材料。

2. 采信机构应当按照以下规定保存与采信活动相关的原始文件：

（1）《中华人民共和国海关进出口商品检验采信管理办法》第八条规定的申请材料应当长期保存；

（2）与开展采信业务相关的检验报告、检验记录，保存期限不得少于六年；

（3）采信机构的内部文件，包括说明、标准、手册、指南和参考数据等，保存期限不得少于六年。

3. 海关依照规定对采信机构实施监督的，采信机构应当按照海关规定的期限向海关提交有关材料。有关材料为外文的，应当随附中文译本。

（二）海关监管内容

1. 海关可以通过以下方式，对采信机构实施监督：

（1）对采信机构的检验能力进行验证；

（2）依法查阅或者要求采信机构报送有关材料；

（3）开展实地检查或者专项调查。

2. 直属海关和隶属海关发现采信机构出具的检验报告存在不实或者虚假情况的，应当立即报告海关总署。

海关总署可以决定暂停采信相关机构出具的检验报告，并采取其他必要的处置措施。

3. 采信机构存在签发不实或者虚假检验报告、向海关提供超出采信机构目录规定的商品范围的检验报告等情形的，海关总署可以将有关情况通报国内外相关部门。

在中华人民共和国境内注册的采信机构存在签发不实或者虚假检验报告、向海关提供超出采信机构目录规定的商品范围的检验报告等情形的，海关依法给予行政处罚；构成犯罪的，依法追究刑事责任。

（三）采信机构目录的退出和移出

1. 采信机构主动退出采信机构目录的，应当通过采信管理系统提出申请。

2. 采信机构主动申请退出采信机构目录，或者存在下列情形之一的，海关总署可以将其移出采信机构目录：

（1）签发不实或者虚假检验报告的；

（2）向海关提供超出采信机构目录规定的商品范围的检验报告的；

（3）检验能力不符合海关要求的；

（4）拒不配合海关监督管理工作，情节严重的；

（5）存在其他不符合采信机构条件情形的。

自移出目录并公布之日起，海关不再采信该检验机构的检验结果。

3. 被海关总署移出采信机构目录的检验机构，一年内不得重新申请成为采信机构。

检验机构被依法移出采信机构目录的，海关根据工作需要，可以对其被移出前实施的检验活动进行追溯调查。

第三节 | 数（重）量鉴定

一、海关实施数（重）量鉴定的业务范围

（一）制度规定

根据《进出口商品数量重量检验鉴定管理办法》（国家质检总局令第 103 号发布，根据国家质检总局令第 172 号，海关总署令第 238 号、第 240 号、第 262 号修改）第四条和第五条规定，海关实施数（重）量鉴定的范围是：

1. 列入海关实施检验检疫的进出境商品目录内的进出口商品；

2. 法律、行政法规规定必须经海关检验的其他进出口商品；

3. 进出口危险品和废旧物品；

4. 实行验证管理、配额管理，并需由海关检验的进出口商品；

5. 涉嫌有欺诈行为的进出口商品；

6. 双边、多边协议协定，国际条约规定，或者国际组织委托、指定的进出口商品；

7. 国际政府间协定规定，或者国内外司法机构、仲裁机构和国际组织委托、指定的进出口商品。

海关根据国家规定对上述规定以外的进出口商品数量、重量实施抽查检验。

（二）"放管服"改革新要求

为深入贯彻落实国务院"放管服"改革要求，进一步优化口岸营商环境，提高贸易便利化水平，海关总署于 2019 年 10 月发布《关于调整进口大宗商品重量鉴定监管方式的公告》（海关总署公告 2019 年第 159 号）决定，自 2019 年 11 月 1 日起对进口大宗商品重量鉴定监管方式进行优化。具体

要求为：

1. 将现行由海关对进口大宗商品逐批实施重量鉴定调整为海关依企业申请实施；必要时，海关依职权实施。

2. 进口大宗商品收货人或者代理人需海关出具重量证书的，向海关提出申请，海关依企业申请实施重量鉴定并出具重量证书；进口大宗商品收货人或者代理人不需要海关出具重量证书的，海关不再实施重量鉴定。

3. 进口大宗商品收货人或者代理人应如实向海关申报重量，海关对申报情况实施抽查验证。

二、确定鉴重方式

重量鉴定根据计重方式的不同一般分为衡器计重（简称衡重）、水尺计重、容量计重和流量计计重四种。其中，衡器计重又分为全部衡重（简称全衡）和抽样衡重（简称抽衡）；容量计重又分为船舱容量计重（简称船舱计重）、岸罐容量计重（简称岸罐计重）和槽罐容量计重（简称槽罐计重）三种。

申请人提交的合同、信用证及其他相关文件对计重方式有明确要求的，从其要求；未作要求，或虽作要求但现场鉴定的工作条件与技术条件并不具备的，则应根据货物品种、包装种类、存放地点、载运工具、装卸方式、风险控制及国际通行做法等确定合适的计重方式。

1. 抽查鉴重：对堆码整齐，管理有序，便于查清垛位、批次、唛头、件数的标明重量货物、固定净重货物及定重包装货物，可于港区、储运库场实施抽查鉴重。

2. 全批衡重：不符合抽查鉴重条件的，以及抽查鉴重不合格的包装货物，实施全批衡重。

3. 监督衡重：加工备货或内外贸交接的同时申报重量鉴定的，或选用大中型衡器、专用衡器于装船衡重作业时进行重量鉴定的，经考核衡器设备、司秤操作、运输装卸条件符合标准的，可采用监督衡重方式办理鉴重。

对于散装货物，按规定或贸易合同要求以及货物类别分别采用衡器计重、水尺计重或容量计重的方式，在装卸口岸全批计重、鉴重。

对于以干净重、公量或限制回潮率计价的货物，应明确在重量鉴定的同时扦取代表性样品测定水分。

三、衡器鉴重

衡器计重（Weight by Weighing Instrument）是指以衡器确定货物的重量，简称衡重。衡器鉴重（Weight Survey by Weighing Instrument）是指对衡器计重的标准、方法、程序、过程及其结果进行鉴定，以确认货物的重量。

除本节所述内容外，部分出入境检验检疫行业标准可供进一步参考，使用时应注意相关标准是否已有更新版本。包括但不限于以下所列：

——《进出口商品衡器鉴重规程 第2部分：衡器鉴重通则》（SN/T 0188.2—2010）。

——《进出口商品衡器鉴重规程 第3部分：汽车衡器鉴重》（SN/T 0188.3—2010）。

——《进出口商品衡器鉴重规程 第4部分：轨道衡鉴重》（SN/T 0188.4—2011）。

——《进出口商品衡器鉴重规程 第6部分：天平鉴重》（SN/T 0188.6—2011）。

——《进出口商品衡器鉴重规程 第7部分：电子料斗秤鉴重》（SN/T 0188.7—2013）。

——《进出口商品集装箱载货物鉴重规程 第1部分：集装箱载货物衡器鉴重通则》（SN/T 4952.1—2017）。

——《进出口商品集装箱载货物鉴重规程 第2部分：集装箱载散装货物衡器鉴重》（SN/T 4952.2—2017）。

——《进出口商品集装箱载货物鉴重规程 第3部分：集装箱载包装货物衡器鉴重》（SN/T 4952.3—2017）。

（一）衡器选用

1. 衡器选用原则

（1）属于静态称量衡器。

（2）非自动衡器的准确度等级达到中级，自动衡器的静态准确度至少相当于非自动衡器的中级准确度。

（3）大、中型衡器的分度数（即最大秤量与分度值之比）不小于3000。

（4）称量范围应满足衡器相应准确度等级的最小秤量至最大秤量。

（5）经法定计量检定机构检定合格，取得检定证书，且在使用有效期内。

2. 衡器技术状态的确认

一般分为外观检查与计量性能测试两项，前者以目测的方法进行，后者一般需利用标准砝码进行测试。

（1）各类衡器应配有相应的四等标准砝码，砝码总质量应达到或超过衡重最大使用量。

（2）衡器的准确度应达到《衡器检定规程》规定的“使用中”允差标准。

（3）移动式衡器用于鉴重，在每批货物衡重前应先行校准方可使用。

（4）固定式衡器应建立技术档案，可依周期检定技术数据掌握使用，凡附有仪表自校装置的，衡器使用中应进行自校。

（5）衡器计量性能经周期检定合格后，其仪表数显的可调部位（包括设计计量参数、线性等调拨键）应加以封识。

（6）各类建立了技术档案的衡器，除掌握周期检定记录（原始与调动）的数据外，对日常使用中试验数据（包括重复性、比对等）应亦记录在案；出现偶发故障，对原始数据和修调数据以及处理全过程，应详细记录，以便查阅。

（二）衡重方法

1. 全部衡重。适用于所有进出口商品。

2. 抽样衡重。适用于标明重量商品、固定净重商品、定重包装商品、规格相同的裸装商品、出口冷冻水产品、大包装茶叶和小包装茶叶。

抽样衡重时，应剔除已经扦出样品的包件以及无扦样印记的破损包件。

1. 标明重量商品的衡重

标明重量货物的重量明细单应与实际货物相符，标记、号码清晰，采用随机方式抽查鉴重。

（1）鉴定毛重：每批总件数与应抽查件数见表9-1。每件实衡重量与标明重量的差重率在±5%范围内，即认为全批毛重相符。

表9-1　每批总件数与应抽查件数（鉴定毛重）

全批件数（N）	抽查件数（n）
N≤20	N
20<N≤200	20
200<N≤1000	N×10%
N>1000	1000×10%+（N-1000）×5%

（2）鉴定净重：每批总件数与应抽查件数见表9-2。抽衡部分实衡总净重与标明总净重的差重

率在±5%范围内，即认为全批净重相符。

表 9-2　每批总件数与应抽查件数（鉴定净重）

全批件数（N）	抽查件数（n）
N≤5	N
5<N≤250	5
250<N≤1000	N×2%
N>1000	20

依上述方法抽查衡重后：

①如毛重不符，净重相符，鉴重结果可只证明净重，列明标明毛重。

②如毛重相符，净重不符，或毛重、净重都不符，应全批衡重，出口货物可重新加工整理后再次抽衡。

2. 固定净重商品的衡重

固定净重货物，按抽查净重方法鉴定全批重量。每批总件数与应抽查件数见表 9-3。

表 9-3　每批总件数与应抽查件数（固定净重货物）

全批件数（N）	抽查件数（n）
N≤5	N
5<N≤250	5
250<N≤1000	N×2%
1000<N≤2000	20
2000<N≤5000	N×1%
N>5000	50

（1）重量不易变化的固定净重货物。

重量不易变化的固定净重货物，可按表 9-4 进行判断。若抽衡部分的每件实衡净重均符合允许误差的要求，且实衡总净重与相应的标称总净重的差重率在±0. 2%范围内，则可按标称净重推算全批总净重；否则应更正标称值，或者继续抽衡，使总的抽衡件数不低于全批件数的 2%，然后以抽衡部分的实衡平均净重推算全批总净重。

表 9-4　标称值与允许误差（重量不易变化的固定净重货物）

标称值（Q）	允许误差（n）
Q<5kg	−5g～10g
5kg≤Q<25kg	±0. 1kg
25kg≤Q<40kg	±0. 2kg
Q≥40kg	0. 5%

（2）重量易变化的固定净重货物。

重量易变化的固定净重货物，可比照重量不易变化的固定净重商品处理，允许误差范围为：

①出口商品：-1%~3%；

②进口商品：-3%~1%。

（3）盐渍或含水的固定净重商品。

盐渍或含水的固定净重商品，抽查衡重时应去掉浮盐，控去汁液，脱去水分（脱水时间控制在20min）后衡取净重。比照重量不易变化的固定净重货物抽样，比照重量易变化的固定净重货物掌握误差。

（4）销售小包装货物。

销售小包装货物，比照重量不易变化的固定净重货物抽样，按表9-5掌握误差。

表9-5　标称值与允许误差（销售小包装货物）

标称值（Q）	允许误差（n）
10g<Q≤50g	±18%
50g<Q≤100g	±9g
100g<Q≤200g	±9%
200g<Q≤300g	±18g
300g<Q≤500g	±6%
500g<Q≤1kg	±30g
1kg<Q≤10kg	±3%
10kg<Q≤20kg	±300g

（5）其他包装类货物

其他包装类货物应全部衡重，其中皮重基本一致的，可抽取5~50件推算平均皮重；集装袋/吨袋，按规格抽查2~20件推算平均皮重。

不能回皮的货物，包括内部充有惰性气体或封装密固听桶装货物，可按推定皮重、发票上列明的皮重核算净重，并在鉴重结果中注明。

3. 定重包装商品和规格相同裸装商品的衡重

对于定重包装商品和规格相同的裸装商品，习惯上可按全批总件数的10%抽衡。

若抽衡部分的实衡总净重与相应的标称总净重的差重率在±0.2%范围内，则可按标称净重推算全批总净重；否则，按抽衡部分的平均净重推算全批总净重。

抽衡时可视件与件之间差重幅度的大小，适当增加或缩减抽衡比例，但最低不得少于20件。若件与件之间的差重悬殊，则应终止抽衡，改为全衡。

4. 散装货物和规格不同裸装货物的衡重

散装货物应于装卸口岸全部衡重，可依照监督衡重方式实施鉴重。

规格不同的裸装货物应全部衡重。

（三）具体问题的处置

1. 贵重稀有商品及以克计价商品的重量。原则上必须使用准确度登记符合相应要求的精密衡器逐件称取其净重。

2. 集装箱内商品的重量。原则上应在拆箱后，针对不同商品、不同批次、不同包装及不同计重要求实施全衡或抽衡。对于箱内散装商品或全箱批次相同的裸装商品，可以整箱衡重，再扣除空箱的重量；对于全箱品种、批次和包装都相同的包装商品，也可整箱衡重，但需扣除空箱及全部包装的重量。

3. 皮重。需以皮重推算净重的包装商品，皮重基本一致的，可抽衡 5~50 件的皮重（集装袋或吨袋，可按规格抽衡 2~20 件的皮重），并计算出实衡皮重的平均值。实衡皮重的平均值与发票或重量明细单上列明的平均皮重不符的，按前者推算全批总皮重和总净重。全批次包装规格有多种的，按各规格实衡皮重的加权平均值推算全批总皮重。对于包装不全的商品，可以在实衡毛重的基础上补加上不全部分的皮重后作为其原有毛重。对于不能回皮的包装商品，可按习惯皮重、约定皮重、发票或重量明细单上列明的皮重推算其净重，但须在鉴定结果中注明。

4. 分港卸货。第一港卸货鉴重后，只签发鉴重结果单并列明鉴重手段、方法以及第二港须汇总处理的事项，包括地脚①、灭失量、天气、水分等情况与结果，送第二港核发总卸货重量。如各卸货港分别对外签发重量鉴定证书的，亦应相互沟通卸货衡重情况与结果，避免疏漏与脱节。

（四）审核汇总

1. 相关记录

鉴定鉴重人员工作结束后，应整理出全部原始记录交审核人员进行核实。

（1）台案秤鉴重，除基本资料外，应附有：衡器测试记录、抽查毛重及皮重码单、计算机处理报告、重量鉴定结果单。进口货物发生残短等情况或出口货物有更改条款的，须另附承运人、收货人签认的单证、函电等。

（2）大中型衡器鉴重，应汇总原始码单、现场记录和有关单位共同签认的鉴重结果单。

（3）对需以“干态重量”进行结算的，从计算湿态货物数量中扣除含水量后计算出干态货物重量。对需以“限制回潮”“公量”进行结算的，根据实际水分含量按要求计算实际重量。

2. 单位与数值修约

（1）计算每件平均重量，一般以千克为单位。

（2）计算全批总重量，以吨（保留三位小数）或千克（精确到个位）为单位。

（3）若抽衡部分平均重量需用来计算全批总重量，则每件平均重量应保留的小数位数与抽衡件数的关系按表 9-6 确定。

表 9-6　抽衡件数与应保留的小数位数

抽衡件数	应保留的小数位数
1~99	2
100~999	3
1000~9999	4
大于或等于 10000	5

四、水尺计重

水尺计重（Draft Survey）系指根据阿基米德定律，对承运船舶装载或卸载前、后的吃水进行观测，并根据船舶的相关图表，经必要的校正，查算船舶排水量，结合船舶压载水、淡水、燃油、船用物料及非货物的重量测算，以确定装载或卸载货物重量的一种计重方法。

水尺计重省时、省力、省费用，能避免装卸损耗误差因素，迅速计算出整船货物的重量，但其精确度在客观上受到一定的限制，这是由于影响水尺鉴重准确的因素较多，因此水尺鉴重工作一般适用于价值较低、过磅困难的散装商品。

① 在装卸过程中由于撒、漏或者是在装卸后残留的小部分商品称为地脚货物。

《进出口商品重量鉴定规程 第2部分：水尺计重》（SN/T 3023.2—2021）已于2022年1月1日实施。该标准规定了水尺计重的要求、程序和方法，适用于船舶装载大宗进出口商品的重量鉴定。另有《无人机在水尺计重中的应用规程》（SN/T 5314—2021）规定了无人机应用于水尺计重时的相关要求和程序，适用于船舶的吃水观测、视频记录和数据分析等。

五、容量计重（取代“容器计重”）

《进出口商品容量计重规程 第1部分：术语》（SN/T 2389.1—2021）已于2022年1月1日实施。按照该行业标准给出的定义，容量计重（measurement survey）系指通过测量检定合格的计量容器内处于相对静止状态下的液体的液位和温度，结合其密度，经必要的修正后计算出被测液体重量的一种计重方法。对于液化气，除测量液体部分的液位和温度外，还需测量气体部分的压强、温度和相对分子量。

按照SN/T 2389.1—2021给出的定义，容量计重主要包括：

——岸罐［容量］计重（measurement survey on shore tanks），系指以岸上固定计量罐作为计量容器的容量计重。

——罐车［容量］计重（measurement survey on road and railway tankers），系指以铁路或汽车罐车作为计量容器的容量计重。

——船舱［容量］计重（measurement survey on ship's tank），系指以船舶液货计量仓作为计量容器的容量计重。

（一）岸罐［容量］计重

《进出口商品容量计重规程 第16部分：岸上立式金属罐静态计重通则》（SN/T 2389.16—2016）已于2022年1月1日实施，该标准规定了进出口液体商品（液化气除外）岸上立式金属罐（简称岸罐）静态计重的通用方法、程序和要求，适用于非压力岸罐内进出口液体商品静态时的重量计算。

开展鉴定工作所需的工作条件、技术条件、安全条件以及计量精度等内容收录在SN/T 2389.16—2016标准的“3 基本要求”部分。

此外，还有以下岸罐计重相关的标准可供参考：

——《进出口商品容量计重规程 第2部分：动植物油岸上立式金属罐静态计重》（SN/T 2389.2—2021）。

——《进出口商品容器计重规程 第5部分：石油岸上立式金属罐静态计重》（SN/T 2389.5—2010）。

——《进出口商品容器计重规程 第6部分：岸船间管线充满度的判定》（SN/T 2389.6—2011）。

——《进出口商品容器计重规程 第7部分：岸上立式金属压力罐（非冷冻）液位的自动测量》（SN/T 2389.7—2011）。

——《进出口商品容量计重规程 第11部分：液体化工品岸上立式金属罐静态计重》（SN/T 2389.11—2021）。

——《进出口商品容器计重规程 第14部分：岸上立式金属罐的液位自动测量》（SN/T 2389.14—2013）。

使用时应注意相关标准是否已有更新版本。

有的港口建有可用于计量的定量油池，应用于数量不大的散装油液，它的特点是精度较高，计量方便迅速，并能求得整重量。

定量油池是以两个为一组，每个容量在25t~100t之间的小型陀螺形的油池，底部设置进出油液的阀门，油液从底部进入，达到要求容量后，立即闭阀，换进另一油池，然后打开输出阀门装驳或装船，正由于以两个为一组，可以交替进出使用，十分方便，也节约了时间。

定量油池的设计原理是根据油液的密度和油温范围，在定量数值内，将液面变化控制在颈部范围以内，颈部越细越高，其计量精度也越高。

（二）罐车［容量］计重

通过铁路、公路运输的油液也可以利用槽车或罐式集装箱计量。其计量方法与油罐计量大同小异，也是先测油深，依据计量表查得容量，同时测量油温据以校正油液密度，从而求得重量。由于槽车的计量表按型号统一印制，也即每一种型号的槽车使用统一的一种计量表，根据设计尺寸计算制成，未经逐个鉴定，因此制造尺寸与计算尺寸有一定误差，大批生产必然误差大精度差。此外，槽车容量小，黏附多，又不易卸净，也会影响计算准确性。罐式集装箱容量表一般都经标准容器校核过，并由鉴定部门鉴定和发证，准确性比较高，只要在鉴定有效期内，如未发现明显变形，这种计量表是可信赖的，其计量结果也是可靠的。

（三）船舱［容量］计重

《进出口商品容量计重规程 第17部分：船舱静态计重通则》（SN/T 2389.17—2021）已于2022年1月1日实施，代替了《进出口商品重量鉴定规程 第1部分：船舱静态计重通则》（SN/T 3023.1—2011）。该标准规定了进出口液体商品及液化气的船舱静态计重的通用方法、程序和要求，适用于船舱内进出口液体商品及液化气的静态计重。

开展鉴定工作所需的工作条件、技术条件、安全条件以及数值修约等内容收录在SN/T 2389.17—2021标准的“4 基本要求”部分。

在SN/T 2389.17—2021标准的“5 计重方法”部分，进一步按照动植物油脂、液体化工品、石油及其液体产品、液化气等不同类型产品的重量计算方法。

此外，还有以下船舱计重相关的标准可供参考：

——《进出口商品容器计重规程 第4部分：液化石油气船舱静态计重》（SN/T 2389.4—2010）。

——《进出口商品容器计重规程 第9部分：液货船舶管线液货量的估算》（SN/T 2389.9—2012）。

——《进出口商品容量计重规程 第10部分：液体化工品船舱静态计重》（SN/T 2389.10—2021）。

——《进出口商品容器计重规程 第12部分：沥青船舱静态计重》（SN/T 2389.12—2012）。

——《进出口商品容器计重规程 第13部分：石油及其液态产品船舱静态计重》（SN/T 2389.13—2013）。

——《进出口商品容器计重规程 第15部分：液化天然气船舱静态计重》（SN/T 2389.15—2016）。

使用时应注意相关标准是否已有更新版本。

六、流量计计重

流量计是计算通过管道的流体数量的一种仪器，是一种动态计量的工具，由于能连续不断地长时间大量计算，所以是石油及其液态产品最方便的计量工具。

除本节所述内容外，行业标准《进出口商品流量计计重规程 第2部分：石油和液体石油产品科里奥利流量计计重》（SN/T 4885.2—2017）可供进一步参考，使用时应注意相关标准是否已有更新版本。

（一）技术条件与测量用具

1. 技术条件

流量计计重限于单相原油的动态计重，并应采用固定或移动式流量标准装置（如体积管）对流量计实施在线实流检定或校准。

2. 测量用具

（1）准确度等级不低于0.2级的流量计；

（2）分度值不大于0.1℃的温度计或温度显示仪；

（3）准确度等级不低于0.4级的压力仪表（包括压力变速器）；

（4）分度值不大于0.1kg/m³的密度计或密度测量仪；

（5）取样器。

上述测量器具应经法定计量检定机构检定合格，取得检定证书，且在使用有效期内。

（二）流量计计重实施

1. 准备

（1）将流量计算器复零，并记录表头累积计数器的底数。

（2）确认流量计计重系统中的所有设备的状态符合计重要求。

2. 测量

（1）温度：按GB/T 8927—2008《石油和液体石油产品温度测量　手工法》中规定的手工测量方法或其他满足准确度要求的自动测温方法测量或记录距离流量计出口最近处的液温。计重开始后，原油通过流量计10分钟后测温一次，以后每隔一小时测温一次。以计重时间内各次所测温度的算术平均值作为所输原油的平均温度。

（2）压力：以安装于过滤器进口处和距离流量计出口最近处的0.4级压力表或不低于相同等级的其他类型压力变送器测量或记录液压。计重开始后，原油通过流量计10分钟后测压一次，以后每隔一小时测压一次。以计重时间内各次所测压力的算术平均值作为所输原油的平均压力。

3. 取样、密度与含水率测定

按GB/T 4756—2015《石油液体手工取样法》或SY/T 5317—2006《石油液体管线自动取样法》取样。按GB/T 1884—2000《原油和液体石油产品密度实验室测定法（密度计法）》或SH/T 0604—2000《原油和石油产品密度测定法（U形振动管法）》测定密度。按GB/T 8929—2006《原油水含量的测定 蒸馏法》、GB/T 260—2016《石油产品水含量的测定 蒸馏法》和GB/T 6531—1986《原油和燃料油中沉淀物测定法（抽提法）》分别测定油品中水的含量。

4. 计算

（1）将测定的视密度换算为标准密度值。

（2）由流量计计重结束后表头计数器的终止底数减去计重开始时表头计数器的初始底数，得到原油在实测温度时的实输体积，再按照实测温度与标准密度等参数换算为标准体积。

（3）根据输油计量过程中测定的流量计系数、累计体积量或累计质量、输油温度、压力、原油密度及含水量等计算出口原油的纯油量。

（三）计重参数有效位数与数值修约

1. 视密度读数、密度换算，保留1位小数，即0.1kg/m³。

2. 油品含水量（SW）测量（蒸馏法），保留两位小数，即0.01%。

3. 温度读数保留两位小数，即0.01℃；计重温度取两位小数，修约到0.25℃。

4. 压力读数以kPa为单位时取整数，计重压力修约到50kPa（表压）。

5. 流量计累积体积值读数修约到0.001m³，长输管道连续计重可修约到1m³。

6. 质量仪表累积质量值读数修约到0.001t，长输管道连续计重可修约到1t。

在多数情况下，所使用的小数位数受数据来源的影响，在没有其他限制因素的情况下应按照表9-7所列的小数位进行修约。

表 9-7　小数位修约

项目	单位	应保留的小数位数
体积	m^3（L）	0.001（0.1）
重量	t	0.001
密度	kg/m^3（g/cm^3）	0.1（0.0001）
压力	kPa（MPa）	0.001（0.01）
温度	℃	0.01
流量计系数（MF）	—	0.0001
温度修正系数（C_{ti}）	$℃^{-1}$	0.0001
压力修正系数（C_{pi}）	kPa^{-1}	0.0001
压缩系数（F）	$10^{-6}kPa^{-1}$	0.001
空气浮力修正系数（F_a）	—	0.0001
含水百分数（SW）	%	0.01
含水修正系数（C_{SW}）	—	0.0001
重量换算系数（F_w）	kg/m^3	0.1

（四）具体问题的处理和有关注意事项

1. 输油流量应控制在流量计最大流量的30%~80%的范围内。

2. 使用的管线自动取样器应与流量计同步开启或关闭。

3. 计重系统采用自动温度补偿装置、在线密度测定装置或含水分析仪时，应以被计重的液体温度、密度、含水范围来调节测定装置。

七、特殊商品的结算重量

凡以干态净重、公量或限制含量（水分或杂质）结算的固体商品，应在实施重量鉴定的同时按规定抽取代表性样品，以检测其水分或杂质的含量，并按规定核算全批商品的结算重量。

（一）以干态净重结算

对以干态净重结算的商品，在得到其实衡湿态净重和实测含水率后，计算干态净重的公式为：

$$W_d = W_w \times (1 - M)$$

式中：

W_d——干态净重，t（kg）；

W_w——湿态净重，t（kg）；

M——含水率，%。

（二）以公量结算

对以公量结算的商品，在得到其实衡湿态净重和实测回潮率后，计算公量的公式为：

$$C = W_w \times \frac{1 + R_c}{1 + R_a}$$

式中：

C——公量，t（kg）；

W_w——湿态净重，t（kg）；

R_c ——公定回潮率,%;

R_a ——实测回潮率,%。

(三)以限制回潮率结算

实测回潮率大于限制回潮率时,以限制回潮率下的推算净重作为其结算重量;否则,以实衡湿态净重作为其结算重量。

八、安全注意事项

1. 进入鉴定工作现场,应遵守港区、罐区及船方有关防火、防爆、防静电的安全规定。

2. 接触易燃、易爆、有害、有毒、易腐蚀的液体产品时,应注意个人安全防护,测量(采样)时,应站在计量口(采样口)的上风头。

3. 测量器具和取样器应符合防火、防爆、防静电等安全规定。

4. 遇恶劣气候,如七级以上大风、雷电、大雨等,应暂停现场鉴定工作。风力大于四级或雨、雪天应暂停露天衡重。

第四节 | 残损鉴定

进口商品的残损鉴定是鉴定业务中一项主要的、经常性的工作。它主要是鉴定进口商品受损失情况[包括受损失的数(重)量、程度、部位]和原因。分析对使用、销售的影响,估定残损的贬值率,以及证明有关修理、加工、改装等补救费用。残损鉴定证书是供有关方面进行索赔和理赔的有效凭证。

残损的主要情形有残破、短缺、锈蚀、发霉、油渍、水渍、污染、串味感染、虫蛀、受湿、腐败、变质、损坏、灭失等。

一、海关实施残损鉴定的业务范围

根据《进口商品残损检验鉴定管理办法》(国家质检总局令第 97 号发布,根据海关总署令第 238 号、第 262 号修改)第四条和第五条规定,海关负责对法定检验进口商品的残损检验鉴定工作。法检商品以外的其他进口商品发生残损需要进行残损检验鉴定的,对外贸易关系人可以向海关申请残损检验鉴定,也可以向依法设立的检验机构申请残损检验鉴定。

海关根据需要对有残损的下列进口商品实施残损检验鉴定:

1. 列入海关必须实施检验检疫的进出境商品目录内的进口商品;

2. 法定检验以外的进口商品收货人或者其他贸易关系人,发现进口商品质量不合格或者残损、短缺,申请出证的;

3. 进口的危险品、废旧物品;

4. 实行验证管理、配额管理,并需由海关检验的进口商品;

5. 涉嫌有欺诈行为的进口商品;

6. 收货人或者其他贸易关系人需要海关出证索赔的进口商品;

7. 双边、多边协议协定,国际条约规定,或者国际组织委托、指定的进出口商品;

8. 相关法律、行政法规规定须经海关检验的其他进口商品。

二、残损鉴定工作实务

鉴定人在办理残损鉴定工作中,应遵循“态度公正,实事求是;亲自实践,独立鉴定;方法科学，结果准确；论理充分，证据确凿；尊重契约，注意惯例”的准则。

（一）残损鉴定申请

残损鉴定应当在申请人提出申请后实施。

因时间紧急，申请人当时来不及办理正式申请时，鉴定人可接收电话、传真等临时申请。接收申请后，鉴定人员可先赶赴现场开展工作。但申请人必须在最近的一个工作日办理正式申报手续。

异地委托鉴定，使用传真等形式申请的，必须对传真等进行确认。

1. 申请残损鉴定的地点

卸货时发现包装或货物、集装箱外表残损的进口商品，由卸货口岸海关受理鉴定申请。

包装外表完整但有隐蔽性缺陷，由到货地海关接受鉴定申请；集装箱外表完好但箱内货物残损的，由拆箱地海关接受鉴定申请。

2. 申请残损鉴定的时间

接受的残损鉴定申请应在索赔有效期内并应留有充分的检验时间。具体时间要求为：

（1）舱口检视、载损鉴定、监视卸载应在船舶开舱卸货前申请。

（2）海损鉴定一般应在残损货物卸货前申请。

（3）验残的申请时间：

①卸货时发现包装或外表残损的进口商品，应在发现残损时或在船方签残后提出申请，最迟应在提货前申请鉴定。

②需要登轮了解受损情况、确定受损范围和判定致损原因的，应在卸货前或发现残损时申请鉴定。

③对易腐、易变、易扩大损失的残损商品，发现残损应立即申请鉴定。

④需申请到货地海关鉴定的残损商品，应在索赔期满二十天前申请鉴定。

⑤为了能够明确残损货物的致损原因，集装箱货物应在拆箱前申请拆箱鉴定。

3. 申请残损鉴定的有关资料

实施鉴定前应按规定对所需资料进行审核。审核时应明确申请人的要求，对未能提供有关的证单的应有弥补或解决办法，对发现的重要问题应及时解决。

除常规商业资料外，还应根据情况提交以下必要的相关资料。

（1）申请舱口检视、载损鉴定和监视卸载的，应提供舱单、积载图、航海日志及/或海事声明等。

（2）申请海损鉴定的，应提供舱单、积载图、提单、海事报告、事故报告等。

（3）申请验残的，应提供合同、提单、发票、装箱单、理货残损单、说明书、重量明细单、品质证书等。

（4）申请拆箱鉴定的，应提供合同、提单、发票、装箱单、重量明细单、品质证书等。

（二）残损鉴定实施

1. 鉴定依据

（1）《进出口商品检验法》及其实施条例等有关法律法规规定。

（2）《进口商品残损检验鉴定管理办法》。

（3）有关国际惯例。

（4）有关贸易契约、租船契约。

（5）有关商品的检验标准：

①国家技术规范的强制性要求；

②对外贸易合同或协议约定检验标准或技术条件的，按约定的检验标准或技术条件检验；

③对外贸易合同或协议未约定检验标准的，依次按照如下依据检验：

——买卖双方补充签订的协议标准；

——进口国（地区）标准或有关国际标准；

——国家标准、行业标准、企业标准。

2. 鉴定项目

进口商品残损鉴定项目包括舱口检视、载损鉴定、监视卸载、海损鉴定和验残等。申请人可根据具体情况申请一项或几项鉴定项目。

3. 鉴定方法

（1）残损商品的抽样。

①对残损商品（散装货除外），原则上应逐件鉴定。

②对数量大且残损情况类似的商品或散装货物，可在分类的基础上，对各类残损商品进行抽样，以抽样检验结果推算各类残损商品的损失情况。

③抽样数量可参照商品检验的有关标准进行。

④对一些不适宜按检验标准进行抽样的残损商品，可根据实际情况确定抽样的方法和比例。

⑤对抽取的样品应加以标识，做好记录。

（2）残损商品的鉴定方法。

残损商品的鉴定，应从实际出发，根据残损商品的品质、特性、主要成分含量、机械性能、计价依据、体积大小、重量多少、收率降低等残损情况全面考虑，采取不同的检验鉴定方法。残损鉴定的主要方法如下所示。

①感官鉴定法：有些凭感官确定等级的商品，可通过对残损商品的感官鉴定，确定残损商品等级的降低程度，从而确定残货的贬值率。

②衡器计重法：在受损部分与完好部分可以分别衡重的条件下，可衡取货物受损部分的重量与原重量作对比，求出残损率。

③测量计算法：对残损货物的长度、面积或体积进行测量，通过与完好货物的长度、面积或体积的对比，求出残损率。

④物理测试法：通过测试残损货物机械性能等物理指标，确定残损货物有关指标的降低程度，为估损贬值提供科学依据。

⑤化学分析法：通过化验残损货物的有关成分，确定货物主要含量的降低程度，或是否含有其他有害成分，从而为估损贬值或确定致损原因提供依据。

⑥生物试验法：通过对残损货物进行生物培养、动物实验等，对残损货物进行卫生健康方面的评价，从而为估损贬值或确定致损原因提供依据的方法。

⑦专家评估法：通过有关方面的专家对残损货物的评价意见，确定残损货物的受损程度。专家可以是个别专家，也可是专家组。

⑧价格对比法：通过完好货物与残损货物的差价来确定估损贬值率。价格对比法还可作为改作不同用途的残损货物确定估损贬值率的依据。采用价格对比法时，必须注意价格的可比性和价格的变化情况。

⑨收率成本法：通过对残损货物使用后成品率的下降程度或生产同样成品成本的增加多少而确定货物损失程度的方法。

各种检验鉴定方法可根据实际情况单独使用或综合使用。

4. 鉴定准备

（1）鉴定人应认真审核鉴定申请单上填写的各项内容及有关单证。检查必备的报验资料是否齐全，了解申请人的具体要求。

（2）申请人提供的所有报验资料所涉及的品名、数量、规格型号、产地、技术要求等均应单单相符。

（3）明确鉴定依据，准备好鉴定记录、鉴定器具，约定鉴定时间，及时赴现场工作。

（4）涉案金额较大、较复杂或易引起争议诉讼的案例，鉴定前应制订工作方案；必要时可根据情况成立鉴定小组。

5. 鉴定实施

（1）舱口检视。

在开舱前检查舱盖、舱口、人孔、风筒等处的水密及封盖、封识等，开舱后检查货物的覆盖、衬垫、水渍、移动、倒塌及残破等情况。

（2）载损鉴定。

在舱口检视的基础上，开舱后检查货物的积载情况，查明舱内货物的积载、通风、铺垫、衬隔、紧固等情况，残损货物的积载部位，受损数量和情况，致损原因及其依据。

（3）监视卸载。

在舱口检视的基础上，检查货物的积载、通风、铺垫、衬隔、紧固等情况；监视货物的卸载过程，包括卸载方式方法、时间、条件、卸货过程、气候等情况；查清货损情况，即卸载过程中发现的货物残损数量情况，分别说明船残、工残、原残等致损原因。

（4）海损鉴定。

对宣布共同海损的船舶所载货物，查清事故经过，包括发生意外事故的地点（经纬度、船位）和性质，货损舱位和具体情况，船方采取的应急措施和救助经过，海事报告或海事声明摘录和港口有关当局的鉴定意见；查清货物情况，按提单逐一查明货物名称、数量、装载部位、完好数量和受损数量及情况，明确分清每一提单号、残货及残货中的单独海损和共同海损的分别损失程度以及加工、整理、卸货、重装等合理费用；按提单列明完好货物在目的港的成本、保险费加运费（CIF）价格。

（5）验残。

①鉴定人应指导申请人做好以下工作。

A. 保护残货原状和现场，保留原货包装物料。

B. 将不同程度的残损货物分卸、分堆，收集地脚，妥善保管。

C. 易扩大损失的残损商品，应及时采取防止扩大残损的施救措施。

D. 如外商或有关方对残损货物需要看货复查，保留一定数量有代表性的残损商品。

E. 要求申请人对残损货物进行自检并提供自检报告。

②登轮鉴定。

A. 查阅有关资料。了解船舶的一般情况、航行情况和货物的积载情况，查清提单、大副收据、理货签证等资料有无批注。船方是否有事故报告或海事声明等。必要时进行复印。

B. 向船方或有关部门了解具体的致损原因。在船方人员的陪同下，现场实地查勘，查找确定致损原因。

C. 在有关方人员的陪同下，检查残损货物情况。

——对散装货，应查清残损货物的位置、残损货物的状况，测量残损货物的体积等。

——对件装货物，应核对货物的标记、唛头、数量。查清原包装的方式方法，内外包装的原用物料，包装内的衬垫、防潮、防震情况。

——对发现破损的要查清破损的部位、破损程度和漏失等情况。

——查清货物的积载情况以及箱装货物在箱内的积载情况（包括放置、加固、支撑、铺垫、防震、衬隔等）。

——对水湿货物，及时取样化验确定是海水还是淡水湿。

③确定残损商品的数量。

A. 对件装货物，在确定残损数量时，可以把理货的签残结果作为重要的参考依据。

B. 对散装货物，可经衡重等确定残货重量。

C. 对渍损货物，应扣除额外水分等重量。

④确定残损率。

A. 根据残损货物的外表状况，可将残损货物按不同的残损程度进行分类。如可分为严重、较严重、轻微等。

B. 采用科学的鉴定方法，确定各类残损货物的残损率。

C. 需送实验室检测的，应明确检测的项目和要求；需提供专家报告的，应说明需提供的具体内容和要求。对提供报告的单位和专家的资质、资格和技术水平等情况必须进行考察确认。

6. 致损原因的判断

（1）属于承运人责任的货物残损判定为“船残”，包括：

A. 船舱条件不适宜载货和船舶设备不良等原因造成的残损；

B. 船方对载运货物未能恪尽职守而导致的残损；

C. 承运人已签发清洁提单，但在卸货港理货单上承运人签认的残损（确系托运人责任和人力不可抗拒的因素除外）。

（2）属于港方责任的货物残损判定为“港残”，指在卸货港码头、仓库、货场堆放、保管不善等原因造成的残损。

（3）属于装卸部门责任的货物残损判定为“工残”，指违章操作、粗暴搬运、装卸不慎、使用工具不当等原因造成的残损。

（4）属于在海上运输中遭遇自然灾害、意外事故或其他人力不可抗拒的因素造成的货物残损判定为“海损”。为了解除共同危险，采取合理的施救措施所造成的特殊损失和合理的额外费用判定为“共同海损”。

（5）属于发货人责任的货物残损判定为“原残”，包括：

A. 制造、加工、装配、整理、包装过程中的原因造成的残损；

B. 装运前堆存、转运过程中的原因造成的残损；

C. 提单已有批注的残损；

D. 包装、标记不符合合同规定或国际惯例，以及不适合远洋运输造成的残损。

（6）对于同一批的残损商品，涉及两个和两个以上责任方的致损原因，根据实际情况予以证明。对其中一个主要因素起决定作用，而其他次要因素又不足以单独致损的，可将其主要因素判为致损原因。对致损原因无法分清主次，或虽有主次但对货损都能单独产生影响的，可根据实际情况确定不同的致损原因，并分别列明。

（7）对确实无法判定致损原因的残损商品，可根据实际情况只证明残损商品的现状及定损贬值的结果。

（8）对因火灾、海事等造成货损的事故，应以各主管部门（如公安、海事、船检等部门）的鉴定结论为判定依据。

（9）对致损原因的判断，应清楚具体。确定的致损原因要有充分的科学依据。

7. 定损贬值

在确定贬值率之前，要与有关各方进行充分的交流沟通。贬值率要集体研究决定。

（1）残损商品定损贬值的基本原则是根据商品的使用价值、商销影响、拍卖结果等因素，确定实际损失程度和贬值率。

（2）按等级、体积、面积、长度和主要成分等计价的残损商品，根据其检测或化验结果及使用效能降低的比例，结合使用和商销的影响进行定损贬值。

（3）机械、电器、仪器、仪表、设备的残损，主要根据使用效能的降低和使用寿命的缩短确定其贬值率。

（4）日用消费品的残损，以好、坏货销售价格的差异程度确定贬值率。

（5）对已完全丧失原定使用价值，但尚能改做其他用途的残损商品，根据其残余价值或拍卖价格确定损失。

（6）属于下列情况之一者，可作为推定全损：

A. 残余价值不足20%的残损商品；

B. 机械、电器、仪器、仪表的核心部分或主件损坏，影响整件（台）的使用，又不能修复或不值得修复的；

C. 食品、药品受损或污染后，经主管部门鉴定，对人体健康和禽畜饲养有害，又不能改作其他用途的；

D. 使用残损商品可能导致严重污染的；

E. 完全丧失使用价值的地脚料。

（7）根据地脚料的混杂、污染情况和加工整理费用，以及对使用的影响，综合确定地脚料的贬值率。

（8）残损货物经施救加工、整理、修配后，仍能正常使用的，在证书上列明其合理费用，经加工、整理、修配后对使用或销售仍有影响的，除列明合理费用外，还应予以定损贬值。

（9）加工、整理、修配所引起的额外费用，经审核后认为合理的，在证书上列明。对包装、货物残损修理费用可按如下标准掌握：

A. 工时费参照到货地同类行业的工时标准；

B. 修配时，使用的进口原料和零配件按CIF价格作价，无法询得CIF价格时，可按当地市场价格估算。

（10）机械、电器、仪器、仪表类商品零件短少或部分损坏以致影响整机使用，属发货人责任的，如由订货部门提请发货人补货或换货，则不予定损。属其他方责任的，应由申请人通过订货部门询问其短损货物的到岸价格后，在证书上列明。

8. 保密要求

鉴定人对申请人的有关商业情况负有保密的义务。

（三）残损鉴定记录

1. 原始记录

鉴定原始记录应使用规范的格式，由鉴定人员在鉴定现场填写。鉴定原始记录应真实、准确、全面地反映鉴定实际情况。原始记录要用规范的文字表达。

对工作现场、残损货物情况、加工整理现场、船舶等运输工具损伤损坏处等重要场合均应拍摄现场照片。重大案例应拍摄录像。对拍摄的时间、地点要有记录。

2. 复核审核

鉴定过程和鉴定记录要经复核和审核。

（四）易地鉴定

在口岸接受残损鉴定申请的商品，如需要到货地海关协助完成鉴定工作的，口岸海关可办理易地委托鉴定手续，到货地海关凭易地鉴定委托单完成易地鉴定工作。

1. 口岸海关工作

办理易地残损鉴定时，口岸海关应做好下列工作：

（1）查核有关单证；

（2）验明受损商品的包装或表面残损等情况；

（3）初步查明致损原因；

（4）监督收货人或代理接运部门修整或更换不适于继续转运的残破包装；

（5）及时签发易地鉴定委托单，向到货地海关介绍致损原因和初验情况，提供必要的单证，提出需要鉴定的内容和完成鉴定的期限；

（6）复核到货地海关的鉴定结果，汇总出证，并将出证情况反馈易地鉴定海关留存备查。

2. 易地鉴定海关工作

办理易地委托残损鉴定时，易地鉴定海关根据委托单，应做好下列工作：

（1）根据易地鉴定委托单所列内容，核对受损商品的包装和表面残损等情况；

（2）查清受损商品的残损程度或损坏的情况；

（3）对残损商品进行定损贬值；

（4）确定所需的合理费用，及时向口岸部门提供中外文对照的鉴定结果和必要的照片等有关资料，并提出签证时的注意事项；

（5）易地鉴定海关在鉴定工作中，如发现内部货物未发生残损、鉴定中有异常情况或在规定期限内无法完成鉴定工作等情况时，应及时通知口岸海关。

（五）鉴定证书

1. 鉴定证书的基本要求

进口商品残损鉴定证书证稿应按规定统一格式填制，证书证稿内容须具备鉴定过程、鉴定结果和意见等基本要素。

证明的问题要符合商品的真实状态，符合合同规定，符合国际惯例。

证书内容必须论题明确、内容完整、说理严谨、论证周密、文理通顺、用字准确、译文正确、不错不漏、整洁清晰。

2. 鉴定证书的基本内容

（1）舱口检视：

A. 申请人、船名、航程和载货等；

B. 航海日志摘要；

C. 舱口情况，包括开舱前舱盖、风筒封闭和舱口封识情况，开舱后舱框周围和舱内货堆表层及其覆盖等情况；

D. 鉴定地点和日期等。

（2）载损鉴定：

A. 申请人、船名、航程、报验货物、舱位及卸毕日期等；

B. 航海日志摘要；

C. 舱口情况，包括开舱前舱盖、风筒封闭和舱口封识等情况；

D. 舱内货物积载、通风、铺垫、衬隔、紧固等情况；

E. 残损货物的积载部位、受损数量和情况、致损原因及其依据；

F. 鉴定地点和日期等。

（3）监视卸载：

A. 申请人、船名、航程、报验货物、舱位及卸毕日期等；

B. 舱口情况：包括开舱前舱盖、风筒封闭和舱口封识等情况；

C. 舱内货物积载、通风、铺垫、衬隔、紧固等情况；

D. 卸载情况，包括卸载方式方法、时间、条件、卸货过程、气候等情况；

E. 货损情况，包括卸载过程中发现的货物残损、数量情况，分别说明船残、工残、原残等致损原因；

F. 鉴定地点和日期等。

（4）海损鉴定：

A. 申请人、船名、航程和载货等情况；

B. 事故经过，包括发生意外事故的地点（经纬度、船位）和性质，货损舱位和具体情况，船方采取的应急措施和救助经过，海事报告或海事声明摘录和港口有关当局的鉴定意见；

C. 货物情况，按提单逐一列明货物名称、数量、装载部位、完好数量和受损数量及情况；

D. 鉴定结果，明确分清每一提单号、残货及残货中的单独海损和共同海损的分别损失程度以及加工、整理、卸货、重装等合理费用；

E. 按提单列明完好货物在目的港的 CIF 价格；

F. 鉴定地点和日期等。

（5）验残：

A. 申请人、品名、数重量、运输、卸毕日期、提单号、合约号、商品标记等；

B. 包装情况，包括原包装的方式方法，内外包装的原用物料，包装内的衬垫、防潮、防震情况以及到货时完整或破损等情况；

C. 货物情况，包括残损数（重）量、鉴定方法、残损程度、测试数据、化验结果，必要时附照片和实物样品；

D. 鉴定结果，包括估损贬值、修理费用及处理意见；

E. 鉴定意见，指出致损原因；

F. 鉴定地点和日期等。

（6）特殊情况：

拟在多个港口卸载的同船同种进口商品、发生同一类型残损时，前一卸货港商检机构应及时通知后一卸货港商检机构，鉴定过程中，各有关港口商检机构应互相沟通，确保证书质量。

承运人申请载损鉴定后，又要求证明残损程度和定损贬值的，可按载损鉴定加验残处理，合并签发载损鉴定/验残证书。

3. 拟制证书的注意事项

（1）证明的事实是客观的、真实的、具体的。证书能反映出工作人员做了大量工作。应该提供的数据和检验鉴定方法必须列明。

（2）致损原因的分析判断要合乎逻辑，要有充分依据，有针对性。通过致损原因的描述，可明确责任方。证书上一般只说明事实，不具体列出责任方或索赔对象。

（3）残损程度的确定、加工费用的证明要公正、合理、有依据。

（4）查核理货签证、大副收单批注、提单批注等情况。

（5）对收货人的验收报告要认真逐项核对、落实，以原发货单证（发票、装箱单、磅码单、鉴定报告等）数量、重量、质量为依据，签发证书。

（6）同一批受损货物，承运人申请载损鉴定，而收货人申请验残，应注意两份证书结果的一致性，避免发生矛盾，但内容文字叙述不要完全相同。

（7）发证要及时迅速，符合索赔、理赔时限的要求。

（六）其他相关要求

残损鉴定证书副本及有关文件、资料、样品、照片和理化测试数据等必须妥善保管，其保留期限按有关规定执行。

重大案例或案情复杂易引起争议诉讼的案例要及时向上级有关部门汇报。

对重要案例要写出书面的案例分析材料。案例分析应包括案情简介、货物残损情况、检验鉴定过程、货损程度及贬值情况、致损原因分析、出证和索赔情况、案例的特点分析以及工作体会等内容。

三、特定产品的残损鉴定

以下提及的出入境检验检疫行业标准仅供读者学习参考，使用时应注意相关标准是否已有更新版本。

（一）棉花

海关总署2022年发布了《进出口棉花残损鉴定技术规范》（SN/T 5430—2022），自2022年10月1日起施行。该行业标准规定了进出口棉花残损鉴定的一般要求、方法选择和工作程序，并给出了常见棉花的残损类型和鉴定示例。该标准适用于进出口原棉，包括细绒棉、长绒棉和粗绒棉，以及天然彩色棉残损的检验鉴定。

（二）钢材

国家质检总局2013年起发布了《钢材残损检验鉴定规程》（SN/T 3468）系列标准。

截至2024年，《钢材残损检验鉴定规程 第1部分：钢板和钢带》（SN/T 3468. 1—2013）、《钢材残损检验鉴定规程 第2部分：不锈钢板和钢带》（SN/T 3468. 2—2013）、《钢材残损检验鉴定规程 第3部分：钢管》（SN/T 3468. 3—2014）、《钢材残损检验鉴定规程 第4部分：螺纹钢、盘条》（SN/T 3468. 4—2013）、《钢材残损检验鉴定规程 第5部分：型钢》（SN/T 3468. 5—2013）、《钢材残损检验鉴定规程 第8部分：钢丝绳》（SN/T 3468. 8—2013）6个检验检疫行业标准仍可供实际工作参考。

另有《钢材残损检验鉴定规程 第6部分：彩涂钢板和钢带》（SN/T 3468. 6—2013）、《钢材残损检验鉴定规程 第7部分：电工钢板和钢带》（SN/T 3468. 7—2013）2个检验检疫行业标准已被《海关总署关于废止447项出入境检验检疫行业标准的公告》（海关总署公告2019年第231号）予以废止。

第五节｜适载检验

一、海关实施适载检验的业务范围

（一）制度规定

《进出口商品检验法实施条例》第三十条规定："对装运出口的易腐烂变质食品、冷冻品的集装箱、船舱、飞机、车辆等运载工具，承运人、装箱单位或者其代理人应当在装运前向出入境检验检疫机构申请清洁、卫生、冷藏、密固等适载检验。未经检验或者经检验不合格的，不准装运。"下列规章也进行了相应的规定：

1. 《国际航行船舶出入境检验检疫管理办法》（国家质检总局令第38号发布，根据国家质检总局令第196号，海关总署令第238号、第240号、第262号、第274号修改）。

2. 《进出境集装箱检验检疫管理办法》（国家质检总局令第17号发布，根据海关总署令第238号、262号修改）。

3. 《进出境粮食检验检疫监督管理办法》（国家质检总局令第177号发布，根据海关总署令第238号、第240号、第243号修改）。

（二）易腐烂变质食品、冷冻品范围

根据《关于执行〈进出境集装箱检验检疫管理办法〉有关问题的通知》（国检检〔2000〕第234号），易腐烂变质食品、冷冻品是指以下编码的商品：02011000. 11 ~ 02109000. 90、03021100. 10 ~

04100090.90、05040011.10 ~ 05040090.90、07011000 ~ 13023990、15010000 ~ 15219000.90、16010000.10~24039900。

鉴于今后该目录仍可能发生变化，易腐烂变质食品、冷冻品编码届时也会做相应调整。

二、适载检验工作实务

对装运出口易腐烂变质食品、冷冻品的船舱、集装箱，在装运前实施清洁、卫生、冷藏、密固等适载性检验。对由同一运输工具同一航次出运的集装箱，可同一批实施检验。

按照《出入境集装箱检验检疫规程》（SN/T 1102—2002）对集装箱实施适载检验。船舱的适载检验可参考集装箱的检验要求和方法开展。在《出口商品运载工具安全卫生适载鉴定规程 第1部分：干货集装箱鉴定》（SN/T 0981.1—2012）和《出口商品运载工具安全卫生适载鉴定规程 第2部分：冷藏集装箱鉴定》（SN/T 0981.2—2012）等行业标准中提供了更加具体的检验项目和对应的技术要求等内容，使用时应注意相关标准是否已有更新版本。

（一）适载性检验要求

按照《出入境集装箱检验检疫规程》（SN/T 1102—2002）第4.1和4.3部分，适载检验的要求如下。

1. 一般要求

（1）集装箱箱体必须清晰牢固地标明集装箱的识别系统、尺寸和箱型代码及相关标记。

（2）集装箱应符合国际集装箱安全公约（CSC）的规定，取得有关机构的认证，处在检验有效期内或按规定实施了经批准的连续检验计划（ACEP）。

2. 检验要求

（1）集装箱箱体完整，无漏洞、裂缝、明显变形等。

（2）集装箱的活动部分、胶垫、箱门开关和风雨密状况良好。

（3）集装箱内无可致货物受损的条件或异常情况。

（4）集装箱内清洁卫生、干燥、无异味。

（5）冷藏集装箱绝热设备冷藏效能良好。箱内温度应达到和保持运输契约和贸易合同规定的要求，并能保护拟装货物的品质。

（6）罐式集装箱还要核查前一次所装货物是否为有毒、有害货物。

（二）现场检验

1. 预检

出境集装箱适载性检验可由经海关培训的非海关工作人员（简称预检人员）进行适载性预先检验。

授权的海关应对预检工作进行监督管理。

2. 检验方式

对拟装载出境植物、动植物产品和其他检疫物的集装箱应逐箱进行查验。

对经预检人员预检合格的出境集装箱，按不低于1%的比例进行监督抽查，监督抽查的要求和实施检验的要求一致。

3. 检验准备

对出境集装箱实施查验前，应根据集装箱所装载的货物性质、出口国家或地区等情况，准备必要的现场检验检疫器械用品、记录表格等，包括工作服、手套、手电筒、捕虫网、捕鼠器、标本容器、毒瓶、诱捕器（剂）、杀虫剂、指形管、镊子、放大镜、剪刀和白布等器械用品。

4. 检验实施

按照《出入境集装箱检验检疫规程》（SN/T 1102—2002）第5.3部分，适载检验具体内容和方法如下。

（1）以目视方法核查集装箱箱号，查看集装箱箱体是否完整，箱体是否贴有危险品标记。

（2）查看位于集装箱箱门上的国际集装箱安全公约（CSC）安全合格牌照，核查其中标注的集装箱第一次及以后各次维修检验日期，拟装货物的集装箱应处在最后一次检验的有效期内。若该集装箱安全合格牌照上或其附近标有经批准的连续检验计划（ACEP）标记，则可认为其处在检验有效期内。

（3）开闭箱门，检查集装箱的活动部分、胶垫及箱门开关是否良好。

（4）检查集装箱内有无可致拟载货物受损的凸起物、挂钩、铁钉等。

（5）风雨密检验可任选下列方法之一进行试验。

①透光试验。进入箱内，关闭箱门，以无光线射入为合格。

②烟雾试验。将集装箱通风孔密封，用烟雾发生器进行试验，闭门后，以不漏烟为合格。

③冲水试验。冲水试验按 GB/T 5338. 1—2023《系列 1 集装箱　技术要求和试验方法　第 1 部分：通用集装箱》中的方法进行。

（6）清洁卫生。以白布、白手套擦拭等方法对集装箱顶板、底板、侧壁、端壁、箱门内侧等进行检验，各部位是否清洁、无虫害、无鼠害等。

（7）干燥。检查集装箱内壁及底板是否干燥。

（8）无异味。微开箱门，以嗅觉等方式检验箱内流向箱外的气流，并进入箱内检验有无异味。

（9）冷藏集装箱附加检验。

①检查箱内进风口、回风口及风道底板槽等部位，应清洁、无虫害、无鼠害；当箱内设有疏水器时，应能使清洗液从箱内顺畅排出。

②箱内隔热设备完好，进风口、回风口、风道应保持通畅；通电后，制冷设备应正常工作。

③温度检测。将箱门正常关闭，打开电源开关。待制冷系统稳定运行后，记录集装箱温度计指示数字，读数应精确到±0. 5℃。

（三）检验结果判定和处置

检验发现集装箱内残留有毒有害物质的，判为不合格。罐式集装箱前次装运过有毒有害物品的，为不合格。

适载性能检验不符合要求的集装箱，可按要求进行整理。整理后重新抽查未发现不合格情况的，判为合格。

需要调换集装箱的，应重新预检、检验。重新检验未发现不合格情况的，判为合格。

（四）出口核查

口岸海关应对在本口岸装载的出境集装箱进行审核，核查其中有无应实施出境集装箱适载性检验而未实施的出境集装箱，对逃避适载性检验的出口集装箱交由相关部门予以立案查处。

（五）签发证书

经检验判定为适载性检验合格的，按照规定签发检验检疫证明或合格证书（集装箱检验检疫结果单）。

经检验判定为适载性检验不合格的，签发相应的检验检疫证单。

第六节｜价值鉴定

改革开放初期，境外地区的公司、企业、其他经济组织或个人（统称外商）入境兴办“三资”企业，其中不少是以进口新、旧设备代替投资金额（即出资）方式进行的。为建立良好的投资秩序、完善投资环境，促进对外经济贸易的正常发展，维护对外经济贸易有关各方的合法权益，根据相关规定，商品检验部门办理与进出口商品有关的外商投资财产的价值、品种、质量、数量和损失鉴定等有关鉴定业务，签发鉴定证书供有关方面在验资、清算、拍卖、注册、纳税、银行担保（借贷、股票上市、发行债券等）以及索赔、理赔等时作为有效凭证。

随着对外商投资企业管理的法律制度调整，目前海关已不再开展相关工作。为便于有需要的读者更好地了解制度沿革，处理相关问题，现将相关工作的历史简录如下，以供参考。

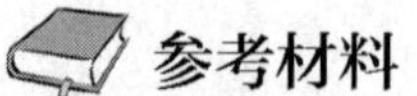

参考材料

外商投资企业财产价值鉴定的历史

改革开放后，外商来华投资迅速增长，投资领域不断扩大，对于缓解我国资金紧张状况，促进国民经济快速发展起到了积极作用。随着改革开放的不断深入，有的地区和行业采取对外出售部分股利或以国有存量资产作为中方股本与外商合资的办法，吸引外资投资于基础设施和基础产业项目，为盘活国有资产存量、促进国有企业转换经营机制、缓解“瓶颈”产业的制约进行了有益的探索，取得了一定成效，但也出现了一些问题，有的地方对国有资产不评估或评估不规范，造成国家资产流失；有的在对外谈判中违反国家有关法律和政策规定，对外商承诺一些优惠条件，包括中方保证外商投资的回报率、为外方投资的股本贷款提供担保、外商投资按贷款方式偿还并享受外商投资企业待遇等，加大了中方的筹资成本和风险，不同程度地损害了国家利益。

在这样的背景下，国家进出口商品检验局于1991年10月28日颁发了《外商投资财产鉴定办法（试行）》，自当年11月15日起开始在全国开展外商投资财产鉴定工作。1993年12月，国务院发布《关于进一步加强外商投资管理工作若干问题的通知》（国发〔1993〕83号），明确要求：“对外方以机器设备等实物投资的中外合资、合作经营项目，要防止外商低价高报、以次充好、以旧顶新，谋取不合理利益。合同中要对外方采购和定价作出规定，中方在合营项目谈判阶段要认真进行价格咨询，外方实物投资部分要经合营各方认可的中介公证机构进行价格认定，进口设备到达后，要经商检部门检验并进行价格鉴定，海关凭有关的商检证明放行。”按照国务院通知精神，国家进出口商品检验局、财政部于1994年3月联合发布了《外商投资财产鉴定管理办法》（国检鉴联〔1994〕78号），启动了外商投资财产价值鉴定的制度化工作。

随着相关工作的逐步落实，在引进外资工作中，也确实发现了一些外商以实物作为投资进口货物时，为偷漏关税而高价低报、多进少报和为瞒骗验资而低价高报的现象。为维护国家利益和投资各方的合法权益，国家进出口商品检验局和海关总署于1997年11月联合发布了《关于加强外商投资财产价值鉴定的通知》（国检务联〔1997〕347号），决定依法加强对外商投资财产的进口价值鉴定工作，明确规定“凡外国及港澳台地区的公司、企业及其他经济组织或个人在中国境内举办的合资、合作和独资企业，作为投资进口的机器设备、零部件和其他物料，由国家商检部门设在各地的进出口商品检验机构（简称商检机构）依法办理所辖地区外商投资财产进口价值鉴定工作”。海关在办理外商投资企业进口货物报关手续时，在原有监管条件不变的基础上加验由当地商检机构出具的相关文件。1998年1月，国家进出口商品检验局和海关总署又联合发布了《关于做好外商投资财产鉴定工作协作配合的通知》（检务鉴联〔1998〕06号）对具体工作的协作进行了安排，有效地维护了国家利益和投资各方的合法权益。

为了适应新的开放形势，国务院办公厅于1999年8月转发了对外经济贸易部等九部门制定的《关于当前进一步鼓励外商投资意见的通知》（国办发〔1999〕73号），提出“要逐步缩小对外商投资企业进口设备的强制性价值鉴定范围、改进鉴定办法，取消对外商独资企业进口设备的强制性价值鉴定”。随后，国家出入境检验检疫局于1999年9月发出《关于做好当前外商投资财产价值鉴定工作的通知》(国检检〔1999〕205号)，明确“从1999年10月1日起，各地出入境检验检疫机构对外商独资企业进口设备不再进行强制性的价值鉴定”以及“逐步缩小对外商投资企业进口设备的强制性价值鉴定的范围，进一步改进鉴定办法”。结合新的检验检疫货物通关制度将于2000年1月1日正式执行这一契机，国家出入境检验检疫局和海关总署于1999年12月联合发布《关于外商投资财产价值鉴定工作有关问题的通知》(国检检联〔1999〕400号)，明确“外商投资财产价值鉴定只限于外商投资企业及各种对外补偿贸易方式中，境外（包括港、澳、台地区）投资者以实物作价投资的，或外商投资企业委托国外投资者用投资资金从境外购买的财产”以及“各地出入境检验检疫机构对外商独资企业不再进行强制性的价值鉴定”的制度安排。

2009年5月5日，国家质检总局发布了《关于废止规范性文件的公告》（国家质检总局公告2009年42号)，正式废止了涉及外商投资财产价值鉴定的相关规范性文件。自此，基于改革开放初期特定历史条件开始的，随着中国正式加入世界贸易组织而逐步停止开展的外商投资企业价值鉴定制度，也正式地完成了它的历史使命。

商品检验签证管理

导读：

本部分主要对进出口商品检验签证管理业务进行梳理和介绍，重点列出了相关商品检验签证文件清单以及部分签证要点，同时配以图片，对收集的一些证单用例进行了展示，方便读者在日常工作中参考。

第十章｜签证文件清单及部分签证要求

第一节｜签证文件清单

签证文件清单见表10-1、表10-2。

表10-1　出境签证文件清单

序号	国家	证书种类	涉及产品	文件编号	文件名称
1	埃塞俄比亚	装运前检验证书	贸易性产品	国质检检〔2006〕416号	关于开展对埃塞俄比亚出口产品装运前检验工作的通知※[①]▲[②]
2	塞拉利昂	装运前检验证书	贸易性商品	国质检检〔2004〕33号	关于开展对塞拉利昂出口商品装运前检验工作的通知※▲
3	也门	装运前检验证书	工业产品	国质检检函〔2014〕36号	关于出口也门工业产品实施装运前检验的通知※▲
4	伊朗	装运前检验证书	法检工业产品	国质检验函〔2011〕863号	关于对出口伊朗工业产品实施装运前检验的通知※▲

表10-2　入境签证文件清单

序号	产品	证单名称	文件编号	文件名称
1	所有产品	入境货物检验检疫证明	质检通函〔2017〕803号	关于做好审单放行有关工作的通知※
2	石材	入境货物检验检疫证明	国质检检〔2002〕134号	关于印发《进口涂料检验监管工作操作程序》和《进口石材检验监管工作操作程序》的通知※

① 文件名后标注“※”的，表示本章第二节（出口）、第三节（进口）列出该文件中的签证要求，下同。

② 文件名后标注“▲”的，表示本书第十一章列出该文件中随附的证单样例，下同。

第二节｜出口签证要求

一、埃塞俄比亚（装运前检验证书）

根据《关于开展对埃塞俄比亚出口产品装运前检验工作的通知》（国质检检〔2006〕416号），对出口埃塞俄比亚每批次价值在2000美元以上的贸易性产品，应当按要求实施产品检验、价格核实和监督装载并在5个工作日内签发检验证书。该证书为专门的装运前检验证书，采用格式e-1空白证书缮制，文本为中英文本。证书样例见本书第十一章。

二、塞拉利昂（装运前检验证书）

根据《关于开展对塞拉利昂出口商品装运前检验工作的通知》（国质检检〔2004〕33号），中国向塞拉利昂出口的每批价值在2000美元以上的贸易性商品必须在装运前实施检验。出口检验工作完成后，要在5日内向出口申请人单独出具专门的装运前检验证书，该检验证书采用格式e-1空白证书缮制，文本为中英文本。证书样例见本书第十一章。

三、也门（装运前检验证书）

根据《关于出口也门工业产品实施装运前检验的通知》（国质检检函〔2014〕36号），对出口也门工业产品实施装运前检验范围是《商品名称及编码协调制度》中第25章至第29章和第31章至第97章的产品。查验和监装工作完成后5个工作日内签发装运前检验证书，空运出口货物在检验工作完成后尽快签发装运前检验证书。该装运前检验证书采用格式e-1空白证书缮制，文本为中英文本。证书样例见本书第十一章。受理申请的海关要在检验工作完成后及时向申请人签发装运前检验证书。对外贸易关系人凭海关签发的装运前检验证书向也门共和国标准计量与质量控制组织和有关部门办理进口申报。免验商品的生产企业自营出口免验商品时允许自行查验和监装，海关直接换发装运前检验证书，产品责任由企业承担。国家级出口工业产品质量安全示范区内企业自营出口本企业产品，海关可以简化查验和监装方式，根据实际情况签发装运前检验证书。证书样例见本书第十一章。

四、伊朗（装运前检验证书）

根据《关于对出口伊朗工业产品实施装运前检验的通知》（国质检检函〔2011〕863号），自2011年12月1日起对出口伊朗列入法检目录内的工业产品实施装运前检验。出口伊朗工业产品装运前检验证书采用格式e-1空白证书缮制，文本为中英文本。证书样例见本书第十一章。

第三节｜进口签证要求

一、所有产品《入境货物检验检疫证明》

根据《关于做好审单放行有关工作的通知》（质检通函〔2017〕803号），《入境货物检验检疫证明》证明栏内容统一调整为“上述货物经检验检疫合格评定，予以通关放行”。相关文件的规定与该通知不一致的，以该通知为准。

二、石材《入境货物检验检疫证明》

根据《关于印发〈进口涂料检验监管工作操作程序〉和〈进口石材检验监管工作操作程序〉的通知》（国质检检〔2002〕134号），对进口石材的签证要求如下：

1. 进口石材现场检测结果低于可疑值的，可根据需要出具《入境货物检验检疫证明》，但不注明相应放射性分类等级，石材说明书中有特定用途或使用要求的，证书中注明相应用途或使用范围。

2. 检测结果高于可疑值的，海关应要求贸易关系人按照《建筑材料放射性核素限量》（GB 6566—2010）标准要求提供本报验批的核素分析报告，并依据天然放射性核素分析报告和GB 6566—2010判断。

（1）符合使用范围不受限制的建筑材料要求的，出具《入境货物检验检疫证明》，可注明相应放射性分类等级和适用范围；

（2）不符合要求的，但符合石材说明书用途，出具《入境货物检验检疫证明》，注明石材放射性分类等级、用途或使用范围；海关将《入境货物检验检疫证明》副本抄送当地有关主管部门，必要时进行跟踪监管。

（3）不符合要求或石材说明书用途的，出具检验证书，注明限制使用范围。符合限制使用建筑装修材料要求的，海关可将证书副本抄送当地主管部门，由当地主管部门进行妥善处理。发现放射性严重超标（远大于C类界定值）的建筑装修材料，责令货主退货处理。

三、进口机动车《货物进口证明书（汽车、摩托车）》和《进口机动车辆随车检验单》“两证合一”改革试点

根据海关总署公告2023年第43号、海关总署 公安部公告2024年第70号，自上海海关、天津海关申报进口的汽车、摩托车，对原按照《关于〈货物进口证明书〉相关事宜的公告》（海关总署公告2015年第34号）、《进口汽车检验管理办法》（国家出入境检验检疫局令第1号公布，根据海关总署令第238号、240号修改）等相关规定需要分别签发《货物进口证明书（汽车、摩托车）》（（以下简称《证明书》））和《进口机动车辆随车检验单》（以下简称《随车单》）的，在进口车辆办结放行手续并经检验合格后，试点签发“两证合一”的《货物进口证明书（汽车、摩托车）》。

收货人应自进口汽车、摩托车放行并经检验合格后三年内向海关提出签发新版《证明书》申请。

收货人申请仅需原单一《证明书》或《随车单》的进口汽车、摩托车，按照原管理规定办理签发手续。

第十一章 | 专用单证样例

第一节 | 输埃塞俄比亚装运前检验证书

输埃塞俄比亚装运前检验证书见图 11-1。出自《关于开展对埃塞俄比亚出口产品装运前检验工作的通知》（国质检检〔2006〕416 号）。

装运前检验证书

Certificate for Pre-shipment Inspection

申报价值 Declared Value	
出口商名称和地址 Name and Address of Exporter:	
进口商名称和地址 Name and Address of Importer:	
检验地点 Site of Inspection:	运输工具 Means of conveyance:
产品标准依据 Product standard:	检验方法标准 Inspection method standard:
检验结论意见 Result of Inspection:	估价意见 Result of Price Verification:
数/重量检验结果和外包装检验结果 FINDINGS on quantity/weight and package inspection:	
质量检验结果 Findings on quality inspection:	
所附单证情况 Documents attached:	
备注 Remarks:	
出证机构 The Seal of Inspection Body	检验员签字 The Signature of Inspector

图 11-1 装运前检验证书（输埃塞俄比亚）

附页 Attachment								
序列号 Serial Number	商品名称 Description	HS 编码 HS Code	原产地 Place of Origin	数量 Quantity	单位 Unit	包装方式和件数 Number and Type of Packages	单价 Unit Price	估价结果 Result of Price Verification
合计数量 Total Quantity			合计估价结果 Total Price Verification					

签证地点 Place of Issue ______ 签证日期 Date of Issue ______

图 11-1 装运前检验证书（输埃塞俄比亚）（续）

第二节 | 输塞拉利昂装运前检验证书

输塞拉利昂装运前检验证书见图 11-2。出自《关于开展对塞拉利昂出口商品装运前检验工作的通知》（国质检检〔2004〕33 号）。

检验证书——装运前检验

出证日期

商品名称 Description	申报金额 Declared Value
出口商名称和地址 Name and Address of the Exporter	
进口商名称和地址 Name and Address of the Importer	
检验地点 Site of Inspection	运输方式 Mode of Transportation
产品标准依据 Product Standard	检验方法标准 Inspection Method Standard
检验结论意见 Result of Inspection	估价结论意见 Result of Price Verification
数重量检验结果和外包装检验结果 Finddings on quantity and package inspection	
质量检验结果 Findings on quality inspection	
所附单证情况 documents attached	
注：如果一批货物包含多类商品时，具体商品情况见附页	
出证机关（签章） the Seal of Inspection Body	检验员（签字）the signature of the Inspector

图 11-2　装运前检验证书（输塞拉利昂）

第三节｜输也门装运前检验证书

输也门装运前检验证书见图 11-3。出自《关于出口也门工业产品实施装运前检验的公告》（国家质检总局公告 2014 年第 11 号）。

共 1 页第 1 页 Page1 of 1

装运前检验证书

Certificate for Pre-shipment Inspection

货 值 Value	
出口商名称与地址 Name and Address of Exporter/Seller	
进口商名称与地址 Name and Address of Importer/Buyer	
检验地点 Site (Place) of Inspection	
集装箱号码与封识号码 Container No. & Seal No.	
采用标准 Standard (No/Date of Issue)	
外观检验结果 Findings on Quantity and Package Inspection	
品质检测结果 Findings on testing	
合格评定意见 Conformity assessment opinion	
所附文件 Documents Attached	
备注 Remark	
检验机构盖章 The Seal of Inspection Body	授权签字人签字 The Signature of Inspector

附加内容
Attachment

序列号 Serial Number	商品名称 Description	HS 编码 HS Code	原产地 Place of Origin	数量 Quantity	单位 Unit	包装方式和件数 Number and Type of Packages
-1-						
-2-						
合计数量 Total Quantity						

签证地点
Place of Issue__________ 签证日期
Date of Issue__________

图 11-3 装运前检验证书（输也门）

第四节 | 输伊朗装运前检验证书

输伊朗装运前检验证书见图 11-4。出自《关于对出口伊朗工业产品实施装运前检验的通知》（国质检检函〔2011〕863 号）。

装运前检验证书

Certificate for Pre-shipment Inspection

货 值 Value						
出口商名称与地址 Name and Address of Exporter/Seller						
进口商名称与地址 Name and Address of Importer/Buyer						
检验地点 Site (Place) of Inspection						
集装箱号码与封识号码 Container No. & Seal No.						
采用标准 Standard (No/Date of Issue)						
外观检验结果 Findings on Quantity and Package Inspection						
品质检测结果 Findings on testing						
合格评定意见 Conformity assessment opinion						
所附文件 Documents Attached						
备注 remark						
检验机构盖章 The Seal of Inspection Body				授权签字人签字 The Signature of Inspector		
附加内容 Attachment						
序列号 Serial Number	商品名称 Description	HS 编码 HS Code	原产地 Place of Origin	数量 Quantity	单位 Unit	包装方式和件数 Number and Type of Packages
-1-						
-2-						
合计数量 Total Quantity						

签证地点 Place of Issue________________ 签证日期 Date of Issue________________

图 11-4 装运前检验证书（输伊朗）

附　录

导读：

本部分包含7个附录：

1.食品添加剂、营养强化剂及食品相关产品食品安全国家标准目录；

2.进口货物的固体废物属性鉴别程序；

3.中国严格限制的有毒化学品名录；

4.民用爆炸物品品名表；

5.特别管控危险化学品目录（第一版）；

6.危险化学品目录（2015版）实施指南（试行）；

7.国家危险废物名录（2025年版）。

附录 1 ｜ 食品添加剂、营养强化剂及食品相关产品食品安全国家标准目录

相关通用标准 4 项

序号	标准名称	标准号
1	食品安全国家标准 食品添加剂使用标准	GB 2760—2024
2	食品安全国家标准 食品接触材料及制品用添加剂使用标准	GB 9685—2016
3	食品安全国家标准 食品营养强化剂使用标准	GB 14880—2012
4	食品安全国家标准 食品添加剂标识通则	GB 29924—2013

食品添加剂质量规格及相关标准 643 项

序号	标准名称	标准号
1	食品安全国家标准 复配食品添加剂通则	GB 26687—2011
2	食品安全国家标准 食品用香料通则	GB 29938—2020
3	食品安全国家标准 食品用香精	GB 30616—2020
4	食品安全国家标准 食品添加剂 碳酸钠	GB 1886. 1—2021
5	食品安全国家标准 食品添加剂 碳酸氢钠	GB 1886. 2—2015
6	食品安全国家标准 食品添加剂 磷酸氢钙	GB 1886. 3—2021
7	食品安全国家标准 食品添加剂 六偏磷酸钠	GB 1886. 4—2020
8	食品安全国家标准 食品添加剂 硝酸钠	GB 1886. 5—2015
9	食品安全国家标准 食品添加剂 硫酸钙	GB 1886. 6—2016
10	食品安全国家标准 食品添加剂 焦亚硫酸钠	GB 1886. 7—2015
11	食品安全国家标准 食品添加剂 亚硫酸钠	GB 1886. 8—2015
12	食品安全国家标准 食品添加剂 盐酸	GB 1886. 9—2016
13	食品安全国家标准 食品添加剂 冰乙酸（又名冰醋酸）	GB 1886. 10—2015
14	食品安全国家标准 食品添加剂 亚硝酸钠	GB 1886. 11—2016
15	食品安全国家标准 食品添加剂 丁基羟基茴香醚（BHA）	GB 1886. 12—2015

续表1

序号	标准名称	标准号
16	食品安全国家标准 食品添加剂 高锰酸钾	GB 1886. 13—2015
17	食品安全国家标准 食品添加剂 没食子酸丙酯	GB 1886. 14—2015
18	食品安全国家标准 食品添加剂 磷酸	GB 1886. 15—2015
19	食品安全国家标准 食品添加剂 香兰素	GB 1886. 16—2015
20	食品安全国家标准 食品添加剂 紫胶红（又名虫胶红）	GB 1886. 17—2015
21	食品安全国家标准 食品添加剂 糖精钠	GB 1886. 18—2015
22	食品安全国家标准 食品添加剂 红曲米	GB 1886. 19—2015
23	食品安全国家标准 食品添加剂 氢氧化钠	GB 1886. 20—2016
24	食品安全国家标准 食品添加剂 乳酸钙	GB 1886. 21—2016
25	食品安全国家标准 食品添加剂 柠檬油	GB 1886. 22—2016
26	食品安全国家标准 食品添加剂 小花茉莉浸膏	GB 1886. 23—2015
27	食品安全国家标准 食品添加剂 桂花浸膏	GB 1886. 24—2015
28	食品安全国家标准 食品添加剂 柠檬酸钠	GB 1886. 25—2016
29	食品安全国家标准 食品添加剂 石蜡	GB 1886. 26—2016
30	食品安全国家标准 食品添加剂 蔗糖脂肪酸酯	GB 1886. 27—2015
31	食品安全国家标准 食品添加剂 D-异抗坏血酸钠	GB 1886. 28—2016
32	食品安全国家标准 食品添加剂 生姜油	GB 1886. 29—2015
33	食品安全国家标准 食品添加剂 可可壳色	GB 1886. 30—2015
34	食品安全国家标准 食品添加剂 对羟基苯甲酸乙酯	GB 1886. 31—2015
35	食品安全国家标准 食品添加剂 高粱红	GB 1886. 32—2015
36	食品安全国家标准 食品添加剂 桉叶油（蓝桉油）	GB 1886. 33—2015
37	食品安全国家标准 食品添加剂 辣椒红	GB 1886. 34—2015
38	食品安全国家标准 食品添加剂 山苍子油	GB 1886. 35—2015
39	食品安全国家标准 食品添加剂 留兰香油	GB 1886. 36—2015
40	食品安全国家标准 食品添加剂 环己基氨基磺酸钠（又名甜蜜素）	GB 1886. 37—2015
41	食品安全国家标准 食品添加剂 薰衣草油	GB 1886. 38—2015
42	食品安全国家标准 食品添加剂 山梨酸钾	GB 1886. 39—2015
43	食品安全国家标准 食品添加剂 L-苹果酸	GB 1886. 40—2015
44	食品安全国家标准 食品添加剂 黄原胶	GB 1886. 41—2015
45	食品安全国家标准 食品添加剂 dl-酒石酸	GB 1886. 42—2015
46	食品安全国家标准 食品添加剂 抗坏血酸钙	GB 1886. 43—2015
47	食品安全国家标准 食品添加剂 抗坏血酸钠	GB 1886. 44—2016
48	食品安全国家标准 食品添加剂 氯化钙	GB 1886. 45—2016
49	食品安全国家标准 食品添加剂 低亚硫酸钠	GB 1886. 46—2015
50	食品安全国家标准 食品添加剂 天门冬酰苯丙氨酸甲酯（又名阿斯巴甜）	GB 1886. 47—2016

续表2

序号	标准名称	标准号
51	食品安全国家标准 食品添加剂 玫瑰油	GB 1886. 48—2015
52	食品安全国家标准 食品添加剂 D-异抗坏血酸	GB 1886. 49—2016
53	食品安全国家标准 食品添加剂 2-甲基-3-巯基呋喃	GB 1886. 50—2015
54	食品安全国家标准 食品添加剂 2,3-丁二酮	GB 1886. 51—2015
55	食品安全国家标准 食品添加剂 植物油抽提溶剂（又名己烷类溶剂）	GB 1886. 52—2015
56	食品安全国家标准 食品添加剂 己二酸	GB 1886. 53—2015
57	食品安全国家标准 食品添加剂 丙烷	GB 1886. 54—2015
58	食品安全国家标准 食品添加剂 丁烷	GB 1886. 55—2015
59	食品安全国家标准 食品添加剂 1-丁醇（正丁醇）	GB 1886. 56—2015
60	食品安全国家标准 食品添加剂 单辛酸甘油酯	GB 1886. 57—2016
61	食品安全国家标准 食品添加剂 乙醚	GB 1886. 58—2015
62	食品安全国家标准 食品添加剂 石油醚	GB 1886. 59—2015
63	食品安全国家标准 食品添加剂 姜黄	GB 1886. 60—2015
64	食品安全国家标准 食品添加剂 红花黄	GB 1886. 61—2015
65	食品安全国家标准 食品添加剂 硅酸镁	GB 1886. 62—2015
66	食品安全国家标准 食品添加剂 膨润土	GB 1886. 63—2015
67	食品安全国家标准 食品添加剂 焦糖色	GB 1886. 64—2015
68	食品安全国家标准 食品添加剂 单，双甘油脂肪酸酯	GB 1886. 65—2015
69	食品安全国家标准 食品添加剂 红曲黄色素	GB 1886. 66—2015
70	食品安全国家标准 食品添加剂 皂荚糖胶	GB 1886. 67—2015
71	食品安全国家标准 食品添加剂 二甲基二碳酸盐（又名维果灵）	GB 1886. 68—2015
72	食品安全国家标准 食品添加剂 天门冬酰苯丙氨酸甲酯乙酰磺胺酸	GB 1886. 69—2016
73	食品安全国家标准 食品添加剂 沙蒿胶	GB 1886. 70—2015
74	食品安全国家标准 食品添加剂 1,2-二氯乙烷	GB 1886. 71—2015
75	食品安全国家标准 食品添加剂 聚氧乙烯聚氧丙烯胺醚	GB 1886. 72—2016
76	食品安全国家标准 食品添加剂 不溶性聚乙烯聚吡咯烷酮	GB 1886. 73—2015
77	食品安全国家标准 食品添加剂 柠檬酸钾	GB 1886. 74—2015
78	食品安全国家标准 食品添加剂 L-半胱氨酸盐酸盐	GB 1886. 75—2016
79	食品安全国家标准 食品添加剂 姜黄素	GB 1886. 76—2015
80	食品安全国家标准 食品添加剂 罗汉果甜苷	GB 1886. 77—2016
81	食品安全国家标准 食品添加剂 番茄红素（合成）	GB 1886. 78—2016
82	食品安全国家标准 食品添加剂 硫代二丙酸二月桂酯	GB 1886. 79—2015
83	食品安全国家标准 食品添加剂 乙酰化单、双甘油脂肪酸酯	GB 1886. 80—2015
84	食品安全国家标准 食品添加剂 月桂酸	GB 1886. 81—2015
85	食品安全国家标准 食品添加剂 铵磷脂	GB 1886. 83—2016

续表3

序号	标准名称	标准号
86	食品安全国家标准 食品添加剂 巴西棕榈蜡	GB 1886. 84—2015
87	食品安全国家标准 食品添加剂 冰乙酸（低压羰基化法）	GB 1886. 85—2016
88	食品安全国家标准 食品添加剂 刺云实胶	GB 1886. 86—2015
89	食品安全国家标准 食品添加剂 蜂蜡	GB 1886. 87—2015
90	食品安全国家标准 食品添加剂 富马酸一钠	GB 1886. 88—2015
91	食品安全国家标准 食品添加剂 甘草抗氧化物	GB 1886. 89—2015
92	食品安全国家标准 食品添加剂 硅酸钙	GB 1886. 90—2015
93	食品安全国家标准 食品添加剂 硬脂酸镁	GB 1886. 91—2016
94	食品安全国家标准 食品添加剂 硬脂酰乳酸钠	GB 1886. 92—2016
95	食品安全国家标准 食品添加剂 乳酸脂肪酸甘油酯	GB 1886. 93—2015
96	食品安全国家标准 食品添加剂 亚硝酸钾	GB 1886. 94—2016
97	食品安全国家标准 食品添加剂 聚甘油蓖麻醇酸酯（PGPR）	GB 1886. 95—2015
98	食品安全国家标准 食品添加剂 松香季戊四醇酯	GB 1886. 96—2024
99	食品安全国家标准 食品添加剂 5’-肌苷酸二钠	GB 1886. 97—2015
100	食品安全国家标准 食品添加剂 乳糖醇（又名4-β-D吡喃半乳糖-D-山梨醇）	GB 1886. 98—2024
101	食品安全国家标准 食品添加剂 L-α-天冬氨酰-N-（2,2,4,4-四甲基-3-硫化三亚甲基）-D-丙氨酰胺（又名阿力甜）	GB 1886. 99—2015
102	食品安全国家标准 食品添加剂 乙二胺四乙酸二钠	GB 1886. 100—2015
103	食品安全国家标准 食品添加剂 硬脂酸（又名十八烷酸）	GB 1886. 101—2016
104	食品安全国家标准 食品添加剂 硬脂酸钙	GB 1886. 102—2016
105	食品安全国家标准 食品添加剂 微晶纤维素	GB 1886. 103—2015
106	食品安全国家标准 食品添加剂 喹啉黄	GB 1886. 104—2024
107	食品安全国家标准 食品添加剂 辣椒橙	GB 1886. 105—2016
108	食品安全国家标准 食品添加剂 罗望子多糖胶	GB 1886. 106—2015
109	食品安全国家标准 食品添加剂 柠檬酸一钠	GB 1886. 107—2015
110	食品安全国家标准 食品添加剂 偶氮甲酰胺	GB 1886. 108—2015
111	食品安全国家标准 食品添加剂 羟丙基甲基纤维素（HPMC）	GB 1886. 109—2015
112	食品安全国家标准 食品添加剂 天然苋菜红	GB 1886. 110—2015
113	食品安全国家标准 食品添加剂 甜菜红	GB 1886. 111—2015
114	食品安全国家标准 食品添加剂 聚氧乙烯木糖醇酐单硬脂酸酯	GB 1886. 112—2015
115	食品安全国家标准 食品添加剂 菊花黄浸膏	GB 1886. 113—2015
116	食品安全国家标准 食品添加剂 紫胶（又名虫胶）	GB 1886. 114—2015
117	食品安全国家标准 食品添加剂 黑豆红	GB 1886. 115—2015
118	食品安全国家标准 食品添加剂 木糖醇酐单硬脂酸酯	GB 1886. 116—2015
119	食品安全国家标准 食品添加剂 羟基香茅醛	GB 1886. 117—2015
120	食品安全国家标准 食品添加剂 杭白菊花浸膏	GB 1886. 118—2015

续表4

序号	标准名称	标准号
121	食品安全国家标准 食品添加剂 1,8-桉叶素	GB 1886.119—2015
122	食品安全国家标准 食品添加剂 己酸	GB 1886.120—2015
123	食品安全国家标准 食品添加剂 丁酸	GB 1886.121—2015
124	食品安全国家标准 食品添加剂 桃醛（又名 γ-十一烷内酯）	GB 1886.122—2015
125	食品安全国家标准 食品添加剂 α-己基肉桂醛	GB 1886.123—2015
126	食品安全国家标准 食品添加剂 广藿香油	GB 1886.124—2015
127	食品安全国家标准 食品添加剂 肉桂醇	GB 1886.125—2015
128	食品安全国家标准 食品添加剂 乙酸芳樟酯	GB 1886.126—2015
129	食品安全国家标准 食品添加剂 山楂核烟熏香味料 I 号、II 号	GB 1886.127—2016
130	食品安全国家标准 食品添加剂 甲基环戊烯醇酮（又名 3-甲基-2-羟基-2-环戊烯-1-酮）	GB 1886.128—2015
131	食品安全国家标准 食品添加剂 丁香酚	GB 1886.129—2022
132	食品安全国家标准 食品添加剂 庚酸乙酯	GB 1886.130—2015
133	食品安全国家标准 食品添加剂 α-戊基肉桂醛	GB 1886.131—2015
134	食品安全国家标准 食品添加剂 己酸烯丙酯	GB 1886.132—2015
135	食品安全国家标准 食品添加剂 枣子酊	GB 1886.133—2015
136	食品安全国家标准 食品添加剂 γ-壬内酯	GB 1886.134—2015
137	食品安全国家标准 食品添加剂 苯甲醇	GB 1886.135—2015
138	食品安全国家标准 食品添加剂 丁酸苄酯	GB 1886.136—2015
139	食品安全国家标准 食品添加剂 十六醛（又名杨梅醛）	GB 1886.137—2015
140	食品安全国家标准 食品添加剂 2-乙酰基吡嗪	GB 1886.138—2015
141	食品安全国家标准 食品添加剂 百里香酚	GB 1886.139—2015
142	食品安全国家标准 食品添加剂 八角茴香油	GB 1886.140—2015
143	食品安全国家标准 食品添加剂 *d*-核糖	GB 1886.141—2016
144	食品安全国家标准 食品添加剂 α-紫罗兰酮	GB 1886.142—2015
145	食品安全国家标准 食品添加剂 γ-癸内酯	GB 1886.143—2015
146	食品安全国家标准 食品添加剂 γ-己内酯	GB 1886.144—2015
147	食品安全国家标准 食品添加剂 δ-癸内酯	GB 1886.145—2015
148	食品安全国家标准 食品添加剂 δ-十二内酯	GB 1886.146—2015
149	食品安全国家标准 食品添加剂 二氢香芹醇	GB 1886.147—2015
150	食品安全国家标准 食品添加剂 芳樟醇	GB 1886.148—2015
151	食品安全国家标准 食品添加剂 己醛	GB 1886.149—2015
152	食品安全国家标准 食品添加剂 甲酸香茅酯	GB 1886.150—2015
153	食品安全国家标准 食品添加剂 甲酸香叶酯	GB 1886.151—2015
154	食品安全国家标准 食品添加剂 辛酸乙酯	GB 1886.152—2015
155	食品安全国家标准 食品添加剂 乙酸 2-甲基丁酯	GB 1886.153—2015

续表5

序号	标准名称	标准号
156	食品安全国家标准 食品添加剂 乙酸丙酯	GB 1886.154—2015
157	食品安全国家标准 食品添加剂 乙酸橙花酯	GB 1886.155—2015
158	食品安全国家标准 食品添加剂 乙酸松油酯	GB 1886.156—2015
159	食品安全国家标准 食品添加剂 乙酸香叶酯	GB 1886.157—2015
160	食品安全国家标准 食品添加剂 异丁酸乙酯	GB 1886.158—2015
161	食品安全国家标准 食品添加剂 异戊酸 3-己烯酯	GB 1886.159—2015
162	食品安全国家标准 食品添加剂 正癸醛（又名癸醛）	GB 1886.160—2015
163	食品安全国家标准 食品添加剂 棕榈酸乙酯	GB 1886.161—2015
164	食品安全国家标准 食品添加剂 2,6-二甲基-5-庚烯醛	GB 1886.162—2015
165	食品安全国家标准 食品添加剂 2-甲基-4-戊烯酸	GB 1886.163—2015
166	食品安全国家标准 食品添加剂 2-甲基丁酸 2-甲基丁酯	GB 1886.164—2015
167	食品安全国家标准 食品添加剂 2-甲基丁酸 3-己烯酯	GB 1886.165—2015
168	食品安全国家标准 食品添加剂 γ-庚内酯	GB 1886.166—2015
169	食品安全国家标准 食品添加剂 大茴香脑	GB 1886.167—2015
170	食品安全国家标准 食品添加剂 γ-十二内酯	GB 1886.168—2015
171	食品安全国家标准 食品添加剂 卡拉胶	GB 1886.169—2016
172	食品安全国家标准 食品添加剂 5’-鸟苷酸二钠	GB 1886.170—2016
173	食品安全国家标准 食品添加剂 5’-呈味核苷酸二钠（又名呈味核苷酸二钠）	GB 1886.171—2016
174	食品安全国家标准 食品添加剂 迷迭香提取物	GB 1886.172—2016
175	食品安全国家标准 食品添加剂 乳酸	GB 1886.173—2016
176	食品安全国家标准 食品添加剂 食品工业用酶制剂	GB 1886.174—2024
177	食品安全国家标准 食品添加剂 亚麻籽胶（又名富兰克胶）	GB 1886.175—2016
178	食品安全国家标准 食品添加剂 异构化乳糖液	GB 1886.176—2016
179	食品安全国家标准 食品添加剂 D-甘露糖醇	GB 1886.177—2016
180	食品安全国家标准 食品添加剂 聚甘油脂肪酸酯	GB 1886.178—2016
181	食品安全国家标准 食品添加剂 硬脂酰乳酸钙	GB 1886.179—2016
182	食品安全国家标准 食品添加剂 红曲红	GB 1886.181—2016
183	食品安全国家标准 食品添加剂 异麦芽酮糖	GB 1886.182—2016
184	食品安全国家标准 食品添加剂 苯甲酸	GB 1886.183—2016
185	食品安全国家标准 食品添加剂 苯甲酸钠	GB 1886.184—2016
186	食品安全国家标准 食品添加剂 琥珀酸单甘油酯	GB 1886.185—2016
187	食品安全国家标准 食品添加剂 山梨酸	GB 1886.186—2016
188	食品安全国家标准 食品添加剂 山梨糖醇和山梨糖醇液	GB 1886.187—2016
189	食品安全国家标准 食品添加剂 田菁胶	GB 1886.188—2016
190	食品安全国家标准 食品添加剂 3-环己基丙酸烯丙酯	GB 1886.189—2016

续表6

序号	标准名称	标准号
191	食品安全国家标准 食品添加剂 乙酸乙酯	GB 1886.190—2016
192	食品安全国家标准 食品添加剂 柠檬醛	GB 1886.191—2016
193	食品安全国家标准 食品添加剂 苯乙醇	GB 1886.192—2016
194	食品安全国家标准 食品添加剂 丙酸乙酯	GB 1886.193—2016
195	食品安全国家标准 食品添加剂 丁酸乙酯	GB 1886.194—2016
196	食品安全国家标准 食品添加剂 丁酸异戊酯	GB 1886.195—2016
197	食品安全国家标准 食品添加剂 己酸乙酯	GB 1886.196—2016
198	食品安全国家标准 食品添加剂 乳酸乙酯	GB 1886.197—2016
199	食品安全国家标准 食品添加剂 α-松油醇	GB 1886.198—2016
200	食品安全国家标准 食品添加剂 天然薄荷脑	GB 1886.199—2016
201	食品安全国家标准 食品添加剂 香叶油（又名玫瑰香叶油）	GB 1886.200—2016
202	食品安全国家标准 食品添加剂 乙酸苄酯	GB 1886.201—2016
203	食品安全国家标准 食品添加剂 乙酸异戊酯	GB 1886.202—2016
204	食品安全国家标准 食品添加剂 异戊酸异戊酯	GB 1886.203—2016
205	食品安全国家标准 食品添加剂 亚洲薄荷素油	GB 1886.204—2016
206	食品安全国家标准 食品添加剂 *d*-香芹酮	GB 1886.205—2016
207	食品安全国家标准 食品添加剂 *l*-香芹酮	GB 1886.206—2016
208	食品安全国家标准 食品添加剂 中国肉桂油	GB 1886.207—2016
209	食品安全国家标准 食品添加剂 乙基麦芽酚	GB 1886.208—2016
210	食品安全国家标准 食品添加剂 正丁醇	GB 1886.209—2016
211	食品安全国家标准 食品添加剂 丙酸	GB 1886.210—2016
212	食品安全国家标准 食品添加剂 茶多酚（又名维多酚）	GB 1886.211—2016
213	食品安全国家标准 食品添加剂 酪蛋白酸钠（又名酪朊酸钠）	GB 1886.212—2016
214	食品安全国家标准 食品添加剂 二氧化硫	GB 1886.213—2016
215	食品安全国家标准 食品添加剂 碳酸钙（包括轻质和重质碳酸钙）	GB 1886.214—2016
216	食品安全国家标准 食品添加剂 白油（又名液体石蜡）	GB 1886.215—2016
217	食品安全国家标准 食品添加剂 氧化镁（包括重质和轻质）	GB 1886.216—2016
218	食品安全国家标准 食品添加剂 亮蓝	GB 1886.217—2016
219	食品安全国家标准 食品添加剂 亮蓝铝色淀	GB 1886.218—2016
220	食品安全国家标准 食品添加剂 苋菜红铝色淀	GB 1886.219—2016
221	食品安全国家标准 食品添加剂 胭脂红	GB 1886.220—2016
222	食品安全国家标准 食品添加剂 胭脂红铝色淀	GB 1886.221—2016
223	食品安全国家标准 食品添加剂 诱惑红	GB 1886.222—2016
224	食品安全国家标准 食品添加剂 诱惑红铝色淀	GB 1886.223—2016
225	食品安全国家标准 食品添加剂 日落黄铝色淀	GB 1886.224—2016

续表7

序号	标准名称	标准号
226	食品安全国家标准 食品添加剂 乙氧基喹	GB 1886. 225—2016
227	食品安全国家标准 食品添加剂 海藻酸丙二醇酯	GB 1886. 226—2016
228	食品安全国家标准 食品添加剂 吗啉脂肪酸盐果蜡	GB 1886. 227—2024
229	食品安全国家标准 食品添加剂 二氧化碳	GB 1886. 228—2016
230	食品安全国家标准 食品添加剂 硫酸铝钾（又名钾明矾）	GB 1886. 229—2016
231	食品安全国家标准 食品添加剂 抗坏血酸棕榈酸酯	GB 1886. 230—2016
232	食品安全国家标准 食品添加剂 乳酸链球菌素	GB 1886. 231—2023
233	食品安全国家标准 食品添加剂 羧甲基纤维素钠	GB 1886. 232—2016
234	食品安全国家标准 食品添加剂 维生素 E	GB 1886. 233—2016
235	食品安全国家标准 食品添加剂 木糖醇	GB 1886. 234—2016
236	食品安全国家标准 食品添加剂 柠檬酸	GB 1886. 235—2016
237	食品安全国家标准 食品添加剂 丙二醇脂肪酸酯	GB 1886. 236—2016
238	食品安全国家标准 食品添加剂 植酸（又名肌醇六磷酸）	GB 1886. 237—2016
239	食品安全国家标准 食品添加剂 改性大豆磷脂	GB 1886. 238—2016
240	食品安全国家标准 食品添加剂 琼脂	GB 1886. 239—2016
241	食品安全国家标准 食品添加剂 甘草酸一钾	GB 1886. 240—2016
242	食品安全国家标准 食品添加剂 甘草酸三钾	GB 1886. 241—2016
243	食品安全国家标准 食品添加剂 甘草酸铵	GB 1886. 242—2016
244	食品安全国家标准 食品添加剂 海藻酸钠（又名褐藻酸钠）	GB 1886. 243—2016
245	食品安全国家标准 食品添加剂 紫甘薯色素	GB 1886. 244—2016
246	食品安全国家标准 食品添加剂 复配膨松剂	GB 1886. 245—2016
247	食品安全国家标准 食品添加剂 滑石粉	GB 1886. 246—2016
248	食品安全国家标准 食品添加剂 碳酸氢钾	GB 1886. 247—2016
249	食品安全国家标准 食品添加剂 稳定态二氧化氯	GB 1886. 248—2016
250	食品安全国家标准 食品添加剂 4-己基间苯二酚	GB 1886. 249—2016
251	食品安全国家标准 食品添加剂 植酸钠	GB 1886. 250—2016
252	食品安全国家标准 食品添加剂 氧化铁黑	GB 1886. 251—2016
253	食品安全国家标准 食品添加剂 氧化铁红	GB 1886. 252—2016
254	食品安全国家标准 食品添加剂 羟基硬脂精（又名氧化硬脂精）	GB 1886. 253—2016
255	食品安全国家标准 食品添加剂 刺梧桐胶	GB 1886. 254—2016
256	食品安全国家标准 食品添加剂 活性炭	GB 1886. 255—2016
257	食品安全国家标准 食品添加剂 甲基纤维素	GB 1886. 256—2024
258	食品安全国家标准 食品添加剂 溶菌酶	GB 1886. 257—2016
259	食品安全国家标准 食品添加剂 正己烷	GB 1886. 258—2016
260	食品安全国家标准 食品添加剂 蔗糖聚丙烯醚	GB 1886. 259—2016

续表8

序号	标准名称	标准号
261	食品安全国家标准 食品添加剂 橙皮素	GB 1886.260—2016
262	食品安全国家标准 食品添加剂 根皮素	GB 1886.261—2016
263	食品安全国家标准 食品添加剂 柚苷（柚皮甙提取物）	GB 1886.262—2016
264	食品安全国家标准 食品添加剂 玫瑰净油	GB 1886.263—2016
265	食品安全国家标准 食品添加剂 小花茉莉净油	GB 1886.264—2016
266	食品安全国家标准 食品添加剂 桂花净油	GB 1886.265—2016
267	食品安全国家标准 食品添加剂 红茶酊	GB 1886.266—2016
268	食品安全国家标准 食品添加剂 绿茶酊	GB 1886.267—2016
269	食品安全国家标准 食品添加剂 罗汉果酊	GB 1886.268—2016
270	食品安全国家标准 食品添加剂 黄芥末提取物	GB 1886.269—2016
271	食品安全国家标准 食品添加剂 茶树油（又名互叶白千层油）	GB 1886.270—2016
272	食品安全国家标准 食品添加剂 香茅油	GB 1886.271—2016
273	食品安全国家标准 食品添加剂 大蒜油	GB 1886.272—2016
274	食品安全国家标准 食品添加剂 丁香花蕾油	GB 1886.273—2016
275	食品安全国家标准 食品添加剂 杭白菊花油	GB 1886.274—2016
276	食品安全国家标准 食品添加剂 白兰花油	GB 1886.275—2016
277	食品安全国家标准 食品添加剂 白兰叶油	GB 1886.276—2016
278	食品安全国家标准 食品添加剂 树兰花油	GB 1886.277—2016
279	食品安全国家标准 食品添加剂 椒样薄荷油	GB 1886.278—2016
280	食品安全国家标准 食品添加剂 洋茉莉醛（又名胡椒醛）	GB 1886.279—2016
281	食品安全国家标准 食品添加剂 2-甲基戊酸乙酯	GB 1886.280—2016
282	食品安全国家标准 食品添加剂 香茅醛	GB 1886.281—2016
283	食品安全国家标准 食品添加剂 麦芽酚	GB 1886.282—2016
284	食品安全国家标准 食品添加剂 乙基香兰素	GB 1886.283—2016
285	食品安全国家标准 食品添加剂 覆盆子酮（又名悬钩子酮）	GB 1886.284—2016
286	食品安全国家标准 食品添加剂 丙酸苄酯	GB 1886.285—2016
287	食品安全国家标准 食品添加剂 丁酸丁酯	GB 1886.286—2016
288	食品安全国家标准 食品添加剂 异戊酸乙酯	GB 1886.287—2016
289	食品安全国家标准 食品添加剂 苯甲酸乙酯	GB 1886.288—2016
290	食品安全国家标准 食品添加剂 苯甲酸苄酯	GB 1886.289—2016
291	食品安全国家标准 食品添加剂 2-甲基吡嗪	GB 1886.290—2016
292	食品安全国家标准 食品添加剂 2,3-二甲基吡嗪	GB 1886.291—2016
293	食品安全国家标准 食品添加剂 2,3,5-三甲基吡嗪	GB 1886.292—2016
294	食品安全国家标准 食品添加剂 5-羟乙基-4-甲基噻唑	GB 1886.293—2016
295	食品安全国家标准 食品添加剂 2-乙酰基噻唑	GB 1886.294—2016

续表9

序号	标准名称	标准号
296	食品安全国家标准 食品添加剂 2,3,5,6-四甲基吡嗪	GB 1886. 295—2016
297	食品安全国家标准 食品添加剂 柠檬酸铁铵	GB 1886. 296—2016
298	食品安全国家标准 食品添加剂 聚氧丙烯甘油醚	GB 1886. 297—2018
299	食品安全国家标准 食品添加剂 聚氧丙烯氧化乙烯甘油醚	GB 1886. 298—2018
300	食品安全国家标准 食品添加剂 冰结构蛋白	GB 1886. 299—2018
301	食品安全国家标准 食品添加剂 离子交换树脂	GB 1886. 300—2018
302	食品安全国家标准 食品添加剂 半乳甘露聚糖	GB 1886. 301—2018
303	食品安全国家标准 食品添加剂 聚乙二醇	GB 1886. 302—2021
304	食品安全国家标准 食品添加剂 食用单宁	GB 1886. 303—2021
305	食品安全国家标准 食品添加剂 磷酸（湿法）	GB 1886. 304—2020
306	食品安全国家标准 食品添加剂 D-木糖	GB 1886. 305—2020
307	食品安全国家标准 食品添加剂 谷氨酸钠	GB 1886. 306—2020
308	食品安全国家标准 食品添加剂 叶绿素铜钾盐	GB 1886. 307—2020
309	食品安全国家标准 食品添加剂 海藻酸钙（又名褐藻酸钙）	GB 1886. 308—2020
310	食品安全国家标准 食品添加剂 藻蓝	GB 1886. 309—2020
311	食品安全国家标准 食品添加剂 金樱子棕	GB 1886. 310—2020
312	食品安全国家标准 食品添加剂 黑加仑红	GB 1886. 311—2020
313	食品安全国家标准 食品添加剂 甲壳素	GB 1886. 312—2020
314	食品安全国家标准 食品添加剂 联苯醚（又名二苯醚）	GB 1886. 313—2020
315	食品安全国家标准 食品添加剂 乙二胺四乙酸二钠钙	GB 1886. 314—2020
316	食品安全国家标准 食品添加剂 胭脂虫红及其铝色淀	GB 1886. 315—2021
317	食品安全国家标准 食品添加剂 胭脂树橙	GB 1886. 316—2021
318	食品安全国家标准 食品添加剂 β-胡萝卜素（盐藻来源）	GB 1886. 317—2021
319	食品安全国家标准 食品添加剂 玉米黄	GB 1886. 318—2021
320	食品安全国家标准 食品添加剂 沙棘黄	GB 1886. 319—2021
321	食品安全国家标准 食品添加剂 葡萄糖酸钠	GB 1886. 320—2021
322	食品安全国家标准 食品添加剂 索马甜	GB 1886. 321—2021
323	食品安全国家标准 食品添加剂 可溶性大豆多糖	GB 1886. 322—2021
324	食品安全国家标准 食品添加剂 花生衣红	GB 1886. 323—2021
325	食品安全国家标准 食品添加剂 偏酒石酸	GB 1886. 324—2021
326	食品安全国家标准 食品添加剂 聚偏磷酸钾	GB 1886. 325—2021
327	食品安全国家标准 食品添加剂 酸式焦磷酸钙	GB 1886. 326—2021
328	食品安全国家标准 食品添加剂 磷酸三钾	GB 1886. 327—2021
329	食品安全国家标准 食品添加剂 焦磷酸二氢二钠	GB 1886. 328—2021
330	食品安全国家标准 食品添加剂 磷酸氢二钠	GB 1886. 329—2021

续表10

序号	标准名称	标准号
331	食品安全国家标准 食品添加剂 磷酸二氢铵	GB 1886.330—2021
332	食品安全国家标准 食品添加剂 磷酸氢二铵	GB 1886.331—2021
333	食品安全国家标准 食品添加剂 磷酸三钙	GB 1886.332—2021
334	食品安全国家标准 食品添加剂 磷酸二氢钙	GB 1886.333—2021
335	食品安全国家标准 食品添加剂 磷酸氢二钾	GB 1886.334—2021
336	食品安全国家标准 食品添加剂 三聚磷酸钠	GB 1886.335—2021
337	食品安全国家标准 食品添加剂 磷酸二氢钠	GB 1886.336—2021
338	食品安全国家标准 食品添加剂 磷酸二氢钾	GB 1886.337—2021
339	食品安全国家标准 食品添加剂 磷酸三钠	GB 1886.338—2021
340	食品安全国家标准 食品添加剂 焦磷酸钠	GB 1886.339—2021
341	食品安全国家标准 食品添加剂 焦磷酸四钾	GB 1886.340—2021
342	食品安全国家标准 食品添加剂 二氧化钛	GB 1886.341—2021
343	食品安全国家标准 食品添加剂 硫酸铝铵	GB 1886.342—2021
344	食品安全国家标准 食品添加剂 L-苏氨酸	GB 1886.343—2021
345	食品安全国家标准 食品添加剂 DL-丙氨酸	GB 1886.344—2021
346	食品安全国家标准 食品添加剂 桑椹红	GB 1886.345—2021
347	食品安全国家标准 食品添加剂 柑橘黄	GB 1886.346—2021
348	食品安全国家标准 食品添加剂 4-氨基-5,6-二甲基噻吩并［2,3-d］嘧啶-2（1H）-酮盐酸盐	GB 1886.347—2021
349	食品安全国家标准 食品添加剂 焦磷酸一氢三钠	GB 1886.348—2021
350	食品安全国家标准 食品添加剂 茶多酚棕榈酸酯	GB 1886.360—2022
351	食品安全国家标准 食品添加剂 叶绿素铜	GB 1886.361—2022
352	食品安全国家标准 食品添加剂 ε-聚赖氨酸	GB 1886.362—2022
353	食品安全国家标准 食品添加剂 植物活性炭（稻壳来源）	GB 1886.363—2022
354	食品安全国家标准 食品添加剂 越橘红	GB 1886.364—2022
355	食品安全国家标准 食品添加剂 5-戊基-3H-呋喃-2-酮	GB 1886.376—2024
356	食品安全国家标准 食品添加剂 爱德万甜	GB 1886.377—2024
357	食品安全国家标准 食品添加剂 茶黄素	GB 1886.378—2024
358	食品安全国家标准 食品添加剂 皂树皮提取物	GB 1886.379—2024
359	食品安全国家标准 食品添加剂 甲酸钠	GB 1886.380—2024
360	食品安全国家标准 食品添加剂 酒石酸铁	GB 1886.381—2024
361	食品安全国家标准 食品添加剂 碳酸氢铵	GB 1888—2014
362	食品安全国家标准 食品添加剂 二丁基羟基甲苯（BHT）	GB 1900—2010
363	食品安全国家标准 食品添加剂 硫磺	GB 3150—2010
364	食品安全国家标准 食品添加剂 苋菜红	GB 4479.1—2010
365	食品安全国家标准 食品添加剂 柠檬黄	GB 4481.1—2010

续表11

序号	标准名称	标准号
366	食品安全国家标准 食品添加剂 柠檬黄铝色淀	GB 4481. 2—2010
367	食品安全国家标准 食品添加剂 日落黄	GB 6227. 1—2010
368	食品安全国家标准 食品添加剂 明胶	GB 6783—2013
369	食品安全国家标准 食品添加剂 葡萄糖酸-δ-内酯	GB 7657—2020
370	食品安全国家标准 食品添加剂 栀子黄	GB 7912—2010
371	食品安全国家标准 食品添加剂 甜菊糖苷	GB 1886. 355—2022
372	食品安全国家标准 食品添加剂 葡萄糖酸锌	GB 8820—2010
373	食品安全国家标准 食品添加剂 β-胡萝卜素	GB 1886. 366—2023
374	食品安全国家标准 食品添加剂 松香甘油酯和氢化松香甘油酯	GB 10287—2012
375	食品安全国家标准 食品添加剂 山梨醇酐单硬脂酸酯（司盘 60）	GB 13481—2011
376	食品安全国家标准 食品添加剂 山梨醇酐单油酸酯（司盘 80）	GB 13482—2011
377	食品安全国家标准 食品添加剂 维生素 A	GB 14750—2010
378	食品安全国家标准 食品添加剂 维生素 B_1（盐酸硫胺）	GB 14751—2010
379	食品安全国家标准 食品添加剂 维生素 B_2（核黄素）	GB 14752—2010
380	食品安全国家标准 食品添加剂 维生素 B_6（盐酸吡哆醇）	GB 14753—2010
381	食品安全国家标准 食品添加剂 维生素 C（抗坏血酸）	GB 14754—2010
382	食品安全国家标准 食品添加剂 维生素 D_2（麦角钙化醇）	GB 14755—2010
383	食品安全国家标准 食品添加剂 维生素 E（dl-α-醋酸生育酚）	GB 14756—2010
384	食品安全国家标准 食品添加剂 烟酸	GB 14757—2010
385	食品安全国家标准 食品添加剂 咖啡因	GB 14758—2010
386	食品安全国家标准 食品添加剂 牛磺酸	GB 14759—2010
387	食品安全国家标准 食品添加剂 新红	GB 14888. 1—2010
388	食品安全国家标准 食品添加剂 新红铝色淀	GB 14888. 2—2010
389	食品安全国家标准 食品添加剂 硅藻土	GB 14936—2012
390	食品安全国家标准 食品添加剂 叶酸	GB 15570—2010
391	食品安全国家标准 食品添加剂 葡萄糖酸钙	GB 15571—2010
392	食品安全国家标准 食品添加剂 赤藓红	GB 17512. 1—2010
393	食品安全国家标准 食品添加剂 赤藓红铝色淀	GB 17512. 2—2010
394	食品安全国家标准 食品添加剂 L-苏糖酸钙	GB 17779—2010
395	食品安全国家标准 食品添加剂 过氧化氢	GB 22216—2020
396	食品安全国家标准 食品添加剂 三氯蔗糖	GB 25531—2010
397	食品安全国家标准 食品添加剂 纳他霉素	GB 25532—2010
398	食品安全国家标准 食品添加剂 果胶	GB 25533—2010
399	食品安全国家标准 食品添加剂 红米红	GB 25534—2010
400	食品安全国家标准 食品添加剂 结冷胶	GB 25535—2010

续表12

序号	标准名称	标准号
401	食品安全国家标准 食品添加剂 萝卜红	GB 25536—2010
402	食品安全国家标准 食品添加剂 乳酸钠（溶液）	GB 25537—2010
403	食品安全国家标准 食品添加剂 双乙酸钠	GB 25538—2010
404	食品安全国家标准 食品添加剂 双乙酰酒石酸单双甘油酯	GB 25539—2010
405	食品安全国家标准 食品添加剂 乙酰磺胺酸钾	GB 25540—2010
406	食品安全国家标准 食品添加剂 聚葡萄糖	GB 25541—2010
407	食品安全国家标准 食品添加剂 甘氨酸（氨基乙酸）	GB 25542—2010
408	食品安全国家标准 食品添加剂 L-丙氨酸	GB 25543—2010
409	食品安全国家标准 食品添加剂 DL-苹果酸	GB 25544—2010
410	食品安全国家标准 食品添加剂 L（+）-酒石酸	GB 25545—2010
411	食品安全国家标准 食品添加剂 富马酸	GB 25546—2010
412	食品安全国家标准 食品添加剂 脱氢乙酸钠	GB 25547—2010
413	食品安全国家标准 食品添加剂 丙酸钙	GB 1886.356—2022
414	食品安全国家标准 食品添加剂 丙酸钠	GB 25549—2010
415	食品安全国家标准 食品添加剂 山梨醇酐单月桂酸酯（司盘 20）	GB 25551—2010
416	食品安全国家标准 食品添加剂 山梨醇酐单棕榈酸酯（司盘 40）	GB 25552—2010
417	食品安全国家标准 食品添加剂 聚氧乙烯（20）山梨醇酐单硬脂酸酯（吐温 60）	GB 25553—2010
418	食品安全国家标准 食品添加剂 聚氧乙烯（20）山梨醇酐单油酸酯（吐温 80）	GB 25554—2010
419	食品安全国家标准 食品添加剂 L-乳酸钙	GB 25555—2010
420	食品安全国家标准 食品添加剂 酒石酸氢钾	GB 25556—2010
421	食品安全国家标准 食品添加剂 焦亚硫酸钾	GB 25570—2010
422	食品安全国家标准 食品添加剂 活性白土	GB 25571—2011
423	食品安全国家标准 食品添加剂 氢氧化钙	GB 1886.375—2024
424	食品安全国家标准 食品添加剂 过氧化钙	GB 25573—2010
425	食品安全国家标准 食品添加剂 次氯酸钠	GB 25574—2010
426	食品安全国家标准 食品添加剂 氢氧化钾	GB 25575—2010
427	食品安全国家标准 食品添加剂 二氧化硅	GB 25576—2020
428	食品安全国家标准 食品添加剂 硫酸锌	GB 25579—2010
429	食品安全国家标准 食品添加剂 亚铁氰化钾（黄血盐钾）	GB 25581—2010
430	食品安全国家标准 食品添加剂 硅酸钙铝	GB 25582—2010
431	食品安全国家标准 食品添加剂 硅铝酸钠	GB 25583—2010
432	食品安全国家标准 食品添加剂 氯化镁	GB 25584—2010
433	食品安全国家标准 食品添加剂 氯化钾	GB 25585—2010
434	食品安全国家标准 食品添加剂 碳酸氢三钠（倍半碳酸钠）	GB 25586—2010
435	食品安全国家标准 食品添加剂 碳酸镁	GB 25587—2010

续表13

序号	标准名称	标准号
436	食品安全国家标准 食品添加剂 碳酸钾	GB 25588—2010
437	食品安全国家标准 食品添加剂 亚硫酸氢钠	GB 25590—2010
438	食品安全国家标准 食品添加剂 N,2,3-三甲基-2-异丙基丁酰胺	GB 25593—2010
439	食品安全国家标准 食品添加剂 碘酸钾	GB 26402—2011
440	食品安全国家标准 食品添加剂 特丁基对苯二酚	GB 26403—2011
441	食品安全国家标准 食品添加剂 赤藓糖醇	GB 26404—2011
442	食品安全国家标准 食品添加剂 叶黄素	GB 26405—2011
443	食品安全国家标准 食品添加剂 叶绿素铜钠盐	GB 26406—2011
444	食品安全国家标准 食品添加剂 核黄素 5'-磷酸钠	GB 28301—2012
445	食品安全国家标准 食品添加剂 辛，癸酸甘油酯	GB 28302—2012
446	食品安全国家标准 食品添加剂 辛烯基琥珀酸淀粉钠	GB 1886. 370—2023
447	食品安全国家标准 食品添加剂 可得然胶	GB 28304—2012
448	食品安全国家标准 食品添加剂 乳酸钾	GB 28305—2012
449	食品安全国家标准 食品添加剂 L-精氨酸	GB 28306—2012
450	食品安全国家标准 食品添加剂 麦芽糖醇和麦芽糖醇液	GB 28307—2012
451	食品安全国家标准 食品添加剂 植物炭黑	GB 28308—2012
452	食品安全国家标准 食品添加剂 酸性红（偶氮玉红）	GB 28309—2012
453	食品安全国家标准 食品添加剂 β-胡萝卜素（发酵法）	GB 28310—2012
454	食品安全国家标准 食品添加剂 栀子蓝	GB 28311—2012
455	食品安全国家标准 食品添加剂 玫瑰茄红	GB 28312—2012
456	食品安全国家标准 食品添加剂 葡萄皮红	GB 28313—2012
457	食品安全国家标准 食品添加剂 辣椒油树脂	GB 28314—2012
458	食品安全国家标准 食品添加剂 紫草红	GB 28315—2012
459	食品安全国家标准 食品添加剂 番茄红	GB 28316—2012
460	食品安全国家标准 食品添加剂 靛蓝	GB 28317—2012
461	食品安全国家标准 食品添加剂 靛蓝铝色淀	GB 1886. 357—2022
462	食品安全国家标准 食品添加剂 庚酸烯丙酯	GB 28319—2012
463	食品安全国家标准 食品添加剂 苯甲醛	GB 28320—2012
464	食品安全国家标准 食品添加剂 十二酸乙酯（月桂酸乙酯）	GB 28321—2012
465	食品安全国家标准 食品添加剂 十四酸乙酯（肉豆蔻酸乙酯）	GB 28322—2012
466	食品安全国家标准 食品添加剂 乙酸香茅酯	GB 28323—2012
467	食品安全国家标准 食品添加剂 丁酸香叶酯	GB 28324—2012
468	食品安全国家标准 食品添加剂 乙酸丁酯	GB 28325—2012
469	食品安全国家标准 食品添加剂 乙酸己酯	GB 28326—2012
470	食品安全国家标准 食品添加剂 乙酸辛酯	GB 28327—2012

续表14

序号	标准名称	标准号
471	食品安全国家标准 食品添加剂 乙酸癸酯	GB 28328—2012
472	食品安全国家标准 食品添加剂 顺式-3-己烯醇乙酸酯（乙酸叶醇酯）	GB 28329—2012
473	食品安全国家标准 食品添加剂 乙酸异丁酯	GB 28330—2012
474	食品安全国家标准 食品添加剂 丁酸戊酯	GB 28331—2012
475	食品安全国家标准 食品添加剂 丁酸己酯	GB 28332—2012
476	食品安全国家标准 食品添加剂 顺式-3-己烯醇丁酸酯（丁酸叶醇酯）	GB 28333—2012
477	食品安全国家标准 食品添加剂 顺式-3-己烯醇己酸酯（己酸叶醇酯）	GB 28334—2012
478	食品安全国家标准 食品添加剂 2-甲基丁酸乙酯	GB 28335—2012
479	食品安全国家标准 食品添加剂 2-甲基丁酸	GB 28336—2012
480	食品安全国家标准 食品添加剂 乙酸薄荷酯	GB 28337—2012
481	食品安全国家标准 食品添加剂 乳酸 l-薄荷酯	GB 28338—2012
482	食品安全国家标准 食品添加剂 二甲基硫醚	GB 28339—2012
483	食品安全国家标准 食品添加剂 3-甲硫基丙醇	GB 28340—2012
484	食品安全国家标准 食品添加剂 3-甲硫基丙醛	GB 28341—2012
485	食品安全国家标准 食品添加剂 3-甲硫基丙酸甲酯	GB 28342—2012
486	食品安全国家标准 食品添加剂 3-甲硫基丙酸乙酯	GB 28343—2012
487	食品安全国家标准 食品添加剂 乙酰乙酸乙酯	GB 28344—2012
488	食品安全国家标准 食品添加剂 乙酸肉桂酯	GB 28345—2012
489	食品安全国家标准 食品添加剂 肉桂醛	GB 28346—2012
490	食品安全国家标准 食品添加剂 肉桂酸	GB 28347—2012
491	食品安全国家标准 食品添加剂 肉桂酸甲酯	GB 28348—2012
492	食品安全国家标准 食品添加剂 肉桂酸乙酯	GB 28349—2012
493	食品安全国家标准 食品添加剂 肉桂酸苯乙酯	GB 28350—2012
494	食品安全国家标准 食品添加剂 5-甲基糠醛	GB 28351—2012
495	食品安全国家标准 食品添加剂 苯甲酸甲酯	GB 28352—2012
496	食品安全国家标准 食品添加剂 茴香醇	GB 28353—2012
497	食品安全国家标准 食品添加剂 大茴香醛	GB 28354—2012
498	食品安全国家标准 食品添加剂 水杨酸甲酯（柳酸甲酯）	GB 28355—2012
499	食品安全国家标准 食品添加剂 水杨酸乙酯（柳酸乙酯）	GB 28356—2012
500	食品安全国家标准 食品添加剂 水杨酸异戊酯（柳酸异戊酯）	GB 28357—2012
501	食品安全国家标准 食品添加剂 丁酰乳酸丁酯	GB 28358—2012
502	食品安全国家标准 食品添加剂 乙酸苯乙酯	GB 28359—2012
503	食品安全国家标准 食品添加剂 苯乙酸苯乙酯	GB 28360—2012
504	食品安全国家标准 食品添加剂 苯乙酸乙酯	GB 28361—2012
505	食品安全国家标准 食品添加剂 苯氧乙酸烯丙酯	GB 28362—2012

续表15

序号	标准名称	标准号
506	食品安全国家标准 食品添加剂 二氢香豆素	GB 28363—2012
507	食品安全国家标准 食品添加剂 2-甲基-2-戊烯酸（草莓酸）	GB 28364—2012
508	食品安全国家标准 食品添加剂 4-羟基-2,5-二甲基-3（2H）呋喃酮	GB 28365—2012
509	食品安全国家标准 食品添加剂 2-乙基-4-羟基-5-甲基-3（2H）-呋喃酮	GB 28366—2012
510	食品安全国家标准 食品添加剂 4-羟基-5-甲基-3（2H）呋喃酮	GB 28367—2012
511	食品安全国家标准 食品添加剂 2,3-戊二酮	GB 28368—2012
512	食品安全国家标准 食品添加剂 磷脂	GB 1886. 358—2022
513	食品安全国家标准 食品添加剂 普鲁兰多糖	GB 28402—2012
514	食品安全国家标准 食品添加剂 瓜尔胶	GB 28403—2012
515	食品安全国家标准 食品添加剂 氨水及液氨	GB 29201—2020
516	食品安全国家标准 食品添加剂 氮气	GB 29202—2012
517	食品安全国家标准 食品添加剂 碘化钾	GB 29203—2012
518	食品安全国家标准 食品添加剂 硅胶	GB 29204—2012
519	食品安全国家标准 食品添加剂 硫酸	GB 29205—2012
520	食品安全国家标准 食品添加剂 硫酸铵	GB 29206—2012
521	食品安全国家标准 食品添加剂 硫酸镁	GB 29207—2012
522	食品安全国家标准 食品添加剂 硫酸锰	GB 29208—2012
523	食品安全国家标准 食品添加剂 硫酸钠	GB 29209—2012
524	食品安全国家标准 食品添加剂 硫酸铜	GB 29210—2012
525	食品安全国家标准 食品添加剂 硫酸亚铁	GB 29211—2012
526	食品安全国家标准 食品添加剂 羰基铁粉	GB 29212—2012
527	食品安全国家标准 食品添加剂 硝酸钾	GB 29213—2012
528	食品安全国家标准 食品添加剂 亚铁氰化钠	GB 29214—2012
529	食品安全国家标准 食品添加剂 植物活性炭（木质活性炭）	GB 29215—2012
530	食品安全国家标准 食品添加剂 丙二醇	GB 29216—2012
531	食品安全国家标准 食品添加剂 环己基氨基磺酸钙	GB 29217—2012
532	食品安全国家标准 食品添加剂 甲醇	GB 29218—2012
533	食品安全国家标准 食品添加剂 山梨醇酐三硬脂酸酯（司盘 65）	GB 29220—2012
534	食品安全国家标准 食品添加剂 聚氧乙烯（20）山梨醇酐单月桂酸酯（吐温 20）	GB 29221—2012
535	食品安全国家标准 食品添加剂 聚氧乙烯（20）山梨醇酐单棕榈酸酯（吐温 40）	GB 29222—2012
536	食品安全国家标准 食品添加剂 脱氢乙酸	GB 29223—2012
537	食品安全国家标准 食品添加剂 凹凸棒粘土	GB 29225—2012
538	食品安全国家标准 食品添加剂 天门冬氨酸钙	GB 29226—2012
539	食品安全国家标准 食品添加剂 丙酮	GB 29227—2012
540	食品安全国家标准 食品添加剂 醋酸酯淀粉	GB 29925—2013

续表16

序号	标准名称	标准号
541	食品安全国家标准 食品添加剂 磷酸酯双淀粉	GB 29926—2013
542	食品安全国家标准 食品添加剂 氧化淀粉	GB 29927—2013
543	食品安全国家标准 食品添加剂 酸处理淀粉	GB 29928—2013
544	食品安全国家标准 食品添加剂 乙酰化二淀粉磷酸酯	GB 29929—2013
545	食品安全国家标准 食品添加剂 羟丙基淀粉	GB 29930—2013
546	食品安全国家标准 食品添加剂 羟丙基二淀粉磷酸酯	GB 29931—2013
547	食品安全国家标准 食品添加剂 乙酰化双淀粉己二酸酯	GB 29932—2013
548	食品安全国家标准 食品添加剂 氧化羟丙基淀粉	GB 29933—2013
549	食品安全国家标准 食品添加剂 辛烯基琥珀酸铝淀粉	GB 29934—2013
550	食品安全国家标准 食品添加剂 磷酸化二淀粉磷酸酯	GB 29935—2013
551	食品安全国家标准 食品添加剂 淀粉磷酸酯钠	GB 29936—2013
552	食品安全国家标准 食品添加剂 羧甲基淀粉钠	GB 29937—2013
553	食品安全国家标准 食品添加剂 琥珀酸二钠	GB 29939—2013
554	食品安全国家标准 食品添加剂 柠檬酸亚锡二钠	GB 29940—2013
555	食品安全国家标准 食品添加剂 脱乙酰甲壳素（壳聚糖）	GB 29941—2013
556	食品安全国家标准 食品添加剂 维生素E（dl-α-生育酚）	GB 29942—2013
557	食品安全国家标准 食品添加剂 棕榈酸视黄酯（棕榈酸维生素A）	GB 29943—2013
558	食品安全国家标准 食品添加剂 N-［N-（3,3-二甲基丁基）］-L-α-天门冬氨-L-苯丙氨酸1-甲酯（纽甜）	GB 29944—2013
559	食品安全国家标准 食品添加剂 槐豆胶（刺槐豆胶）	GB 29945—2013
560	食品安全国家标准 食品添加剂 纤维素	GB 1886.374—2024
561	食品安全国家标准 食品添加剂 聚丙烯酸钠	GB 29948—2013
562	食品安全国家标准 食品添加剂 阿拉伯胶	GB 29949—2013
563	食品安全国家标准 食品添加剂 甘油	GB 29950—2013
564	食品安全国家标准 食品添加剂 柠檬酸脂肪酸甘油酯	GB 29951—2013
565	食品安全国家标准 食品添加剂 γ-辛内酯	GB 29952—2013
566	食品安全国家标准 食品添加剂 δ-辛内酯	GB 29953—2013
567	食品安全国家标准 食品添加剂 δ-壬内酯	GB 29954—2013
568	食品安全国家标准 食品添加剂 δ-十一内酯	GB 29955—2013
569	食品安全国家标准 食品添加剂 δ-突厥酮	GB 29956—2013
570	食品安全国家标准 食品添加剂 二氢-β-紫罗兰酮	GB 29957—2013
571	食品安全国家标准 食品添加剂 *l*-薄荷醇丙二醇碳酸酯	GB 29958—2013
572	食品安全国家标准 食品添加剂 *d*，*l*-薄荷酮甘油缩酮	GB 29959—2013
573	食品安全国家标准 食品添加剂 二烯丙基硫醚	GB 29960—2013
574	食品安全国家标准 食品添加剂 4,5-二氢-3（2H）噻吩酮（四氢噻吩-3-酮）	GB 29961—2013
575	食品安全国家标准 食品添加剂 2-巯基-3-丁醇	GB 29962—2013

续表17

序号	标准名称	标准号
576	食品安全国家标准 食品添加剂 3-巯基-2-丁酮（3-巯基-丁-2-酮）	GB 29963—2013
577	食品安全国家标准 食品添加剂 二甲基二硫醚	GB 29964—2013
578	食品安全国家标准 食品添加剂 二丙基二硫醚	GB 29965—2013
579	食品安全国家标准 食品添加剂 烯丙基二硫醚	GB 29966—2013
580	食品安全国家标准 食品添加剂 柠檬酸三乙酯	GB 29967—2013
581	食品安全国家标准 食品添加剂 肉桂酸苄酯	GB 29968—2013
582	食品安全国家标准 食品添加剂 肉桂酸肉桂酯	GB 29969—2013
583	食品安全国家标准 食品添加剂 2,5-二甲基吡嗪	GB 29970—2013
584	食品安全国家标准 食品添加剂 苯甲醛丙二醇缩醛	GB 29971—2013
585	食品安全国家标准 食品添加剂 乙醛二乙缩醛	GB 29972—2013
586	食品安全国家标准 食品添加剂 2-异丙基-4-甲基噻唑	GB 29973—2013
587	食品安全国家标准 食品添加剂 糠基硫醇（咖啡醛）	GB 29974—2013
588	食品安全国家标准 食品添加剂 二糠基二硫醚	GB 29975—2013
589	食品安全国家标准 食品添加剂 1-辛烯-3-醇	GB 29976—2013
590	食品安全国家标准 食品添加剂 2-乙酰基吡咯	GB 29977—2013
591	食品安全国家标准 食品添加剂 2-己烯醛（叶醛）	GB 29978—2013
592	食品安全国家标准 食品添加剂 氧化芳樟醇	GB 29979—2013
593	食品安全国家标准 食品添加剂 异硫氰酸烯丙酯	GB 29980—2013
594	食品安全国家标准 食品添加剂 N-乙基-2-异丙基-5-甲基-环己烷甲酰胺	GB 29981—2013
595	食品安全国家标准 食品添加剂 δ-己内酯	GB 29982—2013
596	食品安全国家标准 食品添加剂 δ-十四内酯	GB 29983—2013
597	食品安全国家标准 食品添加剂 四氢芳樟醇	GB 29984—2013
598	食品安全国家标准 食品添加剂 叶醇（顺式-3-己烯-1-醇）	GB 29985—2013
599	食品安全国家标准 食品添加剂 6-甲基-5-庚烯-2-酮	GB 29986—2013
600	食品安全国家标准 食品添加剂 胶基及其配料	GB 1886. 359—2022
601	食品安全国家标准 食品添加剂 海藻酸钾（褐藻酸钾）	GB 29988—2013
602	食品安全国家标准 食品添加剂 对羟基苯甲酸甲酯钠	GB 30601—2014
603	食品安全国家标准 食品添加剂 对羟基苯甲酸乙酯钠	GB 30602—2014
604	食品安全国家标准 食品添加剂 乙酸钠	GB 30603—2014
605	食品安全国家标准 食品添加剂 甘氨酸钙	GB 30605—2014
606	食品安全国家标准 食品添加剂 甘氨酸亚铁	GB 30606—2014
607	食品安全国家标准 食品添加剂 酶解大豆磷脂	GB 30607—2014
608	食品安全国家标准 食品添加剂 DL-苹果酸钠	GB 30608—2014
609	食品安全国家标准 食品添加剂 聚氧乙烯聚氧丙烯季戊四醇醚	GB 30609—2014
610	食品安全国家标准 食品添加剂 乙醇	GB 30610—2014

续表18

序号	标准名称	标准号
611	食品安全国家标准 食品添加剂 异丙醇	GB 30611—2014
612	食品安全国家标准 食品添加剂 聚二甲基硅氧烷及其乳液	GB 30612—2014
613	食品安全国家标准 食品添加剂 氧化钙	GB 30614—2014
614	食品安全国家标准 食品添加剂 竹叶抗氧化物	GB 30615—2014
615	食品安全国家标准 食品添加剂 决明胶	GB 31619—2014
616	食品安全国家标准 食品添加剂 β-阿朴-8'-胡萝卜素醛	GB 31620—2014
617	食品安全国家标准 食品添加剂 杨梅红	GB 31622—2014
618	食品安全国家标准 食品添加剂 硬脂酸钾	GB 31623—2014
619	食品安全国家标准 食品添加剂 天然胡萝卜素	GB 31624—2014
620	食品安全国家标准 食品添加剂 二氢茉莉酮酸甲酯	GB 31625—2014
621	食品安全国家标准 食品添加剂 水杨酸苄酯（柳酸苄酯）	GB 31626—2014
622	食品安全国家标准 食品添加剂 香芹酚	GB 31627—2014
623	食品安全国家标准 食品添加剂 高岭土	GB 31628—2014
624	食品安全国家标准 食品添加剂 聚丙烯酰胺	GB 31629—2014
625	食品安全国家标准 食品添加剂 聚乙烯醇	GB 31630—2014
626	食品安全国家标准 食品添加剂 氯化铵	GB 31631—2014
627	食品安全国家标准 食品添加剂 镍	GB 31632—2014
628	食品安全国家标准 食品添加剂 氢气	GB 31633—2014
629	食品安全国家标准 食品添加剂 珍珠岩	GB 31634—2014
630	食品安全国家标准 食品添加剂 聚苯乙烯	GB 31635—2014
631	食品安全国家标准 食品添加剂 γ-环状糊精	GB 1886. 353—2021
632	食品安全国家标准 食品添加剂 3-［（4-氨基-2,2-二氧-1H-2,1,3-苯并噻二嗪-5-基）氧］-2,2-二甲基-N-丙基丙酰胺	GB 1886. 354—2021
633	食品安全国家标准 食品添加剂 β-环状糊精	GB 1886. 352—2021
634	食品安全国家标准 食品添加剂 α-环状糊精	GB 1886. 351—2021
635	食品安全国家标准 食品添加剂 五碳双缩醛（又名戊二醛）	GB 1886. 349—2021
636	食品安全国家标准 食品添加剂 氧化亚氮	GB 1886. 350—2021
637	食品安全国家标准 食品添加剂 5-甲基-2-呋喃甲硫醇	GB 1886. 365—2023
638	食品安全国家标准 食品添加剂 6-甲基辛醛	GB 1886. 367—2023
639	食品安全国家标准 食品添加剂（2S,5R）-N-［4-（2-氨基-2-氧代乙基）苯基］-5-甲基-2-（丙基-2-）环己烷甲酰胺	GB 1886. 368—2023
640	食品安全国家标准 食品添加剂 蓝锭果红	GB 1886. 369—2023
641	食品安全国家标准 食品添加剂 ε-聚赖氨酸盐酸盐	GB 1886. 371—2023
642	食品安全国家标准 食品添加剂 L-蛋氨酰基甘氨酸盐酸盐	GB 1886. 372—2023
643	食品安全国家标准 食品添加剂 甲醇钠	GB 1886. 373—2023

食品营养强化剂质量规格标准 75 项

序号	标准名称	标准号
1	食品安全国家标准 食品营养强化剂 5'-尿苷酸二钠	GB 1886. 82—2015
2	食品安全国家标准 食品营养强化剂 L-盐酸赖氨酸	GB 1903. 1—2015
3	食品安全国家标准 食品营养强化剂 甘氨酸锌	GB 1903. 2—2015
4	食品安全国家标准 食品营养强化剂 5'-单磷酸腺苷	GB 1903. 3—2015
5	食品安全国家标准 食品营养强化剂 氧化锌	GB 1903. 4—2015
6	食品安全国家标准 食品营养强化剂 5'-胞苷酸二钠	GB 1903. 5—2016
7	食品安全国家标准 食品营养强化剂 维生素 E 琥珀酸钙	GB 1903. 6—2015
8	食品安全国家标准 食品营养强化剂 葡萄糖酸锰	GB 1903. 7—2015
9	食品安全国家标准 食品营养强化剂 葡萄糖酸铜	GB 1903. 8—2015
10	食品安全国家标准 食品营养强化剂 亚硒酸钠	GB 1903. 9—2015
11	食品安全国家标准 食品营养强化剂 葡萄糖酸亚铁	GB 1903. 10—2015
12	食品安全国家标准 食品营养强化剂 乳酸锌	GB 1903. 11—2015
13	食品安全国家标准 食品营养强化剂 L-硒-甲基硒代半胱氨酸	GB 1903. 12—2015
14	食品安全国家标准 食品营养强化剂 左旋肉碱（L-肉碱）	GB 1903. 13—2016
15	食品安全国家标准 食品营养强化剂 柠檬酸钙	GB 1903. 14—2016
16	食品安全国家标准 食品营养强化剂 醋酸钙（乙酸钙）	GB 1903. 15—2016
17	食品安全国家标准 食品营养强化剂 焦磷酸铁	GB 1903. 16—2016
18	食品安全国家标准 食品营养强化剂 乳铁蛋白	GB 1903. 17—2016
19	食品安全国家标准 食品营养强化剂 柠檬酸苹果酸钙	GB 1903. 18—2016
20	食品安全国家标准 食品营养强化剂 骨粉	GB 1903. 19—2016
21	食品安全国家标准 食品营养强化剂 硝酸硫胺素	GB 1903. 20—2016
22	食品安全国家标准 食品营养强化剂 富硒酵母	GB 1903. 21—2016
23	食品安全国家标准 食品营养强化剂 富硒食用菌粉	GB 1903. 22—2016
24	食品安全国家标准 食品营养强化剂 硒化卡拉胶	GB 1903. 23—2016
25	食品安全国家标准 食品营养强化剂 维生素 C 磷酸酯镁	GB 1903. 24—2016
26	食品安全国家标准 食品营养强化剂 D-生物素	GB 1903. 25—2016
27	食品安全国家标准 食品营养强化剂 1,3-二油酸-2-棕榈酸甘油三酯	GB 30604—2015
28	食品安全国家标准 食品营养强化剂 酪蛋白磷酸肽	GB 31617—2014
29	食品安全国家标准 食品营养强化剂 棉子糖	GB 31618—2014
30	食品安全国家标准 食品营养强化剂 硒蛋白	GB 1903. 28—2018
31	食品安全国家标准 食品营养强化剂 葡萄糖酸镁	GB 1903. 29—2018
32	食品安全国家标准 食品营养强化剂 醋酸视黄酯（醋酸维生素 A）	GB 1903. 31—2018
33	食品安全国家标准 食品营养强化剂 D-泛酸钠	GB 1903. 32—2018
34	食品安全国家标准 食品营养强化剂 氯化锌	GB 1903. 34—2018

续表1

序号	标准名称	标准号
35	食品安全国家标准 食品营养强化剂 乙酸锌	GB 1903.35—2018
36	食品安全国家标准 食品营养强化剂 氯化胆碱	GB 1903.36—2018
37	食品安全国家标准 食品营养强化剂 柠檬酸铁	GB 1903.37—2018
38	食品安全国家标准 食品营养强化剂 琥珀酸亚铁	GB 1903.38—2018
39	食品安全国家标准 食品营养强化剂 海藻碘	GB 1903.39—2018
40	食品安全国家标准 食品营养强化剂 葡萄糖酸钾	GB 1903.41—2018
41	食品安全国家标准 食品营养强化剂 肌醇（环己六醇）	GB 1903.42—2020
42	食品安全国家标准 食品营养强化剂 氰钴胺	GB 1903.43—2020
43	食品安全国家标准 食品营养强化剂 羟钴胺	GB 1903.44—2020
44	食品安全国家标准 食品营养强化剂 烟酰胺	GB 1903.45—2020
45	食品安全国家标准 食品营养强化剂 富马酸亚铁	GB 1903.46—2020
46	食品安全国家标准 食品营养强化剂 乳酸亚铁	GB 1903.47—2020
47	食品安全国家标准 食品营养强化剂 磷酸氢镁	GB 1903.48—2020
48	食品安全国家标准 食品营养强化剂 柠檬酸锌	GB 1903.49—2020
49	食品安全国家标准 食品营养强化剂 胆钙化醇（维生素 D_3）	GB 1903.50—2020
50	食品安全国家标准 食品营养强化剂 碘化钠	GB 1903.51—2020
51	食品安全国家标准 食品营养强化剂 D-泛酸钙	GB 1903.53—2021
52	食品安全国家标准 食品营养强化剂 酒石酸氢胆碱	GB 1903.54—2021
53	食品安全国家标准 食品营养强化剂 氯化高铁血红素	GB 1903.52—2021
54	食品安全国家标准 食品营养强化剂 L-抗坏血酸钾	GB 1903.55—2022
55	食品安全国家标准 食品营养强化剂 硒酸钠	GB 1903.56—2022
56	食品安全国家标准 食品营养强化剂 柠檬酸锰	GB 1903.57—2022
57	食品安全国家标准 食品营养强化剂 碳酸锰	GB 1903.58—2022
58	食品安全国家标准 食品营养强化剂 低聚果糖	GB 1903.40—2022
59	食品安全国家标准 食品营养强化剂 多聚果糖	GB 1903.30—2022
60	食品安全国家标准 食品营养强化剂 二十二碳六烯酸油脂（金枪鱼油）	GB 1903.26—2022
61	食品安全国家标准 食品营养强化剂 低聚半乳糖	GB 1903.27—2022
62	食品安全国家标准 食品营养强化剂 5'-单磷酸胞苷（5'-CMP）	GB 1903.33—2022
63	食品安全国家标准 食品营养强化剂 碳酸铜	GB 1903.61—2023
64	食品安全国家标准 食品营养强化剂 氯化锰	GB 1903.64—2023
65	食品安全国家标准 食品添加剂 花生四烯酸油脂（发酵法）	GB 1903.65—2024
66	食品安全国家标准 食品添加剂 二十二碳六烯酸油脂（发酵法）	GB 1903.66—2024
67	食品安全国家标准 食品营养强化剂 植物甲萘醌（维生素 K_1）	GB 1903.67—2024
68	食品安全国家标准 食品营养强化剂 钼酸铵	GB 1903.68—2024
69	食品安全国家标准 食品营养强化剂 5'-单磷酸尿苷	GB 1903.69—2024

续表2

序号	标准名称	标准号
70	食品安全国家标准 食品营养强化剂 电解铁	GB 1903. 70—2024
71	食品安全国家标准 食品营养强化剂 全反式视黄醇	GB 1903. 71—2024
72	食品安全国家标准 食品营养强化剂 甘油磷酸钙	GB 1903. 63—2023
73	食品安全国家标准 食品营养强化剂 还原铁	GB 1903. 62—2023
74	食品安全国家标准 食品营养强化剂 氯化铬	GB 1903. 59—2023
75	食品安全国家标准 食品营养强化剂 L-肉碱酒石酸盐	GB 1903. 60—2023

食品相关产品标准 18 项

序号	标准名称	标准号
1	食品安全国家标准 洗涤剂	GB 14930. 1—2022
2	食品安全国家标准 消毒剂	GB 14930. 2—2012
3	食品安全国家标准 食品接触材料及制品迁移试验通则	GB 31604. 1—2023
4	食品安全国家标准 食品接触材料及制品通用安全要求	GB 4806. 1—2016
5	食品安全国家标准 奶嘴	GB 4806. 2—2015
6	食品安全国家标准 搪瓷制品	GB 4806. 3—2016
7	食品安全国家标准 陶瓷制品	GB 4806. 4—2016
8	食品安全国家标准 玻璃制品	GB 4806. 5—2016
9	食品安全国家标准 食品接触用塑料材料及制品	GB 4806. 7—2023
10	食品安全国家标准 食品接触用纸和纸板材料及制品	GB 4806. 8—2022
11	食品安全国家标准 食品接触用金属材料及制品	GB 4806. 9—2023
12	食品安全国家标准 食品接触用涂料及涂层	GB 4806. 10—2016
13	食品安全国家标准 食品接触用橡胶材料及制品	GB 4806. 11—2023
14	食品安全国家标准 食品接触用竹木材料及制品	GB 4806. 12—2022
15	食品安全国家标准 食品接触用复合材料及制品	GB 4806. 13—2023
16	食品安全国家标准 食品接触材料及制品用油墨	GB 4806. 14—2023
17	食品安全国家标准 食品接触材料及制品用黏合剂	GB 4806. 15—2024
18	食品安全国家标准 消毒餐（饮）具	GB 14934—2016

相关生产经营规范标准 4 项

序号	标准名称	标准号
1	食品安全国家标准 食品生产通用卫生规范	GB 14881—2013
2	食品安全国家标准 食品经营过程卫生规范	GB 31621—2014
3	食品安全国家标准 食品接触材料及制品生产通用卫生规范	GB 31603—2015
4	食品安全国家标准 食品添加剂生产通用卫生规范	GB 31647—2018

相关理化检验方法标准63项

序号	标准名称	标准号
1	食品安全国家标准 食品添加剂中重金属限量试验	GB 5009.74—2014
2	食品安全国家标准 食品添加剂中铅的测定	GB 5009.75—2014
3	食品安全国家标准 食品添加剂中砷的测定	GB 5009.76—2014
4	食品安全国家标准 食品接触材料及制品迁移试验预处理方法通则	GB 5009.156—2016
5	食品安全国家标准 食品接触材料及制品 高锰酸钾消耗量的测定	GB 31604.2—2016
6	食品安全国家标准 食品接触材料及制品 树脂干燥失重的测定	GB 31604.3—2016
7	食品安全国家标准 食品接触材料及制品 树脂中挥发物的测定	GB 31604.4—2016
8	食品安全国家标准 食品接触材料及制品 树脂中提取物的测定	GB 31604.5—2016
9	食品安全国家标准 食品接触材料及制品 树脂中灼烧残渣的测定	GB 31604.6—2016
10	食品安全国家标准 食品接触材料及制品 脱色试验	GB 31604.7—2023
11	食品安全国家标准 食品接触材料及制品 总迁移量的测定	GB 31604.8—2021
12	食品安全国家标准 食品接触材料及制品 食品模拟物中重金属的测定	GB 31604.9—2016
13	食品安全国家标准 食品接触材料及制品 2,2-二（4-羟基苯基）丙烷（双酚A）迁移量的测定	GB 31604.10—2016
14	食品安全国家标准 食品接触材料及制品 1,3-苯二甲胺迁移量的测定	GB 31604.11—2016
15	食品安全国家标准 食品接触材料及制品 1,3-丁二烯的测定和迁移量的测定	GB 31604.12—2016
16	食品安全国家标准 食品接触材料及制品 11-氨基十一酸迁移量的测定	GB 31604.13—2016
17	食品安全国家标准 食品接触材料及制品 1-辛烯和四氢呋喃迁移量的测定	GB 31604.14—2016
18	食品安全国家标准 食品接触材料及制品 2,4,6-三氨基-1,3,5-三嗪（三聚氰胺）迁移量的测定	GB 31604.15—2016
19	食品安全国家标准 食品接触材料及制品 苯乙烯和乙苯的测定	GB 31604.16—2016
20	食品安全国家标准 食品接触材料及制品 丙烯腈的测定和迁移量的测定	GB 31604.17—2016
21	食品安全国家标准 食品接触材料及制品 丙烯酰胺迁移量的测定	GB 31604.18—2016
22	食品安全国家标准 食品接触材料及制品 己内酰胺的测定和迁移量的测定	GB 31604.19—2016
23	食品安全国家标准 食品接触材料及制品 醋酸乙烯酯迁移量的测定	GB 31604.20—2016
24	食品安全国家标准 食品接触材料及制品 对苯二甲酸迁移量的测定	GB 31604.21—2016
25	食品安全国家标准 食品接触材料及制品 发泡聚苯乙烯成型品中二氟二氯甲烷的测定	GB 31604.22—2016
26	食品安全国家标准 食品接触材料及制品 复合食品接触材料中二氨基甲苯的测定	GB 31604.23—2016
27	食品安全国家标准 食品接触材料及制品 镉迁移量的测定	GB 31604.24—2016
28	食品安全国家标准 食品接触材料及制品 铬迁移量的测定	GB 31604.25—2016
29	食品安全国家标准 食品接触材料及制品 环氧氯丙烷的测定和迁移量的测定	GB 31604.26—2016
30	食品安全国家标准 食品接触材料及制品 塑料中环氧乙烷和环氧丙烷的测定	GB 31604.27—2016
31	食品安全国家标准 食品接触材料及制品 己二酸二（2-乙基）己酯的测定和迁移量的测定	GB 31604.28—2016

续表

序号	标准名称	标准号
32	食品安全国家标准 食品接触材料及制品 丙烯酸和甲基丙烯酸及其酯类迁移量的测定	GB 31604.29—2023
33	食品安全国家标准 食品接触材料及制品 邻苯二甲酸酯的测定和迁移量的测定	GB 31604.30—2016
34	食品安全国家标准 食品接触材料及制品 氯乙烯的测定和迁移量的测定	GB 31604.31—2016
35	食品安全国家标准 食品接触材料及制品 木质材料中二氧化硫的测定	GB 31604.32—2016
36	食品安全国家标准 食品接触材料及制品 镍迁移量的测定	GB 31604.33—2016
37	食品安全国家标准 食品接触材料及制品 铅的测定和迁移量的测定	GB 31604.34—2016
38	食品安全国家标准 食品接触材料及制品 全氟辛烷磺酸（PFOS）和全氟辛酸（PFOA）的测定	GB 31604.35—2016
39	食品安全国家标准 食品接触材料及制品 软木中杂酚油的测定	GB 31604.36—2016
40	食品安全国家标准 食品接触材料及制品 三乙胺和三正丁胺的测定	GB 31604.37—2016
41	食品安全国家标准 食品接触材料及制品 砷的测定和迁移量的测定	GB 31604.38—2016
42	食品安全国家标准 食品接触材料及制品 食品接触用纸中多氯联苯的测定	GB 31604.39—2016
43	食品安全国家标准 食品接触材料及制品 顺丁烯二酸及其酸酐迁移量的测定	GB 31604.40—2016
44	食品安全国家标准 食品接触材料及制品 锑迁移量的测定	GB 31604.41—2016
45	食品安全国家标准 食品接触材料及制品 锌迁移量的测定	GB 31604.42—2016
46	食品安全国家标准 食品接触材料及制品 乙二胺和己二胺迁移量的测定	GB 31604.43—2016
47	食品安全国家标准 食品接触材料及制品 乙二醇和二甘醇迁移量的测定	GB 31604.44—2016
48	食品安全国家标准 食品接触材料及制品 异氰酸酯的测定	GB 31604.45—2016
49	食品安全国家标准 食品接触材料及制品 游离酚的测定和迁移量的测定	GB 31604.46—2023
50	食品安全国家标准 食品接触材料及制品 纸、纸板及纸制品中荧光性物质的测定	GB 31604.47—2023
51	食品安全国家标准 食品接触材料及制品 甲醛迁移量的测定	GB 31604.48—2016
52	食品安全国家标准 食品接触材料及制品 多元素的测定和多元素迁移量的测定	GB 31604.49—2023
53	食品安全国家标准 食品接触材料及制品 壬基酚迁移量的测定	GB 31604.50—2020
54	食品安全国家标准 食品接触材料及制品 1,4-丁二醇迁移量的测定	GB 31604.51—2021
55	食品安全国家标准 食品接触材料及制品 芳香族伯胺迁移量的测定	GB 31604.52—2021
56	食品安全国家标准 食品接触材料及制品 5-亚乙基-2-降冰片烯迁移量的测定	GB 31604.53—2022
57	食品安全国家标准 食品接触材料及制品 双酚 F 和双酚 S 迁移量的测定	GB 31604.54—2023
58	食品安全国家标准 食品接触材料及制品 异噻唑啉酮类化合物迁移量的测定	GB 31604.55—2023
59	食品安全国家标准 食品接触材料及制品 月桂内酰胺迁移量的测定	GB 31604.56—2023
60	食品安全国家标准 食品接触材料及制品 二苯甲酮类物质迁移量的测定	GB 31604.57—2023
61	食品安全国家标准 食品接触材料及制品 9 种抗氧化剂迁移量的测定	GB 31604.58—2023
62	食品安全国家标准 食品接触材料及制品 化学分析方法验证通则	GB 31604.59—2023
63	食品安全国家标准 食品接触材料及制品 溶剂残留量的测定	GB 31604.60—2024

附录 2 | 进口货物的固体废物属性鉴别程序

本文为《关于发布进口货物的固体废物属性鉴别程序的公告》（生态环境部、海关总署公告 2023 年第 2 号）附件，该公告同时废止了《关于发布进口货物的固体废物属性鉴别程序的公告》（生态环境部、海关总署公告 2018 年第 70 号）。

进口货物的固体废物属性鉴别程序

一、总则

（一）目的

为规范进口货物的固体废物属性鉴别工作，依据《中华人民共和国固体废物污染环境防治法》《中华人民共和国海关法》《中华人民共和国进出口商品检验法》等法律规定，制定本程序。

（二）适用范围

本程序适用于海关发现进口货物疑似固体废物时，需开展固体废物属性鉴别的情形。

其他有关执法部门及机构因工作需要，需委托鉴别机构开展进口货物固体废物属性鉴别的，可参照本程序执行。

（三）制定依据

1.《中华人民共和国固体废物污染环境防治法》;

2.《中华人民共和国海关法》;

3.《中华人民共和国进出口商品检验法》;

4.《中华人民共和国进出口商品检验法实施条例》;

5.《中华人民共和国刑事诉讼法》;

6.《公安机关办理刑事案件程序规定》;

7.《固体废物鉴别标准 通则》(GB 34330)。

（四）术语和定义

1. 进口货物

是指《中华人民共和国海关法》中规定的进境货物和进境物品。

2. 固体废物属性鉴别

是指依据产生来源确认进口货物的类别，再根据固体废物定义或固体废物鉴别标准判断其是否属于固体废物的活动。

3. 委托方

是指向鉴别机构提出鉴别申请的各级海关和其他有关执法部门及机构。

4. 鉴别机构

是指从事固体废物属性鉴别的专业技术机构。（2017 年获得推荐的固体废物属性鉴别机构可参考附 1。）

5. 委托鉴别

是指由委托方向鉴别机构申请进行固体废物属性鉴别的行为。

6. 复检鉴别

是指对已经出具鉴别结论的同一批进口货物再次进行固体废物属性鉴别的活动。

7. 样品

是指从整批进口货物中采取，并能完整、真实地展示和反映货物属性特征的具有代表性的实物。

二、固体废物属性鉴别工作程序及实施要求

（一）工作程序

1. 海关发现进口货物疑似固体废物的，可以委托鉴别机构开展属性鉴别，海关根据鉴别结论依法管理。

2. 收货人或其代理人对鉴别结论有异议的，可自收到鉴别结果之日起 15 个自然日内，向海关（即申请首次鉴别的海关）提出复检鉴别申请。因不可抗力或者其他正当理由不能申请复检鉴别的，申请期限中止。从中止的原因消除之日起，申请期限继续计算。

受理复检鉴别申请的海关，应当自复检鉴别受理之日起 30 个自然日内完成复检鉴别委托工作。同一批进口货物的复检鉴别最多执行 1 次。

3. 海关在委托鉴别时，应告知鉴别机构本次委托是首次鉴别或是复检鉴别，当委托复检鉴别时还应提供首次鉴别有关资料。

4. 当复检鉴别与首次鉴别的结论不一致时，海关根据复检鉴别结论进行管理。

5. 由于进口货物属性鉴别难度较大，致使委托方无法找到具备技术能力的鉴别机构进行鉴别时，委托方可向海关总署提出书面申请，海关总署商生态环境部研究推荐鉴别机构进行鉴别。

6. 刑事诉讼活动中涉及的固体废物属性鉴别，还应符合《中华人民共和国刑事诉讼法》《公安机关办理刑事案件程序规定》等相关要求。

7. 委托方应当按照本文件关于鉴别工作实施和鉴别人员要求的规定，与鉴别机构进行书面约定。

（二）鉴别工作的要求

1. 鉴别机构和鉴别人员在进行固体废物属性鉴别活动时，应当遵守相关法律、法规、规章，遵守职业道德和执业纪律，尊重科学，遵守技术操作规范。

2. 鉴别机构和鉴别人员应当保守在鉴别过程中知悉的国家秘密、商业秘密，不得泄露收货人或其代理人的信息；应当依照有关法律法规要求，实行回避。

3. 鉴别人员有权了解进行鉴别所需要的相关材料，可以查阅、复制相关资料，必要时可以询问收货人或其代理人。收货人或其代理人有义务向鉴别人员提供真实、可靠的有关资料，并在所提供材料上签字或加盖单位公章进行确认。

4. 经委托方同意，鉴别机构可以派员到现场查看进口货物整体情况。

现场查看进口货物时，委托方及鉴别机构人员均需到场，同时通知收货人或其代理人到场配合。收货人或其代理人由于特殊原因无法到场的，可签字确认同意由海关工作人员及鉴别机构完成现场查看工作。

5. 鉴别机构接受委托并收到鉴别样品后，应尽快开展鉴别工作，完成鉴别工作原则上不宜超过 35 个工作日。对于来源复杂、鉴别难度大，不能在此规定时限内完成鉴别工作的，鉴别机构需及时与委托方沟通，适当延长鉴别时间。

在鉴别过程中补充或者重新提取鉴别样品所需的时间，不计入上述鉴别时限内。

6. 在鉴别过程中，涉及复杂、疑难、特殊技术问题的，鉴别机构可以向相关机构和专家进行咨询，但鉴别结论应当由接受委托的鉴别机构出具和负责。

7. 首次鉴别机构不得接受同一批进口货物的复检鉴别委托。

（三）鉴别报告的出具

1. 鉴别机构和鉴别人员应当依法独立、客观、公正地出具鉴别报告，并对鉴别结论负责。

2. 鉴别报告需明确以下内容（但不限于）：鉴别报告编号、鉴别报告签发日期、首次鉴别或复检鉴别、委托方及其联系方式、鉴别货物基本情况、鉴别依据、鉴别结果、附件或附图，以及鉴别机构认为有必要进行说明的其他信息。

鉴别货物基本情况可包括以下内容（但不限于）：货物名称、报关单号、进口时间、境内收货人、消费使用单位、来源、重量（净重）、货值；样品数量、编号、其他标记、外观描述，收样时间、来样方式。

鉴别结果包括以下内容（但不限于）：样品理化特征和特性分析，样品物质产生来源分析，固体废物属性分析，结论。

依据现场查看情况完成的鉴别报告，还应包含现场查看时间、货物来源、货物存放地点等信息。

3. 鉴别报告应编写规范，条理清晰，分析论证合理，鉴别样品或货物的属性结论明确。

4. 鉴别机构应当指定具有相应能力或经验的人员对鉴别报告进行审核，鉴别报告至少应有鉴别人员和审核人员签字，并加盖鉴别机构公章或检验检测专用章。

5. 需要对已经发出的鉴别报告进行修改或补充时，可先回收原鉴别报告，再出具修改后的鉴别报告；也可采用鉴别报告修改单的方式进行说明，修改单应按照对鉴别报告的要求履行审核、签字及盖章程序。

6. 鉴别机构应当将鉴别报告副本或鉴别报告复印件，以及有关资料归档留存，留存期限不少于3年，涉案的应保存至结案。

7. 鉴别报告的公开，执行海关的相关管理要求。

三、固体废物属性鉴别技术规定

（一）采样要求

1. 由海关监管的待鉴别进口货物，原则上由海关负责对其进行采样，也可根据待鉴别进口货物的现场管理情况，由海关联合鉴别机构共同采样，相关采样工作需在收货人或其代理人的见证下进行。海关联合鉴别机构共同采样时，鉴别机构人员不少于2人。

2. 集装箱货物采样前应全部开箱进行查看，如各集装箱内货物外观特征或物理形状一致，采用简单随机采样法进行采样，样品采集份样数参照表1规定确定。若鉴别货物外观特征或物理形状不一致，应根据货物的颜色、形状、气味等，分类采样、分开包装、分别送检。

表 1　集装箱采样份数及要求

整批货物集装箱数量/个	1~3	4~8	9~17	18~30	31~55	56~80	81~120	>120
随机抽取集装箱数量/个（≥）	1	3	5	7	9	12	16	20
采样份数/份（≥）	2	3	5	7	9	12	16	20

注：该表采集份样数不包括海关或委托方留存的备份样品。

3. 散装货物的采集份样数按照每25吨折算为一个集装箱货物后，参照表1确定样品采集份样数。

已经转移到货场或堆场的大批量散货（200吨以上，包括拆包后的散货），如果外观具有相对一致性和均匀性，表1的采集份样数可适当减少，但不得少于3份，并做好相应的记录和情况说明。

4. 由封闭容器盛装的液态货物，参照表 1 确定样品采集份样数。同一容器盛装的液态货物，分别从容器的上部和下部进行样品采集，然后混合成 1 份。

5. 固态货物样品采集的份样量应满足分析操作的需要，同时依据固态货物的原始颗粒最大粒径，采集不小于表 2 中规定的质量。半固态和液态货物样品采集的份样量应满足分析操作的需要。

表 2　不同颗粒直径的固体货物的一个份样所需采集的最小份样量

原始颗粒最大粒径（以 d 表示，厘米）	最小份样量（克）
d≤0.50	500
0.50<d≤1.0	1000
d>1.0	2000

6. 针对机电类和家用电器类等不适宜采集样品的，需按照本程序第三部分第（四）条的规定进行现场鉴别。

7. 采样时，采样人员需采集相同数量的样品和备份样品，并做好采样记录。

如遇属于危险品、易腐烂/变质样品以及其他不能长期保留的样品，采样人员在做好采样记录的同时，还需保留必要的视频、图片等资料。

8. 对于有取制样标准的，可以按照相应要求进行采样、制样。

9. 备份样品由委托方负责留存。

10. 采样时，收货人或其代理人应在现场见证采样过程；采样工作完成后，收货人或其代理人需对所采集待鉴别样品和备份样品，进行签字确认。

11. 复检鉴别样品可使用首次鉴别所留备份样品；若遇备份样品份样数或份样量不能满足复检鉴别要求等特殊情况时，经与委托方协商一致，可重新采样，份样数不少于首次鉴别的取样份数。

12. 通常情况下，鉴别样品（包括备份样品）保留不少于 1 年，

相关记录保留不少于 3 年，涉案样品和记录应保存至结案。如属于危险品、易腐烂/变质样品以及其他不能长期保留的样品，鉴别机构应告知委托方并进行无害化处理，保留相关记录。

若样品价值较高，或属于企业急用的生产原料，或机械设备，鉴别结论为“不属于固体废物”的，可依委托方、收货人或其代理人申请进行退样。

13. 在遇到突发事件时（如疫情等），鉴别样品的采集、保存、运输等过程中应遵守海关特别管控要求，并采取必要的安全防控措施。

（二）样品分析检测

1. 在准确描述样品外观特征的基础上，选择样品检测指标时，应以判断物质产生来源和属性为主要目的，根据不同样品特点有针对性地进行检测分析，如物理指标、主要成分及含量、主要物质化学结构、杂质成分及含量、典型特征指标、物质的使用加工性能、放射性等。

2. 样品的分析检测应优先选择标准方法，若无标准方法，可根据样品特性参照相关标准方法、科技文献报道方法等进行检测。

分析检测可委托具有相关资质（如 CMA 检验检测机构资质认定、CNAS 能力认可等）的实验室开展，若无法找到有资质实验室进行分析检测，应选择专业实验室或有经验的实验室进行。

3. 具有专用固体废物鉴别标准或规程的，有国家强制性要求的遵其相关规定，否则参考使用推荐性标准。（海关发布的 SN 规程参见附 2。）

（三）样品属性鉴别判断

1. 将鉴别样品的理化特征和特性分析结果与文献资料、产品标准等进行对比分析，必要时可咨

询相关行业专家或采取专家会商的方式，确定鉴别样品的基本产生工艺过程。

2. 依据《固体废物鉴别标准 通则》（GB 34330）对鉴别样品进行固体废物属性判断。（现行有效标准为 GB 34330—2017）

3. 经鉴别，发现鉴别样品可能是由固体废物和非固体废物混合组成时，需进一步对样品工艺来源或产生来源的合理性进行分析，最后整体综合判断；当发现明显混入有毒有害组分时应从严要求。

（四）现场鉴别

1. 对不适合送样鉴别的待鉴别进口货物，鉴别机构可进行现场鉴别。

2. 开箱查看。现场鉴别时，首先应打开全部集装箱，对鉴别货物进行查看，以了解待鉴别进口货物整体情况。鉴别人员应观察和记录每一集装箱内货物的包装形式、货物外观（如颜色、形状等）、气味等特征信息。

3. 掏箱查看。现场鉴别掏箱查看数不少于该批待鉴别进口货物集装箱数量 10%，根据现场情况，掏箱操作可实行全掏、半掏或 1/3 掏，以能够看清和掌握货物整体状态为准，鉴别人员应记录和描述掏箱货物特征。如果开箱后的货物较少，不需要掏箱便可准确判断箱内货物状况的，可以不实施掏箱。

4. 拆包查看。掏出的货物拆包/件的查看比例应不少于该箱掏出货物的 20%，鉴别人员应记录和描述掏箱和拆包货物特征。

5. 对散装海运和陆运的进口货物现场鉴别，实施 100%查看，落地查看数量不少于该批鉴别货物数量的 10%。

6. 现场鉴别时，如需要现场采样，采集样品的份样数及份样量参照本程序第三部分第（一）条的有关规定执行。

附 1：

获得推荐的固体废物属性鉴别机构

为规范固体废物属性鉴别工作，环境保护部、海关总署、国家质检总局于 2017 年 12 月 29 日发布《关于推荐固体废物属性鉴别机构的通知》（环土壤函〔2017〕287 号），推荐一批固体废物属性鉴别机构，供有关部门（单位）选择固体废物属性鉴别机构时参考。详细信息可在生态环境部官方网站（www. mee. gov. cn）检索查阅。

附 2：

海关发布的固体废物鉴别相关 SN 规程

通用规程

1. 《固体废物鉴别抽样导则》（SN/T 5571—2023）；
2. 《进口货物固体废物属性鉴别 通用程序》（SN/T 5572—2023）；

纺织产品

3. 《进口固体废物鉴别方法 纺织原料及制品 第 1 部分：通则》（SN/T 5431. 1—2022）；
4. 《进口固体废物鉴别方法 纺织原料及制品 第 2 部分：纱线》（SN/T 5431. 2—2022）；
5. 《进口固体废物鉴别方法 纺织原料及制品 第 3 部分：织物》（SN/T 5431. 3—2022）；
6. 《进口固体废物鉴别方法 纺织原料及制品 第 4 部分：皮革毛皮》（SN/T 5431. 4—2022）；

7.《进口固体废物鉴别方法 纺织原料及制品 第 5 部分：纤维》（SN/T 5431. 5—2022）；

机电产品

8.《进口机电产品固体废物属性鉴别指南 旧机械硬盘》（SN/T 5590. 1—2023）；

资化品

9.《进口冶金类固体废物属性鉴别通用方法》（SN/T 5061—2018）；

10.《进口油品固体废物属性鉴别规程》（SN/T 5574—2023）；

11.《进口货物固体废物属性鉴别方法 对苯二甲酸》（SN/T 5754—2023）。

附录 3 ｜ 中国严格限制的有毒化学品名录

本名录为《关于发布〈中国严格限制的有毒化学品名录〉（2023 年）的公告》（生态环境部、商务部、海关总署公告 2023 年第 32 号）的附件。凡进口或出口本名录所列有毒化学品的，应该按照公告及附件规定向生态环境部申请办理有毒化学品进（出）口环境管理放行通知单。进出口经营者应凭有毒化学品进（出）口环境管理放行通知单向海关办理进出口手续。

《中国严格限制的有毒化学品名录》（2023 年）

本名录中，《关于持久性有机污染物的斯德哥尔摩公约》简称《斯德哥尔摩公约》，《关于汞的水俣公约》简称《水俣公约》，《关于在国际贸易中对某些危险化学品和农药采用事先知情同意程序的鹿特丹公约》简称《鹿特丹公约》。

序号	化学品名称		CAS 号	海关商品编码	管控类别	允许用途
1	全氟辛基磺酸及其盐类和全氟辛基磺酰氟（PFOS/F）	全氟辛基磺酸	1763-23-1	2904310000	《斯德哥尔摩公约》《鹿特丹公约》及相关修正案管控的化学品	用于生产灭火泡沫药剂（2023 年 12 月 31 日前）
		全氟辛基磺酸铵	29081-56-9	2904320000		
		全氟辛基磺酰氟	307-35-7	2904360000		
		全氟辛基磺酸钾	2795-39-3	2904340000		
		全氟辛基磺酸锂	29457-72-5	2904330000		
		全氟辛基磺酸二乙醇铵	70225-14-8	2922160000		
		全氟辛基磺酸二癸二甲基铵	251099-16-8	2923400000		
		全氟辛基磺酸四乙基胺（铵）	56773-42-3	2923300000		
		N-乙基全氟辛基磺酰胺	4151-50-2	2935200000		
		N-甲基全氟辛基磺酰胺	31506-32-8	2935100000		
		N-乙基-N-（2-羟乙基）全氟辛基磺酰胺	1691-99-2	2935300000		
		N-（2-羟乙基）-N-甲基全氟辛基磺酰胺	24448-09-7	2935400000		
		其他全氟辛基磺酸盐	—	2904350000		

续表

<table>
<tr><th>序号</th><th colspan="2">化学品名称</th><th>CAS 号</th><th>海关商品编码</th><th>管控类别</th><th>允许用途</th></tr>
<tr><td>2</td><td colspan="2">汞
（包括汞含量按重量计至少占 95% 的汞与其他物质的混合物，其中包括汞的合金）</td><td>7439-97-6</td><td>汞
2805400000
贵金属汞齐
2843900091
铅汞齐
2853909023
其他汞齐
2853909024
其他按具体产品的成分用途归类</td><td>《水俣公约》管控的化学品</td><td>《〈关于汞的水俣公约〉生效公告》（环境保护部公告 2017 年第 38 号）限定时间内的允许用途</td></tr>
<tr><td>3</td><td colspan="2">四甲基铅</td><td>75-74-1</td><td>2931100000</td><td>《鹿特丹公约》及相关修正案管控的化学品</td><td>工业用途（仅限于航空汽油等车用汽油之外的防爆剂用途）</td></tr>
<tr><td>4</td><td colspan="2">四乙基铅</td><td>78-00-2</td><td>2931100000</td><td>《鹿特丹公约》及相关修正案管控的化学品</td><td>工业用途（仅限于航空汽油等车用汽油之外的防爆剂用途）</td></tr>
<tr><td>5</td><td colspan="2">多氯三联苯（PCT）</td><td>61788-33-8</td><td>2903999030</td><td>《鹿特丹公约》及相关修正案管控的化学品</td><td>工业用途</td></tr>
<tr><td rowspan="7">6</td><td rowspan="7">三丁基锡化合物</td><td>三丁基锡氧化物</td><td>56-35-9</td><td rowspan="7">2931200000</td><td rowspan="7">《鹿特丹公约》及相关修正案管控的化学品</td><td rowspan="7">工业用途（涂料用途除外）</td></tr>
<tr><td>三丁基锡氟化物</td><td>1983-10-4</td></tr>
<tr><td>三丁基锡甲基丙烯酸</td><td>2155-70-6</td></tr>
<tr><td>三丁基锡苯甲酸</td><td>4342-36-3</td></tr>
<tr><td>三丁基锡氯化物</td><td>1461-22-9</td></tr>
<tr><td>三丁基锡亚油酸</td><td>24124-25-2</td></tr>
<tr><td>三丁基锡环烷酸</td><td>85409-17-2</td></tr>
</table>

续表

序号	化学品名称	CAS 号	海关商品编码	管控类别	允许用途
7	短链氯化石蜡[1]	85535-84-8 68920-70-7 71011-12-6 85536-22-7 85681-73-8 108171-26-2	不具有人造蜡特性 3824999991 3824890001 具有人造蜡特性 3404900010	《斯德哥尔摩公约》《鹿特丹公约》及相关修正案管控的化学品	在特定豁免有效期内(2023 年 12 月 31 日前)仅限于以下用途: (1) 在天然及合成橡胶工业中生产传送带时使用的添加剂; (2) 采矿业和林业使用的橡胶输送带的备件; (3) 皮革业，尤其是为皮革加脂; (4) 润滑油添加剂，尤其用于汽车、发电机和风能设施的发动机以及油气勘探钻井和生产柴油的炼油厂; (5) 户外装饰灯管; (6) 防水和阻燃油漆; (7) 粘合剂; (8) 金属加工; (9) 柔性聚氯乙烯的第二增塑剂（但不得用于玩具及儿童产品中的加工使用）。
8	十溴二苯醚	1163-19-5	2909309018	《斯德哥尔摩公约》《鹿特丹公约》及相关修正案管控的化学品	在特定豁免有效期内(2023 年 12 月 31 日前)仅限于以下用途: (1) 需具备阻燃特点的纺织产品（不包括服装和玩具）; (2) 塑料外壳的添加剂及用于家用取暖电器、熨斗、风扇、浸入式加热器的部件，包含或直接接触电器零件，或需要遵守阻燃标准，按该零件重量算密度低于 10%; (3) 用于建筑绝缘的聚氨酯泡沫塑料。

续表

序号	化学品名称	CAS 号	海关商品编码	管控类别	允许用途
9	全氟辛酸及其盐类和相关化合物（PFOA 类）[2]	—	全氟辛酸 2915900015 全氟辛酸盐类和相关化合物 2843290020 2843290030 2843900050 2843900092 2903490010 2903780010 2903799030 2905590050 2909199020 2909440020 2909499020 2910900030 2913000020 2915390017 2915709010 2915900030 2916129010 2916140020 2916190020 2917190020 2920900030 2922199050 2923900020 2923900030 2924199050 2924210030 2924299070 2929909020 2930909094 2931590080 2931900040 2933399072 2933599070 2935900038 3824999994 3904690010 3906909010 3907299030 其他按具体产品的成分用途归类	《鹿特丹公约》及相关修正案管控的化学品	仅限于以下用途： （1）半导体制造中的光刻或蚀刻工艺； （2）用于胶卷的摄影涂料； （3）保护工人免受危险液体造成的健康和安全风险影响的拒油拒水纺织品； （4）侵入性和可植入的医疗装置； （5）使用全氟碘辛烷生产全氟溴辛烷，用于药品生产目的； （6）为生产高性能耐腐蚀气体过滤膜、水过滤膜和医疗用布膜，工业废热交换器设备，以及能防止挥发性有机化合物和 PM2.5 颗粒泄漏的工业密封剂等产品而制造聚四氟乙烯（PTFE）和聚偏氟乙烯（PVDF）； （7）制造用于生产输电用高压电线电缆的聚全氟乙丙烯（FEP）。

注：

1. 短链氯化石蜡是指链长 C_{10} 至 C_{13} 的直链氯化碳氢化合物，且氯含量按重量计超过 48%，其在混合物中的浓度按重量计大于或等于 1%。

2. PFOA 类是指：（ⅰ）全氟辛酸（335-67-1），包括其任何支链异构体；（ⅱ）全氟辛酸盐类；（ⅲ）全氟辛酸相关化合物，即会降解为全氟辛酸的任何物质，包括含有直链或支链全氟基团且以其中（C_7F_{15}）C 部分作为结构要素之一的任何物质（包括盐类和聚合物）。下列化合物不列为全氟辛酸相关化合物：（ⅰ）C_8F_{17}-X，其中 X = F,

Cl，Br；（ⅱ）CF_3［CF_2］$_n$-R’涵盖的含氟聚合物，其中 R’=任何基团，n>16；（ⅲ）具有≥8 个全氟化碳原子的全氟烷基羧酸和膦酸（包括其盐类、脂类、卤化物和酸酐）；（ⅳ）具有≥9 个全氟化碳原子的全氟烷烃磺酸（包括其盐类、脂类、卤化物和酸酐）；（ⅴ）全氟辛基磺酸及其盐类和全氟辛基磺酰氟。

3. “严格限制的化学品”是指因损害健康和环境而被禁止使用，但经授权在一些特殊情况下仍可使用的化学品。

4. “有毒化学品”是指进入环境后通过环境蓄积、生物累积、生物转化或化学反应等方式损害健康和环境，或者通过接触对人体具有严重危害和具有潜在环境危害的化学品。

5. CAS 号，即化学文摘社（Chemical Abstracts Service，缩写为 CAS）登记号。

6. 商品范围以化学品名称为准，海关商品编号供通关申报参考。

7. 实验室规模的研究或用作参照标准的用途也视为允许用途。

附录 4 | 民用爆炸物品品名表

民用爆炸物品品名表

（公安部、国防科学技术工业委员会公告 2006 年第 1 号）

序号	名称	英文名称	备注
一、工业炸药			
1	硝化甘油炸药	Nitroglycerine，NG	甘油三硝酸酯类混合炸药
2	铵梯类炸药	Ammonite	含铵梯油炸药
3	多孔粒状铵油炸药		
4	改性铵油炸药		
5	膨化硝铵炸药	Expanded AN explosive	
6	其他铵油类炸药		含粉状铵油、铵松蜡、铵沥蜡炸药等
7	水胶炸药	Water gel explosive	
8	乳化炸药（胶状）	Emulsion	
9	粉状乳化炸药	Powdery emulsive	
10	乳化粒状铵油炸药		重铵油炸药
11	粘性炸药		
12	含退役火药炸药		含退役火药的乳化、浆状、粉状炸药
13	其他工业炸药		
14	震源药柱	Seismic charge	
15	震源弹		
16	人工影响天气用燃爆器材		含炮弹、火箭弹等、限生产、购买、销售、运输管理
17	矿岩破碎器材		
18	中继起爆具	Primer	

续表1

序号	名称	英文名称	备注
19	爆炸加工器材		
20	油气井用起爆器		
21	聚能射孔弹	Perforating charge	
22	复合射孔器	Perforator	
23	聚能切割弹		
24	高能气体压裂弹		
25	点火药盒		
26	其他油气井用爆破器材		
27	其他炸药制品		
二、工业雷管			
28	工业火雷管	Flash detonator	
29	工业电雷管	Electric detonator	含普通电雷管和煤矿许用电雷管
30	导爆管雷管	Detonator with shock-conducting tube	
31	半导体桥电雷管		
32	电子雷管	Electron-delay detonator	
33	磁电雷管	Magnetoelectric detonator	
34	油气井用电雷管		
35	地震勘探电雷管		
36	继爆管		
37	其他工业雷管		
三、工业索类火工品			
38	工业导火索	Industrial blasting fuse	
39	工业导爆索	Industrial Detonating fuse	
40	切割索	Linear shaped charge	
41	塑料导爆管	Shock-conducting tube	
42	引火线		
四、其他民用爆炸物品			
43	安全气囊用点火具		
44	其他特殊用途点火具		
45	特殊用途烟火制品		
46	其他点火器材		
47	海上救生烟火信号		
五、原材料			
48	梯恩梯（TNT）/2,4,6-三硝基甲苯	Trinitrotoluene，TNT	限于购买、销售、运输管理

续表2

序号	名称	英文名称	备注
49	工业黑索今（RDX）/环三亚甲基三硝胺	Hexogen，RDX	限于购买、销售、运输管理
50	苦味酸/2,4,6-三硝基苯酚	Picric acib	限于购买、销售、运输管理
51	民用推进剂		限于购买、销售、运输管理
52	太安（PETN）/季戊四醇四硝酸酯	Pentaerythritol tetranitrate，PETN	限于购买、销售、运输管理
53	奥克托今（HMX）	Octogen，HMX	限于购买、销售、运输管理
54	其他单质猛炸药	Explosive compound	限于购买、销售、运输管理
55	黑火药	Black power	用于生产烟花爆竹的黑火药除外，限于购买、销售、运输管理
56	起爆药	Initiating explosive	
57	延期器材		
58	硝酸铵	Ammonium nitrate，AN	限于购买、销售审批管理
59	国防科工委、公安部认为需要管理的其他民用爆炸物品		

工业和信息化部 公安部关于调整《民用爆炸物品品名表》品名的通知

工信部联安全〔2022〕60号

各省、自治区、直辖市及新疆生产建设兵团民用爆炸物品行业主管部门、公安厅（局）：

为进一步完善民用爆炸物品安全管理工作，依据《民用爆炸物品安全管理条例》相关规定，决定对《民用爆炸物品品名表》第五项“原材料”部分内容进行调整。具体如下：

一、增补“黑梯炸药（含退役、拆解回收）”，限于购买、销售、运输管理。

二、增补“单基/双基发射药（含退役、拆解回收）”，用于生产烟花爆竹除外，限于购买、销售、运输管理。

三、将“梯恩梯（TNT）/2,4,6-三硝基甲苯”调整为“梯恩梯（TNT）/2,4,6-三硝基甲苯（含退役、拆解回收）”，限于购买、销售、运输管理。

四、将“工业黑索今（RDX）/环三亚甲基三硝胺”调整为“工业黑索今（RDX）/环三亚甲基三硝胺（含退役、拆解回收）”，限于购买、销售、运输管理。

五、将“民用推进剂”调整为“民用推进剂（含退役、拆解回收）”，限于购买、销售、运输管理。

对于增补调整的退役、拆解回收黑梯炸药、单基/双基发射药、梯恩梯、工业黑索今和民用推进剂，要按照相应的产品技术标准进行管理，并符合国家危险货物运输相关标准要求。

特此通知。

工业和信息化部

公安部

2022年5月23日

附录 5 | 特别管控危险化学品目录（第一版）

特别管控危险化学品目录（第一版）

（应急管理部　工业和信息化部　公安部　交通运输部公告 2020 年第 3 号）

序号	品名	别名	CAS 号	UN 编号	主要危险性
一、爆炸性化学品					
1	硝酸铵［（钝化）改性硝酸铵除外］	—	6484-52-2	0222　1942 2426	急剧加热会发生爆炸；与还原剂、有机物等混合可形成爆炸性混合物
2	硝化纤维素（包括属于易燃固体的硝化纤维素）	硝化棉	9004-70-0	0340　0341 0342　0343 2555　2556 2557	干燥时能自燃，遇高热、火星有燃烧爆炸的危险
3	氯酸钾	白药粉	3811-04-9	1485	强氧化剂，与还原剂、有机物、易燃物质、金属粉末等混合可形成爆炸性混合物
4	氯酸钠	氯酸鲁达、氯酸碱、白药钠	7775-09-9	1495	强氧化剂，与还原剂、有机物、易燃物质、金属粉末等混合可形成爆炸性混合物
二、有毒化学品（包括有毒气体、挥发性有毒液体和固体剧毒化学品）					
5	氯	液氯、氯气	7782-50-5	1017	剧毒气体，吸入可致死
6	氨	液氨、氨气	7664-41-7	1005	有毒气体，吸入可引起中毒性肺气肿；与空气能形成爆炸性混合物
7	异氰酸甲酯	甲基异氰酸酯	624-83-9	2480	剧毒液体，吸入蒸气可致死；高度易燃液体，蒸气与空气能形成爆炸性混合物
8	硫酸二甲酯	硫酸甲酯	77-78-1	1595	有毒液体，吸入蒸气可致死；可燃
9	氰化钠	山奈、山奈钠	143-33-9	1689　3414	剧毒；遇酸产生剧毒、易燃的氰化氢气体

续表

序号	品名	别名	CAS 号	UN 编号	主要危险性
10	氰化钾	山奈钾	151-50-8	1680　3413	剧毒；遇酸产生剧毒、易燃的氰化氢气体
三、易燃气体					
11	液化石油气	LPG	68476-85-7	1075	易燃气体，与空气能形成爆炸性混合物
12	液化天然气	LNG	8006-14-2	1972	易燃气体，与空气能形成爆炸性混合物
13	环氧乙烷	氧化乙烯	75-21-8	1040	易燃气体，与空气能形成爆炸性混合物，加热时剧烈分解，有着火和爆炸危险
14	氯乙烯	乙烯基氯	75-01-4	1086	易燃气体，与空气能形成爆炸性混合物；火场温度下易发生危险的聚合反应
15	二甲醚	甲醚	115-10-6	1033	易燃气体，与空气能形成爆炸性混合物
四、易燃液体					
16	汽油（包括甲醇汽油、乙醇汽油）	—	86290-81-5	1203　3475	极易燃液体，蒸气与空气能形成爆炸性混合物
17	1,2-环氧丙烷	氧化丙烯	75-56-9	1280	极易燃液体，蒸气与空气能形成爆炸性混合物
18	二硫化碳	—	75-15-0	1131	极易燃液体，蒸气与空气能形成爆炸性混合物；有毒液体
19	甲醇	木醇、木精	67-56-1	1230	高度易燃液体，蒸气与空气能形成爆炸性混合物；有毒液体
20	乙醇	酒精	64-17-5	1170	高度易燃液体，蒸气与空气能形成爆炸性混合物

注：

1. 特别管控危险化学品是指固有危险性高、发生事故的安全风险大、事故后果严重、流通量大，需要特别管控的危险化学品。

2. 序号是指《特别管控危险化学品目录（第一版）》中的顺序号。

3. 品名是指根据《化学命名原则》（1980）确定的名称。

4. 别名是指除品名以外的其他名称，包括通用名、俗名等。

5. CAS 号是指美国化学文摘社对化学品的唯一登记号。

6. UN 编号是指联合国危险货物运输编号。

7. 主要危险性是指特别管控危险化学品最重要的危险特性。

8. 所列条目是指该条目的工业产品或者纯度高于工业产品的化学品。

9. 符合国家标准《化学试剂 包装及标志》（GB 15346—2012）的试剂类产品不适用本目录及特别管控措施。

10. 纳入《城镇燃气管理条例》管理范围的燃气不适用本目录及特别管控措施。国防科研单位生产、储存、使用的特别管控危险化学品不适用本目录及特别管控措施。

11. 甲醇、乙醇的管控措施仅限于强化运输管理。

12. 硝酸铵的销售、购买审批管理环节按民用爆炸物品的有关规定进行管理。

13. 通过水运、空运、铁路、管道运输的特别管控危险化学品，应依照主管部门的规定执行。

管控措施

对列入《特别管控危险化学品目录（第一版）》的危险化学品应针对其产生安全风险的主要环节，在法律法规和经济技术可行的条件下，研究推进实施以下管控措施，最大限度降低安全风险，有效防范遏制重特大事故。

一、建设信息平台，实施全生命周期信息追溯管控

推进全国危险化学品监管信息共享平台建设，构建特别管控危险化学品从生产、储存、使用到产品进入物流、运输、进出口环节的全生命周期追溯监管体系，完善信息共享机制，确保相关部门监管信息实时动态更新。探索在特别管控危险化学品的产品包装以及中型散装容器、大型容器、可移动罐柜和罐车上加贴二维码或电子标签，利用物联网、云计算、大数据等现代信息技术手段，逐步实现特别管控危险化学品的全生命周期过程跟踪、信息监控与追溯。

二、研究规范包装管理

加强与相关部门的沟通协调，推动规范特别管控危险化学品产品包装的分类、防护材料、标志标识等技术要求以及中型散装容器、大型容器、可移动罐柜和罐车的设计、制造、试验方法、检验规则、标志标识、包装规范、使用规范等技术要求，推动实施涉及特别管控危险化学品的危险货物的包装性能检验和包装使用鉴定。

三、严格安全生产准入

对特别管控危险化学品的建设项目从严审批，严格从业人员准入，对不符合安全生产法律法规、标准和产业布局规划的建设项目一律不予审批，对符合安全生产法律法规、标准和产业布局规划的建设项目，依法依规予以审批，避免“一刀切”。

四、强化运输管理

建立健全并严格执行充装和发货查验、核准、记录制度，加强运输车辆行车路径和轨迹、卫星定位以及运输从业人员的管理，从源头杜绝违法运输行为，降低安全风险。利用危险货物道路运输车辆动态监控，强化特别管控危险化学品道路运输车辆运行轨迹以及超速行驶、疲劳驾驶等违法行为的在线监控和预警。加快推动实施道路、铁路危险货物运输电子运单管理，重点实现特别管控危险化学品的流向监控。

五、实施储存定置化管理

相关单位（港口、学校除外）应在危险化学品专用仓库内划定特定区域、仓间或者储罐定点储存特别管控危险化学品，提高管理水平，合理调控库存量、周转量，加强精细化管理，实现特别管控危险化学品的定置管理。加强港口危险货物储存管理，危险货物港口经营人应当在危险货物专用仓库、堆场、储罐储存特别管控危险化学品，并严格按照有关法律法规标准实施隔离，建立作业信息系统，实时记录特别管控危险化学品的种类、数量、货主信息等，并在作业场所以外备份。

六、其他要求

通过水运、空运、铁路、管道运输的特别管控危险化学品，应依照相关法律、行政法规及有关主管部门的规定执行。

特别管控危险化学品的管控措施，法律、行政法规、规章另有规定的，依照其规定。

对科学实验必需的试剂类产品暂不纳入本目录管理，但有关单位可根据人才培养、科学研究的实际情况和存在的风险，采取措施加强管理。根据《城镇燃气管理条例》要求，城镇燃气不适用本目录及特别管控措施。

附录 6 | 危险化学品目录（2015 版）实施指南（试行）

国家安全监管总局办公厅关于印发危险化学品目录（2015 版）实施指南（试行）的通知

（安监总厅管三〔2015〕80 号）

危险化学品目录（2015 版）实施指南（试行）

一、《危险化学品目录（2015 版）》（以下简称《目录》）所列化学品是指达到国家、行业、地方和企业的产品标准的危险化学品（国家明令禁止生产、经营、使用的化学品除外）。

二、工业产品的 CAS 号与《目录》所列危险化学品 CAS 号相同时（不论其中文名称是否一致），即可认为是同一危险化学品。

三、企业将《目录》中同一品名的危险化学品在改变物质状态后进行销售的，应取得危险化学品经营许可证。

四、对生产、经营柴油的企业按危险化学品企业进行管理。①

五、主要成分均为列入《目录》的危险化学品，并且主要成分质量比或体积比之和不小于 70%的混合物（经鉴定不属于危险化学品确定原则的除外），可视其为危险化学品并按危险化学品进行管理，安全监管部门在办理相关安全行政许可时，应注明混合物的商品名称及其主要成分含量。

六、对于主要成分均为列入《目录》的危险化学品，并且主要成分质量比或体积比之和小于 70%的混合物或危险特性尚未确定的化学品，生产或进口企业应根据《化学品物理危险性鉴定与分类管理办法》（国家安全监管总局令第 60 号）及其他相关规定进行鉴定分类，经过鉴定分类属于危险化学品确定原则的，应根据《危险化学品登记管理办法》（国家安全监管总局令第 53 号）进行危险化学品登记，但不需要办理相关安全行政许可手续。

七、化学品只要满足《目录》中序号第 2828 项闪点判定标准即属于第 2828 项危险化学品。为方便查阅，危险化学品分类信息表中列举部分品名。其列举的涂料、油漆产品以成膜物为基础确定。例如，条目“酚醛树脂漆（涂料）”，是指以酚醛树脂、改性酚醛树脂等为成膜物的各种油漆涂料。各油漆涂料对应的成膜物详见国家标准《涂料产品分类和命名》（GB/T 2705—2003）。胶粘剂以粘

① 本条内容根据应急管理部办公厅应急厅函〔2022〕300 号进行了修改。

料为基础确定。例如，条目“酚醛树脂类胶粘剂”，是指以酚醛树脂、间苯二酚甲醛树脂等为粘料的各种胶粘剂。各胶粘剂对应的粘料详见国家标准《胶粘剂分类》（GB/T 13553—1996）。

八、危险化学品分类信息表（见附件）是各级安全监管部门判定危险化学品危险特性的重要依据。各级安全监管部门可根据《指南》中列出的各种危险化学品分类信息，有针对性地指导企业按照其所涉及的危险化学品危险特性采取有效防范措施，加强安全生产工作。

九、危险化学品生产和进口企业要依据危险化学品分类信息表列出的各种危险化学品分类信息，按照《化学品分类和标签规范》系列标准（GB 30000. 2—2013～GB 30000. 29—2013）及《化学品安全标签编写规定》（GB 15258—2009）等国家标准规范要求，科学准确地确定本企业化学品的危险性说明、警示词、象形图和防范说明，编制或更新化学品安全技术说明书、安全标签等危险化学品登记信息，做好化学品危害告知和信息传递工作。

十、危险化学品在运输时，应当符合交通运输、铁路、民航等部门的相关规定。

十一、按照《危险化学品安全管理条例》第三条的有关规定，随着新化学品的不断出现、化学品危险性鉴别分类工作的深入开展，以及人们对化学品物理等危险性认识的提高，国家安全监管总局等10部门将适时对《目录》进行调整，国家安全监管总局也将会适时对危险化学品分类信息表进行补充和完善。

附件

危险化学品分类信息表①

序号	品名	别名	英文名	CAS号	危险性类别	备注
1	阿片	鸦片	opium	8008-60-4	特异性靶器官毒性—反复接触，类别2	
2	氨	液氨；氨气	ammonia; liquid ammonia	7664-41-7	易燃气体，类别2 加压气体 急性毒性—吸入，类别3* 皮肤腐蚀/刺激，类别1B 严重眼损伤/眼刺激，类别1 危害水生环境—急性危害，类别1	
3	5-氨基-1, 3, 3-三甲基环己甲胺	异佛尔酮二胺；3, 3, 5-三甲基-4, 6-二氨基-2-烯环己酮；1-氨基-3-氨基甲基-3, 5, 5-三甲基环己烷	5-amino-1, 3, 3-trimethylcyclohexanemethanamine; isophorone diamine; 3-aminomethyl-3, 5, 5-trimethylcyclohexylamine; isophoronediamine; 3, 3, 5-trimethyl-4, 6-diamino-2-enecyclohexanone; 4, 6-diamino-3, 5, 5-trimethyl-2-cyclo-hexen-1-one	2855-13-2	皮肤腐蚀/刺激，类别1B 严重眼损伤/眼刺激，类别1 皮肤致敏物，类别1 危害水生环境—长期危害，类别3	

① 本表已根据《应急管理部、工业和信息化部、公安部、生态环境部、交通运输部、农业农村部、卫生健康委、国家市场监督管理总局、铁路局、民航局公告2022年第8号》和《应急管理部办公厅关于修改〈危险化学品目录（2015版）实施指南（试行）〉涉及柴油部分内容的通知》（应急厅函〔2022〕300号）进行了修正。

本表在《危险化学品目录（2015版）》的基础上，增加了“英文名”“危险性类别”等信息。《危险化学品目录（2015版）》表格说明附后。

续表1

序号	品名	别名	英文名	CAS 号	危险性类别	备注
4	5-氨基-3-苯基-1-［双（N，N-二甲基氨基氧膦基）］-1，2，4-三唑［含量>20%］	威菌磷	5-amino-3-phenyl-1, 2, 4-triazol-1-yl-N, N, N', N'-tetramethylphosphonic diamide(more than 20%) ; triamiphos; wepsyn	1031-47-6	急性毒性—经口，类别 2 * 急性毒性—经皮，类别 1	剧毒
5	4-［3-氨基-5-(1-甲基胍基)戊酰氨基］-1-［4-氨基-2-氧代-1（2H）-嘧啶基］-1,2,3,4-四脱氧-β,D 赤己-2-烯吡喃糖醛酸	灰瘟素	3-（3-amino-5-(1-methylguanidino) -1-oxopentylamino) -6-(4-amino-2-oxo-2, 3-dihydro-pyrimidin-1-yl) -2, 3-dihydro-(6H) -pyran-2-carboxylic acid; blasticidin-s; blas; blaes	2079-00-7	急性毒性—经口，类别 2 *	
6	4-氨基-N，N-二甲基苯胺	N，N-二甲基对苯二胺；对氨基-N，N-二甲基苯胺	4-amino-N, N-dimethylaniline; N, N-Dimethyl-p-phenylenediamine; p-Amino-N, N-dimethylaniline	99-98-9	急性毒性—经口，类别 3 * 急性毒性—经皮，类别 3 * 急性毒性—吸入，类别 3 *	
7	2-氨基苯酚	邻氨基苯酚	2-aminophenol; o-aminophenol	95-55-6	生殖细胞致突变性，类别 2	
8	3-氨基苯酚	间氨基苯酚	3-aminophenol; m-aminophenol	591-27-5	危害水生环境—急性危害，类别 2 危害水生环境—长期危害，类别 2	
9	4-氨基苯酚	对氨基苯酚	4-aminophenol; p-aminophenol	123-30-8	生殖细胞致突变性，类别 2 危害水生环境—急性危害，类别 1 危害水生环境—长期危害，类别 1	
10	3-氨基苯甲腈	间氨基苯甲腈；氰化氨基苯	3-aminobenzonitrile; m-aminobenzonitrile; 3-cyanoaniline	2237-30-1	皮肤致敏物，类别 1	
11	2-氨基苯胂酸	邻氨基苯胂酸	2-arsanilic acid; o-aminobenzene arsonic acid	2045-00-3	急性毒性—经口，类别 3 * 急性毒性—吸入，类别 3 * 危害水生环境—急性危害，类别 1 危害水生环境—长期危害，类别 1	
12	3-氨基苯胂酸	间氨基苯胂酸	3-arsanilic acid; m-arsanilic acid; m-aminobenzene arsonic acid	2038-72-4	急性毒性—经口，类别 3 * 急性毒性—吸入，类别 3 * 危害水生环境—急性危害，类别 1 危害水生环境—长期危害，类别 1	
13	4-氨基苯胂酸	对氨基苯胂酸	4-arsanilic acid; p-aminobenzene arsonic acid	98-50-0	急性毒性—经口，类别 3 * 急性毒性—吸入，类别 3 * 危害水生环境—急性危害，类别 1 危害水生环境—长期危害，类别 1	

续表2

序号	品名	别名	英文名	CAS 号	危险性类别	备注
14	4-氨基苯胂酸钠	对氨基苯胂酸钠	4-aminobenzene arsonic acid sodium salt; p-aminobenzene arsonic acid sodium salt; sodiumsaltsodium arsanilate	127-85-5	急性毒性—经口，类别 3 * 急性毒性—吸入，类别 3 * 危害水生环境—急性危害，类别 1 危害水生环境—长期危害，类别 1	
15	2-氨基吡啶	邻氨基吡啶	2-aminopyridine; o-aminopyridine	504-29-0	急性毒性—经口，类别 3 急性毒性—经皮，类别 3 严重眼损伤/眼刺激，类别 2B 特异性靶器官毒性——次接触，类别 1 危害水生环境—急性危害，类别 2 危害水生环境—长期危害，类别 2	
16	3-氨基吡啶	间氨基吡啶	3-aminopyridine; m-aminopyridine	462-08-8	急性毒性—经口，类别 2 危害水生环境—急性危害，类别 2 危害水生环境—长期危害，类别 2	
17	4-氨基吡啶	对氨基吡啶；4-氨基氮杂苯；对氨基氮苯；γ-吡啶胺	4-aminopyridine; p-aminopyridine; γ-pyridylamine; avitrol	504-24-5	急性毒性—经口，类别 2 危害水生环境—急性危害，类别 2 危害水生环境—长期危害，类别 2	
18	1-氨基丙烷	正丙胺	1-aminopropane; n-propylamine	107-10-8	易燃液体，类别 2 急性毒性—经皮，类别 3 急性毒性—吸入，类别 3 皮肤腐蚀/刺激，类别 1 严重眼损伤/眼刺激，类别 1	
19	2-氨基丙烷	异丙胺	2-aminopropane; isopropylamine	75-31-0	易燃液体，类别 1 皮肤腐蚀/刺激，类别 2 严重眼损伤/眼刺激，类别 2 特异性靶器官毒性——次接触，类别 3（呼吸道刺激）	
20	3-氨基丙烯	烯丙胺	3-aminopropene; allylamine	107-11-9	易燃液体，类别 2 急性毒性—经口，类别 3 * 急性毒性—经皮，类别 1 急性毒性—吸入，类别 3 * 危害水生环境—急性危害，类别 2 危害水生环境—长期危害，类别 2	剧毒
21	4-氨基二苯胺	对氨基二苯胺	4-aminodiphenylamine; p-aminodiphenylamine	101-54-2	严重眼损伤/眼刺激，类别 2 皮肤致敏物，类别 1 危害水生环境—急性危害，类别 1 危害水生环境—长期危害，类别 1	
22	氨基胍重碳酸盐		aminoguanidine bicarbonate	2582-30-1	易燃固体，类别 2 呼吸道致敏物，类别 1 危害水生环境—长期危害，类别 3	
23	氨基化钙	氨基钙	calcium amide	23321-74-6	遇水放出易燃气体的物质和混合物，类别 2	

续表3

序号	品名	别名	英文名	CAS 号	危险性类别	备注
24	氨基化锂	氨基锂	lithium amide	7782-89-0	遇水放出易燃气体的物质和混合物，类别 2	
25	氨基磺酸		amido-sulfonic acid; sulphamidic acid; sulphamic acid; sulfamic acid	5329-14-6	皮肤腐蚀/刺激，类别 2 严重眼损伤/眼刺激，类别 2 危害水生环境—长期危害，类别 3	
26	5-（氨基甲基）-3-异噁唑醇	3-羟基-5-氨基甲基异噁唑；蝇蕈醇	5-aminomethyl-3-isoxazolol; muscimol; 3-hydroxy-5-aminomethylisoxazole	2763-96-4	急性毒性—经口，类别 2	
27	氨基甲酸胺		ammonium carbamate	1111-78-0	皮肤腐蚀/刺激，类别 2 严重眼损伤/眼刺激，类别 1	
28	（2-氨基甲酰氧乙基）三甲基氯化铵	氯化氨甲酰胆碱；卡巴考	(2-carbamoyloxyethyl) trimethylammonium chloride; carbachol chloride; carbacholin	51-83-2	急性毒性—经口，类别 2	
29	3-氨基喹啉		3-amino quinoline	580-17-6	皮肤腐蚀/刺激，类别 2 严重眼损伤/眼刺激，类别 2	
30	2-氨基联苯	邻氨基联苯；邻苯基苯胺	2-aminodiphenyl; o-aminodiphenyl; o-phenylaniline; biphenyl-2-ylamine	90-41-5	危害水生环境—长期危害，类别 3	
31	4-氨基联苯	对氨基联苯；对苯基苯胺	4-aminodiphenyl; p-amino diphenyl; p-phenylaniline; biphenyl-4-ylamine; xenylamine; 4-aminobiphenyl	92-67-1	致癌性，类别 1A	
32	1-氨基乙醇	乙醛合氨	1-aminoethanol; acetaldehyde ammonia	75-39-8	皮肤腐蚀/刺激，类别 2 严重眼损伤/眼刺激，类别 2	
33	2-氨基乙醇	乙醇胺；2-羟基乙胺	2-aminoethanol; ethanolamine; 2-hydroxy ethyl amine	141-43-5	皮肤腐蚀/刺激，类别 1B 严重眼损伤/眼刺激，类别 1 特异性靶器官毒性——次接触，类别 3（呼吸道刺激） 危害水生环境—急性危害，类别 2	
34	2-（2-氨基乙氧基）乙醇		2-（2-aminoethoxy) ethanol	929-06-6	皮肤腐蚀/刺激，类别 1 严重眼损伤/眼刺激，类别 1	
35	氨溶液［含氨>10%］	氨水	ammonia solution(more than 10%)	1336-21-6	皮肤腐蚀/刺激，类别 1B 严重眼损伤/眼刺激，类别 1 特异性靶器官毒性——次接触，类别 3（呼吸道刺激） 危害水生环境—急性危害，类别 1	

续表4

序号	品名	别名	英文名	CAS号	危险性类别	备注
36	N-氨基乙基哌嗪	1-哌嗪乙胺；N-(2-氨基乙基)哌嗪；2-(1-哌嗪基)乙胺	N-aminoethylpiperazine; 1-piperazineethylamine; N-(2-aminoethyl) piperazine; 2-piperazin-1-ylethylamine	140-31-8	皮肤腐蚀/刺激，类别1B 严重眼损伤/眼刺激，类别1 皮肤致敏物，类别1 危害水生环境—长期危害，类别3	
37	八氟-2-丁烯	全氟-2-丁烯	octafluorobut-2-ene; perfluorobutene-2	360-89-4	加压气体	
38	八氟丙烷	全氟丙烷	octafluoropropane; perfluoropropane	76-19-7	加压气体	
39	八氟环丁烷	RC318	octafluorocyclobutane; freon C318	115-25-3	加压气体	
40	八氟异丁烯	全氟异丁烯；1,1,3,3,3-五氟-2-(三氟甲基)-1-丙烯	octafluoroisobutylene; perfluoroisobutylene; 1,1,3,3,3-pentafluoro-2-(trifluoromethyl)-1-propene	382-21-8	加压气体 急性毒性—吸入，类别1 特异性靶器官毒性——次接触，类别1 特异性靶器官毒性—反复接触，类别1	剧毒
41	八甲基焦磷酰胺	八甲磷	schradan; octamethylpyrophosphoramide; octamethyl	152-16-9	急性毒性—经口，类别2* 急性毒性—经皮，类别1 危害水生环境—长期危害，类别3	剧毒
42	1,3,4,5,6,7,8,8-八氯-1,3,3a,4,7,7a-六氢-4,7-甲撑异苯并呋喃［含量>1%］	八氯六氢亚甲基苯并呋喃；碳氯灵	1,3,4,5,6,7,8,8-octachloro-1,3,3a,4,7,7a-hexahydro-4,7-methanoisobenzofuran (more than 1%); isobenzan; telodrin	297-78-9	急性毒性—经口，类别2* 急性毒性—经皮，类别1 危害水生环境—急性危害，类别1 危害水生环境—长期危害，类别1	剧毒
43	1,2,4,5,6,7,8,8-八氯-2,3,3a,4,7,7a-六氢-4,7-亚甲基茚	氯丹	chlordane; 1,2,4,5,6,7,8,8-octachloro-3a,4,7,7a-tetrahydro-4,7-methanoindan; M-410	57-74-9	急性毒性—经皮，类别3 致癌性，类别2 危害水生环境—急性危害，类别1 危害水生环境—长期危害，类别1	
44	八氯莰烯	毒杀芬	toxaphene; camphechlor	8001-35-2	急性毒性—经口，类别3* 皮肤腐蚀/刺激，类别2 致癌性，类别2 特异性靶器官毒性——次接触，类别3(呼吸道刺激) 危害水生环境—急性危害，类别1 危害水生环境—长期危害，类别1	
45	八溴联苯		octabromobiphenyl	27858-07-7	皮肤腐蚀/刺激，类别2 致癌性，类别1B 生殖毒性，类别2	

续表5

序号	品名	别名	英文名	CAS 号	危险性类别	备注
46	白磷	黄磷	phosphorus white; phosphorus yellow	12185-10-3	自燃固体，类别 1 急性毒性—经口，类别 2 * 急性毒性—吸入，类别 2 * 皮肤腐蚀/刺激，类别 1A 严重眼损伤/眼刺激，类别 1 危害水生环境—急性危害，类别 1	
47	钡	金属钡	barium	7440-39-3	遇水放出易燃气体的物质和混合物，类别 2 皮肤腐蚀/刺激，类别 2 严重眼损伤/眼刺激，类别 2 危害水生环境—长期危害，类别 3	
48	钡合金		barium alloy		(1) 非自燃的： 遇水放出易燃气体的物质和混合物，类别 2 (2) 自燃的： 自燃固体，类别 1 遇水放出易燃气体的物质和混合物，类别 2	
49	苯	纯苯	benzene; benzol	71-43-2	易燃液体，类别 2 皮肤腐蚀/刺激，类别 2 严重眼损伤/眼刺激，类别 2 生殖细胞致突变性，类别 1B 致癌性，类别 1A 特异性靶器官毒性—反复接触，类别 1 吸入危害，类别 1 危害水生环境—急性危害，类别 2 危害水生环境—长期危害，类别 3	
50	苯-1, 3-二磺酰肼［糊状，浓度 52%］		benzene-1, 3-disulphonyl hydrazide, as a paste	4547-70-0	自反应物质和混合物，D 型	
51	苯胺	氨基苯	aniline; aminobenzene	62-53-3	急性毒性—经口，类别 3 * 急性毒性—经皮，类别 3 * 急性毒性—吸入，类别 3 * 严重眼损伤/眼刺激，类别 1 皮肤致敏物，类别 1 生殖细胞致突变性，类别 2 特异性靶器官毒性—反复接触，类别 1 危害水生环境—急性危害，类别 1 危害水生环境—长期危害，类别 2	
52	苯并呋喃	氧茚；香豆酮；古马隆	benzofuran; coumarone; 2, 3-benzofuran	271-89-6	易燃液体，类别 3 致癌性，类别 2 特异性靶器官毒性—反复接触，类别 2 危害水生环境—长期危害，类别 3	
53	1, 2-苯二胺	邻苯二胺；1, 2-二氨基苯	1, 2-phenylene diamine; o-phenylenediamine; 1, 2-diaminobenzene	95-54-5	急性毒性—经口，类别 3 * 严重眼损伤/眼刺激，类别 2 皮肤致敏物，类别 1 生殖细胞致突变性，类别 2 危害水生环境—急性危害，类别 1 危害水生环境—长期危害，类别 1	

续表6

序号	品名	别名	英文名	CAS 号	危险性类别	备注
54	1, 3-苯二胺	间苯二胺；1, 3-二氨基苯	1, 3-phenylene diamine; m-phenylenediamine; 1, 3-diaminobenzene	108-45-2	急性毒性—经口，类别 3＊ 急性毒性—经皮，类别 3＊ 急性毒性—吸入，类别 3＊ 严重眼损伤/眼刺激，类别 2 皮肤致敏物，类别 1 生殖细胞致突变性，类别 2 危害水生环境—急性危害，类别 1 危害水生环境—长期危害，类别 1	
55	1, 4-苯二胺	对苯二胺；1, 4-二氨基苯；乌尔丝 D	1, 4-phenylene diamine; p-phenylenediamine; 1, 4-diaminobenzene; ursold	106-50-3	急性毒性—经口，类别 3＊ 急性毒性—经皮，类别 3＊ 急性毒性—吸入，类别 3＊ 严重眼损伤/眼刺激，类别 2 皮肤致敏物，类别 1 危害水生环境—急性危害，类别 1 危害水生环境—长期危害，类别 1	
56	1, 2-苯二酚	邻苯二酚	1, 2-benzenediol; o-benzenediol; catechol; 1, 2-dihydroxybenzene; pyrocatechol	120-80-9	皮肤腐蚀/刺激，类别 2 严重眼损伤/眼刺激，类别 2 致癌性，类别 2 危害水生环境—急性危害，类别 2	
57	1, 3-苯二酚	间苯二酚；雷琐酚	1, 3-benzenediol; m-benzenediol; resorcinol	108-46-3	皮肤腐蚀/刺激，类别 2 严重眼损伤/眼刺激，类别 2 危害水生环境—急性危害，类别 1	
58	1, 4-苯二酚	对苯二酚；氢醌	1, 4-dihydroxybenzene; quinol; hydroquinone; hydroquinone	123-31-9	严重眼损伤/眼刺激，类别 1 皮肤致敏物，类别 1 生殖细胞致突变性，类别 2 危害水生环境—急性危害，类别 1 危害水生环境—长期危害，类别 1	
59	1, 3-苯二磺酸溶液		benzene-1, 3-disulfonic acid, solution	98-48-6	皮肤腐蚀/刺激，类别 1 严重眼损伤/眼刺激，类别 1	
60	苯酚	酚；石炭酸	phenol; carbolic acid; hydroxybenzene; phenylalcohol	108-95-2	急性毒性—经口，类别 3＊ 急性毒性—经皮，类别 3＊ 急性毒性—吸入，类别 3＊ 皮肤腐蚀/刺激，类别 1B 严重眼损伤/眼刺激，类别 1 生殖细胞致突变性，类别 2 特异性靶器官毒性—反复接触，类别 2＊ 危害水生环境—急性危害，类别 2 危害水生环境—长期危害，类别 2	
	苯酚溶液		phenol solution		皮肤腐蚀/刺激，类别 2＊ 严重眼损伤/眼刺激，类别 2＊ 生殖细胞致突变性，类别 2 特异性靶器官毒性—反复接触，类别 2 危害水生环境—长期危害，类别 3	
61	苯酚二磺酸硫酸溶液		phenol disulfonic acid in sulfuric acid solution		皮肤腐蚀/刺激，类别 1B 严重眼损伤/眼刺激，类别 1	

续表7

序号	品名	别名	英文名	CAS 号	危险性类别	备注
62	苯酚磺酸		phenol sulphonic acid	1333-39-7	皮肤腐蚀/刺激，类别 1 严重眼损伤/眼刺激，类别 1	
63	苯酚钠	苯氧基钠	sodium phenolate; sodium phenoxide	139-02-6	皮肤腐蚀/刺激，类别 1 严重眼损伤/眼刺激，类别 1	
64	苯磺酰肼	发泡剂 BSH	benzene sulphohydrazide; foaming agent BSH	80-17-1	自反应物质和混合物，D 型	
65	苯磺酰氯	氯化苯磺酰	benzenesulfonyl chloride; benzenesulfonic chloride	98-09-9	皮肤腐蚀/刺激，类别 1A 严重眼损伤/眼刺激，类别 1 危害水生环境—急性危害，类别 2	
66	4-苯基-1-丁烯		4-phenylbut-1-ene	768-56-9	皮肤腐蚀/刺激，类别 2 危害水生环境—急性危害，类别 2 危害水生环境—长期危害，类别 2	
67	N-苯基-2-萘胺	防老剂 D	N-phenyl-2-naphthylamine; nezone D; N-2-naphthylaniline	135-88-6	皮肤腐蚀/刺激，类别 2 严重眼损伤/眼刺激，类别 2 皮肤致敏物，类别 1 危害水生环境—急性危害，类别 2 危害水生环境—长期危害，类别 2	
68	2-苯基丙烯	异丙烯基苯；α-甲基苯乙烯	2-phenylpropene; isopropenylbenzene; α-methylstyrene	98-83-9	易燃液体，类别 3 严重眼损伤/眼刺激，类别 2 特异性靶器官毒性——次接触，类别 3（呼吸道刺激） 危害水生环境—急性危害，类别 2 危害水生环境—长期危害，类别 2	
69	2-苯基苯酚	邻苯基苯酚	2-phenylphenol; o-phenylphenol; biphenyl-2-ol; 2-hydroxybiphenyl	90-43-7	皮肤腐蚀/刺激，类别 2 严重眼损伤/眼刺激，类别 2 特异性靶器官毒性——次接触，类别 3（呼吸道刺激） 危害水生环境—急性危害，类别 1	
70	苯基二氯硅烷	二氯苯基硅烷	phenyl dichloro silane; dichlorophenylsilane	1631-84-1	易燃液体，类别 3 皮肤腐蚀/刺激，类别 1 严重眼损伤/眼刺激，类别 1	
71	苯基硫醇	苯硫酚；巯基苯；硫代苯酚	phenyl mercaptan; benzenethiol; mercaptobenzene; thiophenol	108-98-5	易燃液体，类别 3 急性毒性—经口，类别 2 急性毒性—经皮，类别 2 急性毒性—吸入，类别 1 皮肤腐蚀/刺激，类别 2 严重眼损伤/眼刺激，类别 2A 生殖毒性，类别 2 特异性靶器官毒性——次接触，类别 2 特异性靶器官毒性——次接触，类别 3（呼吸道刺激） 特异性靶器官毒性—反复接触，类别 1 危害水生环境—急性危害，类别 1 危害水生环境—长期危害，类别 1	剧毒

续表8

序号	品名	别名	英文名	CAS 号	危险性类别	备注
72	苯基氢氧化汞	氢氧化苯汞	phenylmercury hydroxide; phenylmercuric hydroxide	100-57-2	急性毒性—经口，类别 3 * 皮肤腐蚀/刺激，类别 1B 严重眼损伤/眼刺激，类别 1 特异性靶器官毒性—反复接触，类别 1 危害水生环境—急性危害，类别 1 危害水生环境—长期危害，类别 1	
73	苯基三氯硅烷	苯代三氯硅烷	phenyltrichlorosilane; trichlorophenyl silane	98-13-5	皮肤腐蚀/刺激，类别 1A 严重眼损伤/眼刺激，类别 1	
74	苯基溴化镁[浸在乙醚中的]		phenyl magnesium bromide(in ethyl ether)	100-58-3	遇水放出易燃气体的物质和混合物，类别 1	
75	苯基氧氯化膦	苯磷酰二氯	benzene phosphorus oxychloride; phenyl dichlorphosphine oxide	824-72-6	皮肤腐蚀/刺激，类别 1B 严重眼损伤/眼刺激，类别 1	
76	N-苯基乙酰胺	乙酰苯胺；退热冰	N-phenylacetamide; acetanilide; antifebrine	103-84-4	皮肤腐蚀/刺激，类别 2 严重眼损伤/眼刺激，类别 2	
77	N-苯甲基-N-(3, 4-二氯基本) -DL-丙氨酸乙酯	新燕灵	ethyl N-benzoyl-N-(3, 4-dichlorophenyl) -DL-alaninate; benzoylprop-ethyl	22212-55-1	危害水生环境—急性危害，类别 1 危害水生环境—长期危害，类别 1	
78	苯甲腈	氰化苯；苯基氰；氰基苯；苄腈	benzonitrile; phenyl cyanide	100-47-0	急性毒性—吸入，类别 3	
79	苯甲醚	茴香醚；甲氧基苯	phenylmethylether; anisole; methoxybenzene	100-66-3	易燃液体，类别 3	
80	苯甲酸汞	安息香酸汞	mercury benzoate; mercuric benzoate	583-15-3	急性毒性—经口，类别 2 * 急性毒性—经皮，类别 1 急性毒性—吸入，类别 2 * 特异性靶器官毒性—反复接触，类别 2 * 危害水生环境—急性危害，类别 1 危害水生环境—长期危害，类别 1	
81	苯甲酸甲酯	尼哦油	methyl benzoate; oil of niobe	93-58-3	严重眼损伤/眼刺激，类别 2	
82	苯甲酰氯	氯化苯甲酰	benzoyl chloride; benzene carbonyl chloride	98-88-4	皮肤腐蚀/刺激，类别 1B 严重眼损伤/眼刺激，类别 1 皮肤致敏物，类别 1 危害水生环境—急性危害，类别 1	
83	苯甲氧基磺酰氯		phenoxy sulfonyl chloride		皮肤腐蚀/刺激，类别 1 严重眼损伤/眼刺激，类别 1	

续表9

序号	品名	别名	英文名	CAS 号	危险性类别	备注
84	苯肼	苯基联胺	phenylhydrazine; hydrazinobenzene	100-63-0	急性毒性—经口，类别 3 * 急性毒性—经皮，类别 3 * 急性毒性—吸入，类别 3 * 皮肤腐蚀/刺激，类别 2 严重眼损伤/眼刺激，类别 2 皮肤致敏物，类别 1 生殖细胞致突变性，类别 2 特异性靶器官毒性—反复接触，类别 1 危害水生环境—急性危害，类别 1	
85	苯胩化二氯	苯胩化氯；二氯化苯胩	phenyl carbylaminedichloride; phenylcarbylamine chloride	622-44-6	急性毒性—吸入，类别 2 皮肤腐蚀/刺激，类别 2 严重眼损伤/眼刺激，类别 2	
86	苯醌		benzoquinone	106-51-4	急性毒性—经口，类别 3 * 急性毒性—吸入，类别 3 * 皮肤腐蚀/刺激，类别 2 严重眼损伤/眼刺激，类别 2 特异性靶器官毒性——次接触，类别 3（呼吸道刺激） 危害水生环境—急性危害，类别 1	
87	苯硫代二氯化膦	苯硫代磷酰二氯；硫代二氯化膦苯	phenylphosphorus thiodichloride; phenyl dichlorophosphine sulfide	3497-00-5	皮肤腐蚀/刺激，类别 1 严重眼损伤/眼刺激，类别 1	
88	苯胂化二氯	二氯化苯胂；二氯苯胂	phenyl dichloroarsine; dichlorophenylarsine; FDA	696-28-6	急性毒性—经皮，类别 1 危害水生环境—急性危害，类别 1 危害水生环境—长期危害，类别 1	剧毒
89	苯胂酸		phenyl arsonic acidbenzene arsonic acid; phenylarsonic acid	98-05-5	急性毒性—经口，类别 3 * 急性毒性—吸入，类别 3 * 危害水生环境—急性危害，类别 1 危害水生环境—长期危害，类别 1	
90	苯四甲酸酐	均苯四甲酸酐	pyromellitic dianhydride; benzene-1, 2, 4, 5-tetracarboxylic dianhydride	89-32-7	严重眼损伤/眼刺激，类别 1 呼吸道致敏物，类别 1 皮肤致敏物，类别 1	
91	苯乙醇腈	苯甲氰醇；扁桃腈	mandelonitrile; benzaldehyde cyanohydrin; benzal cyanohydrin	532-28-5	急性毒性—经口，类别 3 急性毒性—经皮，类别 3 急性毒性—吸入，类别 3	
92	N-(苯乙基-4-哌啶基）丙酰胺柠檬酸盐	枸橼酸芬太尼	N-(phenylethyl-4-piperidinyl) propanamidecitrate; fentanyl citrate; phentanyl citrate	990-73-8	急性毒性—经口，类别 2	

续表10

序号	品名	别名	英文名	CAS号	危险性类别	备注
93	2-苯乙基异氰酸酯		2-phenylethylisocyanate	1943-82-4	急性毒性—吸入，类别3* 皮肤腐蚀/刺激，类别1A 严重眼损伤/眼刺激，类别1 呼吸道致敏物，类别1 皮肤致敏物，类别1 危害水生环境—急性危害，类别2 危害水生环境—长期危害，类别2	
94	苯乙腈	氰化苄；苄基氰	phenylacetonitrile; benzyl cyanide; benzene acetonitrile	140-29-4	急性毒性—经口，类别3 急性毒性—经皮，类别3 急性毒性—吸入，类别1 严重眼损伤/眼刺激，类别2 特异性靶器官毒性—反复接触，类别1	
95	苯乙炔	乙炔苯	phenyl acetylene; acetylene benzene	536-74-3	易燃液体，类别3	
96	苯乙烯［稳定的］	乙烯苯	styrene, stabilized; vinyl benzene	100-42-5	易燃液体，类别3 皮肤腐蚀/刺激，类别2 严重眼损伤/眼刺激，类别2 致癌性，类别2 生殖毒性，类别2 特异性靶器官毒性—反复接触，类别1 危害水生环境—急性危害，类别2	
97	苯乙酰氯		phenylacetyl chloride	103-80-0	皮肤腐蚀/刺激，类别1 严重眼损伤/眼刺激，类别1	
98	吡啶	氮杂苯	pyridine	110-86-1	易燃液体，类别2	
99	1-（3-吡啶甲基）-3-（4-硝基苯基）脲	1-（4-硝基苯基）-3-（3-吡啶基甲基）脲；灭鼠优	1-(4-nitrophenyl)-3-(3-pyridyl methyl) urea	53558-25-1	急性毒性—经口，类别1 特异性靶器官毒性——次接触，类别2	剧毒
100	吡咯	一氮二烯五环；氮杂茂	pyrrol; azole; divinylimine	109-97-7	易燃液体，类别3	
101	2-吡咯酮		2-pyrrolidone	616-45-5	严重眼损伤/眼刺激，类别2	
102	4-［苄基（乙基）氨基］-3-乙氧基苯重氮氯化锌盐		4-[benzyl(ethyl) amino]-3-ethoxy benzene diazonium zinc chloride		自反应物质和混合物，D型	
103	N-苄基-N-乙基苯胺	N-乙基-N-苄基苯胺；苄乙基苯胺	N-ethyl-N-benzylaniline; N-benzyl-N-ethylaniline; benzylethylaniline	92-59-1	急性毒性—经口，类别3 危害水生环境—长期危害，类别3	
104	2-苄基吡啶	2-苯甲基吡啶	2-benzylpyridine; 2-phenylmethyl pyridine	101-82-6	严重眼损伤/眼刺激，类别2	
105	4-苄基吡啶	4-苯甲基吡啶	4-benzylpyridine; 4-phenylmethyl pyridine	2116-65-6	皮肤腐蚀/刺激，类别2 严重眼损伤/眼刺激，类别2 特异性靶器官毒性——次接触，类别3（呼吸道刺激）	

续表11

序号	品名	别名	英文名	CAS 号	危险性类别	备注
106	苄硫醇	α-甲苯硫醇	benzyl mercaptan; α-toluenethiol	100-53-8	严重眼损伤/眼刺激，类别 2 危害水生环境—急性危害，类别 1	
107	变性乙醇	变性酒精	denatured alcohol; methylated alcohol		易燃液体，类别 2	
108	(1R, 2R, 4R)-冰片-2-硫氰基醋酸酯	敌稻瘟	1, 7, 7-trimethylbicyclo (2, 2, 1) hept-2-yl thiocyanatoacetate; thanite	115-31-1	危害水生环境—急性危害，类别 1 危害水生环境—长期危害，类别 1	
109	丙胺氟磷	N, N'-氟磷酰二异丙胺；双（二异丙氨基）磷酰氟	mipafox; N, N'-di-isopropylphosphorodiamidic fluoride	371-86-8	特异性靶器官毒性——次接触，类别 1	
110	1-丙醇	正丙醇	1-propanol; n-propanol	71-23-8	易燃液体，类别 2 严重眼损伤/眼刺激，类别 1 特异性靶器官毒性——次接触，类别 3（麻醉效应）	
111	2-丙醇	异丙醇	2-propanol; isopropanol; isopropyl alcohol	67-63-0	易燃液体，类别 2 严重眼损伤/眼刺激，类别 2 特异性靶器官毒性——次接触，类别 3（麻醉效应）	
112	1, 2-丙二胺	1, 2-二氨基丙烷；丙邻二胺	1, 2-diaminopropane; 1, 2-propylenediamine; propylenediamine	78-90-0	易燃液体，类别 3 皮肤腐蚀/刺激，类别 1A 严重眼损伤/眼刺激，类别 1	
113	1, 3-丙二胺	1, 3-二氨基丙烷	1, 3-propylene diamine; 1, 3-diaminopropane	109-76-2	易燃液体，类别 3 急性毒性—经口，类别 3 急性毒性—经皮，类别 2 皮肤腐蚀/刺激，类别 1 严重眼损伤/眼刺激，类别 1	
114	丙二醇乙醚	1-乙氧基-2-丙醇	propylene glycol ethyl ether; 1-ethoxy-2-propanol	1569-02-4	易燃液体，类别 3 特异性靶器官毒性——次接触，类别 3（麻醉效应）	
115	丙二腈	二氰甲烷；氰化亚甲基；缩苹果腈	malononitrile; dicyanomethane; methylene cyanide	109-77-3	急性毒性—经口，类别 3 * 急性毒性—经皮，类别 3 * 急性毒性—吸入，类别 3 * 危害水生环境—急性危害，类别 1 危害水生环境—长期危害，类别 1	
116	丙二酸铊	丙二酸亚铊	thallium（Ⅰ）malonate; thallous malonate	2757-18-8	急性毒性—经口，类别 2 急性毒性—吸入，类别 2 特异性靶器官毒性—反复接触，类别 2 * 危害水生环境—急性危害，类别 2 危害水生环境—长期危害，类别 2	
117	丙二烯［稳定的］		propadiene, stabilized	463-49-0	易燃气体，类别 1 加压气体 特异性靶器官毒性——次接触，类别 3（麻醉效应）	

续表12

序号	品名	别名	英文名	CAS 号	危险性类别	备注
118	丙二酰氯	缩苹果酰氯	malonyl chloride; malonyl dichloride	1663-67-8	易燃液体，类别 3 皮肤腐蚀/刺激，类别 1 严重眼损伤/眼刺激，类别 1	
119	丙基三氯硅烷		propyltrichlorosilane	141-57-1	易燃液体，类别 2 急性毒性—吸入，类别 3 皮肤腐蚀/刺激，类别 1A 严重眼损伤/眼刺激，类别 1	
120	丙基胂酸	丙胂酸	propyl arsonic acid	107-34-6	急性毒性—经口，类别 3 * 急性毒性—吸入，类别 3 * 危害水生环境—急性危害，类别 1 危害水生环境—长期危害，类别 1	
121	丙腈	乙基氰	propionitrile; ethyl cyanide	107-12-0	易燃液体，类别 2 急性毒性—经口，类别 2 急性毒性—经皮，类别 1 急性毒性—吸入，类别 2 严重眼损伤/眼刺激，类别 2A	剧毒
122	丙醛		propanal; propionaldehyde	123-38-6	易燃液体，类别 2 皮肤腐蚀/刺激，类别 2 严重眼损伤/眼刺激，类别 2 特异性靶器官毒性——次接触，类别 3（呼吸道刺激）	
123	2-丙炔-1-醇	丙炔醇；炔丙醇	prop-2-yn-1-ol; propargyl alcohol; acetylene carbinol	107-19-7	易燃液体，类别 3 急性毒性—经口，类别 2 急性毒性—经皮，类别 1 急性毒性—吸入，类别 2 皮肤腐蚀/刺激，类别 1B 严重眼损伤/眼刺激，类别 1 危害水生环境—急性危害，类别 2 危害水生环境—长期危害，类别 2	剧毒
124	丙炔和丙二烯混合物［稳定的］	甲基乙炔和丙二烯混合物	propyne and allene mixtures, stabilized; methylacetylene and propadiene mixture	59355-75-8	易燃气体，类别 1 加压气体 特异性靶器官毒性——次接触，类别 3（麻醉效应）	
125	丙炔酸		propynoic acid	471-25-0	易燃液体，类别 3 急性毒性—经口，类别 3 急性毒性—经皮，类别 2 皮肤腐蚀/刺激，类别 1 严重眼损伤/眼刺激，类别 1	
126	丙酸		propionic acid	79-09-4	皮肤腐蚀/刺激，类别 1B 严重眼损伤/眼刺激，类别 1 特异性靶器官毒性——次接触，类别 3（呼吸道刺激）	
127	丙酸酐	丙酐	propionic anhydride	123-62-6	皮肤腐蚀/刺激，类别 1B 严重眼损伤/眼刺激，类别 1	
128	丙酸甲酯		methyl propionate	554-12-1	易燃液体，类别 2	

续表13

序号	品名	别名	英文名	CAS 号	危险性类别	备注
129	丙酸烯丙酯		allyl propionate	2408-20-0	易燃液体，类别 2	
130	丙酸乙酯		ethyl propionate	105-37-3	易燃液体，类别 2	
131	丙酸异丙酯	丙酸-1-甲基乙基酯	isopropyl propionate	637-78-5	易燃液体，类别 2	
132	丙酸异丁酯	丙酸-2-甲基丙酯	isobutyl propionate	540-42-1	易燃液体，类别 3	
133	丙酸异戊酯		isopentyl propionate	105-68-0	易燃液体，类别 3	
134	丙酸正丁酯		n-butyl propionate	590-01-2	易燃液体，类别 3	
135	丙酸正戊酯		pentyl propionate	624-54-4	易燃液体，类别 3	
136	丙酸仲丁酯		sec-butyl propionate	591-34-4	易燃液体，类别 3	
137	丙酮	二甲基酮	acetone; propanone; dimethyl ketone	67-64-1	易燃液体，类别 2 严重眼损伤/眼刺激，类别 2 特异性靶器官毒性——次接触，类别 3（麻醉效应）	
138	丙酮氰醇	丙酮合氰化氢；2-羟基异丁腈；氰丙醇	acetone cyanohydrin; 2-hydroxy-2-methylpropionitrile ; 2-cyanopropan-2-ol; acetone cyanohydrin; 2-hydroxyisobutyronitrile; 2-methyllactonitrile	75-86-5	急性毒性—经口，类别 2＊ 急性毒性—经皮，类别 1 急性毒性—吸入，类别 2＊ 危害水生环境—急性危害，类别 1 危害水生环境—长期危害，类别 1	剧毒
139	丙烷		propane	74-98-6	易燃气体，类别 1 加压气体	
140	丙烯		propene; propylene	115-07-1	易燃气体，类别 1 加压气体	
141	2-丙烯-1-醇	烯丙醇；蒜醇；乙烯甲醇	2-propen-1-ol; allyl alcohol; vinylcarbinol	107-18-6	易燃液体，类别 2 急性毒性—经口，类别 3 急性毒性—经皮，类别 1 急性毒性—吸入，类别 2 皮肤腐蚀/刺激，类别 2 严重眼损伤/眼刺激，类别 2 特异性靶器官毒性——次接触，类别 3（呼吸道刺激） 危害水生环境—急性危害，类别 1	剧毒
142	2-丙烯-1-硫醇	烯丙基硫醇	2-propene-1-thiol; allyl mercaptan	870-23-5	易燃液体，类别 2 皮肤腐蚀/刺激，类别 2 严重眼损伤/眼刺激，类别 2A 特异性靶器官毒性——次接触，类别 3（麻醉效应）	

续表14

序号	品名	别名	英文名	CAS 号	危险性类别	备注
143	2-丙烯腈［稳定的］	丙烯腈；乙烯基氰；氰基乙烯	2-acrylonitrile, stabilized; acrylonitrile; cyanoethylene	107-13-1	易燃液体，类别 2 急性毒性—经口，类别 3＊ 急性毒性—经皮，类别 3 急性毒性—吸入，类别 3 皮肤腐蚀/刺激，类别 2 严重眼损伤/眼刺激，类别 1 皮肤致敏物，类别 1 致癌性，类别 2 特异性靶器官毒性——次接触，类别 3（呼吸道刺激） 危害水生环境—急性危害，类别 2 危害水生环境—长期危害，类别 2	
144	丙烯醛［稳定的］	烯丙醛；败脂醛	propenal, stabilized; acrylaldehyde; acrolein	107-02-8	易燃液体，类别 2 急性毒性—经口，类别 2 急性毒性—经皮，类别 3 急性毒性—吸入，类别 1 皮肤腐蚀/刺激，类别 1B 严重眼损伤/眼刺激，类别 1 危害水生环境—急性危害，类别 1 危害水生环境—长期危害，类别 1	
145	丙烯酸［稳定的］		acrylic acid, stabilized; prop-2-enoic acid	79-10-7	易燃液体，类别 3 急性毒性—经皮，类别 3 急性毒性—吸入，类别 3 皮肤腐蚀/刺激，类别 1A 严重眼损伤/眼刺激，类别 1 特异性靶器官毒性——次接触，类别 3（呼吸道刺激） 危害水生环境—急性危害，类别 1	
146	丙烯酸-2-硝基丁酯		2-nitrobutyl acrylate	5390-54-5	易燃液体，类别 3	
147	丙烯酸甲酯［稳定的］		methyl acrylate, stabilized; methyl propenoate	96-33-3	易燃液体，类别 2 皮肤腐蚀/刺激，类别 2 严重眼损伤/眼刺激，类别 2 皮肤致敏物，类别 1 特异性靶器官毒性——次接触，类别 3（呼吸道刺激） 危害水生环境—急性危害，类别 2 危害水生环境—长期危害，类别 3	
148	丙烯酸羟丙酯		hydroxypropylacrylate; 2-hydroxy-1-methylethylacrylate	2918-23-2	急性毒性—经口，类别 3＊ 急性毒性—经皮，类别 3＊ 急性毒性—吸入，类别 3＊ 皮肤腐蚀/刺激，类别 1B 严重眼损伤/眼刺激，类别 1 皮肤致敏物，类别 1	

续表15

序号	品名	别名	英文名	CAS 号	危险性类别	备注
149	2-丙烯酸-1, 1-二甲基乙基酯	丙烯酸叔丁酯	tert-butyl acrylate	1663-39-4	易燃液体，类别 2 皮肤腐蚀/刺激，类别 2 皮肤致敏物，类别 1 特异性靶器官毒性——次接触，类别 3（呼吸道刺激） 危害水生环境—急性危害，类别 2 危害水生环境—长期危害，类别 2	
150	丙烯酸乙酯［稳定的］		ethyl acrylate, stabilized	140-88-5	易燃液体，类别 2 皮肤腐蚀/刺激，类别 2 严重眼损伤/眼刺激，类别 2 皮肤致敏物，类别 1 致癌性，类别 2 特异性靶器官毒性——次接触，类别 3（呼吸道刺激） 危害水生环境—急性危害，类别 2 危害水生环境—长期危害，类别 3	
151	丙烯酸异丁酯［稳定的］		isobutyl acrylate, stabilized	106-63-8	易燃液体，类别 3 皮肤腐蚀/刺激，类别 2 皮肤致敏物，类别 1 危害水生环境—急性危害，类别 2 危害水生环境—长期危害，类别 3	
152	2-丙烯酸异辛酯		2-isooctyl acrylate	29590-42-9	皮肤腐蚀/刺激，类别 2 严重眼损伤/眼刺激，类别 2 特异性靶器官毒性——次接触，类别 3（呼吸道刺激） 危害水生环境—急性危害，类别 1 危害水生环境—长期危害，类别 1	
153	丙烯酸正丁酯［稳定的］		n-butyl acrylate, stabilized	141-32-2	易燃液体，类别 3 皮肤腐蚀/刺激，类别 2 严重眼损伤/眼刺激，类别 2 皮肤致敏物，类别 1 特异性靶器官毒性——次接触，类别 3（呼吸道刺激） 危害水生环境—急性危害，类别 2 危害水生环境—长期危害，类别 3	
154	丙烯酰胺		acrylamide	79-06-1	急性毒性—经口，类别 3 * 皮肤腐蚀/刺激，类别 2 严重眼损伤/眼刺激，类别 2 皮肤致敏物，类别 1 生殖细胞致突变性，类别 1B 致癌性，类别 1B 生殖毒性，类别 2 特异性靶器官毒性—反复接触，类别 1	

续表16

序号	品名	别名	英文名	CAS 号	危险性类别	备注
155	丙烯亚胺	2-甲基氮丙啶；2-甲基乙撑亚胺；丙撑亚胺	propyleneimine; 2-methylaziridine	75-55-8	易燃液体，类别 2 急性毒性—经口，类别 2＊ 急性毒性—经皮，类别 1 急性毒性—吸入，类别 2＊ 严重眼损伤/眼刺激，类别 1 致癌性，类别 2 危害水生环境—急性危害，类别 2 危害水生环境—长期危害，类别 2	剧毒
156	丙酰氯	氯化丙酰	propanoyl chloride; propionyl chloride	79-03-8	易燃液体，类别 2 皮肤腐蚀/刺激，类别 1B 严重眼损伤/眼刺激，类别 1	
157	草酸-4-氨基-N, N-二甲基苯胺	N, N-二甲基对苯二胺草酸；对氨基-N, N-二甲基苯胺草酸	4-amino-N, N-dimethylaniline oxalate; N, N-dimethyl-p-phenylene diamine oxalate; p-amino-N, N-dimethylaniline oxalate	24631-29-6	急性毒性—经口，类别 3＊ 急性毒性—经皮，类别 3＊ 急性毒性—吸入，类别 3＊ 特异性靶器官毒性—反复接触，类别 2 危害水生环境—急性危害，类别 2 危害水生环境—长期危害，类别 2	
158	草酸汞		mercuric oxalate	3444-13-1	急性毒性—经口，类别 2＊ 急性毒性—经皮，类别 1 急性毒性—吸入，类别 2＊ 特异性靶器官毒性—反复接触，类别 2＊ 危害水生环境—急性危害，类别 1 危害水生环境—长期危害，类别 1	
159	超氧化钾		potassium superoxide; potassium dioxide	12030-88-5	氧化性固体，类别 1	
160	超氧化钠		sodium superoxide; potassium dioxide	12034-12-7	氧化性固体，类别 1	
161	次磷酸		hypophosphorous acid	6303-21-5	皮肤腐蚀/刺激，类别 1 严重眼损伤/眼刺激，类别 1	
162	次氯酸钡［含有效氯>22%］		barium hypochlorite, containing more than 22% available chlorine	13477-10-6	氧化性固体，类别 2 皮肤腐蚀/刺激，类别 1B 严重眼损伤/眼刺激，类别 1 危害水生环境—急性危害，类别 1 危害水生环境—长期危害，类别 1	
163	次氯酸钙		calcium hypochlorite	7778-54-3	氧化性固体，类别 2 皮肤腐蚀/刺激，类别 1B 严重眼损伤/眼刺激，类别 1 特异性靶器官毒性——次接触，类别 3（呼吸道刺激） 危害水生环境—急性危害，类别 1 危害水生环境—长期危害，类别 1	
164	次氯酸钾溶液［含有效氯>5%］		potassium hypochlorite solution, containing more than 5% available chlorine	7778-66-7	皮肤腐蚀/刺激，类别 1B 严重眼损伤/眼刺激，类别 1 危害水生环境—急性危害，类别 1 危害水生环境—长期危害，类别 1	

续表17

序号	品名	别名	英文名	CAS 号	危险性类别	备注
165	次氯酸锂		lithium hypochlorite	13840-33-0	氧化性固体，类别 2 生殖毒性，类别 2 危害水生环境—急性危害，类别 1 危害水生环境—长期危害，类别 1	
166	次氯酸钠溶液[含有效氯>5%]		sodium hypochlorite solution，containing more than 5% available chlorine	7681-52-9	皮肤腐蚀/刺激，类别 1B 严重眼损伤/眼刺激，类别 1 危害水生环境—急性危害，类别 1 危害水生环境—长期危害，类别 1	
167	粗苯	动力苯；混合苯	crude benzene		易燃液体，类别 2 皮肤腐蚀/刺激，类别 2 严重眼损伤/眼刺激，类别 2 生殖细胞致突变性，类别 1B 致癌性，类别 1A 特异性靶器官毒性—反复接触，类别 1 吸入危害，类别 1 危害水生环境—急性危害，类别 2 危害水生环境—长期危害，类别 3	
168	粗蒽		anthracene, crude		严重眼损伤/眼刺激，类别 2 皮肤致敏物，类别 1 特异性靶器官毒性——次接触，类别 3（呼吸道刺激） 危害水生环境—急性危害，类别 1 危害水生环境—长期危害，类别 1	
169	醋酸三丁基锡		tributyltin acetate	56-36-0	急性毒性—经口，类别 3 严重眼损伤/眼刺激，类别 2 生殖毒性，类别 2 特异性靶器官毒性——次接触，类别 1 特异性靶器官毒性——次接触，类别 3（呼吸道刺激） 特异性靶器官毒性—反复接触，类别 1 危害水生环境—急性危害，类别 1 危害水生环境—长期危害，类别 1	
170	代森锰		maneb	12427-38-2	自热物质和混合物，类别 2 遇水放出易燃气体的物质和混合物，类别 3 严重眼损伤/眼刺激，类别 2 皮肤致敏物，类别 1 生殖毒性，类别 2 危害水生环境—急性危害，类别 1 危害水生环境—长期危害，类别 1	

续表18

序号	品名	别名	英文名	CAS号	危险性类别	备注
171	单过氧马来酸叔丁酯［含量>52%］		tert-butyl monoperoxymaleate (more than 52%)	1931-62-0	有机过氧化物，B型	
	单过氧马来酸叔丁酯［含量≤52%，惰性固体含量≥48%］		tert-butyl monoperoxymaleate (more than 52%, and inert solid not less than 48%)		有机过氧化物，E型	
	单过氧马来酸叔丁酯［含量≤52%，含A型稀释剂≥48%］		tert-butyl monoperoxymaleate (not more than 52%, and diluent type A not less than 48%)		有机过氧化物，C型	
	单过氧马来酸叔丁酯［含量≤52%，糊状物］		tert-butyl monoperoxymaleate (not more than 52% as a paste)		有机过氧化物，E型	
172	氮［压缩的或液化的］		nitrogen, compressed or liquid	7727-37-9	加压气体	
173	氮化锂		lithium nitride	26134-62-3	遇水放出易燃气体的物质和混合物，类别1	
174	氮化镁		magnesium nitride	12057-71-5	易燃固体，类别1 皮肤腐蚀/刺激，类别2 严重眼损伤/眼刺激，类别2 特异性靶器官毒性——次接触，类别3（呼吸道刺激）	
175	10-氮杂蒽	吖啶	10-azaanthracene; acridine	260-94-6	危害水生环境—急性危害，类别1 危害水生环境—长期危害，类别1	
176	氘	重氢	deuterium; heavy hydrogen	7782-39-0	易燃气体，类别1 加压气体	
177	地高辛	地戈辛；毛地黄叶毒苷	digoxin; lanoxin; rougoxin	20830-75-5	急性毒性—经口，类别2	
178	碲化镉		cadmium telluride	1306-25-8	致癌性，类别1A 危害水生环境—急性危害，类别1 危害水生环境—长期危害，类别1	
179	3-碘-1-丙烯	3-碘丙烯；烯丙基碘；碘代烯丙基	3-iodo-1-propene; 3-iodpropene; allyl iodide	556-56-9	易燃液体，类别2 皮肤腐蚀/刺激，类别1B 严重眼损伤/眼刺激，类别1	
180	1-碘-2-甲基丙烷	异丁基碘；碘代异丁烷	1-iodo-2-methylpropane; isobutyliodide; iodo-iso-butane	513-38-2	易燃液体，类别2 急性毒性—吸入，类别3	
181	2-碘-2-甲基丙烷	叔丁基碘；碘代叔丁烷	2-iodo-2-methylpropane; tert-butyl iodide; iodo-tert-butane	558-17-8	易燃液体，类别2	

续表19

序号	品名	别名	英文名	CAS 号	危险性类别	备注
182	1-碘-3-甲基丁烷	异戊基碘；碘代异戊烷	1-iodo-3-methylbutane; isoamyl iodide; iodo-isopentane	541-28-6	易燃液体，类别 2 危害水生环境—急性危害，类别 2 危害水生环境—长期危害，类别 2	
183	4-碘苯酚	4-碘酚；对碘苯酚	4-iodophenol; p-iodophenol	540-38-5	危害水生环境—急性危害，类别 2 危害水生环境—长期危害，类别 2	
184	1-碘丙烷	正丙基碘；碘代正丙烷	1-iodopropane; n-propyl iodide; iodo-n-propane	107-08-4	易燃液体，类别 3	
185	2-碘丙烷	异丙基碘；碘代异丙烷	2-iodopropane; isopropyl iodide; iodo-iso-propane	75-30-9	易燃液体，类别 3	
186	1-碘丁烷	正丁基碘；碘代正丁烷	1-iodobutane; n-butyl iodide; iodo-n-butane	542-69-8	易燃液体，类别 3 急性毒性—吸入，类别 3	
187	2-碘丁烷	仲丁基碘；碘代仲丁烷	2-iodobutane; sec-butyl iodide; iodo-sec-butane	513-48-4	易燃液体，类别 2	
188	碘化钾汞	碘化汞钾	mercurate(2-)，tetraiodo-，dipotassium，(T-4) -; mercury potassium iodide; potassium mercuric iodide	7783-33-7	急性毒性—经口，类别 2* 急性毒性—经皮，类别 1 急性毒性—吸入，类别 2* 特异性靶器官毒性—反复接触，类别 2* 危害水生环境—急性危害，类别 1 危害水生环境—长期危害，类别 1	
189	碘化氢［无水］		hydrogen iodide, anhydrous	10034-85-2	加压气体 皮肤腐蚀/刺激，类别 1A 严重眼损伤/眼刺激，类别 1 特异性靶器官毒性——次接触，类别 3（呼吸道刺激）	
190	碘化亚汞	一碘化汞	mercurous iodide; mercurous monoiodide	15385-57-6	急性毒性—经口，类别 2* 急性毒性—经皮，类别 1 急性毒性—吸入，类别 2* 特异性靶器官毒性—反复接触，类别 2* 危害水生环境—急性危害，类别 1 危害水生环境—长期危害，类别 1	
191	碘化亚铊	一碘化铊	thallous iodide; thallium（Ⅰ）iodide	7790-30-9	急性毒性—经口，类别 2 急性毒性—吸入，类别 2* 特异性靶器官毒性—反复接触，类别 2* 危害水生环境—急性危害，类别 2 危害水生环境—长期危害，类别 2	
192	碘化乙酰	碘乙酰；乙酰碘	ethanoyl iodide; acetyl iodide	507-02-8	皮肤腐蚀/刺激，类别 1 严重眼损伤/眼刺激，类别 1	

续表20

序号	品名	别名	英文名	CAS 号	危险性类别	备注
193	碘甲烷	甲基碘	methyl iodide; iodomethane	74-88-4	急性毒性—经口，类别 3 急性毒性—经皮，类别 3 急性毒性—吸入，类别 2 皮肤腐蚀/刺激，类别 2 特异性靶器官毒性——次接触，类别 3（呼吸道刺激） 危害水生环境—急性危害，类别 2 危害水生环境—长期危害，类别 3	
194	碘酸		iodic acid	7782-68-5	氧化性固体，类别 2 皮肤腐蚀/刺激，类别 1 严重眼损伤/眼刺激，类别 1	
195	碘酸铵		ammonium iodate	13446-09-8	氧化性固体，类别 2	
196	碘酸钡		barium iodate	10567-69-8	氧化性固体，类别 2	
197	碘酸钙	碘钙石	calcium iodate; lautarite	7789-80-2	氧化性固体，类别 2	
198	碘酸镉		cadium iodate	7790-81-0	氧化性固体，类别 2 致癌性，类别 1A 危害水生环境—急性危害，类别 1 危害水生环境—长期危害，类别 1	
199	碘酸钾		potassium iodate	7758-05-6	氧化性固体，类别 2	
200	碘酸钾合一碘酸	碘酸氢钾； 重碘酸钾	potassium diiodate; potassium acid iodate	13455-24-8	氧化性固体，类别 2 皮肤腐蚀/刺激，类别 2	
201	碘酸钾合二碘酸		potassium iodate acid; potassium dihydrogen iodate		氧化性固体，类别 2 皮肤腐蚀/刺激，类别 2	
202	碘酸锂		lithium iodate	13765-03-2	氧化性固体，类别 2	
203	碘酸锰		manganese iodate	25659-29-4	氧化性固体，类别 2	
204	碘酸钠		sodium iodate	7681-55-2	氧化性固体，类别 2	
205	碘酸铅		lead iodate	25659-31-8	氧化性固体，类别 2 致癌性，类别 1B 生殖毒性，类别 1A 特异性靶器官毒性—反复接触，类别 2 * 危害水生环境—急性危害，类别 1 危害水生环境—长期危害，类别 1	
206	碘酸锶		strontium iodate	13470-01-4	氧化性固体，类别 2	
207	碘酸铁		ferric iodate	29515-61-5	氧化性固体，类别 2	
208	碘酸锌		zinc iodate	7790-37-6	氧化性固体，类别 2 危害水生环境—急性危害，类别 1 危害水生环境—长期危害，类别 1	
209	碘酸银		silver iodate	7783-97-3	氧化性固体，类别 2	
210	1-碘戊烷	正戊基碘； 碘代正戊烷	1-iodopentane; n-pentyl iodide; iodo-n-pentane	628-17-1	易燃液体，类别 3	

续表21

序号	品名	别名	英文名	CAS 号	危险性类别	备注
211	碘乙酸	碘醋酸	iodoacetic acid; iodoethanoic acid	64-69-7	急性毒性—经口，类别 3 * 皮肤腐蚀/刺激，类别 1A 严重眼损伤/眼刺激，类别 1	
212	碘乙酸乙酯		ethyl iodoacetate; iodoaceticacid, ethyl ester	623-48-3	急性毒性—经口，类别 2	
213	碘乙烷	乙基碘	iodoethane; ethyl iodide	75-03-6	易燃液体，类别 3 皮肤腐蚀/刺激，类别 2 严重眼损伤/眼刺激，类别 2	
214	电池液［酸性的］		battery fluid, acid		皮肤腐蚀/刺激，类别 1 严重眼损伤/眼刺激，类别 1	
215	电池液［碱性的］		battery fluid, alkali		皮肤腐蚀/刺激，类别 1B 严重眼损伤/眼刺激，类别 1	
216	叠氮化钡	叠氮钡	barium azide	18810-58-7	爆炸物，1.1 项	
217	叠氮化钠	三氮化钠	sodium azide	26628-22-8	急性毒性—经口，类别 2 * 危害水生环境—急性危害，类别 1 危害水生环境—长期危害，类别 1	剧毒
218	叠氮化铅［含水或水加乙醇≥20%］		lead azide, wetted with not less than 20% water, or mixture of alcohol and water, by mass	13424-46-9	爆炸物，1.1 项 生殖毒性，类别 1A 特异性靶器官毒性—反复接触，类别 2 * 危害水生环境—急性危害，类别 1 危害水生环境—长期危害，类别 1	
219	2-丁醇	仲丁醇	butan-2-ol; sec-butyl alcohol	78-92-2	易燃液体，类别 3 严重眼损伤/眼刺激，类别 2 特异性靶器官毒性——次接触，类别 3（呼吸道刺激、麻醉效应）	
220	丁醇钠	丁氧基钠	sodium butylate	2372-45-4	皮肤腐蚀/刺激，类别 1 严重眼损伤/眼刺激，类别 1	
221	1,4-丁二胺	1,4-二氨基丁烷；四亚甲基二胺；腐肉碱	1,4-butanediamine; 1,4-diaminobutane; tetramethylene diamine; putrescine	110-60-1	急性毒性—经皮，类别 3 急性毒性—吸入，类别 2 皮肤腐蚀/刺激，类别 1B 严重眼损伤/眼刺激，类别 1	
222	丁二腈	1,2-二氰基乙烷；琥珀腈	butanedinitrile; 1,2-dicyanoethane; succinonitrile	110-61-2	皮肤腐蚀/刺激，类别 2 严重眼损伤/眼刺激，类别 2A 特异性靶器官毒性——次接触，类别 3（呼吸道刺激）	
223	1,3-丁二烯［稳定的］	联乙烯	1,3-butadiene, stabilized; buta-1,3-diene; biethylene	106-99-0	易燃气体，类别 1 加压气体 生殖细胞致突变性，类别 1B 致癌性，类别 1A	
224	丁二酰氯	氯化丁二酰；琥珀酰氯	butanedioylchloride; succinyl chloride; succinic acid dichloride	543-20-4	皮肤腐蚀/刺激，类别 1 严重眼损伤/眼刺激，类别 1	
225	丁基甲苯		butyltoluenes		易燃液体，类别 3	
226	丁基磷酸	酸式磷酸丁酯	butyl acid phosphate; acid butyl phosphate	12788-93-1	皮肤腐蚀/刺激，类别 1 严重眼损伤/眼刺激，类别 1	

续表22

序号	品名	别名	英文名	CAS 号	危险性类别	备注
227	2-丁基硫醇	仲丁硫醇	2-butyl mercaptan; sec-butylmercaptan	513-53-1	易燃液体，类别 2 严重眼损伤/眼刺激，类别 2 皮肤致敏物，类别 1 特异性靶器官毒性——次接触，类别 3（呼吸道刺激） 危害水生环境—急性危害，类别 2 危害水生环境—长期危害，类别 2	
228	丁基三氯硅烷		butyltrichlorosilane	7521-80-4	易燃液体，类别 3 皮肤腐蚀/刺激，类别 1 严重眼损伤/眼刺激，类别 1	
229	丁醛肟		butyraldehyde oxime	110-69-0	易燃液体，类别 3 急性毒性—经皮，类别 3 * 严重眼损伤/眼刺激，类别 2	
230	1-丁炔［稳定的］	乙基乙炔	1-butyne, stabilized; ethylacetylene	107-00-6	易燃气体，类别 1 加压气体	
231	2-丁炔	巴豆炔；二甲基乙炔	2-butyne; crotonylene; dimethylacetylene	503-17-3	易燃液体，类别 1	
232	1-丁炔-3-醇		1-butyn-3-ol	2028-63-9	易燃液体，类别 3 急性毒性—经口，类别 3 *	
233	丁酸丙烯酯	丁酸烯丙酯；丁酸-2-丙烯酯	propenyl butyrate; allyl butyrate; butanoic acid, 2-propenyl ester	2051-78-7	易燃液体，类别 3 急性毒性—经口，类别 3 急性毒性—经皮，类别 3	
234	丁酸酐		butyric anhydride	106-31-0	皮肤腐蚀/刺激，类别 1B 严重眼损伤/眼刺激，类别 1	
235	丁酸正戊酯	丁酸戊酯	amyl butyrate	540-18-1	易燃液体，类别 3	
236	2-丁酮	丁酮；乙基甲基酮；甲乙酮	2-butanone; ethyl methyl ketone; methylethyl ketone	78-93-3	易燃液体，类别 2 严重眼损伤/眼刺激，类别 2 特异性靶器官毒性——次接触，类别 3（麻醉效应）	
237	2-丁酮肟		2-butanone oxime; ethyl methyl ketoxime; ethyl methyl ketone oxime	96-29-7	严重眼损伤/眼刺激，类别 1 皮肤致敏物，类别 1	
238	1-丁烯		but-1-ene	106-98-9	易燃气体，类别 1 加压气体	
239	2-丁烯		2-butylene	107-01-7	易燃气体，类别 1 加压气体	
240	2-丁烯-1-醇	巴豆醇；丁烯醇	2-buten-1-ol; crotonylalcohol; crotyl alcohol; propenyl carbinol	6117-91-5	易燃液体，类别 3	

续表23

序号	品名	别名	英文名	CAS 号	危险性类别	备注
241	3-丁烯-2-酮	甲基乙烯基酮；丁烯酮	3-buten-2-one; methyl vinyl ketone	78-94-4	易燃液体，类别 1 急性毒性—经口，类别 2 急性毒性—经皮，类别 1 急性毒性—吸入，类别 1 皮肤腐蚀/刺激，类别 1A 严重眼损伤/眼刺激，类别 1 皮肤致敏物，类别 1 特异性靶器官毒性——次接触，类别 1 特异性靶器官毒性——次接触，类别 3（麻醉效应） 特异性靶器官毒性—反复接触，类别 1 危害水生环境—急性危害，类别 1 危害水生环境—长期危害，类别 1	剧毒
242	丁烯二酰氯［反式］	富马酰氯	fumaryl chloride; trans-butenedioyl chloride	627-63-4	皮肤腐蚀/刺激，类别 1 严重眼损伤/眼刺激，类别 1	
243	3-丁烯腈	烯丙基氰	3-butenenitrile; allyl cyanide	109-75-1	易燃液体，类别 3 急性毒性—经口，类别 3 急性毒性—吸入，类别 2 严重眼损伤/眼刺激，类别 1 生殖毒性，类别 1B 特异性靶器官毒性—反复接触，类别 2	
244	2-丁烯腈［反式］	巴豆腈；丙烯基氰	2-butenenitrile; crotonitrile; propenyl cyanide	4786-20-3	易燃液体，类别 2	
245	2-丁烯醛	巴豆醛；β-甲基丙烯醛	2-butenal; crotonaldehyde; crotonic aldehyde; β-methyl acrolein	4170-30-3	易燃液体，类别 2 急性毒性—经口，类别 3 * 急性毒性—经皮，类别 3 * 急性毒性—吸入，类别 2 * 皮肤腐蚀/刺激，类别 2 严重眼损伤/眼刺激，类别 1 生殖细胞致突变性，类别 2 特异性靶器官毒性——次接触，类别 3（呼吸道刺激） 特异性靶器官毒性—反复接触，类别 2 * 危害水生环境—急性危害，类别 1 危害水生环境—长期危害，类别 1	
246	2-丁烯酸	巴豆酸	2-butenoic acid; crotonic acid	3724-65-0	急性毒性—经皮，类别 3 皮肤腐蚀/刺激，类别 1 严重眼损伤/眼刺激，类别 1	
247	丁烯酸甲酯	巴豆酸甲酯	butonoic acid methyl ester; methyl crotonate	623-43-8	易燃液体，类别 2 皮肤腐蚀/刺激，类别 2	
248	丁烯酸乙酯	巴豆酸乙酯	2-butenoic acid ethyl ester; ethyl crotonate	623-70-1	易燃液体，类别 2 皮肤腐蚀/刺激，类别 2 严重眼损伤/眼刺激，类别 1	

续表24

序号	品名	别名	英文名	CAS 号	危险性类别	备注
249	2-丁氧基乙醇	乙二醇丁醚；丁基溶纤剂	2-butoxyethanol; ethylene glycol monobutyl ether; butyl cellosolve	111-76-2	急性毒性—经皮，类别 3 急性毒性—吸入，类别 2 皮肤腐蚀/刺激，类别 2 严重眼损伤/眼刺激，类别 2	
250	毒毛旋花苷 G	羊角拗质	ouabain; diveasidum	630-60-4	急性毒性—经口，类别 3 * 急性毒性—吸入，类别 3 * 特异性靶器官毒性—反复接触，类别 2 *	
251	毒毛旋花苷 K		strophantin-K	11005-63-3	急性毒性—经口，类别 3 * 急性毒性—吸入，类别 3 * 特异性靶器官毒性—反复接触，类别 2 *	
252	杜廷	羟基马桑毒内酯；马桑苷	tutin; toot poison; tutu	2571-22-4	急性毒性—经口，类别 2	
253	短链氯化石蜡（C10-13）	C10-13 氯代烃	alkanes, C10-13, chloro; chlorinated paraffin（C10-13）	85535-84-8	致癌性，类别 2 危害水生环境—急性危害，类别 1 危害水生环境—长期危害，类别 1	
254	对氨基苯磺酸	4-氨基苯磺酸	sulphanilic acid; 4-aminobenzenesulphonic acid	121-57-3	皮肤腐蚀/刺激，类别 2 严重眼损伤/眼刺激，类别 2 皮肤致敏物，类别 1 危害水生环境—长期危害，类别 3	
255	对苯二甲酰氯		p-phthaloyl chloride	100-20-9	急性毒性—吸入，类别 3 皮肤腐蚀/刺激，类别 1A 严重眼损伤/眼刺激，类别 1	
256	对甲苯磺酰氯		p-toluene sulfonyl chloride	98-59-9	皮肤腐蚀/刺激，类别 1C 严重眼损伤/眼刺激，类别 1	
257	对硫氰酸苯胺	对硫氰基苯胺；硫氰酸对氨基苯酯	p-thiocyanatoaniline; p-aminophenylthiocyanate; aniline-p-thiocyanate	15191-25-0	急性毒性—经口，类别 3	
258	1-（对氯苯基）-2, 8, 9-三氧-5-氮-1-硅双环（3, 3, 3）十二烷	毒鼠硅；氯硅宁；硅灭鼠	2, 8, 9-Trioxa-5-aza-1-silabicyclo[3, 3, 3] undecane, 1-(4-chlorophenyl) -; Silatrane	29025-67-0	急性毒性—经口，类别 1	剧毒
260	对蓋基化过氧氢［72%<含量≤100%］	对蓋基过氧化氢	p-menthyl hydroperoxide（more than 72%）	39811-34-2	有机过氧化物，D 型 皮肤腐蚀/刺激，类别 1 严重眼损伤/眼刺激，类别 1	
	对蓋基化过氧氢［含量≤72%，含 A 型稀释剂≥28%］		p-menthyl hydroperoxide（not more than 72%, and diluent type A not less than 28%）		有机过氧化物，F 型 皮肤腐蚀/刺激，类别 1 严重眼损伤/眼刺激，类别 1	
259	对氯苯硫醇	4-氯硫酚；对氯硫酚	p-chlorobenzenethiol; 4-chlorothiophenol; p-chlorothiophenol	106-54-7	皮肤腐蚀/刺激，类别 1 严重眼损伤/眼刺激，类别 1	

续表25

序号	品名	别名	英文名	CAS 号	危险性类别	备注
261	对壬基酚		p-nonylpheno	104-40-5	皮肤腐蚀/刺激，类别 1B 严重眼损伤/眼刺激，类别 1 生殖毒性，类别 1B 特异性靶器官毒性—反复接触，类别 2 危害水生环境—急性危害，类别 1 危害水生环境—长期危害，类别 1	
262	对硝基苯酚钾	对硝基酚钾	potassium p-nitrophenolate	1124-31-8	特异性靶器官毒性——次接触，类别 2 特异性靶器官毒性—反复接触，类别 2	
263	对硝基苯酚钠	对硝基酚钠	sodium p-nitrophenolate	824-78-2	特异性靶器官毒性——次接触，类别 2 特异性靶器官毒性—反复接触，类别 2	
264	对硝基苯磺酸		p-nitrobenzenesulphonic acid	138-42-1	皮肤腐蚀/刺激，类别 1B 严重眼损伤/眼刺激，类别 1	
265	对硝基苯甲酰肼		p-nitrobenzoyl hydrazine	636-97-5	皮肤腐蚀/刺激，类别 2 严重眼损伤/眼刺激，类别 2 特异性靶器官毒性——次接触，类别 3（呼吸道刺激）	
266	对硝基乙苯		p-nitroethylbenzene	100-12-9	皮肤腐蚀/刺激，类别 2 严重眼损伤/眼刺激，类别 2 特异性靶器官毒性——次接触，类别 3（呼吸道刺激）	
267	对异丙基苯酚	对异丙基酚	p-isopropylphenol	99-89-8	皮肤腐蚀/刺激，类别 1 严重眼损伤/眼刺激，类别 1	
268	多钒酸铵	聚钒酸铵	ammonium polyvanadate	12207-63-5	急性毒性—经口，类别 3 急性毒性—吸入，类别 3 严重眼损伤/眼刺激，类别 1	
269	多聚甲醛	聚蚁醛；聚合甲醛	polymerized formaldehyde; paraform	30525-89-4	易燃固体，类别 2 皮肤腐蚀/刺激，类别 2 严重眼损伤/眼刺激，类别 2A 特异性靶器官毒性——次接触，类别 1 特异性靶器官毒性——次接触，类别 3（呼吸道刺激） 危害水生环境—长期危害，类别 3	
270	多聚磷酸	四磷酸	polyphosphoric acid; tetraphosphoric acid	8017-16-1	皮肤腐蚀/刺激，类别 1 严重眼损伤/眼刺激，类别 1	
271	多硫化铵溶液		ammonium polysulphides solution	9080-17-5	皮肤腐蚀/刺激，类别 1B 严重眼损伤/眼刺激，类别 1 危害水生环境—急性危害，类别 1	

续表26

序号	品名	别名	英文名	CAS 号	危险性类别	备注
272	多氯二苯并对二噁英	PCDDs	polychlorinated dibenzo-p-dioxins		急性毒性—经口，类别 1 急性毒性—经皮，类别 1 皮肤腐蚀/刺激，类别 2 严重眼损伤/眼刺激，类别 2A 生殖细胞致突变性，类别 2 致癌性，类别 1A 生殖毒性，类别 1B 特异性靶器官毒性—一次接触，类别 1 特异性靶器官毒性—反复接触，类别 1 危害水生环境—急性危害，类别 1 危害水生环境—长期危害，类别 1	
273	多氯二苯并呋喃	PCDFs	polychlorinated dibenzofurans		急性毒性—经口，类别 1 急性毒性—经皮，类别 1 皮肤腐蚀/刺激，类别 2 严重眼损伤/眼刺激，类别 2A 生殖细胞致突变性，类别 2 致癌性，类别 1A 生殖毒性，类别 1B 特异性靶器官毒性—一次接触，类别 1 特异性靶器官毒性—反复接触，类别 1 危害水生环境—急性危害，类别 1 危害水生环境—长期危害，类别 1	
274	多氯联苯	PCBs	polychlorobiphenyls; PCBs		致癌性，类别 1B 特异性靶器官毒性—反复接触，类别 2 * 危害水生环境—急性危害，类别 1 危害水生环境—长期危害，类别 1	
275	多氯三联苯		polychlorinated terphenyls	61788-33-8	特异性靶器官毒性—反复接触，类别 2 危害水生环境—急性危害，类别 1 危害水生环境—长期危害，类别 1	
276	多溴二苯醚混合物		polybrominateddiphenylethers; PBDEs		生殖毒性，类别 1B 特异性靶器官毒性—反复接触，类别 2 危害水生环境—急性危害，类别 1 危害水生环境—长期危害，类别 1	
277	苊	萘乙环	acenaphthylene; 1, 2-dihydroacenaphthylene	83-32-9	易燃固体，类别 2 危害水生环境—急性危害，类别 1 危害水生环境—长期危害，类别 1	
278	蒽醌-1-胂酸	蒽醌-α-胂酸	anthraquinone-1-arsonic acid; anthraquinone-α-arsonic acid		急性毒性—经口，类别 3 * 急性毒性—吸入，类别 3 * 危害水生环境—急性危害，类别 1 危害水生环境—长期危害，类别 1	
279	蒽油乳膏		anthracene oil emulsifiable paste		致癌性，类别 1B	
	蒽油乳剂		anthracene oil emulsion		致癌性，类别 1B	

续表27

序号	品名	别名	英文名	CAS 号	危险性类别	备注
280	二-（1-羟基环己基）过氧化物［含量≤100%］		di-(1-hydroxycyclohexyl) peroxede (not more than 100%)	2407-94-5	有机过氧化物，D 型 皮肤腐蚀/刺激，类别 1 严重眼损伤/眼刺激，类别 1 特异性靶器官毒性——次接触，类别 3（呼吸道刺激）	
281	二-（2-苯氧乙基）过氧重碳酸酯［85%<含量≤100%］		di-(2-phenoxyethyl) peroxydicarbonate (more than 85%)	41935-39-1	有机过氧化物，B 型	
	二-（2-苯氧乙基）过氧重碳酸酯［含量≤85%，含水≥15%］		di-(2-phenoxyethyl) peroxydicarbonate (not more than 85%, and water not less 15%)		有机过氧化物，D 型	
282	二（2-环氧丙基）醚	二缩水甘油醚；双环氧稀释剂；2, 2'-[氧双（亚甲基）］双环氧乙烷；二环氧甘油醚	bis(2, 3-epoxpropyl) ether	2238-07-5	急性毒性—经皮，类别 3 急性毒性—吸入，类别 1 皮肤腐蚀/刺激，类别 2 严重眼损伤/眼刺激，类别 2A 特异性靶器官毒性——次接触，类别 1 特异性靶器官毒性—反复接触，类别 1	
283	二-（2-甲基苯甲酰）过氧化物［含量≤87%］	过氧化二-（2-甲基苯甲酰）	di-(2-methylbenzoyl) peroxide (not more than 87%); di-(o-methylbenzoyl) peroxide; peroxide, bis(2-methylbenzoyl)	3034-79-5	有机过氧化物，B 型	
284	二-（2-羟基-3, 5, 6-三氯苯基）甲烷	2, 2'-亚甲基-双（3, 4, 6-三氯苯酚）；毒菌酚	2, 2'-methylenebis-(3, 4, 6-trichlorophenol); hexachlorophene	70-30-4	急性毒性—经口，类别 3 * 急性毒性—经皮，类别 3 * 危害水生环境—急性危害，类别 1 危害水生环境—长期危害，类别 1	
285	二-（2-新癸酰过氧异丙基）苯［含量≤52%，含A 型稀释剂≥48%］		di-(2-neodecanoylperoxyisopropyl) benzene (not more than 52%, and diluent type A not less than 48%)		有机过氧化物，D 型	
286	二-（2-乙基己基）磷酸酯	2-乙基己基-2'-乙基己基磷酸酯	bis-(2-ethylhexyl) hydrogen phosphate; di-(2-ethylhexyl) phosphate	298-07-7	危害水生环境—长期危害，类别 3	

续表28

序号	品名	别名	英文名	CAS 号	危险性类别	备注
287	二-（3, 5, 5-三甲基己酰）过氧化物［52%<含量≤82%，含 A 型稀释剂≥18%］		di-(3, 5, 5-trimethylhexanoyl) peroxide (more than 52% but not more than 82%, and diluent type A not less than 18%)	3851-87-4	有机过氧化物，D 型	
	二-（3, 5, 5-三甲基己酰）过氧化物［含量≤38%，含 A 型稀释剂≥62%］		di-(3, 5, 5-trimethylhexanoyl) peroxide (not more than 38%, and diluent type A not less than 62%)		有机过氧化物，F 型	
	二-（3, 5, 5-三甲基己酰）过氧化物［38%<含量≤52%，含 A 型稀释剂≥48%］		di-(3, 5, 5-trimethylhexanoyl) peroxide (more than 38% but not more than 52%, and diluent type A not less than 48%)		有机过氧化物，F 型	
	二-（3, 5, 5-三甲基己酰）过氧化物［含量≤52%，在水中稳定弥散］		di-(3, 5, 5-trimethylhexanoyl) peroxide (not more than 52% as a stable dispersion in water)		有机过氧化物，F 型	
288	2, 2-二-［4, 4-二（叔丁基过氧）环己基］丙烷［含量≤22%，含 B 型稀释剂≥78%］		2, 2-di-(4, 4-di(tert-butylperoxy) cyclohexyl) propane (not more than 22%, and diluent type B not less than 78%)	1705-60-8	有机过氧化物，E 型	
	2, 2-二-［4, 4-二（叔丁基过氧）环己基］丙烷［含量≤42%，含惰性固体≥58%］		2, 2-di-(4, 4-di(tert-butylperoxy) cyclohexyl) propane (not more than 42%, and inert solid not less than 58%)		有机过氧化物，D 型	
289	二-（4-甲基苯甲酰）过氧化物［硅油糊状物，含量≤52%］		di-(4-methylbenzoyl) peroxide (not more than 52% as a paste with silicon oil)	895-85-2	有机过氧化物，D 型 危害水生环境—急性危害，类别 1 危害水生环境—长期危害，类别 1	

续表29

序号	品名	别名	英文名	CAS 号	危险性类别	备注
290	二-（4-叔丁基环己基）过氧重碳酸酯［含量≤100%］	过氧化二碳酸-二-（4-叔丁基环己基）酯	di-(4-tert-butylcyclohexyl) peroxydicarbonate (not more than 100%); bis-(4-tert-butylcyclohexyl) peroxydicarbonate	15520-11-3	有机过氧化物，C 型	
	二-（4-叔丁基环己基）过氧重碳酸酯［含量≤42%，在水中稳定弥散］		di-(4-tert-butylcyclohexyl) peroxydicarbonate (not more than 42% as a stable dispersion in water)		有机过氧化物，F 型	
291	二（苯磺酰肼）醚	4, 4'-氧代双苯磺酰肼	bis (benzenesulfonyl hydrazide) ether; diphenyloxide-4, 4'-disulphohydrazide	80-51-3	自反应物质和混合物，D 型 严重眼损伤/眼刺激，类别 2B 特异性靶器官毒性——次接触，类别 2 特异性靶器官毒性—反复接触，类别 1 危害水生环境—急性危害，类别 2 危害水生环境—长期危害，类别 2	
292	1, 6-二-（过氧化叔丁基-羰基氧）己烷［含量≤72%，含 A 型稀释剂≥28%］		1, 6-di-(tert-butylperoxycarbonyloxy) hexane (not more than 72%, and diluent type A not less than 28%); 1, 6-bis(tert-butylperoxycarbonyloxy) hexane	36536-42-2	有机过氧化物，C 型	
293	二（氯甲基）醚	二氯二甲醚；对称二氯二甲醚；氧代二氯甲烷	bis(chloromethyl) ether; dichlorodimethyl ether, symmetrical; oxybis (chloromethane)	542-88-1	易燃液体，类别 2 急性毒性—经皮，类别 3 * 急性毒性—吸入，类别 2 * 致癌性，类别 1A	
294	二（三氯甲基）碳酸酯	三光气	bis (trichloromethyl) carbonate; triphosgene	32315-10-9	急性毒性—经口，类别 3 急性毒性—经皮，类别 3 急性毒性—吸入，类别 2 皮肤腐蚀/刺激，类别 1 严重眼损伤/眼刺激，类别 1	

续表30

序号	品名	别名	英文名	CAS 号	危险性类别	备注
295	1,1-二-（叔丁基过氧）-3,3,5-三甲基环己烷［90%<含量≤100%］		1,1-di-(tert-butylperoxy)-3,3,5-trimethylcyclohexane (more than 90%)	6731-36-8	有机过氧化物，B 型 特异性靶器官毒性—反复接触，类别 2	
	1,1-二-（叔丁基过氧）-3,3,5-三甲基环己烷［57%<含量≤90%，含 A 型稀释剂≥10%］		1,1-di-(tert-butylperoxy)-3,3,5-trimethylcyclohexane (more than 57% but not more than 90%, and diluent type A not less than 10%)		有机过氧化物，C 型 特异性靶器官毒性—反复接触，类别 2	
	1,1-二-（叔丁基过氧）-3,3,5-三甲基环己烷［含量≤32%，含 A 型稀释剂≥26%，含 B 型稀释剂≥42%］		1,1-di-(tert-butylperoxy)-3,3,5-trimethylcyclohexane (not more than 32%, and diluent type A not less than 26%, and diluent type B not less than 42%)		有机过氧化物，E 型 特异性靶器官毒性—反复接触，类别 2	
	1,1-二-（叔丁基过氧）-3,3,5-三甲基环己烷［含量≤57%，含 A 型稀释剂≥43%］		1,1-di-(tert-butylperoxy)-3,3,5-trimethylcyclohexane (not more than 57%, and diluent type A not less than 43%)		有机过氧化物，E 型 特异性靶器官毒性—反复接触，类别 2	
	1,1-二-（叔丁基过氧）-3,3,5-三甲基环己烷［含量≤57%，含惰性固体≥43%］		1,1-di-(tert-butylperoxy)-3,3,5-trimethylcyclohexane (not more than 57%, and inert solid not less than 43%)		有机过氧化物，F 型 特异性靶器官毒性—反复接触，类别 2	
	1,1-二-（叔丁基过氧）-3,3,5-三甲基环己烷［含量≤77%，含 B 型稀释剂≥23%］		1,1-di-(tert-butylperoxy)-3,3,5-trimethylcyclohexane (not more than 77%, and diluent type B not less than 23%)		有机过氧化物，C 型 特异性靶器官毒性—反复接触，类别 2	
	1,1-二-（叔丁基过氧）-3,3,5-三甲基环己烷［含量≤90%，含 A 型稀释剂≥10%］		1,1-di-(tert-butylperoxy)-3,3,5-trimethylcyclohexane (not more than 90%, and diluent type A not less than 10%)		有机过氧化物，C 型 特异性靶器官毒性—反复接触，类别 2	

续表31

序号	品名	别名	英文名	CAS 号	危险性类别	备注
296	2,2-二-(叔丁基过氧)丙烷［含量≤42%，含A型稀释剂≥13%，惰性固体含量≥45%］		2,2-di-(tert-butylperoxy) propane (not more than 42%, and diluent type A not less than 13%, and inert solid not less than 45%); 2,2-bis-(tert-butylperoxy) propane	4262-61-7	有机过氧化物，D型	
	2,2-二-(叔丁基过氧)丙烷［含量≤52%，含A型稀释剂≥48%］		2,2-di-(tert-butylperoxy) propane; 2,2-bis-(tert-butylperoxy) propane (not more than 52%, and diluent type A not less than 48%)		有机过氧化物，D型	
297	3,3-二-(叔丁基过氧)丁酸乙酯［77%＜含量≤100%］	3,3-双-(过氧化叔丁基)丁酸乙酯	ethyl 3,3-di-(tert-butylperoxy) butyrate (more than 77%); 3,3-bis-(tert-butylperoxy) butyrate	55794-20-2	有机过氧化物，C型	
	3,3-二-(叔丁基过氧)丁酸乙酯［含量≤52%］		ethyl 3,3-di-(tert-butylperoxy) butyrate (not more than 52%)		有机过氧化物，D型	
	3,3-二-(叔丁基过氧)丁酸乙酯［含量≤77%，含A型稀释剂≥23%］		ethyl 3,3-di-(tert-butylperoxy) butyrate (not more than 77%, and diluent type A not less than 23%)		有机过氧化物，D型	
298	2,2-二-(叔丁基过氧)丁烷［含量≤52%，含A型稀释剂≥48%］		2,2-di-(tert-butylperoxy) butane (not more than 52%, and diluent type A not less than 48%)	2167-23-9	有机过氧化物，C型	

续表32

序号	品名	别名	英文名	CAS号	危险性类别	备注
299	1,1-二-（叔丁基过氧）环己烷［80%＜含量≤100%］	1,1-双-（过氧化叔丁基）环己烷	1, 1-di-(tert-butylperoxy) cyclohexane (more than 80%)	3006-86-8	有机过氧化物，B型	
	1,1-二-（叔丁基过氧）环己烷［52%＜含量≤80%，含A型稀释剂≥20%］		1, 1-di-(tert-butylperoxy) cyclohexane (more than 52% but not more than 80%, and diluent type A not less than 20%)		有机过氧化物，C型	
	1,1-二-（叔丁基过氧）环己烷［42%＜含量≤52%，含A型稀释剂≥48%］		1, 1-di-(tert-butylperoxy) cyclohexane (more than 42% but not more than 52%, and diluent type A not less than 48%)		有机过氧化物，D型	
	1,1-二-（叔丁基过氧）环己烷［含量≤13%，含A型稀释剂≥13%，含B型稀释剂≥74%］		1, 1-di-(tert-butylperoxy) cyclohexane (not more than 13%, and diluent type A not less than 13%, and diluent type B not less than 74%)		有机过氧化物，F型	
	1,1-二-（叔丁基过氧）环己烷［含量≤27%，含A型稀释剂≥25%］		1, 1-di-(tert-butylperoxy) cyclohexane (not more than 27%, and diluent type A not less than 25%)		有机过氧化物，E型	
	1,1-二-（叔丁基过氧）环己烷［含量≤42%，含A型稀释剂≥13%，惰性固体含量≥45%］		1, 1-di-(tert-butylperoxy) cyclohexane (not more than 42%, and diluent type A not less than 13%, and inert solid not less than 45%)		有机过氧化物，D型	
	1,1-二-（叔丁基过氧）环己烷［含量≤42%，含A型稀释剂≥58%］		1, 1-di-(tert-butylperox) cyclohexane (not more than 42%, and diluent type A not less than 58%)		有机过氧化物，F型	
	1,1-二-（叔丁基过氧）环己烷［含量≤72%，含B型稀释剂≥28%］		1, 1-di-(tert-butylperoxy) cyclohexane (not more than 72%, and diluent type B not less than 28%)		有机过氧化物，C型	

续表33

序号	品名	别名	英文名	CAS 号	危险性类别	备注
300	1, 1-二-（叔丁基过氧）环己烷和过氧化（2-乙基己酸）叔丁酯的混合物［1, 1-二-（叔丁基过氧）环己烷含量≤43%，过氧化（2-乙基己酸）叔丁酯含量≤16%，含A型稀释剂≥41%］		1, 1-di-(tert-butylperoxy) cyclohexane+tert-butyl peroxy-2-ethylhexanoate with not more than 43% 1, 1-di-(tert-butylperoxy) cyclohexane, and not more than 16% tert-butyl peroxy-2-ethylhexanoate, and not less than 41% diluent type A		有机过氧化物，D型	
301	二-（叔丁基过氧）邻苯二甲酸酯［糊状，含量≤52%］		di-(tert-butylperoxy) phthalate (not more than 52% as a paste)		有机过氧化物，D型	
	二-（叔丁基过氧）邻苯二甲酸酯［42%<含量≤52%，含A型稀释剂≥48%］		di-(tert-butylperoxy) phthalate (more than 42% but not more than 52%, and diluent type A not less than 48%)		有机过氧化物，D型	
	二-（叔丁基过氧）邻苯二甲酸酯［含量≤42%，含A型稀释剂≥58%］		di-(tert-butylperoxy) phthalate (not more than 42%, and diluent type A not less than 58%)		有机过氧化物，E型	
302	3, 3-二-（叔戊基过氧）丁酸乙酯［含量≤67%，含A型稀释剂≥33%］		ethyl 3, 3-di-(tert-amylperoxy) butyrate (not more than 67%, and diluent type A not less than 33%) ; ethyl 3, 3-bis (tert-pentylperoxy) butyrate	67567-23-1	有机过氧化物，D型 易燃液体，类别3 危害水生环境—急性危害，类别2 危害水生环境—长期危害，类别2	
303	2, 2-二-（叔戊基过氧）丁烷［含量≤57%，含A型稀释剂≥43%］		2, 2-di-(tert-amylperoxy) butane (not more than 57%, and diluent type A not less than 43%)	13653-62-8	有机过氧化物，D型	

续表34

序号	品名	别名	英文名	CAS 号	危险性类别	备注
304	4, 4'-二氨基-3, 3'-二氯二苯基甲烷		4, 4 '-diamino-3, 3'-dichloro-methane; 4, 4'-methylene bis(2-chloroaniline) 2, 2'-dichloro-4, 4'-methylenedianiline	101-14-4	致癌性，类别 1A 危害水生环境—急性危害，类别 1 危害水生环境—长期危害，类别 1	
305	3, 3'-二氨基二丙胺	二丙三胺；3, 3'-亚氨基二丙胺；三丙撑三胺	3, 3'-diaminodi (propylamine) ; dipropylenetriamine; 3, 3'-iminobispropylamine; bis(3-aminopropyl) amine	56-18-8	急性毒性—经皮，类别 3 * 急性毒性—吸入，类别 2 * 皮肤腐蚀/刺激，类别 1A 严重眼损伤/眼刺激，类别 1 皮肤致敏物，类别 1	
306	2, 4-二氨基甲苯	甲苯-2, 4-二胺；2, 4-甲苯二胺	2, 4-toluenediamine; 4-methyl-m-phenylenediamine	95-80-7	急性毒性—经口，类别 3 * 皮肤致敏物，类别 1 生殖细胞致突变性，类别 2 致癌性，类别 2 生殖毒性，类别 2 特异性靶器官毒性—反复接触，类别 2 * 危害水生环境—急性危害，类别 2 危害水生环境—长期危害，类别 2	
307	2, 5-二氨基甲苯	甲苯-2, 5-二胺；2, 5-甲苯二胺	2, 5-toluene diamine; 2-methyl-p-phenylenediamine	95-70-5	急性毒性—经口，类别 3 * 皮肤致敏物，类别 1 危害水生环境—急性危害，类别 2 危害水生环境—长期危害，类别 2	
308	2, 6-二氨基甲苯	甲苯-2, 6-二胺；2, 6-甲苯二胺	2, 6-toluenediamine; 2-methyl-m-phenylenediamine	823-40-5	皮肤致敏物，类别 1 生殖毒性，类别 2 危害水生环境—急性危害，类别 2 危害水生环境—长期危害，类别 2	
309	4, 4'-二氨基联苯	联苯胺；二氨基联苯	4, 4'-diaminobiphenyl; benzidine; 1, 1'-biphenyl-4, 4'-diamine; biphenyl-4, 4'-ylenediamine	92-87-5	致癌性，类别 1A 危害水生环境—急性危害，类别 1 危害水生环境—长期危害，类别 1	
310	二氨基镁		magnesium diamide	7803-54-5	自热物质和混合物，类别 1	
311	二苯胺		diphenylamine	122-39-4	急性毒性—经口，类别 3 * 急性毒性—经皮，类别 3 * 急性毒性—吸入，类别 3 * 特异性靶器官毒性—反复接触，类别 2 * 危害水生环境—急性危害，类别 1 危害水生环境—长期危害，类别 1	
312	二苯胺硫酸溶液		diphenylamine, sulfuric acid solution		急性毒性—经口，类别 3 * 急性毒性—经皮，类别 3 * 急性毒性—吸入，类别 3 * 皮肤腐蚀/刺激，类别 1 严重眼损伤/眼刺激，类别 1 特异性靶器官毒性—反复接触，类别 2 * 危害水生环境—急性危害，类别 1 危害水生环境—长期危害，类别 1	

续表35

序号	品名	别名	英文名	CAS 号	危险性类别	备注
313	二苯基胺氯胂	吩吡嗪化氯；亚当氏气	diphenylaminechloroarsine; adamsite; phenarsazine chloride	578-94-9	急性毒性—经口，类别 3 * 急性毒性—吸入，类别 3 * 危害水生环境—急性危害，类别 1 危害水生环境—长期危害，类别 1	
314	二苯基二氯硅烷	二苯二氯硅烷	diphenyldichlorosilane	80-10-4	急性毒性—经皮，类别 2 皮肤腐蚀/刺激，类别 1 严重眼损伤/眼刺激，类别 1 特异性靶器官毒性——次接触，类别 2	
315	二苯基二硒		diphenyl diselenide	1666-13-3	急性毒性—经口，类别 3 急性毒性—吸入，类别 3 * 特异性靶器官毒性—反复接触，类别 2 危害水生环境—急性危害，类别 1 危害水生环境—长期危害，类别 1	
316	二苯基汞	二苯汞	diphenylmercury	587-85-9	急性毒性—经口，类别 2 * 急性毒性—经皮，类别 1 急性毒性—吸入，类别 2 * 特异性靶器官毒性—反复接触，类别 2 * 危害水生环境—急性危害，类别 1 危害水生环境—长期危害，类别 1	
317	二苯基甲烷二异氰酸酯	MDI	methylenediphenyl diisocyanates; MDI	26447-40-5	皮肤腐蚀/刺激，类别 2 严重眼损伤/眼刺激，类别 2A 呼吸道致敏物，类别 1 皮肤致敏物，类别 1 致癌性，类别 2 特异性靶器官毒性——次接触，类别 3（呼吸道刺激） 特异性靶器官毒性—反复接触，类别 2 *	
318	二苯基甲烷-4, 4'-二异氰酸酯	亚甲基双（4, 1-亚苯基）二异氰酸酯；4, 4'-二异氰酸二苯甲烷	diphenylmethane-4, 4'-diisocyanate; methylene-bis (4, 1-phenylene) diisocyanate; 4, 4'-methylenediphenyl diisocyanate	101-68-8	皮肤腐蚀/刺激，类别 2 严重眼损伤/眼刺激，类别 2 呼吸道致敏物，类别 1 皮肤致敏物，类别 1 特异性靶器官毒性——次接触，类别 3（呼吸道刺激） 特异性靶器官毒性—反复接触，类别 2 *	
319	二苯基氯胂	氯化二苯胂	diphenylchloroarsine; diphenylarsine chloride	712-48-1	急性毒性—经口，类别 3 * 急性毒性—吸入，类别 3 * 危害水生环境—急性危害，类别 1 危害水生环境—长期危害，类别 1	
320	二苯基镁		magnesium diphenyl	555-54-4	自燃固体，类别 1 遇水放出易燃气体的物质和混合物，类别 1	
321	2-（二苯基乙酰基）-2, 3-二氢-1, 3-茚二酮	2-（2, 2-二苯基乙酰基）-1, 3-茚满二酮；敌鼠	2-diphenylacetylindan-1, 3-dione; 2-(2, 2-diphenyl-acetyl) -1, 3-indanedione; diphacinone	82-66-6	急性毒性—经口，类别 2 * 特异性靶器官毒性—反复接触，类别 1	剧毒

续表36

序号	品名	别名	英文名	CAS 号	危险性类别	备注
322	二苯甲基溴	溴二苯甲烷；二苯溴甲烷	diphenylmethyl bromide; bromodiphenylmethane; diphenyl bromomethane	776-74-9	皮肤腐蚀/刺激，类别 1 严重眼损伤/眼刺激，类别 1	
323	1, 1-二苯肼	不对称二苯肼	1, 1-diphenyl hydrazine; asym-diphenyl hydrazine	530-50-7	危害水生环境—急性危害，类别 1 危害水生环境—长期危害，类别 1	
324	1, 2-二苯肼	对称二苯肼	1, 2-diphenylhydrazine; sym-diphenyl hydrazine; hydrazobenzene	122-66-7	危害水生环境—急性危害，类别 1 危害水生环境—长期危害，类别 1	
325	二苄基二氯硅烷		dibenzyldichlorosilane	18414-36-3	皮肤腐蚀/刺激，类别 1 严重眼损伤/眼刺激，类别 1	
326	二丙硫醚	正丙硫醚；二丙基硫；硫化二正丙基	di-n-propyl sulfide; n-propyl sulfide; dipropyl sulfide; 1-propyl thiopropane	111-47-7	易燃液体，类别 3	
327	二碘化苯胂	苯基二碘胂	diiodide phenylarsonic; phenyl diiodoarsine	6380-34-3	急性毒性—经口，类别 3 * 急性毒性—吸入，类别 3 * 危害水生环境—急性危害，类别 1 危害水生环境—长期危害，类别 1	
328	二碘化汞	碘化汞；碘化高汞；红色碘化汞	mercury(Ⅱ) iodide; red mercuric iodide	7774-29-0	急性毒性—经口，类别 2 急性毒性—经皮，类别 2 皮肤腐蚀/刺激，类别 2 严重眼损伤/眼刺激，类别 2A 皮肤致敏物，类别 1 危害水生环境—急性危害，类别 1 危害水生环境—长期危害，类别 1	
329	二碘甲烷		diiodomethane	75-11-6	皮肤腐蚀/刺激，类别 2 严重眼损伤/眼刺激，类别 2A 特异性靶器官毒性——次接触，类别 3（呼吸道刺激）	
330	N, N-二丁基苯胺		N, N-dibutylaniline	613-29-6	皮肤腐蚀/刺激，类别 2 严重眼损伤/眼刺激，类别 2 特异性靶器官毒性——次接触，类别 3（呼吸道刺激）	
331	二丁基二（十二酸）锡	二丁基二月桂酸锡；月桂酸二丁基锡	dibutyltin didodecylate; dibutyltin dilaurate	77-58-7	急性毒性—经口，类别 3 急性毒性—吸入，类别 2 皮肤腐蚀/刺激，类别 2 严重眼损伤/眼刺激，类别 2A 生殖毒性，类别 1B 特异性靶器官毒性—反复接触，类别 1 危害水生环境—急性危害，类别 1 危害水生环境—长期危害，类别 1	

续表37

序号	品名	别名	英文名	CAS 号	危险性类别	备注
332	二丁基二氯化锡		dibutyltin dichloride; DBTC	683-18-1	急性毒性—经口，类别 3 * 急性毒性—吸入，类别 2 * 皮肤腐蚀/刺激，类别 1B 严重眼损伤/眼刺激，类别 1 生殖细胞致突变性，类别 2 生殖毒性，类别 1B 特异性靶器官毒性—反复接触，类别 1 危害水生环境—急性危害，类别 1 危害水生环境—长期危害，类别 1	
333	二丁基氧化锡	氧化二丁基锡	dibutyl tin oxide	818-08-6	急性毒性—经口，类别 2 严重眼损伤/眼刺激，类别 2A 生殖毒性，类别 2 特异性靶器官毒性—反复接触，类别 1 危害水生环境—急性危害，类别 1 危害水生环境—长期危害，类别 1	
334	S, S'-(1, 4-二噁烷 2, 3-二基) O, O, O', O'-四乙基双(二硫代磷酸酯)	敌噁磷	1, 4-dioxan-2, 3-diyl-O, O, O', O'-tetraethyl di (phosphorodithioate); delcar; dioxathion	78-34-2	急性毒性—经口，类别 2 * 急性毒性—经皮，类别 3 * 急性毒性—吸入，类别 2 * 危害水生环境—急性危害，类别 1 危害水生环境—长期危害，类别 1	
335	1, 3-二氟-2-丙醇		1, 3-difluoro-2-propanol; dededeab-205	453-13-4	急性毒性—经口，类别 2	
336	1, 2-二氟苯	邻二氟苯	1, 2-difluorobenzene; o-difluorobenzene	367-11-3	易燃液体，类别 2	
337	1, 3-二氟苯	间二氟苯	1, 3-difluorobenzene; m-difluorobenzene	372-18-9	易燃液体，类别 2	
338	1, 4-二氟苯	对二氟苯	1, 4-difluorobenzene; p-difluorobenzene	540-36-3	易燃液体，类别 2	
339	1, 3-二氟丙-2-醇（Ⅰ）与1-氯-3-氟丙-2-醇（Ⅱ）的混合物	鼠甘伏；甘氟	1, 3-difluoro-propan-2-ol (Ⅰ) and 1-chloro-3-fluoro-propan-2-ol (Ⅱ) mixture; gliftor	8065-71-2	急性毒性—经口，类别 2 急性毒性—经皮，类别 2 急性毒性—吸入，类别 2	剧毒
340	二氟化氧	一氧化二氟	oxygen difluoride; fluorine monoxide	7783-41-7	氧化性气体，类别 1 加压气体 急性毒性—吸入，类别 1 皮肤腐蚀/刺激，类别 1 严重眼损伤/眼刺激，类别 1	剧毒
341	二氟甲烷	R32	difluoromethane; R32	75-10-5	易燃气体，类别 1 加压气体	
342	二氟磷酸［无水］	二氟代磷酸	difluorophosphoric acid, anhydrous	13779-41-4	皮肤腐蚀/刺激，类别 1 严重眼损伤/眼刺激，类别 1	

续表38

序号	品名	别名	英文名	CAS 号	危险性类别	备注
343	1, 1-二氟乙烷	R152a	1, 1-difluoroethane; freon 152a	75-37-6	易燃气体，类别 1 加压气体 特异性靶器官毒性——一次接触，类别 3（麻醉效应）	
344	1, 1-二氟乙烯	R1132a; 偏氟乙烯	1, 1-difluoroethylene; freon 1132a; vinylidene fluoride	75-38-7	易燃气体，类别 1 加压气体 特异性靶器官毒性——一次接触，类别 3（麻醉效应）	
345	二甘醇双（碳酸烯丙酯）和过二碳酸二异丙酯的混合物［二甘醇双（碳酸烯丙酯）≥ 88%，过二碳酸二异丙酯≤12%］		diethyleneglycol bis (allyl carbonate) + diisopropylperoxydicarbonate with not less than 88% diethyleneglycol bis (allyl carbonate), and not more than 12% diisopropylperoxydicarbonate		自反应物质和混合物，E 型	
346	二环庚二烯	2, 5-降冰片二烯	dicycloheptadiene; 2, 5-norbornadiene	121-46-0	易燃液体，类别 2 危害水生环境—长期危害，类别 3	
347	二环己胺		dicyclohexylamine	101-83-7	皮肤腐蚀/刺激，类别 1B 严重眼损伤/眼刺激，类别 1 危害水生环境—急性危害，类别 1 危害水生环境—长期危害，类别 1	
348	1, 3-二磺酰肼苯		benzene-1, 3-disulfohydrazide	26747-93-3	自反应物质和混合物，D 型	
349	β-二甲氨基丙腈	2-（二甲胺基）乙基氰	β-(dimethylamino) propionitrile; 2-(dimethyl amino) ethyl cyanide	1738-25-6	皮肤腐蚀/刺激，类别 2	
350	O-［4-（（二甲氨基）磺酰基）苯基］O，O-二甲基硫代磷酸酯	伐灭磷	O-[4-((dimethylamino) sulfonyl) phenyl) O, O-dimethyl phosphorothioate; famphur; dovip; famophos	52-85-7	急性毒性—经口，类别 2 皮肤腐蚀/刺激，类别 2 严重眼损伤/眼刺激，类别 2	
351	二甲氨基二氮硒杂茚		dimethyl amino benzo selenophendiazol		急性毒性—经口，类别 3 * 急性毒性—吸入，类别 3 * 特异性靶器官毒性—反复接触，类别 2	
352	二甲氨基甲酰氯		dimethylcarbamoyl chloride	79-44-7	急性毒性—吸入，类别 3 * 皮肤腐蚀/刺激，类别 2 严重眼损伤/眼刺激，类别 2 致癌性，类别 1B 特异性靶器官毒性——一次接触，类别 3（呼吸道刺激）	
353	4-二甲氨基偶氮苯-4'-胂酸	锆试剂	4-dimethylaminoazobenzene-4'-arsonic acid; yicon	622-68-4	急性毒性—经口，类别 3 * 急性毒性—吸入，类别 3 * 危害水生环境—急性危害，类别 1 危害水生环境—长期危害，类别 1	

续表39

序号	品名	别名	英文名	CAS 号	危险性类别	备注
354	二甲胺［无水］		di-methylamine, anhydrous	124-40-3	易燃气体，类别 1 加压气体 皮肤腐蚀/刺激，类别 2 严重眼损伤/眼刺激，类别 1 特异性靶器官毒性——一次接触，类别 3（呼吸道刺激）	
	二甲胺溶液		di-methylamine, aqueous solution		易燃液体，类别 1 皮肤腐蚀/刺激，类别 1B 严重眼损伤/眼刺激，类别 1 特异性靶器官毒性——次接触，类别 3（呼吸道刺激）	
355	1, 2-二甲苯	邻二甲苯	1, 2-xylene; o-xylene	95-47-6	易燃液体，类别 3 皮肤腐蚀/刺激，类别 2 危害水生环境—急性危害，类别 2	
356	1, 3-二甲苯	间二甲苯	1, 3-xylene; m-xylene	108-38-3	易燃液体，类别 3 皮肤腐蚀/刺激，类别 2 危害水生环境—急性危害，类别 2	
357	1, 4-二甲苯	对二甲苯	1, 4-xylene; p-xylene	106-42-3	易燃液体，类别 3 皮肤腐蚀/刺激，类别 2 危害水生环境—急性危害，类别 2	
358	二甲苯异构体混合物		xylene isomers mixture	1330-20-7	易燃液体，类别 3 皮肤腐蚀/刺激，类别 2 危害水生环境—急性危害，类别 2	
359	2, 3-二甲苯酚	1-羟基-2, 3-二甲基苯；2, 3-二甲酚	2, 3-xylenol; 1-hydroxy-2, 3-dimethyl	526-75-0	急性毒性—经口，类别 3 * 急性毒性—经皮，类别 3 * 皮肤腐蚀/刺激，类别 1B 严重眼损伤/眼刺激，类别 1 危害水生环境—急性危害，类别 2 危害水生环境—长期危害，类别 2	
360	2, 4-二甲苯酚	1-羟基-2, 4-二甲基苯；2, 4-二甲酚	2, 4-xylenol; 1-hydroxy-2, 4-dimethyl	105-67-9	急性毒性—经口，类别 3 * 急性毒性—经皮，类别 3 * 皮肤腐蚀/刺激，类别 1B 严重眼损伤/眼刺激，类别 1 危害水生环境—急性危害，类别 2 危害水生环境—长期危害，类别 2	
361	2, 5-二甲苯酚	1-羟基-2, 5-二甲基苯；2, 5-二甲酚	2, 5-xylenol; 1-hydroxy-2, 5-dimethyl	95-87-4	急性毒性—经口，类别 3 * 急性毒性—经皮，类别 3 * 皮肤腐蚀/刺激，类别 1B 严重眼损伤/眼刺激，类别 1 危害水生环境—急性危害，类别 2 危害水生环境—长期危害，类别 2	

续表40

序号	品名	别名	英文名	CAS 号	危险性类别	备注
362	2, 6-二甲苯酚	1-羟基-2, 6-二甲基苯；2, 6-二甲酚	2, 6-xylenol; 1-hydroxy-2, 6-dimethyl	576-26-1	急性毒性—经口，类别 3 * 急性毒性—经皮，类别 3 * 皮肤腐蚀/刺激，类别 1B 严重眼损伤/眼刺激，类别 1 危害水生环境—急性危害，类别 2 危害水生环境—长期危害，类别 2	
363	3, 4-二甲苯酚	1-羟基-3, 4-二甲基苯	3, 4-xylenol; 1-hydroxy-3, 4-dimethyl	95-65-8	急性毒性—经口，类别 3 * 急性毒性—经皮，类别 3 * 皮肤腐蚀/刺激，类别 1B 严重眼损伤/眼刺激，类别 1 危害水生环境—急性危害，类别 2 危害水生环境—长期危害，类别 2	
364	3, 5-二甲苯酚	1-羟基-3, 5-二甲基苯	3, 5-xylenol; 1-hydroxy-3, 5-xylene; 3, 5-dimethylphenol	108-68-9	急性毒性—经口，类别 3 * 急性毒性—经皮，类别 3 * 皮肤腐蚀/刺激，类别 1B 严重眼损伤/眼刺激，类别 1	
365	O, O-二甲基-(2, 2, 2-三氯-1-羟基乙基)膦酸酯	敌百虫	dimethyl 2, 2, 2-trichloro-1-hydroxyethylphosphonate; dipterex; trichlorphon; trichlorfon	52-68-6	急性毒性—经口，类别 3 皮肤致敏物，类别 1 危害水生环境—急性危害，类别 1 危害水生环境—长期危害，类别 1	
366	O, O-二甲基-O-(2, 2-二氯乙烯基) 磷酸酯	敌敌畏	2, 2-dichlorovinyl dimethyl phosphate; dichlorvos; DDVP; divipan	62-73-7	急性毒性—经口，类别 3 * 急性毒性—经皮，类别 3 * 急性毒性—吸入，类别 2 * 皮肤致敏物，类别 1 致癌性，类别 2 危害水生环境—急性危害，类别 1 危害水生环境—长期危害，类别 1	
367	O, O-二甲基-O-(2-甲氧甲酰基-1-甲基)乙烯基磷酸酯[含量>5%]	甲基-3-[（二甲氧基磷酰基)氧代]-2-丁烯酸酯；速灭磷	2-methoxycarbonyl-1-methylvinyl dimethyl phosphate(more than 5%) ; methyl-3-[(dimethoxy-phosphoryl) oxy] -2-crotonate; mevinphos	7786-34-7	急性毒性—经口，类别 2 * 急性毒性—经皮，类别 1 危害水生环境—急性危害，类别 1 危害水生环境—长期危害，类别 1	剧毒
368	N, N-二甲基-1, 3-丙二胺	3-二甲氨基-1-丙胺	N, N-dimethyl-1, 3-diaminopropane; 3-dimethylamino-1-propane; 3-aminopropyldimethylamine	109-55-7	易燃液体，类别 3 皮肤腐蚀/刺激，类别 1B 严重眼损伤/眼刺激，类别 1 皮肤致敏物，类别 1	
369	4, 4-二甲基-1, 3-二噁烷		4, 4-dimethyl-1, 3-dioxane	766-15-4	易燃液体，类别 2	
370	2, 5-二甲基-1, 4-二噁烷		2, 5-dimethyl-1, 4-dioxane	15176-21-3	易燃液体，类别 2	
371	2, 5-二甲基-1, 5-己二烯		2, 5-dimethyl-1, 5-hexadiene	627-58-7	易燃液体，类别 2 危害水生环境—急性危害，类别 2 危害水生环境—长期危害，类别 2	

续表41

序号	品名	别名	英文名	CAS 号	危险性类别	备注
372	2,5-二甲基-2,4-己二烯		2,5-dimethyl-2,4-hexadiene	764-13-6	易燃液体，类别 3 危害水生环境—急性危害，类别 2 危害水生环境—长期危害，类别 2	
373	2,3-二甲基-1-丁烯		2,3-dimethyl-1-butene	563-78-0	易燃液体，类别 2	
374	2,5-二甲基-2,5-二-（2-乙基己酰过氧）己烷［含量≤100%］	2,5-二甲基-2,5-双-（过氧化-2-乙基己酰）己烷	2,5-dimethyl-2,5-di-(2-ethylhexanoylperoxy) hexane (not more than 100%)	13052-09-0	有机过氧化物，C 型	
375	2,5-二甲基-2,5-二-（3,5,5-三甲基己酰过氧）己烷［含量≤77%，含 A 型稀释剂≥23%］	2,5-二甲基-2,5-双-（过氧化-3,5,5-三甲基己酰）己烷	2,5-dimethyl-2,5-di-(3,5,5-trimethylhexanoyl-peroxy) hexane (not more than 77%, and diluent type A not less than 23%)		有机过氧化物，D 型	
376	2,5-二甲基-2,5-二（叔丁基过氧）-3-己烷［52%<含量≤86%，含 A 型稀释剂≥14%］		2,5-dimethyl-2,5-di-(tert-butylperoxy)-3-hexyne (more than 52% but not more than 86%, and diluent type A not less than 14%)	1068-27-5	有机过氧化物，C 型	
	2,5-二甲基-2,5-二（叔丁基过氧）-3-己烷［86%<含量≤100%］		2,5-dimethyl-2,5-di-(tert-butylperoxy)-3-hexyne (more than 86%)		有机过氧化物，B 型	
	2,5-二甲基-2,5-二（叔丁基过氧）-3-己烷［含量≤52%，含惰性固体≥48%］		2,5-dimethyl-2,5-di-(tert-butylperoxy)-3-hexyne (not more than 52%, and inert solid not less than 48%)		有机过氧化物，D 型	

续表42

序号	品名	别名	英文名	CAS 号	危险性类别	备注
377	2,5-二甲基-2,5-二（叔丁基过氧）己烷[90%<含量≤100%]	2,5-二甲基-2,5-双-（过氧化叔丁基）己烷	2,5-dimethyl-2,5-di-(tert-butylperoxy) hexane (more than 90%)	78-63-7	有机过氧化物，C 型	
	2,5-二甲基-2,5-二（叔丁基过氧）己烷[52%<含量≤90%，含 A 型稀释剂≥10%]		2,5-dimethyl-2,5-di-(tert-butylperoxy) hexane (more than 52% but not more than 90%, and diluent type A not less than 10%)		有机过氧化物，D 型	
	2,5-二甲基-2,5-二（叔丁基过氧）己烷[含量≤52%，含 A 型稀释剂≥48%]		2,5-dimethyl-2,5-di-(tert-butylperoxy) hexane (not more than 52%, and diluent type A not less than 48%)		有机过氧化物，F 型	
	2,5-二甲基-2,5-二（叔丁基过氧）己烷[含量≤77%]		2,5-dimethyl-2,5-di-(tert-butylperoxy) hexane (not more than 77%)		有机过氧化物，E 型	
	2,5-二甲基-2,5-二（叔丁基过氧）己烷[糊状物，含量≤47%]		2,5-dimethyl-2,5-di-(tert-butylperoxy) hexane (not more than 47% as a paste)		有机过氧化物，E 型	
378	2,5-二甲基-2,5-二氢过氧化己烷[含量≤82%]	2,5-二甲基-2,5-过氧化二氢己烷	2,5-dimethyl-2,5-dihydroperoxyhexane (not more than 82%)	3025-88-5	有机过氧化物，C 型	
379	2,5-二甲基-2,5-双（苯甲酰过氧）己烷[82%<含量≤100%]	2,5-二甲基-2,5-双-（过氧化苯甲酰）己烷	2,5-dimethyl-2,5-di-(benzoylperoxy) hexane (more than 82%); 2,5-dimethylhexan-2,5-diyldiperbenzoat	2618-77-1	有机过氧化物，B 型	
	2,5-二甲基-2,5-双（苯甲酰过氧）己烷[含量≤82%，惰性固体含量≥18%]		2,5-dimethyl-2,5-di-(benzoylperoxy) hexane (not more than 82%, and inert solid not less than 18%)		有机过氧化物，D 型	
	2,5-二甲基-2,5-双（苯甲酰过氧）己烷[含量≤82%，含水≥18%]		2,5-dimethyl-2,5-di-(benzoylperoxy) hexane (not more than 82%, and water not less than 18%)		有机过氧化物，C 型	

续表43

序号	品名	别名	英文名	CAS 号	危险性类别	备注
380	2,5-二甲基-2,5-双-（过氧化叔丁基）-3-己炔[86%<含量≤100%]		2,5-dimethyl-2,5-di-(tert-butyl peroxy)-3-hexyne(more than 86%);2,5-dimethyl-2,5-di-(tert-butylperoxy) hexyne-3	1068-27-5	易燃液体，类别3 有机过氧化物，B型	
	2,5-二甲基-2,5-双-（过氧化叔丁基）-3-己炔[含量≤52%，含惰性固体≥48%]		2,5-dimethyl-2,5-di-(tert-butyl peroxy)-3-hexyne (not more than 52%, and inert solid not less than 48%)		有机过氧化物，D型	
	2,5-二甲基-2,5-双-（过氧化叔丁基）-3-己炔[52%<含量≤86%，A型稀释剂≥14%]		2,5-dimethyl-2,5-di-(tert-butyl peroxy)-3-hexyne(more than 52% but not more than 86%, and diluent type A not less than 14%)		有机过氧化物，C型	
381	2,3-二甲基-2-丁烯	四甲基乙烯	2,3-dimethyl-2-butene; tetramethylethene	563-79-1	易燃液体，类别2	
382	3-［2-（3,5-二甲基-2-氧代环己基）-2-羟基乙基］戊二酰胺	放线菌酮	3-[2-(3,5-dimethyl-2-oxo-cyclohexyl)-2-hydroxy-ethyl] glutarimide; cycloheximide	66-81-9	急性毒性—经口，类别2* 生殖细胞致突变性，类别2 生殖毒性，类别1B 危害水生环境—急性危害，类别2 危害水生环境—长期危害，类别2	
383	2,6-二甲基-3-庚烯		2,6-dimethyl-3-heptene	2738-18-3	易燃液体，类别2	
384	2,4-二甲基-3-戊酮	二异丙基甲酮	2,4-dimethylpentan-3-one; diisopropyl ketone	565-80-0	易燃液体，类别2	
385	二甲基-4-(甲基硫代)苯基磷酸酯	甲硫磷	dimethyl 4-(methylthio) phenyl phosphate	3254-63-5	急性毒性—经口，类别2* 急性毒性—经皮，类别1	剧毒
386	1,1'-二甲基-4,4'-联吡啶阳离子	百草枯	1,1'-dimethyl-4,4'-bipyridinium; paraquat; gramoxone	4685-14-7	急性毒性—经口，类别3 急性毒性—经皮，类别2 急性毒性—吸入，类别1 皮肤腐蚀/刺激，类别1 严重眼损伤/眼刺激，类别1 生殖毒性，类别2 特异性靶器官毒性——次接触，类别1 特异性靶器官毒性—反复接触，类别1 危害水生环境—急性危害，类别1 危害水生环境—长期危害，类别1	

续表44

序号	品名	别名	英文名	CAS号	危险性类别	备注
387	3,3'-二甲基-4,4'-二氨基联苯	邻二氨基二甲基联苯；3,3'-二甲基联苯胺	4,4'-bi-o-toluidine; o-tolidine; 3,3'-dimethylbenzidine	119-93-7	致癌性，类别2 危害水生环境—急性危害，类别2 危害水生环境—长期危害，类别2	
388	N',N'-二甲基-N'-苯基-N'-(氟二氯甲硫基)磺酰胺	苯氟磺胺	N-dichlorofluoromethylthio-N',N'-dimethyl-N-phenylsulphamide; dichlofluanid	1085-98-9	严重眼损伤/眼刺激，类别2 皮肤致敏物，类别1 危害水生环境—急性危害，类别1	
389	O,O-二甲基-O-(1,2-二溴-2,2-二氯乙基)磷酸酯	二溴磷	1,2-dibromo-2,2-dichloroethyl dimethyl phosphate; naled powder	300-76-5	皮肤腐蚀/刺激，类别2 严重眼损伤/眼刺激，类别2 危害水生环境—急性危害，类别1	
390	O,O-二甲基-O-(4-甲硫基-3-甲基苯基)硫代磷酸酯	倍硫磷	O,O-dimethyl-O-(4-methylthion-m-tolyl) phosphorothioate; fenthion; baytex; queletox	55-38-9	急性毒性—吸入，类别3* 生殖细胞致突变性，类别2 特异性靶器官毒性—反复接触，类别1 危害水生环境—急性危害，类别1 危害水生环境—长期危害，类别1	
391	O,O-二甲基-O-(4-硝基苯基)硫代磷酸酯	甲基对硫磷	O,O-dimethyl O-4-nitrophenyl phosphorothioate; metaphos; parathion-methyl	298-00-0	易燃液体，类别3 急性毒性—经口，类别2* 急性毒性—经皮，类别3* 急性毒性—吸入，类别2* 特异性靶器官毒性—反复接触，类别2* 危害水生环境—急性危害，类别1 危害水生环境—长期危害，类别1	
392	(E)-O,O-二甲基-O-[1-甲基-2-(1-苯基-乙氧基甲酰)乙烯基]磷酸酯	巴毒磷	1-phenylethyl 3-(dimethoxyphosphinyloxy) isocrotonate powder; crotoxyphos powder	7700-17-6	急性毒性—经口，类别3* 急性毒性—经皮，类别3* 危害水生环境—急性危害，类别1 危害水生环境—长期危害，类别1	
393	(E)-O,O-二甲基-O-[1-甲基-2-(二甲基氨基甲酰)乙烯基]磷酸酯[含量>25%]	3-二甲氧基磷氧基-N,N-二甲基异丁烯酰胺；百治磷	(E)-2-dimethylcarbamoyl-1-methylvinyl dimethyl phosphate(more than 25%); 3-dimethoxy phosphinyloxy-N,N-dimethylisocrotonamide; dicrotophos; bidrin	141-66-2	急性毒性—经口，类别2* 急性毒性—经皮，类别3* 危害水生环境—急性危害，类别1 危害水生环境—长期危害，类别1	剧毒
394	O,O-二甲基-O-[1-甲基-2-(甲基氨基甲酰)乙烯基]磷酸酯[含量>0.5%]	久效磷	dimethyl-1-methyl-2-(methylcarbamoyl) vinyl phosphate(more than 0.5%); monocrotophos	6923-22-4	急性毒性—经口，类别2* 急性毒性—经皮，类别3* 急性毒性—吸入，类别2* 生殖细胞致突变性，类别2 危害水生环境—急性危害，类别1 危害水生环境—长期危害，类别1	剧毒

续表45

序号	品名	别名	英文名	CAS 号	危险性类别	备注
395	O, O-二甲基-O-［1-甲基-2氯-2-（二乙基氨基甲酰）乙烯基］磷酸酯	2-氯-3-（二乙氨基）-1-甲基-3-氧代-1-丙烯二甲基磷酸酯；磷胺	2-chloro-2-diethylcarbamoyl-1-methylvinyl dimethyl phosphate; 2-chloro-3-(diethylamino)-1-methyl-3-oxo-1-propenyl dimethyl phosphate; dimecron; phosphamidon	13171-21-6	急性毒性—经口，类别2＊ 急性毒性—经皮，类别3＊ 生殖细胞致突变性，类别2 危害水生环境—急性危害，类别1 危害水生环境—长期危害，类别1	
396	O, O-二甲基-S-(2, 3-二氢-5-甲氧基-2-氧代-1, 3, 4-噻二唑-3-基甲基）二硫代磷酸酯	杀扑磷	2, 3-dihydro-5-methoxy-2-oxo-1, 3, 4-thiadiazol-3-ylmethyl-O, O-dimethylphosphorodithioate; ultracide; methidathion	950-37-8	急性毒性—经口，类别2＊ 危害水生环境—急性危害，类别1 危害水生环境—长期危害，类别1	
397	O, O-二甲基-S-(2-甲硫基乙基）二硫代磷酸酯（Ⅱ）	二硫代田乐磷	O, O-dimethyl S-2-methylthioethyl phosphorothioate; cymetox; demephion; demephion-S	2587-90-8	急性毒性—经口，类别2＊ 急性毒性—经皮，类别3＊	
398	O, O-二甲基-S-(2-乙硫基乙基）二硫代磷酸酯	甲基乙拌磷	S-2-ethylthioethyl O, O-dimethyl phosphorodithioate; thiometon	640-15-3	急性毒性—经口，类别3＊ 危害水生环境—急性危害，类别2	
399	O, O-二甲基-S-(3, 4-二氢-4-氧代苯并［d］-［1, 2, 3］-三氮苯-3-基甲基）二硫代磷酸酯	保棉磷	O, O-dimethyl-S-(3, 4-dihydro-4-oxo-benzo［d］-［1, 2, 3］-triazine-3-ylmethyl) dithiophosphate ester; azinphos-methyl; conthion-methyl; gusathion	86-50-0	急性毒性—经口，类别2＊ 急性毒性—经皮，类别3＊ 急性毒性—吸入，类别2＊ 皮肤致敏物，类别1 危害水生环境—急性危害，类别1 危害水生环境—长期危害，类别1	
400	O, O-二甲基-S-(N-甲基氨基甲酰甲基）硫代磷酸酯	氧乐果	O, O-dimethyl S-methylcarbamoylmethyl phosphorothioate; omethoate; folimat	1113-02-6	急性毒性—经口，类别2 危害水生环境—急性危害，类别1	
401	O, O-二甲基-S-(吗啉代甲酰甲基）二硫代磷酸酯	茂硫磷	morphothion powder	144-41-2	急性毒性—经口，类别3＊ 急性毒性—经皮，类别3＊ 急性毒性—吸入，类别3＊ 危害水生环境—急性危害，类别1 危害水生环境—长期危害，类别1	
402	O, O-二甲基-S-(酞酰亚胺基甲基）二硫代磷酸酯	亚胺硫磷	phosmet powder wettable powder; lmidanpowder; phthalophos powder wettable powder	732-11-6	危害水生环境—急性危害，类别1 危害水生环境—长期危害，类别1	

续表46

序号	品名	别名	英文名	CAS 号	危险性类别	备注
403	O, O-二甲基-S-(乙基氨基甲酰甲基）二硫代磷酸酯	益棉磷	ethoate-methyl	2642-71-9	急性毒性—经口，类别 2 * 急性毒性—经皮，类别 3 * 危害水生环境—急性危害，类别 1 危害水生环境—长期危害，类别 1	
404	O-O-二甲基-S-[1, 2-双（乙氧基甲酰）乙基] 二硫代磷酸酯	马拉硫磷	1, 2-bis(ethoxycarbonyl) ethyl O, O-dimethyl phosphorodithioate; malathion; forthion; carbofos	121-75-5	皮肤致敏物，类别 1 危害水生环境—急性危害，类别 1 危害水生环境—长期危害，类别 1	
405	4-N, N-二甲基氨基-3, 5-二甲基苯基 N-甲基氨基甲酸酯	4-二甲氨基-3, 5-二甲苯基-N-甲基氨基甲酸酯；兹克威	4-N, N-dimethyl-3, 5-dimethyl-phenyl N-methylcarbamate; 4-dimethylamino-3, 5-dimethylphenyl-N-methylcarbamate; mexacarbate; zectran	315-18-4	急性毒性—经口，类别 2 * 危害水生环境—急性危害，类别 1 危害水生环境—长期危害，类别 1	
406	4-N, N-二甲基氨基-3-甲基苯基 N-甲基氨基甲酸酯	灭害威	4-dimethylamino-3-tolyl methylcarbamate; aminocarb	2032-59-9	急性毒性—经口，类别 3 * 急性毒性—经皮，类别 3 * 危害水生环境—急性危害，类别 1 危害水生环境—长期危害，类别 1	
407	4-二甲基氨基-6-（2-二甲基氨乙基氧基）甲苯-2-重氮氯化锌盐		4-dimethylamino-6-(2-dimethylami-noethoxy) toluene-2-diazonium zinc chloride	135072-82-1	自反应物质和混合物，D 型	
408	8-（二甲基氨基甲基）-7-甲氧基氨基-3-甲基黄酮	二甲弗林	8-（dimerhylamino-methyl) -7-methoxy-3-methyifiavone; dimefline	1165-48-6	急性毒性—经口，类别 2	
409	3-二甲基氨基亚甲基亚氨基苯基-N-甲基氨基甲酸酯（或其盐酸盐）	伐虫脒	3-[(EZ) -dimethylamino-methyleneamino] phenyl methylcarbamate; formetanate	22259-30-9; 23422-53-9	急性毒性—经口，类别 2 * 急性毒性—吸入，类别 2 * 皮肤致敏物，类别 1 危害水生环境—急性危害，类别 1 危害水生环境—长期危害，类别 1	
410	N, N-二甲基氨基乙腈	2-（二甲氨基）乙腈	N, N-dimethylaminoacetonitrile; 2-dimethylaminoacetonitrile	926-64-7	易燃液体，类别 2 急性毒性—经口，类别 2 急性毒性—经皮，类别 1	剧毒
411	2, 3-二甲基苯胺	1-氨基-2, 3-二甲基苯	2, 3-xylidine; 1-amino-2, 3-dimethylbenzene	87-59-2	急性毒性—经皮，类别 3 特异性靶器官毒性—反复接触，类别 2 危害水生环境—急性危害，类别 2 危害水生环境—长期危害，类别 2	

续表47

序号	品名	别名	英文名	CAS 号	危险性类别	备注
412	2, 4-二甲基苯胺	1-氨基-2, 4-二甲基苯	2, 4-xylidine; 1-amino-2, 4-dimethylbenzene	95-68-1	严重眼损伤/眼刺激，类别 2 特异性靶器官毒性——次接触，类别 1 特异性靶器官毒性—反复接触，类别 1 危害水生环境—急性危害，类别 2 危害水生环境—长期危害，类别 2	
413	2, 5-二甲基苯胺	1-氨基-2, 5-二甲基苯	2, 5-xylidine; 1-amino-2, 5-dimethylbenzene	95-78-3	特异性靶器官毒性—反复接触，类别 2 * 危害水生环境—急性危害，类别 2 危害水生环境—长期危害，类别 2	
414	2, 6-二甲基苯胺	1-氨基-2, 6-二甲基苯	2, 6-xylidine; 1-amino-2, 6-dimethylbenzene	87-62-7	皮肤腐蚀/刺激，类别 2 致癌性，类别 2 特异性靶器官毒性——次接触，类别 3（呼吸道刺激） 危害水生环境—急性危害，类别 2 危害水生环境—长期危害，类别 2	
415	3, 4-二甲基苯胺	1-氨基-3, 4-二甲基苯	3, 4-xylidine; 1-amino-3, 4-dimethylbenzene	95-64-7	特异性靶器官毒性—反复接触，类别 2 危害水生环境—急性危害，类别 2 危害水生环境—长期危害，类别 2	
416	3, 5-二甲基苯胺	1-氨基-3, 5-二甲基苯	3, 5-xylidine; 1-amino-3, 5-dimethylbenzene	108-69-0	严重眼损伤/眼刺激，类别 2B 特异性靶器官毒性——次接触，类别 1 特异性靶器官毒性—反复接触，类别 2 危害水生环境—急性危害，类别 2 危害水生环境—长期危害，类别 2	
417	N, N-二甲基苯胺		N, N-dimethylaniline	121-69-7	急性毒性—经口，类别 3 * 急性毒性—经皮，类别 3 * 急性毒性—吸入，类别 3 * 危害水生环境—急性危害，类别 2 危害水生环境—长期危害，类别 2	
418	二甲基苯胺异构体混合物		xylidine isomers mixture	1300-73-8	急性毒性—吸入，类别 2 严重眼损伤/眼刺激，类别 2 特异性靶器官毒性——次接触，类别 2 特异性靶器官毒性—反复接触，类别 2 危害水生环境—急性危害，类别 2 危害水生环境—长期危害，类别 2	
419	3, 5-二甲基苯甲酰氯		3, 5-dimethylbenzoyl chloride	6613-44-1	皮肤腐蚀/刺激，类别 1B 严重眼损伤/眼刺激，类别 1 皮肤致敏物，类别 1	
420	2, 4-二甲基吡啶	2, 4-二甲基氮杂苯	2, 4-dimethylpyridine; 2, 4-lutidine	108-47-4	易燃液体，类别 3 急性毒性—经口，类别 3	
421	2, 5-二甲基吡啶	2, 5-二甲基氮杂苯	2, 5-dimethylpyridine; 2, 5-lutidine	589-93-5	易燃液体，类别 3	
422	2, 6-二甲基吡啶	2, 6-二甲基氮杂苯	2, 6-dimethylpyridine; 2, 6-lutidine	108-48-5	易燃液体，类别 3	
423	3, 4-二甲基吡啶	3, 4-二甲基氮杂苯	3, 4-dimethylpyridine; 3, 4-lutidine	583-58-4	易燃液体，类别 3 急性毒性—经皮，类别 2	
424	3, 5-二甲基吡啶	3, 5-二甲基氮杂苯	3, 5-dimethylpyridine; 3, 5-lutidine	591-22-0	易燃液体，类别 3	

续表48

序号	品名	别名	英文名	CAS 号	危险性类别	备注
425	N, N-二甲基苄胺	N-苄基二甲胺；苄基二甲胺	N, N-dimethylbenzyl amine; benzyldimethylamine	103-83-3	易燃液体，类别 3 皮肤腐蚀/刺激，类别 1B 严重眼损伤/眼刺激，类别 1 危害水生环境—长期危害，类别 3	
426	N, N-二甲基丙胺		dimethyl-n-propylamine	926-63-6	易燃液体，类别 2	
427	N, N-二甲基丙醇胺	3-（二甲胺基）-1-丙醇	N, N-dimethyl propanolamine; 3-(dimethylamino)-1-propanol	3179-63-3	易燃液体，类别 3	
428	2, 2-二甲基丙酸甲酯	三甲基乙酸甲酯	methyl 2, 2-dimethyl propionate; methyl trimethylacetate	598-98-1	易燃液体，类别 2	
429	2, 2-二甲基丙烷	新戊烷	2, 2-dimethylpropane; neopentane	463-82-1	易燃气体，类别 1 加压气体 危害水生环境—急性危害，类别 2 危害水生环境—长期危害，类别 2	
430	1, 3-二甲基丁胺	2-氨基-4-甲基戊烷	1, 3-dimethylbutylamine; 2-amino-4-methylpentane	108-09-8	易燃液体，类别 2 急性毒性—经皮，类别 3 皮肤腐蚀/刺激，类别 1 严重眼损伤/眼刺激，类别 1	
431	1, 3-二甲基丁醇乙酸酯	乙酸仲己酯；2-乙酸-4-甲基戊酯	1, 3-dimethylbutyl acetate; sec-hexylacetate; 4-methyl-2-pentyl acetate	108-84-9	易燃液体，类别 3 皮肤腐蚀/刺激，类别 2 严重眼损伤/眼刺激，类别 2B 特异性靶器官毒性——次接触，类别 3（呼吸道刺激）	
432	2, 2-二甲基丁烷	新己烷	2, 2-dimethylbutane; neohexane	75-83-2	易燃液体，类别 2 皮肤腐蚀/刺激，类别 2 特异性靶器官毒性——次接触，类别 3（麻醉效应） 吸入危害，类别 1 危害水生环境—急性危害，类别 2 危害水生环境—长期危害，类别 2	
433	2, 3-二甲基丁烷	二异丙基	2, 3-dimethylbutane; diisopropyl	79-29-8	易燃液体，类别 2 皮肤腐蚀/刺激，类别 2 特异性靶器官毒性——次接触，类别 3（麻醉效应） 吸入危害，类别 1 危害水生环境—急性危害，类别 2 危害水生环境—长期危害，类别 2	
434	O, O-二甲基-对硝基苯基磷酸酯	甲基对氧磷	O, O-dimetyl-O-p-nitrphenylphosphate; methyl paraoxon	950-35-6	急性毒性—经口，类别 1 危害水生环境—急性危害，类别 1 危害水生环境—长期危害，类别 1	剧毒
435	二甲基二噁烷		dimethyldioxanes	25136-55-4	易燃液体，类别 3 *	

续表49

序号	品名	别名	英文名	CAS 号	危险性类别	备注
436	二甲基二氯硅烷	二氯二甲基硅烷	dimethyldichlorosilane; dichlorodimethylsilane	75-78-5	易燃液体，类别 2 皮肤腐蚀/刺激，类别 2 严重眼损伤/眼刺激，类别 2 特异性靶器官毒性——次接触，类别 3（呼吸道刺激）	
437	二甲基二乙氧基硅烷	二乙氧基二甲基硅烷	dimethyldiethoxysilane; diethoxydimethylsilane	78-62-6	易燃液体，类别 2 危害水生环境—急性危害，类别 2	
438	2, 5-二甲基呋喃	2, 5-二甲基氧杂茂	2, 5-dimethylfuran	625-86-5	易燃液体，类别 2 危害水生环境—长期危害，类别 3	
439	2, 2-二甲基庚烷		2, 2-dimethyl heptane	1071-26-7	易燃液体，类别 3 危害水生环境—急性危害，类别 1 危害水生环境—长期危害，类别 1	
440	2, 3-二甲基庚烷		2, 3-dimethyl heptane	3074-71-3	易燃液体，类别 3 危害水生环境—急性危害，类别 1 危害水生环境—长期危害，类别 1	
441	2, 4-二甲基庚烷		2, 4-dimethyl heptane	2213-23-2	易燃液体，类别 3 危害水生环境—急性危害，类别 1 危害水生环境—长期危害，类别 1	
442	2, 5-二甲基庚烷		2, 5-dimethyl heptane	2216-30-0	易燃液体，类别 3 危害水生环境—急性危害，类别 1 危害水生环境—长期危害，类别 1	
443	3, 3-二甲基庚烷		3, 3-dimethyl heptane	4032-86-4	易燃液体，类别 3 危害水生环境—急性危害，类别 1 危害水生环境—长期危害，类别 1	
444	3, 4-二甲基庚烷		3, 4-dimethyl heptane	922-28-1	易燃液体，类别 3 危害水生环境—急性危害，类别 1 危害水生环境—长期危害，类别 1	
445	3, 5-二甲基庚烷		3, 5-dimethyl heptane	926-82-9	易燃液体，类别 3 危害水生环境—急性危害，类别 1 危害水生环境—长期危害，类别 1	
446	4, 4-二甲基庚烷		4, 4-dimethyl heptane	1068-19-5	易燃液体，类别 3 危害水生环境—急性危害，类别 1 危害水生环境—长期危害，类别 1	
447	N, N-二甲基环己胺	二甲氨基环己烷	N, N-dimethylcyclohexylamine; dimethyl aminocy clohexane	98-94-2	易燃液体，类别 3 急性毒性—经皮，类别 3 急性毒性—吸入，类别 2 皮肤腐蚀/刺激，类别 1 严重眼损伤/眼刺激，类别 1 特异性靶器官毒性——次接触，类别 1 特异性靶器官毒性——次接触，类别 3（呼吸道刺激） 危害水生环境—急性危害，类别 1 危害水生环境—长期危害，类别 1	
448	1, 1-二甲基环己烷		1, 1-dimethylcyclohexane	590-66-9	易燃液体，类别 2 危害水生环境—急性危害，类别 2 危害水生环境—长期危害，类别 2	

续表50

序号	品名	别名	英文名	CAS 号	危险性类别	备注
449	1, 2-二甲基环己烷		1, 2-dimethylcyclohexane	583-57-3	易燃液体，类别 2 危害水生环境—急性危害，类别 2 危害水生环境—长期危害，类别 2	
450	1, 3-二甲基环己烷		1, 3-dimethylcyclohexane	591-21-9	易燃液体，类别 2 危害水生环境—急性危害，类别 2 危害水生环境—长期危害，类别 2	
451	1, 4-二甲基环己烷		1, 4-dimethylcyclohexane	589-90-2	易燃液体，类别 2 皮肤腐蚀/刺激，类别 2 特异性靶器官毒性——次接触，类别 3（麻醉效应） 吸入危害，类别 1 危害水生环境—急性危害，类别 2 危害水生环境—长期危害，类别 2	
452	1, 1-二甲基环戊烷		1, 1-dimethyl cyclopentane	1638-26-2	易燃液体，类别 2	
453	1, 2-二甲基环戊烷		1, 2-dimethyl cyclopentane	2452-99-5	易燃液体，类别 2	
454	1, 3-二甲基环戊烷		1, 3-dimethyl cyclopentane	2453-00-1	易燃液体，类别 2	
455	2, 2-二甲基己烷		2, 2-dimethylhexane	590-73-8	易燃液体，类别 2 皮肤腐蚀/刺激，类别 2 特异性靶器官毒性——次接触，类别 3（麻醉效应） 吸入危害，类别 1 危害水生环境—急性危害，类别 1 危害水生环境—长期危害，类别 1	
456	2, 3-二甲基己烷		2, 3-dimethylhexane	584-94-1	易燃液体，类别 2 皮肤腐蚀/刺激，类别 2 特异性靶器官毒性——次接触，类别 3（麻醉效应） 吸入危害，类别 1 危害水生环境—急性危害，类别 1 危害水生环境—长期危害，类别 1	
457	2, 4-二甲基己烷		2, 4-dimethylhexane	589-43-5	易燃液体，类别 2 皮肤腐蚀/刺激，类别 2 特异性靶器官毒性——次接触，类别 3（麻醉效应） 吸入危害，类别 1 危害水生环境—急性危害，类别 1 危害水生环境—长期危害，类别 1	
458	3, 3-二甲基己烷		3, 3-dimethylhexane	563-16-6	易燃液体，类别 2 皮肤腐蚀/刺激，类别 2 特异性靶器官毒性——次接触，类别 3（麻醉效应） 吸入危害，类别 1 危害水生环境—急性危害，类别 1 危害水生环境—长期危害，类别 1	

续表51

序号	品名	别名	英文名	CAS 号	危险性类别	备注
459	3, 4-二甲基己烷		3, 4-dimethylhexane	583-48-2	易燃液体，类别 2 皮肤腐蚀/刺激，类别 2 特异性靶器官毒性——一次接触，类别 3（麻醉效应） 吸入危害，类别 1 危害水生环境—急性危害，类别 1 危害水生环境—长期危害，类别 1	
460	N, N-二甲基甲酰胺	甲酰二甲胺	N, N-dimethylformamide; dimethyl formamide; formyldimethylamine	68-12-2	易燃液体，类别 3 严重眼损伤/眼刺激，类别 2 生殖毒性，类别 1B	
461	1, 1-二甲基肼	二甲基肼［不对称］；N, N-二甲基肼	1, 1-dimethylhydrazine; dimethylhydrazine, unsymmetrical; N, N-dimethylhydrazine	57-14-7	易燃液体，类别 2 急性毒性—经口，类别 3 急性毒性—经皮，类别 3 急性毒性—吸入，类别 2 皮肤腐蚀/刺激，类别 1B 严重眼损伤/眼刺激，类别 1 致癌性，类别 2 危害水生环境—急性危害，类别 2 危害水生环境—长期危害，类别 2	剧毒
462	1, 2-二甲基肼	二甲基肼［对称］	1, 2-dimethylhydrazine; dimethylhydrazine, symmetrical; hydrazomethane	540-73-8	易燃液体，类别 3 急性毒性—经口，类别 3 急性毒性—经皮，类别 3 急性毒性—吸入，类别 2 致癌性，类别 1B 危害水生环境—急性危害，类别 2 危害水生环境—长期危害，类别 2	剧毒
463	O, O'-二甲基硫代磷酰氯	二甲基硫代磷酰氯	O, O'-dimethyl thiophosphoryl chloride; dimethyl thiophosphoryl chloride	2524-03-0	急性毒性—经皮，类别 3 急性毒性—吸入，类别 1 皮肤腐蚀/刺激，类别 2 严重眼损伤/眼刺激，类别 1 特异性靶器官毒性——一次接触，类别 2 特异性靶器官毒性—反复接触，类别 2 危害水生环境—长期危害，类别 3	剧毒
464	二甲基氯乙缩醛		dimethyl chloroacetal; 2-chloro-1, 1-dimethoxyethane	97-97-2	易燃液体，类别 3	
465	2, 6-二甲基吗啉		2, 6-dimethyl morpholine	141-91-3	易燃液体，类别 3 急性毒性—经皮，类别 3	
466	二甲基镁		dimethyl magnesium	2999-74-8	自燃固体，类别 1 遇水放出易燃气体的物质和混合物，类别 1	
467	1, 4-二甲基哌嗪		1, 4-dimethylpiperazine	106-58-1	易燃液体，类别 2	
468	二甲基胂酸钠	卡可酸钠	cacodylic acid, sodium salt; sodium cacodylate	124-65-2	危害水生环境—长期危害，类别 3	
469	2, 3-二甲基戊醛		2, 3-dimethyl pentaldehyde	32749-94-3	易燃液体，类别 3	

续表52

序号	品名	别名	英文名	CAS 号	危险性类别	备注
470	2, 2-二甲基戊烷		2, 2-dimethylpentane	590-35-2	易燃液体，类别 2 皮肤腐蚀/刺激，类别 2 特异性靶器官毒性——次接触，类别 3（麻醉效应） 吸入危害，类别 1 危害水生环境—急性危害，类别 1 危害水生环境—长期危害，类别 1	
471	2, 3-二甲基戊烷		2, 3-dimethyl-pentane	565-59-3	易燃液体，类别 2 皮肤腐蚀/刺激，类别 2 特异性靶器官毒性——次接触，类别 3（麻醉效应） 吸入危害，类别 1 危害水生环境—急性危害，类别 1 危害水生环境—长期危害，类别 1	
472	2, 4-二甲基戊烷	二异丙基甲烷	2, 4-dimethylpentane; diisopropyl methane	108-08-7	易燃液体，类别 2 皮肤腐蚀/刺激，类别 2 特异性靶器官毒性——次接触，类别 3（麻醉效应） 吸入危害，类别 1 危害水生环境—急性危害，类别 1 危害水生环境—长期危害，类别 1	
473	3, 3-二甲基戊烷	2, 2-二乙基丙烷	3, 3-dimethylpentane; 2, 2-diethyl-propane	562-49-2	易燃液体，类别 2 皮肤腐蚀/刺激，类别 2 特异性靶器官毒性——次接触，类别 3（麻醉效应） 吸入危害，类别 1 危害水生环境—急性危害，类别 1 危害水生环境—长期危害，类别 1	
474	N, N-二甲基硒脲	二甲基硒脲[不对称]	N, N-dimethyl selenium urea; asym-dimethyl selenium urea	5117-16-8	急性毒性—经口，类别 3 * 急性毒性—吸入，类别 3 * 特异性靶器官毒性—反复接触，类别 2 危害水生环境—急性危害，类别 1 危害水生环境—长期危害，类别 1	
475	二甲基锌		dimethyl zinc	544-97-8	自燃液体，类别 1 遇水放出易燃气体的物质和混合物，类别 1 皮肤腐蚀/刺激，类别 1B 严重眼损伤/眼刺激，类别 1 危害水生环境—急性危害，类别 1 危害水生环境—长期危害，类别 1	
476	N, N-二甲基乙醇胺	N, N-二甲基-2-羟基乙胺；2-二甲氨基乙醇	2-dimethylaminoethanol; N, N-dimethylethanolamine; 2-dimethylaminoethenol	108-01-0	易燃液体，类别 3 皮肤腐蚀/刺激，类别 1B 严重眼损伤/眼刺激，类别 1 特异性靶器官毒性——次接触，类别 3（呼吸道刺激）	
477	二甲基乙二酮	双乙酰；丁二酮	dimethyldiketone; diacetyl; butanedione	431-03-8	易燃液体，类别 2 皮肤腐蚀/刺激，类别 2 严重眼损伤/眼刺激，类别 1	

续表53

序号	品名	别名	英文名	CAS 号	危险性类别	备注
478	N, N-二甲基异丙醇胺	1-（二甲胺基）-2-丙醇	N, N-dimethyl-iso-propanolamine; 1-dimethylaminopropan-2-ol; 1-(dimethylamino) -2-propanol; dimepranol (INN)	108-16-7	易燃液体，类别 3 皮肤腐蚀/刺激，类别 1B 严重眼损伤/眼刺激，类别 1	
479	二甲醚	甲醚	dimethyl ether	115-10-6	易燃气体，类别 1 加压气体	
480	二甲胂酸	二甲次胂酸；二甲基胂酸；卡可地酸；卡可酸	dimethylarsinic acid; arsinic acid, dimethyl-; cacodylic acid	75-60-5	急性毒性—经口，类别 3 * 急性毒性—吸入，类别 3 * 致癌性，类别 1A 危害水生环境—急性危害，类别 1 危害水生环境—长期危害，类别 1	
481	马钱子碱		strychnine	57-24-9	急性毒性—经口，类别 2 * 急性毒性—经皮，类别 1 危害水生环境—急性危害，类别 1 危害水生环境—长期危害，类别 1	剧毒
482	2, 6-二甲氧基苯甲酰氯		2, 6-dimethoxy benzoyl chloride	1989-53-3	皮肤腐蚀/刺激，类别 1 严重眼损伤/眼刺激，类别 1	
483	2, 2-二甲氧基丙烷		2, 2-dimethoxypropane	77-76-9	易燃液体，类别 2	
484	二甲氧基甲烷	二甲醇缩甲醛；甲缩醛；甲撑二甲醚	dimethoxy-methane; dimethoxymethane; methylal; dimethoxymethane	109-87-5	易燃液体，类别 2 皮肤腐蚀/刺激，类别 2 严重眼损伤/眼刺激，类别 2A 特异性靶器官毒性——次接触，类别 3（呼吸道刺激、麻醉效应）	
485	3, 3'-二甲氧基联苯胺	邻联二茴香胺；3, 3'-二甲氧基-4, 4'-二氨基联苯	3, 3'-dimethoxybenzidine; o-dianisidine; 3, 3'-dimethoxy4, 4'-diamino diphenyl	119-90-4	致癌性，类别 2	
486	二甲氧基马钱子碱	番木鳖碱	2, 3-dimethoxystrychnine; brucine; brucine alkaloid	357-57-3	急性毒性—经口，类别 2 * 急性毒性—吸入，类别 2 * 危害水生环境—长期危害，类别 3	剧毒
487	1, 1-二甲氧基乙烷	二甲醇缩乙醛；乙醛缩二甲醇	1, 1-dimethoxyethane; dimethyl acetal; dimethyl acetal; acetaldehyde	534-15-6	易燃液体，类别 2	
488	1, 2-二甲氧基乙烷	二甲基溶纤剂；乙二醇二甲醚	1, 2-dimethoxyethane; dimethyl cellosolve; ethylene glycol dimethyl ether; EGDME	110-71-4	易燃液体，类别 2 生殖毒性，类别 1B	
489	二聚丙烯醛［稳定的］		acrolein dimer, stabilized	100-73-2	易燃液体，类别 3 皮肤腐蚀/刺激，类别 2	

续表54

序号	品名	别名	英文名	CAS号	危险性类别	备注
490	二聚环戊二烯	双茂；双环戊二烯；4, 7-亚甲基-3a, 4, 7, 7a-四氢茚	dicyclopentadiene; dimer; cyclopentadiene; 3a, 4, 7, 7a-tetrahydro-4, 7-methanoindene	77-73-6	易燃液体，类别2 皮肤腐蚀/刺激，类别2 严重眼损伤/眼刺激，类别2 特异性靶器官毒性——一次接触，类别3（呼吸道刺激） 危害水生环境—急性危害，类别2 危害水生环境—长期危害，类别2	
491	二硫代-4, 4'-二氨基代二苯	4, 4'-二氨基二苯基二硫醚二硫代对氨基苯	4, 4'-diaminodiphenyl disulfide; diphemyl-4, 4'-diaminodisulfide; dithio-p-diaminodibenzene	722-27-0	皮肤腐蚀/刺激，类别2 严重眼损伤/眼刺激，类别2 特异性靶器官毒性——一次接触，类别3（呼吸道刺激）	
492	二硫化二甲基	二甲二硫；二甲基二硫；甲基化二硫	dimethyl disulfide	624-92-0	易燃液体，类别2 急性毒性—经口，类别3 急性毒性—吸入，类别3 皮肤腐蚀/刺激，类别2 严重眼损伤/眼刺激，类别2B 生殖毒性，类别2 特异性靶器官毒性—反复接触，类别1 危害水生环境—急性危害，类别2 危害水生环境—长期危害，类别2	
493	二硫化钛		titanium disulphide	12039-13-3	自热物质和混合物，类别2	
494	二硫化碳		carbon disulphide	75-15-0	易燃液体，类别2 急性毒性—经口，类别3 严重眼损伤/眼刺激，类别2 皮肤腐蚀/刺激，类别2 生殖毒性，类别2 特异性靶器官毒性—反复接触，类别1 危害水生环境—急性危害，类别2	
495	二硫化硒		selenium disulphide	7488-56-4	急性毒性—经口，类别3 * 急性毒性—吸入，类别3 * 特异性靶器官毒性—反复接触，类别2 危害水生环境—急性危害，类别1 危害水生环境—长期危害，类别1	
496	2, 3-二氯-1, 4-萘醌	二氯萘醌	2, 3-dichloro-1, 4-naphthoquinone; dichlone; phygon emulsion	117-80-6	皮肤腐蚀/刺激，类别2 严重眼损伤/眼刺激，类别2 危害水生环境—急性危害，类别1 危害水生环境—长期危害，类别1	
497	1, 1-二氯-1-硝基乙烷		1, 1-dichloro-1-nitroethane	594-72-9	急性毒性—经口，类别3 * 急性毒性—经皮，类别3 * 急性毒性—吸入，类别3 *	
498	1, 3-二氯-2-丙醇	1, 3-二氯异丙醇；1, 3-二氯代甘油	1, 3-dichloro-2-propanol; 1, 3-dichloroisopropylalcohol; 1, 3-dichloroglycerol	96-23-1	急性毒性—经口，类别3 *	

续表55

序号	品名	别名	英文名	CAS 号	危险性类别	备注
499	1, 3-二氯-2-丁烯		1, 3-dichloro-2-butene	926-57-8	易燃液体，类别 3 急性毒性—经口，类别 3 急性毒性—吸入，类别 3 皮肤腐蚀/刺激，类别 1B 严重眼损伤/眼刺激，类别 1 危害水生环境—急性危害，类别 2 危害水生环境—长期危害，类别 2	
500	1, 4-二氯-2-丁烯		1, 4-dichlorobut-2-ene	764-41-0	易燃液体，类别 3 急性毒性—经口，类别 3 * 急性毒性—经皮，类别 3 * 急性毒性—吸入，类别 2 * 皮肤腐蚀/刺激，类别 1B 严重眼损伤/眼刺激，类别 1 特异性靶器官毒性——次接触，类别 3（呼吸道刺激） 危害水生环境—急性危害，类别 1 危害水生环境—长期危害，类别 1	
501	1, 2-二氯苯	邻二氯苯	1, 2-dichlorobenzene; o-dichlorobenzene	95-50-1	急性毒性—吸入，类别 3 皮肤腐蚀/刺激，类别 2 严重眼损伤/眼刺激，类别 2 特异性靶器官毒性——次接触，类别 3（呼吸道刺激） 危害水生环境—急性危害，类别 1 危害水生环境—长期危害，类别 1	
502	1, 3-二氯苯	间二氯苯	1, 3-dichlorbenzene; m-dichlorobenzene	541-73-1	危害水生环境—急性危害，类别 2 危害水生环境—长期危害，类别 2	
503	2, 3-二氯苯胺		2, 3-dichloroaniline	608-27-5	急性毒性—经口，类别 3 急性毒性—经皮，类别 3 急性毒性—吸入，类别 3 皮肤腐蚀/刺激，类别 2 特异性靶器官毒性—反复接触，类别 2 危害水生环境—急性危害，类别 1 危害水生环境—长期危害，类别 1	
504	2, 4-二氯苯胺		2, 4-dichloroaniline	554-00-7	特异性靶器官毒性—反复接触，类别 1 特异性靶器官毒性——次接触，类别 1 危害水生环境—急性危害，类别 2 危害水生环境—长期危害，类别 2	
505	2, 5-二氯苯胺		2, 5-dichloroaniline	95-82-9	严重眼损伤/眼刺激，类别 1 皮肤致敏物，类别 1 特异性靶器官毒性——次接触，类别 2 特异性靶器官毒性—反复接触，类别 2 危害水生环境—急性危害，类别 2 危害水生环境—长期危害，类别 2	
506	2, 6-二氯苯胺		2, 6-dichloroaniline	608-31-1	急性毒性—经口，类别 3 急性毒性—经皮，类别 3 急性毒性—吸入，类别 3 危害水生环境—急性危害，类别 1 危害水生环境—长期危害，类别 1	

续表56

序号	品名	别名	英文名	CAS 号	危险性类别	备注
507	3, 4-二氯苯胺		3, 4-dichloroaniline	95-76-1	急性毒性—经口，类别 3 * 急性毒性—经皮，类别 3 * 急性毒性—吸入，类别 3 * 严重眼损伤/眼刺激，类别 1 皮肤致敏物，类别 1 危害水生环境—急性危害，类别 1 危害水生环境—长期危害，类别 1	
508	3, 5-二氯苯胺		3, 5-dichloroaniline	626-43-7	急性毒性—经口，类别 3 急性毒性—经皮，类别 3 急性毒性—吸入，类别 3 特异性靶器官毒性——次接触，类别 2 危害水生环境—急性危害，类别 2 危害水生环境—长期危害，类别 2	
509	二氯苯胺异构体混合物		dichloroaniline isomers mixture	27134-27-6	急性毒性—经口，类别 3 急性毒性—经皮，类别 3 急性毒性—吸入，类别 3 危害水生环境—急性危害，类别 1 危害水生环境—长期危害，类别 1	
510	2, 3-二氯苯酚	2, 3-二氯酚	2, 3-dichlorophenol	576-24-9	皮肤腐蚀/刺激，类别 2 严重眼损伤/眼刺激，类别 2 危害水生环境—急性危害，类别 2 危害水生环境—长期危害，类别 2	
511	2, 4-二氯苯酚	2, 4-二氯酚	2, 4-dichlorophenol	120-83-2	急性毒性—经皮，类别 3 * 皮肤腐蚀/刺激，类别 1B 严重眼损伤/眼刺激，类别 1 危害水生环境—急性危害，类别 2 危害水生环境—长期危害，类别 2	
512	2, 5-二氯苯酚	2, 5-二氯酚	2, 5-dichlorophenol	583-78-8	皮肤腐蚀/刺激，类别 2 严重眼损伤/眼刺激，类别 2 危害水生环境—急性危害，类别 2 危害水生环境—长期危害，类别 2	
513	2, 6-二氯苯酚	2, 6-二氯酚	2, 6-dichlorophenol	87-65-0	皮肤腐蚀/刺激，类别 2 严重眼损伤/眼刺激，类别 2 特异性靶器官毒性——次接触，类别 2 危害水生环境—急性危害，类别 2 危害水生环境—长期危害，类别 2	
514	3, 4-二氯苯酚	3, 4-二氯酚	3, 4-dichlorophenol	95-77-2	特异性靶器官毒性——次接触，类别 2 危害水生环境—急性危害，类别 2 危害水生环境—长期危害，类别 2	
515	3, 4-二氯苯基偶氮硫脲	3, 4-二氯苯偶氮硫代氨基甲酰胺；灭鼠肼	1-(3, 4-dichlorophenylimino) thiosemicarbazide; muritan; promurit	5836-73-7	急性毒性—经口，类别 2 *	
516	二氯苯基三氯硅烷		dichlorophenyltrichloro silane	27137-85-5	皮肤腐蚀/刺激，类别 1 严重眼损伤/眼刺激，类别 1	

续表57

序号	品名	别名	英文名	CAS 号	危险性类别	备注
517	2, 4-二氯苯甲酰氯	2, 4-二氯代氯化苯甲酰	2, 4-dichlorobenzoyl chloride; 2, 4-dichlorobenzene carbonyl chloride	89-75-8	皮肤腐蚀/刺激，类别 1 严重眼损伤/眼刺激，类别 1	
518	2-（2, 4-二氯苯氧基）丙酸	2, 4-滴丙酸	dichlorprop; 2-(2, 4-dichlorophenoxy) propionic acid emulsion; dichlorprop	120-36-5	皮肤腐蚀/刺激，类别 2 严重眼损伤/眼刺激，类别 1 危害水生环境—急性危害，类别 1 危害水生环境—长期危害，类别 1	
519	3, 4-二氯苄基氯	3, 4-二氯氯化苄；氯化-3, 4-二氯苄	3, 4-dichlorobenzyl chloride; 3, 4, 2-trichloro toluene; 2-chloro-3, 4-dichlorotoluene	102-47-6	危害水生环境—急性危害，类别 2 危害水生环境—长期危害，类别 2	
520	1, 1-二氯丙酮		1, 1-dichloroacetone	513-88-2	易燃液体，类别 3 急性毒性—经口，类别 3	
521	1, 3-二氯丙酮	α, γ-二氯丙酮	1, 3-dichloroacetone; α, γ-dichloroacetone; 1, 3-dichloro-2-propanone	534-07-6	急性毒性—经口，类别 2 急性毒性—经皮，类别 2	
522	1, 2-二氯丙烷	二氯化丙烯	1, 2-dichloropropane; propylene dichloride	78-87-5	易燃液体，类别 2	
523	1, 3-二氯丙烷		1, 3-dichloropropane	142-28-9	易燃液体，类别 2 皮肤腐蚀/刺激，类别 2 危害水生环境—长期危害，类别 3	
524	1, 2-二氯丙烯	2-氯丙烯基氯	1, 2-dichloropropene; 2-chloropropenyl chloride	563-54-2	易燃液体，类别 2	
525	1, 3-二氯丙烯		1, 3-dichloropropene	542-75-6	易燃液体，类别 3 急性毒性—经口，类别 3 * 急性毒性—经皮，类别 3 * 皮肤腐蚀/刺激，类别 2 严重眼损伤/眼刺激，类别 2 皮肤致敏物，类别 1 特异性靶器官毒性——次接触，类别 3（呼吸道刺激） 吸入危害，类别 1 危害水生环境—急性危害，类别 1 危害水生环境—长期危害，类别 1	
526	2, 3-二氯丙烯		2, 3-dichloropropene; 2, 3-dichloropropylene	78-88-6	易燃液体，类别 2 皮肤腐蚀/刺激，类别 2 严重眼损伤/眼刺激，类别 1 生殖细胞致突变性，类别 2 特异性靶器官毒性——次接触，类别 3（呼吸道刺激） 危害水生环境—长期危害，类别 3	
527	1, 4-二氯丁烷		1, 4-dichlorobutane	110-56-5	易燃液体，类别 3 危害水生环境—长期危害，类别 3	

续表58

序号	品名	别名	英文名	CAS 号	危险性类别	备注
528	二氯二氟甲烷	R12	dichlorodifluoromethane; freon 12	75-71-8	加压气体 特异性靶器官毒性—反复接触，类别 1 危害臭氧层，类别 1	
529	二氯二氟甲烷和二氟乙烷的共沸物［含二氯二氟甲烷约74%］	R500	dichlorodifluoromethane and difluoroethane azeotropic mixture with approximately 74% dichlorodifluoromethane		易燃气体，类别 2 加压气体 特异性靶器官毒性—反复接触，类别 1 危害臭氧层，类别 1	
530	1, 2-二氯二乙醚	乙基-1, 2-二氯乙醚	1, 2-dichlorodiethyl ether; ethyl-1, 2-dichloroethyl ether	623-46-1	易燃液体，类别 3	
531	2, 2-二氯二乙醚	对称二氯二乙醚	2, 2'-dichlorodiethyl ether; sym-dichloroethyl ether	111-44-4	易燃液体，类别 3 急性毒性—经口，类别 3 急性毒性—经皮，类别 3 急性毒性—吸入，类别 1 皮肤腐蚀/刺激，类别 2 严重眼损伤/眼刺激，类别 2B 特异性靶器官毒性——次接触，类别 1 特异性靶器官毒性——次接触，类别 3（麻醉效应）	
532	二氯硅烷		dichlorosilane	4109-96-0	易燃气体，类别 1 加压气体 急性毒性—吸入，类别 2 皮肤腐蚀/刺激，类别 1 严重眼损伤/眼刺激，类别 1 特异性靶器官毒性——次接触，类别 2	
533	二氯化膦苯	苯基二氯磷；苯膦化二氯	dichlorophenylphosphine; phenylphosphorus dichloride; phosphenyl chloride	644-97-3	皮肤腐蚀/刺激，类别 1 严重眼损伤/眼刺激，类别 1 特异性靶器官毒性——次接触，类别 3（呼吸道刺激）	
534	二氯化硫		sulphur dichloride	10545-99-0	皮肤腐蚀/刺激，类别 1B 严重眼损伤/眼刺激，类别 1 特异性靶器官毒性——次接触，类别 3（呼吸道刺激） 危害水生环境—急性危害，类别 1	
535	二氯化乙基铝	乙基二氯化铝	ethylaluminium dichloride; aluminium ethyl dichloride	563-43-9	自燃液体，类别 1 遇水放出易燃气体的物质和混合物，类别 1 严重眼损伤/眼刺激，类别 2 *	
536	2, 4-二氯甲苯		2, 4-dichlorotoluene	95-73-8	皮肤腐蚀/刺激，类别 2 危害水生环境—急性危害，类别 2 危害水生环境—长期危害，类别 2	
537	2, 5-二氯甲苯		2, 5-dichlorotoluene	19398-61-9	危害水生环境—急性危害，类别 2 危害水生环境—长期危害，类别 2	
538	2, 6-二氯甲苯		2, 6-dichlorotoluene	118-69-4	生殖毒性，类别 2 危害水生环境—急性危害，类别 2 危害水生环境—长期危害，类别 2	

续表59

序号	品名	别名	英文名	CAS 号	危险性类别	备注
539	3, 4-二氯甲苯		3, 4-dichlorotoluene	95-75-0	危害水生环境—急性危害，类别 2 危害水生环境—长期危害，类别 2	
540	α, α-二氯甲苯	二氯化苄；二氯甲基苯；苄叉二氯	α, α-dichlorotoluene; dichlorotoluene; benzylidene chloride; benzal chloride; dichloromethylbenzene; alpha, alpha-dichlorotoluene	98-87-3	致癌性，类别 1B 急性毒性—吸入，类别 3＊ 皮肤腐蚀/刺激，类别 2 严重眼损伤/眼刺激，类别 1 特异性靶器官毒性——次接触，类别 3（呼吸道刺激） 危害水生环境—长期危害，类别 3	
541	二氯甲烷	亚甲基氯；甲撑氯	dichloromethane; methylene chloride; methylene dichloride	75-09-2	皮肤腐蚀/刺激，类别 2 严重眼损伤/眼刺激，类别 2A 致癌性，类别 2 特异性靶器官毒性——次接触，类别 1 特异性靶器官毒性——次接触，类别 3（麻醉效应） 特异性靶器官毒性—反复接触，类别 1	
542	3, 3’-二氯联苯胺		3, 3’-dichlorobenzidine; 3, 3’-dichlorobiphenyl-4, 4’-ylenediamine	91-94-1	致癌性，类别 2 皮肤致敏物，类别 1 危害水生环境—急性危害，类别 1 危害水生环境—长期危害，类别 1	
543	二氯硫化碳	硫光气；硫代羰基氯	thiocarbonyl chloride; thiophosgene	463-71-8	急性毒性—吸入，类别 3＊ 皮肤腐蚀/刺激，类别 2 严重眼损伤/眼刺激，类别 2 特异性靶器官毒性——次接触，类别 3（呼吸道刺激）	
544	二氯醛基丙烯酸	粘氯酸；二氯代丁烯醛酸；糠氯酸	dichloro acrylic aldehyde; mucochloric acid; dichloromaleicaldehyde acid; dichloromaleic acid hemialdehyde	87-56-9	皮肤腐蚀/刺激，类别 1 严重眼损伤/眼刺激，类别 1 生殖细胞致突变性，类别 2 特异性靶器官毒性——次接触，类别 2 危害水生环境—长期危害，类别 3	
545	二氯四氟乙烷	R114	dichlorotetrafluoroethane	76-14-2	加压气体 危害臭氧层，类别 1	
546	1, 5-二氯戊烷		1, 5-dichloropentane	628-76-2	易燃液体，类别 3 危害水生环境—长期危害，类别 3	
547	2, 3-二氯硝基苯	1, 2-二氯-3-硝基苯	2, 3-dichloronitro-benzene; 1, 2-dichloro-3-nitrobenzene	3209-22-1	皮肤腐蚀/刺激，类别 2 特异性靶器官毒性——次接触，类别 1 特异性靶器官毒性—反复接触，类别 2 危害水生环境—急性危害，类别 2 危害水生环境—长期危害，类别 2	
548	2, 4-二氯硝基苯		2, 4-dichloronitrobenzene	611-06-3	急性毒性—经皮，类别 3 皮肤致敏物，类别 1 生殖毒性，类别 2 特异性靶器官毒性—反复接触，类别 2 危害水生环境—急性危害，类别 2 危害水生环境—长期危害，类别 2	

续表60

序号	品名	别名	英文名	CAS号	危险性类别	备注
549	2, 5-二氯硝基苯	1, 4-二氯-2-硝基苯	2, 5-dichloronitrobenzene; 1, 4-dichloro-2-nitrobenzene	89-61-2	生殖毒性，类别2 特异性靶器官毒性——次接触，类别1 特异性靶器官毒性——次接触，类别3（麻醉效应） 特异性靶器官毒性—反复接触，类别1 危害水生环境—急性危害，类别1 危害水生环境—长期危害，类别1	
550	3, 4-二氯硝基苯		3, 4-dichloronitrobenzene	99-54-7	生殖毒性，类别2 特异性靶器官毒性——次接触，类别3（麻醉效应） 特异性靶器官毒性—反复接触，类别1 危害水生环境—急性危害，类别2 危害水生环境—长期危害，类别2	
551	二氯一氟甲烷	R21	dichlorofluoromethane; freon 21	75-43-4	加压气体 严重眼损伤/眼刺激，类别2B 生殖毒性，类别2 特异性靶器官毒性——次接触，类别3（麻醉效应） 特异性靶器官毒性—反复接触，类别1 危害臭氧层，类别1	
552	二氯乙腈	氰化二氯甲烷	dichloroacetonitrile; dichloromethyl cyanide	3018-12-0	易燃液体，类别3 皮肤腐蚀/刺激，类别1 严重眼损伤/眼刺激，类别1	
553	二氯乙酸	二氯醋酸	dichloroacetic acid; dichloroethanoic acid	79-43-6	皮肤腐蚀/刺激，类别1A 严重眼损伤/眼刺激，类别1 危害水生环境—急性危害，类别1 致癌性，类别2	
554	二氯乙酸甲酯	二氯醋酸甲酯	methyl dichloroacetate; dichloroacetic acid methyl ester	116-54-1	急性毒性—吸入，类别3 皮肤腐蚀/刺激，类别2 严重眼损伤/眼刺激，类别2	
555	二氯乙酸乙酯	二氯醋酸乙酯	ethyl dichloroacetate; dichloroacetic acid ethyl ester	535-15-9	严重眼损伤/眼刺激，类别2 特异性靶器官毒性——次接触，类别3（呼吸道刺激）	
556	1, 1-二氯乙烷	乙叉二氯	1, 1-dichloroethane; ethylidene chloride	75-34-3	易燃液体，类别2 严重眼损伤/眼刺激，类别2 特异性靶器官毒性——次接触，类别3（呼吸道刺激） 危害水生环境—长期危害，类别3	
557	1, 2-二氯乙烷	乙撑二氯；亚乙基二氯；1, 2-二氯化乙烯	1, 2-dichloroethane; ethylene dichloride; ethylidene chloride	107-06-2	易燃液体，类别2 皮肤腐蚀/刺激，类别2 严重眼损伤/眼刺激，类别2 致癌性，类别2 特异性靶器官毒性——次接触，类别3（呼吸道刺激）	
558	1, 1-二氯乙烯	偏二氯乙烯；乙烯叉二氯	1, 1-dichloroethylene; vinylidene chloride	75-35-4	易燃液体，类别1	

续表61

序号	品名	别名	英文名	CAS 号	危险性类别	备注
559	1, 2-二氯乙烯	二氯化乙炔	1, 2-dichloroethylene; dioform	540-59-0	易燃液体，类别 2 危害水生环境—长期危害，类别 3	
560	二氯乙酰氯		dichloroacetyl chloride	79-36-7	皮肤腐蚀/刺激，类别 1A 严重眼损伤/眼刺激，类别 1 危害水生环境—急性危害，类别 1	
561	二氯异丙基醚	二氯异丙醚	dichloro isopropyl ether; nemamol	108-60-1	急性毒性—吸入，类别 2 特异性靶器官毒性—一次接触，类别 1 特异性靶器官毒性—一次接触，类别 3（呼吸道刺激） 危害水生环境—长期危害，类别 3	
562	二氯异氰尿酸		dichloroisocyanuric acid; dichloro-1, 3, 5-triazinetrione	2782-57-2	氧化性固体，类别 2 严重眼损伤/眼刺激，类别 2 特异性靶器官毒性—一次接触，类别 3（呼吸道刺激） 危害水生环境—急性危害，类别 1 危害水生环境—长期危害，类别 1	
563	1, 4-二羟基-2-丁炔	1, 4-丁炔二醇；丁炔二醇	but-2-yne-1, 4-diol; 2-butyne-1, 4-diol; 1, 4-butynediol; plating brightening agent	110-65-6	急性毒性—经口，类别 3 * 急性毒性—吸入，类别 3 * 皮肤腐蚀/刺激，类别 1B 严重眼损伤/眼刺激，类别 1 皮肤致敏物，类别 1 特异性靶器官毒性—反复接触，类别 2 *	
564	1, 5-二羟基-4, 8-二硝基蒽醌		1, 5-dihydroxy-4, 8-dinitroanthraquinone	128-91-6	易燃固体，类别 2	
565	3, 4-二羟基-α-((甲氨基）甲基）苄醇	肾上腺素；付肾碱；付肾素	3, 4-dihydroxy-alpha-((methylamino) methyl) benzyl alcohol; epinephrine; adrenaline	51-43-4	急性毒性—经皮，类别 2	
566	2, 2'-二羟基二乙胺	二乙醇胺	2, 2'-iminodiethanol; diethanolamine	111-42-2	皮肤腐蚀/刺激，类别 2 严重眼损伤/眼刺激，类别 1 特异性靶器官毒性—反复接触，类别 2 * 危害水生环境—急性危害，类别 2 危害水生环境—长期危害，类别 3	
567	3, 6-二羟基邻苯二甲腈	2, 3-二氰基对苯二酚	3, 6-dihydroxy-o-phthalonitrile; 2, 3-dicyanohydroquinone	4733-50-0	皮肤腐蚀/刺激，类别 2 严重眼损伤/眼刺激，类别 2 特异性靶器官毒性—一次接触，类别 3（呼吸道刺激）	
568	2, 3-二氢-2, 2-二甲基苯并呋喃-7-基-N-甲基氨基甲酸酯	克百威	2, 3-dihydro-2, 2-dimethylbenzofuran-7-yl-N-methylcarbamate; furadan; carbofuran	1563-66-2	急性毒性—经口，类别 2 * 急性毒性—吸入，类别 2 * 危害水生环境—急性危害，类别 1 危害水生环境—长期危害，类别 1	剧毒
569	2, 3-二氢吡喃		2, 3-dihydropyran	25512-65-6	易燃液体，类别 2	
570	2, 3-二氰-5, 6-二氯氢醌		2, 3-dicyano-5, 6-dichlorobenzoquinone	84-58-2	急性毒性—经口，类别 3	

续表62

序号	品名	别名	英文名	CAS 号	危险性类别	备注
571	二肉豆蔻基过氧重碳酸酯[含量≤100%]		dimyristyl peroxydicarbonate (not more than 100%)	53220-22-7	有机过氧化物，D 型	
	二肉豆蔻基过氧重碳酸酯[含量≤42%，在水中稳定弥散]		dimyristyl peroxydicarbonate (not more than 42% as a stable dispersion in water)		有机过氧化物，F 型	
572	2,6-二噻-1,3,5,7-四氮三环-[3,3,1,1,3,7]癸烷-2,2,6,6-四氧化物	毒鼠强	2,6-dithia-1,3,5,7-tetrazatricyclo-[3,3,1,1,3,7]decane-2,2,6,6-tetraoxide; tetramethylenedisulphotetr-amine; NSC 172824	80-12-6	急性毒性—经口，类别 1 危害水生环境—急性危害，类别 1 危害水生环境—长期危害，类别 1	剧毒
573	二叔丁基过氧化物[52%<含量≤100%]	过氧化二叔丁基	di-tert-butyl peroxide (more than 52%)	110-05-4	有机过氧化物，E 型	
	二叔丁基过氧化物[含量≤52%，含 B 型稀释剂≥48%]		di-tert-butyl peroxide (not more than 52%, and diluent type B not less than 48%)		有机过氧化物，F 型	
574	二叔丁基过氧壬二酸酯[含量≤52%，含 A 型稀释剂≥48%]		di-tert-butyl peroxyazelate (not more than 52%, and diluent type A not less than 48%); nonanediperoxoic acid, 1,9-bis(1,1-dimethylethyl) ester	16580-06-6	有机过氧化物，D 型	
575	1,1-二叔戊过氧基环己烷[含量≤82%，含 A 型稀释剂≥18%]		1,1-di-(tert-amylperoxy) cyclohexane (not more than 82%, and diluent type A not less than 18%)	15667-10-4	有机过氧化物，C 型	
576	二-叔戊基过氧化物[含量≤100%]		di-tert-amyl peroxide (not more than 100%)	10508-09-5	有机过氧化物，E 型	
577	二水合三氟化硼	三氟化硼水合物	boron trifluoride dihydrate; trifluoroboron dihydrate	13319-75-0	急性毒性—吸入，类别 2 * 皮肤腐蚀/刺激，类别 1A 严重眼损伤/眼刺激，类别 1	
578	二戊基磷酸	酸式磷酸二戊酯	diamyl phosphoric acid; phosphoric acid, dipentyl ester	3138-42-9	皮肤腐蚀/刺激，类别 1C 严重眼损伤/眼刺激，类别 1	

续表63

序号	品名	别名	英文名	CAS 号	危险性类别	备注
579	二烯丙基胺	二烯丙胺	diallylamine	124-02-7	易燃液体，类别 2 急性毒性—经皮，类别 3 皮肤腐蚀/刺激，类别 1 严重眼损伤/眼刺激，类别 1 特异性靶器官毒性——次接触，类别 2 特异性靶器官毒性——次接触，类别 3（呼吸道刺激） 危害水生环境—急性危害，类别 2 危害水生环境—长期危害，类别 2	
580	二烯丙基代氰胺	N-氰基二烯丙基胺	diallyl cyanamide; N-cyanodiallylamine	538-08-9	急性毒性—经口，类别 3	
581	二烯丙基硫醚	硫化二烯丙基；烯丙基硫醚	diallyl sulfide; thioallyl ether; allyl sulfide	592-88-1	易燃液体，类别 3	
582	二烯丙基醚	烯丙基醚	diallyl ether; allyl ether	557-40-4	易燃液体，类别 2 急性毒性—经皮，类别 3 严重眼损伤/眼刺激，类别 2 特异性靶器官毒性——次接触，类别 3（麻醉效应）	
583	4, 6-二硝基-2-氨基苯酚	苦氨酸；二硝基氨基苯酚	2-amino-4, 6-dinitrophenol; picramic acid; dinitrophenamic acid	96-91-3	爆炸物，1. 1 项 危害水生环境—长期危害，类别 3	
584	4, 6-二硝基-2-氨基苯酚锆	苦氨酸锆	zirconium 4, 6-dinitro-2-aminophenate; zirconium picramate	63868-82-6	爆炸物，1. 3 项 特异性靶器官毒性——次接触，类别 3（呼吸道刺激）	
585	4, 6-二硝基-2-氨基苯酚钠	苦氨酸钠	sodium 4, 6-dinitro-2-aminophenate; sodium picramate	831-52-7	爆炸物，1. 3 项	
586	1, 2-二硝基苯	邻二硝基苯	1, 2-dinitrobenzene; o-dinitrobenzene	528-29-0	急性毒性—经口，类别 2* 急性毒性—经皮，类别 1 急性毒性—吸入，类别 2* 特异性靶器官毒性—反复接触，类别 2* 危害水生环境—急性危害，类别 1 危害水生环境—长期危害，类别 1	
587	1, 3-二硝基苯	间二硝基苯	1, 3-dinitrobenzene; m-dinitrobenzene	99-65-0	急性毒性—经口，类别 2* 急性毒性—经皮，类别 1 急性毒性—吸入，类别 2* 特异性靶器官毒性—反复接触，类别 2* 危害水生环境—急性危害，类别 1 危害水生环境—长期危害，类别 1	
588	1, 4-二硝基苯	对二硝基苯	1, 4-dinitrobenzene; p-dinitrobenzene	100-25-4	急性毒性—经口，类别 2* 急性毒性—经皮，类别 1 急性毒性—吸入，类别 2* 特异性靶器官毒性—反复接触，类别 2* 危害水生环境—急性危害，类别 1 危害水生环境—长期危害，类别 1	

续表64

序号	品名	别名	英文名	CAS 号	危险性类别	备注
589	2, 4-二硝基苯胺		2, 4-dinitroaniline	97-02-9	急性毒性—经口，类别 2＊ 急性毒性—经皮，类别 1 急性毒性—吸入，类别 2＊ 特异性靶器官毒性—反复接触，类别 2＊ 危害水生环境—急性危害，类别 2 危害水生环境—长期危害，类别 2	
590	2, 6-二硝基苯胺		2, 6-dinitroaniline	606-22-4	急性毒性—经口，类别 2＊ 急性毒性—经皮，类别 1 急性毒性—吸入，类别 2＊ 特异性靶器官毒性—反复接触，类别 2＊ 危害水生环境—急性危害，类别 2 危害水生环境—长期危害，类别 2	
591	3, 5-二硝基苯胺		3, 5-dinitroaniline	618-87-1	急性毒性—经口，类别 2＊ 急性毒性—经皮，类别 1 急性毒性—吸入，类别 2＊ 特异性靶器官毒性—反复接触，类别 2＊ 危害水生环境—急性危害，类别 2 危害水生环境—长期危害，类别 2	
592	二硝基苯酚［干的或含水<15%］		dinitrophenol, dry or wetted with less than 15% water, by mass	25550-58-7	爆炸物，1.1 项 急性毒性—经口，类别 3＊ 急性毒性—经皮，类别 3＊ 急性毒性—吸入，类别 3＊ 特异性靶器官毒性—反复接触，类别 2＊ 危害水生环境—急性危害，类别 1 危害水生环境—长期危害，类别 1	
	二硝基苯酚溶液		dinitrophenol solution		急性毒性—经口，类别 3＊ 急性毒性—经皮，类别 3＊ 急性毒性—吸入，类别 3＊ 特异性靶器官毒性—反复接触，类别 2＊ 危害水生环境—急性危害，类别 1 危害水生环境—长期危害，类别 1	
593	2, 4-二硝基苯酚［含水≥15%］	1-羟基-2, 4-二硝基苯	2, 4-dinitrophenol(water not less than 15%); aldifen; 1-hydroxy-2, 4-dinitrobenzene	51-28-5	易燃固体，类别 1 急性毒性—经口，类别 3＊ 急性毒性—经皮，类别 3＊ 急性毒性—吸入，类别 3＊ 特异性靶器官毒性—反复接触，类别 2＊ 危害水生环境—急性危害，类别 1	
594	2, 5-二硝基苯酚［含水≥15%］		2, 5-dinitropheno, wetted with not less than 15% water, by mass	329-71-5	易燃固体，类别 1 急性毒性—经口，类别 3＊ 急性毒性—经皮，类别 3＊ 急性毒性—吸入，类别 3＊ 特异性靶器官毒性—反复接触，类别 2＊ 危害水生环境—急性危害，类别 2 危害水生环境—长期危害，类别 2	

续表65

序号	品名	别名	英文名	CAS 号	危险性类别	备注
595	2, 6-二硝基苯酚［含水≥15%］		2, 6-dinitrophenol, wetted with not less than 15% water, by mass	573-56-8	易燃固体，类别 1 急性毒性—经口，类别 3＊ 急性毒性—经皮，类别 3＊ 急性毒性—吸入，类别 3＊ 特异性靶器官毒性—反复接触，类别 2＊ 危害水生环境—急性危害，类别 2 危害水生环境—长期危害，类别 2	
596	二硝基苯酚碱金属盐［干的或含水<15%］	二硝基酚碱金属盐	dinitrophenolates, alkali metals, dry or wetted with less than 15% water, by mass		爆炸物，1.3 项 急性毒性—经口，类别 3＊ 急性毒性—经皮，类别 3＊ 急性毒性—吸入，类别 3＊ 特异性靶器官毒性—反复接触，类别 2＊ 危害水生环境—急性危害，类别 2 危害水生环境—长期危害，类别 2	
597	2, 4-二硝基苯酚钠		sodium 2, 4-dinitrophenolate	1011-73-0	爆炸物，1.3 项 急性毒性—经口，类别 3＊ 急性毒性—经皮，类别 3＊ 急性毒性—吸入，类别 3＊ 特异性靶器官毒性—反复接触，类别 2＊ 危害水生环境—急性危害，类别 2 危害水生环境—长期危害，类别 2	
598	2, 4-二硝基苯磺酰氯		2, 4-dinitrobenzene sulfonyl chloride	1656-44-6	皮肤腐蚀/刺激，类别 1 严重眼损伤/眼刺激，类别 1	
599	2, 4-二硝基苯甲醚	2, 4-二硝基茴香醚	2, 4-dinitromethylphenyl ether; 2, 4-dinitro anisole	119-27-7	易燃固体，类别 1 急性毒性—经口，类别 3	
600	3, 5-二硝基苯甲酰氯	3, 5-二硝基氯化苯甲酰	3, 5-dinitrobenzoyl chloride; 3, 5-dinitrobenzene carbonyl chloride	99-33-2	易燃固体，类别 2	
601	2, 4-二硝基苯肼		2, 4-dinitrophenyl hydrazine	119-26-6	易燃固体，类别 1	
602	1, 3-二硝基丙烷		1, 3-dinitropropane	6125-21-9	易燃液体，类别 3	
603	2, 2-二硝基丙烷		2, 2-dinitropropane	595-49-3	易燃固体，类别 1	
604	2, 4-二硝基二苯胺		2, 4-dinitrodiphenylamine; benzenamine, 2, 4-dinitro-N-phenyl-	961-68-2	皮肤腐蚀/刺激，类别 2 严重眼损伤/眼刺激，类别 2 特异性靶器官毒性——次接触，类别 3（呼吸道刺激）	
605	3, 4-二硝基二苯胺		3, 4-dinitrodiphenylamine		皮肤腐蚀/刺激，类别 2 严重眼损伤/眼刺激，类别 2A 皮肤致敏物，类别 1 特异性靶器官毒性——次接触，类别 3（呼吸道刺激）	
606	二硝基甘脲		Dinitroglycoluril; DINGU	55510-04-8	爆炸物，1.1 项	

续表66

序号	品名	别名	英文名	CAS 号	危险性类别	备注
607	2, 4-二硝基甲苯		2, 4-dinitrotoluene	121-14-2	急性毒性—经口，类别 3 * 急性毒性—经皮，类别 3 * 急性毒性—吸入，类别 3 * 生殖细胞致突变性，类别 2 致癌性，类别 2 生殖毒性，类别 2 特异性靶器官毒性—反复接触，类别 2 * 危害水生环境—急性危害，类别 1 危害水生环境—长期危害，类别 1	
608	2, 6-二硝基甲苯		2, 6-dinitrotoluene	606-20-2	急性毒性—经口，类别 3 * 急性毒性—经皮，类别 3 * 急性毒性—吸入，类别 3 * 生殖细胞致突变性，类别 2 致癌性，类别 2 生殖毒性，类别 2 特异性靶器官毒性—反复接触，类别 2 * 危害水生环境—长期危害，类别 3	
609	二硝基间苯二酚		dinitroresorcinol	519-44-8	爆炸物，1.1 项	
610	二硝基联苯		dinitrodiphenyl	38094-35-8	易燃固体，类别 2	
611	二硝基邻甲酚铵		ammonium salt of DNOC		急性毒性—经口，类别 2 * 急性毒性—经皮，类别 1 急性毒性—吸入，类别 2 * 特异性靶器官毒性—反复接触，类别 2 * 危害水生环境—急性危害，类别 1 危害水生环境—长期危害，类别 1	
612	二硝基邻甲酚钾		potassium salt of DNOC	5787-96-2	急性毒性—经口，类别 3 * 急性毒性—经皮，类别 3 * 急性毒性—吸入，类别 3 * 特异性靶器官毒性—反复接触，类别 2 * 危害水生环境—急性危害，类别 1 危害水生环境—长期危害，类别 1	
613	4, 6-二硝基邻甲苯酚钠		4, 6-dinitro-o-cresol sodium salt	2312-76-7	爆炸物，1.3 项 急性毒性—经口，类别 2 急性毒性—经皮，类别 2 急性毒性—吸入，类别 3 * 特异性靶器官毒性—反复接触，类别 2 * 危害水生环境—急性危害，类别 1 危害水生环境—长期危害，类别 1	
614	二硝基邻甲苯酚钠		sodium salt of DNOC		爆炸物，1.3 项 急性毒性—经口，类别 3 * 急性毒性—经皮，类别 3 * 急性毒性—吸入，类别 3 * 特异性靶器官毒性—反复接触，类别 2 * 危害水生环境—急性危害，类别 1 危害水生环境—长期危害，类别 1	

续表67

序号	品名	别名	英文名	CAS 号	危险性类别	备注
615	2, 4-二硝基氯化苄	2, 4-二硝基苯代氯甲烷	2, 4-dinitrobenzylchloride; 2, 4-dinitrophenyl methyl chloride	610-57-1	易燃固体，类别 2	
616	1, 5-二硝基萘		1, 5-dinitronaphthalene	605-71-0	易燃固体，类别 1	
617	1, 8-二硝基萘		1, 8-dinitronaphthalene	602-38-0	易燃固体，类别 1	
618	2, 4-二硝基萘酚		2, 4-dinitro-1-naphthol	605-69-6	危害水生环境—急性危害，类别 1 危害水生环境—长期危害，类别 1	
619	2, 4-二硝基萘酚钠	马汀氏黄；色淀黄	2, 4-dinitro-1-naphthol sodium salt; martius yellow; naphthol yellow	887-79-6	易燃固体，类别 1	
620	2, 7-二硝基芴		2, 7-dinitrofluorene	5405-53-8	易燃固体，类别 2	
621	二硝基重氮苯酚［按质量含水或乙醇和水的混合物不低于 40%］	重氮二硝基苯酚	diazodinitrophenol, wetted withnot less than 40% water, or mixture of alcoholand water, by mass	4682-03-5	爆炸物，1. 1 项	
622	1, 2-二溴-3-丁酮		1, 2-dibromobutan-3-one	25109-57-3	易燃液体，类别 3	
623	3, 5-二溴-4-羟基苄腈	溴苯腈	3, 5-dibromo-4-hydroxybenzonitrile; bromoxynil phenol; bromoxynil	1689-84-5	急性毒性—经口，类别 3 * 急性毒性—吸入，类别 2 * 皮肤致敏物，类别 1 生殖毒性，类别 2 危害水生环境—急性危害，类别 1 危害水生环境—长期危害，类别 1	
624	1, 2-二溴苯	邻二溴苯	1, 2-dibromobenzene; m-dibromobenzene	583-53-9	皮肤腐蚀/刺激，类别 2 * 危害水生环境—急性危害，类别 2 危害水生环境—长期危害，类别 2	
625	2, 4-二溴苯胺		2, 4-dibromoaniline	615-57-6	急性毒性—经口，类别 3 皮肤腐蚀/刺激，类别 2 严重眼损伤/眼刺激，类别 2 特异性靶器官毒性——次接触，类别 3（呼吸道刺激）	
626	2, 5-二溴苯胺		2, 5-dibromoaniline	3638-73-1	急性毒性—经口，类别 3 皮肤腐蚀/刺激，类别 2 严重眼损伤/眼刺激，类别 2 特异性靶器官毒性——次接触，类别 3（呼吸道刺激）	
627	1, 2-二溴丙烷		1, 2-dibromopropane	78-75-1	易燃液体，类别 3 危害水生环境—急性危害，类别 2 危害水生环境—长期危害，类别 2	
628	二溴二氟甲烷	二氟二溴甲烷	dibromodifluoromethane; difluorodibromomethane	75-61-6	特异性靶器官毒性——次接触，类别 2	
629	二溴甲烷	二溴化亚甲基	dibromomethane; methylene dibromide	74-95-3	危害水生环境—长期危害，类别 3	

续表68

序号	品名	别名	英文名	CAS 号	危险性类别	备注
630	1, 2-二溴乙烷	乙撑二溴；二溴化乙烯	1, 2-dibromoethane; ethylene dibromide	106-93-4	急性毒性—经口，类别 3 * 急性毒性—经皮，类别 3 * 急性毒性—吸入，类别 3 * 皮肤腐蚀/刺激，类别 2 严重眼损伤/眼刺激，类别 2 致癌性，类别 1B 特异性靶器官毒性——次接触，类别 3（呼吸道刺激） 危害水生环境—急性危害，类别 2 危害水生环境—长期危害，类别 2	
631	二溴异丙烷		1, 3-dibromopropane		易燃液体，类别 3 特异性靶器官毒性——次接触，类别 1 特异性靶器官毒性—反复接触，类别 2 危害水生环境—急性危害，类别 2 危害水生环境—长期危害，类别 2	
632	N, N'-二亚硝基-N, N'-二甲基对苯二酰胺		N, N'-dinitroso-N, N'-dimethyl terephthalamide	133-55-1	自反应物质和混合物，C 型	
633	二亚硝基苯		dinitrosobenzene	25550-55-4	爆炸物，1. 3 项	
634	2, 4-二亚硝基间苯二酚	1, 3-二羟基-2, 4-二亚硝基苯	2, 4-dinitrosoresorcinol; 1, 3-dihydroxy-2, 4-dinitrosobenzene	118-02-5	易燃固体，类别 1	
635	N, N'-二亚硝基五亚甲基四胺［减敏的］	发泡剂 H	N, N'-dinitrosopentamethylene tetramine, with phlegmatizer; foamer H	101-25-7	自反应物质和混合物，C 型	
636	二亚乙基三胺	二乙撑三胺	diethylenetriamine; 2, 2'-iminodiethylamine	111-40-0	皮肤腐蚀/刺激，类别 1B 严重眼损伤/眼刺激，类别 1 皮肤致敏物，类别 1	
637	二氧化氮		nitrogen dioxide	10102-44-0	氧化性气体，类别 1 加压气体 急性毒性—吸入，类别 2 * 皮肤腐蚀/刺激，类别 1B 严重眼损伤/眼刺激，类别 1 特异性靶器官毒性——次接触，类别 3（呼吸道刺激）	
638	二氧化丁二烯	双环氧乙烷	butadiene dioxide; bisoxirane	298-18-0	急性毒性—经口，类别 3 急性毒性—经皮，类别 2 急性毒性—吸入，类别 2	
639	二氧化硫	亚硫酸酐	sulphur dioxide; sulfurous acid anhydride	7446-09-5	加压气体 急性毒性—吸入，类别 3 皮肤腐蚀/刺激，类别 1B 严重眼损伤/眼刺激，类别 1	

续表69

序号	品名	别名	英文名	CAS号	危险性类别	备注
640	二氧化氯		chlorine dioxide	10049-04-4	氧化性气体，类别1 加压气体 急性毒性—吸入，类别2* 皮肤腐蚀/刺激，类别1B 严重眼损伤/眼刺激，类别1 特异性靶器官毒性——次接触，类别3（呼吸道刺激） 危害水生环境—急性危害，类别1	
641	二氧化铅	过氧化铅	lead dioxide; lead peroxide	1309-60-0	氧化性固体，类别3 皮肤腐蚀/刺激，类别2 严重眼损伤/眼刺激，类别2A 致癌性，类别1B 生殖毒性，类别1A 特异性靶器官毒性——次接触，类别1 特异性靶器官毒性—反复接触，类别1	
642	二氧化碳［压缩的或液化的］	碳酸酐	carbon dioxide, compressed or liquid; carbonic anhydride	124-38-9	加压气体 特异性靶器官毒性——次接触，类别3（麻醉效应）	
643	二氧化碳和环氧乙烷混合物	二氧化碳和氧化乙烯混合物	ethylene oxide and carbon dioxide mixtures		易燃气体，类别1 加压气体 生殖细胞致突变性，类别1B 致癌性，类别1A 特异性靶器官毒性——次接触，类别3（呼吸道刺激）	
644	二氧化碳和氧气混合物		carbon dioxide and oxygen mixtures		加压气体	
645	二氧化硒	亚硒酐	selenium dioxide	7446-08-4	急性毒性—经口，类别2 严重眼损伤/眼刺激，类别2 特异性靶器官毒性——次接触，类别1 特异性靶器官毒性—反复接触，类别1 危害水生环境—急性危害，类别1 危害水生环境—长期危害，类别1	
646	1,3-二氧戊环	二氧戊环；乙二醇缩甲醛	1,3-dioxolane; dioxolame; ethylene glycol formal	646-06-0	易燃液体，类别2	
647	1,4-二氧杂环己烷	二噁烷；1,4-二氧己环	1,4-dioxane; dioxane; 1,4-diethylene dioxide	123-91-1	易燃液体，类别2 严重眼损伤/眼刺激，类别2 致癌性，类别2 特异性靶器官毒性——次接触，类别3（呼吸道刺激）	
648	S-［2-（二乙氨基）乙基］-O,O-二乙基硫赶磷酸酯	胺吸磷	S-[2-(diethylamino)ethyl] O,O-diethylphosphorothioate; amiton; metramac	78-53-5	急性毒性—经口，类别1	剧毒

续表70

序号	品名	别名	英文名	CAS 号	危险性类别	备注
649	N-二乙氨基乙基氯	2-氯乙基二乙胺	N-diethylaminoethyl chloride; N-(2-chloroethyl) diethylamine	100-35-6	急性毒性—经口，类别 2 急性毒性—经皮，类别 1	剧毒
650	二乙胺		diethylamine	109-89-7	易燃液体，类别 2 皮肤腐蚀/刺激，类别 1A 严重眼损伤/眼刺激，类别 1 特异性靶器官毒性——次接触，类别 3（呼吸道刺激）	
651	二乙二醇二硝酸酯［含不挥发、不溶于水的减敏剂≥25%］	二甘醇二硝酸酯	diethyleneglycol dinitrate with not less than 25% non-volatile, water-insoluble phlegmatiser, by mass; oxydiethylene dinitrate; diethylene glycol dinitrate; digol dinitrate; diglycol dinitrate	693-21-0	爆炸物，1.1 项 急性毒性—经口，类别 2＊ 急性毒性—经皮，类别 1 急性毒性—吸入，类别 2＊ 特异性靶器官毒性—反复接触，类别 2＊ 危害水生环境—长期危害，类别 3	
652	N, N-二乙基-1, 3-丙二胺	N, N-二乙基-1, 3-二氨基丙烷；3-二乙氨基丙胺	N, N-diethyl-1, 3-diaminopropane; 3-aminopropyldiethylamine	104-78-9	易燃液体，类别 3 皮肤腐蚀/刺激，类别 1B 严重眼损伤/眼刺激，类别 1 皮肤致敏物，类别 1	
653	N, N-二乙基-1-萘胺	N, N-二乙基-α-萘胺	N, N-diethyl-1-naphthylamine; N, N-diethyl-α-naphthylamine	84-95-7	危害水生环境—急性危害，类别 2 危害水生环境—长期危害，类别 2	
654	O, O-二乙基-N-(1, 3-二硫戊环-2-亚基)磷酰胺［含量>15%］	2-（二乙氧基磷酰亚氨基）-1, 3-二硫戊环；硫环磷	diethyl 1, 3-dithiolan-2-ylidenephosphoramidate (more than 15%); phosfolan; cyolane	947-02-4	急性毒性—经口，类别 2＊ 急性毒性—经皮，类别 1	剧毒
655	O, O-二乙基-N-(4-甲基-1, 3-二硫戊环-2-亚基）磷酰胺［含量>5%］	二乙基（4-甲基-1, 3-二硫戊环-2-叉氨基）磷酸酯；地胺磷	diethyl 4-methyl-1, 3-dithiolan-2-ylidenephosphoramidate (more than 5%); mephosfolan; cytrolane	950-10-7	急性毒性—经口，类别 2＊ 急性毒性—经皮，类别 1 危害水生环境—急性危害，类别 2 危害水生环境—长期危害，类别 2	剧毒
656	O, O-二乙基-N-1, 3-二噻丁环-2-亚基磷酰胺	丁硫环磷	diethyl 1, 3-dithietan-2-ylidenephosphoramidate; fosthietan	21548-32-3	急性毒性—经口，类别 2＊ 急性毒性—经皮，类别 1	剧毒
657	O, O-二乙基-O-(2, 2-二氯-1-β-氯乙氧基乙烯基）-磷酸酯	彼氧磷	O, O-diethyl-O-(2, 2-dichloro-1-beta-chloroethoxyvinyl) phosphate; phosphinon; phosthenon	67329-01-5	急性毒性—经口，类别 2	

续表71

序号	品名	别名	英文名	CAS 号	危险性类别	备注
658	O, O-二乙基-O-(2-乙硫基乙基) 硫代磷酸酯与 O, O-二乙基-S-(2-乙硫基乙基) 硫代磷酸酯的混合物［含量>3%］	内吸磷	O, O-diethyl-O-(2-ethylthioethyl) phosphorothioate and O, O-diethyl-S-(2-ethylthio-ethyl) thio ester mixture (more than 3%); demeton	8065-48-3	急性毒性—经口，类别 2 * 急性毒性—经皮，类别 1 危害水生环境—急性危害，类别 1	剧毒
659	O, O-二乙基-O-(3-氯-4-甲基香豆素-7-基) 硫代磷酸酯	蝇毒磷	O-(3-chloro-4-methylcoumarin-7-yl) O, O-diethyl phosphorothioate; asuntol; meldane; coumaphos	56-72-4	急性毒性—经口，类别 2 * 危害水生环境—急性危害，类别 1 危害水生环境—长期危害，类别 1	
660	O, O-二乙基-O-(4-甲基香豆素基-7) 硫代磷酸酯	扑杀磷	O, O-diethyl O-(4-methylcoumarin-7-yl) phosphorothioate; potasan	299-45-6	急性毒性—经口，类别 2 * 急性毒性—经皮，类别 1 急性毒性—吸入，类别 2 * 危害水生环境—急性危害，类别 1 危害水生环境—长期危害，类别 1	剧毒
661	O, O-二乙基-O-(4-硝基苯基) 磷酸酯	对氧磷	O, O-diethyl-O-(4-nitrophenyl) phosphate; paraoxon	311-45-5	急性毒性—经口，类别 1 急性毒性—经皮，类别 1 危害水生环境—急性危害，类别 1 危害水生环境—长期危害，类别 1	剧毒
662	O, O-二乙基-O-(4-硝基苯基) 硫代磷酸酯［含量>4%］	对硫磷	O, O-diethyl O-4-nitrophenyl phosphorothioate(more than 4%); parathion; ethyl parathion; thiophos	56-38-2	急性毒性—经口，类别 2 * 急性毒性—经皮，类别 3 * 急性毒性—吸入，类别 2 * 特异性靶器官毒性—反复接触，类别 1 危害水生环境—急性危害，类别 1 危害水生环境—长期危害，类别 1	剧毒
663	O, O-二乙基-O-(4-溴-2, 5-二氯苯基) 硫代磷酸酯	乙基溴硫磷	O-4-bromo-2, 5-dichlorophenyl O, O-diethyl phosphorothioate; bromophos-ethyl	4824-78-6	急性毒性—经口，类别 3 * 危害水生环境—急性危害，类别 1 危害水生环境—长期危害，类别 1	
664	O, O-二乙基-O-(6-二乙胺次甲基-2, 4-二氯) 苯基硫代磷酰酯盐酸盐		O, O-diethyl-O-(6-diethylaminomethy-lene-2, 4-dichloro) phenylphosphorathioate hydrochloric acid salt; dededeab-206		急性毒性—经口，类别 2	
665	O, O-二乙基-O-［2-氯-1-(2, 4-二氯苯基) 乙烯基］磷酸酯［含量>20%］	2-氯-1-(2, 4-二氯苯基) 乙烯基二乙基磷酸酯；毒虫畏	2-chloro-1-(2, 4 dichlorophenyl) vinyl diethyl phosphate(more than 20%); chlofenvinphos; vinylphate; SD-7859	470-90-6	急性毒性—经口，类别 2 * 急性毒性—经皮，类别 3 * 危害水生环境—急性危害，类别 1 危害水生环境—长期危害，类别 1	剧毒

续表72

序号	品名	别名	英文名	CAS 号	危险性类别	备注
666	O, O-二乙基-O-2, 5-二氯-4-甲硫基苯基硫代磷酸酯	O-［2, 5-二氯-4-（甲硫基）苯基］-O, O-二乙基硫代磷酸酯；虫螨磷	O-2, 5-dichlorophenyl-4-methylthiophenyl O, O-diethyl phosphorothioate; chlorthiophos	21923-23-9; 60238-56-4	急性毒性—经口，类别 3 * 急性毒性—经皮，类别 2 * 危害水生环境—急性危害，类别 1 危害水生环境—长期危害，类别 1	
667	O, O-二乙基-O-2-吡嗪基硫代磷酸酯［含量>5%］	虫线磷	O, O-diethyl O-pyrazin-2-yl phosphorothioate(more than 5%) ; thionazin; zinophos, nemafos	297-97-2	急性毒性—经口，类别 2 * 急性毒性—经皮，类别 1	剧毒
668	O, O-二乙基-O-喹噁啉-2-基硫代磷酸酯	喹硫磷	O, O-diethyl-O-quinoxalin-2-yl phosphorothioate; quinalphos; bayrusil; ekalux	13593-03-8	急性毒性—经口，类别 3 急性毒性—经皮，类别 3 危害水生环境—急性危害，类别 1 危害水生环境—长期危害，类别 1	
669	O, O-二乙基-S-(2, 5-二氯苯硫基甲基）二硫代磷酸酯	芬硫磷	S-(2, 5-dichlorophenylthiomethyl) O, O-diethyl phosphorodithioate; phenkapton	2275-14-1	急性毒性—经口，类别 3 * 急性毒性—经皮，类别 3 * 急性毒性—吸入，类别 3 * 危害水生环境—急性危害，类别 1 危害水生环境—长期危害，类别 1	
670	O, O-二乙基-S-(2-氯-1-酞酰亚氨基乙基）二硫代磷酸酯	氯亚胺硫磷	2-chloro-1-phthalimidoethyl O, O-diethyl phosphorodithioate; dialifos	10311-84-9	急性毒性—经口，类别 2 * 急性毒性—经皮，类别 3 * 危害水生环境—急性危害，类别 1 危害水生环境—长期危害，类别 1	
671	O, O-二乙基-S-(2-乙基亚磺酰基乙基）二硫代磷酸酯	砜拌磷	O, O-diethyl S-2-ethylsulphinylethyl phosphorodithioate; oxydisulfoton	2497-07-6	急性毒性—经口，类别 2 * 急性毒性—经皮，类别 3 * 危害水生环境—急性危害，类别 1 危害水生环境—长期危害，类别 1	
672	O, O-二乙基-S-(2-乙硫基乙基）二硫代磷酸酯［含量>15%］	乙拌磷	O, O-diethyl 2-ethylthioethyl phosphorodithioate(more than 15%) ; disulfoton; dithiodemeton	298-04-4	急性毒性—经口，类别 2 * 急性毒性—经皮，类别 1 危害水生环境—急性危害，类别 1 危害水生环境—长期危害，类别 1	剧毒
673	O, O-二乙基-S-(4-甲基亚磺酰基苯基）硫代磷酸酯［含量>4%］	丰索磷	O, O-diethyl O-4-methylsulfinylphenyl phosphorothioate(more than 4%) ; fensulfothion	115-90-2	急性毒性—经口，类别 2 * 急性毒性—经皮，类别 1 危害水生环境—急性危害，类别 1 危害水生环境—长期危害，类别 1	剧毒
674	O, O-二乙基-S-(4-氯苯硫基甲基）二硫代磷酸酯	三硫磷	4-chlorophenylthiomethyl O, O-diethyl phosphorodithioate; carbophenothion	786-19-6	急性毒性—经口，类别 3 * 急性毒性—经皮，类别 3 * 危害水生环境—急性危害，类别 1 危害水生环境—长期危害，类别 1	

续表73

序号	品名	别名	英文名	CAS 号	危险性类别	备注
675	O, O-二乙基-S-(对硝基苯基）硫代磷酸	硫代磷酸-O, O-二乙基-S-(4-硝基苯基）酯	O, O-diethyl-S-(p-nitrophenyl) phosphate; parathion S, S-phenyl parathion; phosphorothioic acid, O, O-diethyl-S-(4-nitrophenyl) ester	3270-86-8	急性毒性—经口，类别 1	剧毒
676	O, O-二乙基-S-(乙硫基甲基）二硫代磷酸酯	甲拌磷	O, O-diethyl ethylthiomethyl phosphorodithioate; phorate; cyanamid-3911	298-02-2	急性毒性—经口，类别 2 * 急性毒性—经皮，类别 1 危害水生环境—急性危害，类别 1 危害水生环境—长期危害，类别 1	剧毒
677	O, O-二乙基-S-(异丙基氨基甲酰甲基）二硫代磷酸酯［含量>15%］	发硫磷	O, O-diethyl isopropylcarbamoylmethyl phosphorodithioate(more than 15%) ; prothoate	2275-18-5	急性毒性—经口，类别 2 * 急性毒性—经皮，类别 1 危害水生环境—长期危害，类别 3	剧毒
678	O, O-二乙基-S-［N-(1-氰基-1-甲基乙基）氨基甲酰甲基］硫代磷酸酯	S-{2-［（1-氰基-1-甲基乙基）氨基］-2-氧代乙基}-O, O-二乙基硫代磷酸酯；果虫磷	S-[N-(1-cyano-1-methylethyl) carbamoylmethyl] O, O-diethyl phosphorothioate; S-{2-[(1-cyano-1-methylethyl) amino] -2-oxoethyl} -O, O-diethyl phosphorothioate; cyanthoate	3734-95-0	急性毒性—经口，类别 2 * 急性毒性—经皮，类别 3 *	
679	O, O-二乙基-S-氯甲基二硫代磷酸酯［含量>15%］	氯甲硫磷	S-chloromethyl O, O-diethyl phosphorodithioate (more than 15%) ; chlormephos	24934-91-6	急性毒性—经口，类别 2 * 急性毒性—经皮，类别 1 危害水生环境—急性危害，类别 1 危害水生环境—长期危害，类别 1	剧毒
680	O, O-二乙基-S-叔丁基硫甲基二硫代磷酸酯	特丁硫磷	S-tert-butylthiomethyl O, O-diethylphosphorodithioate; terbufos	13071-79-9	急性毒性—经口，类别 2 * 急性毒性—经皮，类别 1 危害水生环境—急性危害，类别 1 危害水生环境—长期危害，类别 1	剧毒
681	O, O-二乙基-S-乙基亚磺酰基甲基二硫代磷酸酯	甲拌磷亚砜	O, O-diethyl-s-(ethyl sulfoxidomethyl) dithiophosphate emulsion; thimet sulfonoxide; 3911 sulfoxide emulsion	2588-03-6	急性毒性—经口，类别 1	
682	1-二乙基氨基-4-氨基戊烷	2-氨基-5-二乙基氨基戊烷；N', N'-二乙基-1, 4-戊二胺；2-氨基-5-二乙氨基戊烷	1-diethylamino-4-aminopentane; 2-amino-5-diethylaminopentane; N', N'-diethyl-1, 4-pentanediamine; 2-amino-5-diethylamino pentane	140-80-7	皮肤腐蚀/刺激，类别 1 严重眼损伤/眼刺激，类别 1	

续表74

序号	品名	别名	英文名	CAS号	危险性类别	备注
683	二乙基氨基氰	氰化二乙胺	diethyl cyanamide; cyanodiethylamide	617-83-4	急性毒性—经口，类别3 急性毒性—经皮，类别3 急性毒性—吸入，类别2 皮肤腐蚀/刺激，类别2 严重眼损伤/眼刺激，类别2 特异性靶器官毒性——次接触，类别3（呼吸道刺激）	
684	1,2-二乙基苯	邻二乙基苯	1,2-diethylbenzene; o-diethylbenzene	135-01-3	易燃液体，类别3 严重眼损伤/眼刺激，类别2 特异性靶器官毒性—反复接触，类别2 危害水生环境—长期危害，类别3	
685	1,3-二乙基苯	间二乙基苯	1,3-diethylbenzene; m-diethylbenzene	141-93-5	易燃液体，类别3 严重眼损伤/眼刺激，类别2 危害水生环境—急性危害，类别2 危害水生环境—长期危害，类别2	
686	1,4-二乙基苯	对二乙基苯	1,4-diethylbenzene; p-diethylbenzene	105-05-5	易燃液体，类别3 皮肤腐蚀/刺激，类别2 严重眼损伤/眼刺激，类别2 危害水生环境—急性危害，类别2 危害水生环境—长期危害，类别2	
687	N,N-二乙基苯胺	二乙氨基苯	N,N-diethylaniline; diethylaminobenzene	91-66-7	急性毒性—经口，类别3* 急性毒性—经皮，类别3* 急性毒性—吸入，类别3* 特异性靶器官毒性—反复接触，类别2* 危害水生环境—急性危害，类别2 危害水生环境—长期危害，类别2	
688	N-(2,6-二乙基苯基)-N-甲氧基甲基-氯乙酰胺	甲草胺	2-chloro-2',6'-diethyl-N-(methoxymethyl) acetanilide; alachlor; lasso; otraxal	15972-60-8	皮肤致敏物，类别1 危害水生环境—急性危害，类别1 危害水生环境—长期危害，类别1	
689	N,N-二乙基对甲苯胺	4-（二乙胺基）甲苯	N,N-diethyl-p-toluidine; 4-(diethylamino) toluene	613-48-9	皮肤腐蚀/刺激，类别2 严重眼损伤/眼刺激，类别2	
690	N,N-二乙基二硫代氨基甲酸-2-氯烯丙基酯	菜草畏	2-chloroallyl N,N-dimethyldithiocarbamate; sulfallate	95-06-7	危害水生环境—急性危害，类别1 危害水生环境—长期危害，类别1	
691	二乙基二氯硅烷	二氯二乙基硅烷	diethyldichlorosilane; dichlorodiethylsilane	1719-53-5	易燃液体，类别2 皮肤腐蚀/刺激，类别1 严重眼损伤/眼刺激，类别1	
692	二乙基汞	二乙汞	diethylmercury	627-44-1	急性毒性—经口，类别2* 急性毒性—经皮，类别1 急性毒性—吸入，类别2* 特异性靶器官毒性—反复接触，类别2* 危害水生环境—急性危害，类别1 危害水生环境—长期危害，类别1	剧毒

续表75

序号	品名	别名	英文名	CAS 号	危险性类别	备注
693	1, 2-二乙基肼	二乙基肼［不对称］	1, 2-diethyl hydrazine; diethylhydrazine [asymmetry]	1615-80-1	易燃液体，类别 3 致癌性，类别 2 生殖毒性，类别 2	
694	N, N-二乙基邻甲苯胺	2-（二乙胺基）甲苯	N, N-diethyl-o-toluidine; 2-(diethylamino) toluene	2728-04-3	皮肤腐蚀/刺激，类别 2 严重眼损伤/眼刺激，类别 2	
695	O, O'-二乙基硫代磷酰氯	二乙基硫代磷酰氯	O, O'-diethyl phosphorochloridithioate; diethylthiophosphoryl chloride	2524-04-1	急性毒性—经皮，类别 3 急性毒性—吸入，类别 2 皮肤腐蚀/刺激，类别 1B 严重眼损伤/眼刺激，类别 1 危害水生环境—急性危害，类别 2 危害水生环境—长期危害，类别 2	
696	二乙基镁		diethyl magnesium	557-18-6	自燃固体，类别 1 遇水放出易燃气体的物质和混合物，类别 1	
697	二乙基硒		diethyl selenide	627-53-2	易燃液体，类别 2 急性毒性—经口，类别 3 急性毒性—经皮，类别 3 特异性靶器官毒性—反复接触，类别 2 危害水生环境—急性危害，类别 1 危害水生环境—长期危害，类别 1	
698	二乙基锌		diethylzinc	557-20-0	自燃液体，类别 1 遇水放出易燃气体的物质和混合物，类别 1 皮肤腐蚀/刺激，类别 1B 严重眼损伤/眼刺激，类别 1 危害水生环境—急性危害，类别 1 危害水生环境—长期危害，类别 1	
699	N, N-二乙基乙撑二胺	N, N-二乙基乙二胺	N, N-diethylethylenediamine	100-36-7	易燃液体，类别 3 急性毒性—经皮，类别 3 皮肤腐蚀/刺激，类别 1 严重眼损伤/眼刺激，类别 1	
700	N, N-二乙基乙醇胺	2-（二乙胺基）乙醇	N, N-diethylethanolamine; 2-diethylaminoethanol	100-37-8	易燃液体，类别 3 皮肤腐蚀/刺激，类别 1B 严重眼损伤/眼刺激，类别 1 特异性靶器官毒性——次接触，类别 3（呼吸道刺激）	
701	二乙硫醚	硫代乙醚；二乙硫	diethyl sulphide; thioethyl ether; ethyl sulfide	352-93-2	易燃液体，类别 2 皮肤腐蚀/刺激，类别 2 严重眼损伤/眼刺激，类别 2B	
702	二乙烯基醚［稳定的］	乙烯基醚	divinyl ether, stabilized; vingl ether, stabilized	109-93-3	易燃液体，类别 1	
703	3, 3-二乙氧基丙烯	丙烯醛二乙缩醛；二乙基缩醛丙烯醛	3, 3-diethoxypropene; acrolein diethylacetal; diethylacetal acrolein	3054-95-3	易燃液体，类别 2	

续表76

序号	品名	别名	英文名	CAS 号	危险性类别	备注
704	二乙氧基甲烷	甲醛缩二乙醇；二乙醇缩甲醛	diethoxymethane; diethyl formal; diethoxymethan	462-95-3	易燃液体，类别 2 急性毒性—经皮，类别 3	
705	1, 1-二乙氧基乙烷	乙叉二乙基醚；二乙醇缩乙醛；乙缩醛	1, 1-diethoxyethane; ethylidene diethyl ether; diethylacetal; acetal	105-57-7	易燃液体，类别 2 皮肤腐蚀/刺激，类别 2 严重眼损伤/眼刺激，类别 2	
706	二异丙胺		diisopropylamine	108-18-9	易燃液体，类别 2 皮肤腐蚀/刺激，类别 1B 严重眼损伤/眼刺激，类别 1 特异性靶器官毒性——次接触，类别 3（呼吸道刺激）	
707	二异丙醇胺	2, 2'-二羟基二丙胺	diisopropanolamine; 1, 1'-iminodipropan-2-ol	110-97-4	严重眼损伤/眼刺激，类别 2	
708	O, O-二异丙基-S-(2-苯磺酰胺基）乙基二硫代磷酸酯	S-2-苯磺酰基氨基乙基-O, O-二异丙基二硫代磷酸酯；地散磷	O, O-diisopropyl 2-phenylsulphonylaminoethyl phosphorodithioate; bensulide	741-58-2	危害水生环境—急性危害，类别 1 危害水生环境—长期危害，类别 1	
709	二异丙基二硫代磷酸锑		anitimony diisopropyl dithio phosphate		危害水生环境—急性危害，类别 2 危害水生环境—长期危害，类别 2	
710	N, N-二异丙基乙胺	N-乙基二异丙胺	N, N-diisopropylethylamine; N-ethyldiisopropylamine	7087-68-5	易燃液体，类别 2 皮肤腐蚀/刺激，类别 1 严重眼损伤/眼刺激，类别 1	
711	N, N-二异丙基乙醇胺	N, N-二异丙氨基乙醇	N, N-diisopropylethanolamine; N, N-diisopropylaminoethanol	96-80-0	皮肤腐蚀/刺激，类别 1 严重眼损伤/眼刺激，类别 1	
712	二异丁胺		diisobutylamine	110-96-3	易燃液体，类别 3 急性毒性—经口，类别 3 急性毒性—经皮，类别 2 急性毒性—吸入，类别 1	
713	二异丁基酮	2, 6-二甲基-4-庚酮	di-isobutyl ketone; 2, 6-dimethyl-4-heptanone; 2, 6-dimethylheptan-4-one	108-83-8	易燃液体，类别 3 特异性靶器官毒性——次接触，类别 3（呼吸道刺激）	
714	二异戊醚		diisoamyl ether	544-01-4	易燃液体，类别 3 危害水生环境—急性危害，类别 2 危害水生环境—长期危害，类别 2	
715	二异辛基磷酸	酸式磷酸二异辛酯	diisooctyl acid phosphate; acid diisooctyl phosphate	27215-10-7	皮肤腐蚀/刺激，类别 1 严重眼损伤/眼刺激，类别 1	

续表77

序号	品名	别名	英文名	CAS 号	危险性类别	备注
716	二正丙胺	二丙胺	dipropylamine	142-84-7	易燃液体，类别 2 皮肤腐蚀/刺激，类别 1A 严重眼损伤/眼刺激，类别 1 特异性靶器官毒性——次接触，类别 3（呼吸道刺激）	
717	二正丙基过氧重碳酸酯［含量≤100%］		di-n-propyl peroxydicarbonate (not more than 100%)	16066-38-9	有机过氧化物，C 型	
	二正丙基过氧重碳酸酯［含量≤77%，含 B 型稀释剂≥23%］		di-n-propyl peroxydicarbonate (not more than 77%, and diluent type B not less than 23%)		有机过氧化物，C 型	
718	二正丁胺	二丁胺	di-n-butylamine	111-92-2	易燃液体，类别 3 急性毒性—经皮，类别 3 急性毒性—吸入，类别 2 皮肤腐蚀/刺激，类别 1A 严重眼损伤/眼刺激，类别 1 特异性靶器官毒性——次接触，类别 1 危害水生环境—急性危害，类别 2	
719	N, N-二正丁基氨基乙醇	N, N-二正丁基乙醇胺；2-二丁氨基乙醇	N, N-dibutylethanolamine; N, N-di-n-butylaminoethanol; 2-dibutylaminoethanol	102-81-8	皮肤腐蚀/刺激，类别 1 严重眼损伤/眼刺激，类别 1 特异性靶器官毒性——次接触，类别 2 特异性靶器官毒性——次接触，类别 3（呼吸道刺激） 特异性靶器官毒性—反复接触，类别 2 危害水生环境—长期危害，类别 3	
720	二-正丁基过氧重碳酸酯［含量≤27%，含 B 型稀释剂≥73%］		di-n-butyl peroxydicarbonate (not more than 27%, and diluent type B not less than 73%)	16215-49-9	有机过氧化物，E 型	
	二-正丁基过氧重碳酸酯［27%<含量≤52%，含 B 型稀释剂≥48%］		di-n-butyl peroxydicarbonate (more than 27% but not more than 52%, and diluent type B not less than 48%)		有机过氧化物，D 型	
	二-正丁基过氧重碳酸酯［含量≤42%，在水（冷冻）中稳定弥散］		di-n-butyl peroxydicarbonate (not more than 42% as a stable dispersion in water (frozen))		有机过氧化物，E 型	

续表78

序号	品名	别名	英文名	CAS 号	危险性类别	备注
721	二正戊胺	二戊胺	di-n-amylamine	2050-92-2	易燃液体，类别 3 急性毒性—经口，类别 3 急性毒性—经皮，类别 3 皮肤腐蚀/刺激，类别 1C 严重眼损伤/眼刺激，类别 1	
722	二仲丁胺		di-sec-butylamine	626-23-3	易燃液体，类别 3 危害水生环境—急性危害，类别 2	
723	发烟硫酸	硫酸和三氧化硫的混合物；焦硫酸	oleum	8014-95-7	皮肤腐蚀/刺激，类别 1A 严重眼损伤/眼刺激，类别 1 特异性靶器官毒性——次接触，类别 3（呼吸道刺激）	
724	发烟硝酸		nitric acid, fuming	52583-42-3	氧化性液体，类别 1 皮肤腐蚀/刺激，类别 1 严重眼损伤/眼刺激，类别 1	
725	钒酸铵钠		sodium ammonium vanadate	12055-09-3	急性毒性—经口，类别 3 急性毒性—吸入，类别 3	
726	钒酸钾	钒酸三钾	potassium vanadate	14293-78-8	急性毒性—经口，类别 2 急性毒性—经皮，类别 1 急性毒性—吸入，类别 2	
727	放线菌素		actinomycin; oncostatin	1402-38-6	急性毒性—经口，类别 2 *	
728	放线菌素 D		actinomycin D; dactinomycin D	50-76-0	急性毒性—经口，类别 2	
729	呋喃	氧杂茂	furan; furfurane	110-00-9	易燃液体，类别 1 皮肤腐蚀/刺激，类别 2 生殖细胞致突变性，类别 2 致癌性，类别 2 特异性靶器官毒性—反复接触，类别 2 * 危害水生环境—长期危害，类别 3	
730	2-呋喃甲醇	糠醇	2-furfuryl alcohol	98-00-0	急性毒性—经口，类别 3 急性毒性—经皮，类别 3 急性毒性—吸入，类别 2 严重眼损伤/眼刺激，类别 2 特异性靶器官毒性——次接触，类别 3（呼吸道刺激） 特异性靶器官毒性—反复接触，类别 2 *	
731	呋喃甲酰氯	氯化呋喃甲酰	furoyl chloride; furancarbonyl chloride	527-69-5	皮肤腐蚀/刺激，类别 1 严重眼损伤/眼刺激，类别 1	
732	氟		fluorine	7782-41-4	氧化性气体，类别 1 加压气体 急性毒性—吸入，类别 2 * 皮肤腐蚀/刺激，类别 1A 严重眼损伤/眼刺激，类别 1	剧毒
733	1-氟-2, 4-二硝基苯	2, 4-二硝基-1-氟苯	1-fluoro-2, 4-dinitrobenzene; 2, 4-dinitro-1-fluorobenzene	70-34-8	皮肤腐蚀/刺激，类别 2 皮肤致敏物，类别 1	

续表79

序号	品名	别名	英文名	CAS 号	危险性类别	备注
734	2-氟苯胺	邻氟苯胺； 邻氨基氟化苯	2-fluoroaniline; o-fluoroaniline; o-aminofluorobenzene	348-54-9	易燃液体，类别 3 皮肤腐蚀/刺激，类别 2 严重眼损伤/眼刺激，类别 2A 特异性靶器官毒性——一次接触，类别 3（呼吸道刺激） 危害水生环境—长期危害，类别 3	
735	3-氟苯胺	间氟苯胺； 间氨基氟化苯	3-fluoroaniline; m-fluoro aniline; m-aminofluorobenzene	372-19-0	皮肤腐蚀/刺激，类别 2 严重眼损伤/眼刺激，类别 2A 特异性靶器官毒性——一次接触，类别 3（呼吸道刺激） 危害水生环境—长期危害，类别 3	
736	4-氟苯胺	对氟苯胺； 对氨基氟化苯	4-fluoroaniline; p-fluoroaniline; p-aminofluorobenzene	371-40-4	皮肤腐蚀/刺激，类别 2 严重眼损伤/眼刺激，类别 2A 特异性靶器官毒性——一次接触，类别 3（呼吸道刺激） 危害水生环境—长期危害，类别 3	
737	氟代苯	氟苯	phenyl fluoride; fluorobenzene	462-06-6	易燃液体，类别 2 严重眼损伤/眼刺激，类别 2A 危害水生环境—急性危害，类别 2 危害水生环境—长期危害，类别 2	
738	氟代甲苯		fluorotoluenes	25496-08-6	易燃液体，类别 2	
739	氟锆酸钾	氟化锆钾	potassium fluorozirconate; yirconium potassium fluoride	16923-95-8	急性毒性—经口，类别 3 严重眼损伤/眼刺激，类别 1	
740	氟硅酸	硅氟酸	fluorosilicicacid; hexafluorosilicic acid	16961-83-4	皮肤腐蚀/刺激，类别 1B 严重眼损伤/眼刺激，类别 1	
741	氟硅酸铵		ammonium fluorosilicate	1309-32-6	急性毒性—经口，类别 3 急性毒性—经皮，类别 3 急性毒性—吸入，类别 3	
742	氟硅酸钾		potassium fluorosilicates	16871-90-2	急性毒性—经口，类别 3 * 急性毒性—经皮，类别 3 * 急性毒性—吸入，类别 3 *	
743	氟硅酸钠		sodium fluorosilicates	16893-85-9	急性毒性—经口，类别 3 * 急性毒性—经皮，类别 3 * 急性毒性—吸入，类别 3 *	
744	氟化铵		ammonium fluoride	12125-01-8	急性毒性—经口，类别 3 * 急性毒性—经皮，类别 3 * 急性毒性—吸入，类别 3 *	
745	氟化钡		barium fluoride	7787-32-8	急性毒性—经口，类别 3 严重眼损伤/眼刺激，类别 2 生殖毒性，类别 2 特异性靶器官毒性——一次接触，类别 3（呼吸道刺激） 特异性靶器官毒性—反复接触，类别 1	
746	氟化锆		zirconium fluoride	7783-64-4	皮肤腐蚀/刺激，类别 1 严重眼损伤/眼刺激，类别 1	

续表80

序号	品名	别名	英文名	CAS号	危险性类别	备注
747	氟化镉		cadmium fluoride	7790-79-6	急性毒性—经口，类别3* 急性毒性—吸入，类别2* 生殖细胞致突变性，类别1B 致癌性，类别1A 生殖毒性，类别1B 特异性靶器官毒性—反复接触，类别1 危害水生环境—急性危害，类别1 危害水生环境—长期危害，类别1	
748	氟化铬	三氟化铬	chromic fluoride, solid; chromium trifluoride	7788-97-8	皮肤腐蚀/刺激，类别1 严重眼损伤/眼刺激，类别1	
749	氟化汞	二氟化汞	mercuric fluoride; mercury difluoride	7783-39-3	急性毒性—经口，类别2* 急性毒性—经皮，类别1 急性毒性—吸入，类别2* 特异性靶器官毒性—反复接触，类别2* 危害水生环境—急性危害，类别1 危害水生环境—长期危害，类别1	
750	氟化钴	三氟化钴	cobaltic fluoride; cobalt trifluoride	10026-18-3	致癌性，类别2	
751	氟化钾		potassium fluoride	7789-23-3	急性毒性—经口，类别3* 急性毒性—经皮，类别3* 急性毒性—吸入，类别3* 危害水生环境—急性危害，类别2	
752	氟化镧	三氟化镧	lanthanum fluoride; lanthanum trifluoride	13709-38-1	皮肤腐蚀/刺激，类别2 严重眼损伤/眼刺激，类别2	
753	氟化锂		lithium fluoride	7789-24-4	急性毒性—经口，类别3	
754	氟化钠		sodium fluoride	7681-49-4	急性毒性—经口，类别3* 皮肤腐蚀/刺激，类别2 严重眼损伤/眼刺激，类别2	
755	氟化铅	二氟化铅	lead difluoride; lead fluoride	7783-46-2	严重眼损伤/眼刺激，类别2 致癌性，类别1B 生殖毒性，类别1A 特异性靶器官毒性——次接触，类别1 特异性靶器官毒性——次接触，类别3（呼吸道刺激） 特异性靶器官毒性—反复接触，类别1 危害水生环境—急性危害，类别1 危害水生环境—长期危害，类别1	
756	氟化氢［无水］		hydrogen fluoride, anhydrous	7664-39-3	急性毒性—经口，类别2* 急性毒性—经皮，类别1 急性毒性—吸入，类别2* 皮肤腐蚀/刺激，类别1A 严重眼损伤/眼刺激，类别1	
757	氟化氢铵	酸性氟化铵；二氟化氢铵	ammonium bifluoride; ammonium hydrogen difluoride	1341-49-7	急性毒性—经口，类别3* 皮肤腐蚀/刺激，类别1B 严重眼损伤/眼刺激，类别1	

续表81

序号	品名	别名	英文名	CAS 号	危险性类别	备注
758	氟化氢钾	酸性氟化钾；二氟化氢钾	potassium bifluoride; potassium hydrogen difluoride	7789-29-9	急性毒性—经口，类别 3 * 皮肤腐蚀/刺激，类别 1B 严重眼损伤/眼刺激，类别 1	
759	氟化氢钠	酸性氟化钠；二氟化氢钠	sodium hydrogenfluoride; sodium bifluoride; sodium hydrogen difluoride	1333-83-1	急性毒性—经口，类别 3 * 皮肤腐蚀/刺激，类别 1B 严重眼损伤/眼刺激，类别 1	
760	氟化铷		rubidium fluoride	13446-74-7	皮肤腐蚀/刺激，类别 2 严重眼损伤/眼刺激，类别 2	
761	氟化铯		cesium fluoride	13400-13-0	急性毒性—经口，类别 3 急性毒性—经皮，类别 3 急性毒性—吸入，类别 3 皮肤腐蚀/刺激，类别 1 严重眼损伤/眼刺激，类别 1	
762	氟化铜	二氟化铜	cupric fluoride	7789-19-7	严重眼损伤/眼刺激，类别 2 特异性靶器官毒性——次接触，类别 3（呼吸道刺激） 特异性靶器官毒性—反复接触，类别 1 危害水生环境—急性危害，类别 1 危害水生环境—长期危害，类别 1	
763	氟化锌		zinc fluoride	7783-49-5	严重眼损伤/眼刺激，类别 2B 特异性靶器官毒性——次接触，类别 3（呼吸道刺激） 特异性靶器官毒性—反复接触，类别 1 危害水生环境—急性危害，类别 1 危害水生环境—长期危害，类别 1	
764	氟化亚钴	二氟化钴	cobaltous fluoride; cobalt (Ⅱ) fluoride	10026-17-2	急性毒性—经口，类别 3 致癌性，类别 2	
765	氟磺酸		fluorosulphonic acid	7789-21-1	皮肤腐蚀/刺激，类别 1A 严重眼损伤/眼刺激，类别 1	
766	2-氟甲苯	邻氟甲苯；邻甲基氟苯；2-甲基氟苯	2-fluorotoluene; o-fluorotoluene; o-methyl fluorobenzene; 2-methyl fluorobenzene	95-52-3	易燃液体，类别 2	
767	3-氟甲苯	间氟甲苯；间甲基氟苯；3-甲基氟苯	3-fluorotoluene; m-fluorotoluene; m-methylfluorobenzene; 3-methylfluorobenzene	352-70-5	易燃液体，类别 2	
768	4-氟甲苯	对氟甲苯；对甲基氟苯；4-甲基氟苯	4-fluorotoluene; p-fluorotoluene; p-methyl fluorobenzene; 4-methyl fluorobenzene	352-32-9	易燃液体，类别 2	
769	氟甲烷	R41；甲基氟	methyl fluoride; fluoromethane	593-53-3	易燃气体，类别 1 加压气体	

续表82

序号	品名	别名	英文名	CAS 号	危险性类别	备注
770	氟磷酸［无水］		fluorophosphoric acid, anhydrous; monofluorophosphoric acid	13537-32-1	皮肤腐蚀/刺激，类别 1 严重眼损伤/眼刺激，类别 1	
771	氟硼酸		fluoroboric acid	16872-11-0	皮肤腐蚀/刺激，类别 1B 严重眼损伤/眼刺激，类别 1	
772	氟硼酸-3-甲基-4-（吡咯烷-1-基）重氮苯		3-methyl-4-(pyrrolidin-1-yl) benzenediazonium tetrafluoroborate	36422-95-4	自反应物质和混合物，C 型	
773	氟硼酸镉		cadmium fluoborate	14486-19-2	致癌性，类别 1A 危害水生环境—急性危害，类别 1 危害水生环境—长期危害，类别 1	
774	氟硼酸铅		lead fluoborate	13814-96-5	致癌性，类别 1B 生殖毒性，类别 1A 特异性靶器官毒性—反复接触，类别 2 危害水生环境—急性危害，类别 1 危害水生环境—长期危害，类别 1	
	氟硼酸铅溶液［含量>28%］		lead fluoborate solution (more than 28%)		生殖毒性，类别 1A 特异性靶器官毒性—反复接触，类别 2 危害水生环境—急性危害，类别 1 危害水生环境—长期危害，类别 1	
775	氟硼酸锌		zinc fluoborate	13826-88-5	皮肤腐蚀/刺激，类别 1 严重眼损伤/眼刺激，类别 1	
776	氟硼酸银		silver fluoborate	14104-20-2	皮肤腐蚀/刺激，类别 1 严重眼损伤/眼刺激，类别 1	
777	氟铍酸铵	氟化铍铵	ammonium fluoroberyllate	14874-86-3	急性毒性—经口，类别 3 皮肤腐蚀/刺激，类别 2 严重眼损伤/眼刺激，类别 2 皮肤致敏物，类别 1 致癌性，类别 1A 特异性靶器官毒性——次接触，类别 3（呼吸道刺激） 特异性靶器官毒性—反复接触，类别 1 危害水生环境—急性危害，类别 2 危害水生环境—长期危害，类别 2	
778	氟铍酸钠		sodium fluoroberyllate	13871-27-7	急性毒性—经口，类别 3* 急性毒性—吸入，类别 2* 皮肤腐蚀/刺激，类别 2 严重眼损伤/眼刺激，类别 2 皮肤致敏物，类别 1 致癌性，类别 1A 特异性靶器官毒性——次接触，类别 3（呼吸道刺激） 特异性靶器官毒性—反复接触，类别 1 危害水生环境—急性危害，类别 2 危害水生环境—长期危害，类别 2	

续表83

序号	品名	别名	英文名	CAS 号	危险性类别	备注
779	氟钽酸钾	钽氟酸钾；七氟化钽钾	potassium fluorotantalate; potassium heptafluorotantalate; tantalum potassium fluoride	16924-00-8	急性毒性—经口，类别 3	
780	氟乙酸	氟醋酸	fluoroacetic acid; fluoroethanoic acid	144-49-0	急性毒性—经口，类别 2* 危害水生环境—急性危害，类别 1	剧毒
781	氟乙酸-2-苯酰肼	法尼林	fluoroacetic acid 2-phenylhydrazide; fanyline; fluoroacetphenylhydrazide	2343-36-4	急性毒性—经口，类别 2	
782	氟乙酸钾	氟醋酸钾	potassium fluoroacetate; fluoroacetic acid potassium salt	23745-86-0	急性毒性—经口，类别 2 急性毒性—经皮，类别 1 急性毒性—吸入，类别 2 危害水生环境—急性危害，类别 1	
783	氟乙酸甲酯		methyl fluoroacetate	453-18-9	易燃液体，类别 3 急性毒性—经口，类别 1 急性毒性—经皮，类别 1 急性毒性—吸入，类别 1	剧毒
784	氟乙酸钠	氟醋酸钠	sodium fluoroacetate; fluoroacetic acid sodium salt	62-74-8	急性毒性—经口，类别 2* 急性毒性—经皮，类别 1 急性毒性—吸入，类别 2* 危害水生环境—急性危害，类别 1	剧毒
785	氟乙酸乙酯	氟醋酸乙酯	ethyl fluoroacetate; ethyl fluoroethanoate	459-72-3	易燃液体，类别 3 急性毒性—经口，类别 2	
786	氟乙烷	R161；乙基氟	fluoroethane; freon 161; ethyl fluoride	353-36-6	易燃气体，类别 1 加压气体	
787	氟乙烯［稳定的］	乙烯基氟	fluoroethylene, stabilized; vinyl fluoride	75-02-5	易燃气体，类别 1 化学不稳定性气体，类别 B 加压气体 生殖细胞致突变性，类别 2 致癌性，类别 1B 特异性靶器官毒性——次接触，类别 3（麻醉效应） 特异性靶器官毒性—反复接触，类别 2	
788	氟乙酰胺		fluoroacetamide	640-19-7	急性毒性—经口，类别 2* 急性毒性—经皮，类别 3*	剧毒
789	钙	金属钙	calcium	7440-70-2	遇水放出易燃气体的物质和混合物，类别 2	
	金属钙粉	钙粉	calcium powder metal	7440-70-2	自热物质和混合物，类别 2 遇水放出易燃气体的物质和混合物，类别 2	
790	钙合金		calcium alloy		遇水放出易燃气体的物质和混合物，类别 2	

续表84

序号	品名	别名	英文名	CAS 号	危险性类别	备注
791	钙锰硅合金		calcium manganese silicon		遇水放出易燃气体的物质和混合物，类别 3	
792	甘露糖醇六硝酸酯［湿的，按质量含水或乙醇和水的混合物不低于40%］	六硝基甘露醇	mannitol hexanitrate, wettedwith not less than 40% water, ormixture of alcohol and water, bymass	15825-70-4	爆炸物，1.1 项	
793	高碘酸	过碘酸；仲高碘酸	paraperiodic acid; periodic acid; iodic acid; orthoperiodic acid	10450-60-9	氧化性固体，类别 2 皮肤腐蚀/刺激，类别 1 严重眼损伤/眼刺激，类别 1	
794	高碘酸铵	过碘酸铵	ammonium periodate	13446-11-2	氧化性固体，类别 2	
795	高碘酸钡	过碘酸钡	barium periodate	13718-58-6	氧化性固体，类别 2	
796	高碘酸钾	过碘酸钾	potassium periodate	7790-21-8	氧化性固体，类别 2	
797	高碘酸钠	过碘酸钠	sodium periodate	7790-28-5	氧化性固体，类别 2	
798	高氯酸［浓度>72%］	过氯酸	perchloric acid(more than 72%)	7601-90-3	氧化性液体，类别 1 皮肤腐蚀/刺激，类别 1A 严重眼损伤/眼刺激，类别 1	
	高氯酸［浓度≤50%］		perchloric acid with not more than 50% acid, by mass		氧化性液体，类别 2 皮肤腐蚀/刺激，类别 1B 严重眼损伤/眼刺激，类别 1	
	高氯酸［浓度50%~72%］		perchloric acid, with not less than 50% but not more than 72% acid, by mass		氧化性液体，类别 1 皮肤腐蚀/刺激，类别 1A 严重眼损伤/眼刺激，类别 1	
799	高氯酸铵	过氯酸铵	ammonium perchlorate	7790-98-9	爆炸物，1.1 项 氧化性固体，类别 1	
800	高氯酸钡	过氯酸钡	barium perchlorate	13465-95-7	氧化性固体，类别 1	
801	高氯酸醋酐溶液	过氯酸醋酐溶液	perchloric acid (in acetic anhydride, solution)		氧化性液体，类别 3 * 皮肤腐蚀/刺激，类别 1 严重眼损伤/眼刺激，类别 1	
802	高氯酸钙	过氯酸钙	calcium perchlorate	13477-36-6	氧化性固体，类别 2	
803	高氯酸钾	过氯酸钾	potassium perchlorate; potassium hyperchlorate	7778-74-7	氧化性固体，类别 1	
804	高氯酸锂	过氯酸锂	lithium perchlorate	7791-03-9	氧化性固体，类别 2	
805	高氯酸镁	过氯酸镁	magnesium perchlorate	10034-81-8	氧化性固体，类别 2	
806	高氯酸钠	过氯酸钠	sodium perchlorate	7601-89-0	氧化性固体，类别 1	
807	高氯酸铅	过氯酸铅	lead perchlorate	13637-76-8	氧化性固体，类别 2 生殖毒性，类别 1A 致癌性，类别 1B 特异性靶器官毒性—反复接触，类别 2 * 危害水生环境—急性危害，类别 1 危害水生环境—长期危害，类别 1	
808	高氯酸锶	过氯酸锶	strontium perchlorate	13450-97-0	氧化性固体，类别 2	
809	高氯酸亚铁		ferrous perchlorate	13520-69-9	氧化性固体，类别 2	

续表85

序号	品名	别名	英文名	CAS 号	危险性类别	备注
810	高氯酸银	过氯酸银	silver perchlorate	7783-93-9	氧化性固体，类别 2	
811	高锰酸钡	过锰酸钡	barium permanganate; barium manganate(Ⅶ)	7787-36-2	氧化性固体，类别 2	
812	高锰酸钙	过锰酸钙	calcium permanganate	10118-76-0	氧化性固体，类别 2	
813	高锰酸钾	过锰酸钾；灰锰氧	potassium permanganate; potassium hypermanganate; purple salt	7722-64-7	氧化性固体，类别 2 危害水生环境—急性危害，类别 1 危害水生环境—长期危害，类别 1	
814	高锰酸钠	过锰酸钠	sodium permanganate	10101-50-5	氧化性固体，类别 2 皮肤腐蚀/刺激，类别 1B 严重眼损伤/眼刺激，类别 1 危害水生环境—急性危害，类别 1 危害水生环境—长期危害，类别 1	
815	高锰酸锌	过锰酸锌	zinc permanganate	23414-72-4	氧化性固体，类别 2 特异性靶器官毒性—反复接触，类别 1 危害水生环境—急性危害，类别 1 危害水生环境—长期危害，类别 1	
816	高锰酸银	过锰酸银	silver permanganate	7783-98-4	氧化性固体，类别 2	
817	镉［非发火的］		cadmium(non-pyrophoric)	7440-43-9	急性毒性—吸入，类别 2 * 生殖细胞致突变性，类别 2 致癌性，类别 1A 生殖毒性，类别 2 特异性靶器官毒性—反复接触，类别 1 危害水生环境—急性危害，类别 1 危害水生环境—长期危害，类别 1	
818	铬硫酸		chromosulphuric acid		皮肤腐蚀/刺激，类别 1 严重眼损伤/眼刺激，类别 1 危害水生环境—急性危害，类别 1 危害水生环境—长期危害，类别 1	
819	铬酸钾		potassium chromate	7789-00-6	严重眼损伤/眼刺激，类别 2 皮肤腐蚀/刺激，类别 2 皮肤致敏物，类别 1 生殖细胞致突变性，类别 1B 致癌性，类别 1A 特异性靶器官毒性——次接触，类别 3（呼吸道刺激） 危害水生环境—急性危害，类别 1 危害水生环境—长期危害，类别 1	

续表86

序号	品名	别名	英文名	CAS 号	危险性类别	备注
820	铬酸钠		sodium chromate	7775-11-3	急性毒性—经口，类别 3＊ 急性毒性—吸入，类别 2＊ 皮肤腐蚀/刺激，类别 1B 严重眼损伤/眼刺激，类别 1 呼吸道致敏物，类别 1 皮肤致敏物，类别 1 生殖细胞致突变性，类别 1B 致癌性，类别 1A 生殖毒性，类别 1B 特异性靶器官毒性—反复接触，类别 1 危害水生环境—急性危害，类别 1 危害水生环境—长期危害，类别 1	
821	铬酸铍		beryllium chromate	14216-88-7	急性毒性—经口，类别 3＊ 急性毒性—吸入，类别 2＊ 皮肤腐蚀/刺激，类别 2 严重眼损伤/眼刺激，类别 2 皮肤致敏物，类别 1 致癌性，类别 1A 特异性靶器官毒性——次接触，类别 3（呼吸道刺激） 特异性靶器官毒性—反复接触，类别 1 危害水生环境—急性危害，类别 1 危害水生环境—长期危害，类别 1	
822	铬酸铅		lead chromate	7758-97-6	致癌性，类别 1A 生殖毒性，类别 1A 特异性靶器官毒性—反复接触，类别 2 危害水生环境—急性危害，类别 1 危害水生环境—长期危害，类别 1	
823	铬酸溶液		chromic acid, solution	7738-94-5	皮肤腐蚀/刺激，类别 1 严重眼损伤/眼刺激，类别 1 皮肤致敏物，类别 1 致癌性，类别 1A 危害水生环境—急性危害，类别 1 危害水生环境—长期危害，类别 1	
824	铬酸叔丁酯四氯化碳溶液		tert-butyl chromate solution in carbon tetrachloride	1189-85-1	危害水生环境—急性危害，类别 1 危害水生环境—长期危害，类别 1	
825	庚二腈	1,5-二氰基戊烷	pimelicdinitrile; 1,5-dicyanopentane	646-20-8	急性毒性—经口，类别 3	
826	庚腈	氰化正己烷	heptanitrile; hexyl cyanide	629-08-3	易燃液体，类别 3 急性毒性—经口，类别 3 急性毒性—经皮，类别 3 急性毒性—吸入，类别 3 皮肤腐蚀/刺激，类别 2 严重眼损伤/眼刺激，类别 2 特异性靶器官毒性——次接触，类别 3（呼吸道刺激）	
827	1-庚炔	正庚炔	1-heptyne; n-heptyne	628-71-7	易燃液体，类别 2	

续表87

序号	品名	别名	英文名	CAS号	危险性类别	备注
828	庚酸	正庚酸	heptanoic acid	111-14-8	皮肤腐蚀/刺激，类别1B 严重眼损伤/眼刺激，类别1	
829	2-庚酮	甲基戊基甲酮	heptan-2-one; methyl amyl ketone; n-amyl methyl ketone	110-43-0	易燃液体，类别3	
830	3-庚酮	乙基正丁基甲酮	heptan-3-one; ethyl n-butyl ketone; butyl ethyl ketone	106-35-4	易燃液体，类别3 严重眼损伤/眼刺激，类别2	
831	4-庚酮	乳酮；二丙基甲酮	heptan-4-one; di-n-propyl ketone; dipropyl ketone	123-19-3	易燃液体，类别3	
832	1-庚烯	正庚烯；正戊基乙烯	1-heptene; n-heptene; n-amylethylene	592-76-7	易燃液体，类别2 特异性靶器官毒性——次接触，类别3（麻醉效应） 吸入危害，类别1	
833	2-庚烯		2-heptene	592-77-8	易燃液体，类别2	
834	3-庚烯		3-heptene	592-78-9	易燃液体，类别2	
835	汞	水银	mercury; liquid silver	7439-97-6	急性毒性—吸入，类别2＊ 生殖毒性，类别1B 特异性靶器官毒性—反复接触，类别1 危害水生环境—急性危害，类别1 危害水生环境—长期危害，类别1	
836	挂-3-氯桥-6-氰基-2-降冰片酮-O-(甲基氨基甲酰基）肟	肟杀威	exo-3-chloro-endo-6-cyano-2-norbornanone-O-(methylcarbamoyl) oxime; triamid; tranid	15271-41-7	急性毒性—经口，类别2＊ 急性毒性—经皮，类别3＊ 危害水生环境—急性危害，类别2 危害水生环境—长期危害，类别2	
837	硅粉［非晶形的］		silicon powder, amorphous	7440-21-3	易燃固体，类别2 严重眼损伤/眼刺激，类别2B	
838	硅钙	二硅化钙	calcium silicon	12013-56-8	遇水放出易燃气体的物质和混合物，类别2	
839	硅化钙		calcium silicide	12013-55-7	遇水放出易燃气体的物质和混合物，类别2	
840	硅化镁		magnesium silicide	22831-39-6; 39404-03-0	遇水放出易燃气体的物质和混合物，类别2	
841	硅锂		lithium silicon	68848-64-6	遇水放出易燃气体的物质和混合物，类别2	
842	硅铝		aluminium silicide	57485-31-1	遇水放出易燃气体的物质和混合物，类别3	
	硅铝粉［无涂层的］		aluminium silicon powder, uncoated		遇水放出易燃气体的物质和混合物，类别3	
843	硅锰钙		calcium manganese silicon	12205-44-6	遇水放出易燃气体的物质和混合物，类别3	

续表88

序号	品名	别名	英文名	CAS 号	危险性类别	备注
844	硅酸铅		lead silicate	10099-76-0; 11120-22-2	致癌性，类别 1B 生殖毒性，类别 1A 特异性靶器官毒性——次接触，类别 1 特异性靶器官毒性—反复接触，类别 1 危害水生环境—急性危害，类别 1 危害水生环境—长期危害，类别 1	
845	硅酸四乙酯	四乙氧基硅烷；正硅酸乙酯	tetraethyl silicate; tetraethoxysilane; TEOS	78-10-4	易燃液体，类别 3 严重眼损伤/眼刺激，类别 2 特异性靶器官毒性——次接触，类别 3（呼吸道刺激）	
846	硅铁锂		lithium ferrosilicon	64082-35-5	遇水放出易燃气体的物质和混合物，类别 2	
847	硅铁铝［粉末状的］		aluminium ferrosilicon powder	12003-41-7	遇水放出易燃气体的物质和混合物，类别 2	
848	癸二酰氯	氯化癸二酰	sebacoyl chloride; sebacyl chloride	111-19-3	皮肤腐蚀/刺激，类别 1 严重眼损伤/眼刺激，类别 1	
849	癸硼烷	十硼烷；十硼氢	decaborane; boron hydride	17702-41-9	易燃固体，类别 1 急性毒性—经口，类别 3 急性毒性—经皮，类别 2 急性毒性—吸入，类别 1 严重眼损伤/眼刺激，类别 2B 特异性靶器官毒性——次接触，类别 1 特异性靶器官毒性——次接触，类别 3（呼吸道刺激、麻醉效应） 特异性靶器官毒性—反复接触，类别 1	剧毒
850	1-癸烯		1-decene	872-05-9	易燃液体，类别 3 皮肤腐蚀/刺激，类别 2 严重眼损伤/眼刺激，类别 2B 吸入危害，类别 1 危害水生环境—急性危害，类别 1 危害水生环境—长期危害，类别 1	
851	过二硫酸铵	高硫酸铵；过硫酸铵	diammonium peroxodisulphate; ammonium persulphate; ammonium peroxydisulfate	7727-54-0	氧化性固体，类别 3 皮肤腐蚀/刺激，类别 2 严重眼损伤/眼刺激，类别 2 呼吸道致敏物，类别 1 皮肤致敏物，类别 1 特异性靶器官毒性——次接触，类别 3（呼吸道刺激）	
852	过二硫酸钾	高硫酸钾；过硫酸钾	dipotassium peroxodisulphate; potassium persulphate; potassium persulfate	7727-21-1	氧化性固体，类别 3 皮肤腐蚀/刺激，类别 2 严重眼损伤/眼刺激，类别 2 呼吸道致敏物，类别 1 皮肤致敏物，类别 1 特异性靶器官毒性——次接触，类别 3（呼吸道刺激）	

续表89

序号	品名	别名	英文名	CAS 号	危险性类别	备注
853	过二碳酸二-(2-乙基己)酯[77%<含量≤100%]		di-(2-ethylhexyl) peroxydicarbonate (more than 77%)	16111-62-9	有机过氧化物，C 型	
	过二碳酸二-(2-乙基己)酯[含量≤52%，在水(冷冻)中稳定弥散]		di-(2-ethylhexyl) peroxydicarbonate (not more than 52% as a stable dispersion in water (frozen))		有机过氧化物，F 型	
	过二碳酸二-(2-乙基己)酯[含量≤62%，在水中稳定弥散]		di-(2-ethylhexyl) peroxydicarbonate (not more than 62% as a stable dispersion in water)		有机过氧化物，F 型	
	过二碳酸二-(2-乙基己)酯[含量≤77%，含B型稀释剂≥23%]		di-(2-ethylhexyl) peroxydicarbonate (not more than 77%, and diluent type B not less than 23%)		有机过氧化物，D 型	
854	过二碳酸二-(2-乙氧乙)酯[含量≤52%，含B型稀释剂≥48%]		di-(2-ethoxyethyl) peroxydicarbonate (not more than 52%, and diluent type B not less than 48%)	52373-74-7	有机过氧化物，D 型	
855	过二碳酸二-(3-甲氧丁)酯[含量≤52%，含B型稀释剂≥48%]		di-(3-methoxybutyl) peroxydicarbonate (not more than 52%, and diluent type B not less than 48%)	52238-68-3	有机过氧化物，D 型	
856	过二碳酸钠		disodium peroxydicarbonate; sodium percarbonate	3313-92-6	氧化性固体，类别 3	

续表90

序号	品名	别名	英文名	CAS 号	危险性类别	备注
857	过二碳酸异丙仲丁酯、过二碳酸二仲丁酯和过二碳酸二异丙酯的混合物［过二碳酸异丙仲丁酯≤32%，15%≤过二碳酸二仲丁酯≤18%，12%≤过二碳酸二异丙酯≤15%，含 A 型稀释剂≥38%］		isopropyl sec-butyl peroxydicarbonate, di-sec-butyl peroxydicarbonate and peroxydicarbonate diisopropyl mixtures with not less than 32% isopropyl sec-butyl peroxydicarbonate, and not less than 15% but not more than 18% di-sec-butyl peroxydicarbonate, and not less than 12% but not more than 15% peroxydicarbonate diisopropyl, and not less than 38% diluent type A		有机过氧化物，D 型	
	过二碳酸异丙仲丁酯、过二碳酸二仲丁酯和过二碳酸二异丙酯的混合物［过二碳酸异丙仲丁酯≤52%，过二碳酸二仲丁酯≤28%，过二碳酸二异丙酯≤22%］		butyl peroxydicarbonate and peroxydicarbonate diisopropyl mixtures with not less than 52% isopropyl sec-butyl peroxydicarbonate, and not less than 28% di-sec-butyl peroxydicarbonate, and not less than 22% peroxydicarbonate diisopropyl		有机过氧化物，B 型	
858	过硫酸钠	过二硫酸钠；高硫酸钠	sodium per-sulfate; sodium peroxydisulfate	7775-27-1	氧化性固体，类别 3 严重眼损伤/眼刺激，类别 2B 呼吸道致敏物，类别 1 皮肤致敏物，类别 1 特异性靶器官毒性——次接触，类别 3（呼吸道刺激）	
859	过氯酰氟	氟化过氯氧；氟化过氯酰	perchloryl fluoride	7616-94-6	氧化性气体，类别 1 加压气体 急性毒性—吸入，类别 2 严重眼损伤/眼刺激，类别 2A	
860	过硼酸钠	高硼酸钠	sodium perborate	15120-21-5; 7632-04-4; 11138-47-9	氧化性固体，类别 2 严重眼损伤/眼刺激，类别 1 生殖毒性，类别 1B 特异性靶器官毒性——次接触，类别 3（呼吸道刺激）	

续表91

序号	品名	别名	英文名	CAS 号	危险性类别	备注
861	过新庚酸-1,1-二甲基-3-羟丁酯［含量≤52%，含A型稀释剂≥48%］		1,1-dimethyl-3-hydroxybutyl peroxyneoheptanoate (not more than 52%, and diluent type A not less than 48%)	110972-57-1	有机过氧化物，E 型	
862	过新庚酸枯酯［含量≤77%，含A型稀释剂≥23%］		cumyl peroxyneoheptanoate (not more than 77%, and diluent type A not less than 23%)	104852-44-0	有机过氧化物，D 型	
863	过新癸酸叔己酯［含量≤71%，含A型稀释剂≥29%］		tert-hexyl peroxyneodecanoate (not more than 71%, and diluent type A not less than 29%)	26748-41-4	有机过氧化物，D 型	
864	过氧-3,5,5-三甲基己酸叔丁酯［32%<含量≤100%］	叔丁基过氧化-3,5,5-三甲基己酸酯	tert-butylperoxy-3,5,5-trimethylhexanoate (more than 32%)	13122-18-4	有机过氧化物，D 型	
	过氧-3,5,5-三甲基己酸叔丁酯［含量≤32%，含B型稀释剂≥68%］		tert-butylperoxy-3,5,5-trimethylhexanoate (not more than 32%, and diluent type B not less than 68%)		有机过氧化物，F 型	
	过氧-3,5,5-三甲基己酸叔丁酯［含量≤42%，惰性固体含量≥58%］		tert-butylperoxy-3,5,5-trimethylhexanoate (not more than 42%, and inert solid not less than 58%)		有机过氧化物，D 型	
865	过氧苯甲酸叔丁酯［77%<含量≤100%］		tert-butyl peroxy benzoate (more than 77%); tert-butyl perbenzoate	614-45-9	有机过氧化物，C 型 严重眼损伤/眼刺激，类别 2B 危害水生环境—急性危害，类别 1	
	过氧苯甲酸叔丁酯［52%<含量≤77%，含A型稀释剂≥23%］		tert-butyl peroxybenzoate (more than 52% but not more than 77%, and diluent type A not less than 23%)		有机过氧化物，D 型 严重眼损伤/眼刺激，类别 2B 危害水生环境—急性危害，类别 1	
	过氧苯甲酸叔丁酯［含量≤52%，惰性固体含量≥48%］		tert-butyl peroxybenzoate (not more than 52%, and inert solid not less than 48%)		有机过氧化物，D 型 严重眼损伤/眼刺激，类别 2B 危害水生环境—急性危害，类别 1	

续表92

序号	品名	别名	英文名	CAS 号	危险性类别	备注
866	过氧丁烯酸叔丁酯［含量≤77%，含 A 型稀释剂≥23%］	过氧化叔丁基丁烯酸酯；过氧化巴豆酸叔丁酯	tert-butyl peroxycrotonate (not more than 77%, and diluent type A not less than 23%); tert-butyl peroxy crotonate; tert-butyl percrotonate	23474-91-1	有机过氧化物，D 型	
867	过氧化钡	二氧化钡	barium peroxide; barium dioxide	1304-29-6	氧化性固体，类别 2	
868	过氧化苯甲酸叔戊酯［含量≤100%］	叔戊基过氧苯甲酸酯	tert-amyl peroxybenzoate (not more than 100%)	4511-39-1	有机过氧化物，C 型	
869	过氧化丙酰［含量≤27%，含 B 型稀释剂≥73%］	过氧化二丙酰	dipropionyl peroxide (not more than 27%, and diluent type B not less than 73%)	3248-28-0	有机过氧化物，E 型	
870	过氧化二-(2,4-二氯苯甲酰)［糊状物，含量≤52%］		di-(2,4-dichlorobenzoyl) peroxide (not more than 52% as a paste); 2,4,2',4'-tetrachlorobenzoyl peroxide	133-14-2	有机过氧化物，E 型	
	过氧化二-(2,4-二氯苯甲酰)［含硅油糊状，含量≤52%］		di-(2,4-dichlorobenzoyl) peroxide (not more than 52% as a paste with silicon oil)		有机过氧化物，D 型	
	过氧化二-(2,4-二氯苯甲酰)［含量≤77%，含水≥23%］		di-2,4-dichlorobenzoyl peroxide (not more than 77%, and water not less than 23%); 2,4,2',4'-tetrachlorobenzoyl peroxide		有机过氧化物，B 型	
871	过氧化-二-(3,5,5-三甲基-1,2-二氧戊环)［糊状物，含量≤52%］		di-(3,5,5-trimethyl-1,2-dioxolanyl-3) peroxide (not more than 52% as a paste)		有机过氧化物，D 型	

续表93

序号	品名	别名	英文名	CAS 号	危险性类别	备注
872	过氧化二（3-甲基苯甲酰）、过氧化（3-甲基苯甲酰）苯甲酰和过氧化二苯甲酰的混合物［过氧化二（3-甲基苯甲酰）≤20%，过氧化（3-甲基苯甲酰）苯甲酰≤18%，过氧化二苯甲酰≤4%，含B型稀释剂≥58%］		di-(3-methylbenzoyl) peroxide+benzoyl(3-methylbenzoyl) peroxide+dibenzoyl peroxide with not more 20% di-(3-methylbenzoyl) peroxide, and not more than 18% benzoyl(3-methylbenzoyl) peroxide, and not more than 4% dibenzoyl peroxide, and not less than 58% diluent type B		有机过氧化物，D 型	
873	过氧化二-(4-氯苯甲酰)［含量≤77%］		di-4-chlorobenzoyl peroxide (not more than 77%)	94-17-7	有机过氧化物，B 型	
	过氧化二-(4-氯苯甲酰)［糊状物，含量≤52%］		di-4-chlorobenzoyl peroxide (not more than 52% as a paste)		有机过氧化物，D 型	
874	过氧化二苯甲酰［51%＜含量≤100%，惰性固体含量≤48%］		dibenzoyl peroxide (more than 51%, and inert solid not more than 48%)	94-36-0	有机过氧化物，B 型 严重眼损伤/眼刺激，类别 2 皮肤致敏物，类别 1 危害水生环境—急性危害，类别 1	
	过氧化二苯甲酰［35%＜含量≤52%，惰性固体含量≥48%］		dibenzoyl peroxide (more than 35% but not more than 52%, and inert solid not less than 48%)		有机过氧化物，D 型 严重眼损伤/眼刺激，类别 2 皮肤致敏物，类别 1 危害水生环境—急性危害，类别 1	
	过氧化二苯甲酰［36%＜含量≤42%，含A型稀释剂≥18%，含水≤40%］		dibenzoyl peroxide (more than 36% but not more than 42%, and diluent type A not less than 18%, and water not more than 40%)		有机过氧化物，E 型 严重眼损伤/眼刺激，类别 2 皮肤致敏物，类别 1 危害水生环境—急性危害，类别 1	
	过氧化二苯甲酰［77%＜含量≤94%，含水≥6%］		dibenzoyl peroxide (more than 77% but not more than 94%, and water not less than 6%)		有机过氧化物，E 型 严重眼损伤/眼刺激，类别 2 皮肤致敏物，类别 1 危害水生环境—急性危害，类别 1	

续表94

序号	品名	别名	英文名	CAS 号	危险性类别	备注
874	过氧化二苯甲酰［含量≤42%，在水中稳定弥散］		dibenzoyl peroxide (not more than 42% as a stable dispersion in water)	94-17-7	有机过氧化物，F 型 严重眼损伤/眼刺激，类别 2 皮肤致敏物，类别 1 危害水生环境—急性危害，类别 1	
	过氧化二苯甲酰［含量≤62%，惰性固体含量≥28%，含水≥10%］		dibenzoyl peroxide (not more than 62%, and inert solid not less than 28%, and water not less than 10%)		有机过氧化物，D 型 严重眼损伤/眼刺激，类别 2 皮肤致敏物，类别 1 危害水生环境—急性危害，类别 1	
	过氧化二苯甲酰［含量≤77%，含水≥23%］		dibenzoyl peroxide (not more than 77%, and water not less than 23%)		有机过氧化物，C 型 严重眼损伤/眼刺激，类别 2 皮肤致敏物，类别 1 危害水生环境—急性危害，类别 1	
	过氧化二苯甲酰［糊状物，52%＜含量≤62%］		dibenzoyl peroxide (more than 52% but not more than 62% as a paste)		有机过氧化物，D 型 严重眼损伤/眼刺激，类别 2 皮肤致敏物，类别 1 危害水生环境—急性危害，类别 1	
	过氧化二苯甲酰［糊状物，含量≤52%］		dibenzoyl peroxide (not more than 52% as a paste)		有机过氧化物，E 型 严重眼损伤/眼刺激，类别 2 皮肤致敏物，类别 1 危害水生环境—急性危害，类别 1	
	过氧化二苯甲酰［糊状物，含量≤56.5%，含水≥15%］		dibenzoyl peroxide (not more than 56.5% as a paste, and water not less than 15%)		有机过氧化物，E 型 严重眼损伤/眼刺激，类别 2 皮肤致敏物，类别 1 危害水生环境—急性危害，类别 1	
	过氧化二苯甲酰［含量≤35%，含惰性固体≥65%］		dibenzoyl peroxide, ointment (not more than 35%, and inert solid not less than 65%)		严重眼损伤/眼刺激，类别 2 皮肤致敏物，类别 1 危害水生环境—急性危害，类别 1	
875	过氧化二癸酰［含量≤100%］		didecanoyl peroxide (not more than 100%); peroxide, bis(1-oxodecyl)	762-12-9	有机过氧化物，C 型	
876	过氧化二琥珀酸［72%＜含量≤100%］	过氧化双丁二酸；过氧化丁二酰	disuccinic acid peroxide (more than 72%)	123-23-9	有机过氧化物，B 型	
	过氧化二琥珀酸［含量≤72%］		disuccinic acid peroxide (not more than 72%)		有机过氧化物，D 型	
877	2,2-过氧化二氢丙烷［含量≤27%，含惰性固体≥73%］		2,2-dihydroperoxy propane (not more than 27%, and inert solid not less than 73%))	2614-76-8	有机过氧化物，B 型	

续表95

序号	品名	别名	英文名	CAS 号	危险性类别	备注
878	过氧化二碳酸二（十八烷基）酯［含量≤87%，含有十八烷醇］	过氧化二（十八烷基）二碳酸酯；过氧化二碳酸二硬脂酰酯	distearyl peroxydicarbonate(not more than 87%, with stearyl alcohol); dioctadecyl peroxy dicarbonate; distearyl perdicarbonate	52326-66-6	有机过氧化物，D 型	
879	过氧化二碳酸二苯甲酯［含量≤87%，含水］	过氧化苄基二碳酸酯	diphenylmethyl peroxydicarbonate(not more than 87% with water); dibenzyl peroxydicarbonate	2144-45-8	有机过氧化物，C 型	
880	过氧化二碳酸二乙酯［在溶液中，含量≤27%］	过氧化二乙基二碳酸酯	diethyl peroxydicarbonate (not more than 27% in solution); diethyl perdicarbonate	14666-78-5	有机过氧化物，D 型	
881	过氧化二碳酸二异丙酯［52%<含量≤100%］	过氧重碳酸二异丙酯	diisopropyl peroxydicarbonate (more than 52%); diisopropyl perdicarbonate	105-64-6	有机过氧化物，B 型 皮肤腐蚀/刺激，类别 2 严重眼损伤/眼刺激，类别 1	
	过氧化二碳酸二异丙酯［含量≤52%，含B型稀释剂≥48%］		diisopropyl peroxydicarbonate (not more than 52%, and diluent type B not less than 48%)		有机过氧化物，D 型	
	过氧化二碳酸二异丙酯［含量≤32%，含A型稀释剂≥68%］		diisopropyl peroxydicarbonate(not more than 32%, and diluent type A not less than 68%)		有机过氧化物，D 型	
882	过氧化二乙酰［含量≤27%，含B型稀释剂≥73%］		diacetyl peroxide (not more than 27%, and diluent type B not less than 73%)	110-22-5	有机过氧化物，D 型 皮肤腐蚀/刺激，类别 1 严重眼损伤/眼刺激，类别 1	
883	过氧化二异丙苯［52%<含量≤100%］	二枯基过氧化物；硫化剂 DCP	bis(α, α-dimethylbenzyl) peroxide (more than 52%); dicumyl peroxide; vulcanizing agent DCP	80-43-3	有机过氧化物，F 型 皮肤腐蚀/刺激，类别 2 严重眼损伤/眼刺激，类别 2 危害水生环境—急性危害，类别 1 危害水生环境—长期危害，类别 1	
	过氧化二异丙苯［含量≤52%，含惰性固体≥48%］		bis(α, α-dimethylbenzyl) peroxide (not more than 42%, and inert solid not less than 58%)		皮肤腐蚀/刺激，类别 2 严重眼损伤/眼刺激，类别 2 危害水生环境—急性危害，类别 1 危害水生环境—长期危害，类别 1	

续表96

序号	品名	别名	英文名	CAS 号	危险性类别	备注
884	过氧化二异丁酰［含量≤32%，含 B 型稀释剂≥68%］		diisobutyryl peroxide (not more than 32%, and diluent type B not less than 68%)	3437-84-1	有机过氧化物，D 型	
	过氧化二异丁酰［32%＜含量≤52%，含 B 型稀释剂≥48%］		diisobutyryl peroxide (more than 32% but not more than 52%, and diluent type B not less than 48%)		有机过氧化物，B 型	
885	过氧化二月桂酰［含量≤100%］		diisopropylbenzene dihydroperoxede (not more than 100%)	105-74-8	有机过氧化物，D 型	
	过氧化二月桂酰［含量≤42%，在水中稳定弥散］		diisopropylbenzene dihydroperoxede (not more than 42% as a stable dispersion in water)		有机过氧化物，F 型	
886	过氧化二正壬酰［含量≤100%］		di-n-nonanoyl peroxide (not more than 100%)		有机过氧化物，D 型	
887	过氧化二正辛酰［含量≤100%］	过氧化正辛酰	di-n-octanoyl peroxide (not more than 100%)	762-16-3	有机过氧化物，C 型	
888	过氧化钙	二氧化钙	calcium peroxide; calcium dioxide	1305-79-9	氧化性固体，类别 2 严重眼损伤/眼刺激，类别 1	
889	过氧化环己酮［含量≤72%，含 A 型稀释剂≥28%］		cyclohexanone peroxide (not more than 72%, and diluent type A not less than 28%)	78-18-2	有机过氧化物，D 型 皮肤腐蚀/刺激，类别 1 严重眼损伤/眼刺激，类别 1 特异性靶器官毒性——一次接触，类别 3（呼吸道刺激）	
	过氧化环己酮［含量≤91%，含水≥9%］		cyclohexanone peroxide (not more than 91%, and water not less than 28%)		有机过氧化物，C 型 皮肤腐蚀/刺激，类别 1 严重眼损伤/眼刺激，类别 1 特异性靶器官毒性——一次接触，类别 3（呼吸道刺激）	
	过氧化环己酮［糊状物，含量≤72%］		cyclohexanone peroxide (not more than 72% as a paste)		有机过氧化物，D 型 皮肤腐蚀/刺激，类别 1 严重眼损伤/眼刺激，类别 1 特异性靶器官毒性——一次接触，类别 3（呼吸道刺激）	
890	过氧化甲基环己酮［含量≤67%，含 B 型稀释剂≤33%］		methylcyclohexanone peroxide (not more than 67%, and diluent type B not less than 33%)	11118-65-3	有机过氧化物，D 型	

续表97

序号	品名	别名	英文名	CAS 号	危险性类别	备注
891	过氧化甲基乙基酮［10%<有效氧含量≤10.7%，含A型稀释剂≥48%］		methyl ethyl ketone peroxide (available oxygen more than 10% but not more than 10.7%, and diluent type A not less than 48%)	1338-23-4	有机过氧化物，B型 皮肤腐蚀/刺激，类别1 严重眼损伤/眼刺激，类别1 危害水生环境—急性危害，类别2	
	过氧化甲基乙基酮［有效氧含量≤10%，含A型稀释剂≥55%］		methyl ethyl ketone peroxide (available oxygen not more than 10%, and diluent type A not less than 55%)		有机过氧化物，D型 皮肤腐蚀/刺激，类别2 严重眼损伤/眼刺激，类别2	
	过氧化甲基乙基酮［有效氧含量≤8.2%，含A型稀释剂≥60%］		methyl ethyl ketone peroxide (available oxygen not more than 8.2%, and diluent type A not less than 60%)		有机过氧化物，E型 皮肤腐蚀/刺激，类别2 严重眼损伤/眼刺激，类别2	
892	过氧化甲基异丙酮［活性氧含量≤6.7%，含A型稀释剂≥70%］		methyl isopropyl ketone peroxide (active oxygen not more than 6.7%, and diluent type A not less than 70%)	182893-11-4	有机过氧化物，F型	
893	过氧化甲基异丁基酮［含量≤62%，含A型稀释剂≥19%］		methyl isobutyl ketone peroxide (not more than 62%, and diluent type A not less than 19%)	28056-59-9	有机过氧化物，D型	
894	过氧化钾		potassium peroxide	17014-71-0	氧化性固体，类别1 皮肤腐蚀/刺激，类别2 严重眼损伤/眼刺激，类别2A 特异性靶器官毒性——次接触，类别3（呼吸道刺激）	
895	过氧化锂		lithium peroxide	12031-80-0	氧化性液体，类别2	
896	过氧化邻苯二甲酸叔丁酯	过氧化叔丁基邻苯二甲酸酯	tert-butyl monoperoxy phthalate; tert-butyl perphthalate	15042-77-0	有机过氧化物，B型	
897	过氧化镁	二氧化镁	magnesium peroxide; magnesium dioxide	1335-26-8	氧化性液体，类别2	
898	过氧化钠	双氧化钠；二氧化钠	sodium peroxide; sodium dioxide	1313-60-6	氧化性固体，类别1 皮肤腐蚀/刺激，类别1A 严重眼损伤/眼刺激，类别1	
899	过氧化脲	过氧化氢尿素；过氧化氢脲	carbamide peroxide; urea hydrogen peroxide	124-43-6	氧化性固体，类别3 皮肤腐蚀/刺激，类别1 严重眼损伤/眼刺激，类别1 特异性靶器官毒性——次接触，类别3（呼吸道刺激）	

续表98

序号	品名	别名	英文名	CAS 号	危险性类别	备注
900	过氧化氢苯甲酰	过苯甲酸	benzoyl hydrogen peroxide; perbenzoic acid	93-59-4	有机过氧化物，C 型 皮肤腐蚀/刺激，类别 1 严重眼损伤/眼刺激，类别 1	
901	过氧化氢对孟烷	过氧化氢孟烷	p-menthane hydroperoxide; 8-p-menthyl hydroperoxide	80-47-7	有机过氧化物，D 型 皮肤腐蚀/刺激，类别 1 严重眼损伤/眼刺激，类别 1 特异性靶器官毒性——次接触，类别 3（呼吸道刺激）	
902	过氧化氢二叔丁基异丙基苯［42%<含量≤100%，惰性固体含量≤57%］	二-（叔丁基过氧）异丙基苯	di-t-butyl peroxide cumene (more than 42%, and inert solid not less than 57%); bis(tert-butyldioxyisopropyl) benzene; di(tert-butyldioxyisopropyl) benzene	25155-25-3	有机过氧化物，D 型 严重眼损伤/眼刺激，类别 2A	
	过氧化氢二叔丁基异丙基苯［含量≤42%，惰性固体含量≥58%］		di-t-butyl peroxide cumene (not more than 42%, and inert solid not less than 58%)		严重眼损伤/眼刺激，类别 2A	
903	过氧化氢溶液［含量>8%］		hydrogen peroxide solution (more than 8%)	7722-84-1	(1) 含量≥60% 氧化性液体，类别 1 皮肤腐蚀/刺激，类别 1A 严重眼损伤/眼刺激，类别 1 特异性靶器官毒性——次接触，类别 3（呼吸道刺激） (2) 20%≤含量<60% 氧化性液体，类别 2 皮肤腐蚀/刺激，类别 1A 严重眼损伤/眼刺激，类别 1 特异性靶器官毒性——次接触，类别 3（呼吸道刺激） (2) 8%≤含量<20% 氧化性液体，类别 3 皮肤腐蚀/刺激，类别 1A 严重眼损伤/眼刺激，类别 1 特异性靶器官毒性——次接触，类别 3（呼吸道刺激）	

续表99

序号	品名	别名	英文名	CAS 号	危险性类别	备注
904	过氧化氢叔丁基［79%<含量≤90%，含水≥10%］	过氧化叔丁醇；过氧化氢第三丁基；叔丁基过氧化氢	tert-butyl hydroperoxide (more than 79% but not more than 90%, and water not less than 10%); tert-butyl hydrogen peroxide; tert-butanol peroxide	75-91-2	有机过氧化物，C 型 急性毒性—经皮，类别 3 急性毒性—吸入，类别 3 皮肤腐蚀/刺激，类别 1 严重眼损伤/眼刺激，类别 1 生殖细胞致突变性，类别 2 特异性靶器官毒性——次接触，类别 2 特异性靶器官毒性—反复接触，类别 1 危害水生环境—急性危害，类别 2 危害水生环境—长期危害，类别 2	
	过氧化氢叔丁基［含量≤80%，含 A 型稀释剂≥20%］		tert-butyl hydroperoxide (not more than 80%, and diluent type A not less than 20%)		有机过氧化物，D 型 急性毒性—经皮，类别 3 急性毒性—吸入，类别 3 皮肤腐蚀/刺激，类别 1 严重眼损伤/眼刺激，类别 1 生殖细胞致突变性，类别 2 特异性靶器官毒性——次接触，类别 3（呼吸道刺激） 危害水生环境—急性危害，类别 2 危害水生环境—长期危害，类别 2	
	过氧化氢叔丁基［含量≤79%，含水>14%］		tert-butyl hydroperoxide (not more than 79%, and water not less than 14%)		有机过氧化物，E 型 急性毒性—经皮，类别 3 急性毒性—吸入，类别 3 皮肤腐蚀/刺激，类别 1 严重眼损伤/眼刺激，类别 1 生殖细胞致突变性，类别 2 特异性靶器官毒性——次接触，类别 2 特异性靶器官毒性—反复接触，类别 1 危害水生环境—急性危害，类别 2 危害水生环境—长期危害，类别 2	
	过氧化氢叔丁基［含量≤72%，含水≥28%］		tert-butyl hydroperoxide (not more than 72%, and water not less than 28%)		有机过氧化物，F 型 急性毒性—经皮，类别 3 急性毒性—吸入，类别 3 皮肤腐蚀/刺激，类别 1 严重眼损伤/眼刺激，类别 1 生殖细胞致突变性，类别 2 特异性靶器官毒性——次接触，类别 2 特异性靶器官毒性—反复接触，类别 1 危害水生环境—急性危害，类别 2 危害水生环境—长期危害，类别 2	
905	过氧化氢四氢化萘		tetrahydronaphthyl hydroperoxide	771-29-9	有机过氧化物，D 型 皮肤腐蚀/刺激，类别 1B 严重眼损伤/眼刺激，类别 1 特异性靶器官毒性——次接触，类别 3（呼吸道刺激） 危害水生环境—急性危害，类别 1 危害水生环境—长期危害，类别 1	

续表100

序号	品名	别名	英文名	CAS号	危险性类别	备注
906	过氧化氢异丙苯［90%<含量≤98%，含A型稀释剂≤10%］		cumyl hydroperoxide (more than 90% but not more than 98%, and diluent type A not more than 10%); cumene hydroperoxide	80-15-9	有机过氧化物，E型 急性毒性—吸入，类别3* 皮肤腐蚀/刺激，类别1B 严重眼损伤/眼刺激，类别1 特异性靶器官毒性—反复接触，类别2 危害水生环境—急性危害，类别2 危害水生环境—长期危害，类别2	
	过氧化氢异丙苯［含量≤90%，含A型稀释剂≥10%］		cumyl hydroperoxide (not more than 90%, and diluent type A not less than 10%)		有机过氧化物，F型 急性毒性—吸入，类别3* 皮肤腐蚀/刺激，类别1B 严重眼损伤/眼刺激，类别1 特异性靶器官毒性—反复接触，类别2 危害水生环境—急性危害，类别2 危害水生环境—长期危害，类别2	
907	过氧化十八烷酰碳酸叔丁酯	叔丁基过氧化硬脂酰碳酸酯	tert-butyl peroxy stearyl carbonate; tert-butyl peroxy octadecanoyl carbonate		有机过氧化物，D型	
908	过氧化叔丁基异丙基苯［42%<含量≤100%］	1,1-二甲基乙基-1-甲基-1-苯基乙基过氧化物	tert-butyl cumyl peroxide (more than 42%); tert-butyl α, α-dimethylbenzyl peroxide	3457-61-2	有机过氧化物，E型 皮肤腐蚀/刺激，类别2 危害水生环境—急性危害，类别2 危害水生环境—长期危害，类别2	
	过氧化叔丁基异丙基苯［含量≤52%，惰性固体含量≥48%］		tert-butyl cumyl peroxide (not more than 52%, and inert solid not less than 48%)		有机过氧化物，E型 皮肤腐蚀/刺激，类别2 危害水生环境—急性危害，类别2 危害水生环境—长期危害，类别2	
909	过氧化双丙酮醇［含量≤57%，含B型稀释剂≥26%，含水≥8%］		diacetone alcohol peroxides (not more than 57%, and diluent type B not less than 26%, and water not less than 8%)	54693-46-8	有机过氧化物，D型	
910	过氧化锶	二氧化锶	strontium peroxide; strontium dioxide	1314-18-7	氧化性固体，类别2	
911	过氧化碳酸钠水合物	过碳酸钠	sodium carbonate peroxyhydrate	15630-89-4	氧化性固体，类别3*	
912	过氧化锌	二氧化锌	zinc peroxide; zinc dioxide	1314-22-3	氧化性固体，类别2	

续表101

序号	品名	别名	英文名	CAS 号	危险性类别	备注
913	过氧化新庚酸叔丁酯［含量≤42%，在水中稳定弥散］		tert-butyl peroxyneoheptanoate (not more than 42% as a stable dispersion in water)	26748-38-9	有机过氧化物，E 型	
	过氧化新庚酸叔丁酯［含量≤77%，含 A 型稀释剂≥23%］		tert-butyl peroxyneoheptanoate (not more than 77%, and diluent type A not less than 23%)		有机过氧化物，D 型	
914	1-（2-过氧化乙基己醇-1, 3-二甲基丁基过氧化新戊酸酯［含量≤52%，含 A 型稀释剂≥45%，含 B 型稀释剂≥10%］		1-(2-ethylhexanoylperoxy)-1, 3-dimethylbutyl peroxypivalate (not more than 52%, and diluent type A not less than 45%, and diluent type B not less than 10%)	228415-62-1	有机过氧化物，D 型	
915	过氧化乙酰苯甲酰［在溶液中含量≤45%］	乙酰过氧化苯甲酰	acetyl benzoyl peroxide (not more than 90% in solution); benzoyl acetyl peroxide	644-31-5	皮肤腐蚀/刺激，类别 1 严重眼损伤/眼刺激，类别 1	
916	过氧化乙酰丙酮［糊状物，含量≤32%，含溶剂≥44%，含水≥9%，带有惰性固体≥11%］		acetyl acetone peroxide (not more than 32% as a paste, and solvent not less than 13%, and water not less than 9%, and inert solid not less than 11%)	37187-22-7	有机过氧化物，D 型 严重眼损伤/眼刺激，类别 1	
	过氧化乙酰丙酮［在溶液中，含量≤42%，含水≥8%，含 A 型稀释剂≥48%，含有效氧≤4.7%］		acetyl acetone peroxide (not more than 42% in solution, and water not less than 8%, and diluent type A not less than 48%, and available oxygen not more than 4.7%)		有机过氧化物，D 型 严重眼损伤/眼刺激，类别 1	
917	过氧化异丁基甲基甲酮［在溶液中，含量≤62%，含 A 型稀释剂≥19%，含甲基异丁基酮］		methyl isobutyl ketone peroxide (not more than 62% in solution, and diluent type A not less than 19%, and containing methyl isobutyl ketone)	37206-20-5	有机过氧化物，D 型	
918	过氧化月桂酸［含量≤100%］		peroxylauric acid (not more than 100%)	2388-12-7	有机过氧化物，E 型	

续表102

序号	品名	别名	英文名	CAS 号	危险性类别	备注
919	过氧化二异壬酰［含量≤100%］	过氧化二-(3, 5, 5-三甲基）己酰	di-n-octanoyl peroxide (not more than 100%); Di-(3, 5, 5-trimethyl hexanoyl) peroxide	3851-87-4	有机过氧化物，C 型	
920	过氧新癸酸枯酯［含量≤52%，在水中稳定弥散］	过氧化新癸酸异丙基苯酯；过氧化异丙苯基新癸酸酯	cumyl peroxyneodecanoate (not more than 52% as a stable dispersion in water); isopropylphenyl peroxy neodecanoate; cumyl perneodecanoate	26748-47-0	有机过氧化物，F 型	
	过氧新癸酸枯酯［含量≤77%，含 B 型稀释剂≥23%］		cumyl peroxyneodecanoate (not more than 77%, and diluent type B not less than 23%)		有机过氧化物，D 型	
	过氧新癸酸枯酯［含量≤87%，含 A 型稀释剂≥13%］		cumyl peroxyneodecanoate (not more than 87%, and diluent type A not less than 13%)		有机过氧化物，D 型	
921	过氧新戊酸枯酯［含量≤77%，含 B 型稀释剂≥23%］		cumyl peroxypivalate (not more than 77%, and diluent type B not less than 23%); isopropyl phenylperpivalate	23383-59-7	有机过氧化物，D 型	
922	1, 1, 3, 3-过氧新戊酸四甲叔丁酯［含量≤77%，含 A 型稀释剂≥23%］		1, 1, 3, 3-tetramethylbutyl peroxypivalate (not more than 77%, and diluent type A not less than 23%)	22288-41-1	易燃液体，类别 2 有机过氧化物，D 型 皮肤腐蚀/刺激，类别 2 严重眼损伤/眼刺激，类别 1 危害水生环境—急性危害，类别 2 危害水生环境—长期危害，类别 2	
923	过氧异丙基碳酸叔丁酯［含量≤77%，含 A 型稀释剂≥23%］		tert-butylperoxy isopropylcarbonate (not more than 77%, and diluent type A not less than 23%); O, O-tert-butyl isopropyl monoperoxycarbonate	2372-21-6	有机过氧化物，C 型	

续表103

序号	品名	别名	英文名	CAS 号	危险性类别	备注
924	过氧重碳酸二环己酯［91%<含量≤100%］	过氧化二碳酸二环己酯	dicyclohexyl peroxydicarbonate (more than 91%)	1561-49-5	有机过氧化物，B 型	
	过氧重碳酸二环己酯［含量≤42%，在水中稳定弥散］		dicyclohexyl peroxydicarbonate (not more than 42% as a stable dispersion in water)		有机过氧化物，F 型	
	过氧重碳酸二环己酯［含量≤91%］		dicyclohexyl peroxydicarbonate (not more than 91%)		有机过氧化物，C 型	
925	过氧重碳酸二仲丁酯［52%<含量<100%］	过氧化二碳酸二仲丁酯	di-sec-butyl peroxydicarbonate (more than 52%)	19910-65-7	有机过氧化物，C 型	
	过氧重碳酸二仲丁酯［含量≤52%，含B型稀释剂≥48%］		di-sec-butyl peroxydicarbonate (not more than 52%, and diluent type B not less than 48%)		有机过氧化物，D 型	
926	过乙酸［含量≤16%，含水≥39%，含乙酸≥15%，含过氧化氢≤24%，含有稳定剂］	过醋酸；过氧乙酸；乙酰过氧化氢	peracetic acid (not more than 16%, and water not less than 39%, and acetic acid not less than 15%, and hydrogen peroxid not more than 24%, with stabilizer); acetyl peroxide	79-21-0	有机过氧化物，F 型 皮肤腐蚀/刺激，类别 1A 严重眼损伤/眼刺激，类别 1 特异性靶器官毒性——次接触，类别 3（呼吸道刺激） 危害水生环境—急性危害，类别 1	
	过乙酸［含量≤43%，含水≥5%，含乙酸≥35%，含过氧化氢≤6%，含有稳定剂］		peracetic acid (not more than 43%, and water not less than 5%, and acetic acid not less than 35%, and hydrogen peroxid not more than 6%, with stabilizer)		易燃液体，类别 3 有机过氧化物，D 型 皮肤腐蚀/刺激，类别 1A 严重眼损伤/眼刺激，类别 1 特异性靶器官毒性——次接触，类别 3（呼吸道刺激） 危害水生环境—急性危害，类别 1	

续表104

序号	品名	别名	英文名	CAS 号	危险性类别	备注
927	过乙酸叔丁酯[32%<含量≤52%，含 A 型稀释剂≥48%]		tert-butyl peroxy acetate (more than 32% but not more than 52%, and diluent type A not less than 48%); tert-butyl peracetate	107-71-1	有机过氧化物，C 型 急性毒性—吸入，类别 3* 严重眼损伤/眼刺激，类别 2 特异性靶器官毒性——次接触，类别 3(呼吸道刺激)	
	过乙酸叔丁酯[52%<含量≤77%，含 A 型稀释剂≥23%]		tert-butyl peroxy acetate (more than 52% but not more than 77%, and diluent type A not less than 23%)		有机过氧化物，B 型 急性毒性—吸入，类别 3* 严重眼损伤/眼刺激，类别 2 特异性靶器官毒性——次接触，类别 3(呼吸道刺激)	
	过乙酸叔丁酯[含量≤32%，含 B 型稀释剂≥68%]		tert-butyl peroxy acetate (not more than 32%, and diluent type B not less than 68%)		有机过氧化物，F 型 急性毒性—吸入，类别 3* 严重眼损伤/眼刺激，类别 2 特异性靶器官毒性——次接触，类别 3(呼吸道刺激)	
928	海葱糖甙	红海葱甙	scilliroside; bufa-4, 20, 22-trienolide, 6-(acetyloxy)-3-(β-D-glucopyranosyloxy)-8, 14-dihydroxy-, (3β, 6β)-; red squill	507-60-8	急性毒性—经口，类别 2*	
929	氦[压缩的或液化的]		helium, compressed or liquefied	7440-59-7	加压气体	
930	氨肥料[溶液，含游离氨>35%]		fertilizer ammoniating solution, with more than 35% free ammonia		急性毒性—吸入，类别 3 皮肤腐蚀/刺激，类别 1B 严重眼损伤/眼刺激，类别 1 危害水生环境—急性危害，类别 1	
931	核酸汞		mercury nucleate	12002-19-6	急性毒性—经口，类别 2* 急性毒性—经皮，类别 1 急性毒性—吸入，类别 2* 特异性靶器官毒性—反复接触，类别 2* 危害水生环境—急性危害，类别 1 危害水生环境—长期危害，类别 1	
932	红磷	赤磷	red phosphorus	7723-14-0	易燃固体，类别 1 危害水生环境—长期危害，类别 3	
933	苄胺	苯甲胺	benzylamine; phenylmethyl amine	100-46-9	皮肤腐蚀/刺激，类别 1B 严重眼损伤/眼刺激，类别 1	
934	花青甙	矢车菊甙	cyanine	581-64-6	危害水生环境—急性危害，类别 1 危害水生环境—长期危害，类别 1	
935	环丙基甲醇		cyclopropyl carbinol	2516-33-8	易燃液体，类别 3	
936	环丙烷		cyclopropane	75-19-4	易燃气体，类别 1 加压气体	
937	环丁烷		cyclobutane	287-23-0	易燃气体，类别 1 加压气体	

续表105

序号	品名	别名	英文名	CAS 号	危险性类别	备注
938	1, 3, 5-环庚三烯	环庚三烯	1, 3, 5-cycloheptatriene; cycloheptatriene	544-25-2	易燃液体，类别 2 急性毒性—经口，类别 3 急性毒性—经皮，类别 3 危害水生环境—长期危害，类别 3	
939	环庚酮	软木酮	cycloheptanone; suberone	502-42-1	易燃液体，类别 3	
940	环庚烷		cycloheptane	291-64-5	易燃液体，类别 2 特异性靶器官毒性——次接触，类别 3（麻醉效应）	
941	环庚烯		cycloheptene	628-92-2	易燃液体，类别 2 危害水生环境—长期危害，类别 3	
942	环己胺	六氢苯胺；氨基环己烷	cyclohexylamine; hexahydroaniline; aminocyclohexane	108-91-8	易燃液体，类别 3 皮肤腐蚀/刺激，类别 1B 严重眼损伤/眼刺激，类别 1 生殖毒性，类别 2	
943	环己二胺	1, 2-二氨基环己烷	hexamethylene diamine; 1, 2-cyclohexanediamine; 1, 2-diaminocyclohexane	694-83-7	皮肤腐蚀/刺激，类别 1 严重眼损伤/眼刺激，类别 1 特异性靶器官毒性——次接触，类别 3（呼吸道刺激）	
944	1, 3-环己二烯	1, 2-二氢苯	1, 3-cyclohexadiene; 1, 2-dihydrobenzene	592-57-4	易燃液体，类别 3 严重眼损伤/眼刺激，类别 2B 特异性靶器官毒性——次接触，类别 3（呼吸道刺激）	
945	1, 4-环己二烯	1, 4-二氢苯	1, 4-cyclohexadiene; 1, 4-dihydrobenzene	628-41-1	易燃液体，类别 2	
946	2-环己基丁烷	仲丁基环己烷	2-cyclohexylbutane; sec-butylcyclohexane	7058-01-7	易燃液体，类别 3	
947	N-环己基环己胺亚硝酸盐	二环己胺亚硝酸；亚硝酸二环己胺	dicyclohexylammonium nitrite; nitrous acid dicyclohexylamine	3129-91-7	易燃固体，类别 2 急性毒性—经口，类别 3 特异性靶器官毒性——次接触，类别 1	
948	环己基硫醇		cyclohexyl mercaptan; cyclohexanethiol	1569-69-3	易燃液体，类别 3 皮肤腐蚀/刺激，类别 2	
949	环己基三氯硅烷		cyclohexyltrichlorosilane	98-12-4	皮肤腐蚀/刺激，类别 1 严重眼损伤/眼刺激，类别 1	
950	环己基异丁烷	异丁基环己烷	cyclohexylisobutane; isobutylcyclohexane	1678-98-4	易燃液体，类别 3	
951	1-环己基正丁烷	正丁基环己烷	1-cyclohexyl-n-butane; n-butylcyclohexane	1678-93-9	易燃液体，类别 3	
952	环己酮		cyclohexanone	108-94-1	易燃液体，类别 3	
953	环己烷	六氢化苯	cyclohexane; hexahydrobenzene	110-82-7	易燃液体，类别 2 皮肤腐蚀/刺激，类别 2 特异性靶器官毒性——次接触，类别 3（麻醉效应） 吸入危害，类别 1 危害水生环境—急性危害，类别 1	

续表106

序号	品名	别名	英文名	CAS号	危险性类别	备注
954	环己烯	1,2,3,4-四氢化苯	cyclohexene; 1,2,3,4-tetrahydrobenzene	110-83-8	易燃液体，类别2 严重眼损伤/眼刺激，类别2 特异性靶器官毒性——一次接触，类别3（呼吸道刺激、麻醉效应） 吸入危害，类别1 危害水生环境—急性危害，类别2 危害水生环境—长期危害，类别2	
955	2-环己烯-1-酮	环己烯酮	2-cyclohexen-1-one; 2-cyclohexenone	930-68-7	急性毒性—经口，类别3 急性毒性—经皮，类别2 急性毒性—吸入，类别2	
956	环己烯基三氯硅烷		cyclohexenyltrichlorosilane	10137-69-6	急性毒性—经皮，类别3 皮肤腐蚀/刺激，类别1 严重眼损伤/眼刺激，类别1	
957	环三亚甲基三硝胺［含水≥15%］	黑索金；旋风炸药	cyclotrimethylenetrinitramine, wetted with not less than 15% water, by mass	121-82-4	爆炸物，1.1项 特异性靶器官毒性——一次接触，类别1 特异性靶器官毒性—反复接触，类别1	
	环三亚甲基三硝胺［减敏的］		cyclotrimethylenetrinitramine, desensitized; hexogen; cyclonite	121-82-4	爆炸物，1.1项 急性毒性—经口，类别3 特异性靶器官毒性——一次接触，类别1 特异性靶器官毒性—反复接触，类别1	
958	环三亚甲基三硝胺与环四亚甲基四硝胺混合物［含水≥15%或含减敏剂≥10%］	黑索金与奥克托金混合物	cyclotrimethylenetrinitramine and cyclotetramethylenetetranitramine mixtures, wetted with not less than 15% water, by mass or desensitized with not less than 10% phlegmatiser, by mass		爆炸物，1.1项 急性毒性—经口，类别3 特异性靶器官毒性——一次接触，类别1 特异性靶器官毒性—反复接触，类别1	
959	环三亚甲基三硝胺与三硝基甲苯和铝粉混合物	黑索金与梯恩梯和铝粉混合炸药；黑索托纳尔	cyclotrimethylenetrinitramine and trinit-rotoluene, aluminium powder mixtures		爆炸物，1.1项 急性毒性—经口，类别3* 特异性靶器官毒性——一次接触，类别1 特异性靶器官毒性—反复接触，类别1 危害水生环境—长期危害，类别3*	
960	环三亚甲基三硝胺与三硝基甲苯混合物［干的或含水<15%］	黑索雷特	cyclotrimethylenetrinitramine and trinitrotoluene mixtures, (dry or wetted with less than 15% water, by mass)		爆炸物，1.1项 急性毒性—经口，类别3* 特异性靶器官毒性——一次接触，类别1 特异性靶器官毒性—反复接触，类别1 危害水生环境—长期危害，类别3*	
961	环四亚甲基四硝胺［含水≥15%］	奥克托今（HMX）	cyclotetramethylenetetranitramine, wetted with not less than 15% water, by mass; octogen	2691-41-0	爆炸物，1.1项 急性毒性—经皮，类别3 特异性靶器官毒性——一次接触，类别1 特异性靶器官毒性—反复接触，类别2	
	环四亚甲基四硝胺［减敏的］		cyclotetramethylenetetranitramine desensitized	2691-41-0	爆炸物，1.1项 急性毒性—经皮，类别3 特异性靶器官毒性——一次接触，类别1 特异性靶器官毒性—反复接触，类别2	

续表107

序号	品名	别名	英文名	CAS 号	危险性类别	备注
962	环四亚甲基四硝胺与三硝基甲苯混合物［干的或含水 <15%］	奥克托金与梯恩梯混合炸药；奥克雷特	cyclotetramethylenetetranitramine and trinitrotoluene mixtures, dry or wetted with less than 15% water, by mass		爆炸物，1.1 项 急性毒性—经口，类别 3 * 急性毒性—经皮，类别 3 * 特异性靶器官毒性—反复接触，类别 2 危害水生环境—长期危害，类别 3 *	
963	环烷酸钴［粉状的］	萘酸钴	cobalt naphthenate, powder	61789-51-3	易燃固体，类别 2 致癌性，类别 2	
964	环烷酸锌	萘酸锌	zinc naphthenate	12001-85-3	易燃固体，类别 2 危害水生环境—急性危害，类别 2 危害水生环境—长期危害，类别 2	
965	环戊胺	氨基环戊烷	cyclopentylamine; aminocyclopentane	1003-03-8	易燃液体，类别 2	
966	环戊醇	羟基环戊烷	cyclopentanol; hydroxycyclopentane	96-41-3	易燃液体，类别 3 急性毒性—经口，类别 3 急性毒性—经皮，类别 2 严重眼损伤/眼刺激，类别 2 特异性靶器官毒性—反复接触，类别 2	
967	1, 3-环戊二烯	环戊间二烯；环戊二烯	1, 3-cyclopentadiene; m-cyclopentadiene; cyclopentadiene	542-92-7	易燃液体，类别 2 急性毒性—经口，类别 3 急性毒性—经皮，类别 3 严重眼损伤/眼刺激，类别 2 特异性靶器官毒性——次接触，类别 3 (呼吸道刺激) 特异性靶器官毒性—反复接触，类别 2	
968	环戊酮		cyclopentanone	120-92-3	易燃液体，类别 3 皮肤腐蚀/刺激，类别 2 严重眼损伤/眼刺激，类别 2	
969	环戊烷		cyclopentane	287-92-3	易燃液体，类别 2 危害水生环境—长期危害，类别 3	
970	环戊烯		cyclopentene	142-29-0	易燃液体，类别 2	
971	1, 3-环辛二烯		1, 3-cyclooctadiene	3806-59-5	易燃液体，类别 3 危害水生环境—急性危害，类别 2 危害水生环境—长期危害，类别 2	
972	1, 5-环辛二烯		1, 5-cyclooctadiene	111-78-4	易燃液体，类别 3 皮肤腐蚀/刺激，类别 2 严重眼损伤/眼刺激，类别 2 皮肤致敏物，类别 1 特异性靶器官毒性——次接触，类别 3 (麻醉效应) 特异性靶器官毒性—反复接触，类别 2 危害水生环境—急性危害，类别 1 危害水生环境—长期危害，类别 1	
973	1, 3, 5, 7-环辛四烯	环辛四烯	1, 3, 5, 7-cyclooctatetraene; cyclooctatetraene	629-20-9	易燃液体，类别 2	
974	环辛烷		cyclooctane	292-64-8	易燃液体，类别 3	

续表108

序号	品名	别名	英文名	CAS 号	危险性类别	备注
975	环辛烯		cyclooctene	931-87-3	易燃液体，类别 3 危害水生环境—急性危害，类别 1 危害水生环境—长期危害，类别 1	
976	2, 3-环氧-1-丙醛	缩水甘油醛	2, 3-epoxy-1-propanal; glycidaldehyde	765-34-4	易燃液体，类别 3 急性毒性—经口，类别 3 急性毒性—经皮，类别 3 急性毒性—吸入，类别 2 皮肤腐蚀/刺激，类别 2 严重眼损伤/眼刺激，类别 2A 生殖细胞致突变性，类别 2 致癌性，类别 2 特异性靶器官毒性——次接触，类别 3（呼吸道刺激） 特异性靶器官毒性—反复接触，类别 1	
977	1, 2-环氧-3-乙氧基丙烷		1, 2-epoxy-3-ethoxypropane	4016-11-9	易燃液体，类别 3	
978	2, 3-环氧丙基苯基醚	双环氧丙基苯基醚	2, 3-epoxypropyl phenyl ether; phenyl glycidyl ether; 1, 2-epoxy-3-phenoxypropane	122-60-1	皮肤腐蚀/刺激，类别 2 皮肤致敏物，类别 1 生殖细胞致突变性，类别 2 致癌性，类别 2 特异性靶器官毒性——次接触，类别 3（呼吸道刺激） 危害水生环境—长期危害，类别 3	
979	1, 2-环氧丙烷	氧化丙烯；甲基环氧乙烷	1, 2-epoxypropane; propylene oxide; methyloxirane	75-56-9	易燃液体，类别 1 皮肤腐蚀/刺激，类别 2 严重眼损伤/眼刺激，类别 2 生殖细胞致突变性，类别 1B 致癌性，类别 2 特异性靶器官毒性——次接触，类别 3（呼吸道刺激）	
980	1, 2-环氧丁烷	氧化丁烯	1, 2-epoxybutane; epoxybutane	106-88-7	易燃液体，类别 2 皮肤腐蚀/刺激，类别 2 严重眼损伤/眼刺激，类别 2 致癌性，类别 2 特异性靶器官毒性——次接触，类别 3（呼吸道刺激） 危害水生环境—长期危害，类别 3	
981	环氧乙烷	氧化乙烯	oxirane; ethylene oxide	75-21-8	易燃气体，类别 1 化学不稳定性气体，类别 A 加压气体 急性毒性—吸入，类别 3 * 皮肤腐蚀/刺激，类别 2 严重眼损伤/眼刺激，类别 2 生殖细胞致突变性，类别 1B 致癌性，类别 1A 特异性靶器官毒性——次接触，类别 3（呼吸道刺激）	

续表109

序号	品名	别名	英文名	CAS 号	危险性类别	备注
982	环氧乙烷和氧化丙烯混合物[含环氧乙烷≤30%]	氧化乙烯和氧化丙烯混合物	ethylene oxide and propylene oxide mixtures, not more than 30% ethylene oxide		易燃液体，类别 1 急性毒性—经口，类别 3 急性毒性—经皮，类别 3 急性毒性—吸入，类别 3＊ 皮肤腐蚀/刺激，类别 2 严重眼损伤/眼刺激，类别 2 生殖细胞致突变性，类别 1B 致癌性，类别 1A 特异性靶器官毒性——次接触，类别 3（呼吸道刺激）	
983	1, 8-环氧对孟烷	桉叶油醇	1, 8-epoxy-menthane; eucalyptol	470-82-6	易燃液体，类别 3	
984	4, 9-环氧，3-(2-羟基-2-甲基丁酸酯)15-(S)2-甲基丁酸酯，[3β(S)，4α，7α，15α(R)，16β]-瑟文-3, 4, 7, 14, 15, 16, 20-庚醇	杰莫灵	cevane-3, 4, 7, 14, 15, 16, 20-heptol, 4, 9-epoxy, 3-(2-hydroxy-2-methylbutanoate) 15-(S)-2-methylbutanoate, [3β(S), 4α, 7α, 15α(R), 16β]; veratensine; germerine	63951-45-1	急性毒性—经口，类别 2	
985	黄原酸盐		xanthates		自热物质和混合物，类别 2	
986	磺胺苯汞	磺胺汞	PMTS; fumiron		急性毒性—经口，类别 2＊ 急性毒性—经皮，类别 1 急性毒性—吸入，类别 2＊ 特异性靶器官毒性—反复接触，类别 2＊ 危害水生环境—急性危害，类别 1 危害水生环境—长期危害，类别 1	
987	磺化煤油		sulphonated kerosene		易燃液体，类别 3	
988	混胺-02		mixed amine-02		易燃液体，类别 2	
989	己醇钠		sodium hexylate	19779-06-7	皮肤腐蚀/刺激，类别 1B 严重眼损伤/眼刺激，类别 1	
990	1, 6-己二胺	1, 6-二氨基己烷；己撑二胺	1, 6-diaminohexane; hexamethylenediamine	124-09-4	皮肤腐蚀/刺激，类别 1B 严重眼损伤/眼刺激，类别 1 特异性靶器官毒性——次接触，类别 3（呼吸道刺激）	
991	己二腈	1, 4-二氰基丁烷；氰化四亚甲基	adiponitrile; 1, 4-dicyanobutane	111-69-3	急性毒性—经口，类别 3 急性毒性—经皮，类别 3 严重眼损伤/眼刺激，类别 2B 特异性靶器官毒性——次接触，类别 1 特异性靶器官毒性—反复接触，类别 2	
992	1, 3-己二烯		1, 3-hexadiene	592-48-3	易燃液体，类别 2	
993	1, 4-己二烯		1, 4-hexadiene	592-45-0	易燃液体，类别 2	
994	1, 5-己二烯		1, 5-hexadiene	592-42-7	易燃液体，类别 2	

续表110

序号	品名	别名	英文名	CAS 号	危险性类别	备注
995	2, 4-己二烯		2, 4-hexadiene	592-46-1	易燃液体，类别 2	
996	己二酰二氯	己二酰氯	hexanedioyl dichloride; adipoyl chloride	111-50-2	皮肤腐蚀/刺激，类别 1 严重眼损伤/眼刺激，类别 1	
997	己基三氯硅烷		hexyltrichlorosilane	928-65-4	皮肤腐蚀/刺激，类别 1 严重眼损伤/眼刺激，类别 1	
998	己腈	戊基氰；氰化正戊烷	capronitrile; n-amyl cyanide; hexanenitrile	628-73-9	易燃液体，类别 3 皮肤腐蚀/刺激，类别 2 严重眼损伤/眼刺激，类别 2A 特异性靶器官毒性——次接触，类别 3（呼吸道刺激）	
999	己硫醇	巯基己烷	hexyl mercaptan; mercaptohexane	111-31-9	易燃液体，类别 2 急性毒性—吸入，类别 3 特异性靶器官毒性——次接触，类别 1	
1000	1-己炔		1-hexyne	693-02-7	易燃液体，类别 2	
1001	2-己炔		2-hexyne	764-35-2	易燃液体，类别 2	
1002	3-己炔		3-hexyne	928-49-4	易燃液体，类别 2	
1003	己酸		caproic acid	142-62-1	急性毒性—经皮，类别 3 皮肤腐蚀/刺激，类别 1 严重眼损伤/眼刺激，类别 1	
1004	2-己酮	甲基丁基甲酮	hexan-2-one; methyl butyl ketone; butyl methyl ketone; methyl-n-butyl ketone	591-78-6	易燃液体，类别 3 生殖毒性，类别 2 特异性靶器官毒性——次接触，类别 3（麻醉效应） 特异性靶器官毒性—反复接触，类别 1	
1005	3-己酮	乙基丙基甲酮	3-hexanone; ethyl propyl ketone	589-38-8	易燃液体，类别 3	
1006	1-己烯	丁基乙烯	1-hexene; butylethylene	592-41-6	易燃液体，类别 2 特异性靶器官毒性——次接触，类别 3（呼吸道刺激、麻醉效应） 吸入危害，类别 1 危害水生环境—急性危害，类别 2	
1007	2-己烯		2-hexene	592-43-8	易燃液体，类别 2	
1008	4-己烯-1-炔-3-醇		4-hexen-1-yn-3-ol	10138-60-0	急性毒性—经口，类别 2 急性毒性—经皮，类别 2	剧毒
1009	5-己烯-2-酮	烯丙基丙酮	5-hexen-2-one; allylacetone	109-49-9	易燃液体，类别 3	
1010	己酰氯	氯化己酰	hexanoyl chloride; caproyl chloride	142-61-0	易燃液体，类别 3 皮肤腐蚀/刺激，类别 1 严重眼损伤/眼刺激，类别 1	

续表111

序号	品名	别名	英文名	CAS 号	危险性类别	备注
1011	季戊四醇四硝酸酯［含蜡≥7%］	泰安；喷梯尔；P. E. T. N.	pentaerythrite tetranitrate with not less than 7% wax, by mass	78-11-5	爆炸物，1.1项	
	季戊四醇四硝酸酯［含水≥25%或含减敏剂≥15%］	泰安；喷梯尔；P. E. T. N.	pentaerythrite tetranitrate, wetted with not less than 25% water, by mass or pentaerythrite tetranitrate, desensitized with not less than 15% phlegmatizer, by mass		爆炸物，1.1项	
1012	季戊四醇四硝酸酯与三硝基甲苯混合物［干的或含水<15%］	泰安与梯恩梯混合炸药；彭托雷特	pentaerythrite tetranitrate and trinitrotoluene mixtures, dry or wetted with less than 15% water, by mass		爆炸物，1.1项 特异性靶器官毒性—反复接触，类别2* 危害水生环境—急性危害，类别2 危害水生环境—长期危害，类别2	
1013	镓	金属镓	gallium; gallium, metal	7440-55-3	皮肤腐蚀/刺激，类别1 严重眼损伤/眼刺激，类别1	
1014	甲苯	甲基苯；苯基甲烷	toluene; methylbenzene	108-88-3	易燃液体，类别2 皮肤腐蚀/刺激，类别2 生殖毒性，类别2 特异性靶器官毒性——次接触，类别3（麻醉效应） 特异性靶器官毒性—反复接触，类别2* 吸入危害，类别1 危害水生环境—急性危害，类别2 危害水生环境—长期危害，类别3	
1015	甲苯-2, 4-二异氰酸酯	2, 4-二异氰酸甲苯酯；2, 4-TDI	toluene-2, 4-diisocyanate; 2, 4-toluene diisocyanate; 2-methyl-m-phenylene diisocyanate	584-84-9	急性毒性—吸入，类别2* 皮肤腐蚀/刺激，类别2 严重眼损伤/眼刺激，类别2 呼吸道致敏物，类别1 皮肤致敏物，类别1 致癌性，类别2 特异性靶器官毒性——次接触，类别3（呼吸道刺激） 危害水生环境—长期危害，类别3	
1016	甲苯-2, 6-二异氰酸酯	2, 6-二异氰酸甲苯酯；2, 6-TDI	toluene-2, 6-diisocyanate; 2, 6-toluene diisocyanate; 4-methyl-m-phenylene diisocyanate	91-08-7	急性毒性—吸入，类别2* 皮肤腐蚀/刺激，类别2 严重眼损伤/眼刺激，类别2 呼吸道致敏物，类别1 皮肤致敏物，类别1 致癌性，类别2 特异性靶器官毒性——次接触，类别3（呼吸道刺激） 危害水生环境—长期危害，类别3	

续表112

序号	品名	别名	英文名	CAS号	危险性类别	备注
1017	甲苯二异氰酸酯	二异氰酸甲苯酯；TDI	toluene diisocyanate	26471-62-5	急性毒性—吸入，类别2* 皮肤腐蚀/刺激，类别2 严重眼损伤/眼刺激，类别2 呼吸道致敏物，类别1 皮肤致敏物，类别1 致癌性，类别2 特异性靶器官毒性——次接触，类别3（呼吸道刺激） 危害水生环境—长期危害，类别3	
1018	甲苯-3,4-二硫酚	3,4-二巯基甲苯	toluene-3,4-dithiol; 3,4-dimercaptotoluene	496-74-2	皮肤腐蚀/刺激，类别2 严重眼损伤/眼刺激，类别1	
1019	2-甲苯硫酚	邻甲苯硫酚；2-巯基甲苯	2-thiocresol; O-thiocresol; 2-tolyl mercaptan	137-06-4	严重眼损伤/眼刺激，类别2	
1020	3-甲苯硫酚	间甲苯硫酚；3-巯基甲苯	3-thiocresol; m-toluenethiol; 3-tolyl mercaptan; m-mercaptotoluene	108-40-7	严重眼损伤/眼刺激，类别2	
1021	4-甲苯硫酚	对甲苯硫酚；4-巯基甲苯	4-thiocresol; p-thiocresol; 4-tolyl mercaptan	106-45-6	严重眼损伤/眼刺激，类别2	
1022	甲醇	木醇；木精	methanol	67-56-1	易燃液体，类别2 急性毒性—经口，类别3* 急性毒性—经皮，类别3* 急性毒性—吸入，类别3* 特异性靶器官毒性——次接触，类别1	
1023	甲醇钾		potassium methanolate; potassium methoxide	865-33-8	自热物质和混合物，类别1 皮肤腐蚀/刺激，类别1B 严重眼损伤/眼刺激，类别1	
1024	甲醇钠	甲氧基钠	sodium methanolate; sodium methoxide	124-41-4	自热物质和混合物，类别1 皮肤腐蚀/刺激，类别1B 严重眼损伤/眼刺激，类别1	
1025	甲醇钠甲醇溶液	甲醇钠合甲醇	sodium methylate, solution, in methyl alcohol; sodium methoxide and methanol mistura		易燃液体，类别2 皮肤腐蚀/刺激，类别1B 严重眼损伤/眼刺激，类别1	
1026	2-甲酚	1-羟基-2-甲苯；邻甲酚	2-cresol; 1-hydroxy-2-toluene; o-cresol	95-48-7	急性毒性—经口，类别3* 急性毒性—经皮，类别3* 皮肤腐蚀/刺激，类别1B 严重眼损伤/眼刺激，类别1 危害水生环境—急性危害，类别2	
1027	3-甲酚	1-羟基-3-甲苯；间甲酚	3-cresol; 1-hydroxy-3-toluene; m-cresol	108-39-4	急性毒性—经口，类别3* 急性毒性—经皮，类别3* 皮肤腐蚀/刺激，类别1B 严重眼损伤/眼刺激，类别1 危害水生环境—急性危害，类别2	

续表113

序号	品名	别名	英文名	CAS 号	危险性类别	备注
1028	4-甲酚	1-羟基-4-甲苯；对甲酚	4-cresol; 1-hydroxy-4-toluene; p-cresol	106-44-5	急性毒性—经口，类别3* 急性毒性—经皮，类别3* 皮肤腐蚀/刺激，类别1B 严重眼损伤/眼刺激，类别1 危害水生环境—急性危害，类别2	
1029	甲酚	甲苯基酸；克利沙酸；甲苯酚异构体混合物	methylphenol; cresol	1319-77-3	急性毒性—经口，类别3* 急性毒性—经皮，类别3* 皮肤腐蚀/刺激，类别1B 严重眼损伤/眼刺激，类别1 危害水生环境—急性危害，类别2	
1030	甲硅烷	硅烷；四氢化硅	monosilane; silicon tetrahydride	7803-62-5	易燃气体，类别1 加压气体 皮肤腐蚀/刺激，类别2 严重眼损伤/眼刺激，类别2A 特异性靶器官毒性——次接触，类别3（呼吸道刺激） 特异性靶器官毒性—反复接触，类别2	
1031	2-甲基-1, 3-丁二烯［稳定的］	异戊间二烯；异戊二烯	2-methyl-1, 3-butadiene, stabilized; isoprene	78-79-5	易燃液体，类别1 生殖细胞致突变性，类别2 致癌性，类别2 危害水生环境—急性危害，类别2 危害水生环境—长期危害，类别2	
1032	6-甲基-1, 4-二氮萘基-2, 3-二硫代碳酸酯	6-甲基-1, 3-二硫杂环戊烯并（4, 5-b）喹喔啉-2-二酮	6-methyl-1, 3-dithiolo (4, 5-b) quinoxalin-2-one; quinomethionate; chinomethionat	2439-01-2	严重眼损伤/眼刺激，类别2 皮肤致敏物，类别1 生殖毒性，类别2 特异性靶器官毒性—反复接触，类别2* 危害水生环境—急性危害，类别1 危害水生环境—长期危害，类别1	
1033	2-甲基-1-丙醇	异丁醇	2-methylpropan-1-ol; isobutanol	78-83-1	易燃液体，类别3 皮肤腐蚀/刺激，类别2 严重眼损伤/眼刺激，类别1 特异性靶器官毒性——次接触，类别3（呼吸道刺激、麻醉效应）	
1034	2-甲基-1-丙硫醇	异丁硫醇	2-methyl-1-propanethiol; isobutanethiol	513-44-0	易燃液体，类别2 严重眼损伤/眼刺激，类别2B 特异性靶器官毒性——次接触，类别3（呼吸道刺激）	
1035	2-甲基-1-丁醇	活性戊醇；旋性戊醇	2-methyl-1-butanol; active amyl alcohol	137-32-6	易燃液体，类别3 特异性靶器官毒性——次接触，类别3（呼吸道刺激）	
1036	3-甲基-1-丁醇	异戊醇	3-methyl-1-butanol; isopentanol	123-51-3	易燃液体，类别3 严重眼损伤/眼刺激，类别2A 特异性靶器官毒性——次接触，类别1 特异性靶器官毒性——次接触，类别3（呼吸道刺激、麻醉效应）	
1037	2-甲基-1-丁硫醇		2-methyl-1-butanethiol	1878-18-8	易燃液体，类别2	

续表114

序号	品名	别名	英文名	CAS 号	危险性类别	备注
1038	3-甲基-1-丁硫醇	异戊硫醇	3-methyl-1-butanethiol; isoamyl mercaptan	541-31-1	易燃液体，类别 2 皮肤腐蚀/刺激，类别 2 严重眼损伤/眼刺激，类别 2 特异性靶器官毒性——一次接触，类别 3（呼吸道刺激）	
1039	2-甲基-1-丁烯		2-methyl-1-butene	563-46-2	易燃液体，类别 1 吸入危害，类别 1 危害水生环境—长期危害，类别 3 *	
1040	3-甲基-1-丁烯	α-异戊烯；异丙基乙烯	3-methyl-1-butene; α-isopentene; isopropyl ethylene	563-45-1	易燃液体，类别 1 危害水生环境—长期危害，类别 3 *	
1041	3-（1-甲基-2-四氢吡咯基）吡啶硫酸盐	硫酸化烟碱	3-(1-methyl-2-tetrahydro-pyrrolyl) pyridine sulfate; nicotine sulfate	65-30-5	急性毒性—经口，类别 2 急性毒性—经皮，类别 1 皮肤腐蚀/刺激，类别 2 严重眼损伤/眼刺激，类别 2 生殖毒性，类别 2 特异性靶器官毒性——一次接触，类别 2 特异性靶器官毒性——一次接触，类别 3（呼吸道刺激） 危害水生环境—急性危害，类别 2 危害水生环境—长期危害，类别 2	剧毒
1042	4-甲基-1-环己烯		4-methyl-1-cyclohexene	591-47-9	易燃液体，类别 2	
1043	1-甲基-1-环戊烯		1-methyl-1-cyclopentene	693-89-0	易燃液体，类别 2	
1044	2-甲基-1-戊醇		2-methyl-1-pentanol	105-30-6	易燃液体，类别 3	
1045	3-甲基-1-戊炔-3-醇	2-乙炔-2-丁醇	3-methyl-1-pentyn-3-ol; 2-ethynyl-2-butanol	77-75-8	易燃液体，类别 3 严重眼损伤/眼刺激，类别 1	
1046	2-甲基-1-戊烯		2-methyl-1-pentene	763-29-1	易燃液体，类别 2	
1047	3-甲基-1-戊烯		3-methyl-1-pentene	760-20-3	易燃液体，类别 2	
1048	4-甲基-1-戊烯		4-methyl-1-pentene	691-37-2	易燃液体，类别 2	
1049	2-甲基-2-丙醇	叔丁醇；三甲基甲醇；特丁醇	2-methylpropan-2-ol; tert-butyl alcohol; trimethylcarbinol; tert-butanol	75-65-0	易燃液体，类别 2 严重眼损伤/眼刺激，类别 2 特异性靶器官毒性——一次接触，类别 3（呼吸道刺激）	
1050	2-甲基-2-丁醇	叔戊醇	2-methylbutan-2-ol; tert-pentanol	75-85-4	易燃液体，类别 2 皮肤腐蚀/刺激，类别 2 特异性靶器官毒性——一次接触，类别 3（呼吸道刺激）	
1051	3-甲基-2-丁醇		3-methyl-2-butanol	598-75-4	易燃液体，类别 2	
1052	2-甲基-2-丁硫醇	叔戊硫醇；特戊硫醇	2-methyl-2-butanethiol; tert-amyl mercaptan; tert-pentyl mercaptan	1679-09-0	易燃液体，类别 2 严重眼损伤/眼刺激，类别 2A 特异性靶器官毒性——一次接触，类别 3（呼吸道刺激）	

续表115

序号	品名	别名	英文名	CAS 号	危险性类别	备注
1053	3-甲基-2-丁酮	甲基异丙基甲酮	3-methylbutan-2-one; methyl isopropyl ketone	563-80-4	易燃液体，类别 2	
1054	2-甲基-2-丁烯	β-异戊烯	2-methyl-2-butene; β-isopentene	513-35-9	易燃液体，类别 2 生殖细胞致突变性，类别 2 特异性靶器官毒性——次接触，类别 3（麻醉效应） 危害水生环境—急性危害，类别 2 危害水生环境—长期危害，类别 2	
1055	5-甲基-2-己酮		5-methylhexan-2-one; isoamyl methyl ketone	110-12-3	易燃液体，类别 3	
1056	2-甲基-2-戊醇		2-methyl-2-pentanol	590-36-3	易燃液体，类别 3	
1057	4-甲基-2-戊醇	甲基异丁基甲醇	4-methylpentan-2-ol; methyl isobutyl carbinol	108-11-2	易燃液体，类别 3 特异性靶器官毒性——次接触，类别 3（呼吸道刺激）	
1058	3-甲基-2-戊酮	甲基仲丁基甲酮	3-methyl-2-pentanone; methyl sec-butyl ketone	565-61-7	易燃液体，类别 2	
1059	4-甲基-2-戊酮	甲基异丁基酮；异己酮	4-methylpentan-2-one; isobutyl methyl ketone; methyl isobutyl ketone; isohexanone	108-10-1	易燃液体，类别 2 严重眼损伤/眼刺激，类别 2 特异性靶器官毒性——次接触，类别 3（呼吸道刺激）	
1060	2-甲基-2-戊烯		2-methyl-2-pentene	625-27-4	易燃液体，类别 2	
1061	3-甲基-2-戊烯		3-methyl-2-pentene	922-61-2	易燃液体，类别 2	
1062	4-甲基-2-戊烯		4-methyl-2-pentene	4461-48-7	易燃液体，类别 2	
1063	3-甲基-2-戊烯-4-炔醇		3-methyl-2-penten-4-yn-1-ol	105-29-3	皮肤腐蚀/刺激，类别 1 严重眼损伤/眼刺激，类别 1	
1064	1-甲基-3-丙基苯	3-丙基甲苯	1-methyl-3-propylbenzene; 3-propyl toluene	1074-43-7	易燃液体，类别 3	
1065	2-甲基-3-丁炔-2-醇		2-methyl-3-butyn-2-ol	115-19-5	易燃液体，类别 3 严重眼损伤/眼刺激，类别 1	
1066	2-甲基-3-戊醇		2-methyl-3-pentanol	565-67-3	易燃液体，类别 3	
1067	3-甲基-3-戊醇		3-methyl-3-pentanol	77-74-7	易燃液体，类别 3	
1068	2-甲基-3-戊酮	乙基异丙基甲酮	2-methyl-3-pentanone; ethyl isopropyl ketone	565-69-5	易燃液体，类别 2	
1069	4-甲基-3-戊烯-2-酮	异丙叉丙酮；异亚丙基丙酮	4-methylpent-3-en-2-one; mesityl oxide; isopropylidene acetone	141-79-7	易燃液体，类别 3	
1070	2-甲基-3-乙基戊烷		2-methyl-3-ethylpentane	609-26-7	易燃液体，类别 2 皮肤腐蚀/刺激，类别 2 特异性靶器官毒性——次接触，类别 3（麻醉效应） 吸入危害，类别 1 危害水生环境—急性危害，类别 1 危害水生环境—长期危害，类别 1	

续表116

序号	品名	别名	英文名	CAS 号	危险性类别	备注
1071	2-甲基-4, 6-二硝基酚	4, 6-二硝基邻甲苯酚；二硝酚	2-methyl 4, 6-dinitrophenol; 4, 6-dinitro-o-cresol; 2, 4-dinitro-o-cresol; dinurania; DNOC	534-52-1	急性毒性—经口，类别 2* 急性毒性—经皮，类别 1 急性毒性—吸入，类别 2* 皮肤腐蚀/刺激，类别 2 严重眼损伤/眼刺激，类别 1 皮肤致敏物，类别 1 生殖细胞致突变性，类别 2 危害水生环境—急性危害，类别 1 危害水生环境—长期危害，类别 1	剧毒
1072	1-甲基-4-丙基苯	4-丙基甲苯	1-methyl-4-propylbenzene; 4-propyl toluene	1074-55-1	易燃液体，类别 3	
1073	2-甲基-5-乙基吡啶		2-methyl-5-ethylpyridine	104-90-5	急性毒性—经皮，类别 3 急性毒性—吸入，类别 3	
1074	3-甲基-6-甲氧基苯胺	邻氨基对甲苯甲醚	3-methyl-6-methoxyaniline; o-amino-p-methylanisole	120-71-8	致癌性，类别 2	
1075	S-甲基-N-[(甲基氨基甲酰基）-氧基]硫代乙酰胺酸酯	灭多威；O-甲基氨基甲酰酯-2-甲硫基乙醛肟	1-（methylthio) ethylideneamino N-methylcarbamate; lanoate; halvard; methomyl	16752-77-5	急性毒性—经口，类别 2* 危害水生环境—急性危害，类别 1 危害水生环境—长期危害，类别 1	
1076	O-甲基-O-(2-异丙氧基甲酰基苯基）硫代磷酰胺	水胺硫磷	O-methyl-O-(O-isopropoxycarbonyl phenyl) phosphoramidothioate; isocarbophos; optunal	24353-61-5	急性毒性—经口，类别 2	
1077	O-甲基-O-(4-溴-2, 5-二氯苯基）苯基硫代磷酸酯	溴苯膦	O-4-bromo-2, 5-dichlorophenyl O-methyl phenylphosphorothioate; leptophos	21609-90-5	急性毒性—经口，类别 2 急性毒性—经皮，类别 3 特异性靶器官毒性——次接触，类别 1 危害水生环境—急性危害，类别 1 危害水生环境—长期危害，类别 1	
1078	O-甲基-O-[(2-异丙氧基甲酰）苯基]-N-异丙基硫代磷酰胺	甲基异柳磷	N-isopropyl-O-methyl-O-((2-isopropyloxido carbonyl) phenyl) thiophosphoryl amidate; isofenphos-methyl	99675-03-3	急性毒性—经口，类别 3 急性毒性—经皮，类别 3 危害水生环境—急性危害，类别 1	
1079	O-甲基-S-甲基-硫代磷酰胺	甲胺磷	O, S-dimethyl phosphoramidothioate; tamaron; methamidophos; monitor; tomaron; tammaron	10265-92-6	急性毒性—经口，类别 2* 急性毒性—经皮，类别 3* 急性毒性—吸入，类别 2* 危害水生环境—急性危害，类别 1	剧毒
1080	O-(甲基氨基甲酰基）-1-二甲氨基甲酰-1-甲硫基甲醛肟	杀线威	N', N'-dimethylcarbamoyl (methylthio) methylenamine N-methylcarbamate; oxamyl; vydate; thioxamyl	23135-22-0	急性毒性—经口，类别 2* 急性毒性—吸入，类别 2* 危害水生环境—急性危害，类别 2 危害水生环境—长期危害，类别 2	

续表117

序号	品名	别名	英文名	CAS 号	危险性类别	备注
1081	O-甲基氨基甲酰基-2-甲基-2-（甲硫基）丙醛肟	涕灭威	2-methyl-2-(methylthio) propanal-O-(N-methylcarbamoyl) oxime; ambush; temilk; aldicarb	116-06-3	急性毒性—经口，类别 2＊ 急性毒性—经皮，类别 3＊ 急性毒性—吸入，类别 2＊ 危害水生环境—急性危害，类别 1 危害水生环境—长期危害，类别 1	剧毒
1082	O-甲基氨基甲酰基-3, 3-二甲基-1-（甲硫基）丁醛肟	O-甲基氨基甲酰基-3, 3-二甲基-1-（甲硫基）丁醛肟；久效威	3, 3-dimethyl-1-(methylthio) butanone-O-(N-methylcarbamoyl) oxime; thiofanox; dacamox	39196-18-4	急性毒性—经口，类别 2＊ 急性毒性—经皮，类别 1 危害水生环境—急性危害，类别 1 危害水生环境—长期危害，类别 1	剧毒
1083	2-甲基苯胺	邻甲苯胺；2-氨基甲苯；邻氨基甲苯	2-methylaniline; o-toluidine; 2-aminotoluene; o-aminotoluene	95-53-4	急性毒性—经口，类别 3＊ 急性毒性—吸入，类别 3＊ 严重眼损伤/眼刺激，类别 2 致癌性，类别 1A 危害水生环境—急性危害，类别 1 危害水生环境—长期危害，类别 2	
1084	3-甲基苯胺	间甲苯胺；3-氨基甲苯；间氨基甲苯	3-methylaniline; m-toluidine; 3-aminotoluene; m-aminotoluene	108-44-1	急性毒性—经口，类别 3＊ 急性毒性—经皮，类别 3＊ 急性毒性—吸入，类别 3＊ 特异性靶器官毒性—反复接触，类别 2＊ 危害水生环境—急性危害，类别 1 危害水生环境—长期危害，类别 2	
1085	4-甲基苯胺	对甲基苯胺；4-氨甲苯；对氨基甲苯	4-methylaniline; p-toluidine; 4-aminotoluene; p-aminotoluene	106-49-0	急性毒性—经口，类别 3＊ 急性毒性—经皮，类别 3＊ 急性毒性—吸入，类别 3＊ 严重眼损伤/眼刺激，类别 2 皮肤致敏物，类别 1 危害水生环境—急性危害，类别 1	
1086	N-甲基苯胺		N-methylaniline	100-61-8	急性毒性—经口，类别 3＊ 急性毒性—经皮，类别 3＊ 急性毒性—吸入，类别 3＊ 特异性靶器官毒性—反复接触，类别 2＊ 危害水生环境—急性危害，类别 1 危害水生环境—长期危害，类别 1	
1087	甲基苯基二氯硅烷		methylphenyldichlorosilane	149-74-6	皮肤腐蚀/刺激，类别 1 严重眼损伤/眼刺激，类别 1	
1088	α-甲基苯基甲醇	苯基甲基甲醇；α-甲基苄醇	α-methylbenzyl alcohol; methylphenyl carbinol; phenyl methyl carbinol	98-85-1	急性毒性—经口，类别 3	
1089	2-甲基苯甲腈	邻甲苯基氰；邻甲基苯甲腈	2-methyl benzonitrile; o-cyanotoluene; 2-tolyl cyanide	529-19-1	皮肤腐蚀/刺激，类别 2 严重眼损伤/眼刺激，类别 2 特异性靶器官毒性——次接触，类别 3（呼吸道刺激）	

续表118

序号	品名	别名	英文名	CAS 号	危险性类别	备注
1090	3-甲基苯甲腈	间甲苯基氰；间甲基苯甲腈	3-methyl benzonitrile; m-toluonitrile	620-22-4	皮肤腐蚀/刺激，类别 2 严重眼损伤/眼刺激，类别 2 特异性靶器官毒性——次接触，类别 3（呼吸道刺激）	
1091	4-甲基苯甲腈	对甲苯基氰；对甲基苯甲腈	4-methyl benzonitrile; p-cyanotoluene; 4-tolyl cyanide	104-85-8	皮肤腐蚀/刺激，类别 2 严重眼损伤/眼刺激，类别 2 特异性靶器官毒性——次接触，类别 3（呼吸道刺激）	
1092	4-甲基苯乙烯[稳定的]	对甲基苯乙烯	4-methylstyrene, stabilized; p-methyl styrene	622-97-9	易燃液体，类别 3 危害水生环境—急性危害，类别 2	
1093	2-甲基吡啶	α-皮考林	2-methylpyridine; α-picoline; 2-picoline	109-06-8	易燃液体，类别 3 严重眼损伤/眼刺激，类别 2 特异性靶器官毒性——次接触，类别 3（呼吸道刺激）	
1094	3-甲基吡啶	β-皮考林	3-methylpyridine; β-picoline; 3-picoline	108-99-6	易燃液体，类别 3 急性毒性—经皮，类别 3 急性毒性—吸入，类别 3 皮肤腐蚀/刺激，类别 1 严重眼损伤/眼刺激，类别 1 特异性靶器官毒性——次接触，类别 3（呼吸道刺激） 特异性靶器官毒性—反复接触，类别 1	
1095	4-甲基吡啶	γ-皮考林	4-methylpyridine; γ-picoline; 4-picoline	108-89-4	易燃液体，类别 3 急性毒性—经皮，类别 3 * 皮肤腐蚀/刺激，类别 2 严重眼损伤/眼刺激，类别 2 特异性靶器官毒性——次接触，类别 3（呼吸道刺激）	
1096	3-甲基吡唑-5-二乙基磷酸酯	吡唑磷	diethyl 3-methylpyrazol-5-yl phosphate; pyrazoxon	108-34-9	急性毒性—经口，类别 2 * 急性毒性—经皮，类别 1 急性毒性—吸入，类别 2 *	
1097	(S)-3-(1-甲基吡咯烷-2-基)吡啶	烟碱；尼古丁；1-甲基-2-（3-吡啶基）吡咯烷	3-(N-methyl-2-pyrrolidinyl) pyridine; nicotinamide; nicotine; 1-metyl-2(3-pyridyl) pyrrolidine	54-11-5	急性毒性—经口，类别 3 * 急性毒性—经皮，类别 1 危害水生环境—急性危害，类别 2 危害水生环境—长期危害，类别 2	剧毒
1098	甲基苄基溴	甲基溴化苄；α-溴代二甲苯	methyl benzyl bromide; xylyl bromide; α-bromoxylene	89-92-9	急性毒性—吸入，类别 2 皮肤腐蚀/刺激，类别 2 严重眼损伤/眼刺激，类别 2	
1099	甲基苄基亚硝胺	N-甲基-N-亚硝基苯甲胺	methylbenzylnitrosamine; N-methyl-N-nitrosobenzenemethanamine	937-40-6	急性毒性—经口，类别 2	
1100	甲基丙基醚	甲丙醚	methyl propyl ether; 1-methoxypropane	557-17-5	易燃液体，类别 2	

续表119

序号	品名	别名	英文名	CAS 号	危险性类别	备注
1101	2-甲基丙烯腈［稳定的］	异丁烯腈	2-methacrylonitrile, stabilized; methacrylonitrile; 2-methyl-2-propene nitrile	126-98-7	易燃液体，类别 2 急性毒性—经口，类别 3 * 急性毒性—经皮，类别 3 * 急性毒性—吸入，类别 3 * 皮肤致敏物，类别 1	
1102	α-甲基丙烯醛	异丁烯醛	α-methacrylaldehyde; 2-methylacrolein	78-85-3	易燃液体，类别 2 急性毒性—经口，类别 3 急性毒性—经皮，类别 3 急性毒性—吸入，类别 2 皮肤腐蚀/刺激，类别 1 严重眼损伤/眼刺激，类别 1 特异性靶器官毒性——次接触，类别 3（呼吸道刺激）	
1103	甲基丙烯酸［稳定的］	异丁烯酸	methacrylic acid, stabilized; 2-methylpropenoic acid; α-methyl propenoic acid	79-41-4	皮肤腐蚀/刺激，类别 1A 严重眼损伤/眼刺激，类别 1 特异性靶器官毒性——次接触，类别 3（呼吸道刺激）	
1104	甲基丙烯酸-2-二甲氨乙酯	二甲氨基乙基异丁烯酸酯	2-dimethylaminoethyl methacrylate; methacrylic acid dimethyl aminoethyl ester	2867-47-2	急性毒性—吸入，类别 2 皮肤腐蚀/刺激，类别 2 严重眼损伤/眼刺激，类别 2 皮肤致敏物，类别 1 危害水生环境—急性危害，类别 2	
1105	甲基丙烯酸甲酯［稳定的］	牙托水；有机玻璃单体；异丁烯酸甲酯	methyl methacrylate, stabilized; methyl 2-methylprop-2-enoate; methyl 2-methylpropenoate; methyl methacrylate	80-62-6	易燃液体，类别 2 皮肤腐蚀/刺激，类别 2 皮肤致敏物，类别 1 特异性靶器官毒性——次接触，类别 3（呼吸道刺激）	
1106	甲基丙烯酸三硝基乙酯		trinitroethyl methacrylate		爆炸物，1.1 项	
1107	甲基丙烯酸烯丙酯	2-甲基-2-丙烯酸-2-丙烯基酯	allyl methacrylate; 2-methyl-2-propenoic acid 2-propenyl ester	96-05-9	易燃液体，类别 3 急性毒性—吸入，类别 3 * 危害水生环境—急性危害，类别 1	
1108	甲基丙烯酸乙酯［稳定的］	异丁烯酸乙酯	ethyl methacrylate, stabilized	97-63-2	易燃液体，类别 2 皮肤腐蚀/刺激，类别 2 严重眼损伤/眼刺激，类别 2 皮肤致敏物，类别 1 特异性靶器官毒性——次接触，类别 3（呼吸道刺激）	
1109	甲基丙烯酸异丁酯［稳定的］		isobutyl methacrylate, stabilized	97-86-9	易燃液体，类别 3 皮肤腐蚀/刺激，类别 2 严重眼损伤/眼刺激，类别 2 皮肤致敏物，类别 1 特异性靶器官毒性——次接触，类别 3（呼吸道刺激） 危害水生环境—急性危害，类别 1	

续表120

序号	品名	别名	英文名	CAS 号	危险性类别	备注
1110	甲基丙烯酸正丁酯［稳定的］		n-butyl methacrylate, stabilized	97-88-1	易燃液体，类别 3 皮肤腐蚀/刺激，类别 2 严重眼损伤/眼刺激，类别 2 皮肤致敏物，类别 1 特异性靶器官毒性——次接触，类别 3（呼吸道刺激） 危害水生环境—急性危害，类别 2	
1111	甲基狄戈辛		methyldigoxin; betamethyl digoxin	30685-43-9	急性毒性—经口，类别 2	
1112	3-（1-甲基丁基）苯基-N-甲基氨基甲酸酯 和 3-（1-乙基丙基）苯基-N-甲基氨基甲酸酯	合杀威	reaction mass of 3-(1-methylbutyl) phenyl N-methylcarbamate and 3-(1-ethylpropyl) phenyl N-methylcarbamate; bufencarb	8065-36-9	急性毒性—经口，类别 3 * 急性毒性—经皮，类别 3 * 危害水生环境—急性危害，类别 1 危害水生环境—长期危害，类别 1	
1113	3-甲基丁醛	异戊醛	3-methylbutyraldehyde; isovaleraldehyde	590-86-3	易燃液体，类别 2 皮肤腐蚀/刺激，类别 2 严重眼损伤/眼刺激，类别 2 特异性靶器官毒性——次接触，类别 3（呼吸道刺激） 危害水生环境—急性危害，类别 2	
1114	2-甲基丁烷	异戊烷	2-methylbutane; isopentane	78-78-4	易燃液体，类别 1 特异性靶器官毒性——次接触，类别 3（麻醉效应） 吸入危害，类别 1 危害水生环境—急性危害，类别 2 危害水生环境—长期危害，类别 2	
1115	甲基二氯硅烷	二氯甲基硅烷	methyldichlorosilane; dichloromethylsilane	75-54-7	易燃液体，类别 2 遇水放出易燃气体的物质和混合物，类别 1 急性毒性—吸入，类别 2 皮肤腐蚀/刺激，类别 1 严重眼损伤/眼刺激，类别 1 特异性靶器官毒性——次接触，类别 3（呼吸道刺激）	
1116	2-甲基呋喃		2-methylfuran	534-22-5	易燃液体，类别 2 急性毒性—吸入，类别 2	
1117	2-甲基庚烷		2-methylheptane	592-27-8	易燃液体，类别 2 皮肤腐蚀/刺激，类别 2 特异性靶器官毒性——次接触，类别 3（麻醉效应） 吸入危害，类别 1 危害水生环境—急性危害，类别 1 危害水生环境—长期危害，类别 1	

续表121

序号	品名	别名	英文名	CAS 号	危险性类别	备注
1118	3-甲基庚烷		3-methylheptane	589-81-1	易燃液体，类别 2 皮肤腐蚀/刺激，类别 2 特异性靶器官毒性——次接触，类别 3（麻醉效应） 吸入危害，类别 1 危害水生环境—急性危害，类别 1 危害水生环境—长期危害，类别 1	
1119	4-甲基庚烷		4-methylheptane	589-53-7	易燃液体，类别 2 皮肤腐蚀/刺激，类别 2 特异性靶器官毒性——次接触，类别 3（麻醉效应） 吸入危害，类别 1 危害水生环境—急性危害，类别 1 危害水生环境—长期危害，类别 1	
1120	甲基环己醇	六氢甲酚	methyl cyclohexanol; hexahydro-cresol	25639-42-3	易燃液体，类别 3 皮肤腐蚀/刺激，类别 2 特异性靶器官毒性——次接触，类别 3（麻醉效应）	
1121	甲基环己酮		methyl cyclohexanone	1331-22-2	易燃液体，类别 3 皮肤腐蚀/刺激，类别 2 严重眼损伤/眼刺激，类别 2 特异性靶器官毒性——次接触，类别 3（呼吸道刺激、麻醉效应）	
1122	甲基环己烷	六氢化甲苯；环己基甲烷	methylcyclohexane; hexahydrotoluene; cyclohexylmethane	108-87-2	易燃液体，类别 2 皮肤腐蚀/刺激，类别 2 特异性靶器官毒性——次接触，类别 3（麻醉效应） 吸入危害，类别 1 危害水生环境—急性危害，类别 2 危害水生环境—长期危害，类别 2	
1123	甲基环戊二烯		methylcyclopentadiene	26519-91-5	易燃液体，类别 3	
1124	甲基环戊烷		methylcyclopentane	96-37-7	易燃液体，类别 2 吸入危害，类别 1	
1125	甲基磺酸		methanesulphonic acid	75-75-2	皮肤腐蚀/刺激，类别 1B 严重眼损伤/眼刺激，类别 1	
1126	甲基磺酰氯	氯化硫酰甲烷；甲烷磺酰氯	methane sulfonyl chloride; mesyl chloride; methylsulfonyl chloride	124-63-0	急性毒性—经口，类别 3 急性毒性—经皮，类别 3 急性毒性—吸入，类别 1 皮肤腐蚀/刺激，类别 1 严重眼损伤/眼刺激，类别 1 特异性靶器官毒性——次接触，类别 1 危害水生环境—长期危害，类别 3	剧毒

续表122

序号	品名	别名	英文名	CAS 号	危险性类别	备注
1127	3-甲基己烷		3-methylhexane	589-34-4	易燃液体，类别 2 皮肤腐蚀/刺激，类别 2 特异性靶器官毒性——一次接触，类别 3（麻醉效应） 吸入危害，类别 1 危害水生环境—急性危害，类别 1 危害水生环境—长期危害，类别 1	
1128	甲基肼	一甲肼；甲基联氨	methyl hydrazine	60-34-4	易燃液体，类别 1 急性毒性—经口，类别 2 急性毒性—经皮，类别 2 急性毒性—吸入，类别 1 皮肤腐蚀/刺激，类别 2 严重眼损伤/眼刺激，类别 2A 生殖毒性，类别 2 特异性靶器官毒性——一次接触，类别 1 特异性靶器官毒性—反复接触，类别 1 危害水生环境—急性危害，类别 1 危害水生环境—长期危害，类别 1	剧毒
1129	2-甲基喹啉		2-methyl quinoline	91-63-4	皮肤腐蚀/刺激，类别 2 严重眼损伤/眼刺激，类别 2 特异性靶器官毒性——一次接触，类别 3（呼吸道刺激）	
1130	4-甲基喹啉		4-methyl quinoline	491-35-0	皮肤腐蚀/刺激，类别 2 严重眼损伤/眼刺激，类别 2 特异性靶器官毒性——一次接触，类别 3（呼吸道刺激）	
1131	6-甲基喹啉		6-methyl quinoline	91-62-3	皮肤腐蚀/刺激，类别 2 严重眼损伤/眼刺激，类别 2 特异性靶器官毒性——一次接触，类别 3（呼吸道刺激）	
1132	7-甲基喹啉		7-methyl quinoline	612-60-2	皮肤腐蚀/刺激，类别 2 严重眼损伤/眼刺激，类别 2 特异性靶器官毒性——一次接触，类别 3（呼吸道刺激）	
1133	8-甲基喹啉		8-methyl quinoline	611-32-5	皮肤腐蚀/刺激，类别 2 严重眼损伤/眼刺激，类别 2 特异性靶器官毒性——一次接触，类别 3（呼吸道刺激）	
1134	甲基氯硅烷	氯甲基硅烷	methylchlorosilane; chloromethylsilane	993-00-0	易燃气体，类别 1 加压气体 皮肤腐蚀/刺激，类别 1A 严重眼损伤/眼刺激，类别 1	
1135	N-甲基吗啉		N-methylmorpholine	109-02-4	易燃液体，类别 2	

续表123

序号	品名	别名	英文名	CAS 号	危险性类别	备注
1136	1-甲基萘	α-甲基萘	1-methyl naphthalene; α-methyl naphthalene	90-12-0	严重眼损伤/眼刺激，类别2 特异性靶器官毒性——次接触，类别3（呼吸道刺激、麻醉效应） 特异性靶器官毒性—反复接触，类别2 危害水生环境—急性危害，类别2 危害水生环境—长期危害，类别2	
1137	2-甲基萘	β-甲基萘	2-methyl naphthalene; β-methyl naphthalene	91-57-6	易燃固体，类别2 严重眼损伤/眼刺激，类别2 特异性靶器官毒性——次接触，类别3（呼吸道刺激、麻醉效应） 特异性靶器官毒性—反复接触，类别2 危害水生环境—急性危害，类别2 危害水生环境—长期危害，类别2	
1138	2-甲基哌啶	2-甲基六氢吡啶	2-methylpiperidine; 2-methyl hexahydropyridine	109-05-7	易燃液体，类别2 皮肤腐蚀/刺激，类别1 严重眼损伤/眼刺激，类别1	
1139	3-甲基哌啶	3-甲基六氢吡啶	3-methylpiperidine; 3-methyl hexahydropyridine	626-56-2	易燃液体，类别2 皮肤腐蚀/刺激，类别1 严重眼损伤/眼刺激，类别1	
1140	4-甲基哌啶	4-甲基六氢吡啶	4-methylpiperidine; 4-methyl hexahydropyridine	626-58-4	易燃液体，类别2 皮肤腐蚀/刺激，类别1 严重眼损伤/眼刺激，类别1	
1141	N-甲基哌啶	N-甲基六氢吡啶；1-甲基哌啶	N-methyl-piperidine; N-methylhexahydropyridine; 1-methylpiperidine	626-67-5	易燃液体，类别2 皮肤腐蚀/刺激，类别1 严重眼损伤/眼刺激，类别1 危害水生环境—长期危害，类别3	
1142	N-甲基全氟辛基磺酰胺			31506-32-8	生殖毒性，类别1B 生殖毒性，附加类别 特异性靶器官毒性—反复接触，类别1 危害水生环境—急性危害，类别2 危害水生环境—长期危害，类别2	
1143	3-甲基噻吩	甲基硫茂	3-methylthiophene; β-thiotolene	616-44-4	易燃液体，类别2 危害水生环境—长期危害，类别3	
1144	甲基三氯硅烷	三氯甲基硅烷	trichloro(methyl) silane; methyltrichlorosilane	75-79-6	易燃液体，类别2 皮肤腐蚀/刺激，类别2 严重眼损伤/眼刺激，类别2 特异性靶器官毒性——次接触，类别3（呼吸道刺激）	
1145	甲基三乙氧基硅烷	三乙氧基甲基硅烷	methyl triethoxysilane; triethoxy methylsilane	2031-67-6	易燃液体，类别3	
1146	甲基胂酸锌	稻脚青	zinc methylarsonate	20324-26-9	急性毒性—经口，类别2 急性毒性—经皮，类别3 危害水生环境—急性危害，类别1 危害水生环境—长期危害，类别1	

续表124

序号	品名	别名	英文名	CAS 号	危险性类别	备注
1147	甲基叔丁基甲酮	3, 3-二甲基-2-丁酮；1, 1, 1-三甲基丙酮；甲基特丁基酮	methyl tert-butyl ketone; 3, 3-dimethyl-2-butanone; 1, 1, 1-trimethyl propanone	75-97-8	易燃液体，类别 3 急性毒性—吸入，类别 3	
1148	甲基叔丁基醚	2-甲氧基-2-甲基丙烷；MTBE	tert-butyl methyl ether; 2-methoxy-2-methylpropane; MTBE	1634-04-4	易燃液体，类别 2 皮肤腐蚀/刺激，类别 2	
1149	2-甲基四氢呋喃	四氢-2-甲基呋喃	2-methyltetrahydrofuran; tetrahydro-2-methylfuran	96-47-9	易燃液体，类别 2 严重眼损伤/眼刺激，类别 2B	
1150	1-甲基戊醇	仲己醇；2-己醇	1-methyl pentanol; sec-hexanol; 2-hexanol	626-93-7	易燃液体，类别 3	
1151	甲基戊二烯		methylpentadiene	54363-49-4	易燃液体，类别 2 皮肤腐蚀/刺激，类别 2	
1152	4-甲基戊腈	异戊基氰；氰化异戊烷；异己腈	4-methyl valeronitrile; isoamyl cyanide; isocapronitrile; isopentylcyanide	542-54-1	易燃液体，类别 3 急性毒性—经口，类别 3 急性毒性—经皮，类别 3 急性毒性—吸入，类别 2	
1153	2-甲基戊醛	α-甲基戊醛	2-methylvaleraldehyde; α-methylvaleraldehyde	123-15-9	易燃液体，类别 2 危害水生环境—长期危害，类别 3	
1154	2-甲基戊烷	异己烷	2-methylpentane; isohexane	107-83-5	易燃液体，类别 2 皮肤腐蚀/刺激，类别 2 特异性靶器官毒性——次接触，类别 3（麻醉效应） 吸入危害，类别 1 危害水生环境—急性危害，类别 2 危害水生环境—长期危害，类别 2	
1155	3-甲基戊烷		3-methylpentane	96-14-0	易燃液体，类别 2 皮肤腐蚀/刺激，类别 2 特异性靶器官毒性——次接触，类别 3（麻醉效应） 吸入危害，类别 1 危害水生环境—急性危害，类别 2 危害水生环境—长期危害，类别 2	
1156	2-甲基烯丙醇	异丁烯醇	2-methallyl alcohol; isobutenol	513-42-8	易燃液体，类别 3	
1157	甲基溴化镁[浸在乙醚中]		methyl magnesium bromide in ethyl ether	75-16-1	易燃液体，类别 1 遇水放出易燃气体的物质和混合物，类别 1	
1158	甲基乙烯醚[稳定的]	乙烯基甲醚	methyl vinyl ether, stabilized; methoxy ethylene	107-25-5	易燃气体，类别 1 化学不稳定性气体，类别 B 加压气体	

续表125

序号	品名	别名	英文名	CAS 号	危险性类别	备注
1159	2-甲基己烷		2-methylhexane	591-76-4	易燃液体，类别 2 皮肤腐蚀/刺激，类别 2 特异性靶器官毒性——次接触，类别 3（麻醉效应） 吸入危害，类别 1 危害水生环境—急性危害，类别 1 危害水生环境—长期危害，类别 1	
1160	甲基异丙基苯	伞花烃	methyl isopropylbenzene; cymenes	99-87-6	易燃液体，类别 3 特异性靶器官毒性——次接触，类别 3（麻醉效应） 吸入危害，类别 1 危害水生环境—急性危害，类别 2 危害水生环境—长期危害，类别 2	
1161	甲基异丙烯甲酮［稳定的］		methyl isopropenyl ketone, stabilized	814-78-8	易燃液体，类别 2 急性毒性—经口，类别 3 急性毒性—经皮，类别 3 急性毒性—吸入，类别 1 皮肤腐蚀/刺激，类别 2 严重眼损伤/眼刺激，类别 1 特异性靶器官毒性——次接触，类别 1 特异性靶器官毒性—反复接触，类别 1	
1162	1-甲基异喹啉		1-methyl isoquinoline	1721-93-3	皮肤腐蚀/刺激，类别 2 严重眼损伤/眼刺激，类别 2A 特异性靶器官毒性——次接触，类别 3（呼吸道刺激）	
1163	3-甲基异喹啉		3-methyl isoquinoline	1125-80-0	皮肤腐蚀/刺激，类别 2 严重眼损伤/眼刺激，类别 2 特异性靶器官毒性——次接触，类别 3（呼吸道刺激）	
1164	4-甲基异喹啉		4-methyl isoquinoline	1196-39-0	皮肤腐蚀/刺激，类别 2 严重眼损伤/眼刺激，类别 2A 特异性靶器官毒性——次接触，类别 3（呼吸道刺激）	
1165	5-甲基异喹啉		5-methyl isoquinoline	62882-01-3	皮肤腐蚀/刺激，类别 2 严重眼损伤/眼刺激，类别 2A 特异性靶器官毒性——次接触，类别 3（呼吸道刺激）	
1166	6-甲基异喹啉		6-methyl isoquinoline	42398-73-2	皮肤腐蚀/刺激，类别 2 严重眼损伤/眼刺激，类别 2A 特异性靶器官毒性——次接触，类别 3（呼吸道刺激）	
1167	7-甲基异喹啉		7-methyl isoquinoline	54004-38-5	皮肤腐蚀/刺激，类别 2 严重眼损伤/眼刺激，类别 2A 特异性靶器官毒性——次接触，类别 3（呼吸道刺激）	

续表126

序号	品名	别名	英文名	CAS 号	危险性类别	备注
1168	8-甲基异喹啉		8-methyl isoquinoline	62882-00-2	皮肤腐蚀/刺激，类别 2 严重眼损伤/眼刺激，类别 2A 特异性靶器官毒性——次接触，类别 3（呼吸道刺激）	
1169	N-甲基正丁胺	N-甲基丁胺	n-bethylbutylamine	110-68-9	易燃液体，类别 2 急性毒性—经皮，类别 3 皮肤腐蚀/刺激，类别 1 严重眼损伤/眼刺激，类别 1	
1170	甲基正丁基醚	1-甲氧基丁烷；甲丁醚	n-butyl methyl ether; 1-methoxy butane; methyl butyl ether	628-28-4	易燃液体，类别 2	
1171	甲硫醇	巯基甲烷	methanethiol; methyl mercaptan; mercaptomethane	74-93-1	易燃气体，类别 1 加压气体 急性毒性—吸入，类别 3 * 危害水生环境—急性危害，类别 1 危害水生环境—长期危害，类别 1	
1172	甲硫醚	二甲硫；二甲基硫醚	dimethyl sulfide	75-18-3	易燃液体，类别 2 严重眼损伤/眼刺激，类别 2B	
1173	甲醛溶液	福尔马林溶液	formaldehyde solution; formalin solution	50-00-0	急性毒性—经口，类别 3 * 急性毒性—经皮，类别 3 * 急性毒性—吸入，类别 3 * 皮肤腐蚀/刺激，类别 1B 严重眼损伤/眼刺激，类别 1 皮肤致敏物，类别 1 生殖细胞致突变性，类别 2 致癌性，类别 1A 特异性靶器官毒性——次接触，类别 3（呼吸道刺激） 危害水生环境—急性危害，类别 2	
1174	甲胂酸	甲基胂酸；甲次砷酸	methanearsinic acid; arsinic acid, methyl-; methylarsinic acid	56960-31-7	急性毒性—经口，类别 3 * 急性毒性—吸入，类别 3 * 危害水生环境—急性危害，类别 1 危害水生环境—长期危害，类别 1	
1175	甲酸	蚁酸	methane acid; formic acid; methanoic acid	64-18-6	皮肤腐蚀/刺激，类别 1A 严重眼损伤/眼刺激，类别 1	
1176	甲酸环己酯		cyclohexyl formate	4351-54-6	易燃液体，类别 3	
1177	甲酸甲酯		methyl formate	107-31-3	易燃液体，类别 1 严重眼损伤/眼刺激，类别 2 特异性靶器官毒性——次接触，类别 3（呼吸道刺激）	
1178	甲酸烯丙酯		allyl formate	1838-59-1	易燃液体，类别 2 急性毒性—经口，类别 3	

续表127

序号	品名	别名	英文名	CAS 号	危险性类别	备注
1179	甲酸亚铊	甲酸铊；蚁酸铊	thallium (Ⅰ) formate; thallous formate	992-98-3	急性毒性—经口，类别 2＊ 急性毒性—吸入，类别 2＊ 特异性靶器官毒性—反复接触，类别 2＊ 危害水生环境—急性危害，类别 2 危害水生环境—长期危害，类别 2	
1180	甲酸乙酯		ethyl formate	109-94-4	易燃液体，类别 2 严重眼损伤/眼刺激，类别 2 特异性靶器官毒性——次接触，类别 3（呼吸道刺激）	
1181	甲酸异丙酯		isopropyl formate	625-55-8	易燃液体，类别 2 严重眼损伤/眼刺激，类别 2 特异性靶器官毒性——次接触，类别 3（呼吸道刺激、麻醉效应）	
1182	甲酸异丁酯		isobutyl formate	542-55-2	易燃液体，类别 2 严重眼损伤/眼刺激，类别 2 特异性靶器官毒性——次接触，类别 3（呼吸道刺激）	
1183	甲酸异戊酯		isopentyl formate	110-45-2	易燃液体，类别 2 严重眼损伤/眼刺激，类别 2 特异性靶器官毒性——次接触，类别 3（呼吸道刺激）	
1184	甲酸正丙酯		n-propyl formate	110-74-7	易燃液体，类别 2 严重眼损伤/眼刺激，类别 2 特异性靶器官毒性——次接触，类别 3（呼吸道刺激、麻醉效应）	
1185	甲酸正丁酯		n-butyl formate	592-84-7	易燃液体，类别 2 严重眼损伤/眼刺激，类别 2 特异性靶器官毒性——次接触，类别 3（呼吸道刺激）	
1186	甲酸正己酯		n-hexyl formate	629-33-4	易燃液体，类别 3	
1187	甲酸正戊酯		n-pentyl formate	638-49-3	易燃液体，类别 2 严重眼损伤/眼刺激，类别 2 特异性靶器官毒性——次接触，类别 3（呼吸道刺激）	
1188	甲烷		methane	74-82-8	易燃气体，类别 1 加压气体	
1189	甲烷磺酰氟	甲磺氟酰；甲基磺酰氟	methanesulfonyl fluoride; MSF; fumette; mesyl fluoride	558-25-8	急性毒性—经口，类别 1 急性毒性—吸入，类别 1 皮肤腐蚀/刺激，类别 1 严重眼损伤/眼刺激，类别 1 特异性靶器官毒性——次接触，类别 1 特异性靶器官毒性—反复接触，类别 1	剧毒
1190	N-甲酰-2-硝甲基-1, 3-全氢化噻嗪		N-formyl-2-(nitromethylene)-1, 3-perhydrothiazine		自反应物质和混合物，D 型	

续表128

序号	品名	别名	英文名	CAS 号	危险性类别	备注
1191	4-甲氧基-4-甲基-2-戊酮		4-methoxy-4-methylpentan-2-one	107-70-0	易燃液体，类别 3	
1192	2-甲氧基苯胺	邻甲氧基苯胺；邻氨基苯甲醚；邻茴香胺	2-methoxyaniline; o-anisidine; o-aminoanisole; o-methoxyaniline	90-04-0	严重眼损伤/眼刺激，类别 2B 生殖细胞致突变性，类别 2 致癌性，类别 2 特异性靶器官毒性——次接触，类别 2 特异性靶器官毒性—反复接触，类别 2 危害水生环境—急性危害，类别 2	
1193	3-甲氧基苯胺	间甲氧基苯胺；间氨基苯甲醚；间茴香胺	3-methoxyaniline; m-anisidine; m-aminoanisole; m-methoxyaniline	536-90-3	生殖细胞致突变性，类别 2 危害水生环境—急性危害，类别 2 危害水生环境—长期危害，类别 2	
1194	4-甲氧基苯胺	对氨基苯甲醚；对甲氧基苯胺；对茴香胺	4-methoxyaniline; p-anisidine; p-aminoanisole; p-methoxyaniline	104-94-9	特异性靶器官毒性——次接触，类别 1 特异性靶器官毒性—反复接触，类别 1 危害水生环境—急性危害，类别 1	
1195	甲氧基苯甲酰氯	茴香酰氯	methoxy benzoyl chloride; anisoyl chloride	100-07-2	皮肤腐蚀/刺激，类别 1 严重眼损伤/眼刺激，类别 1	
1196	4-甲氧基二苯胺-4’-氯化重氮苯	凡拉明蓝盐 B; 安安蓝 B 色盐	benzenediazonium, 4-((4-methoxyphenyl) amino)-, chloride; 4-((4-Methoxyphenyl) amino) benzenediazonium chloride; 4-methoxy diphenyl amino-4’-diazobenzene chloride; variamine blue B	101-69-9	皮肤致敏物，类别 1	
1197	3-甲氧基乙酸丁酯	3-甲氧基丁基乙酸酯	3-methoxy butyl acetate; 3-methoxy butyl acetate	4435-53-4	危害水生环境—急性危害，类别 2	
1198	甲氧基乙酸甲酯		methyl methoxyacetate; 3-methoxy butyl acetate	6290-49-9	易燃液体，类别 3	
1199	2-甲氧基乙酸乙酯	乙酸甲基溶纤剂；乙二醇甲醚乙酸酯；乙酸乙二醇甲醚	2-methoxyethyl acetate; methylglycol acetate; methyl cellosolve acetate; acetic acid ethylene glycol monomethyl ether ester	110-49-6	易燃液体，类别 3 生殖毒性，类别 1B	
1200	甲氧基异氰酸甲酯	甲氧基甲基异氰酸酯	methoxymethyl isocyanate; isocyanic acid methoxy methyl ester	6427-21-0	易燃液体，类别 2 急性毒性—经口，类别 3 * 急性毒性—吸入，类别 3 * 严重眼损伤/眼刺激，类别 2 特异性靶器官毒性——次接触，类别 3（呼吸道刺激）	
1201	甲乙醚	乙甲醚；甲氧基乙烷	methyl ethyl ether; ethyl methyl ether; methyoxy ethane	540-67-0	易燃气体，类别 1 加压气体	

续表129

序号	品名	别名	英文名	CAS 号	危险性类别	备注
1202	甲藻毒素（二盐酸盐）	石房蛤毒素（盐酸盐）	saxidomus giganteus poison; saxitoxin	35523-89-8	急性毒性—经口，类别 1	剧毒
1203	钾	金属钾	potassium	7440-09-7	遇水放出易燃气体的物质和混合物，类别 1 皮肤腐蚀/刺激，类别 1B 严重眼损伤/眼刺激，类别 1	
1204	钾汞齐		potassium amalgam	37340-23-1	遇水放出易燃气体的物质和混合物，类别 1 危害水生环境—急性危害，类别 1 危害水生环境—长期危害，类别 1	
1205	钾合金		potassium metal alloy		遇水放出易燃气体的物质和混合物，类别 1	
1206	钾钠合金	钠钾合金	potassium sodium alloy	11135-81-2	遇水放出易燃气体的物质和混合物，类别 1 皮肤腐蚀/刺激，类别 1 严重眼损伤/眼刺激，类别 1	
1207	间苯二甲酰氯	二氯化间苯二甲酰	m-benzenedicarbonyl chloride; m-phthaloyl chloride; isophthaloyl chloride	99-63-8	急性毒性—吸入，类别 3 皮肤腐蚀/刺激，类别 1A 严重眼损伤/眼刺激，类别 1	
1208	间苯三酚	1, 3, 5-三羟基苯；均苯三酚	phloroglucinol; 1, 3, 5-trihydroxybenzene; 1, 3, 5-benzenetriol	108-73-6	皮肤腐蚀/刺激，类别 2 严重眼损伤/眼刺激，类别 2 特异性靶器官毒性——次接触，类别 3（呼吸道刺激）	
1209	间硝基苯磺酸		m-nitrobenzenesulphonic acid	98-47-5	皮肤腐蚀/刺激，类别 1 严重眼损伤/眼刺激，类别 1	
1210	间异丙基苯酚		m-isopropylphenol	618-45-1	皮肤腐蚀/刺激，类别 1 严重眼损伤/眼刺激，类别 1	
1211	碱土金属汞齐		alkaline earth metal amalgam		遇水放出易燃气体的物质和混合物，类别 1 危害水生环境—急性危害，类别 1 危害水生环境—长期危害，类别 1	
1212	焦硫酸汞		mercury pyrosulfate; disulfuric acid, mercury (2+) salt (1∶1)	1537199-53-3	急性毒性—经口，类别 2＊ 急性毒性—经皮，类别 1 急性毒性—吸入，类别 2＊ 特异性靶器官毒性—反复接触，类别 2＊ 危害水生环境—急性危害，类别 1 危害水生环境—长期危害，类别 1	
1213	焦砷酸		pyroarsenic acid	13453-15-1	急性毒性—经口，类别 3＊ 急性毒性—吸入，类别 3＊ 致癌性，类别 1A 危害水生环境—急性危害，类别 1 危害水生环境—长期危害，类别 1	
1214	焦油酸		tar acid		危害水生环境—长期危害，类别 3＊	

续表130

序号	品名	别名	英文名	CAS 号	危险性类别	备注
1215	金属锆		zirconium	7440-67-7	易燃固体，类别 2	
	金属锆粉［干燥的］	锆粉	zirconium metal powder, dry; zirconium powder		自燃固体，类别 1 遇水放出易燃气体的物质和混合物，类别 1	
1216	金属铪粉	铪粉	hafnium metal powder	7440-58-6	(1) 干的： 自热物质和混合物，类别 1 特异性靶器官毒性—反复接触，类别 2 (2) 湿的： 易燃固体，类别 1 特异性靶器官毒性—反复接触，类别 2	
1217	金属镧［浸在煤油中的］		lanthanum, metal (suspended in kerosene)	7439-91-0	易燃液体，类别 3 * 遇水放出易燃气体的物质和混合物，类别 3 * 危害水生环境—急性危害，类别 2 危害水生环境—长期危害，类别 2	
1218	金属锰粉［含水≥25%］	锰粉	manganese metal powder (water not less than 25%)	7439-96-5	易燃固体，类别 2 严重眼损伤/眼刺激，类别 2B 生殖毒性，类别 1B 特异性靶器官毒性——次接触，类别 1 特异性靶器官毒性—反复接触，类别 1	
1219	金属钕［浸在煤油中的］		neodymium, metal (suspended in kerosene)	7440-00-8	易燃液体，类别 3 * 遇水放出易燃气体的物质和混合物，类别 3 * 危害水生环境—急性危害，类别 2 危害水生环境—长期危害，类别 2	
1220	金属铷	铷	rubidium, metal; rubidium	7440-17-7	遇水放出易燃气体的物质和混合物，类别 1	
1221	金属铯	铯	cesium, metal; cesium	7440-46-2	遇水放出易燃气体的物质和混合物，类别 1	
1222	金属锶	锶	strontium, metal	7440-24-6	自燃固体，类别 1	
1223	金属钛粉［干的］		titanium metal powder, dry	7440-32-6	自燃固体，类别 1	
	金属钛粉［含水不低于25%，机械方法生产的，粒径小于 53 微米；化学方法生产的，粒径小于 840 微米］		titanium metal pellet		易燃固体，类别 1	

续表131

序号	品名	别名	英文名	CAS 号	危险性类别	备注
1224	精蒽		anthracene, refined	120-12-7	严重眼损伤/眼刺激，类别 2 皮肤致敏物，类别 1 特异性靶器官毒性——次接触，类别 3（呼吸道刺激） 危害水生环境—急性危害，类别 1 危害水生环境—长期危害，类别 1	
1225	肼水溶液［含肼≤64%］		hydrazine aqueous solution, with not more than 64% hydrazine, by mass	302-01-2	易燃液体，类别 3 急性毒性—经口，类别 3 * 急性毒性—经皮，类别 3 * 急性毒性—吸入，类别 3 * 皮肤腐蚀/刺激，类别 1B 严重眼损伤/眼刺激，类别 1 皮肤致敏物，类别 1 致癌性，类别 2 危害水生环境—急性危害，类别 1 危害水生环境—长期危害，类别 1	
1226	酒石酸化烟碱		nicotine tartrate	65-31-6	急性毒性—经口，类别 3 危害水生环境—急性危害，类别 2 危害水生环境—长期危害，类别 2	
1227	酒石酸锑钾	吐酒石；酒石酸钾锑；酒石酸氧锑钾	antimony potassium tartrate; tartar emetic; potassium antimonyl tartrate	28300-74-5	急性毒性—经口，类别 3 生殖细胞致突变性，类别 2 特异性靶器官毒性——次接触，类别 1 特异性靶器官毒性—反复接触，类别 1 危害水生环境—急性危害，类别 2 危害水生环境—长期危害，类别 2	
1228	聚苯乙烯珠体［可发性的］		polystyrene beads, expandable		易燃固体，类别 1	
1229	聚醚聚过氧叔丁基碳酸酯［含量≤52%，含 B 型稀释剂≥48%］		polyether poly-tert-butylperoxycarbonate (not more than 52%, and diluent type B not less than 48%)		有机过氧化物，E 型	
1230	聚乙醛		polymerized acetaldehyde; metaldehyde	9002-91-9	易燃固体，类别 2 危害水生环境—长期危害，类别 3	
1231	聚乙烯聚胺	多乙烯多胺；多乙撑多胺	polyethylene polyamine	29320-38-5	皮肤腐蚀/刺激，类别 1 严重眼损伤/眼刺激，类别 1	
1232	2-莰醇	冰片；龙脑	2-borneol; borneol; baros camphor	507-70-0	易燃固体，类别 2 特异性靶器官毒性——次接触，类别 2	
1233	莰烯	樟脑萜；莰芬	camphene	79-92-5	易燃固体，类别 1 严重眼损伤/眼刺激，类别 2A 危害水生环境—急性危害，类别 2 危害水生环境—长期危害，类别 2	
1234	糠胺	2-呋喃甲胺；麸胺	furfurylamine; 2-aminomethylfuran; 2-furyl-methylamine	617-89-0	易燃液体，类别 3 皮肤腐蚀/刺激，类别 1 严重眼损伤/眼刺激，类别 1	

续表132

序号	品名	别名	英文名	CAS 号	危险性类别	备注
1235	糠醛	呋喃甲醛	2-furaldehyde; furfural	98-01-1	易燃液体，类别 3 急性毒性—经口，类别 3 * 急性毒性—吸入，类别 3 * 皮肤腐蚀/刺激，类别 2 严重眼损伤/眼刺激，类别 2 特异性靶器官毒性——次接触，类别 3（呼吸道刺激）	
1236	抗霉素 A		antimycin A; antipiricullin; virosin	1397-94-0	急性毒性—经口，类别 2 急性毒性—经皮，类别 1 危害水生环境—急性危害，类别 1	剧毒
1237	氪［压缩的或液化的］		krypton, compressed or liquefied	7439-90-9	加压气体	
1238	喹啉	苯并吡啶；氮杂萘	quinoline; benzopyridine; naphthyridine	91-22-5	生殖细胞致突变性，类别 2 急性毒性—经皮，类别 3 严重眼损伤/眼刺激性，类别 2 皮肤腐蚀/刺激，类别 2 危害水生环境—急性危害，类别 2 危害水生环境—长期危害，类别 2	
1239	雷汞［湿的，按质量含水或乙醇和水的混合物不低于20%］	二雷酸汞；雷酸汞	mercuric fulminate, wetted with not less than 20% water, or mixture of alcohol and water, by mass; mercury difulminate; fulminate of mercury	628-86-4	爆炸物，1.1 项 急性毒性—经口，类别 3 * 急性毒性—经皮，类别 3 * 急性毒性—吸入，类别 3 * 特异性靶器官毒性—反复接触，类别 2 * 危害水生环境—急性危害，类别 1 危害水生环境—长期危害，类别 1	
1240	锂	金属锂	lithium	7439-93-2	遇水放出易燃气体的物质和混合物，类别 1 皮肤腐蚀/刺激，类别 1B 严重眼损伤/眼刺激，类别 1	
1241	连二亚硫酸钙		calcium dithionite	15512-36-4	自热物质和混合物，类别 1	
1242	连二亚硫酸钾	低亚硫酸钾	potassium dithionite; potassium hydrosulfite	14293-73-3	自热物质和混合物，类别 1	
1243	连二亚硫酸钠	保险粉；低亚硫酸钠	sodium dithionite; sodium hydrosulphite; sodium sulfoxylate	7775-14-6	自热物质和混合物，类别 1	
1244	连二亚硫酸锌	亚硫酸氢锌	zinc dithionite; zinc hydrosulfite	7779-86-4	危害水生环境—急性危害，类别 1 危害水生环境—长期危害，类别 1	
1245	联苯		biphenyl; diphenyl	92-52-4	皮肤腐蚀/刺激，类别 2 严重眼损伤/眼刺激，类别 2 特异性靶器官毒性——次接触，类别 3（呼吸道刺激） 危害水生环境—急性危害，类别 1 危害水生环境—长期危害，类别 1	

续表133

序号	品名	别名	英文名	CAS 号	危险性类别	备注
1246	3-［(3-联苯-4-基）-1, 2, 3, 4-四氢-1-萘基］-4-羟基香豆素	鼠得克	3-（3-biphenyl-4-yl-1, 2, 3, 4-tetrahydro-1-naphthyl) -4-hydroxycoumarin; difenacoum; ratak; neosorexa	56073-07-5	急性毒性—经口，类别 2＊ 特异性靶器官毒性—反复接触，类别 1 危害水生环境—急性危害，类别 1 危害水生环境—长期危害，类别 1	
1247	联十六烷基过氧重碳酸酯［含量≤100%］	过氧化二（十六烷基）二碳酸酯	dicetyl peroxydicarbonate (not more than 100%); dihexadecyl peroxydicarbonate	26322-14-5	有机过氧化物，D 型	
	联十六烷基过氧重碳酸酯［含量≤42%，在水中稳定弥散］		dicetyl peroxydicarbonate (not more than 42% as a stable dispersion in water)		有机过氧化物，F 型	
1248	镰刀菌酮 X		fusarenon-X	23255-69-8	急性毒性—经口，类别 1	剧毒
1249	邻氨基苯硫醇	2-氨基硫代苯酚；2-巯基苯胺；邻氨基苯硫酚苯	o-aminobenzenethiol; 2-aminothiophenol; 2-mercaptoaniline; o-aminobenzenethiol	137-07-5	危害水生环境—急性危害，类别 1 危害水生环境—长期危害，类别 1	
1250	邻苯二甲酸苯胺		aniline o-phthalate; phthalic acid, aniline salt	50930-79-5	急性毒性—经口，类别 3＊ 急性毒性—经皮，类别 3＊ 急性毒性—吸入，类别 3＊ 严重眼损伤/眼刺激，类别 1 皮肤致敏物，类别 1 生殖细胞致突变性，类别 2 特异性靶器官毒性—反复接触，类别 1 危害水生环境—急性危害，类别 1	
1251	邻苯二甲酸二异丁酯		diisobutyl phthalate	84-69-5	生殖毒性，类别 1B 危害水生环境—急性危害，类别 1	
1252	邻苯二甲酸酐［含马来酸酐大于 0.05%］	苯酐；酞酐	phthalic anhydride with more than 0.05% of maleic anhydride; phthalic acid anhydride	85-44-9	皮肤腐蚀/刺激，类别 1 严重眼损伤/眼刺激，类别 1 呼吸道致敏物，类别 1 皮肤致敏物，类别 1 特异性靶器官毒性——次接触，类别 3（呼吸道刺激）	
1253	邻苯二甲酰氯	二氯化邻苯二甲酰	o-phthaloyl chloride; phthaloyl dichloride	88-95-9	皮肤腐蚀/刺激，类别 1 严重眼损伤/眼刺激，类别 1	
1254	邻苯二甲酰亚胺	酞酰亚胺	o-phthalicimide; phthalimide	85-41-6	皮肤腐蚀/刺激，类别 2 严重眼损伤/眼刺激，类别 2 特异性靶器官毒性——次接触，类别 3（呼吸道刺激）	
1255	邻甲苯磺酰氯		o-toluene sulfonyl chloride	133-59-5	皮肤腐蚀/刺激，类别 1C 严重眼损伤/眼刺激，类别 1	

续表134

序号	品名	别名	英文名	CAS 号	危险性类别	备注
1256	邻硝基苯酚钾	邻硝基酚钾	potassium o-nitrophenolate; 2-nitrophenol potassium salt	824-38-4	特异性靶器官毒性——次接触，类别 2 特异性靶器官毒性—反复接触，类别 2	
1257	邻硝基苯磺酸		o-nitrobenzenesulphonic acid	80-82-0	皮肤腐蚀/刺激，类别 1B 严重眼损伤/眼刺激，类别 1	
1258	邻硝基乙苯		o-nitroethylbenzene	612-22-6	危害水生环境—长期危害，类别 3	
1259	邻异丙基苯酚	邻异丙基酚	o-isopropylphenol	88-69-7	皮肤腐蚀/刺激，类别 1 严重眼损伤/眼刺激，类别 1 危害水生环境—急性危害，类别 2 危害水生环境—长期危害，类别 2	
1260	磷化钙	二磷化三钙	calcium phosphide; tricalcium diphosphide	1305-99-3	遇水放出易燃气体的物质和混合物，类别 1 急性毒性—经口，类别 2 危害水生环境—急性危害，类别 1	
1261	磷化钾		potassium phosphide	20770-41-6	遇水放出易燃气体的物质和混合物，类别 1 急性毒性—经口，类别 3 * 急性毒性—经皮，类别 3 * 急性毒性—吸入，类别 3 * 危害水生环境—急性危害，类别 1	
1262	磷化铝		aluminium phosphide	20859-73-8	遇水放出易燃气体的物质和混合物，类别 1 急性毒性—经口，类别 2 急性毒性—经皮，类别 3 急性毒性—吸入，类别 1 危害水生环境—急性危害，类别 1	
1263	磷化铝镁		magnesium aluminium phosphide		遇水放出易燃气体的物质和混合物，类别 1 急性毒性—经皮，类别 3 * 急性毒性—吸入，类别 3 * 危害水生环境—急性危害，类别 1	
1264	磷化镁	二磷化三镁	magnesium phosphide; trimagnesium diphosphide	12057-74-8	遇水放出易燃气体的物质和混合物，类别 1 急性毒性—经口，类别 2 急性毒性—经皮，类别 3 急性毒性—吸入，类别 1 危害水生环境—急性危害，类别 1	
1265	磷化钠		sodium phosphide	12058-85-4	遇水放出易燃气体的物质和混合物，类别 1 急性毒性—经口，类别 3 * 急性毒性—经皮，类别 3 * 急性毒性—吸入，类别 3 * 危害水生环境—急性危害，类别 1	

续表135

序号	品名	别名	英文名	CAS 号	危险性类别	备注
1266	磷化氢	磷化三氢；膦	phosphine; trihydrogen phosphide	7803-51-2	易燃气体，类别 1 加压气体 急性毒性—吸入，类别 2 * 皮肤腐蚀/刺激，类别 1B 严重眼损伤/眼刺激，类别 1 危害水生环境—急性危害，类别 1	剧毒
1267	磷化锶		strontium phosphide	12504-13-1	遇水放出易燃气体的物质和混合物，类别 1 急性毒性—经口，类别 3 * 急性毒性—经皮，类别 3 * 急性毒性—吸入，类别 3 * 危害水生环境—急性危害，类别 1	
1268	磷化锡		stannic phosphide	25324-56-5	遇水放出易燃气体的物质和混合物，类别 1 急性毒性—经口，类别 3 * 急性毒性—经皮，类别 3 * 急性毒性—吸入，类别 3 * 危害水生环境—急性危害，类别 1 危害水生环境—长期危害，类别 1	
1269	磷化锌		zinc phosphide; trizinc diphosphide	1314-84-7	遇水放出易燃气体的物质和混合物，类别 1 急性毒性—经口，类别 2 * 危害水生环境—急性危害，类别 1 危害水生环境—长期危害，类别 1	
1270	磷酸二乙基汞	谷乐生；谷仁乐生；乌斯普龙汞制剂	di(ethyl mercuric) phosphate; EMP; Lignasan	2235-25-8	急性毒性—经口，类别 2 * 急性毒性—经皮，类别 1 急性毒性—吸入，类别 2 * 特异性靶器官毒性—反复接触，类别 2 * 危害水生环境—急性危害，类别 1 危害水生环境—长期危害，类别 1	
1271	磷酸三甲苯酯	磷酸三甲酚酯；增塑剂 TCP	tricresyl phosphate, with more than 3% ortho isomer; tritolylphosphate; plasticizer TCP	1330-78-5	生殖毒性，类别 1B 特异性靶器官毒性——次接触，类别 1 特异性靶器官毒性—反复接触，类别 1 危害水生环境—急性危害，类别 1 危害水生环境—长期危害，类别 1	
1272	磷酸亚铊		thallium (Ⅰ) o-phosphate; trithallium orthophosphate	13453-41-3	急性毒性—经口，类别 2 * 急性毒性—吸入，类别 2 * 特异性靶器官毒性—反复接触，类别 2 * 危害水生环境—急性危害，类别 2 危害水生环境—长期危害，类别 2	
1273	9-磷杂双环壬烷	环辛二烯膦	9-phosphabicyclononane; cyclooctadiene phosphine		自热物质和混合物，类别 1	
1274	膦酸		phosphorous acid	10294-56-1	皮肤腐蚀/刺激，类别 1A 严重眼损伤/眼刺激，类别 1	

续表136

序号	品名	别名	英文名	CAS 号	危险性类别	备注
1275	β, β'-硫代二丙腈		β, β′-thiodipropionitrile	111-97-7	皮肤腐蚀/刺激，类别 2 严重眼损伤/眼刺激，类别 2 特异性靶器官毒性——一次接触，类别 3（呼吸道刺激）	
1276	2-硫代呋喃甲醇	糠硫醇	2-furanmethanethiol; 2-furfuryl mercaptan	98-02-2	易燃液体，类别 3	
1277	硫代甲酰胺		thioformamide	115-08-2	易燃液体，类别 2	
1278	硫代磷酰氯	硫代氯化磷酰；三氯化硫磷；三氯硫磷	thiophosphoryl chloride; phosphorothioic trichloride; phosphorous sulfochloride; phosphorus (V) thiochloride	3982-91-0	急性毒性—吸入，类别 1 皮肤腐蚀/刺激，类别 1 严重眼损伤/眼刺激，类别 1	剧毒
1279	硫代氯甲酸乙酯	氯硫代甲酸乙酯	ethyl chlorothioformate; ethyl thiochloroformate	2941-64-2	易燃液体，类别 3 急性毒性—吸入，类别 2 皮肤腐蚀/刺激，类别 1 严重眼损伤/眼刺激，类别 1	
1280	4-硫代戊醛	甲基巯基丙醛	4-thiapentanal; methylmercaptopropionaldehyde	3268-49-3	急性毒性—经皮，类别 3 急性毒性—吸入，类别 3 皮肤腐蚀/刺激，类别 2 严重眼损伤/眼刺激，类别 1 皮肤致敏物，类别 1 特异性靶器官毒性——一次接触，类别 2 特异性靶器官毒性—反复接触，类别 2 危害水生环境—急性危害，类别 1	
1281	硫代乙酸	硫代醋酸	thioacetic acid; ethanethioic acid	507-09-5	易燃液体，类别 2 皮肤腐蚀/刺激，类别 1 严重眼损伤/眼刺激，类别 1 皮肤致敏物，类别 1	
1282	硫代异氰酸甲酯	异硫氰酸甲酯；甲基芥子油	methyl isothiocyanate; methyl mustard oil	556-61-6	易燃液体，类别 3 急性毒性—经口，类别 3 * 急性毒性—吸入，类别 3 * 皮肤腐蚀/刺激，类别 1B 严重眼损伤/眼刺激，类别 1 皮肤致敏物，类别 1 危害水生环境—急性危害，类别 1 危害水生环境—长期危害，类别 1	
1283	硫化铵溶液		ammonium sulphide solution		易燃液体，类别 3 急性毒性—吸入，类别 3 皮肤腐蚀/刺激，类别 1 严重眼损伤/眼刺激，类别 1	
1284	硫化钡		barium sulphide	21109-95-5	危害水生环境—急性危害，类别 1	
1285	硫化镉		cadmium sulphide	1306-23-6	生殖细胞致突变性，类别 2 致癌性，类别 1A 生殖毒性，类别 2 特异性靶器官毒性—反复接触，类别 1	

续表137

序号	品名	别名	英文名	CAS 号	危险性类别	备注
1286	硫化汞	朱砂	mercury sulfide	1344-48-5	急性毒性—经口，类别 2 急性毒性—经皮，类别 1 急性毒性—吸入，类别 2 特异性靶器官毒性—反复接触，类别 2 危害水生环境—急性危害，类别 1 危害水生环境—长期危害，类别 1	
1287	硫化钾	硫化二钾	potassium sulphide; dipotassium sulphide	1312-73-8	(1) 无水或含结晶水<30%： 自热物质和混合物，类别 1 皮肤腐蚀/刺激，类别 1B 严重眼损伤/眼刺激，类别 1 危害水生环境—急性危害，类别 1 (2) 含结晶水≥30%： 皮肤腐蚀/刺激，类别 1B 严重眼损伤/眼刺激，类别 1 危害水生环境—急性危害，类别 1	
1288	硫化钠	臭碱	sodium sulphide	1313-82-2	(1) 无水或含结晶水<30%： 自热物质和混合物，类别 1 急性毒性—经皮，类别 3 * 皮肤腐蚀/刺激，类别 1B 严重眼损伤/眼刺激，类别 1 危害水生环境—急性危害，类别 1 (2) 含结晶水≥30%： 急性毒性—经皮，类别 3 * 皮肤腐蚀/刺激，类别 1B 严重眼损伤/眼刺激，类别 1 危害水生环境—急性危害，类别 1	
1289	硫化氢		hydrogen sulphide	7783-06-4	易燃气体，类别 1 加压气体 急性毒性—吸入，类别 2 * 危害水生环境—急性危害，类别 1	
1290	硫磺	硫	sulphur	7704-34-9	易燃固体，类别 2	
1291	硫脲	硫代尿素	thiourea; thiocarbamide; sulfourea	62-56-6	生殖毒性，类别 2 危害水生环境—急性危害，类别 2 危害水生环境—长期危害，类别 2	
1292	硫氢化钙		calcium hydrosulfide	12133-28-7	皮肤腐蚀/刺激，类别 1B 严重眼损伤/眼刺激，类别 1	
1293	硫氢化钠	氢硫化钠	sodium hydrosulfide	16721-80-5	自热物质和混合物，类别 2 急性毒性—经口，类别 3 皮肤腐蚀/刺激，类别 1 严重眼损伤/眼刺激，类别 1 特异性靶器官毒性——次接触，类别 2 特异性靶器官毒性——次接触，类别 3（呼吸道刺激） 危害水生环境—急性危害，类别 1	
1294	硫氰酸苄	硫氰化苄；硫氰酸苄酯	benzyl thiocyanate; benzyl thiocyanide; benzyl sulfocyanate	3012-37-1	严重眼损伤/眼刺激，类别 2B 特异性靶器官毒性——次接触，类别 3（呼吸道刺激）	

续表138

序号	品名	别名	英文名	CAS 号	危险性类别	备注
1295	硫氰酸钙	硫氰化钙	calcium thiocyanate; calcium sulfocyanate	2092-16-2	危害水生环境—长期危害，类别 3	
1296	硫氰酸汞		mercuric thiocyanate	592-85-8	急性毒性—经口，类别 2 急性毒性—经皮，类别 3 严重眼损伤/眼刺激，类别 2B 皮肤致敏物，类别 1 生殖细胞致突变性，类别 2 生殖毒性，类别 2 特异性靶器官毒性——次接触，类别 1 特异性靶器官毒性—反复接触，类别 1 危害水生环境—急性危害，类别 1 危害水生环境—长期危害，类别 1	
1297	硫氰酸汞铵		mercuric ammonium thiocyanate	20564-21-0	急性毒性—经口，类别 2 * 急性毒性—经皮，类别 1 急性毒性—吸入，类别 2 * 特异性靶器官毒性—反复接触，类别 2 * 危害水生环境—急性危害，类别 1 危害水生环境—长期危害，类别 1	
1298	硫氰酸汞钾		mercuric potassium thiocyanate	14099-12-8	急性毒性—经口，类别 2 * 急性毒性—经皮，类别 1 急性毒性—吸入，类别 2 * 特异性靶器官毒性—反复接触，类别 2 * 危害水生环境—急性危害，类别 1 危害水生环境—长期危害，类别 1	
1299	硫氰酸甲酯		methyl thiocyanate	556-64-9	易燃液体，类别 3 急性毒性—经口，类别 3	
1300	硫氰酸乙酯		ethyl thiocyanate	542-90-5	易燃液体，类别 3	
1301	硫氰酸异丙酯		isopropyl thiocyanate	625-59-2	易燃液体，类别 2	
1302	硫酸		sulphuric acid	7664-93-9	皮肤腐蚀/刺激，类别 1A 严重眼损伤/眼刺激，类别 1	
1303	硫酸-2, 4-二氨基甲苯	2, 4-二氨基甲苯硫酸	2, 4-diaminotoluene sulfate; 2, 4-toluene diamine sulfate	65321-67-7	急性毒性—经口，类别 3 * 严重眼损伤/眼刺激，类别 2A 皮肤致敏物，类别 1 危害水生环境—急性危害，类别 2 危害水生环境—长期危害，类别 2	
1304	硫酸-2, 5-二氨基甲苯	2, 5-二氨基甲苯硫酸	sulfuric acid-2, 5-diamino toluene; 2, 5-toluenediamine sulfate; 2-methyl-p-phenylenediamine sulphate	615-50-9	急性毒性—经口，类别 3 * 皮肤致敏物，类别 1 危害水生环境—急性危害，类别 2 危害水生环境—长期危害，类别 2	
1305	硫酸-2, 5-二乙氧基-4-（4-吗啉基）-重氮苯		2, 5-diethoxy-4-(4-morpholinyl)-benzenediazonium sulphate	32178-39-5	自反应物质和混合物，D 型	

续表139

序号	品名	别名	英文名	CAS 号	危险性类别	备注
1306	硫酸-4, 4'-二氨基联苯	硫酸联苯胺；联苯胺硫酸	4, 4'-diaminodiphenyl sulfate; benzidine sulfate; [[1, 1'-biphenyl]-4, 4'-diyl] diammonium sulphate	531-86-2	危害水生环境—急性危害，类别 1 危害水生环境—长期危害，类别 1	
1307	硫酸-4-氨基-N, N-二甲基苯胺	N, N-二甲基对苯二胺硫酸；对氨基-N, N-二甲基苯胺硫酸	4-amino-N, N-dimethylaniline sulfate; N, N-dimethyl-p-phenylenediamine sulfate; p-amino-N, N-dimethylaniline sulfate	536-47-0	急性毒性—经口，类别 3 急性毒性—经皮，类别 3 急性毒性—吸入，类别 3 皮肤腐蚀/刺激，类别 2 严重眼损伤/眼刺激，类别 2 特异性靶器官毒性——次接触，类别 3（呼吸道刺激）	
1308	硫酸苯胺		aniline sulfate	542-16-5	危害水生环境—急性危害，类别 1	
1309	硫酸苯肼	苯肼硫酸	phenylhydrazine sulfate; hydrazinobenzene sulfate	2545-79-1	急性毒性—经口，类别 3 * 急性毒性—经皮，类别 3 * 急性毒性—吸入，类别 3 * 皮肤腐蚀/刺激，类别 2 严重眼损伤/眼刺激，类别 2 皮肤致敏物，类别 1 生殖细胞致突变性，类别 2 特异性靶器官毒性—反复接触，类别 1 危害水生环境—急性危害，类别 1	
1310	硫酸对苯二胺	硫酸对二氨基苯	p-phenylene diamine sulfate; 1, 4-diaminobenzene sulfate	16245-77-5	危害水生环境—急性危害，类别 1 危害水生环境—长期危害，类别 1	
1311	硫酸二甲酯	硫酸甲酯	dimethyl sulphate; methyl sulfate	77-78-1	急性毒性—经口，类别 3 * 急性毒性—吸入，类别 2 * 皮肤腐蚀/刺激，类别 1B 严重眼损伤/眼刺激，类别 1 皮肤致敏物，类别 1 生殖细胞致突变性，类别 2 致癌性，类别 1B 特异性靶器官毒性——次接触，类别 3（呼吸道刺激） 危害水生环境—急性危害，类别 2	
1312	硫酸二乙酯	硫酸乙酯	diethyl sulphate	64-67-5	急性毒性—经皮，类别 3 皮肤腐蚀/刺激，类别 1B 严重眼损伤/眼刺激，类别 1 生殖细胞致突变性，类别 1B 致癌性，类别 1B	
1313	硫酸镉		cadmium sulphate	10124-36-4	急性毒性—经口，类别 3 * 急性毒性—吸入，类别 2 * 生殖细胞致突变性，类别 1B 致癌性，类别 1A 生殖毒性，类别 1B 特异性靶器官毒性—反复接触，类别 1 危害水生环境—急性危害，类别 1 危害水生环境—长期危害，类别 1	

续表140

序号	品名	别名	英文名	CAS号	危险性类别	备注
1314	硫酸汞	硫酸高汞	mercury sulphate; mercury persulfate	7783-35-9	急性毒性—经口，类别3 急性毒性—经皮，类别3 皮肤致敏物，类别1 特异性靶器官毒性——次接触，类别1 特异性靶器官毒性—反复接触，类别1 危害水生环境—急性危害，类别1 危害水生环境—长期危害，类别1	
1315	硫酸钴		cobalt sulphate	10124-43-3	呼吸道致敏物，类别1 皮肤致敏物，类别1 生殖细胞致突变性，类别2 致癌性，类别2 生殖毒性，类别1B 危害水生环境—急性危害，类别1 危害水生环境—长期危害，类别1	
1316	硫酸间苯二胺	硫酸间二氨基苯	m-phenylene diamine sulfate; 1, 3-diaminobenzene sulfate	541-70-8	急性毒性—经口，类别3* 急性毒性—经皮，类别3* 急性毒性—吸入，类别3* 严重眼损伤/眼刺激，类别2 危害水生环境—急性危害，类别1 危害水生环境—长期危害，类别1	
1317	硫酸马钱子碱	二甲氧基士的宁硫酸盐	brucine sulfate; dimethoxy strychnine sulfate	4845-99-2	急性毒性—经口，类别2* 急性毒性—吸入，类别2* 危害水生环境—长期危害，类别3	
1318	硫酸镍		nickel sulphate	7786-81-4	皮肤腐蚀/刺激，类别2 呼吸道致敏物，类别1 皮肤致敏物，类别1 生殖细胞致突变性，类别2 致癌性，类别1A 生殖毒性，类别1B 特异性靶器官毒性—反复接触，类别1 危害水生环境—急性危害，类别1 危害水生环境—长期危害，类别1	
1319	硫酸铍		beryllium sulfate	13510-49-1	急性毒性—经口，类别3 急性毒性—吸入，类别1 皮肤致敏物，类别1 致癌性，类别1A 生殖毒性，类别2 特异性靶器官毒性—反复接触，类别1 特异性靶器官毒性——次接触，类别1 危害水生环境—急性危害，类别2 危害水生环境—长期危害，类别2	

续表141

序号	品名	别名	英文名	CAS 号	危险性类别	备注
1320	硫酸铍钾		beryllium potassium sulfate	53684-48-3	急性毒性—经口，类别 3＊ 急性毒性—吸入，类别 2＊ 皮肤腐蚀/刺激，类别 2 严重眼损伤/眼刺激，类别 2 皮肤致敏物，类别 1 致癌性，类别 1A 特异性靶器官毒性——次接触，类别 3（呼吸道刺激） 特异性靶器官毒性—反复接触，类别 1 危害水生环境—急性危害，类别 2 危害水生环境—长期危害，类别 2	
1321	硫酸铅［含游离酸>3%］		lead sulphate, with more than 3% free acid	7446-14-2	皮肤腐蚀/刺激，类别 1 严重眼损伤/眼刺激，类别 1 致癌性，类别 1B 生殖毒性，类别 1A 特异性靶器官毒性—反复接触，类别 2 危害水生环境—急性危害，类别 1 危害水生环境—长期危害，类别 1	
1322	硫酸羟胺	硫酸胲	bis(hydroxylammonium) sulphate; hydroxylamine sulphate(2∶1)	10039-54-0	金属腐蚀物，类别 1 皮肤腐蚀/刺激，类别 2 严重眼损伤/眼刺激，类别 2 皮肤致敏物，类别 1 特异性靶器官毒性—反复接触，类别 2＊ 危害水生环境—急性危害，类别 1	
1323	硫酸氢-2-（N-乙羰基甲氨基）-4-（3,4-二甲基苯磺酰）重氮苯		2-（N,N-methylaminoethylcarbo-nyl)-4-(3,4-dimethylphenylsulphonyl) benzenediazonium hydrogen sulphate		自反应物质和混合物，D 型	
1324	硫酸氢铵	酸式硫酸铵	ammonium bisulfate; ammonium hydrogen sulfate	7803-63-6	皮肤腐蚀/刺激，类别 1 严重眼损伤/眼刺激，类别 1	
1325	硫酸氢钾	酸式硫酸钾	potassium hydrogensulphate; potassium bisulfate	7646-93-7	皮肤腐蚀/刺激，类别 1B 严重眼损伤/眼刺激，类别 1 特异性靶器官毒性——次接触，类别 3（呼吸道刺激）	
1326	硫酸氢钠	酸式硫酸钠	sodium hydrogensulphate; sodium bisulfate	7681-38-1	严重眼损伤/眼刺激，类别 1	
	硫酸氢钠溶液	酸式硫酸钠溶液	sodium hydrogen sulfate, solution; sodium bisulfate, solution		严重眼损伤/眼刺激，类别 1	
1327	硫酸三乙基锡		triethyltin sulfate; triaethylzinnsulfat	57-52-3	急性毒性—经口，类别 2＊ 急性毒性—经皮，类别 1 急性毒性—吸入，类别 2＊ 危害水生环境—急性危害，类别 1 危害水生环境—长期危害，类别 1	剧毒

续表142

序号	品名	别名	英文名	CAS 号	危险性类别	备注
1328	硫酸铊	硫酸亚铊	dithallium sulphate; thallic sulphate; thallium (Ⅰ) sulfate	7446-18-6	急性毒性—经口，类别 2＊ 皮肤腐蚀/刺激，类别 2 特异性靶器官毒性—反复接触，类别 1 危害水生环境—急性危害，类别 2 危害水生环境—长期危害，类别 2	剧毒
1329	硫酸亚汞		mercurous sulfate	7783-36-0	急性毒性—经口，类别 3 危害水生环境—急性危害，类别 1 危害水生环境—长期危害，类别 1	
1330	硫酸氧钒	硫酸钒酰	vanadyl sulfate; vanadyl sulphate; vanadium oxysulfate	27774-13-6	急性毒性—经口，类别 3 皮肤腐蚀/刺激，类别 2 严重眼损伤/眼刺激，类别 2 危害水生环境—急性危害，类别 2 危害水生环境—长期危害，类别 2	
1331	硫酰氟	氟化磺酰	sulfuryl fluoride; sulphuryl difluoride	2699-79-8	加压气体 急性毒性—吸入，类别 3＊ 特异性靶器官毒性—反复接触，类别 2＊ 危害水生环境—急性危害，类别 1	
1332	六氟-2, 3-二氯-2-丁烯	2, 3-二氯六氟-2-丁烯	hexafluoro-2, 3-dichloro-2-butylene; 2, 3-dichlorohexafluoro-2-butylene	303-04-8	急性毒性—吸入，类别 1	剧毒
1333	六氟丙酮	全氟丙酮	hexafluoroacetone; perfluorinated acetone	684-16-2	加压气体 急性毒性—吸入，类别 2 皮肤腐蚀/刺激，类别 2 严重眼损伤/眼刺激，类别 2 生殖毒性，类别 2 特异性靶器官毒性——次接触，类别 1 特异性靶器官毒性—反复接触，类别 1	
1334	六氟丙酮水合物	全氟丙酮水合物；水合六氟丙酮	hexafluoroacetone hydrate; perfluoroacetone hydrate	13098-39-0	皮肤腐蚀/刺激，类别 2 严重眼损伤/眼刺激，类别 2 生殖毒性，类别 2 特异性靶器官毒性——次接触，类别 1 特异性靶器官毒性—反复接触，类别 1	
1335	六氟丙烯	全氟丙烯	hexafluoropropene; hexafluoropropylene; perfluoropropylene	116-15-4	加压气体 特异性靶器官毒性——次接触，类别 1 特异性靶器官毒性—反复接触，类别 1	
1336	六氟硅酸镁	氟硅酸镁	magnesium hexafluorosilicate; magnesium fluorosilicate	16949-65-8	急性毒性—经口，类别 3＊	
1337	六氟合硅酸钡	氟硅酸钡	barium hexafluorosilicate; barium silicofluoride	17125-80-3	急性毒性—经口，类别 3 严重眼损伤/眼刺激，类别 2 特异性靶器官毒性——次接触，类别 3（呼吸道刺激） 特异性靶器官毒性—反复接触，类别 1	

续表143

序号	品名	别名	英文名	CAS 号	危险性类别	备注
1338	六氟合硅酸锌	氟硅酸锌	zinc hexafluorosilicate; zinc silicofluoride	16871-71-9	急性毒性—经口，类别 3 严重眼损伤/眼刺激，类别 2 特异性靶器官毒性——次接触，类别 3（呼吸道刺激） 特异性靶器官毒性—反复接触，类别 1	
1339	六氟合磷氢酸[无水]	六氟代磷酸	hexafluorophosphoric acid, anhydrous; hydrogen hexafluorophosphate	16940-81-1	皮肤腐蚀/刺激，类别 1 严重眼损伤/眼刺激，类别 1	
1340	六氟化碲		tellurium hexafluoride	7783-80-4	加压气体 急性毒性—吸入，类别 2	
1341	六氟化硫		sulphur hexafluoride	2551-62-4	加压气体 特异性靶器官毒性——次接触，类别 3（麻醉效应）	
1342	六氟化钨		tungsten(Ⅵ) hexafluoride	7783-82-6	加压气体 急性毒性—吸入，类别 2	
1343	六氟化硒		selenium hexafluoride	7783-79-1	加压气体 急性毒性—吸入，类别 1 皮肤腐蚀/刺激，类别 2 严重眼损伤/眼刺激，类别 1 特异性靶器官毒性——次接触，类别 1 特异性靶器官毒性—反复接触，类别 1	
1344	六氟乙烷	R116; 全氟乙烷	hexafluoroethane; freon 116; perfluoroethane	76-16-4	加压气体	
1345	3, 3, 6, 6, 9, 9-六甲基-1, 2, 4, 5-四氧环壬烷[含量52%~100%]		3, 3, 6, 6, 9, 9-hexamethyl-1, 2, 4, 5-tetraoxacyclononane(not less than 52%)	22397-33-7	有机过氧化物，B 型	
	3, 3, 6, 6, 9, 9-六甲基-1, 2, 4, 5-四氧环壬烷[含量≤52%, 含 A 型稀释剂≥48%]		3, 3, 6, 6, 9, 9-hexamethyl-1, 2, 4, 5-tetraoxacyclononane(not more than 52%, and diluent type A not less than 48%)		有机过氧化物，D 型	
	3, 3, 6, 6, 9, 9-六甲基-1, 2, 4, 5-四氧环壬烷[含量≤52%, 含 B 型稀释剂≥48%]		3, 3, 6, 6, 9, 9-hexamethyl-1, 2, 4, 5-tetraoxacyclononane(not more than 52%, and diluent type B not less than 48%)		有机过氧化物，D 型	
1346	六甲基二硅醚	六甲基氧二硅烷	hexamethyldisiloxane; hexamethyloxydisilane	107-46-0	易燃液体，类别 2 危害水生环境—急性危害，类别 1 危害水生环境—长期危害，类别 1	
1347	六甲基二硅烷		hexamethyldisilane	1450-14-2	易燃液体，类别 2	

续表144

序号	品名	别名	英文名	CAS 号	危险性类别	备注
1348	六甲基二硅烷胺	六甲基二硅亚胺	1, 1, 1, 3, 3, 3-hexamethyldisilazane; hexamethyldisilylamine	999-97-3	易燃液体，类别 3 急性毒性—经皮，类别 3 急性毒性—吸入，类别 3 皮肤腐蚀/刺激，类别 1 严重眼损伤/眼刺激，类别 1 特异性靶器官毒性——次接触，类别 1 特异性靶器官毒性——次接触，类别 3（呼吸道刺激） 危害水生环境—长期危害，类别 3	
1349	六氢-3a, 7a-二甲基-4, 7-环氧异苯并呋喃-1, 3-二酮	斑蝥素	3a, 7a-dimethylhexahydro-4, 7-epoxy-2-benzofuran-1, 3-dione; cantharidin	56-25-7	急性毒性—经口，类别 2 急性毒性—吸入，类别 3 皮肤腐蚀/刺激，类别 2 特异性靶器官毒性——次接触，类别 3（呼吸道刺激）	
1350	六氯-1, 3-丁二烯	六氯丁二烯；全氯-1, 3-丁二烯	hexachloro-1, 3-butadiene; hexachlorobutadiene; hexachlorobuta-1, 3-diene	87-68-3	急性毒性—经口，类别 3 急性毒性—吸入，类别 1 皮肤致敏物，类别 1 生殖细胞致突变性，类别 2 生殖毒性，类别 2 特异性靶器官毒性——次接触，类别 1 特异性靶器官毒性—反复接触，类别 1 危害水生环境—急性危害，类别 1 危害水生环境—长期危害，类别 1	
1351	(1R, 4S, 4aS, 5R, 6R, 7S, 8S, 8aR)-1, 2, 3, 4, 10, 10-六氯-1, 4, 4a, 5, 6, 7, 8, 8a-八氢-6, 7-环氧-1, 4, 5, 8-二亚甲基萘［含量 2%～90%］	狄氏剂	dieldrin(not less than 2% but not more than 90%); compund 497	60-57-1	急性毒性—经口，类别 3 * 急性毒性—经皮，类别 1 特异性靶器官毒性—反复接触，类别 1 危害水生环境—急性危害，类别 1 危害水生环境—长期危害，类别 1	剧毒
1352	(1R, 4S, 5R, 8S)-1, 2, 3, 4, 10, 10-六氯-1, 4, 4a, 5, 6, 7, 8, 8a-八氢-6, 7-环氧-1, 4, 5, 8-二亚甲基萘［含量 >5%］	异狄氏剂	1, 2, 3, 4, 10, 10-hexachloro-6, 7-epoxy-1, 4, 4a, 5, 6, 7, 8, 8a-octahydro-1, 4: 5, 8-dimethanonaphthalene (more than 5%); endrin	72-20-8	急性毒性—经口，类别 2 * 急性毒性—经皮，类别 3 * 危害水生环境—急性危害，类别 1 危害水生环境—长期危害，类别 1	剧毒

续表145

序号	品名	别名	英文名	CAS 号	危险性类别	备注
1353	1, 2, 3, 4, 10, 10-六氯-1, 4, 4a, 5, 8, 8a-六氢-1, 4-挂-5, 8-挂二亚甲基萘［含量>10%］	异艾氏剂	(1α, 4α, 4aβ, 5β, 8β, 8aβ) -1, 2, 3, 4, 10, 10-hexachloro-1, 4, 4a, 5, 8, 8a-hexahydro-1, 4: 5, 8-dimethanonaphthalenee (more than 10%); isodrin	465-73-6	急性毒性—经口，类别 2* 急性毒性—经皮，类别 1 急性毒性—吸入，类别 2* 危害水生环境—急性危害，类别 1 危害水生环境—长期危害，类别 1	剧毒
1354	1, 2, 3, 4, 10, 10-六氯-1, 4, 4a, 5, 8, 8a-六氢-1, 4:5, 8-桥，挂-二甲撑萘［含量>75%］	六氯-六氢-二甲撑萘；艾氏剂	1, 4:5, 8-dimethanonaphthalene, 1, 2, 3, 4, 10, 10-hexachloro-1, 4, 4a, 5, 8, 8a-hexahydro-(more than 75%); hexachlorohexahydro-endo-exo-dimethanonaphthalene; aldrin	309-00-2	急性毒性—经口，类别 2 急性毒性—经皮，类别 3* 特异性靶器官毒性—反复接触，类别 1 危害水生环境—急性危害，类别 1 危害水生环境—长期危害，类别 1	剧毒
1355	(1, 4, 5, 6, 7, 7-六氯-8, 9, 10-三降冰片-5-烯-2, 3-亚基双亚甲基）亚硫酸酯	1, 2, 3, 4, 7, 7-六氯双环［2, 2, 1］庚烯-（2）-双羟甲基-5, 6-亚硫酸酯；硫丹	1, 2, 3, 4, 7, 7-hexachloro-8, 9, 10-trinorborn-2-en-5, 6-ylenedimethyl; endosulfan; sulphite; benzoepin	115-29-7	急性毒性—经口，类别 2* 急性毒性—吸入，类别 2* 危害水生环境—急性危害，类别 1 危害水生环境—长期危害，类别 1	
1356	六氯苯	六氯代苯；过氯苯；全氯代苯	hexachlorobenzene	118-74-1	致癌性，类别 2 特异性靶器官毒性—反复接触，类别 1 危害水生环境—急性危害，类别 1 危害水生环境—长期危害，类别 1	
1357	六氯丙酮		hexachloroacetone	116-16-5	危害水生环境—急性危害，类别 2 危害水生环境—长期危害，类别 2	
1358	六氯环戊二烯	全氯环戊二烯	hexachlorocyclopentadiene; perchlorocyclopentadiene	77-47-4	急性毒性—经皮，类别 3* 急性毒性—吸入，类别 2* 皮肤腐蚀/刺激，类别 1B 严重眼损伤/眼刺激，类别 1 危害水生环境—急性危害，类别 1 危害水生环境—长期危害，类别 1	剧毒
1359	α-六氯环已烷		alpha-hexachlorocyclohexane	319-84-6	急性毒性—经口，类别 3 急性毒性—经皮，类别 3 生殖毒性，类别 2 特异性靶器官毒性—反复接触，类别 2 危害水生环境—急性危害，类别 1 危害水生环境—长期危害，类别 1	
1360	β-六氯环已烷		beta-hexachlorocyclohexane	319-85-7	急性毒性—经口，类别 3 急性毒性—经皮，类别 3 生殖毒性，类别 2 特异性靶器官毒性—反复接触，类别 2 危害水生环境—急性危害，类别 1 危害水生环境—长期危害，类别 1	

续表146

序号	品名	别名	英文名	CAS 号	危险性类别	备注
1361	γ-(1, 2, 4, 5/3, 6)-六氯环己烷	林丹	γ-1, 2, 3, 4, 5, 6-hexachlorocyclohexane; lindane; lindane; γ-HCH; γ-HCH or γ-BHC	58-89-9	急性毒性—经口，类别 3 * 生殖毒性，附加类别 特异性靶器官毒性—反复接触，类别 2 * 危害水生环境—急性危害，类别 1 危害水生环境—长期危害，类别 1	
1362	1, 2, 3, 4, 5, 6-六氯环己烷	六氯化苯；六六六	1, 2, 3, 4, 5, 6-hexachlorocyclohexane; benzene hexachloride	608-73-1	急性毒性—经口，类别 3 急性毒性—经皮，类别 3 急性毒性—吸入，类别 3 致癌性，类别 2 生殖毒性，类别 2 特异性靶器官毒性——次接触，类别 1 特异性靶器官毒性—反复接触，类别 1 危害水生环境—急性危害，类别 1 危害水生环境—长期危害，类别 1	
1363	六氯乙烷	全氯乙烷；六氯化碳	hexachloroethane; perchlorethylene	67-72-1	严重眼损伤/眼刺激，类别 2B 致癌性，类别 2 特异性靶器官毒性—反复接触，类别 2 危害水生环境—急性危害，类别 1 危害水生环境—长期危害，类别 1	
1364	六硝基-1, 2-二苯乙烯	六硝基芪	hexanitro-1, 2-diphenylethylene; hexanitrostilbene	20062-22-0	爆炸物，1.1 项	
1365	六硝基二苯胺	六硝炸药；二苦基胺	hexanitrodiphenylamine; dipicrylamine; bis(2, 4, 6-trinitrophenyl) amine; hexyl	131-73-7	爆炸物，1.1 项 急性毒性—经口，类别 2 * 急性毒性—经皮，类别 1 急性毒性—吸入，类别 2 * 特异性靶器官毒性—反复接触，类别 2 危害水生环境—急性危害，类别 2 危害水生环境—长期危害，类别 2	
1366	六硝基二苯胺铵盐	曙黄	dipicrylamine ammonium salt	2844-92-0	爆炸物，1.1 项 急性毒性—经口，类别 2 * 急性毒性—经皮，类别 1 急性毒性—吸入，类别 2 * 特异性靶器官毒性—反复接触，类别 2 危害水生环境—急性危害，类别 2 危害水生环境—长期危害，类别 2	
1367	六硝基二苯硫	二苦基硫	hexanitro diphenyl sulfide; dipicryl sulfide	28930-30-5	爆炸物，1.1 项	
1368	六溴二苯醚		hexabromodiphenyl ethers	36483-60-0	严重眼损伤/眼刺激，类别 2B 生殖毒性，类别 1B	
1369	2, 2', 4, 4', 5, 5'-六溴二苯醚		2, 2', 4, 4', 5, 5'-hexabromodiphenyl ether	68631-49-2	生殖毒性，类别 1B	
1370	2, 2', 4, 4', 5, 6'-六溴二苯醚		2, 2', 4, 4', 5, 6'-hexabromodiphenyl ether	207122-15-4	生殖毒性，类别 1B	

续表147

序号	品名	别名	英文名	CAS 号	危险性类别	备注
1371	六溴环十二烷		hexabromocyclododecane; HBCDD		生殖毒性，类别 2 生殖毒性，附加类别 危害水生环境—急性危害，类别 1 危害水生环境—长期危害，类别 1	
1372	六溴联苯		hexabromobiphenyl	36355-01-8	致癌性，类别 1B 生殖毒性，类别 2	
1373	六亚甲基二异氰酸酯	六甲撑二异氰酸酯；1, 6-二异氰酸己烷；己撑二异氰酸酯；1, 6-己二异氰酸酯	hexamethylene-di-isocyanate; hexamethylene diisocyanate; hexamethylene-1, 6-diisocyanate; 1, 6-diisocyantohexane	822-06-0	急性毒性—吸入，类别 3＊ 皮肤腐蚀/刺激，类别 2 严重眼损伤/眼刺激，类别 2 呼吸道致敏物，类别 1 皮肤致敏物，类别 1 特异性靶器官毒性——次接触，类别 3（呼吸道刺激）	
1374	N, N-六亚甲基硫代氨基甲酸-S-乙酯	禾草敌	(S)-ethyl 1-perhydroazepinecarbothioate; molinate	2212-67-1	皮肤致敏物，类别 1 生殖毒性，类别 2 特异性靶器官毒性—反复接触，类别 2＊ 危害水生环境—急性危害，类别 1 危害水生环境—长期危害，类别 1	
1375	六亚甲基四胺	六甲撑四胺；乌洛托品	hexamethylenetetramine; hexamine; urotropine; methenamine	100-97-0	易燃固体，类别 2 皮肤致敏物，类别 1 危害水生环境—急性危害，类别 2	
1376	六亚甲基亚胺	高哌啶	hexamethyleneimine; homopiperidine; perhydroazepine	111-49-9	易燃液体，类别 2 急性毒性—经口，类别 2 急性毒性—吸入，类别 3 皮肤腐蚀/刺激，类别 1 严重眼损伤/眼刺激，类别 1 特异性靶器官毒性——次接触，类别 2	
1377	铝粉		aluminium powder	7429-90-5	(1) 有涂层： 易燃固体，类别 1 (2) 无涂层： 遇水放出易燃气体的物质和混合物，类别 2	
1378	铝镍合金氢化催化剂		Al-Ni hydrofining catalyst		易燃固体，类别 2 致癌性，类别 2	
1379	铝酸钠［固体］		sodium aluminate, solid	1302-42-7	皮肤腐蚀/刺激，类别 1 严重眼损伤/眼刺激，类别 1	
	铝酸钠［溶液］		sodium aluminate solution		皮肤腐蚀/刺激，类别 1 严重眼损伤/眼刺激，类别 1	
1380	铝铁熔剂		thermite		易燃固体，类别 2	
1381	氯	液氯；氯气	chlorine; liquid chlorine	7782-50-5	加压气体 急性毒性—吸入，类别 2 皮肤腐蚀/刺激，类别 2 严重眼损伤/眼刺激，类别 2 特异性靶器官毒性——次接触，类别 3（呼吸道刺激） 危害水生环境—急性危害，类别 1	剧毒

续表148

序号	品名	别名	英文名	CAS号	危险性类别	备注
1382	1-氯-1, 1-二氟乙烷	R142; 二氟氯乙烷	1-chloro-1, 1-difluoroethane; R142; chlorodifluoroethane	75-68-3	易燃气体，类别1 加压气体 严重眼损伤/眼刺激，类别2B 危害水生环境—长期危害，类别3 危害臭氧层，类别1	
1383	3-氯-1, 2-丙二醇	α-氯代丙二醇；3-氯-1, 2-二羟基丙烷；α-氯甘油；3-氯代丙二醇	3-chloro-1, 2-propanediol; α-chlorohydrin; 3-chloro-1, 2-dihydroxypropane; 3-chloropropylene glycol	96-24-2	急性毒性—经口，类别3 急性毒性—吸入，类别2 严重眼损伤/眼刺激，类别2A 致癌性，类别2 生殖毒性，类别1B 特异性靶器官毒性——次接触，类别1 特异性靶器官毒性——次接触，类别3（呼吸道刺激） 特异性靶器官毒性—反复接触，类别1	
1384	2-氯-1, 3-丁二烯［稳定的］	氯丁二烯	2-chlorobuta-1, 3-diene, stabilized; chloroprene	126-99-8	易燃液体，类别2 皮肤腐蚀/刺激，类别2 严重眼损伤/眼刺激，类别2 致癌性，类别2 特异性靶器官毒性——次接触，类别3（呼吸道刺激） 特异性靶器官毒性—反复接触，类别2*	
1385	2-氯-1-丙醇	2-氯-1-羟基丙烷	2-chloro-1-hydroxy propane; propylene chlorohydrin	78-89-7	易燃液体，类别3 急性毒性—经口，类别3 急性毒性—经皮，类别3 急性毒性—吸入，类别2	
1386	3-氯-1-丙醇	三亚甲基氯醇	3-chloro-1-propanol; trimethylene chlorohydrin	627-30-5	急性毒性—经口，类别3 皮肤腐蚀/刺激，类别2 严重眼损伤/眼刺激，类别2 特异性靶器官毒性——次接触，类别3（呼吸道刺激）	
1387	3-氯-1-丁烯		3-chloro-1-butene	563-52-0	易燃液体，类别2	
1388	1-氯-1-硝基丙烷	1-硝基-1-氯丙烷	1-chloro-1-nitropropane; 1-nitro-1-chloropropane	600-25-9	严重眼损伤/眼刺激，类别2A 特异性靶器官毒性——次接触，类别2	
1389	2-氯-1-溴丙烷	1-溴-2-氯丙烷	2-chloro-1-bromopropane; 1-bromo-2-chloropropane	3017-96-7	易燃液体，类别3 急性毒性—吸入，类别3	
1390	1-氯-2, 2, 2-三氟乙烷	R133a	1-chloro-2, 2, 2-trifluoroethane; R133a	75-88-7	加压气体 生殖毒性，类别1B 特异性靶器官毒性——次接触，类别3（麻醉效应） 危害臭氧层，类别1	

续表149

序号	品名	别名	英文名	CAS 号	危险性类别	备注
1391	1-氯-2, 3-环氧丙烷	环氧氯丙烷；3-氯-1, 2-环氧丙烷	1-chloro-2, 3-epoxypropane; epichlorhydrin; 3-chloro-1, 2-epoxypropane	106-89-8	易燃液体，类别 3 急性毒性—经口，类别 3 * 急性毒性—经皮，类别 3 * 急性毒性—吸入，类别 3 * 皮肤腐蚀/刺激，类别 1B 严重眼损伤/眼刺激，类别 1 皮肤致敏物，类别 1 致癌性，类别 1B	
1392	1-氯-2, 4-二硝基苯	2, 4-二硝基氯苯	1-chloro-2, 4-dinitrobenzene; 2, 4-dinitrochlorobenzene	97-00-7	急性毒性—经皮，类别 2 皮肤腐蚀/刺激，类别 2 严重眼损伤/眼刺激，类别 1 皮肤致敏物，类别 1 生殖细胞致突变性，类别 2 特异性靶器官毒性——次接触，类别 1 特异性靶器官毒性——次接触，类别 3（呼吸道刺激） 特异性靶器官毒性—反复接触，类别 1 危害水生环境—急性危害，类别 1 危害水生环境—长期危害，类别 1	
1393	4-氯-2-氨基苯酚	2-氨基-4-氯苯酚；对氯邻氨基苯酚	4-chloro-2-aminophenol; 2-amino-4-chlorophenol; p-chloro-o-aminophenol	95-85-2	特异性靶器官毒性—反复接触，类别 2	
1394	1-氯-2-丙醇	氯异丙醇；丙氯仲醇	1-chloro-2-propanol; 1-chloroisopropylalcohol; sec-propylene chlorohydrin	127-00-4	易燃液体，类别 3 急性毒性—经口，类别 3 急性毒性—经皮，类别 3 急性毒性—吸入，类别 2	
1395	1-氯-2-丁烯		1-chloro-2-butene	591-97-9	易燃液体，类别 2	
1396	5-氯-2-甲基苯胺	5-氯邻甲苯胺；2-氨基-4-氯甲苯	5-chloro-2-toluidine; 5-chloro-o-toluidine; 2-amino-4-chlorotoluene	95-79-4	危害水生环境—急性危害，类别 1 危害水生环境—长期危害，类别 1	
1397	N-(4-氯-2-甲基苯基) -N', N'-二甲基甲脒	杀虫脒	N-(4-chloro-o-tolyl) -N', N'-dimethylformamidine; acron; fundex; nutox; chlordimeform	6164-98-3	急性毒性—经口，类别 3 急性毒性—经皮，类别 3 危害水生环境—急性危害，类别 1 危害水生环境—长期危害，类别 1	
1398	3-氯-2-甲基丙烯	2-甲基-3-氯丙烯；甲基烯丙基氯；氯化异丁烯；1-氯-2-甲基-2-丙烯	3-chloro-2-methylpropene; 2-methyl-3-chloropropene; methylallyl chloride; chloroisobutene	563-47-3	易燃液体，类别 2 皮肤腐蚀/刺激，类别 1B 严重眼损伤/眼刺激，类别 1 皮肤致敏物，类别 1 危害水生环境—急性危害，类别 2 危害水生环境—长期危害，类别 2	
1399	2-氯-2-甲基丁烷	叔戊基氯；氯代叔戊烷	2-chloro-2-methylbutane; tert-amylchloride; 3-chloro-tert-pentane	594-36-5	易燃液体，类别 2	

续表150

序号	品名	别名	英文名	CAS号	危险性类别	备注
1400	5-氯-2-甲氧基苯胺	4-氯-2-氨基苯甲醚	5-chloro-2-anisidine; 4-chloro-2-aminoanisole	95-03-4	皮肤腐蚀/刺激，类别2 严重眼损伤/眼刺激，类别2 特异性靶器官毒性——次接触，类别3（呼吸道刺激）	
1401	4-氯-2-硝基苯胺	对氯邻硝基苯胺	4-chloro-2-nitroaniline; p-chloro-o-nitroaniline	89-63-4	特异性靶器官毒性—反复接触，类别2 危害水生环境—急性危害，类别2 危害水生环境—长期危害，类别2	
1402	4-氯-2-硝基苯酚		4-chloro-2-nitrophenol	89-64-5	皮肤腐蚀/刺激，类别2 严重眼损伤/眼刺激，类别2 特异性靶器官毒性——次接触，类别3（呼吸道刺激）	
1403	4-氯-2-硝基苯酚钠盐		sodium 4-chloro-2-nitrophenolate	52106-89-5	皮肤腐蚀/刺激，类别2 严重眼损伤/眼刺激，类别2	
1404	4-氯-2-硝基甲苯	对氯邻硝基甲苯	4-chloro-2-nitrotoluene; p-chloro-o-nitrobenzene	89-59-8	危害水生环境—急性危害，类别2 危害水生环境—长期危害，类别2	
1405	1-氯-2-溴丙烷	2-溴-1-氯丙烷	1-chloro-2-bromopropane; 2-bromo-1-chloropropane	3017-95-6	急性毒性—吸入，类别3	
1406	1-氯-2-溴乙烷	1-溴-2-氯乙烷；氯乙基溴	1-chloro-2-bromoethane; 1-bromo-2-chloroethane; chloroethyl bromide	107-04-0	急性毒性—经口，类别3	
1407	4-氯间甲酚	2-氯-5-羟基甲苯；4-氯-3-甲酚	4-chloro-m-cresol; 2-chloro-5-hydroxytoluene; 4-chloro-3-methylphenol; chlorocresol	59-50-7	严重眼损伤/眼刺激，类别1 皮肤致敏物，类别1 危害水生环境—急性危害，类别1	
1408	1-氯-3-甲基丁烷	异戊基氯；氯代异戊烷	1-chloro-3-methyl butane; isoamyl chloride; chloro-isopentane	107-84-6	易燃液体，类别2	
1409	1-氯-3-溴丙烷	3-溴-1-氯丙烷	1-chloro-3-bromopropane; 3-bromo-1-chloropropane	109-70-6	易燃液体，类别3 急性毒性—吸入，类别3 特异性靶器官毒性——次接触，类别2 特异性靶器官毒性—反复接触，类别2	
1410	2-氯-4,5-二甲基苯基-N-甲基氨基甲酸酯	氯灭杀威	2-chloro-4,5-dimethylphenyl-N-methyl-carbamate; carbanolate	671-04-5	急性毒性—经口，类别2	
1411	2-氯-4-二甲氨基-6-甲基嘧啶	鼠立死	2-chloro-6-methylpyrimidin-4-yldimethylamine; castrix; crimidine	535-89-7	急性毒性—经口，类别2*	
1412	3-氯-4-甲氧基苯胺	2-氯-4-氨基苯甲醚；邻氯对氨基苯甲醚	3-chloro-4-anisidine; 2-chloro-4-aminoanisole; o-chloro-p-aminoanisole	5345-54-0	皮肤腐蚀/刺激，类别2 严重眼损伤/眼刺激，类别2 特异性靶器官毒性——次接触，类别3（呼吸道刺激）	
1413	2-氯-4-硝基苯胺	邻氯对硝基苯胺	2-chloro-4-nitroaniline; o-chloro-p-nitroaniline	121-87-9	危害水生环境—急性危害，类别2 危害水生环境—长期危害，类别2	

续表151

序号	品名	别名	英文名	CAS号	危险性类别	备注
1414	氯苯	一氯化苯	chlorobenzene; monochlorobenzene	108-90-7	易燃液体，类别3 危害水生环境—急性危害，类别2 危害水生环境—长期危害，类别2	
1415	2-氯苯胺	邻氯苯胺；邻氨基氯苯	2-chloroaniline; benzenamine, o-chloro-; o-chloroaniline	95-51-2	急性毒性—经皮，类别3 严重眼损伤/眼刺激，类别2B 生殖细胞致突变性，类别2 生殖毒性，类别2 危害水生环境—急性危害，类别1 危害水生环境—长期危害，类别1	
1416	3-氯苯胺	间氨基氯苯；间氯苯胺	3-chloroaniline; benzenamine, m-chloro-; m-chloroaniline	108-42-9	急性毒性—经口，类别3 急性毒性—经皮，类别3 急性毒性—吸入，类别3 严重眼损伤/眼刺激，类别2 危害水生环境—急性危害，类别1 危害水生环境—长期危害，类别1	
1417	4-氯苯胺	对氯苯胺；对氨基氯苯	4-chloroaniline; p-amino chlorobenzene; p-chloroaniline	106-47-8	急性毒性—经口，类别3 * 急性毒性—经皮，类别3 * 急性毒性—吸入，类别3 * 皮肤致敏物，类别1 致癌性，类别2 危害水生环境—急性危害，类别1 危害水生环境—长期危害，类别1	
1418	2-氯苯酚	2-羟基氯苯；2-氯-1-羟基苯；邻氯苯酚；邻羟基氯苯	2-chlorophenol; 2-hydroxy-dichlorobenzene; 2-chloro-1-hydroxyphenyl; o-chlorophenol; o-hydroxy-dichlorobenzene	95-57-8	急性毒性—吸入，类别2 危害水生环境—急性危害，类别2 危害水生环境—长期危害，类别2	
1419	3-氯苯酚	3-羟基氯苯；3-氯-1-羟基苯；间氯苯酚；间羟基氯苯	3-chlorophenol; 3-hydroxy-dichlorobenzene; 3-chloro-1-hydroxyphenyl; m-chlorophenol; m-hydroxy-dichlorobenzene	108-43-0	危害水生环境—急性危害，类别2 危害水生环境—长期危害，类别2	
1420	4-氯苯酚	4-羟基氯苯；4-氯-1-羟基苯；对氯苯酚；对羟基氯苯	4-chlorophenol; 4-hydroxy-dichlorobenzene; 4-chloro-1-hydroxyphenyl; p-chlorophenol; p-hydroxy-dichlorobenzene	106-48-9	急性毒性—经口，类别3 危害水生环境—急性危害，类别2 危害水生环境—长期危害，类别2	

续表152

序号	品名	别名	英文名	CAS 号	危险性类别	备注
1421	3-氯苯过氧甲酸［57%<含量≤86%，惰性固体含量≥14%］		3-chloroperoxybenzoic acid (more than 57% but not more than 86%, and inert solid not less than 14%); m-chloroperoxy-benzoic acid	937-14-4	有机过氧化物，B 型	
	3-氯苯过氧甲酸［含量≤57%，惰性固体含量≤3%，含水≥40%］		3-chloroperoxybenzoic acid (not more than 57%, and inert solid not more than 3%, and water not less than 40%)		有机过氧化物，D 型	
	3-氯苯过氧甲酸［含量≤77%，惰性固体含量≥6%，含水≥17%］		3-chloroperoxybenzoic acid (not more than 77%, and inert solid not less than 6%, and water not less than 17%)		有机过氧化物，D 型	
1422	2-［（RS）-2-(4-氯苯基）-2-苯基乙酰基］-2, 3-二氢-1, 3-茚二酮［含量>4%］	2-（苯基对氯苯基乙酰）茚满-1, 3-二酮；氯鼠酮	2-（2-（4-chlorophenyl) phenylacetyl) indan-1, 3-dione(more than 4%); chlorophacinone	3691-35-8	急性毒性—经口，类别 2＊ 急性毒性—经皮，类别 1 急性毒性—吸入，类别 3＊ 特异性靶器官毒性—反复接触，类别 1 危害水生环境—急性危害，类别 1 危害水生环境—长期危害，类别 1	剧毒
1423	N-(3-氯苯基)氨基甲酸（4-氯丁炔-2-基）酯	燕麦灵	carbamic acid,（3-chlorophenyl)-, 4-chloro-2-butynyl ester; barban wettable powder	101-27-9	皮肤致敏物，类别 1 危害水生环境—急性危害，类别 1 危害水生环境—长期危害，类别 1	
1424	氯苯基三氯硅烷		chlorophenyltrichloro silane	26571-79-9	皮肤腐蚀/刺激，类别 1 严重眼损伤/眼刺激，类别 1	
1425	2-氯苯甲酰氯	邻氯苯甲酰氯；氯化邻氯苯甲酰	2-chlorobenzoyl chloride; o-chlorobenzoyl chloride	609-65-4	皮肤腐蚀/刺激，类别 1 严重眼损伤/眼刺激，类别 1	
1426	4-氯苯甲酰氯	对氯苯甲酰氯；氯化对氯苯甲酰	4-chlorobenzoyl chloride; p-chlorobenzoyl chloride	122-01-0	皮肤腐蚀/刺激，类别 1 严重眼损伤/眼刺激，类别 1	
1427	2-氯苯乙酮	氯乙酰苯；氯苯乙酮；苯基氯甲基甲酮；苯酰甲基氯；α-氯苯乙酮	2-chloroacetophenone	532-27-4	急性毒性—经口，类别 3 皮肤腐蚀/刺激，类别 2 严重眼损伤/眼刺激，类别 1 皮肤致敏物，类别 1 特异性靶器官毒性——次接触，类别 2 特异性靶器官毒性——次接触，类别 3（麻醉效应） 特异性靶器官毒性—反复接触，类别 1	
1428	2-氯吡啶		2-chloropyridine	109-09-1	急性毒性—经口，类别 3 急性毒性—经皮，类别 2	

续表153

序号	品名	别名	英文名	CAS 号	危险性类别	备注
1429	4-氯苄基氯	对氯苄基氯；对氯苯甲基氯	4-chlorobenzyl chloride; p-chlorobenzyl chloride; p-chlorophenyl methyl chloride	104-83-6	皮肤致敏物，类别1 特异性靶器官毒性——一次接触，类别3（麻醉效应） 危害水生环境—急性危害，类别2 危害水生环境—长期危害，类别2	
1430	3-氯丙腈	β-氯丙腈；氰化-β-氯乙烷	3-chloropropionitrile; β-chloropropionitrile; β-chloroethyl cyanide	542-76-7	急性毒性—经口，类别3 严重眼损伤/眼刺激，类别2B 特异性靶器官毒性——一次接触，类别1	
1431	2-氯丙酸	2-氯代丙酸	2-chloropropionic acid; α-chloropropionic acid	598-78-7	皮肤腐蚀/刺激，类别1A 严重眼损伤/眼刺激，类别1	
1432	3-氯丙酸	3-氯代丙酸	3-chloropropionic acid; β-chloropropionic acid	107-94-8	皮肤腐蚀/刺激，类别1 严重眼损伤/眼刺激，类别1	
1433	2-氯丙酸甲酯		methyl 2-chloropropionate	17639-93-9; 77287-29-7	易燃液体，类别3	
1434	2-氯丙酸乙酯		ethyl 2-chloropropionate	535-13-7	易燃液体，类别3	
1435	3-氯丙酸乙酯		ethyl 3-chloropropinate	623-71-2	易燃液体，类别3	
1436	2-氯丙酸异丙酯		isopropyl 2-chloropropionate	40058-87-5; 79435-04-4	易燃液体，类别3	
1437	1-氯丙烷	氯正丙烷；丙基氯	1-chloropropane	540-54-5	易燃液体，类别2	
1438	2-氯丙烷	氯异丙烷；异丙基氯	2-chloropropane	75-29-6	易燃液体，类别2	
1439	2-氯丙烯	异丙烯基氯	2-chloropropene; isopropenyl chloride	557-98-2	易燃液体，类别1	
1440	3-氯丙烯	α-氯丙烯；烯丙基氯	3-chloropropene; α-choropropylene; allyl chloride	107-05-1	易燃液体，类别2 严重眼损伤/眼刺激，类别2 皮肤腐蚀/刺激，类别2 生殖细胞致突变性，类别2 特异性靶器官毒性——一次接触，类别3（呼吸道刺激） 特异性靶器官毒性—反复接触，类别2* 危害水生环境—急性危害，类别1	
1441	氯铂酸		hexachloroplatinic acid	16941-12-1	急性毒性—经口，类别3* 皮肤腐蚀/刺激，类别1B 严重眼损伤/眼刺激，类别1 呼吸道致敏物，类别1 皮肤致敏物，类别1	
1442	氯代膦酸二乙酯	氯化磷酸二乙酯	chlorophosphoric acid, diethyl ester; diethyl chlorophosphate; diethylchlorfosfat	814-49-3	急性毒性—经口，类别2 急性毒性—经皮，类别1	剧毒
1443	氯代叔丁烷	叔丁基氯；特丁基氯	chloro-tert-butane; tert-butylchloride; 2-chloro-2-methyl propane	507-20-0	易燃液体，类别2	

续表154

序号	品名	别名	英文名	CAS号	危险性类别	备注
1444	氯代异丁烷	异丁基氯	1-chloro-iso-butane; isobutyl chloride	513-36-0	易燃液体，类别2	
1445	氯代正己烷	氯代己烷；己基氯	chloro-n-hexane; n-hexyl chloride	544-10-5	易燃液体，类别3	
1446	1-氯丁烷	正丁基氯；氯代正丁烷	1-chlorobutane; butyl chloride; n-butyl chloride; chloro-n-butane	109-69-3	易燃液体，类别2	
1447	2-氯丁烷	仲丁基氯；氯代仲丁烷	2-chlorobutane; sec-butyl chloride; chlorosec-butane	78-86-4	易燃液体，类别2	
1448	氯锇酸铵	氯化锇铵	ammonium chloroosmate; ammonium osmium chloride	12125-08-5	皮肤腐蚀/刺激，类别2 严重眼损伤/眼刺激，类别2 特异性靶器官毒性——一次接触，类别3（呼吸道刺激）	
1449	氯二氟甲烷和氯五氟乙烷共沸物	R502	chlorodifluoromethane and chloropentafluoroethane mixture with fixed boiling point		加压气体 严重眼损伤/眼刺激，类别2B 生殖毒性，类别1B 特异性靶器官毒性——一次接触，类别3（麻醉效应） 危害臭氧层，类别1	
1450	氯二氟溴甲烷	R12B1；二氟氯溴甲烷；溴氯二氟甲烷；哈龙-1211	bromochlorodifluoromethane; methane, bromochlorodifluoro-; halone-1211	353-59-3	加压气体 特异性靶器官毒性——一次接触，类别1 特异性靶器官毒性——一次接触，类别3（呼吸道刺激、麻醉效应） 危害臭氧层，类别1	
1451	2-氯氟苯	邻氯氟苯；2-氟氯苯；邻氟氯苯	2-chlorofluorobenzene; o-chlorofluorobenzene; 2-fluorochlorobenzene; o-fluorochlorobenzene	348-51-6	易燃液体，类别3	
1452	3-氯氟苯	间氯氟苯；3-氟氯苯；间氟氯苯	3-chlorofluorobenzene; m-chlorofluorobenzene; 3-fluorochlorobenzene; m-fluorochlorobenzene	625-98-9	易燃液体，类别2	
1453	4-氯氟苯	对氯氟苯；4-氟氯苯；对氟氯苯	4-chlorofluorobenzene; p-chlorofluorobenzene; 4-fluorochlorobenzene; p-fluorochlorobenzene	352-33-0	易燃液体，类别3	
1454	2-氯汞苯酚		2-(chloromercuri) phenol	90-03-9	急性毒性—经口，类别2* 急性毒性—经皮，类别1 急性毒性—吸入，类别2* 特异性靶器官毒性—反复接触，类别2* 危害水生环境—急性危害，类别1 危害水生环境—长期危害，类别1	

续表155

序号	品名	别名	英文名	CAS 号	危险性类别	备注
1455	4-氯汞苯甲酸	对氯化汞苯甲酸	4-（chloromercuri) benzoic acid; p-mercurichlorobenzoic acid	59-85-8	急性毒性—经口，类别 2* 急性毒性—经皮，类别 1 急性毒性—吸入，类别 2* 特异性靶器官毒性—反复接触，类别 2* 危害水生环境—急性危害，类别 1 危害水生环境—长期危害，类别 1	
1456	氯化铵汞	白降汞，氯化汞铵	mercuric ammonium chloride; white precipitate	10124-48-8	急性毒性—经口，类别 2* 急性毒性—经皮，类别 1 急性毒性—吸入，类别 2* 特异性靶器官毒性—反复接触，类别 2* 危害水生环境—急性危害，类别 1 危害水生环境—长期危害，类别 1	
1457	氯化钡		barium chloride	10361-37-2	急性毒性—经口，类别 3*	
1458	氯化苯汞		phenylmercuric chloride; PMC	100-56-1	急性毒性—经口，类别 3 急性毒性—经皮，类别 1 急性毒性—吸入，类别 2* 特异性靶器官毒性—反复接触，类别 2* 危害水生环境—急性危害，类别 1 危害水生环境—长期危害，类别 1	
1459	氯化苄	α-氯甲苯；苄基氯	benzyl chloride; α-chlorotoluene; 1-chloromethylbenzene	100-44-7	急性毒性—吸入，类别 3* 皮肤腐蚀/刺激，类别 2 严重眼损伤/眼刺激，类别 1 致癌性，类别 1B 特异性靶器官毒性——次接触，类别 3（呼吸道刺激） 特异性靶器官毒性—反复接触，类别 2* 危害水生环境—急性危害，类别 2	
1460	氯化二硫酰	二硫酰氯；焦硫酰氯	disulfuryl chloride; pyrosulphuryl chloride	7791-27-7	皮肤腐蚀/刺激，类别 1 严重眼损伤/眼刺激，类别 1	
1461	氯化二烯丙托锡弗林		alcuronium chloride; alcuronium dichloride; dialferin; alloferin	15180-03-7	急性毒性—经口，类别 2	
1462	氯化二乙基铝		diethyl aluminium chloride	96-10-6	自燃液体，类别 1 遇水放出易燃气体的物质和混合物，类别 1 严重眼损伤/眼刺激，类别 2*	
1463	氯化镉		cadmium chloride	10108-64-2	急性毒性—经口，类别 3* 急性毒性—吸入，类别 2* 生殖细胞致突变性，类别 1B 致癌性，类别 1A 生殖毒性，类别 1B 特异性靶器官毒性—反复接触，类别 1 危害水生环境—急性危害，类别 1 危害水生环境—长期危害，类别 1	

续表156

序号	品名	别名	英文名	CAS 号	危险性类别	备注
1464	氯化汞	氯化高汞；二氯化汞；升汞	mercuric chloride; mercury perchloride; mercury dichloride; mercurybichloride; corrosive sublimate	7487-94-7	急性毒性—经口，类别 2* 皮肤腐蚀/刺激，类别 1B 严重眼损伤/眼刺激，类别 1 生殖细胞致突变性，类别 2 生殖毒性，类别 2 特异性靶器官毒性—反复接触，类别 1 危害水生环境—急性危害，类别 1 危害水生环境—长期危害，类别 1	剧毒
1465	氯化钴		cobalt dichloride	7646-79-9	呼吸道致敏物，类别 1 皮肤致敏物，类别 1 生殖细胞致突变性，类别 2 致癌性，类别 2 生殖毒性，类别 1B 危害水生环境—急性危害，类别 1 危害水生环境—长期危害，类别 1	
1466	氯化琥珀胆碱	司克林；氯琥珀胆碱；氯化琥珀酰胆碱	succinycholine chloride; suxamethonium chloride; (2-hydroxyethyl) trimethylammonium chloride succinate; 2-dimethylaminoethyl succinate dimethochloride	71-27-2	急性毒性—经口，类别 3	
1467	氯化环戊烷		chlorocyclopentane	930-28-9	易燃液体，类别 2	
1468	氯化甲基汞		methyl mercuric chloride	115-09-3	急性毒性—经口，类别 2* 急性毒性—经皮，类别 1 急性毒性—吸入，类别 2* 致癌性，类别 2 特异性靶器官毒性—反复接触，类别 2* 危害水生环境—急性危害，类别 1 危害水生环境—长期危害，类别 1	
1469	氯化甲氧基乙基汞		2-methoxyethylmercury chloride; methoxyethylmercuric chloride; merchlorate	123-88-6	急性毒性—经口，类别 2 皮肤腐蚀/刺激，类别 1B 严重眼损伤/眼刺激，类别 1 特异性靶器官毒性—反复接触，类别 1 危害水生环境—急性危害，类别 1 危害水生环境—长期危害，类别 1	
1470	氯化钾汞	氯化汞钾	mercuric potassium chloride; mercury(Ⅱ) potassium chloride	20582-71-2	急性毒性—经口，类别 2* 急性毒性—经皮，类别 1 急性毒性—吸入，类别 2* 特异性靶器官毒性—反复接触，类别 2* 危害水生环境—急性危害，类别 1 危害水生环境—长期危害，类别 1	
1471	4-氯化联苯	对氯化联苯；联苯基氯	4-chlorodiphenyl; p-chlorodiphenyl; p-chlorobiphenyl	2051-62-9	危害水生环境—急性危害，类别 1 危害水生环境—长期危害，类别 1	

续表157

序号	品名	别名	英文名	CAS 号	危险性类别	备注
1472	1-氯化萘	α-氯化萘	1-chloronaphthalene; α-chloronaphthalene	90-13-1	皮肤腐蚀/刺激，类别 2 严重眼损伤/眼刺激，类别 2 特异性靶器官毒性——一次接触，类别 2 特异性靶器官毒性—反复接触，类别 2 危害水生环境—急性危害，类别 1 危害水生环境—长期危害，类别 1	
1473	氯化镍	氯化亚镍	nickel dichloride	7718-54-9	急性毒性—经口，类别 3 * 急性毒性—吸入，类别 3 * 皮肤腐蚀/刺激，类别 2 呼吸道致敏物，类别 1 皮肤致敏物，类别 1 生殖细胞致突变性，类别 2 致癌性，类别 1A 生殖毒性，类别 1B 特异性靶器官毒性—反复接触，类别 1 危害水生环境—急性危害，类别 1 危害水生环境—长期危害，类别 1	
1474	氯化铍		beryllium chloride	7787-47-5	急性毒性—经口，类别 3 急性毒性—吸入，类别 2 * 皮肤腐蚀/刺激，类别 1 严重眼损伤/眼刺激，类别 1 皮肤致敏物，类别 1 致癌性，类别 1A 特异性靶器官毒性——一次接触，类别 3（呼吸道刺激） 特异性靶器官毒性—反复接触，类别 1 危害水生环境—急性危害，类别 2 危害水生环境—长期危害，类别 2	
1475	氯化氢［无水］		hydrogen chloride, anhydrous	7647-01-0	加压气体 急性毒性—吸入，类别 3 * 皮肤腐蚀/刺激，类别 1A 严重眼损伤/眼刺激，类别 1 危害水生环境—急性危害，类别 1	
1476	氯化氰	氰化氯；氯甲腈	cyanogen chloride	506-77-4	加压气体 急性毒性—吸入，类别 1 皮肤腐蚀/刺激，类别 1 严重眼损伤/眼刺激，类别 1 特异性靶器官毒性——一次接触，类别 2 特异性靶器官毒性—反复接触，类别 1 危害水生环境—急性危害，类别 1 危害水生环境—长期危害，类别 1	剧毒
1477	氯化铜		cupper(Ⅱ) chloride	7447-39-4	急性毒性—经口，类别 3 皮肤腐蚀/刺激，类别 2 严重眼损伤/眼刺激，类别 2 皮肤致敏物，类别 1 生殖毒性，类别 2 危害水生环境—急性危害，类别 1 危害水生环境—长期危害，类别 1	

续表158

序号	品名	别名	英文名	CAS 号	危险性类别	备注
1478	α-氯化筒箭毒碱	氯化南美防己碱；氢氧化吐巴寇拉令碱；氯化箭毒块茎碱；氯化管箭毒碱	α-tubocurarine chloride; tubocurarine hydrochloride; dextrotubocurarine chloride; tubarine	57-94-3	急性毒性—经口，类别 2	
1479	氯化硒	二氯化二硒	selenium chloride	10025-68-0	急性毒性—经口，类别 3* 急性毒性—吸入，类别 3* 特异性靶器官毒性—反复接触，类别 2 危害水生环境—急性危害，类别 1 危害水生环境—长期危害，类别 1	
1480	氯化锌		zinc chloride	7646-85-7	皮肤腐蚀/刺激，类别 1B 严重眼损伤/眼刺激，类别 1 特异性靶器官毒性——次接触，类别 3（呼吸道刺激） 危害水生环境—急性危害，类别 1 危害水生环境—长期危害，类别 1	
	氯化锌溶液		zinc chloride solution		皮肤腐蚀/刺激，类别 1B 严重眼损伤/眼刺激，类别 1 危害水生环境—急性危害，类别 1 危害水生环境—长期危害，类别 1	
1481	氯化锌-2-(2-羟乙氧基)-1(吡咯烷-1-基)重氮苯		2-(2-hydroxyethoxy)-1-(pyrrolidin-1-yl) benzene-4-diazonium zinc chloride		自反应物质和混合物，D 型	
1482	氯化锌-2-(N-氧羰基苯氨基)-3-甲氧基-4-(N-甲基环己氨基)重氮苯		2-(N, N-ethoxycarbonylphenylamino)-3-methoxy-4-(N-methyl-N-cyclohexylamino benzenediazonium zinc chloride		自反应物质和混合物，D 型	
1483	氯化锌-2, 5-二乙氧基-4-(4-甲苯磺酰)重氮苯		2, 5-dimethoxy-4-(4-methylphenylsulphonyl) benzenediazonium zinc chloride		自反应物质和混合物，D 型	
1484	氯化锌-2, 5-二乙氧基-4-苯璜酰重氮苯		2, 5-diethoxy-4-(phenylsulphonyl)-benzenediazonium zinc chloride		自反应物质和混合物，D 型	
1485	氯化锌-2, 5-二乙氧基-4-吗啉代重氮苯		2, 5-diethoxy-4-morpholinobenzenediazonium zinc chloride	26123-91-1	自反应物质和混合物，D 型	
1486	氯化锌-3-(2-羟乙氧基)-4(吡咯烷-1-基)重氮苯		3-(2-hydroxyethoxy)-4-(pyrrolidin-1-yl) benzene diazonium zinc chloride	105185-95-3	自反应物质和混合物，D 型	

续表159

序号	品名	别名	英文名	CAS 号	危险性类别	备注
1487	氯化锌-3-氯-4-二乙氨基重氮苯	晒图盐 BG	3-chloro-4-diethylaminobenzenediazonium zinc chloride	15557-00-3	自反应物质和混合物，D 型	
1488	氯化锌-4-苄甲氨基-3-乙氧基重氮苯		4-（benzyl(methyl) amino) -3-ethoxy benzenediazonium zinc chloride	4421-50-5	自反应物质和混合物，D 型	
1489	氯化锌-4-苄乙氨基-3-乙氧基重氮苯		4-（benzyl(ethyl) amino) -3-ethoxy-benzenediazonium zinc chloride	21723-86-4	自反应物质和混合物，D 型	
1490	氯化锌-4-二丙氨基重氮苯		4-dipropylaminobenzenediazonium zinc chloride	33864-17-4	自反应物质和混合物，D 型	
1491	氯化锌-4-二甲氨基-6-（2-二甲氨乙氧基）-2-重氮甲苯		4-dimethylamino-6-(2-dimethylaminoethoxy) toluene-2-diazonium zinc chloride		自反应物质和混合物，D 型	
1492	氯化溴	溴化氯	bromine chloride; chlorine bromide	13863-41-7	氧化性气体，类别 1 加压气体 皮肤腐蚀/刺激，类别 1 严重眼损伤/眼刺激，类别 1 危害水生环境—急性危害，类别 1	
1493	氯化亚砜	亚硫酰二氯；二氯氧化硫；亚硫酰氯	thionyl dichloride; thionyl chloride; sulfurous oxychloride; sulphinyl chloride	7719-09-7	皮肤腐蚀/刺激，类别 1A 严重眼损伤/眼刺激，类别 1 特异性靶器官毒性——次接触，类别 3 (呼吸道刺激)	
1494	氯化亚汞	甘汞	mercurous chloride; calomel; dimercury dichloride; mercury（Ⅰ）chloride	10112-91-1	皮肤腐蚀/刺激，类别 2 严重眼损伤/眼刺激，类别 2 特异性靶器官毒性——次接触，类别 3 (呼吸道刺激) 危害水生环境—急性危害，类别 1 危害水生环境—长期危害，类别 1	
1495	氯化亚铊	一氯化铊；一氧化二铊	thallous chloride; thallium（Ⅰ）chloride	7791-12-0	急性毒性—经口，类别 2* 急性毒性—吸入，类别 2* 特异性靶器官毒性—反复接触，类别 2* 危害水生环境—急性危害，类别 1 危害水生环境—长期危害，类别 1	
1496	氯化乙基汞		ethylmercury chloride; ceresan	107-27-7	急性毒性—经口，类别 2 急性毒性—经皮，类别 2 急性毒性—吸入，类别 3 危害水生环境—急性危害，类别 1 危害水生环境—长期危害，类别 1	

续表160

序号	品名	别名	英文名	CAS 号	危险性类别	备注
1497	氯磺酸	氯化硫酸；氯硫酸	chlorosulphonic acid; chlorosulfuric acid; sulfuric chlorohydrin	7790-94-5	急性毒性—经口，类别 2 皮肤腐蚀/刺激，类别 1B 严重眼损伤/眼刺激，类别 1 特异性靶器官毒性——次接触，类别 3（呼吸道刺激） 危害水生环境—急性危害，类别 2	
1498	2-氯甲苯	邻氯甲苯	2-chlorotoluene; o-chlorotoluene	95-49-8	易燃液体，类别 3 危害水生环境—急性危害，类别 2 危害水生环境—长期危害，类别 2	
1499	3-氯甲苯	间氯甲苯	3-chlorotoluene; m-chlorotoluene	108-41-8	易燃液体，类别 3 危害水生环境—急性危害，类别 2 危害水生环境—长期危害，类别 2	
1500	4-氯甲苯	对氯甲苯	4-chlorotoluene; p-chlorotoluene	106-43-4	易燃液体，类别 3 危害水生环境—急性危害，类别 2 危害水生环境—长期危害，类别 2	
1501	氯甲苯胺异构体混合物		chlorotoluidine isomers mixture		危害水生环境—急性危害，类别 1 危害水生环境—长期危害，类别 1	
1502	氯甲基甲醚	甲基氯甲醚；氯二甲醚	chlormethyl methyl ether; methyl chloromethyl ether; chlorodimethyl ether	107-30-2	易燃液体，类别 2 急性毒性—经口，类别 1 致癌性，类别 1A	剧毒
1503	氯甲基三甲基硅烷	三甲基氯甲硅烷	chloromethyltrimethylsi-lane; trimethyl chloromethylsilane	2344-80-1	易燃液体，类别 2 皮肤腐蚀/刺激，类别 2 严重眼损伤/眼刺激，类别 2 特异性靶器官毒性——次接触，类别 3（呼吸道刺激）	
1504	氯甲基乙醚	氯甲基乙基醚	chloromethyl ethyl ether	3188-13-4	易燃液体，类别 2 急性毒性—吸入，类别 3 特异性靶器官毒性——次接触，类别 3（麻醉效应）	
1505	氯甲酸-2-乙基己酯		2-ethylhexyl chloroformate	24468-13-1	急性毒性—吸入，类别 1 皮肤腐蚀/刺激，类别 2 皮肤致敏物，类别 1 危害水生环境—急性危害，类别 2	
1506	氯甲酸苯酯		phenyl chloroformate	1885-14-9	急性毒性—吸入，类别 1 皮肤腐蚀/刺激，类别 1 严重眼损伤/眼刺激，类别 1	
1507	氯甲酸苄酯	苯甲氧基碳酰氯	benzyl chloroformate; benzyloxycarbonyl chloride	501-53-1	皮肤腐蚀/刺激，类别 1B 严重眼损伤/眼刺激，类别 1 特异性靶器官毒性——次接触，类别 3（呼吸道刺激） 危害水生环境—急性危害，类别 1 危害水生环境—长期危害，类别 1	

续表161

序号	品名	别名	英文名	CAS 号	危险性类别	备注
1508	氯甲酸环丁酯		cyclobutyl chloroformate	81228-87-7	易燃液体，类别 3 急性毒性—吸入，类别 3 皮肤腐蚀/刺激，类别 1 严重眼损伤/眼刺激，类别 1	
1509	氯甲酸甲酯	氯碳酸甲酯	methyl chloroformate; methyl chlorocarbonate	79-22-1	易燃液体，类别 2 急性毒性—吸入，类别 2* 皮肤腐蚀/刺激，类别 1B 严重眼损伤/眼刺激，类别 1 危害水生环境—急性危害，类别 2	剧毒
1510	氯甲酸氯甲酯		chloromethyl chloroformate	22128-62-7	急性毒性—吸入，类别 2 皮肤腐蚀/刺激，类别 1 严重眼损伤/眼刺激，类别 1	
1511	氯甲酸三氯甲酯	双光气	trichloromethyl chloroformate; diphosgene	503-38-8	急性毒性—经口，类别 2 急性毒性—吸入，类别 2 皮肤腐蚀/刺激，类别 1 严重眼损伤/眼刺激，类别 1	
1512	氯甲酸烯丙基酯［稳定的］		allyl chloroformate, stabilized	2937-50-0	易燃液体，类别 3 急性毒性—经口，类别 3 皮肤腐蚀/刺激，类别 1 严重眼损伤/眼刺激，类别 1	
1513	氯甲酸乙酯	氯碳酸乙酯	ethyl chloroformate; ethyl chlorocarbonate	541-41-3	易燃液体，类别 2 急性毒性—吸入，类别 2* 皮肤腐蚀/刺激，类别 1B 严重眼损伤/眼刺激，类别 1 危害水生环境—急性危害，类别 2	剧毒
1514	氯甲酸异丙酯		isopropyl chloroformate	108-23-6	易燃液体，类别 2 急性毒性—吸入，类别 1 皮肤腐蚀/刺激，类别 1 严重眼损伤/眼刺激，类别 1 特异性靶器官毒性——次接触，类别 2	
1515	氯甲酸异丁酯		isobutyl chloroformate	543-27-1	易燃液体，类别 3 急性毒性—吸入，类别 3* 皮肤腐蚀/刺激，类别 1 严重眼损伤/眼刺激，类别 1	
1516	氯甲酸正丙酯	氯甲酸丙酯	n-propyl chloroformate; propyl chloroformate; chloroformic acid propylester	109-61-5	易燃液体，类别 2 急性毒性—吸入，类别 3* 皮肤腐蚀/刺激，类别 1B 严重眼损伤/眼刺激，类别 1 危害水生环境—急性危害，类别 2	
1517	氯甲酸正丁酯	氯甲酸丁酯	butyl chloroformate; chloroformic acid butyl ester	592-34-7	易燃液体，类别 3 急性毒性—吸入，类别 3* 皮肤腐蚀/刺激，类别 1B 严重眼损伤/眼刺激，类别 1	
1518	氯甲酸仲丁酯		sec-butyl chloroformate	17462-58-7	易燃液体，类别 3 急性毒性—吸入，类别 3* 皮肤腐蚀/刺激，类别 1 严重眼损伤/眼刺激，类别 1	

续表162

序号	品名	别名	英文名	CAS 号	危险性类别	备注
1519	氯甲烷	R40; 甲基氯；一氯甲烷	chloromethane; R40; methyl chloride	74-87-3	易燃气体，类别 1 加压气体 特异性靶器官毒性—反复接触，类别 2＊	
1520	氯甲烷和二氯甲烷混合物		methyl chloride and methylene chloride mixtures		易燃气体，类别 1 加压气体 皮肤腐蚀/刺激，类别 2 严重眼损伤/眼刺激，类别 2A 致癌性，类别 2 特异性靶器官毒性—反复接触，类别 2＊	
1521	2-氯间甲酚	2-氯-3-羟基甲苯	2-chloro-m-cresol; 2-chloro-3-hydroxytoluene	608-26-4	危害水生环境—急性危害，类别 2 危害水生环境—长期危害，类别 2	
1522	6-氯间甲酚	4-氯-5-羟基甲苯	6-chloro-m-cresol; 2-chloro-5-hydroxytoluene	615-74-7	皮肤腐蚀/刺激，类别 2 皮肤致敏物，类别 1 危害水生环境—急性危害，类别 2 危害水生环境—长期危害，类别 2	
1523	4-氯邻甲苯胺盐酸盐	盐酸-4-氯-2-甲苯胺	4-chloro-o-toluidine hydrochloride; benzenamine, 4-chloro-2-methyl-, hydrochloride	3165-93-3	急性毒性—经口，类别 3＊ 急性毒性—经皮，类别 3＊ 急性毒性—吸入，类别 3＊ 生殖细胞致突变性，类别 2 致癌性，类别 1B 危害水生环境—急性危害，类别 1 危害水生环境—长期危害，类别 1	
1524	N-(4-氯邻甲苯基) -N, N-二甲基甲脒盐酸盐	杀虫脒盐酸盐	N-(4-chloro-o-tolyl) -N, N-dimethyl formamidine, hydrochloride; chlordimeform hydrochloride	19750-95-9	急性毒性—经口，类别 3 危害水生环境—急性危害，类别 1 危害水生环境—长期危害，类别 1	
1525	2-氯三氟甲苯	邻氯三氟甲苯	2-chlorotrifluorotoluene; o-chlorotrifluorotoluene	88-16-4	危害水生环境—急性危害，类别 2 危害水生环境—长期危害，类别 2	
1526	3-氯三氟甲苯	间氯三氟甲苯	3-chlorotrifluorotoluene; m-chlorotrifluorotoluene	98-15-7	易燃液体，类别 3 危害水生环境—长期危害，类别 3	
1527	4-氯三氟甲苯	对氯三氟甲苯	4-chlorotrifluorotoluene; p-chlorotrifluorotoluene	98-56-6	易燃液体，类别 3 危害水生环境—急性危害，类别 2 危害水生环境—长期危害，类别 2	
1528	氯三氟甲烷和三氟甲烷共沸物	R503	chlorotrifluoromethane and trifluoromethane azeotropic mixture		加压气体 危害臭氧层，类别 1	
1529	氯四氟乙烷	R124	chlorotetrafluoroethane; freon 124	63938-10-3	加压气体 特异性靶器官毒性—一次接触，类别 3（麻醉效应） 危害臭氧层，类别 1	
1530	氯酸铵		ammonium chlorate	10192-29-7	爆炸物，不稳定爆炸物	
1531	氯酸钡		barium chlorate	13477-00-4	氧化性固体，类别 1 危害水生环境—急性危害，类别 2 危害水生环境—长期危害，类别 2	

续表163

序号	品名	别名	英文名	CAS 号	危险性类别	备注
1532	氯酸钙		calcium chlorate	10137-74-3	氧化性固体，类别 2	
	氯酸钙溶液		calcium chlorate, aqueous solution		氧化性液体，类别 3＊	
1533	氯酸钾		potassium chlorate	3811-04-9	氧化性固体，类别 1 危害水生环境—急性危害，类别 2 危害水生环境—长期危害，类别 2	
	氯酸钾溶液		potassium chlorate, aqueous solution		氧化性液体，类别 3＊ 危害水生环境—急性危害，类别 2 危害水生环境—长期危害，类别 2	
1534	氯酸镁		magnesium chlorate	10326-21-3	氧化性固体，类别 2	
1535	氯酸钠		sodium chlorate	7775-09-9	氧化性固体，类别 1 危害水生环境—急性危害，类别 2 危害水生环境—长期危害，类别 2	
	氯酸钠溶液		sodium chlorate, aqueous solution		氧化性液体，类别 3＊ 危害水生环境—急性危害，类别 2 危害水生环境—长期危害，类别 2	
1536	氯酸溶液［浓度≤10%］		chloric acid, aqueous solution, with not more than 10% chloric acid	7790-93-4	氧化性液体，类别 2＊ 金属腐蚀物，类别 1	
1537	氯酸铯		cesium chlorate	13763-67-2	氧化性固体，类别 2	
1538	氯酸锶		strontium chlorate	7791-10-8	氧化性固体，类别 2	
1539	氯酸铊		thallium chlorate	13453-30-0	氧化性固体，类别 2 急性毒性—经口，类别 2＊ 急性毒性—吸入，类别 2＊ 特异性靶器官毒性—反复接触，类别 2＊ 危害水生环境—急性危害，类别 2 危害水生环境—长期危害，类别 2	
1540	氯酸铜		copper chlorate	26506-47-8	氧化性固体，类别 2	
1541	氯酸锌		zinc chlorate	10361-95-2	氧化性固体，类别 2 危害水生环境—急性危害，类别 1 危害水生环境—长期危害，类别 1	
1542	氯酸银		silver chlorate	7783-92-8	氧化性固体，类别 2	
1543	1-氯戊烷	氯代正戊烷	1-chloropentane	543-59-9	易燃液体，类别 2	
1544	2-氯硝基苯	邻氯硝基苯	2-chloronitrobenzene; o-chloronitrobenzene	88-73-3	急性毒性—经口，类别 3 急性毒性—经皮，类别 3 急性毒性—吸入，类别 3 严重眼损伤/眼刺激，类别 2B 特异性靶器官毒性—反复接触，类别 1 危害水生环境—长期危害，类别 3	
1545	3-氯硝基苯	间氯硝基苯	3-chloronitrobenzene; m-chloronitrobenzene	121-73-3	危害水生环境—急性危害，类别 2 危害水生环境—长期危害，类别 2	

续表164

序号	品名	别名	英文名	CAS号	危险性类别	备注
1546	4-氯硝基苯	对氯硝基苯；1-氯-4-硝基苯	4-chloronitrobenzene; p-chloronitrobenzene; 1-chloro-4-nitrobenzene	100-00-5	急性毒性—经口，类别3* 急性毒性—经皮，类别3* 急性毒性—吸入，类别3* 生殖细胞致突变性，类别2 特异性靶器官毒性—反复接触，类别2* 危害水生环境—急性危害，类别2 危害水生环境—长期危害，类别2	
1547	氯硝基苯异构体混合物	混合硝基氯化苯；冷母液	chloronitrobenzene isomers mixture; mixed nitrochlorobenzene; cold mother liquor	25167-93-5	急性毒性—经口，类别3* 急性毒性—经皮，类别3* 急性毒性—吸入，类别3* 危害水生环境—长期危害，类别3*	
1548	氯溴甲烷	甲撑溴氯；溴氯甲烷	bromo chloro methane; bromochloromethane	74-97-5	皮肤腐蚀/刺激，类别2 特异性靶器官毒性——次接触，类别3（麻醉效应）	
1549	2-氯乙醇	乙撑氯醇；氯乙醇	2-chloroethanol; ethylene chlorohydrin; 2-chloroethyl alcohol; glycol chlorohydrin; β-chloroethyl alcohol	107-07-3	急性毒性—经口，类别2* 急性毒性—经皮，类别1 急性毒性—吸入，类别2* 危害水生环境—急性危害，类别2	剧毒
1550	氯乙腈	氰化氯甲烷；氯甲基氰	chloroacetonitrile; chloromethyl cyanide; 2-chloroethanenitrile	107-14-2	急性毒性—经口，类别3* 急性毒性—经皮，类别3* 急性毒性—吸入，类别3* 危害水生环境—急性危害，类别2 危害水生环境—长期危害，类别2	
1551	氯乙酸	氯醋酸；一氯醋酸	chloroacetic acid; monochloroacetic acid	79-11-8	急性毒性—经口，类别3* 急性毒性—经皮，类别3* 急性毒性—吸入，类别2 皮肤腐蚀/刺激，类别1B 严重眼损伤/眼刺激，类别1 特异性靶器官毒性——次接触，类别3（呼吸道刺激） 危害水生环境—急性危害，类别1	
1552	氯乙酸丁酯	氯醋酸丁酯	butyl chloroacetate; chloroacetic acid butyl ester	590-02-3	急性毒性—经皮，类别2	
1553	氯乙酸酐	氯醋酸酐	chloroacetic anhydride; chloroethanoic anhydride	541-88-8	急性毒性—经口，类别3* 急性毒性—经皮，类别3* 急性毒性—吸入，类别3* 皮肤腐蚀/刺激，类别1 严重眼损伤/眼刺激，类别1 危害水生环境—急性危害，类别1	

续表165

序号	品名	别名	英文名	CAS 号	危险性类别	备注
1554	氯乙酸甲酯	氯醋酸甲酯	methyl chloroacetate; chloroacetic acid methyl ester	96-34-4	易燃液体，类别 3 急性毒性—经口，类别 3 * 急性毒性—吸入，类别 3 * 皮肤腐蚀/刺激，类别 2 严重眼损伤/眼刺激，类别 1 特异性靶器官毒性——次接触，类别 3（呼吸道刺激） 危害水生环境—急性危害，类别 2	
1555	氯乙酸钠		sodium chloroacetate; sodium salt of chloroacetic acid	3926-62-3	急性毒性—经口，类别 3 * 皮肤腐蚀/刺激，类别 2 危害水生环境—急性危害，类别 1	
1556	氯乙酸叔丁酯	氯醋酸叔丁酯	tert-butyl chloroacetate; chloroacetic acid t-butyl ester	107-59-5	易燃液体，类别 3 急性毒性—吸入，类别 3 皮肤腐蚀/刺激，类别 1 严重眼损伤/眼刺激，类别 1	
1557	氯乙酸乙烯酯	氯醋酸乙烯酯；乙烯基氯乙酸酯	vinyl chloroacetate; chloroacetic acid vinyl ester	2549-51-1	易燃液体，类别 3	
1558	氯乙酸乙酯	氯醋酸乙酯	ethyl chloroacetate; chloroacetic acid ethyl ester	105-39-5	急性毒性—经口，类别 3 急性毒性—经皮，类别 3 急性毒性—吸入，类别 3 危害水生环境—急性危害，类别 1	
1559	氯乙酸异丙酯	氯醋酸异丙酯	isopropyl chloroacetate; chloroacetic acid isopropyl ester	105-48-6	易燃液体，类别 3 急性毒性—经口，类别 3 * 皮肤腐蚀/刺激，类别 2 严重眼损伤/眼刺激，类别 2 特异性靶器官毒性——次接触，类别 3（呼吸道刺激）	
1560	氯乙烷	乙基氯	chloroethane; ethyl chloride	75-00-3	易燃气体，类别 1 加压气体 危害水生环境—长期危害，类别 3	
1561	氯乙烯［稳定的］	乙烯基氯	vinyl chloride, stabilized; chloroethylene; vinyl chloride	75-01-4	易燃气体，类别 1 化学不稳定性气体，类别 B 加压气体 致癌性，类别 1A	
1562	2-氯乙酰-N-乙酰苯胺	邻氯乙酰-N-乙酰苯胺	2-chloroacetoacetanilide; o-chloroaceto-N-acetanilide	93-70-9	危害水生环境—长期危害，类别 3	
1563	氯乙酰氯	氯化氯乙酰	chloroacetyl chloride	79-04-9	急性毒性—经口，类别 3 * 急性毒性—经皮，类别 3 * 急性毒性—吸入，类别 3 * 皮肤腐蚀/刺激，类别 1A 严重眼损伤/眼刺激，类别 1 特异性靶器官毒性—反复接触，类别 1 危害水生环境—急性危害，类别 1	

续表166

序号	品名	别名	英文名	CAS 号	危险性类别	备注
1564	4-氯正丁酸乙酯		ethyl 4-chlorobutyrate	3153-36-4	皮肤腐蚀/刺激，类别 2 严重眼损伤/眼刺激，类别 2 特异性靶器官毒性——一次接触，类别 3（呼吸道刺激）	
1565	马来酸酐	马来酐；失水苹果酸酐；顺丁烯二酸酐	maleic anhydride; butenedioic anhydride	108-31-6	皮肤腐蚀/刺激，类别 1B 严重眼损伤/眼刺激，类别 1 呼吸道致敏物，类别 1 皮肤致敏物，类别 1	
1566	吗啉		morpholine	110-91-8	易燃液体，类别 3 皮肤腐蚀/刺激，类别 1B 严重眼损伤/眼刺激，类别 1	
1567	煤焦酚	杂酚；粗酚	coal tar phenol; alkaline extract	65996-83-0	生殖细胞致突变性，类别 1B	
1568	煤焦沥青	焦油沥青；煤沥青；煤膏	pitch, coal tar, high-temp; tar asphal	65996-93-2	生殖细胞致突变性，类别 1B 致癌性，类别 1A 生殖毒性，类别 1B 危害水生环境—急性危害，类别 1 危害水生环境—长期危害，类别 1	
1569	煤焦油		tar oil	8007-45-2	易燃液体，类别 2 致癌性，类别 1A 危害水生环境—急性危害，类别 2 危害水生环境—长期危害，类别 2	
1570	煤气		coal gas		易燃气体，类别 1 加压气体	
1571	煤油	火油；直馏煤油	lamp oil; kerosine; straight run kerosine	8008-20-6	易燃液体，类别 3 * 吸入危害，类别 1 危害水生环境—急性危害，类别 2 危害水生环境—长期危害，类别 2	
1572	镁		magnesium	7439-95-4	(1) 粉末： 自热物质和混合物，类别 1 遇水放出易燃气体的物质和混合物，类别 2 (2) 丸状、旋屑或带状： 易燃固体，类别 2	
1573	镁合金［片状、带状或条状，含镁 > 50%］		magnesium alloy (pellet, turning or ribbon), with more than 50% magnesium		易燃固体，类别 2 遇水放出易燃气体的物质和混合物，类别 2	
1574	镁铝粉		magnesium aluminium powder		遇水放出易燃气体的物质和混合物，类别 2 自热物质和混合物，类别 1	
1575	锰酸钾		potassium manganate(Ⅵ)	10294-64-1	氧化性固体，类别 2	
1576	迷迭香油		rosemany oil	8000-25-7	易燃液体，类别 3	

续表167

序号	品名	别名	英文名	CAS 号	危险性类别	备注
1577	米许合金［浸在煤油中的］		misch metal(suspended in kerosene)		易燃液体，类别 3 * 遇水放出易燃气体的物质和混合物，类别 3 * 危害水生环境—急性危害，类别 2 危害水生环境—长期危害，类别 2	
1578	脒基亚硝氨基脒基叉肼［含水≥30%］		guanyl nitrosaminoguanylidene hydrazine, wetted with not less than 30% water, by mass		爆炸物，1.1 项	
1579	脒基亚硝氨基脒基四氮烯［湿的，按质量含水或乙醇和水的混合物不低于 30%］	四氮烯；特屈拉辛	guanyl nitrosaminoguanyltetrazene, wetted with not less than 30% water, or mixture of alcohol and water, bymass; tetrazene	109-27-3	爆炸物，1.1 项 危害水生环境—急性危害，类别 1 危害水生环境—长期危害，类别 1	
1580	木防己苦毒素	苦毒浆果（木防己属）	picrotoxin; cocculin	124-87-8	急性毒性—经口，类别 2 危害水生环境—急性危害，类别 2 危害水生环境—长期危害，类别 2	
1581	木馏油	木焦油	wood tar oil; wood tar	8021-39-4	皮肤腐蚀/刺激，类别 1 严重眼损伤/眼刺激，类别 1 皮肤致敏物，类别 1 危害水生环境—长期危害，类别 3	
1582	钠	金属钠	sodium	7440-23-5	遇水放出易燃气体的物质和混合物，类别 1 皮肤腐蚀/刺激，类别 1B 严重眼损伤/眼刺激，类别 1	
1583	钠石灰［含氢氧化钠>4%］	碱石灰	soda lime, with more than 4% sodium hydroxide; natroncalk	8006-28-8	皮肤腐蚀/刺激，类别 1 严重眼损伤/眼刺激，类别 1	
1584	氖［压缩的或液化的］		neon, compressed or liquefied	7440-01-9	加压气体	
1585	萘	粗萘；精萘；萘饼	naphthalene; crude naphthalene; refined naphthalene; tar camphor	91-20-3	易燃固体，类别 2 致癌性，类别 2 危害水生环境—急性危害，类别 1 危害水生环境—长期危害，类别 1	
1586	1-萘胺	α-萘胺；1-氨基萘	1-naphthylamine; α-naphthylamine; 1-aminonaphthalene	134-32-7	急性毒性—经皮，类别 3 危害水生环境—急性危害，类别 2 危害水生环境—长期危害，类别 2	
1587	2-萘胺	β-萘胺；2-氨基萘	2-naphthylamine; β-naphthylamine; 2-aminonaphthalene	91-59-8	致癌性，类别 1A 危害水生环境—急性危害，类别 2 危害水生环境—长期危害，类别 2	
1588	1, 8-萘二甲酸酐	萘酐	naphthalene-1, 8-dicarboxylic anhydride; 1, 8-naphthalic anhydride	81-84-5	易燃固体，类别 2	

续表168

序号	品名	别名	英文名	CAS 号	危险性类别	备注
1589	萘磺汞	双苯汞亚甲基二萘磺酸酯；汞加芬；双萘磺酸苯汞	hydrargaphen; bis (phenylmercury) 3, 3'-methylenedinaphthalene-2-sulfonate	14235-86-0	急性毒性—经口，类别 2* 急性毒性—经皮，类别 1 急性毒性—吸入，类别 2* 特异性靶器官毒性—反复接触，类别 2* 危害水生环境—急性危害，类别 1 危害水生环境—长期危害，类别 1	
1590	1-萘基硫脲	α-萘硫脲；安妥	1-naphthylthiourea; α-naphthyl thiourea; antu	86-88-4	急性毒性—经口，类别 2*	
1591	1-萘甲腈	萘甲腈；α-萘甲腈	1-naphthonitrile; α-naphthonitrile; 1-cyanonaphthalene; 1-naphthalene carbonitrile	86-53-3	皮肤腐蚀/刺激，类别 2 严重眼损伤/眼刺激，类别 2 特异性靶器官毒性——次接触，类别 3（呼吸道刺激）	
1592	1-萘氧基二氯化膦		1-naphthoxy phosphorus dichloride	91270-74-5	皮肤腐蚀/刺激，类别 2	
1593	镍催化剂［干燥的］		nickel catalyst, dry		自燃固体，类别 1 致癌性，类别 2	
1594	2, 2'-偶氮-二-（2, 4-二甲基-4-甲氧基戊腈）		2, 2'-azodi-(2, 4-dimethyl-4-methoxyvaleronitrile)	15545-97-8	自反应物质和混合物，D 型	
1595	2, 2'-偶氮-二-（2, 4-二甲基戊腈）	偶氮二异庚腈	2, 2'-azodi-(2, 4-dimethyl valeronitrile)	4419-11-8	自反应物质和混合物，D 型	
1596	2, 2'-偶氮二-（2-甲基丙酸乙酯）		2, 2'-azodi(ethyl-2-methylpropionate); diethyl 2, 2'-azobis[2-methylpropionate]	3879-07-0	自反应物质和混合物，D 型	
1597	2, 2'-偶氮-二-（2-甲基丁腈）		2, 2'-azodi-(2-methylbutyronitrile)	13472-08-7	自反应物质和混合物，D 型	
1598	1, 1'-偶氮-二-（六氢苄腈）	1, 1'-偶氮二（环己基甲腈）	1, 1'-azodi-(hexahydrobenzonitrile)	2094-98-6	自反应物质和混合物，D 型	
1599	偶氮二甲酰胺	发泡剂 AC；二氮烯二甲酰胺	C, C'-azodi(formamide); 1, 1'-azobis-formamid; foaming agent AC	123-77-3	易燃固体，类别 1 呼吸道致敏物，类别 1 皮肤致敏物，类别 1 危害水生环境—长期危害，类别 3	
1600	2, 2'-偶氮二异丁腈	发泡剂 N；ADIN；2-甲基丙腈	2, 2'-dimethyl-2, 2'-azodipropiononitrile; foaming agent N; ADIN	78-67-1	自反应物质和混合物，C 型 危害水生环境—长期危害，类别 3	
1601	哌啶	六氢吡啶；氮己环	piperidine; hexahydropyridine; pentamethyleneimine	110-89-4	易燃液体，类别 2 急性毒性—经皮，类别 3* 急性毒性—吸入，类别 3* 皮肤腐蚀/刺激，类别 1B 严重眼损伤/眼刺激，类别 1	

续表169

序号	品名	别名	英文名	CAS号	危险性类别	备注
1602	哌嗪	对二氮已环	piperazine; hexahydrodiazine	110-85-0	皮肤腐蚀/刺激，类别1B 严重眼损伤/眼刺激，类别1 呼吸道致敏物，类别1 皮肤致敏物，类别1 生殖毒性，类别2	
1603	α-蒎烯	α-松油萜	α-pinene	80-56-8	易燃液体，类别3 皮肤腐蚀/刺激，类别2 皮肤致敏物，类别1 吸入危害，类别1 危害水生环境—急性危害，类别1 危害水生环境—长期危害，类别1	
1604	β-蒎烯		β-pinene	127-91-3	易燃液体，类别3 皮肤腐蚀/刺激，类别2 皮肤致敏物，类别1 吸入危害，类别1 危害水生环境—急性危害，类别1 危害水生环境—长期危害，类别1	
1605	硼氢化钾	氢硼化钾	potassium borohydride; potassium tetrahydroborate	13762-51-1	遇水放出易燃气体的物质和混合物，类别1 急性毒性—经口，类别3 急性毒性—经皮，类别3	
1606	硼氢化锂	氢硼化锂	lithium borohydride; lithium tetrahydroborate	16949-15-8	遇水放出易燃气体的物质和混合物，类别1	
1607	硼氢化铝	氢硼化铝	aluminium borohydride; aluminium tetrahydroborate	16962-07-5	自燃固体，类别1 遇水放出易燃气体的物质和混合物，类别1	
1608	硼氢化钠	氢硼化钠	sodium borohydride; sodium tetrahydroborate	16940-66-2	遇水放出易燃气体的物质和混合物，类别1 急性毒性—经口，类别3 皮肤腐蚀/刺激，类别1C 严重眼损伤/眼刺激，类别1	
1609	硼酸		boric acid	10043-35-3	生殖毒性，类别1B	
1610	硼酸三甲酯	三甲氧基硼烷	trimethyl borate; methyl borate	121-43-7	易燃液体，类别3	
1611	硼酸三乙酯	三乙氧基硼烷	ethyl borate; boric acid, triethyl ester; triethyl borate	150-46-9	易燃液体，类别2	
1612	硼酸三异丙酯	硼酸异丙酯	triisopropyl borate	5419-55-6	易燃液体，类别2	

续表170

序号	品名	别名	英文名	CAS 号	危险性类别	备注
1613	铍粉		beryllium powder	7440-41-7	易燃固体，类别 2 急性毒性—经口，类别 3 * 急性毒性—吸入，类别 2 * 皮肤腐蚀/刺激，类别 2 严重眼损伤/眼刺激，类别 2 皮肤致敏物，类别 1 致癌性，类别 1A 特异性靶器官毒性——次接触，类别 3（呼吸道刺激） 特异性靶器官毒性—反复接触，类别 1	
1614	偏钒酸铵		ammonium metavanadate; ammonium trioxovanadate	7803-55-6	急性毒性—经口，类别 3 急性毒性—吸入，类别 1 皮肤腐蚀/刺激，类别 2 严重眼损伤/眼刺激，类别 2 特异性靶器官毒性——次接触，类别 3（呼吸道刺激） 危害水生环境—长期危害，类别 3	
1615	偏钒酸钾		potassium metavanadate	13769-43-2	急性毒性—经口，类别 2 皮肤腐蚀/刺激，类别 2 严重眼损伤/眼刺激，类别 2 特异性靶器官毒性——次接触，类别 3（呼吸道刺激） 危害水生环境—长期危害，类别 3	
1616	偏高碘酸钾		potassium meta-periodate		氧化性固体，类别 2	
1617	偏高碘酸钠		sodium meta-periodate		氧化性固体，类别 2	
1618	偏硅酸钠	三氧硅酸二钠	disodium metasilicate	6834-92-0	皮肤腐蚀/刺激，类别 1B 严重眼损伤/眼刺激，类别 1 特异性靶器官毒性——次接触，类别 3（呼吸道刺激）	
1619	偏砷酸		meta-arsenic acid	10102-53-1	急性毒性—经口，类别 3 * 急性毒性—吸入，类别 3 * 致癌性，类别 1A 危害水生环境—急性危害，类别 1 危害水生环境—长期危害，类别 1	
1620	偏砷酸钠		sodium meta-arsenate	15120-17-9	急性毒性—经口，类别 3 * 急性毒性—吸入，类别 3 * 致癌性，类别 1A 危害水生环境—急性危害，类别 1 危害水生环境—长期危害，类别 1	
1621	漂白粉		bleaching powder		氧化性固体，类别 2 皮肤腐蚀/刺激，类别 1B 严重眼损伤/眼刺激，类别 1 危害水生环境—急性危害，类别 1 危害水生环境—长期危害，类别 1	

续表171

序号	品名	别名	英文名	CAS号	危险性类别	备注
1622	漂粉精［含有效氯>39%］	高级晒粉	bleaching powder, concentrated, containing more than 39% available chlorine		氧化性固体，类别2 皮肤腐蚀/刺激，类别1B 严重眼损伤/眼刺激，类别1 危害水生环境—急性危害，类别1 危害水生环境—长期危害，类别1	
1623	葡萄糖酸汞		mercury gluconate	63937-14-4	急性毒性—经口，类别2* 急性毒性—经皮，类别1 急性毒性—吸入，类别2* 特异性靶器官毒性—反复接触，类别2* 危害水生环境—急性危害，类别1 危害水生环境—长期危害，类别1	
1624	七氟丁酸	全氟丁酸	heptafluorobutyric acid; perfluorobutyric acid	375-22-4	皮肤腐蚀/刺激，类别1 严重眼损伤/眼刺激，类别1	
1625	七硫化四磷	七硫化磷	phosphorus heptasulphide	12037-82-0	易燃固体，类别1	
1626	七溴二苯醚		heptabromodiphenyl oxide	68928-80-3	生殖毒性，类别1B	
1627	2, 2', 3, 3', 4, 5', 6'-七溴二苯醚		2, 2', 3, 3', 4, 5', 6'-heptabromodiphenyl ether	446255-22-7	生殖毒性，类别1B	
1628	2, 2', 3, 4, 4', 5', 6-七溴二苯醚		2, 2', 3, 4, 4', 5', 6-Heptabromodiphenyl ether	207122-16-5	生殖毒性，类别1B	
1629	1, 4, 5, 6, 7, 8, 8-七氯-3a, 4, 7, 7a-四氢-4, 7-亚甲基茚	七氯	1, 4, 5, 6, 7, 8, 8-heptachloro-3a, 4, 7, 7a-tetrahydro-4, 7-methanoindene; heptachlor; heptachlorane; Rhodiachlor	76-44-8	急性毒性—经口，类别3* 急性毒性—经皮，类别3* 致癌性，类别2 特异性靶器官毒性—反复接触，类别2* 危害水生环境—急性危害，类别1 危害水生环境—长期危害，类别1	
1630	汽油		Gasoline	86290-81-5	易燃液体，类别2* 生殖细胞致突变性，类别1B 致癌性，类别2 吸入危害，类别1 危害水生环境—急性危害，类别2 危害水生环境—长期危害，类别2	
	乙醇汽油		ethanol gasoline		易燃液体，类别2* 生殖细胞致突变性，类别1B 致癌性，类别2 吸入危害，类别1 危害水生环境—急性危害，类别2 危害水生环境—长期危害，类别2	
	甲醇汽油		methanol gasoline		易燃液体，类别2* 生殖细胞致突变性，类别1B 致癌性，类别2 特异性靶器官毒性——次接触，类别1 吸入危害，类别1 危害水生环境—急性危害，类别2 危害水生环境—长期危害，类别2	

续表172

序号	品名	别名	英文名	CAS 号	危险性类别	备注
1631	铅汞齐		lead amalgam		急性毒性—经口，类别 2 * 急性毒性—经皮，类别 1 急性毒性—吸入，类别 2 * 特异性靶器官毒性—反复接触，类别 2 * 危害水生环境—急性危害，类别 1 危害水生环境—长期危害，类别 1	
1632	1-羟环丁-1-烯-3, 4-二酮	半方形酸	1-hydroxy-cyclobut-1-ene-3, 4-dione; semisquaric acid; moniliformin	31876-38-7	急性毒性—经口，类别 2	
1633	3-羟基-1, 1-二甲基丁基过氧新癸酸［含量≤52%，含A 型稀释剂≥48%］		3-hydroxy-1, 1-dimethylbutyl peroxyneodecanoate (not more than 52%, and diluent type A not less than 48%)	95718-78-8	有机过氧化物，E 型	
	3-羟基-1, 1-二甲基丁基过氧新癸酸［含量≤52%，在水中稳定弥散］		3-hydroxy-1, 1-dimethylbutyl peroxyneodecanoate (not more than 52% as a stable dispersion in water)		有机过氧化物，F 型	
	3-羟基-1, 1-二甲基丁基过氧新癸酸［含量≤77%，含A 型稀释剂≥23%］		3-hydroxy-1, 1-dimethylbutyl peroxyneodecanoate (not more than 77%, and diluent type A not less than 23%)		有机过氧化物，D 型	
1634	N-3-［1-羟基-2-（甲氨基）乙基］苯基甲烷磺酰胺甲磺酸盐	酰胺福林-甲烷磺酸盐	N-3-[1-hydroxy-2-(methylamino) ethyl] phenyl, methanesulfonamide mesylate; amidephrine mesylate; fentrinol	1421-68-7	急性毒性—经口，类别 2	
1635	3-羟基-2-丁酮	乙酰甲基甲醇	3-hydroxy-2-butanone; acetyl methyl carbinol	513-86-0	易燃液体，类别 3 皮肤腐蚀/刺激，类别 2 *	
1636	4-羟基-4-甲基-2-戊酮	双丙酮醇	4-hydroxy-4-methylpentan-2-one; diacetone alcohol	123-42-2	易燃液体，类别 2 严重眼损伤/眼刺激，类别 2	
1637	2-羟基丙腈	乳腈	2-hydroxypropionitrile; lactonitrile; acetocyanohydrin; aktonitril	78-97-7	急性毒性—经口，类别 2 急性毒性—经皮，类别 1 急性毒性—吸入，类别 1 危害水生环境—急性危害，类别 1	剧毒
1638	2-羟基丙酸甲酯	乳酸甲酯	methyl-2-hydroxypropionate; methyl lactate	547-64-8	易燃液体，类别 3 严重眼损伤/眼刺激，类别 2 特异性靶器官毒性——次接触，类别 3（呼吸道刺激）	

续表173

序号	品名	别名	英文名	CAS号	危险性类别	备注
1639	2-羟基丙酸乙酯	乳酸乙酯	ethyl 2-hydroxypropanoate; ethyl lactate; ethyl DL-lactate	97-64-3	易燃液体，类别3 严重眼损伤/眼刺激，类别1 特异性靶器官毒性——一次接触，类别3（呼吸道刺激）	
1640	3-羟基丁醛	3-丁醇醛；丁间醇醛	3-hydroxybutyraldehyde; 3-butanolal; acetaldol	107-89-1	急性毒性—经皮，类别2 严重眼损伤/眼刺激，类别2	
1641	羟基甲基汞		methyl mercuric hydroxide	1184-57-2	急性毒性—经口，类别2* 急性毒性—经皮，类别1 急性毒性—吸入，类别2* 致癌性，类别2 特异性靶器官毒性—反复接触，类别2* 危害水生环境—急性危害，类别1 危害水生环境—长期危害，类别1	
1642	羟基乙腈	乙醇腈	2-hydroxyacetonitrile; glycolonitrile; cyanomethanol	107-16-4	急性毒性—经口，类别2 急性毒性—经皮，类别1	剧毒
1643	羟基乙硫醚	α-乙硫基乙醇	hydroxy ethyl sulfide; α-ethylthioethanol	110-77-0	严重眼损伤/眼刺激，类别1 危害水生环境—长期危害，类别3	
1644	3-（2-羟基乙氧基）-4-吡咯烷基-1-苯重氮氯化锌盐		3-（2-hydroxy exhoxy）-4-pyrrolidin-1-ylbenzene diazonium zinc chloride		自反应物质和混合物，D型	
1645	2-羟基异丁酸乙酯	2-羟基-2-甲基丙酸乙酯	ethyl 2-hydroxy-iso-butyrate; ethyl 2-hydroxy-2-methyl propionate	80-55-7	易燃液体，类别3	
1646	羟间唑啉（盐酸盐）		oxymetazoline hydrochloride; afrazine; neonabel	2315-02-8	急性毒性—经口，类别1	剧毒
1647	柴油		diesel oil	68334-30-5	易燃液体，类别3	
1648	氢	氢气	hydrogen	1333-74-0	易燃气体，类别1 加压气体	
1649	氢碘酸	碘化氢溶液	hydriodic acid	10034-85-2	皮肤腐蚀/刺激，类别1B 严重眼损伤/眼刺激，类别1	
1650	氢氟酸	氟化氢溶液	hydrofluoric acid; hydrogen fluoride solution	7664-39-3	急性毒性—经口，类别2* 急性毒性—经皮，类别1 急性毒性—吸入，类别2* 皮肤腐蚀/刺激，类别1A 严重眼损伤/眼刺激，类别1	
1651	氢过氧化蒎烷［56%<含量≤100%］		pinanyl hydroperoxide (more than 56%); pinane hydroperoxide	28324-52-9	有机过氧化物，D型 皮肤腐蚀/刺激，类别1 严重眼损伤/眼刺激，类别1	
	氢过氧化蒎烷［含量≤56%，含A型稀释剂≥44%］		pinanyl hydroperoxide (not more than 56%, and diluent type A not less than 44%)		有机过氧化物，F型	

续表174

序号	品名	别名	英文名	CAS 号	危险性类别	备注
1652	氢化钡		barium hydride	13477-09-3	遇水放出易燃气体的物质和混合物，类别 2	
1653	氢化钙		calcium hydride	7789-78-8	遇水放出易燃气体的物质和混合物，类别 1	
1654	氢化锆		zirconium hydride	7704-99-6	易燃固体，类别 1	
1655	氢化钾		potassium hydride	7693-26-7	遇水放出易燃气体的物质和混合物，类别 1	
1656	氢化锂		lithium hydride	7580-67-8	遇水放出易燃气体的物质和混合物，类别 1 急性毒性—经口，类别 3 急性毒性—吸入，类别 2 皮肤腐蚀/刺激，类别 1 严重眼损伤/眼刺激，类别 1 生殖毒性，类别 1A 特异性靶器官毒性——次接触，类别 1	
1657	氢化铝		aluminium hydride	7784-21-6	遇水放出易燃气体的物质和混合物，类别 1	
1658	氢化铝锂	四氢化铝锂	aluminium lithium hydride; lithium tetrahydroaluminate	16853-85-3	遇水放出易燃气体的物质和混合物，类别 1 皮肤腐蚀/刺激，类别 1A 严重眼损伤/眼刺激，类别 1	
1659	氢化铝钠	四氢化铝钠	sodium aluminium hydride; sodium tetrahydraluminate	13770-96-2	遇水放出易燃气体的物质和混合物，类别 2	
1660	氢化镁	二氢化镁	magnesium hydride; magnesium dihydride	7693-27-8	遇水放出易燃气体的物质和混合物，类别 1	
1661	氢化钠		sodium hydride	7646-69-7	遇水放出易燃气体的物质和混合物，类别 1	
1662	氢化钛		titanium hydride	7704-98-5	易燃固体，类别 1	
1663	氢气和甲烷混合物		hydrogen and methane mixtures, compressed		易燃气体，类别 1 加压气体	
1664	氢氰酸［含量≤20%］		hydrocyanic acid, with not more than 20% hydrogen cyanide	74-90-8	急性毒性—经口，类别 2 * 急性毒性—经皮，类别 1 急性毒性—吸入，类别 2 * 危害水生环境—急性危害，类别 1 危害水生环境—长期危害，类别 1	
	氢氰酸蒸熏剂		hydrocyanic acid fumigant		急性毒性—经口，类别 2 * 急性毒性—经皮，类别 1 急性毒性—吸入，类别 2 * 危害水生环境—急性危害，类别 1 危害水生环境—长期危害，类别 1	
1665	氢溴酸	溴化氢溶液	hydrobromic acid	10035-10-6	皮肤腐蚀/刺激，类别 1A 严重眼损伤/眼刺激，类别 1 特异性靶器官毒性——次接触，类别 3（呼吸道刺激）	

续表175

序号	品名	别名	英文名	CAS 号	危险性类别	备注
1666	氢氧化钡		barium hydroxide	17194-00-2	皮肤腐蚀/刺激，类别 1 严重眼损伤/眼刺激，类别 1 特异性靶器官毒性——一次接触，类别 2 特异性靶器官毒性——一次接触，类别 3（呼吸道刺激）	
1667	氢氧化钾	苛性钾	potassium hydroxide; caustic potash; caustic potassium	1310-58-3	皮肤腐蚀/刺激，类别 1A 严重眼损伤/眼刺激，类别 1	
	氢氧化钾溶液［含量≥30%］		potassium hydroxide solution(not less than 30%)		皮肤腐蚀/刺激，类别 1A 严重眼损伤/眼刺激，类别 1	
1668	氢氧化锂		lithium hydroxide	1310-65-2	急性毒性—吸入，类别 3 皮肤腐蚀/刺激，类别 1 严重眼损伤/眼刺激，类别 1 生殖毒性，类别 1A 特异性靶器官毒性——一次接触，类别 1	
	氢氧化锂溶液		lithium hydroxide solution		急性毒性—吸入，类别 3 皮肤腐蚀/刺激，类别 1 严重眼损伤/眼刺激，类别 1 生殖毒性，类别 1A	
1669	氢氧化钠	苛性钠；烧碱	sodium hydroxide; caustic soda; sodium hydrate	1310-73-2	皮肤腐蚀/刺激，类别 1A 严重眼损伤/眼刺激，类别 1	
	氢氧化钠溶液［含量≥30%］		sodium hydroxide solution (not less than 30%)		皮肤腐蚀/刺激，类别 1A 严重眼损伤/眼刺激，类别 1	
1670	氢氧化铍		beryllium hydroxide	13327-32-7	致癌性，类别 1A 特异性靶器官毒性—反复接触，类别 1	
1671	氢氧化铷		rubidium hydroxide	1310-82-3	皮肤腐蚀/刺激，类别 1 严重眼损伤/眼刺激，类别 1	
	氢氧化铷溶液		rubidium hydroxide solution	1310-82-3	皮肤腐蚀/刺激，类别 1 严重眼损伤/眼刺激，类别 1	
1672	氢氧化铯		cesium hydroxide	21351-79-1	急性毒性—吸入，类别 1 皮肤腐蚀/刺激，类别 1B 严重眼损伤/眼刺激，类别 1 特异性靶器官毒性——一次接触，类别 3（呼吸道刺激）	
	氢氧化铯溶液		cesium hydroxide solution		皮肤腐蚀/刺激，类别 1B 严重眼损伤/眼刺激，类别 1	
1673	氢氧化铊		thallium（Ⅰ）hydroxide	17026-06-1	急性毒性—经口，类别 2＊ 急性毒性—吸入，类别 2＊ 特异性靶器官毒性—反复接触，类别 2＊ 危害水生环境—急性危害，类别 2 危害水生环境—长期危害，类别 2	

续表176

序号	品名	别名	英文名	CAS 号	危险性类别	备注
1674	柴油		diesel oil		易燃液体，类别 3	2022 年 12 月 31 日前，品名范围仅限闭杯闪点≤60℃的柴油
1675	氰	氰气	cyanogen; oxalonitrile; dicyanogen; dicyan	460-19-5	易燃气体，类别 1 加压气体 急性毒性—吸入，类别 2 危害水生环境—急性危害，类别 1 危害水生环境—长期危害，类别 1	
1676	氰氨化钙［含碳化钙>0. 1%］	石灰氮	calcium cyanamide with more than 0. 1% of calcium carbide; calcium carbimide	156-62-7	遇水放出易燃气体的物质和混合物，类别 3 严重眼损伤/眼刺激，类别 1 特异性靶器官毒性——次接触，类别 3（呼吸道刺激） 危害水生环境—急性危害，类别 2	
1677	氰胍甲汞	氰甲汞胍	methylmercuric cyanoguanidine; panogen; morsodren	502-39-6	急性毒性—经口，类别 2 急性毒性—经皮，类别 1 急性毒性—吸入，类别 2 * 特异性靶器官毒性—反复接触，类别 2 * 危害水生环境—急性危害，类别 1 危害水生环境—长期危害，类别 1	剧毒
1678	氰化钡		barium cyanide	542-62-1	急性毒性—经口，类别 2 * 急性毒性—经皮，类别 1 急性毒性—吸入，类别 2 * 危害水生环境—急性危害，类别 1 危害水生环境—长期危害，类别 1	
1679	氰化碘	碘化氰	cyanogen iodide; iodine cyanide	506-78-5	急性毒性—经口，类别 2 * 急性毒性—经皮，类别 1 急性毒性—吸入，类别 2 * 危害水生环境—急性危害，类别 1 危害水生环境—长期危害，类别 1	
1680	氰化钙		calcium cyanide; calcyanide	592-01-8	急性毒性—经口，类别 2 * 危害水生环境—急性危害，类别 1 危害水生环境—长期危害，类别 1	
1681	氰化镉		cadmium cyanide	542-83-6	急性毒性—经口，类别 2 * 急性毒性—经皮，类别 1 急性毒性—吸入，类别 2 * 致癌性，类别 1A 特异性靶器官毒性—反复接触，类别 2 * 危害水生环境—急性危害，类别 1 危害水生环境—长期危害，类别 1	剧毒

续表177

序号	品名	别名	英文名	CAS号	危险性类别	备注
1682	氰化汞	氰化高汞；二氰化汞	mercury(Ⅱ) cyanide; mercury dicyanide	592-04-1	急性毒性—经口，类别2 严重眼损伤/眼刺激，类别2B 皮肤致敏物，类别1 生殖毒性，类别1B 特异性靶器官毒性——次接触，类别1 特异性靶器官毒性—反复接触，类别1 危害水生环境—急性危害，类别1 危害水生环境—长期危害，类别1	
1683	氰化汞钾	汞氰化钾；氰化钾汞	mercuric potassium cyanide; mercury potassium cyanide; potassium tetracyanomercurate	591-89-9	急性毒性—经口，类别2* 急性毒性—经皮，类别1 急性毒性—吸入，类别2* 特异性靶器官毒性—反复接触，类别2 危害水生环境—急性危害，类别1 危害水生环境—长期危害，类别1	
1684	氰化钴（Ⅱ）		cobaltous cyanide	542-84-7	急性毒性—经口，类别2* 急性毒性—经皮，类别1 急性毒性—吸入，类别2* 致癌性，类别2 危害水生环境—急性危害，类别1 危害水生环境—长期危害，类别1	
1685	氰化钴（Ⅲ）		cobalt cyanide (Co(CN)3)	14965-99-2	急性毒性—经口，类别2 急性毒性—经皮，类别1 急性毒性—吸入，类别2 致癌性，类别2 生殖细胞致突变性，类别2 危害水生环境—急性危害，类别1 危害水生环境—长期危害，类别1	
1686	氰化钾	山奈钾	potassuim cyanide	151-50-8	急性毒性—经口，类别2 急性毒性—经皮，类别1 严重眼损伤/眼刺激，类别2 特异性靶器官毒性——次接触，类别2 特异性靶器官毒性—反复接触，类别1 危害水生环境—急性危害，类别1 危害水生环境—长期危害，类别1	剧毒
1687	氰化金		gold cyanide	506-65-0	急性毒性—经口，类别2 急性毒性—经皮，类别1 急性毒性—吸入，类别2 危害水生环境—急性危害，类别1 危害水生环境—长期危害，类别1	
1688	氰化钠	山奈	sodium cyanide	143-33-9	急性毒性—经口，类别2 急性毒性—经皮，类别1 严重眼损伤/眼刺激，类别2 生殖毒性，类别2 特异性靶器官毒性—反复接触，类别1 危害水生环境—急性危害，类别1 危害水生环境—长期危害，类别1	剧毒

续表178

序号	品名	别名	英文名	CAS 号	危险性类别	备注
1689	氰化钠铜锌		sodium copper-zinc cyanide salt		急性毒性—经口，类别 2 急性毒性—经皮，类别 1 急性毒性—吸入，类别 2 危害水生环境—急性危害，类别 1 危害水生环境—长期危害，类别 1	
1690	氰化镍	氰化亚镍	nickel cyanide; nickelous cyanide	557-19-7	急性毒性—经口，类别 3 * 呼吸道致敏物，类别 1 皮肤致敏物，类别 1 致癌性，类别 1A 特异性靶器官毒性—反复接触，类别 1 危害水生环境—急性危害，类别 1 危害水生环境—长期危害，类别 1	
1691	氰化镍钾	氰化钾镍	nickel potassium cyanide	14220-17-8	急性毒性—经口，类别 3 呼吸道致敏物，类别 1 皮肤致敏物，类别 1 致癌性，类别 1A 特异性靶器官毒性——次接触，类别 3（呼吸道刺激） 特异性靶器官毒性—反复接触，类别 1 危害水生环境—长期危害，类别 3	
1692	氰化铅		lead dicyanide	592-05-2	生殖细胞致突变性，类别 2 致癌性，类别 1B 生殖毒性，类别 1A 特异性靶器官毒性—反复接触，类别 1 危害水生环境—急性危害，类别 1 危害水生环境—长期危害，类别 1	
1693	氰化氢	无水氢氰酸	hydrogen cyanide; hydrocyanic acid; hydrocyanic acid, anhydrous	74-90-8	易燃液体，类别 1 急性毒性—吸入，类别 2 * 危害水生环境—急性危害，类别 1 危害水生环境—长期危害，类别 1	剧毒
1694	氰化铈		cerium cyanide		急性毒性—经口，类别 2 * 急性毒性—经皮，类别 1 急性毒性—吸入，类别 2 * 危害水生环境—急性危害，类别 1 危害水生环境—长期危害，类别 1	
1695	氰化铜	氰化高铜	copper cyanide; cupric cyanide	14763-77-0	急性毒性—经口，类别 2 * 急性毒性—经皮，类别 1 急性毒性—吸入，类别 2 * 危害水生环境—急性危害，类别 1 危害水生环境—长期危害，类别 1	
1696	氰化锌		zinc cyanide	557-21-1	急性毒性—经口，类别 3 危害水生环境—急性危害，类别 1 危害水生环境—长期危害，类别 1	
1697	氰化溴	溴化氰	cyanogen bromide; bromine cyanide	506-68-3	急性毒性—经口，类别 2 危害水生环境—急性危害，类别 1 危害水生环境—长期危害，类别 1	

续表179

序号	品名	别名	英文名	CAS 号	危险性类别	备注
1698	氰化金钾		potassium tetrakis(cyano-C) aurate	14263-59-3	急性毒性—经口，类别 2 急性毒性—经皮，类别 1 急性毒性—吸入，类别 2 危害水生环境—急性危害，类别 1 危害水生环境—长期危害，类别 1	
1699	氰化亚金钾		potassium aurocyanide; potassium aurous cyanide	13967-50-5	急性毒性—经口，类别 2 皮肤致敏物，类别 1 特异性靶器官毒性—一次接触，类别 2 危害水生环境—急性危害，类别 1 危害水生环境—长期危害，类别 1	
1700	氰化亚铜		cuprous cyanide	544-92-3	急性毒性—经口，类别 3＊ 皮肤致敏物，类别 1 特异性靶器官毒性—反复接触，类别 1 危害水生环境—急性危害，类别 1 危害水生环境—长期危害，类别 1	
1701	氰化亚铜三钾	氰化亚铜钾	potassium copper(Ⅰ) cyanide	13682-73-0	急性毒性—经口，类别 3＊ 严重眼损伤/眼刺激，类别 2B 特异性靶器官毒性—一次接触，类别 1 特异性靶器官毒性—反复接触，类别 1 危害水生环境—急性危害，类别 1 危害水生环境—长期危害，类别 1	
1702	氰化亚铜三钠	紫铜盐；紫铜矾；氰化铜钠	copper sodium cyanide; sodium cyanocuprate	14264-31-4	急性毒性—经口，类别 3＊ 严重眼损伤/眼刺激，类别 2B 特异性靶器官毒性—一次接触，类别 1 特异性靶器官毒性—反复接触，类别 1 危害水生环境—急性危害，类别 1 危害水生环境—长期危害，类别 1	
	氰化亚铜三钠溶液		sodium cuprocyanide solution		急性毒性—经口，类别 3＊ 严重眼损伤/眼刺激，类别 2B 特异性靶器官毒性—一次接触，类别 1 特异性靶器官毒性—反复接触，类别 1 危害水生环境—急性危害，类别 1 危害水生环境—长期危害，类别 1	
1703	氰化银		silver cyanide	506-64-9	急性毒性—经口，类别 3 严重眼损伤/眼刺激，类别 1 特异性靶器官毒性—反复接触，类别 2 危害水生环境—急性危害，类别 1 危害水生环境—长期危害，类别 1	
1704	氰化银钾	银氰化钾	potassium silver cyanide; potassium cyanoargenate	506-61-6	急性毒性—经口，类别 2 急性毒性—经皮，类别 1 急性毒性—吸入，类别 2＊ 危害水生环境—急性危害，类别 1 危害水生环境—长期危害，类别 1	剧毒

续表180

序号	品名	别名	英文名	CAS 号	危险性类别	备注
1705	(RS)-α-氰基-3-苯氧基苄基(SR)-3-(2,2-二氯乙烯基)-2,2-二甲基环丙烷羧酸酯	氯氰菊酯	cyclopropanecarboxylic acid, 3-(2,2-dichloroethenyl)-2,2-dimethyl-, cyano(3-phenoxyphenyl) methyl ester; cypermethrin	52315-07-8	特异性靶器官毒性——次接触，类别 3（呼吸道刺激） 危害水生环境—急性危害，类别 1 危害水生环境—长期危害，类别 1	
1706	4-氰基苯甲酸	对氰基苯甲酸	4-cyanobenzoic acid; p-cyanobenzoic acid	619-65-8	皮肤腐蚀/刺激，类别 2 严重眼损伤/眼刺激，类别 2 特异性靶器官毒性——次接触，类别 3（呼吸道刺激）	
1707	氰基乙酸	氰基醋酸	cyanoacetic acid; cyanoethanoic acid	372-09-8	皮肤腐蚀/刺激，类别 1B 严重眼损伤/眼刺激，类别 1	
1708	氰基乙酸乙酯	氰基醋酸乙酯；乙基氰基乙酸酯	ethyl cyanoacetate; ethyl cyanoethanoate; cyanoacetic acid ethyl ester	105-56-6	皮肤腐蚀/刺激，类别 2 严重眼损伤/眼刺激，类别 2 特异性靶器官毒性——次接触，类别 3（呼吸道刺激）	
1709	氰尿酰氯	三聚氰酰氯；三聚氯化氰	cyanuric chloride; 2,4,6-trichloro-1,3,5-triazine; cyanuric chloride; tricyanogen chloride; cyanuric trichloride	108-77-0	急性毒性—吸入，类别 2* 皮肤腐蚀/刺激，类别 1B 严重眼损伤/眼刺激，类别 1 皮肤致敏物，类别 1 特异性靶器官毒性——次接触，类别 3（呼吸道刺激）	
1710	氰熔体		black cyanide		急性毒性—经口，类别 2* 危害水生环境—急性危害，类别 1 危害水生环境—长期危害，类别 1	
1711	2-巯基丙酸	硫代乳酸	2-mercaptopropionic acid; thiolactic acid	79-42-5	急性毒性—经口，类别 3 急性毒性—吸入，类别 3 皮肤腐蚀/刺激，类别 1 严重眼损伤/眼刺激，类别 1	
1712	5-巯基四唑并-1-乙酸		5-mercaptotetrazol-1-acetic acid		爆炸物，1.4 项	
1713	2-巯基乙醇	硫代乙二醇；2-羟基-1-乙硫醇	2-hydroxyethyl mercaptan; thioglycol; 2-hydroxy-1-ethanethiol	60-24-2	急性毒性—经口，类别 3 急性毒性—经皮，类别 2 皮肤腐蚀/刺激，类别 2 严重眼损伤/眼刺激，类别 2 特异性靶器官毒性——次接触，类别 2 特异性靶器官毒性—反复接触，类别 2 危害水生环境—急性危害，类别 1 危害水生环境—长期危害，类别 1	
1714	巯基乙酸	氢硫基乙酸；硫代乙醇酸	thioglycolic acid; mercaptoacetic acid; mercaptoethanoic acid	68-11-1	急性毒性—经口，类别 3* 急性毒性—经皮，类别 3* 急性毒性—吸入，类别 3* 皮肤腐蚀/刺激，类别 1B 严重眼损伤/眼刺激，类别 1	

续表181

序号	品名	别名	英文名	CAS 号	危险性类别	备注
1715	全氟辛基磺酸		perfluorooctane sulfonic acid	1763-23-1	生殖毒性，类别1B 生殖毒性，附加类别 特异性靶器官毒性—反复接触，类别1 危害水生环境—急性危害，类别2 危害水生环境—长期危害，类别2	
1716	全氟辛基磺酸铵		ammonium heptadecafluorooctanesu-lphonate	29081-56-9	生殖毒性，类别1B 生殖毒性，附加类别 特异性靶器官毒性—反复接触，类别1 危害水生环境—急性危害，类别2 危害水生环境—长期危害，类别2	
1717	全氟辛基磺酸二癸二甲基铵		didecyldimethylammonium perfluorooctane sulfonate	251099-16-8	生殖毒性，类别1B 生殖毒性，附加类别 特异性靶器官毒性—反复接触，类别1 危害水生环境—急性危害，类别2 危害水生环境—长期危害，类别2	
1718	全氟辛基磺酸二乙醇铵		diethanolammoniu-mperfluorooctane sulfonate	70225-14-8	生殖毒性，类别1B 生殖毒性，附加类别 特异性靶器官毒性—反复接触，类别1 危害水生环境—急性危害，类别2 危害水生环境—长期危害，类别2	
1719	全氟辛基磺酸钾		potassium perfluorooctanesulfonate	2795-39-3	生殖毒性，类别1B 生殖毒性，附加类别 特异性靶器官毒性—反复接触，类别1 危害水生环境—急性危害，类别2 危害水生环境—长期危害，类别2	
1720	全氟辛基磺酸锂		lithium perfluorooctane sulfonate	29457-72-5	生殖毒性，类别1B 生殖毒性，附加类别 特异性靶器官毒性—反复接触，类别1 危害水生环境—急性危害，类别2 危害水生环境—长期危害，类别2	
1721	全氟辛基磺酸四乙基铵		tetraethylammoniumper-fluorooctane sulfonate	56773-42-3	急性毒性—经口，类别3 生殖毒性，类别1B 生殖毒性，附加类别 特异性靶器官毒性—反复接触，类别1 危害水生环境—急性危害，类别2 危害水生环境—长期危害，类别2	
1722	全氟辛基磺酰氟		perfluorooctylsulfonyl fluoride	307-35-7	急性毒性—经口，类别3 生殖毒性，类别1B 生殖毒性，附加类别 特异性靶器官毒性—反复接触，类别1 危害水生环境—急性危害，类别2 危害水生环境—长期危害，类别2	

续表182

序号	品名	别名	英文名	CAS 号	危险性类别	备注
1723	全氯甲硫醇	三氯硫氯甲烷；过氯甲硫醇；四氯硫代碳酰	perchloromethyl mercaptan; trichloromethyl sulfur chloride	594-42-3	急性毒性—经口，类别 3 急性毒性—吸入，类别 1 皮肤腐蚀/刺激，类别 2 严重眼损伤/眼刺激，类别 2A 特异性靶器官毒性—一次接触，类别 1 特异性靶器官毒性—反复接触，类别 1	剧毒
1724	全氯五环癸烷	灭蚁灵	perchlorodihomocubane; mirex	2385-85-5	致癌性，类别 2 生殖毒性，类别 2 生殖毒性，附加类别 危害水生环境—急性危害，类别 1 危害水生环境—长期危害，类别 1	
1725	壬基酚	壬基苯酚	nonylphenol	25154-52-3	皮肤腐蚀/刺激，类别 1B 严重眼损伤/眼刺激，类别 1 生殖毒性，类别 2 危害水生环境—急性危害，类别 1 危害水生环境—长期危害，类别 1	
1726	壬基酚聚氧乙烯醚		nonylphenol ethoxylate	9016-45-9	皮肤腐蚀/刺激，类别 2 严重眼损伤/眼刺激，类别 2A 生殖毒性，类别 2 特异性靶器官毒性—反复接触，类别 2 危害水生环境—急性危害，类别 1 危害水生环境—长期危害，类别 1	
1727	壬基三氯硅烷		nonyltrichlorosilane	5283-67-0	皮肤腐蚀/刺激，类别 1 严重眼损伤/眼刺激，类别 1	
1728	壬烷及其异构体		nonane and its isomers		易燃液体，类别 3 危害水生环境—急性危害，类别 1 危害水生环境—长期危害，类别 1	
1729	1-壬烯		1-nonene	124-11-8	易燃液体，类别 3 皮肤腐蚀/刺激，类别 2 严重眼损伤/眼刺激，类别 2 特异性靶器官毒性—一次接触，类别 3（麻醉效应） 吸入危害，类别 1	
1730	2-壬烯		2-nonene	2216-38-8	易燃液体，类别 3	
1731	3-壬烯		3-nonene	20063-92-7	易燃液体，类别 3	
1732	4-壬烯		4-nonene	2198-23-4	易燃液体，类别 3	
1733	溶剂苯		benzol diluent		易燃液体，类别 2 皮肤腐蚀/刺激，类别 2 严重眼损伤/眼刺激，类别 2 生殖细胞致突变性，类别 1B 致癌性，类别 1A 特异性靶器官毒性—反复接触，类别 1 吸入危害，类别 1 危害水生环境—急性危害，类别 2 危害水生环境—长期危害，类别 3	

续表183

序号	品名	别名	英文名	CAS 号	危险性类别	备注
1734	溶剂油［闭杯闪点≤60℃］		solvent oil		易燃液体，类别 2＊ 生殖细胞致突变性，类别 1B 吸入危害，类别 1 危害水生环境—急性危害，类别 2 危害水生环境—长期危害，类别 2	
1735	乳酸苯汞三乙醇铵		phenylmercuric triethanolammonium lactate; puraturf	23319-66-6	急性毒性—经口，类别 2 急性毒性—经皮，类别 1 急性毒性—吸入，类别 2＊ 特异性靶器官毒性—反复接触，类别 2＊ 危害水生环境—急性危害，类别 1 危害水生环境—长期危害，类别 1	剧毒
1736	乳酸锑		antimony lactate	58164-88-8	危害水生环境—急性危害，类别 2 危害水生环境—长期危害，类别 2	
1737	乳香油		olibanum oil	8016-36-2	易燃液体，类别 3	
1738	噻吩	硫杂茂；硫代呋喃	thiophene; thiofuran	110-02-1	易燃液体，类别 2 皮肤腐蚀/刺激，类别 2 特异性靶器官毒性—反复接触，类别 2 危害水生环境—长期危害，类别 3	
1739	三-（1-吖丙啶基）氧化膦	三吖啶基氧化膦	tri-(1-aziridinyl) phosphine oxide; triethylene phosphoramide; aphoxide	545-55-1	急性毒性—经口，类别 2 急性毒性—经皮，类别 2	
1740	三（2, 3-二溴丙磷酸酯）磷酸盐		tris(2, 3-dibromo-1-propyl) phosphate	126-72-7	生殖细胞致突变性，类别 2 致癌性，类别 1B 生殖毒性，类别 2 特异性靶器官毒性—反复接触，类别 2 危害水生环境—急性危害，类别 2 危害水生环境—长期危害，类别 2	
1741	三（2-甲基氮丙啶）氧化磷	三（2-甲基氮杂环丙烯）氧化膦	tris-(2-methyl-1-aziridinyl) phosphine oxide; tris(1-methyl ethylene) phosphoric triamide	57-39-6	急性毒性—经口，类别 3 急性毒性—经皮，类别 2	
1742	三（环己基）-1, 2, 4-三唑-1-基）锡	三唑锡	1-(tricyclohexylstannyl)-1H-1, 2, 4-triazole; azocyclotin; peropal	41083-11-8	急性毒性—经口，类别 3＊ 急性毒性—吸入，类别 2＊ 皮肤腐蚀/刺激，类别 2 严重眼损伤/眼刺激，类别 1 特异性靶器官毒性——次接触，类别 3（呼吸道刺激） 危害水生环境—急性危害，类别 1 危害水生环境—长期危害，类别 1	
1743	三苯基磷		triphenyl phosphine	603-35-0	皮肤腐蚀/刺激，类别 2 严重眼损伤/眼刺激，类别 2 皮肤致敏物，类别 1 特异性靶器官毒性——次接触，类别 3（呼吸道刺激） 特异性靶器官毒性—反复接触，类别 1	

续表184

序号	品名	别名	英文名	CAS号	危险性类别	备注
1744	三苯基氯硅烷		triphenyl chlorosilane	76-86-8	皮肤腐蚀/刺激，类别1 严重眼损伤/眼刺激，类别1	
1745	三苯基氢氧化锡	三苯基羟基锡	triphenyltin hydroxide; fentin hydroxide	76-87-9	急性毒性—经口，类别3* 急性毒性—经皮，类别3* 急性毒性—吸入，类别2* 皮肤腐蚀/刺激，类别2 严重眼损伤/眼刺激，类别1 生殖毒性，类别2 特异性靶器官毒性—反复接触，类别1 特异性靶器官毒性——次接触，类别3（呼吸道刺激） 危害水生环境—急性危害，类别1 危害水生环境—长期危害，类别1	
1746	三苯基乙酸锡		triphenyltin acetate; fentin acetate	900-95-8	急性毒性—经口，类别3* 急性毒性—经皮，类别3* 急性毒性—吸入，类别2* 皮肤腐蚀/刺激，类别2 严重眼损伤/眼刺激，类别1 生殖毒性，类别2 特异性靶器官毒性—反复接触，类别1 特异性靶器官毒性——次接触，类别3（呼吸道刺激） 危害水生环境—急性危害，类别1 危害水生环境—长期危害，类别1	
1747	三丙基铝		tripropyl aluminium	102-67-0	自燃液体，类别1 遇水放出易燃气体的物质和混合物，类别1	
1748	三丙基氯化锡	氯丙锡；三丙锡氯	tripropyl tin chloride	2279-76-7	急性毒性—经口，类别3 特异性靶器官毒性——次接触，类别1 特异性靶器官毒性——次接触，类别3（呼吸道刺激） 特异性靶器官毒性—反复接触，类别1 危害水生环境—急性危害，类别1 危害水生环境—长期危害，类别1	
1749	三碘化砷	碘化亚砷	arsenic triiodide; arsenous iodide	7784-45-4	急性毒性—经口，类别3* 急性毒性—吸入，类别3* 致癌性，类别1A 危害水生环境—急性危害，类别1 危害水生环境—长期危害，类别1	
1750	三碘化铊		thallium triiodide	13453-37-7	急性毒性—经口，类别2* 急性毒性—吸入，类别2* 特异性靶器官毒性—反复接触，类别2* 危害水生环境—急性危害，类别2 危害水生环境—长期危害，类别2	
1751	三碘化锑		antimony triiodide	64013-16-7	皮肤腐蚀/刺激，类别1 严重眼损伤/眼刺激，类别1 危害水生环境—急性危害，类别2 危害水生环境—长期危害，类别2	

续表185

序号	品名	别名	英文名	CAS 号	危险性类别	备注
1752	三碘甲烷	碘仿	triiodomethane; iodoform	75-47-8	严重眼损伤/眼刺激，类别 2 特异性靶器官毒性——次接触，类别 3（麻醉效应） 危害水生环境—急性危害，类别 2 危害水生环境—长期危害，类别 2	
1753	三碘乙酸	三碘醋酸	triiodoacetic acid; triiodoethanoic acid	594-68-3	皮肤腐蚀/刺激，类别 1 严重眼损伤/眼刺激，类别 1	
1754	三丁基氟化锡		tributyl tin fluoride	1983-10-4	急性毒性—吸入，类别 2 严重眼损伤/眼刺激，类别 2 特异性靶器官毒性——次接触，类别 1 特异性靶器官毒性——次接触，类别 3（呼吸道刺激） 特异性靶器官毒性—反复接触，类别 1 危害水生环境—急性危害，类别 1 危害水生环境—长期危害，类别 1	
1755	三丁基铝		tributyl aluminium	1116-70-7	自燃液体，类别 1 遇水放出易燃气体的物质和混合物，类别 1 皮肤腐蚀/刺激，类别 1B 严重眼损伤/眼刺激，类别 1	
1756	三丁基氯化锡		tributyltin chloride	1461-22-9	急性毒性—经口，类别 3 皮肤腐蚀/刺激，类别 2 严重眼损伤/眼刺激，类别 2A 特异性靶器官毒性——次接触，类别 2 危害水生环境—急性危害，类别 1 危害水生环境—长期危害，类别 1	
1757	三丁基硼		tributyl boron	122-56-5	自燃液体，类别 1	
1758	三丁基氢化锡		tributylstannic hydride	688-73-3	易燃液体，类别 3 急性毒性—经口，类别 3＊ 皮肤腐蚀/刺激，类别 2 严重眼损伤/眼刺激，类别 2 特异性靶器官毒性—反复接触，类别 1 危害水生环境—急性危害，类别 1 危害水生环境—长期危害，类别 1	
1759	S, S, S-三丁基三硫代磷酸酯	三硫代磷酸三丁酯；脱叶磷	S, S, S-tributylphosphorotrithioate; tributyl trithiophosphate; DEF	78-48-8	急性毒性—经口，类别 3 急性毒性—经皮，类别 2 急性毒性—吸入，类别 3 特异性靶器官毒性—反复接触，类别 2 危害水生环境—急性危害，类别 1 危害水生环境—长期危害，类别 1	
1760	三丁基锡苯甲酸		tributyltin benzoate	4342-36-3	急性毒性—经口，类别 3＊ 皮肤腐蚀/刺激，类别 2 严重眼损伤/眼刺激，类别 2 特异性靶器官毒性—反复接触，类别 1 危害水生环境—急性危害，类别 1 危害水生环境—长期危害，类别 1	

续表186

序号	品名	别名	英文名	CAS 号	危险性类别	备注
1761	三丁基锡环烷酸		stannane, tributyl-, mono (naphthenoyloxy) derivs	85409-17-2	急性毒性—经口，类别 3 急性毒性—吸入，类别 2 特异性靶器官毒性——次接触，类别 1 危害水生环境—急性危害，类别 1 危害水生环境—长期危害，类别 1	
1762	三丁基锡亚油酸		tributyltin linoleate	24124-25-2	急性毒性—经口，类别 3 * 皮肤腐蚀/刺激，类别 2 严重眼损伤/眼刺激，类别 2 特异性靶器官毒性—反复接触，类别 1 危害水生环境—急性危害，类别 1 危害水生环境—长期危害，类别 1	
1763	三丁基氧化锡		tributyltin oxide	56-35-9	急性毒性—经口，类别 3 急性毒性—经皮，类别 3 急性毒性—吸入，类别 2 皮肤腐蚀/刺激，类别 2 严重眼损伤/眼刺激，类别 2A 特异性靶器官毒性——次接触，类别 3（呼吸道刺激） 特异性靶器官毒性—反复接触，类别 1 危害水生环境—急性危害，类别 1 危害水生环境—长期危害，类别 1	
1764	三丁锡甲基丙烯酸		tributyltin methacrylate	2155-70-6	急性毒性—经口，类别 3 危害水生环境—急性危害，类别 1 危害水生环境—长期危害，类别 1	
1765	三氟丙酮		trifluoroacetone	421-50-1	易燃液体，类别 1	
1766	三氟化铋		bismuth trifluoride	7787-61-3	皮肤腐蚀/刺激，类别 1 严重眼损伤/眼刺激，类别 1	
1767	三氟化氮		nitrogen trifluoride	7783-54-2	氧化性气体，类别 1 加压气体 特异性靶器官毒性—反复接触，类别 2	
1768	三氟化磷		phosphorous trifluoride	7783-55-3	加压气体 急性毒性—吸入，类别 1 严重眼损伤/眼刺激，类别 2B 特异性靶器官毒性——次接触，类别 3（呼吸道刺激） 特异性靶器官毒性—反复接触，类别 1	
1769	三氟化氯		chlorine trifluoride	7790-91-2	氧化性气体，类别 1 加压气体 急性毒性—吸入，类别 2 皮肤腐蚀/刺激，类别 1 严重眼损伤/眼刺激，类别 1 特异性靶器官毒性——次接触，类别 1 特异性靶器官毒性—反复接触，类别 1	
1770	三氟化硼	氟化硼	boron trifluoride; boron fluoride	7637-07-2	加压气体 急性毒性—吸入，类别 2 * 皮肤腐蚀/刺激，类别 1A 严重眼损伤/眼刺激，类别 1	

续表187

序号	品名	别名	英文名	CAS 号	危险性类别	备注
1771	三氟化硼丙酸络合物		boron trifluoride propionic acid complex		皮肤腐蚀/刺激，类别 1B 严重眼损伤/眼刺激，类别 1	
1772	三氟化硼甲醚络合物		boron trifluoride dimethyl etherate	353-42-4	易燃液体，类别 1 遇水放出易燃气体的物质和混合物，类别 1 特异性靶器官毒性—反复接触，类别 1	
1773	三氟化硼乙胺		boron trifluoride ethylamine	75-23-0	皮肤腐蚀/刺激，类别 1 严重眼损伤/眼刺激，类别 1	
1774	三氟化硼乙醚络合物		boron trifluoride diethyl etherate	109-63-7	易燃液体，类别 3 皮肤腐蚀/刺激，类别 1 严重眼损伤/眼刺激，类别 1 特异性靶器官毒性—反复接触，类别 1	
1775	三氟化硼乙酸酐	三氟化硼醋酸酐	boron trifluoride acetic anhydride; boron trifluoride ethanoic anhdride	591-00-4	皮肤腐蚀/刺激，类别 1A 严重眼损伤/眼刺激，类别 1	
1776	三氟化硼乙酸络合物	乙酸三氟化硼	boron trifluoride acetic acid complex; acetic acid boron trifluoride	7578-36-1	皮肤腐蚀/刺激，类别 1 严重眼损伤/眼刺激，类别 1	
1777	三氟化砷	氟化亚砷	arsenic trifluoride	7784-35-2	严重眼损伤/眼刺激，类别 2 致癌性，类别 1A 生殖毒性，类别 2 特异性靶器官毒性——次接触，类别 1 特异性靶器官毒性—反复接触，类别 1 危害水生环境—急性危害，类别 1 危害水生环境—长期危害，类别 1	
1778	三氟化锑	氟化亚锑	antimony trifluoride	7783-56-4	急性毒性—经口，类别 3 * 急性毒性—经皮，类别 3 * 急性毒性—吸入，类别 3 * 危害水生环境—急性危害，类别 2 危害水生环境—长期危害，类别 2	
1779	三氟化溴		bromine trifluoride	7787-71-5	氧化性固体，类别 1 急性毒性—经口，类别 3 * 急性毒性—经皮，类别 3 * 急性毒性—吸入，类别 3 * 皮肤腐蚀/刺激，类别 1 严重眼损伤/眼刺激，类别 1	
1780	三氟甲苯		benzotrifluoride	98-08-8	易燃液体，类别 2 危害水生环境—急性危害，类别 2 危害水生环境—长期危害，类别 2	
1781	(RS)-2-［4-(5-三氟甲基-2-吡啶氧基)苯氧基］丙酸丁酯	吡氟禾草灵丁酯	butyl 2-[4-[[5-(trifluoromethyl)-2-pyridyl]oxy]phenoxy] propionate; fluazifop-butyl	69806-50-4	生殖毒性，类别 1B 危害水生环境—急性危害，类别 1 危害水生环境—长期危害，类别 1	

续表188

序号	品名	别名	英文名	CAS 号	危险性类别	备注
1782	2-三氟甲基苯胺	2-氨基三氟甲苯	2-trifluoromethylaniline; 2-aminotrifluorotoluene	88-17-5	急性毒性—吸入，类别 3 危害水生环境—急性危害，类别 2 危害水生环境—长期危害，类别 2	
1783	3-三氟甲基苯胺	3-氨基三氟甲苯；间三氟甲基苯胺	3-trifluoromethylaniline; 3-aminotrifluorotoluene; m-trifluoromethylaniline	98-16-8	急性毒性—吸入，类别 2 皮肤腐蚀/刺激，类别 2 严重眼损伤/眼刺激，类别 1 危害水生环境—急性危害，类别 2 危害水生环境—长期危害，类别 2	
1784	三氟甲烷	R23; 氟仿	trifluoromethane; freon 23; fluoroporm	75-46-7	加压气体 特异性靶器官毒性——次接触，类别 3（麻醉效应）	
1785	三氟氯化甲苯	三氟甲基氯苯	trifluorotoluene chloride; chlorobenzotrifluoride		易燃液体，类别 3 危害水生环境—长期危害，类别 3	
1786	三氟氯乙烯[稳定的]	R1113; 氯三氟乙烯	trifluorochloroethylene, stabilized; freon 1113; chlorotrifluoroethylene	79-38-9	易燃气体，类别 1 加压气体 急性毒性—吸入，类别 3 特异性靶器官毒性——次接触，类别 2 特异性靶器官毒性—反复接触，类别 2	
1787	三氟溴乙烯	溴三氟乙烯	trifluorobromoethylene; bromotrifluoroethylene	598-73-2	易燃气体，类别 1 加压气体	
1788	2, 2, 2-三氟乙醇		2, 2, 2-trifluoroethanol	75-89-8	易燃液体，类别 3 急性毒性—经口，类别 3 急性毒性—吸入，类别 3 严重眼损伤/眼刺激，类别 1 生殖毒性，类别 1B 特异性靶器官毒性—反复接触，类别 2	
1789	三氟乙酸	三氟醋酸	trifluoroacetic acid solution; trifluoroethanoic acid solution	76-05-1	皮肤腐蚀/刺激，类别 1A 严重眼损伤/眼刺激，类别 1 危害水生环境—长期危害，类别 3	
1790	三氟乙酸酐	三氟醋酸酐	trifluoroacetic anhydride; trifluoroethanoic anhydride	407-25-0	皮肤腐蚀/刺激，类别 1 严重眼损伤/眼刺激，类别 1 危害水生环境—长期危害，类别 3	
1791	三氟乙酸铬	三氟醋酸铬	chromium trifluoroacetate	16712-29-1	危害水生环境—急性危害，类别 1 危害水生环境—长期危害，类别 1	
1792	三氟乙酸乙酯	三氟醋酸乙酯	ethyl trifluoroacetate; trifluoroacetic acid ethyl ester	383-63-1	易燃液体，类别 2	
1793	1, 1, 1-三氟乙烷	R143	1, 1, 1-trifluoroethane; freon 143	420-46-2	易燃气体，类别 1 加压气体	
1794	三氟乙酰氯	氯化三氟乙酰	trifluoroacetyl chloride	354-32-5	急性毒性—吸入，类别 1 加压气体 皮肤腐蚀/刺激，类别 1 严重眼损伤/眼刺激，类别 1	
1795	三环己基氢氧化锡	三环锡	hydroxytricyclohexylstannane; tri(cyclohexyl) tin hydroxide; cyhexatin	13121-70-5	急性毒性—经皮，类别 2 危害水生环境—急性危害，类别 1 危害水生环境—长期危害，类别 1	

续表189

序号	品名	别名	英文名	CAS 号	危险性类别	备注
1796	三甲胺［无水］		tri-methylamine, anhydrous	75-50-3	易燃气体，类别 1 加压气体 皮肤腐蚀/刺激，类别 2 严重眼损伤/眼刺激，类别 1 特异性靶器官毒性——次接触，类别 3（呼吸道刺激）	
	三甲胺溶液		tri-methylamine solution		易燃液体，类别 3 * 皮肤腐蚀/刺激，类别 1B 严重眼损伤/眼刺激，类别 1 特异性靶器官毒性——次接触，类别 3（呼吸道刺激）	
1797	2, 4, 4-三甲基-1-戊烯		2, 4, 4-trimethylpent-1-ene	107-39-1	易燃液体，类别 2 危害水生环境—急性危害，类别 2 危害水生环境—长期危害，类别 2	
1798	2, 4, 4-三甲基-2-戊烯		2, 4, 4-trimethyl-2-pentene	107-40-4	易燃液体，类别 2 特异性靶器官毒性——次接触，类别 3（麻醉效应） 吸入危害，类别 1 危害水生环境—急性危害，类别 2 危害水生环境—长期危害，类别 2	
1799	1, 2, 3-三甲基苯	连三甲基苯	1, 2, 3-trimethyl benzene; vicinal trimethyl benzene	526-73-8	易燃液体，类别 3 特异性靶器官毒性——次接触，类别 3（呼吸道刺激） 危害水生环境—急性危害，类别 2 危害水生环境—长期危害，类别 2	
1800	1, 2, 4-三甲基苯	假枯烯	1, 2, 4-trimethylbenzene; pseudocumene	95-63-6	易燃液体，类别 3 皮肤腐蚀/刺激，类别 2 严重眼损伤/眼刺激，类别 2 特异性靶器官毒性——次接触，类别 3（呼吸道刺激） 危害水生环境—急性危害，类别 2 危害水生环境—长期危害，类别 2	
1801	1, 3, 5-三甲基苯	均三甲苯	1, 3, 5-trimethylbenzene; sym-trimethylbenzene; mesitylene	108-67-8	易燃液体，类别 3 特异性靶器官毒性——次接触，类别 3（呼吸道刺激） 危害水生环境—急性危害，类别 2 危害水生环境—长期危害，类别 2	
1802	2, 2, 3-三甲基丁烷		2, 2, 3-trimethylbutane	464-06-2	易燃液体，类别 2 皮肤腐蚀/刺激，类别 2 特异性靶器官毒性——次接触，类别 3（麻醉效应） 吸入危害，类别 1 危害水生环境—急性危害，类别 1 危害水生环境—长期危害，类别 1	
1803	三甲基环己胺		trimethylcyclohexylamine	15901-42-5	皮肤腐蚀/刺激，类别 1 严重眼损伤/眼刺激，类别 1	

续表190

序号	品名	别名	英文名	CAS 号	危险性类别	备注
1804	3, 3, 5-三甲基己撑二胺	3, 3, 5-三甲基六亚甲基二胺	3, 3, 5-trimethylhexylenediamine; 3, 3, 5-trimethylhexamethylene-diamine	25620-58-0; 25513-64-8	皮肤致敏物，类别 1 皮肤腐蚀/刺激，类别 1 严重眼损伤/眼刺激，类别 1 危害水生环境—长期危害，类别 3	
1805	三甲基己基二异氰酸酯	二异氰酸三甲基六亚甲基酯	trimethylhexamethylene diisocyanate; diisocyanato-trimethylhexyl	28679-16-5	急性毒性—吸入，类别 2 皮肤腐蚀/刺激，类别 2 严重眼损伤/眼刺激，类别 2	
1806	2, 2, 4-三甲基己烷		2, 2, 4-trimethyl hexane	16747-26-5	易燃液体，类别 2 危害水生环境—急性危害，类别 1 危害水生环境—长期危害，类别 1	
1807	2, 2, 5-三甲基己烷		2, 2, 5-trimethyl hexane	3522-94-9	易燃液体，类别 2 危害水生环境—急性危害，类别 1 危害水生环境—长期危害，类别 1	
1808	三甲基铝		trimethyl aluminium	75-24-1	自燃液体，类别 1 遇水放出易燃气体的物质和混合物，类别 1	
1809	三甲基氯硅烷	氯化三甲基硅烷	trimethylchlorosilane; chlorotrimethylsilane	75-77-4	易燃液体，类别 2 急性毒性—经口，类别 3 急性毒性—吸入，类别 3 皮肤腐蚀/刺激，类别 1 严重眼损伤/眼刺激，类别 1 特异性靶器官毒性——次接触，类别 2	
1810	三甲基硼	甲基硼	trimethyl boron; methyl boron	593-90-8	易燃气体，类别 1 加压气体	
1811	2, 4, 4-三甲基戊基-2-过氧化苯氧基乙酸酯［在溶液中，含量≤37%］	2, 4, 4-三甲基戊基-2-过氧化苯氧基醋酸酯	2, 4, 4-trimethyl pentyl-2-peroxy phenoxy acetate (not more than 37% in solution); 2, 4, 4-trimethylpentyl-2-perphenoxy acetate	59382-51-3	有机过氧化物，D 型	
1812	2, 2, 3-三甲基戊烷		2, 2, 3-trimethylpentane	564-02-3	易燃液体，类别 2 皮肤腐蚀/刺激，类别 2 特异性靶器官毒性——次接触，类别 3（麻醉效应） 吸入危害，类别 1 危害水生环境—急性危害，类别 1 危害水生环境—长期危害，类别 1	
1813	2, 2, 4-三甲基戊烷		2, 2, 4-trimethylpentane	540-84-1	易燃液体，类别 2 皮肤腐蚀/刺激，类别 2 特异性靶器官毒性——次接触，类别 3（麻醉效应） 吸入危害，类别 1 危害水生环境—急性危害，类别 1 危害水生环境—长期危害，类别 1	

续表191

序号	品名	别名	英文名	CAS号	危险性类别	备注
1814	2, 3, 4-三甲基戊烷		2, 3, 4-trimethylpentane	565-75-3	易燃液体，类别2 皮肤腐蚀/刺激，类别2 特异性靶器官毒性——次接触，类别3（麻醉效应） 吸入危害，类别1 危害水生环境—急性危害，类别1 危害水生环境—长期危害，类别1	
1815	三甲基乙酰氯	三甲基氯乙酰；新戊酰氯	trimethylacetyl chloride; pivaloyl chloride	3282-30-2	易燃液体，类别2 急性毒性—吸入，类别2 皮肤腐蚀/刺激，类别1B 严重眼损伤/眼刺激，类别1 特异性靶器官毒性——次接触，类别1	
1816	三甲基乙氧基硅烷	乙氧基三甲基硅烷	trimethylethoxysilane; ethoxytrimethylsilane	1825-62-3	易燃液体，类别2 严重眼损伤/眼刺激，类别2	
1817	三聚丙烯	三丙烯	tripropylene; propylene trimer	13987-01-4	易燃液体，类别2	
1818	三聚甲醛	三氧杂环己烷；三聚蚁醛；对称三噁烷	1, 3, 5-trioxan; trioxymethylene; triformol	110-88-3	易燃固体，类别1 生殖毒性，类别2 特异性靶器官毒性——次接触，类别3（呼吸道刺激）	
1819	三聚氰酸三烯丙酯		trially cyanurate	101-37-1	异性靶器官毒性——次接触，类别2 特异性靶器官毒性—反复接触，类别2 危害水生环境—急性危害，类别2 危害水生环境—长期危害，类别2	
1820	三聚乙醛	仲乙醛；三聚醋醛	2, 4, 6-trimethyl-1, 3, 5-trioxan; paraldehyde; paracetaldehyde; 2, 4, 6-trimethyl-1, 3, 5-trioxane	123-63-7	易燃液体，类别3	
1821	三聚异丁烯	三异丁烯	triisobutylene; isobutene trimer	7756-94-7	易燃液体，类别3	
1822	三硫化二磷	三硫化磷	phosphorus trisulphide	12165-69-4	易燃固体，类别1 危害水生环境—急性危害，类别1	
1823	三硫化二锑	硫化亚锑	antimony trisulfide; antimonous sulfide	1345-04-6	严重眼损伤/眼刺激，类别2A 特异性靶器官毒性—反复接触，类别1 危害水生环境—急性危害，类别2 危害水生环境—长期危害，类别2	
1824	三硫化四磷		phosphorus sesquisulphid; tetraphosphorus trisulphide	1314-85-8	易燃固体，类别2 遇水放出易燃气体的物质和混合物，类别1 危害水生环境—急性危害，类别1	
1825	1, 1, 2-三氯-1, 2, 2-三氟乙烷	R113; 1, 2, 2-三氯三氟乙烷	1, 1, 2-trichloro-1, 2, 2-trifluoroethane; R113; 1, 2, 2-trichlorotrifluoroethane	76-13-1	特异性靶器官毒性——次接触，类别3（呼吸道刺激、麻醉效应） 特异性靶器官毒性—反复接触，类别1 危害水生环境—急性危害，类别2 危害水生环境—长期危害，类别2 危害臭氧层，类别1	

续表192

序号	品名	别名	英文名	CAS号	危险性类别	备注
1826	2, 3, 4-三氯-1-丁烯	三氯丁烯	2, 3, 4-trichlorobut-1-ene; trichloro-butene	2431-50-7	急性毒性—吸入，类别3* 皮肤腐蚀/刺激，类别2 严重眼损伤/眼刺激，类别2 特异性靶器官毒性——次接触，类别3（呼吸道刺激） 危害水生环境—急性危害，类别1 危害水生环境—长期危害，类别1	
1827	1, 1, 1-三氯-2, 2-双（4-氯苯基）乙烷	滴滴涕	1, 1, 1-trichloro-2, 2-bis (4-chlorophenyl) ethane; dichlorodiphenyltrichloro-ethane; DDT; clofenotane (INN); dicophane	50-29-3	急性毒性—经口，类别3* 致癌性，类别2 特异性靶器官毒性—反复接触，类别1 危害水生环境—急性危害，类别1 危害水生环境—长期危害，类别1	
1828	2, 4, 5-三氯苯胺	1-氨基-2, 4, 5-三氯苯	2, 4, 5-trichloroaniline; 1-amino-2, 4, 5-trichlorobenzene	636-30-6	急性毒性—经口，类别3 急性毒性—经皮，类别3 急性毒性—吸入，类别3 特异性靶器官毒性—反复接触，类别2 危害水生环境—急性危害，类别1 危害水生环境—长期危害，类别1	
1829	2, 4, 6-三氯苯胺	1-氨基-2, 4, 6-三氯苯	2, 4, 6-trichloroaniline; 1-amino-2, 4, 6-trichlorobenzene	634-93-5	危害水生环境—急性危害，类别1 危害水生环境—长期危害，类别1	
1830	2, 4, 5-三氯苯酚	2, 4, 5-三氯酚	2, 4, 5-trichlorophenol	95-95-4	皮肤腐蚀/刺激，类别2 严重眼损伤/眼刺激，类别2 危害水生环境—急性危害，类别1 危害水生环境—长期危害，类别1	
1831	2, 4, 6-三氯苯酚	2, 4, 6-三氯酚	2, 4, 6-trichlorophenol	88-06-2	皮肤腐蚀/刺激，类别2 严重眼损伤/眼刺激，类别2 危害水生环境—急性危害，类别1 危害水生环境—长期危害，类别1	
1832	2-（2, 4, 5-三氯苯氧基）丙酸	2, 4, 5-涕丙酸	2-（2, 4, 5-trichlorophenoxy) propionic acid; fenoprop	93-72-1	皮肤腐蚀/刺激，类别2 危害水生环境—急性危害，类别1 危害水生环境—长期危害，类别1	
1833	2, 4, 5-三氯苯氧乙酸	2, 4, 5-涕	2, 4, 5-trichlorophenoxy acetic acid; 2, 4, 5-T	93-76-5	皮肤腐蚀/刺激，类别2 严重眼损伤/眼刺激，类别2 特异性靶器官毒性——次接触，类别3（呼吸道刺激） 危害水生环境—急性危害，类别1 危害水生环境—长期危害，类别1	
1834	1, 2, 3-三氯丙烷		1, 2, 3-trichloropropane	96-18-4	致癌性，类别1B 生殖毒性，类别1B 危害水生环境—长期危害，类别3	

续表193

序号	品名	别名	英文名	CAS 号	危险性类别	备注
1835	1, 2, 3-三氯代苯	1, 2, 3-三氯苯	1, 2, 3-trichlorobenzene	87-61-6	严重眼损伤/眼刺激，类别 2B 特异性靶器官毒性——次接触，类别 2 特异性靶器官毒性——次接触，类别 3（呼吸道刺激） 特异性靶器官毒性—反复接触，类别 2 危害水生环境—急性危害，类别 1 危害水生环境—长期危害，类别 1	
1836	1, 2, 4-三氯代苯	1, 2, 4-三氯苯	1, 2, 4-trichlorobenzene	120-82-1	皮肤腐蚀/刺激，类别 2 危害水生环境—急性危害，类别 1 危害水生环境—长期危害，类别 1	
1837	1, 3, 5-三氯代苯	1, 3, 5-三氯苯	1, 3, 5-trichlorobenzene	108-70-3	严重眼损伤/眼刺激，类别 2B 特异性靶器官毒性——次接触，类别 3（呼吸道刺激） 特异性靶器官毒性—反复接触，类别 2 危害水生环境—急性危害，类别 1 危害水生环境—长期危害，类别 1	
1838	三氯硅烷	硅仿；硅氯仿；三氯氢硅	trichlorosilane; silicochloroform	10025-78-2	自燃液体，类别 1 皮肤腐蚀/刺激，类别 1A 严重眼损伤/眼刺激，类别 1 特异性靶器官毒性——次接触，类别 3（呼吸道刺激）	
1839	三氯化碘		iodine trichloride	865-44-1	皮肤腐蚀/刺激，类别 1 严重眼损伤/眼刺激，类别 1	
1840	三氯化钒		vanadium trichloride	7718-98-1	皮肤腐蚀/刺激，类别 1 严重眼损伤/眼刺激，类别 1	
1841	三氯化磷	氯化磷，氯化亚磷	phosphorus trichloride; phosphorus(Ⅲ) chloride; trichlorophosphine	7719-12-2	急性毒性—经口，类别 2＊ 急性毒性—吸入，类别 2＊ 皮肤腐蚀/刺激，类别 1A 严重眼损伤/眼刺激，类别 1 特异性靶器官毒性—反复接触，类别 2＊	
1842	三氯化铝［无水］	氯化铝	aluminium chloride, anhydrous	7446-70-0	皮肤腐蚀/刺激，类别 1B 严重眼损伤/眼刺激，类别 1 危害水生环境—急性危害，类别 2	
	三氯化铝溶液	氯化铝溶液	aluminium trichloride, solution; aluminium chloride solution		皮肤腐蚀/刺激，类别 1B 严重眼损伤/眼刺激，类别 1 危害水生环境—急性危害，类别 2	
1843	三氯化钼		molybdenum trichloride	13478-18-7	皮肤腐蚀/刺激，类别 1 严重眼损伤/眼刺激，类别 1	
1844	三氯化硼		boron trichloride	10294-34-5	加压气体 急性毒性—经口，类别 2＊ 急性毒性—吸入，类别 2＊ 皮肤腐蚀/刺激，类别 1B 严重眼损伤/眼刺激，类别 1	
1845	三氯化三甲基二铝	三氯化三甲基铝	trichlorotrimethyl dialuminium	12542-85-7	自燃液体，类别 1 遇水放出易燃气体的物质和混合物，类别 1	

续表194

序号	品名	别名	英文名	CAS 号	危险性类别	备注
1846	三氯化三乙基二铝	三氯三乙基络铝	trichlorotriethyl dialuminium; ethylaluminum sesquichloride	12075-68-2	自燃液体，类别 1 遇水放出易燃气体的物质和混合物，类别 1	
1847	三氯化砷	氯化亚砷	arsenic trichloride	7784-34-1	急性毒性—经口，类别 2 急性毒性—经皮，类别 2 皮肤腐蚀/刺激，类别 2 严重眼损伤/眼刺激，类别 2A 生殖细胞致突变性，类别 2 致癌性，类别 1A 生殖毒性，类别 2 特异性靶器官毒性——次接触，类别 1 特异性靶器官毒性—反复接触，类别 1 危害水生环境—急性危害，类别 1 危害水生环境—长期危害，类别 1	
1848	三氯化钛	氯化亚钛	titanium trichloride	7705-07-9	自燃固体，类别 1 皮肤腐蚀/刺激，类别 1 严重眼损伤/眼刺激，类别 1	
	三氯化钛溶液	氯化亚钛溶液	titanium trichloride solution		皮肤腐蚀/刺激，类别 1 严重眼损伤/眼刺激，类别 1	
	三氯化钛混合物		titanium trichloride mixture		(1) 非自燃的： 皮肤腐蚀/刺激，类别 1 严重眼损伤/眼刺激，类别 1 (2) 自燃的： 自燃固体，类别 1 皮肤腐蚀/刺激，类别 1 严重眼损伤/眼刺激，类别 1	
1849	三氯化锑		antimony trichloride	10025-91-9	皮肤腐蚀/刺激，类别 1B 严重眼损伤/眼刺激，类别 1 特异性靶器官毒性——次接触，类别 3 (呼吸道刺激) 危害水生环境—急性危害，类别 2 危害水生环境—长期危害，类别 2	
1850	三氯化铁	氯化铁	ferric chloride	7705-08-0	皮肤腐蚀/刺激，类别 1 严重眼损伤/眼刺激，类别 1 特异性靶器官毒性——次接触，类别 2 特异性靶器官毒性——次接触，类别 3 (呼吸道刺激)	
	三氯化铁溶液	氯化铁溶液	ferric trichloride, solution; ferric chloride solution		皮肤腐蚀/刺激，类别 1 严重眼损伤/眼刺激，类别 1 特异性靶器官毒性——次接触，类别 2	
1851	三氯甲苯	三氯化苄；苯基三氯甲烷；α, α, α-三氯甲苯	benzotrichloride; benzyl trichloride; phenyltrichloromethane; α, α, α-trichlorotoluene	98-07-7	急性毒性—吸入，类别 3 * 皮肤腐蚀/刺激，类别 2 严重眼损伤/眼刺激，类别 1 致癌性，类别 1B 特异性靶器官毒性——次接触，类别 3 (呼吸道刺激)	

续表195

序号	品名	别名	英文名	CAS 号	危险性类别	备注
1852	三氯甲烷	氯仿	trichloromethane; chloroform	67-66-3	急性毒性—吸入，类别 3 皮肤腐蚀/刺激，类别 2 严重眼损伤/眼刺激，类别 2 致癌性，类别 2 生殖毒性，类别 2 特异性靶器官毒性—反复接触，类别 1	
1853	三氯三氟丙酮	1, 1, 3-三氯-1, 3, 3-三氟丙酮	trichlorotrifluoroacetone; 1, 1, 3-trichloro-1, 3, 3-trifluoroacetone	79-52-7	急性毒性—经口，类别 3 急性毒性—经皮，类别 3 急性毒性—吸入，类别 3	
1854	三氯硝基甲烷	氯化苦；硝基三氯甲烷	trichloronitromethane; aquinite; nitrotrichloromethane; chloropicrin	76-06-2	急性毒性—吸入，类别 2 * 皮肤腐蚀/刺激，类别 2 严重眼损伤/眼刺激，类别 2 特异性靶器官毒性——次接触，类别 3（呼吸道刺激） 危害水生环境—急性危害，类别 1	剧毒
1855	1-三氯锌酸-4-二甲氨基重氮苯		4-（dimethylamino）-benzenediazonium trichlorozincate		自反应物质和混合物，E 型	
1856	1, 2-O-[（1R）-2, 2, 2-三氯亚乙基］-α-D-呋喃葡糖	α-氯醛糖	(R)-1, 2-O-(2, 2, 2-trichloroethylidene)-α-D-glucofuranose; chloralose (INN); glucochloralose; anhydroglucochloral; 2-chloralose; glucochloralose	15879-93-3	急性毒性—经口，类别 2	
1857	三氯氧化钒	三氯化氧钒	vanadium oxytrichloride; vanadylic chloride	7727-18-6	急性毒性—经口，类别 3 皮肤腐蚀/刺激，类别 1 严重眼损伤/眼刺激，类别 1	
1858	三氯氧磷	氧氯化磷；氯化磷酰；磷酰氯；三氯化磷酰；磷酰三氯	phosphoryl trichloride; phosphorus oxytrichloride; phosphoryl chloride; phosphorus oxide trichloride; trichlorophosphorus oxide	10025-87-3	急性毒性—吸入，类别 2 * 皮肤腐蚀/刺激，类别 1A 严重眼损伤/眼刺激，类别 1 特异性靶器官毒性—反复接触，类别 1	
1859	三氯一氟甲烷	R11	trichlorofluoromethane; R11	75-69-4	生殖毒性，类别 2 特异性靶器官毒性——次接触，类别 1 特异性靶器官毒性——次接触，类别 3（呼吸道刺激、麻醉效应） 危害臭氧层，类别 1	
1860	三氯乙腈	氰化三氯甲烷	trichloroacetonitrile; trichloromethyl cyanide	545-06-2	急性毒性—经口，类别 3 * 急性毒性—经皮，类别 3 * 急性毒性—吸入，类别 3 * 危害水生环境—急性危害，类别 2 危害水生环境—长期危害，类别 2	

续表196

序号	品名	别名	英文名	CAS号	危险性类别	备注
1861	三氯乙醛［稳定的］	氯醛；氯油	trichloroacetaldehyde, stabilized; acetochloral; chloral; chloralis; chloralum	75-87-6	急性毒性—吸入，类别1 严重眼损伤/眼刺激，类别2B 生殖细胞致突变性，类别1B 生殖毒性，类别2 特异性靶器官毒性——次接触，类别1 特异性靶器官毒性——次接触，类别3（麻醉效应）	
1862	三氯乙酸	三氯醋酸	trichloroacetic acid; trichloroethanoic acid	76-03-9	皮肤腐蚀/刺激，类别1A 严重眼损伤/眼刺激，类别1 特异性靶器官毒性——次接触，类别3（呼吸道刺激） 危害水生环境—急性危害，类别1 危害水生环境—长期危害，类别1	
1863	三氯乙酸甲酯	三氯醋酸甲酯	methyl trichloroacetate; trichloroacetic acid methyl ester	598-99-2	急性毒性—经口，类别3	
1864	1, 1, 1-三氯乙烷	甲基氯仿	1, 1, 1-trichloroethane; methyl chloroform	71-55-6	危害臭氧层，类别1	
1865	1, 1, 2-三氯乙烷		1, 1, 2-trichloroethane	79-00-5	急性毒性—吸入，类别3 危害水生环境—长期危害，类别3	
1866	三氯乙烯		trichloroethylene; trichloroethene	79-01-6	皮肤腐蚀/刺激，类别2 严重眼损伤/眼刺激，类别2 生殖细胞致突变性，类别2 致癌性，类别1B 特异性靶器官毒性——次接触，类别3（麻醉效应） 危害水生环境—长期危害，类别3	
1867	三氯乙酰氯		trichloroacetyl chloride	76-02-8	急性毒性—吸入，类别1 皮肤腐蚀/刺激，类别1 严重眼损伤/眼刺激，类别1	
1868	三氯异氰脲酸		trichloroisocyanuric acid; trichloro-1, 3, 5-triazinetrion; symclosene	87-90-1	氧化性固体，类别2 严重眼损伤/眼刺激，类别2 特异性靶器官毒性——次接触，类别3（呼吸道刺激） 危害水生环境—急性危害，类别1 危害水生环境—长期危害，类别1	
1869	三烯丙基胺	三烯丙胺；三（2-丙烯基）胺	triallylamine; tri(2-propenyl) amine	102-70-5	易燃液体，类别3 急性毒性—吸入，类别3 皮肤腐蚀/刺激，类别1 严重眼损伤/眼刺激，类别1 特异性靶器官毒性——次接触，类别3（呼吸道刺激）	

续表197

序号	品名	别名	英文名	CAS 号	危险性类别	备注
1870	1, 3, 5-三硝基苯	均三硝基苯	1, 3, 5-trinitrobenzene, dry or wetted with less than 30% water, by mass	99-35-4	爆炸物，1.1 项 急性毒性—经口，类别 2＊ 急性毒性—经皮，类别 1＊ 急性毒性—吸入，类别 2＊ 特异性靶器官毒性—反复接触，类别 2 危害水生环境—急性危害，类别 1 危害水生环境—长期危害，类别 1	
1871	2, 4, 6-三硝基苯胺	苦基胺	2, 4, 6-trinitroaniline; picramide	489-98-5	爆炸物，1.1 项	
1872	2, 4, 6-三硝基苯酚	苦味酸	2, 4, 6-trinitrophenol, dry or wetted with less than 30% water, by mass; picric acid	88-89-1	爆炸物，1.1 项 急性毒性—经口，类别 3＊ 急性毒性—经皮，类别 3＊ 急性毒性—吸入，类别 3＊	
1873	2, 4, 6-三硝基苯酚铵［干的或含水<10%］	苦味酸铵	phenol, 2, 4, 6-trinitro-, ammonium salt(dry or water more than 10%); ammonium picrate	131-74-8	爆炸物，1.1 项 皮肤腐蚀/刺激，类别 2 严重眼损伤/眼刺激，类别 2A 皮肤致敏物，类别 1 危害水生环境—长期危害，类别 3	
	2, 4, 6-三硝基苯酚铵［含水≥10%］		2, 4, 6-trinitro-, ammonium salt; ammonium picrate, wetted with not less than 10% water, by mass		易燃固体，类别 1 皮肤腐蚀/刺激，类别 2 严重眼损伤/眼刺激，类别 2A 皮肤致敏物，类别 1 危害水生环境—长期危害，类别 3	
1874	2, 4, 6-三硝基苯酚钠	苦味酸钠	sodium 2, 4, 6-trinitrophenate; sodium picrate	3324-58-1	爆炸物，1.1 项	
1875	2, 4, 6-三硝基苯酚银［含水≥30%］	苦味酸银	silver 2, 4, 6-trinitrophenate; silver picrate, wetted with not less than 30% water, by mass	146-84-9	易燃固体，类别 1	
1876	三硝基苯磺酸		trinitrobenzene sulphonic acid	2508-19-2	爆炸物，1.1 项	
1877	2, 4, 6-三硝基苯磺酸钠		sodium 2, 4, 6-trinitrobenzene-sulfonate	5400-70-4	爆炸物，1.1 项	
1878	三硝基苯甲醚	三硝基茴香醚	trinitrophenyl methyl ether; trinitroanisole	28653-16-9	爆炸物，1.1 项	
1879	2, 4, 6-三硝基苯甲酸	三硝基安息香酸	2, 4, 6-trinitrobenzoic acid, dry or wetted with less than 30% water, by mass; sym-trinitrobenzic acid	129-66-8	爆炸物，1.1 项	

续表198

序号	品名	别名	英文名	CAS号	危险性类别	备注
1880	2, 4, 6-三硝基苯甲硝胺	特屈儿	N-methyl-N, 2, 4, 6-tetranitroaniline; tetryl	479-45-8	爆炸物，1.1项 急性毒性—经口，类别3* 急性毒性—经皮，类别3* 急性毒性—吸入，类别3* 特异性靶器官毒性—反复接触，类别2	
1881	三硝基苯乙醚		trinitrophenetole	4732-14-3	爆炸物，1.1项	
1882	2, 4, 6-三硝基二甲苯	2, 4, 6-三硝基间二甲苯	2, 4, 6-trinitro-m-xylene	632-92-8	爆炸物，1.1项 特异性靶器官毒性—反复接触，类别2*	
1883	2, 4, 6-三硝基甲苯	梯恩梯；TNT	2, 4, 6-trinitrotoluene; TNT	118-96-7	爆炸物，1.1项 急性毒性—经口，类别3* 急性毒性—经皮，类别3* 急性毒性—吸入，类别3* 特异性靶器官毒性—反复接触，类别2* 危害水生环境—急性危害，类别2 危害水生环境—长期危害，类别2	
1884	三硝基甲苯与六硝基-1, 2-二苯乙烯混合物	三硝基甲苯与六硝基芪混合物	trinitrotoluene and hexanitro-1, 2-diphenylethene mixtures		爆炸物，1.1项 特异性靶器官毒性—反复接触，类别2* 危害水生环境—急性危害，类别2 危害水生环境—长期危害，类别2	
1885	2, 4, 6-三硝基甲苯与铝混合物	特里托纳尔	2, 4, 6-trinitrotoluene mixed with aluminium		爆炸物，1.1项 特异性靶器官毒性—反复接触，类别2* 危害水生环境—急性危害，类别2 危害水生环境—长期危害，类别2	
1886	三硝基甲苯与三硝基苯和六硝基-1, 2-二苯乙烯混合物	三硝基甲苯与三硝基苯和六硝基芪混合物	trinitrotoluene and trinitrobenzene and hexanitro-1, 2-diphenylethene mixtures		爆炸物，1.1项 急性毒性—经口，类别3* 特异性靶器官毒性—反复接触，类别2* 危害水生环境—急性危害，类别1 危害水生环境—长期危害，类别1	
1887	三硝基甲苯与三硝基苯混合物		trinitrotoluene and trinitrobenzene mixtures		爆炸物，1.1项 急性毒性—经口，类别3* 急性毒性—经皮，类别3* 急性毒性—吸入，类别3* 特异性靶器官毒性—反复接触，类别2* 危害水生环境—急性危害，类别1 危害水生环境—长期危害，类别1	
1888	三硝基甲苯与硝基萘混合物	梯萘炸药	trinitrotoluene and nitronaphthalene mixtures		爆炸物，1.1项 急性毒性—经口，类别3* 皮肤腐蚀/刺激，类别2 严重眼损伤/眼刺激，类别1 特异性靶器官毒性—反复接触，类别2 危害水生环境—急性危害，类别2 危害水生环境—长期危害，类别2	
1889	2, 4, 6-三硝基间苯二酚	收敛酸	2, 4, 6-trinitroresorcinol; styphnic acid	82-71-3	爆炸物，1.1项	

续表199

序号	品名	别名	英文名	CAS 号	危险性类别	备注
1890	2, 4, 6-三硝基间苯二酚铅［湿的，按质量含水或乙醇和水的混合物不低于 20%］	收敛酸铅	lead trinitroresorcinate, wetted with not less than 20% water, or mixture of alcohol and water, by mass; lead styphnate	15245-44-0	爆炸物，1.1 项 生殖毒性，类别 1A 特异性靶器官毒性—反复接触，类别 2 * 危害水生环境—急性危害，类别 1 危害水生环境—长期危害，类别 1	
1891	三硝基间甲酚		trinitro-m-cresol	602-99-3	爆炸物，1.1 项	
1892	2, 4, 6-三硝基氯苯	苦基氯	2-chloro-1, 3, 5-trinitrobenzene; picryl chloride; picryl chloride	88-88-0	爆炸物，1.1 项 急性毒性—经口，类别 2 * 急性毒性—经皮，类别 1 急性毒性—吸入，类别 2 * 危害水生环境—急性危害，类别 1 危害水生环境—长期危害，类别 1	
1893	三硝基萘		trinitronaphthalene	55810-17-8	爆炸物，1.1 项	
1894	三硝基芴酮		trinitrofluorenone	129-79-3	爆炸物，1.1 项 严重眼损伤/眼刺激，类别 2B	
1895	2, 4, 6-三溴苯胺		2, 4, 6-tribromoaniline	147-82-0	急性毒性—经口，类别 3 急性毒性—经皮，类别 3 急性毒性—吸入，类别 3	
1896	三溴化碘		iodine tribromide	7789-58-4	皮肤腐蚀/刺激，类别 1 严重眼损伤/眼刺激，类别 1	
1897	三溴化磷		phosphorus tribromide	7789-60-8	皮肤腐蚀/刺激，类别 1B 严重眼损伤/眼刺激，类别 1 特异性靶器官毒性——次接触，类别 3（呼吸道刺激）	
1898	三溴化铝［无水］	溴化铝	aluminium tribromide, anhydrous; aluminium bromide	7727-15-3	皮肤腐蚀/刺激，类别 1 严重眼损伤/眼刺激，类别 1	
	三溴化铝溶液	溴化铝溶液	aluminium tribromide, solution; aluminium bromide solution		皮肤腐蚀/刺激，类别 1 严重眼损伤/眼刺激，类别 1	
1899	三溴化硼		boron tribromide	10294-33-4	急性毒性—经口，类别 2 * 急性毒性—吸入，类别 2 * 皮肤腐蚀/刺激，类别 1A 严重眼损伤/眼刺激，类别 1	
1900	三溴化三甲基二铝	三溴化三甲基铝	tribromotrimethyl dialuminium	12263-85-3	自燃液体，类别 1 遇水放出易燃气体的物质和混合物，类别 1	
1901	三溴化砷	溴化亚砷	arsenic tribromide; arsenous bromide	7784-33-0	急性毒性—经口，类别 3 * 急性毒性—吸入，类别 3 * 致癌性，类别 1A 危害水生环境—急性危害，类别 1 危害水生环境—长期危害，类别 1	

续表200

序号	品名	别名	英文名	CAS 号	危险性类别	备注
1902	三溴化锑		antimony tribromide	7789-61-9	皮肤腐蚀/刺激，类别 1 严重眼损伤/眼刺激，类别 1 危害水生环境—急性危害，类别 2 危害水生环境—长期危害，类别 2	
1903	三溴甲烷	溴仿	tribromomethane; bromoform	75-25-2	急性毒性—吸入，类别 3* 皮肤腐蚀/刺激，类别 2 严重眼损伤/眼刺激，类别 2 危害水生环境—急性危害，类别 2 危害水生环境—长期危害，类别 2	
1904	三溴乙醛	溴醛	tribromoacetaldehyde; bromal	115-17-3	急性毒性—经口，类别 3	
1905	三溴乙酸	三溴醋酸	tribromoacetic acid	75-96-7	皮肤腐蚀/刺激，类别 1 严重眼损伤/眼刺激，类别 1	
1906	三溴乙烯		tribromoethylene	598-16-3	急性毒性—经口，类别 3 危害水生环境—急性危害，类别 2	
1907	2, 4, 6-三亚乙基氨基-1, 3, 5-三嗪	曲他胺	2, 4, 6-tri (ethyleneimino) -1, 3, 5-triazine; tretamine; triaethylenmelamin trisaziridinyl triazine	51-18-3	急性毒性—经口，类别 2	
1908	三亚乙基四胺	二缩三乙二胺；三乙撑四胺	3, 6-diazaoctanethylenediamin; triethylenetetramine; bis(2-amino-ethyl) ethylene diamine	112-24-3	皮肤腐蚀/刺激，类别 1B 严重眼损伤/眼刺激，类别 1 皮肤致敏物，类别 1 危害水生环境—长期危害，类别 3	
1909	三氧化二氮	亚硝酐	nitrogen trioxide; nitrous anhydride	10544-73-7	氧化性气体，类别 1 加压气体 急性毒性—吸入，类别 2* 皮肤腐蚀/刺激，类别 1B 严重眼损伤/眼刺激，类别 1	
1910	三氧化二钒		vanadium trioxide	1314-34-7	特异性靶器官毒性——次接触，类别 3（呼吸道刺激） 特异性靶器官毒性—反复接触，类别 1	
1911	三氧化二磷	亚磷酸酐	phosphorus trioxide	1314-24-5	皮肤腐蚀/刺激，类别 1A 严重眼损伤/眼刺激，类别 1	
1912	三氧化二砷	白砒；砒霜；亚砷酸酐	diarsenic trioxide; arsenic trioxide; white arsenic; arsenous acid anhydride; arsenic sesquioxide	1327-53-3	急性毒性—经口，类别 2* 皮肤腐蚀/刺激，类别 1B 严重眼损伤/眼刺激，类别 1 致癌性，类别 1A 危害水生环境—急性危害，类别 1 危害水生环境—长期危害，类别 1	剧毒

续表201

序号	品名	别名	英文名	CAS 号	危险性类别	备注
1913	三氧化铬［无水］	铬酸酐	chromium(Ⅵ) trioxide; chromic anhydride	1333-82-0	氧化性固体，类别 1 急性毒性—经口，类别 3 * 急性毒性—经皮，类别 3 * 急性毒性—吸入，类别 2 * 皮肤腐蚀/刺激，类别 1A 严重眼损伤/眼刺激，类别 1 呼吸道致敏物，类别 1 皮肤致敏物，类别 1 生殖细胞致突变性，类别 1B 致癌性，类别 1A 生殖毒性，类别 2 特异性靶器官毒性——次接触，类别 3（呼吸道刺激） 特异性靶器官毒性—反复接触，类别 1 危害水生环境—急性危害，类别 1 危害水生环境—长期危害，类别 1	
1914	三氧化硫［稳定的］	硫酸酐	sulphur trioxide, stabilized	7446-11-9	皮肤腐蚀/刺激，类别 1A 严重眼损伤/眼刺激，类别 1 特异性靶器官毒性——次接触，类别 3（呼吸道刺激）	
1915	三乙胺		triethylamine	121-44-8	易燃液体，类别 2 皮肤腐蚀/刺激，类别 1A 严重眼损伤/眼刺激，类别 1 特异性靶器官毒性——次接触，类别 3（呼吸道刺激）	
1916	3, 6, 9-三乙基-3, 6, 9-三甲基-1, 4, 7-三过氧壬烷［含量≤42%，含 A 型稀释剂≥58%］		3, 6, 9-triethyl-3, 6, 9-trimethyl-1, 4, 7 triperoxonane (not more than 42%, and diluent type A not less than 58%)	24748-23-0	有机过氧化物，D 型	
1917	三乙基铝		aluminum triethyl	97-93-8	自燃液体，类别 1 遇水放出易燃气体的物质和混合物，类别 1 皮肤腐蚀/刺激，类别 1 严重眼损伤/眼刺激，类别 1	
1918	三乙基硼		triethyl boron	97-94-9	自燃液体，类别 1 急性毒性—经口，类别 3 急性毒性—吸入，类别 3 皮肤腐蚀/刺激，类别 1 严重眼损伤/眼刺激，类别 1	
1919	三乙基砷酸酯		triethyl arsenate	15606-95-8	急性毒性—经口，类别 3 * 急性毒性—吸入，类别 3 * 致癌性，类别 1A 危害水生环境—急性危害，类别 1 危害水生环境—长期危害，类别 1	

续表202

序号	品名	别名	英文名	CAS号	危险性类别	备注
1920	三乙基锑		triethyl antimony	617-85-6	自燃液体，类别1 危害水生环境—急性危害，类别2 危害水生环境—长期危害，类别2	
1921	三异丁基铝		triisobutyl aluminium	100-99-2	自燃液体，类别1 遇水放出易燃气体的物质和混合物，类别1 皮肤腐蚀/刺激，类别2 严重眼损伤/眼刺激，类别1	
1922	三正丙胺	N, N-二丙基-1-丙胺	tripropylamine; 1-propanamine, N, N-dipropyl-	102-69-2	易燃液体，类别3 急性毒性—经口，类别3 急性毒性—经皮，类别3 急性毒性—吸入，类别3 皮肤腐蚀/刺激，类别1 严重眼损伤/眼刺激，类别1 危害水生环境—长期危害，类别3	
1923	三正丁胺	三丁胺	tributylamine	102-82-9	急性毒性—经皮，类别2 急性毒性—吸入，类别1 皮肤腐蚀/刺激，类别2 严重眼损伤/眼刺激，类别2 特异性靶器官毒性——次接触，类别3（呼吸道刺激） 特异性靶器官毒性—反复接触，类别2 危害水生环境—急性危害，类别2 危害水生环境—长期危害，类别2	剧毒
1924	砷		arsenic	7440-38-2	急性毒性—经口，类别3* 急性毒性—吸入，类别3* 致癌性，类别1A 危害水生环境—急性危害，类别1 危害水生环境—长期危害，类别1	
1925	砷化汞		mercury arsenide	749262-24-6	急性毒性—经口，类别2* 急性毒性—经皮，类别1 急性毒性—吸入，类别2* 致癌性，类别1A 特异性靶器官毒性—反复接触，类别2* 危害水生环境—急性危害，类别1 危害水生环境—长期危害，类别1	
1926	砷化镓		gallium arsenide	1303-00-0	致癌性，类别1A 特异性靶器官毒性—反复接触，类别1	
1927	砷化氢	砷化三氢；胂	arsenic hydride; arsenic trihydride; arsine	7784-42-1	易燃气体，类别1 加压气体 急性毒性—吸入，类别2* 致癌性，类别1A 特异性靶器官毒性—反复接触，类别2* 危害水生环境—急性危害，类别1 危害水生环境—长期危害，类别1	剧毒

续表203

序号	品名	别名	英文名	CAS 号	危险性类别	备注
1928	砷化锌		zinc arsenide	12006-40-5	急性毒性—经口，类别3* 急性毒性—吸入，类别3* 致癌性，类别1A 危害水生环境—急性危害，类别1 危害水生环境—长期危害，类别1	
1929	砷酸		arsenic acid	7778-39-4	急性毒性—经口，类别3* 急性毒性—吸入，类别3* 致癌性，类别1A 危害水生环境—急性危害，类别1 危害水生环境—长期危害，类别1	
1930	砷酸铵		ammonium arsenate	24719-13-9	急性毒性—经口，类别3* 急性毒性—吸入，类别3* 致癌性，类别1A 危害水生环境—急性危害，类别1 危害水生环境—长期危害，类别1	
1931	砷酸钡		barium arsenate	13477-04-8	急性毒性—经口，类别3* 急性毒性—吸入，类别3* 致癌性，类别1A 危害水生环境—急性危害，类别1 危害水生环境—长期危害，类别1	
1932	砷酸二氢钾		potassium dihydrogen arsenate		急性毒性—经口，类别2 严重眼损伤/眼刺激，类别2 致癌性，类别1A 生殖毒性，类别2 特异性靶器官毒性——次接触，类别1 特异性靶器官毒性—反复接触，类别1 危害水生环境—急性危害，类别1 危害水生环境—长期危害，类别1	
1933	砷酸二氢钠		sodium arsenate monobasic	10103-60-3	急性毒性—经口，类别2 严重眼损伤/眼刺激，类别2 致癌性，类别1A 生殖毒性，类别2 特异性靶器官毒性——次接触，类别1 特异性靶器官毒性—反复接触，类别1 危害水生环境—急性危害，类别1 危害水生环境—长期危害，类别1	
1934	砷酸钙	砷酸三钙	calcium arsenate	7778-44-1	急性毒性—经口，类别3 严重眼损伤/眼刺激，类别2 致癌性，类别1A 生殖毒性，类别2 特异性靶器官毒性——次接触，类别1 特异性靶器官毒性—反复接触，类别1 危害水生环境—急性危害，类别1 危害水生环境—长期危害，类别1	

续表204

序号	品名	别名	英文名	CAS 号	危险性类别	备注
1935	砷酸汞	砷酸氢汞	mercuric arsenate; mercury arsenate	7784-37-4	急性毒性—经口，类别 2* 急性毒性—经皮，类别 1 急性毒性—吸入，类别 2* 致癌性，类别 1A 特异性靶器官毒性—反复接触，类别 2* 危害水生环境—急性危害，类别 1 危害水生环境—长期危害，类别 1	
1936	砷酸钾		potassium arsenate; arsenic acid, monopotassium salt	7784-41-0	急性毒性—经口，类别 2 皮肤腐蚀/刺激，类别 2 严重眼损伤/眼刺激，类别 2 致癌性，类别 1A 生殖毒性，类别 2 特异性靶器官毒性——次接触，类别 1 特异性靶器官毒性—反复接触，类别 1 危害水生环境—急性危害，类别 1 危害水生环境—长期危害，类别 1	
1937	砷酸镁		magnesium arsenate	10103-50-1	急性毒性—经口，类别 3* 急性毒性—吸入，类别 3* 致癌性，类别 1A 危害水生环境—急性危害，类别 1 危害水生环境—长期危害，类别 1	
1938	砷酸钠	砷酸三钠	sodium arsenate tribasic	13464-38-5	急性毒性—经口，类别 3 严重眼损伤/眼刺激，类别 2 致癌性，类别 1A 生殖毒性，类别 2 特异性靶器官毒性——次接触，类别 1 特异性靶器官毒性—反复接触，类别 1 危害水生环境—急性危害，类别 1 危害水生环境—长期危害，类别 1	
1939	砷酸铅		lead arsenate	7645-25-2	急性毒性—经口，类别 3* 急性毒性—吸入，类别 3* 致癌性，类别 1A 生殖毒性，类别 1A 特异性靶器官毒性—反复接触，类别 2* 危害水生环境—急性危害，类别 1 危害水生环境—长期危害，类别 1	
1940	砷酸氢二铵		diammonium hydrogen arsenate	7784-44-3	急性毒性—经口，类别 3* 急性毒性—吸入，类别 3* 致癌性，类别 1A 危害水生环境—急性危害，类别 1 危害水生环境—长期危害，类别 1	

续表205

序号	品名	别名	英文名	CAS 号	危险性类别	备注
1941	砷酸氢二钠		disodium hydrogen arsenate	7778-43-0	急性毒性—经口，类别 3＊ 急性毒性—吸入，类别 3＊ 皮肤腐蚀/刺激，类别 2 严重眼损伤/眼刺激，类别 2 致癌性，类别 1A 生殖毒性，类别 2 特异性靶器官毒性——次接触，类别 1 特异性靶器官毒性—反复接触，类别 1 危害水生环境—急性危害，类别 1 危害水生环境—长期危害，类别 1	
1942	砷酸锑		antimony arsenate	28980-47-4	急性毒性—经口，类别 3＊ 急性毒性—吸入，类别 3＊ 致癌性，类别 1A 危害水生环境—急性危害，类别 1 危害水生环境—长期危害，类别 1	
1943	砷酸铁		ferric arsenate	10102-49-5	急性毒性—经口，类别 3＊ 急性毒性—吸入，类别 3＊ 严重眼损伤/眼刺激，类别 2 致癌性，类别 1A 生殖毒性，类别 2 特异性靶器官毒性——次接触，类别 1 特异性靶器官毒性—反复接触，类别 1 危害水生环境—急性危害，类别 1 危害水生环境—长期危害，类别 1	
1944	砷酸铜		copper(Ⅱ) arsenite	10103-61-4	急性毒性—经口，类别 3＊ 急性毒性—吸入，类别 3＊ 严重眼损伤/眼刺激，类别 2 致癌性，类别 1A 生殖毒性，类别 2 特异性靶器官毒性——次接触，类别 1 特异性靶器官毒性—反复接触，类别 1 危害水生环境—急性危害，类别 1 危害水生环境—长期危害，类别 1	
1945	砷酸锌		zinc arsenate	1303-39-5	急性毒性—经口，类别 3＊ 急性毒性—吸入，类别 3＊ 严重眼损伤/眼刺激，类别 2 致癌性，类别 1A 生殖毒性，类别 2 特异性靶器官毒性——次接触，类别 1 特异性靶器官毒性—反复接触，类别 1 危害水生环境—急性危害，类别 1 危害水生环境—长期危害，类别 1	
1946	砷酸亚铁		ferrous arsenate	10102-50-8	急性毒性—经口，类别 3＊ 急性毒性—吸入，类别 3＊ 致癌性，类别 1A 危害水生环境—急性危害，类别 1 危害水生环境—长期危害，类别 1	

续表206

序号	品名	别名	英文名	CAS 号	危险性类别	备注
1947	砷酸银		silver arsenate	13510-44-6	急性毒性—经口，类别 3 * 急性毒性—吸入，类别 3 * 致癌性，类别 1A 危害水生环境—急性危害，类别 1 危害水生环境—长期危害，类别 1	
1948	生漆	大漆	raw lacquer; urushi		严重眼损伤/眼刺激，类别 2B 皮肤致敏物，类别 1 特异性靶器官毒性——次接触，类别 3（呼吸道刺激）	
1949	生松香	焦油松香；松脂	raw rosin		易燃固体，类别 2	
1950	十八烷基三氯硅烷		octadecyltrichlorosilane	112-04-9	皮肤腐蚀/刺激，类别 1 严重眼损伤/眼刺激，类别 1	
1951	十八烷基乙酰胺	十八烷醋酸酰胺	octadecyl acetyl amine; octadecyl acetamide		易燃固体，类别 2	
1952	十八烷酰氯	硬脂酰氯	octadecanoyl chloride; stearoyl chloride	112-76-5	皮肤腐蚀/刺激，类别 2 皮肤致敏物，类别 1	
1953	十二烷基硫醇	月桂硫醇；十二硫醇	n-dodecylmercaptan; lauryl mercaptan; n-dodecanethiol	112-55-0	皮肤腐蚀/刺激，类别 1C 严重眼损伤/眼刺激，类别 1 危害水生环境—急性危害，类别 1 危害水生环境—长期危害，类别 1	
1954	十二烷基三氯硅烷		dodecyltrichlorosilane	4484-72-4	皮肤腐蚀/刺激，类别 1 严重眼损伤/眼刺激，类别 1	
1955	十二烷酰氯	月桂酰氯	dodecanoyl chlorice; lauroyl chloride	112-16-3	皮肤腐蚀/刺激，类别 1B 严重眼损伤/眼刺激，类别 1	
1956	十六烷基三氯硅烷		hexadecyltrichlorosilane	5894-60-0	皮肤腐蚀/刺激，类别 1 严重眼损伤/眼刺激，类别 1	
1957	十六烷酰氯	棕榈酰氯	hexadecanoyl chloride; palmitoyl chloride	112-67-4	皮肤腐蚀/刺激，类别 2 皮肤致敏物，类别 1	
1958	十氯酮	十氯代八氢-亚甲基-环丁异［CD］戊搭烯-2-酮；开蓬	chlordecone; decachloroketone; kepone; decachlorooctahydro-1, 3, 4-metheno-2H-cyclobuta[cd] pentalen-2-one	143-50-0	急性毒性—经口，类别 3 * 急性毒性—经皮，类别 3 * 致癌性，类别 2 危害水生环境—急性危害，类别 1 危害水生环境—长期危害，类别 1	
1959	1, 1, 2, 2, 3, 3, 4, 4, 5, 5, 6, 6, 7, 7, 8, 8, 8-十七氟-1-辛烷磺酸		1-octanesulfonic acid, 1, 1, 2, 2, 3, 3, 4, 4, 5, 5, 6, 6, 7, 7, 8, 8, 8-heptadecafluoro-, ion(1-)	45298-90-6	生殖毒性，类别 1B 生殖毒性，附加类别 特异性靶器官毒性—反复接触，类别 1 危害水生环境—急性危害，类别 2 危害水生环境—长期危害，类别 2	

续表207

序号	品名	别名	英文名	CAS 号	危险性类别	备注
1960	十氢化萘	萘烷	decahydronaphthalene; decalin	91-17-8	易燃液体，类别 3 急性毒性—吸入，类别 3 皮肤腐蚀/刺激，类别 1C 严重眼损伤/眼刺激，类别 1 吸入危害，类别 1 危害水生环境—急性危害，类别 2 危害水生环境—长期危害，类别 2	
1961	十四烷酰氯	肉豆蔻酰氯	tetradecanoyl chloride; myristoyl chloride	112-64-1	皮肤腐蚀/刺激，类别 1 严重眼损伤/眼刺激，类别 1	
1962	十溴联苯		decabromobiphenyl	13654-09-6	严重眼损伤/眼刺激，类别 2B 致癌性，类别 1B	
1963	石棉［含：阳起石石棉、铁石棉、透闪石石棉、直闪石石棉、青石棉］		asbestos	1332-21-4	生殖细胞致突变性，类别 2 致癌性，类别 1A 特异性靶器官毒性—反复接触，类别 1	
1964	石脑油		naphtha; low boiling point naphtha	8030-30-6	易燃液体，类别 2 * 生殖细胞致突变性，类别 1B 吸入危害，类别 1 危害水生环境—急性危害，类别 2 危害水生环境—长期危害，类别 2	
1965	石油醚	石油精	ligroine; low boiling point naphtha	8032-32-4	易燃液体，类别 2 * 生殖细胞致突变性，类别 1B 吸入危害，类别 1 危害水生环境—急性危害，类别 2 危害水生环境—长期危害，类别 2	
1966	石油气	原油气	oil gas; crude gas		易燃气体，类别 1 加压气体	
1967	石油原油	原油	petroleum; crude oil	8002-05-9	(1) 闪点<23℃和初沸点≤35℃： 易燃液体，类别 1 (2) 闪点<23℃和初沸点>35℃： 易燃液体，类别 2 (3) 23℃≤闪点≤60℃： 易燃液体，类别 3	
1968	铈［粉、屑］		cerium, turning or gritty powder	7440-45-1	易燃固体，类别 1 遇水放出易燃气体的物质和混合物，类别 2 特异性靶器官毒性——次接触，类别 1 危害水生环境—急性危害，类别 1 危害水生环境—长期危害，类别 1	
	金属铈［浸在煤油中的］		cerium, metal (suspended in kerosene)		易燃液体，类别 3 遇水放出易燃气体的物质和混合物，类别 2 特异性靶器官毒性——次接触，类别 1 危害水生环境—急性危害，类别 1 危害水生环境—长期危害，类别 1	
1969	铈镁合金粉		cerium magnesium alloy, powder		遇水放出易燃气体的物质和混合物，类别 2	

续表208

序号	品名	别名	英文名	CAS 号	危险性类别	备注
1970	叔丁胺	2-氨基-2-甲基丙烷；特丁胺	tert-butylamine; 2-amino-2-methylpropane	75-64-9	易燃液体，类别 2 急性毒性—经口，类别 3 急性毒性—吸入，类别 3 皮肤腐蚀/刺激，类别 1 严重眼损伤/眼刺激，类别 1 危害水生环境—长期危害，类别 3	
1971	5-叔丁基-2, 4, 6-三硝基间二甲苯	二甲苯麝香；1-（1, 1-二甲基乙基）-3, 5-二甲基-2, 4, 6-三硝基苯	5-tert-butyl-2, 4, 6-trinitro-m-xylene; musk xylene; benzene, 1-(1, 1-dimethylethyl) -3, 5-dimethyl-2, 4, 6-trinitro-	81-15-2	易燃固体，类别 2 危害水生环境—急性危害，类别 1 危害水生环境—长期危害，类别 1	
1972	叔丁基苯	叔丁苯	tert-butylbenzene	98-06-6	易燃液体，类别 3 急性毒性—吸入，类别 3 皮肤腐蚀/刺激，类别 2 特异性靶器官毒性——次接触，类别 2 危害水生环境—长期危害，类别 3	
1973	2-叔丁基苯酚	邻叔丁基苯酚	2-tert-butyl phenol; o-tert-butylphenol	88-18-6	皮肤腐蚀/刺激，类别 1 严重眼损伤/眼刺激，类别 1 特异性靶器官毒性——次接触，类别 2 危害水生环境—急性危害，类别 2 危害水生环境—长期危害，类别 2	
1974	4-叔丁基苯酚	对叔丁基苯酚；对特丁基苯酚；4-羟基-1-叔丁基苯	4-tert-butyl phenol; p-tert-butyl phenol; 4-hydroxy-1-tert-butylbenzene	98-54-4	皮肤腐蚀/刺激，类别 2 严重眼损伤/眼刺激，类别 1 生殖毒性，类别 2 危害水生环境—急性危害，类别 2 危害水生环境—长期危害，类别 3	
1975	叔丁基过氧-2-甲基苯甲酸酯［含量≤100%］		tert-butyl peroxy-2-methylbenzoate (not more than 100%)	22313-62-8	有机过氧化物，C 型	
1976	叔丁基过氧-2-乙基己酸酯［52%<含量≤100%］	过氧化-2-乙基己酸叔丁酯	tert-butyl peroxy-2-ethylhexanoate (more than 52%)	3006-82-4	有机过氧化物，C 型	
	叔丁基过氧-2-乙基己酸酯［32%<含量≤52%，含 B 型稀释剂≥48%］		tert-butyl peroxy-2-ethylhexanoate (more than 32% but not more than 52%, and diluent type B not less than 48%)		有机过氧化物，E 型	
	叔丁基过氧-2-乙基己酸酯［含量≤32%，含 B 型稀释剂≥68%］		tert-butyl peroxy-2-ethylhexanoate (not more than 32%, and diluent type B not less than 68%)		有机过氧化物，F 型	
	叔丁基过氧-2-乙基己酸酯［含量≤52%，惰性固体含量≥48%］		tert-butyl peroxy-2-ethylhexanoate (not more than 52%, and inert solid not less than 48%)		有机过氧化物，E 型	

续表209

序号	品名	别名	英文名	CAS 号	危险性类别	备注
1977	叔丁基过氧-2-乙基己酸酯和2,2-二-（叔丁基过氧）丁烷的混合物[叔丁基过氧-2-乙基己酸酯≤12%，2,2-二-（叔丁基过氧）丁烷的混合物≤14%，含A型稀释剂≥14%，含惰性固体≥60%]		tert-butyl peroxy-2-ethylhexanoate peroxy+ 2, 2-di-(tert-butylperoxy) butane (tert-butyl peroxy-2-ethylhexanoate peroxy not more than 12%, and 2, 2-di-(tert-butylperoxy) butane not more than 14%, and diluent type A not less than 14%, and inert solid not less than 60%)		有机过氧化物，D 型	
	叔丁基过氧-2-乙基己酸酯和2,2-二-（叔丁基过氧）丁烷的混合物[叔丁基过氧-2-乙基己酸酯≤31%，2,2-二-（叔丁基过氧）丁烷≤36%，含B型稀释剂≥33%]		tert-butyl peroxy-2-ethylhexanoate peroxy+ 2, 2-di-(tert-butylperoxy) butane (tert-butyl peroxy-2-ethylhexanoate peroxy not more than 31%, and 2, 2-di-(tert-butylperoxy) butane not more than 36%, and diluent type B not less than 33%)		有机过氧化物，D 型	
1978	叔丁基过氧-2-乙基己碳酸酯[含量≤100%]		tert-butyl peroxy-2-ethylhexylcarbonate (not more than 100%)	34443-12-4	有机过氧化物，D 型	
1979	叔丁基过氧丁基延胡索酸酯[含量≤52%，含A型稀释剂≥48%]		tert-butyl peroxybutyl fumarate (not more than 52%, and diluent type A not less than 48%)		有机过氧化物，D 型	
1980	叔丁基过氧二乙基乙酸酯[含量≤100%]	过氧化二乙基乙酸叔丁酯；过氧化叔丁基二乙基乙酸酯	tert-butyl peroxydiethylacetate (not more than 100%); tert-butyl perdiethylacetate		有机过氧化物，C 型	

续表210

序号	品名	别名	英文名	CAS 号	危险性类别	备注
1981	叔丁基过氧新癸酸酯［77%<含量≤100%］	过氧化新癸酸叔丁酯	tert-butyl peroxyneodecanoate (more than 77%); tert-butyl perneodecanoate	26748-41-4	有机过氧化物，D 型	
	叔丁基过氧新癸酸酯［含量≤32%，含A型稀释剂≥68%］		tert-butyl peroxyneodecanoate (not more than 32%, and diluent type A not less than 68%)		有机过氧化物，F 型	
	叔丁基过氧新癸酸酯［含量≤42%，在水（冷冻）中稳定弥散］		tert-butyl peroxyneodecanoate (not more than 42% as a stable dispersion in water (frozen))		有机过氧化物，E 型	
	叔丁基过氧新癸酸酯［含量≤52%，在水中稳定弥散］		tert-butyl peroxyneodecanoate (not more than 52% as a stable dispersion in water)		有机过氧化物，F 型	
	叔丁基过氧新癸酸酯［含量≤77%］		tert-butyl peroxyneodecanoate (not more than 77%)		有机过氧化物，D 型	
1982	叔丁基过氧新戊酸酯［27%<含量≤67%，含B型稀释剂≥33%］		tert-butyl peroxypivalate (more than 27% but not more than 67%, and diluent type B not less than 33%); tert-butyl perpivalate	927-07-1	有机过氧化物，D 型	
	叔丁基过氧新戊酸酯［67%<含量≤77%，含A型稀释剂≥23%］		tert-butyl peroxypivalate (more than 67% but not more than 77%, and diluent type A not less than 23%)		有机过氧化物，C 型	
	叔丁基过氧新戊酸酯［含量≤27%，含B型稀释剂≥73%］		tert-butyl peroxypivalate (not more than 27%, and diluent type B not less than 73%)		有机过氧化物，F 型	

续表211

序号	品名	别名	英文名	CAS 号	危险性类别	备注
1983	1-（2-叔丁基过氧异丙基）-3-异丙烯基苯［含量≤42%，惰性固体含量≥58%］		1-(2-tert-butylperoxy isopropyl)-3-isopropenylbenzene (not more than 42%, and inert solid not less than 58%)	96319-55-0	有机过氧化物，E 型	
	1-（2-叔丁基过氧异丙基）-3-异丙烯基苯［含量≤77%，含A型稀释剂≥23%］		1-(2-tert-butylperoxy isopropyl)-3-isopropenylbenzene (not more than 77%, and diluent type A not less than 23%)		有机过氧化物，D 型	
1984	叔丁基过氧异丁酸酯［52%<含量≤77%，含B型稀释剂≥23%］	过氧化异丁酸叔丁酯	tert-butyl peroxyisobutyrate (more than 52% but not more than 77%, and diluent type B not less than 23%); tert-butyl perisobutyrate	109-13-7	有机过氧化物，B 型	
	叔丁基过氧异丁酸酯［含量≤52%，含B型稀释剂≥48%］		tert-butyl peroxyisobutyrate (not more than 52%, and diluent type B not less than 48%)		有机过氧化物，D 型	
1985	叔丁基过氧硬脂酰碳酸酯［含量≤100%］		tert-butyl peroxy stearylcarbonate (not more than 100%)		有机过氧化物，D 型	
1986	叔丁基环己烷	环己基叔丁烷；特丁基环己烷	tert-butylcyclohexane; cyclohexyl-tert-butane	3178-22-1	易燃液体，类别 3	
1987	叔丁基硫醇	叔丁硫醇	tert-butyl mercaptan; tert-butanethiol	75-66-1	易燃液体，类别 2 严重眼损伤/眼刺激，类别 2B 皮肤致敏物，类别 1 特异性靶器官毒性——次接触，类别 3（麻醉效应） 危害水生环境—急性危害，类别 2 危害水生环境—长期危害，类别 2	
1988	叔戊基过氧-2-乙基己酸酯［含量≤100%］	过氧化-2-乙基己酸叔戊酯	tert-amyl peroxy-2-ethyl hexanoate (not more than 100%); tert-amyl per-2-ethyl hexanoate	686-31-7	有机过氧化物，D 型	

续表212

序号	品名	别名	英文名	CAS 号	危险性类别	备注
1989	叔戊基过氧化氢［含量≤88%，含 A 型稀释剂≥6%，含水≥6%］		tert-amyl hydroperoxide (not more than 88%, and diluent type A not less than 6%, and inert water less than 6%)	3425-61-4	有机过氧化物，E 型 危害水生环境—急性危害，类别 2 危害水生环境—长期危害，类别 2	
1990	叔戊基过氧戊酸酯［含量≤77%，含 B 型稀释剂≥23%］	过氧化叔戊基新戊酸酯	tert-amyl peroxypivalate (not more than 77%, and diluent type B not less than 23%); tert-amyl perpivalate	29240-17-3	有机过氧化物，C 型	
1991	叔戊基过氧新癸酸酯［含量≤77%，含 B 型稀释剂≥23%］	过氧化叔戊基新癸酸酯	tert-amyl peroxyneodecanoate (not more than 77%, and diluent type B not less than 23%); tert-amyl perneodecanoate	68299-16-1	有机过氧化物，D 型	
1992	叔辛胺		tert-octylamine	107-45-9	易燃液体，类别 2 皮肤腐蚀/刺激，类别 1C 严重眼损伤/眼刺激，类别 1 危害水生环境—长期危害，类别 3	
1993	树脂酸钙		calcium resinate	9007-13-0	易燃固体，类别 2	
1994	树脂酸钴		cobalt resinate	68956-82-1	易燃固体，类别 2	
1995	树脂酸铝		aluminium resinate	61789-65-9	易燃固体，类别 2	
1996	树脂酸锰		manganese resinate	9008-34-8	易燃固体，类别 2	
1997	树脂酸锌		zinc resinate	9010-69-9	易燃固体，类别 2	
1998	双（1-甲基乙基）氟磷酸酯	二异丙基氟磷酸酯；丙氟磷	bis(1-methylethyl) phosphorofluoridate; diisopropyl fluorophosphate; DFP; diisopropyl phosphorofluoridate	55-91-4	急性毒性—经口，类别 1 急性毒性—吸入，类别 2	剧毒
1999	双（2-氯乙基）甲胺	氮芥；双（氯乙基）甲胺	bis-(2-chloroethyl) methylamine; nitrogen mustard	51-75-2	急性毒性—经口，类别 2 急性毒性—经皮，类别 1 急性毒性—吸入，类别 1 皮肤腐蚀/刺激，类别 1 严重眼损伤/眼刺激，类别 1 生殖细胞致突变性，类别 1B 致癌性，类别 1B 特异性靶器官毒性—一次接触，类别 2	剧毒
2000	5-［双（2-氯乙基）氨基］-2, 4-(1H, 3H) 嘧啶二酮	尿嘧啶芳芥；嘧啶苯芥	5-(bis(2-chloroethyl) amino)-2, 4(1H, 3H) pyrimidinedione; uramustine; uracil mustard	66-75-1	急性毒性—经口，类别 1	剧毒

续表213

序号	品名	别名	英文名	CAS 号	危险性类别	备注
2001	2, 2-双-［4, 4-二（叔丁基过氧化）环己基］丙烷［含量≤42%，惰性固体含量≥58%］		2, 2-di-(4, 4-di (tert-butylperoxy) cyclohexyl) propane (not more than 42%, and inert solid not less than 58%)		有机过氧化物，D 型	
	2, 2-双-［4, 4-二（叔丁基过氧化）环己基］丙烷［含量≤22%，含 B 型稀释剂≥78%］		2, 2-di-(4, 4-di (tert-butylperoxy) cyclohexyl) propane (not more than 22%, and diluent type B not less than 78%)		有机过氧化物，E 型	
2002	2, 2-双（4-氯苯基）-2-羟基乙酸乙酯	4, 4'-二氯二苯乙醇酸乙酯；乙酯杀螨醇	ethyl 2, 2-di(4-chlorophenyl) -2-hydroxyacetate; ethyl 4, 4'-dichlorobenzilate; chlorobenzilate	510-15-6	危害水生环境—急性危害，类别 1 危害水生环境—长期危害，类别 1	
2003	O, O-双（4-氯苯基）N-(1-亚氨基）乙基硫代磷酸胺	毒鼠磷	O, O-bis(4-chlorophenyl) N-acetimidoylphosphoramid-othioate; phosacetim	4104-14-7	急性毒性—经口，类别 2 * 急性毒性—经皮，类别 1 危害水生环境—急性危害，类别 1 危害水生环境—长期危害，类别 1	剧毒
2004	双（N, N-二甲基甲硫酰）二硫化物	四甲基二硫代秋兰姆；四甲基硫代过氧化二碳酸二酰胺；福美双	tetramethylthiuram disulphide; thioperoxydicarbonic diamide, tetramethyl-; thylate; thiram	137-26-8	皮肤腐蚀/刺激，类别 2 严重眼损伤/眼刺激，类别 2 皮肤致敏物，类别 1 特异性靶器官毒性—反复接触，类别 2 * 危害水生环境—急性危害，类别 1 危害水生环境—长期危害，类别 1	
2005	双（二甲胺基）磷酰氟［含量>2%］	甲氟磷	tetramethylphosphorodia-midic fluoride(more than 2%); dimefox	115-26-4	急性毒性—经口，类别 2 * 急性毒性—经皮，类别 1	剧毒
2006	双（二甲基二硫代氨基甲酸）锌	福美锌	zinc bis dimethyldithiocarbamate; ziram	137-30-4	急性毒性—吸入，类别 2 * 严重眼损伤/眼刺激，类别 1 皮肤致敏物，类别 1 特异性靶器官毒性——次接触，类别 3（呼吸道刺激） 特异性靶器官毒性—反复接触，类别 2 * 危害水生环境—急性危害，类别 1 危害水生环境—长期危害，类别 1	

续表214

序号	品名	别名	英文名	CAS 号	危险性类别	备注
2007	4,4-双-（过氧化叔丁基）戊酸正丁酯［52%<含量≤100%］	4,4-二（叔丁基过氧化）戊酸正丁酯	n-butyl-4,4-di(tert-butylperoxy)-valerate(more than 52%); n-butyl 4,4-bis(t-butylperoxy) valerate; pentanoic acid, 4,4-bis[(1,1-dimethylethyl) dioxy]-, butyl ester	995-33-5	有机过氧化物，C 型	
	4,4-双-（过氧化叔丁基）戊酸正丁酯［含量≤52%，含惰性固体≥48%］		n-butyl-4,4-di(tert-butylperoxy)-valerate (not more than 52%, and inert solid not less than 48%)		有机过氧化物，E 型	
2008	双过氧化壬二酸［含量≤27%，惰性固体含量≥73%］		diperoxyazelaic acid (not more than 27%, and inert solid not less than 73%); nonanediperoxoic acid	1941-79-3	有机过氧化物，D 型	
2009	双过氧化十二烷二酸［含量≤42%，含硫酸钠≥56%］		diperoxy dodecane diacid (not more than 42%, and sodium sulfate not less than 56%)	66280-55-5	有机过氧化物，D 型	
2010	双戊烯	苎烯；二聚戊烯；1,8-萜二烯	dipentene; limonene	138-86-3	易燃液体，类别 3 皮肤腐蚀/刺激，类别 2 皮肤致敏物，类别 1 危害水生环境—急性危害，类别 1 危害水生环境—长期危害，类别 1	
2011	2,5-双（1-吖丙啶基）-3-(2-氨甲酰氧-1-甲氧乙基）-6-甲基-1,4-苯醌	卡巴醌	2,5-bis(1-aziridinyl)-3-(2-carbamoyloxy-1-methoxyethyl)-6-methyl-1,4-ben zoquinone; carboquone; esquinon; carbazilquinone	24279-91-2	急性毒性—经口，类别 2	
2012	水合肼［含肼≤64%］	水合联氨	hydrazine hydrate with not more than 64% hydrazine, by mass; diamide hydrate	10217-52-4	急性毒性—经口，类别 3 * 急性毒性—经皮，类别 3 * 急性毒性—吸入，类别 3 * 皮肤腐蚀/刺激，类别 1B 严重眼损伤/眼刺激，类别 1 皮肤致敏物，类别 1 致癌性，类别 2 危害水生环境—急性危害，类别 1 危害水生环境—长期危害，类别 1	
2013	水杨醛	2-羟基苯甲醛；邻羟基苯甲醛	salicylaldehyde; 2-hydroxy benzaldehyde; o-hydroxy benzaldehyde	90-02-8	急性毒性—经皮，类别 3 生殖毒性，类别 2 特异性靶器官毒性—反复接触，类别 2 危害水生环境—急性危害，类别 2 危害水生环境—长期危害，类别 3	

续表215

序号	品名	别名	英文名	CAS 号	危险性类别	备注
2014	水杨酸汞		mercury salicylate	5970-32-1	急性毒性—经口，类别 2＊ 急性毒性—经皮，类别 1 急性毒性—吸入，类别 2＊ 特异性靶器官毒性—反复接触，类别 2＊ 危害水生环境—急性危害，类别 1 危害水生环境—长期危害，类别 1	
2015	水杨酸化烟碱		nicotine salicylate	29790-52-1	急性毒性—经口，类别 2＊ 急性毒性—经皮，类别 1 急性毒性—吸入，类别 2＊ 危害水生环境—急性危害，类别 2 危害水生环境—长期危害，类别 2	
2016	丝裂霉素 C	自力霉素	mitomycin C; ametycin	50-07-7	急性毒性—经口，类别 2 致癌性，类别 2	
2017	四苯基锡		tetraphenyltin	595-90-4	危害水生环境—急性危害，类别 1 危害水生环境—长期危害，类别 1	
2018	四碘化锡		tin tetraiodide	7790-47-8	皮肤腐蚀/刺激，类别 1 严重眼损伤/眼刺激，类别 1	
2019	四丁基氢氧化铵		tetrabutylammonium hydroxide	2052-49-5	皮肤腐蚀/刺激，类别 1 严重眼损伤/眼刺激，类别 1	
2020	四丁基氢氧化磷		tetrabutyl phosphorous hydroxide	14518-69-5	皮肤腐蚀/刺激，类别 1 严重眼损伤/眼刺激，类别 1	
2021	四丁基锡		tetra butyltin	1461-25-2	严重眼损伤/眼刺激，类别 2B 生殖毒性，类别 2 特异性靶器官毒性——次接触，类别 3（麻醉效应） 特异性靶器官毒性—反复接触，类别 2 危害水生环境—急性危害，类别 1 危害水生环境—长期危害，类别 1	
2022	四氟代肼	四氟肼	tetrafluorohydrazine	10036-47-2	氧化性气体，类别 1 加压气体 急性毒性—吸入，类别 2 危害水生环境—急性危害，类别 1 危害水生环境—长期危害，类别 1	
2023	四氟化硅	氟化硅	silicon tetrafluoride	7783-61-1	加压气体 急性毒性—吸入，类别 3＊ 皮肤腐蚀/刺激，类别 1 严重眼损伤/眼刺激，类别 1	
2024	四氟化硫		sulfur tetrafluoride	7783-60-0	加压气体 急性毒性—吸入，类别 1 皮肤腐蚀/刺激，类别 1 严重眼损伤/眼刺激，类别 1 特异性靶器官毒性——次接触，类别 1 特异性靶器官毒性——次接触，类别 3（呼吸道刺激） 特异性靶器官毒性—反复接触，类别 1	

续表216

序号	品名	别名	英文名	CAS 号	危险性类别	备注
2025	四氟化铅		lead tetrafluoride	7783-59-7	致癌性，类别 1B 生殖毒性，类别 1A 特异性靶器官毒性—反复接触，类别 2 * 危害水生环境—急性危害，类别 1 危害水生环境—长期危害，类别 1	
2026	四氟甲烷	R14	tetrafluoromethane; freon 14	75-73-0	加压气体 特异性靶器官毒性——次接触，类别 3（麻醉效应）	
2027	四氟硼酸-2, 5-二乙氧基-4-吗啉代重氮苯		2, 5-diethoxy-4-morpholinobenzenediazonium tetrafluoroborate	4979-72-0	自反应物质和混合物，D 型	
2028	四氟乙烯［稳定的］		tetrafluoroethylene, stabilized	116-14-3	易燃气体，类别 1 化学不稳定性气体，类别 B 加压气体 严重眼损伤/眼刺激，类别 2B 致癌性，类别 2 特异性靶器官毒性——次接触，类别 2 特异性靶器官毒性—反复接触，类别 2	
2029	1, 2, 4, 5-四甲苯	均四甲苯	1, 2, 4, 5-tetramethyl benzene; sym-tetramethylbenzene	95-93-2	易燃固体，类别 1	
2030	1, 1, 3, 3-四甲基-1-丁硫醇	特辛硫醇；叔辛硫醇	1, 1, 3, 3-tetramethyl-1-butyl sulfhydrate; tert-octanethiol; tert-octyl mercaptan; 2-pentanethiol, 2, 4, 4-trimethyl-	141-59-3	易燃液体，类别 3 急性毒性—经口，类别 3 急性毒性—吸入，类别 2 *	
2031	1, 1, 3, 3-四甲基丁基过氧-2-乙基己酸酯［含量≤100%］	过氧化-2-乙基己酸-1, 1, 3, 3-四甲基丁酯；过氧化-1, 1, 3, 3-四甲基丁基-2-乙基乙酸酯；过氧化-2-乙基己酸叔辛酯	1, 1, 3, 3-tetramethylbutyl peroxy-2-ethyl-hexanoate (not more than 100%); 1, 1, 3, 3-tetramethyl butyl per-ethyl-hexanoate; tert-octyl peroxy-2-ethylhexanoate	22288-43-3	有机过氧化物，D 型	

续表217

序号	品名	别名	英文名	CAS 号	危险性类别	备注
2032	1, 1, 3, 3-四甲基丁基过氧新癸酸酯［含量≤52%，在水中稳定弥散］		1, 1, 3, 3-tetramethylbutyl peroxyneodecanoate (not more than 52% as a stable dispersion in water)	51240-95-0	有机过氧化物，F 型	
	1, 1, 3, 3-四甲基丁基过氧新癸酸酯［含量≤72%，含 B 型稀释剂≥28%］		1, 1, 3, 3-tetramethylbutyl peroxyneodecanoate (not more than 72%, and diluent type B not less than 28%)		有机过氧化物，D 型	
2033	1, 1, 3, 3-四甲基丁基氢过氧化物［含量≤100%］	过氧化氢叔辛基	1, 1, 3, 3-tetramethylbutyl hydroperoxide (not more than 100%); tert-octyl hydroperoxide	5809-08-5	有机过氧化物，D 型	
2034	2, 2, 3', 3'-四甲基丁烷	六甲基乙烷；双叔丁基	2, 2, 3', 3'-tetramethylbutane	594-82-1	易燃液体，类别 2 皮肤腐蚀/刺激，类别 2 特异性靶器官毒性——次接触，类别 3（麻醉效应） 吸入危害，类别 1 危害水生环境—急性危害，类别 1 危害水生环境—长期危害，类别 1	
2035	四甲基硅烷	四甲基硅	tetramethylsilane; silicon methyl	75-76-3	易燃液体，类别 1	
2036	四甲基铅		tetramethyl lead	75-74-1	易燃液体，类别 3 急性毒性—经口，类别 3 急性毒性—吸入，类别 2 特异性靶器官毒性——次接触，类别 1 特异性靶器官毒性—反复接触，类别 1 危害水生环境—急性危害，类别 1 危害水生环境—长期危害，类别 1	
2037	四甲基氢氧化铵		tetramethylammonium hydroxide	75-59-2	急性毒性—经口，类别 2 急性毒性—经皮，类别 2 皮肤腐蚀/刺激，类别 1 严重眼损伤/眼刺激，类别 1 特异性靶器官毒性——次接触，类别 1 特异性靶器官毒性—反复接触，类别 1 危害水生环境—急性危害，类别 2	
2038	N, N, N', N'-四甲基乙二胺	1, 2-双（二甲基氨基）乙烷	N, N, N', N'-tetramethylethylenediamine; 1, 2-di-(dimethylamino) ethane	110-18-9	易燃液体，类别 2 皮肤腐蚀/刺激，类别 1B 严重眼损伤/眼刺激，类别 1	
2039	四聚丙烯	四丙烯	propylene tetramer; tetrapropylene	6842-15-5	易燃液体，类别 3 危害水生环境—急性危害，类别 1 危害水生环境—长期危害，类别 1	
2040	四磷酸六乙酯	乙基四磷酸酯	hexaethyl tetraphosphate; ethyl tetraphosphate	757-58-4	急性毒性—经口，类别 2	

续表218

序号	品名	别名	英文名	CAS 号	危险性类别	备注
2041	四磷酸六乙酯和压缩气体混合物		hexaethyl tetraphosphate and compressed gas mixtures		加压气体 急性毒性—吸入，类别 3 *	
2042	2, 3, 4, 6-四氯苯酚	2, 3, 4, 6-四氯酚	2, 3, 4, 6-tetrachlorophenol	58-90-2	急性毒性—经口，类别 3 * 皮肤腐蚀/刺激，类别 2 严重眼损伤/眼刺激，类别 2 危害水生环境—急性危害，类别 1 危害水生环境—长期危害，类别 1	
2043	1, 1, 3, 3-四氯丙酮	1, 1, 3, 3-四氯-2-丙酮	1, 1, 3, 3-tetrachloroacetone; 1, 1, 3, 3-tetrachloro-2-propanone	632-21-3	急性毒性—经口，类别 3 急性毒性—经皮，类别 2	
2044	1, 2, 3, 4-四氯代苯		1, 2, 3, 4-tetrachlorobenzene	634-66-2	生殖毒性，类别 1B 特异性靶器官毒性——次接触，类别 2 特异性靶器官毒性——次接触，类别 3（麻醉效应） 特异性靶器官毒性—反复接触，类别 2 危害水生环境—急性危害，类别 1 危害水生环境—长期危害，类别 1	
2045	1, 2, 3, 5-四氯代苯		1, 2, 3, 5-tetrachlorobenzene	634-90-2	危害水生环境—急性危害，类别 2 危害水生环境—长期危害，类别 2	
2046	1, 2, 4, 5-四氯代苯		1, 2, 4, 5-tetrachlorobenzene	95-94-3	生殖毒性，类别 2 生殖毒性，附加类别 特异性靶器官毒性——次接触，类别 3（麻醉效应） 特异性靶器官毒性—反复接触，类别 1 危害水生环境—急性危害，类别 1 危害水生环境—长期危害，类别 1	
2047	2, 3, 7, 8-四氯二苯并对二噁英	二噁英；2, 3, 7, 8-TCDD; 四氯二苯二噁英	2, 3, 7, 8-tetrachlorodibenzo-1, 4-dioxin; 2, 3, 7, 8-etrachlorodibenzo-para-dioxin	1746-01-6	急性毒性—经口，类别 1 急性毒性—经皮，类别 1 皮肤腐蚀/刺激，类别 2 严重眼损伤/眼刺激，类别 2 生殖细胞致突变性，类别 2 致癌性，类别 1A 生殖毒性，类别 1B 特异性靶器官毒性——次接触，类别 1 特异性靶器官毒性—反复接触，类别 1 危害水生环境—急性危害，类别 1 危害水生环境—长期危害，类别 1	剧毒
2048	四氯化碲		tellurium tetrachloride	10026-07-0	皮肤腐蚀/刺激，类别 1 严重眼损伤/眼刺激，类别 1	
2049	四氯化钒		vanadium tetrachloride	7632-51-1	急性毒性—经口，类别 3 皮肤腐蚀/刺激，类别 1 严重眼损伤/眼刺激，类别 1	
2050	四氯化锆		zirconium tetrachloride	10026-11-6	皮肤腐蚀/刺激，类别 1C 严重眼损伤/眼刺激，类别 1	

续表219

序号	品名	别名	英文名	CAS 号	危险性类别	备注
2051	四氯化硅	氯化硅	silicon tetrachloride; silicon(Ⅳ) chloride	10026-04-7	皮肤腐蚀/刺激，类别 2 严重眼损伤/眼刺激，类别 2 特异性靶器官毒性——次接触，类别 3（呼吸道刺激）	
2052	四氯化硫		sulphur tetrachloride	13451-08-6	皮肤腐蚀/刺激，类别 1B 严重眼损伤/眼刺激，类别 1 特异性靶器官毒性——次接触，类别 3（呼吸道刺激） 危害水生环境—急性危害，类别 1	
2053	1, 2, 3, 4-四氯化萘	四氯化萘	1, 2, 3, 4-tetrachloronaphthalene; tetra-chloro-naphthalene	1335-88-2	特异性靶器官毒性—反复接触，类别 1	
2054	四氯化铅		lead tetrachloride	13463-30-4	致癌性，类别 1B 生殖毒性，类别 1A 特异性靶器官毒性—反复接触，类别 2 * 危害水生环境—急性危害，类别 1 危害水生环境—长期危害，类别 1	
2055	四氯化钛		titanium tetrachloride	7550-45-0	皮肤腐蚀/刺激，类别 1B 严重眼损伤/眼刺激，类别 1	
2056	四氯化碳	四氯甲烷	carbon tetrachloride; tctrachloromcthane	56-23-5	急性毒性—经口，类别 3 * 急性毒性—经皮，类别 3 * 急性毒性—吸入，类别 3 * 致癌性，类别 2 特异性靶器官毒性—反复接触，类别 1 危害水生环境—长期危害，类别 3 危害臭氧层，类别 1	
2057	四氯化硒		selenium tetrachloride	10026-03-6	急性毒性—经口，类别 3 * 急性毒性—吸入，类别 3 * 特异性靶器官毒性—反复接触，类别 2 危害水生环境—急性危害，类别 1 危害水生环境—长期危害，类别 1	
2058	四氯化锡［无水］	氯化锡	tin tetrachloride, anhydrous; stannic chloride, anhydrous	7646-78-8	皮肤腐蚀/刺激，类别 1B 严重眼损伤/眼刺激，类别 1 特异性靶器官毒性——次接触，类别 3（呼吸道刺激） 危害水生环境—长期危害，类别 3	
2059	四氯化锡五水合物		stannic chloride pentahydrate	10026-06-9	皮肤腐蚀/刺激，类别 1 严重眼损伤/眼刺激，类别 1 危害水生环境—长期危害，类别 3	
2060	四氯化锗	氯化锗	germanium tetrachloride; germanium chloride	10038-98-9	皮肤腐蚀/刺激，类别 1 严重眼损伤/眼刺激，类别 1	
2061	四氯邻苯二甲酸酐		tetrachlorophthalic anhydride	117-08-8	严重眼损伤/眼刺激，类别 1 呼吸道致敏物，类别 1 皮肤致敏物，类别 1 危害水生环境—急性危害，类别 1 危害水生环境—长期危害，类别 1	

续表220

序号	品名	别名	英文名	CAS号	危险性类别	备注
2062	四氯锌酸-2, 5-二丁氧基-4-(4-吗啉基)-重氮苯（2：1）		2, 5-dibutoxy-4-(4-morpholinyl) benzenediazonium, tetrachlorozincate（2：1）	14726-58-0	自反应物质和混合物，E型	
2063	1, 1, 2, 2-四氯乙烷		1, 1, 2, 2-tetrachloroethane	79-34-5	急性毒性—经皮，类别1 急性毒性—吸入，类别2* 危害水生环境—急性危害，类别2 危害水生环境—长期危害，类别2	
2064	四氯乙烯	全氯乙烯	tetrachloroethylene; perchloroethylene	127-18-4	致癌性，类别1B 危害水生环境—急性危害，类别2 危害水生环境—长期危害，类别2	
2065	N-四氯乙硫基四氢酞酰亚胺	敌菌丹	captafol	2425-06-1	皮肤致敏物，类别1 致癌性，类别1B 危害水生环境—急性危害，类别1 危害水生环境—长期危害，类别1	
2066	5, 6, 7, 8-四氢-1-萘胺	1-氨基-5, 6, 7, 8-四氢萘	5, 6, 7, 8-tetrahydro-1-naphthylamine; 1-amino-5, 6, 7, 8-tetrahydronaphthalene	2217-41-6	皮肤腐蚀/刺激，类别2 严重眼损伤/眼刺激，类别2 特异性靶器官毒性——次接触，类别3（呼吸道刺激）	
2067	3-（1, 2, 3, 4-四氢-1-萘基）-4-羟基香豆素	杀鼠醚	4-hydroxy-3-(1, 2, 3, 4-tetrahydro-1-naphthyl) coumarin; racumin; coumatetralyl	5836-29-3	急性毒性—经口，类别2* 急性毒性—经皮，类别1 特异性靶器官毒性—反复接触，类别1 危害水生环境—长期危害，类别3	剧毒
2068	1, 2, 5, 6-四氢吡啶		1, 2, 5, 6-tetrahydropyridine	694-05-3	易燃液体，类别2	
2069	四氢吡咯	吡咯烷；四氢氮杂茂	tetrahydropyrrole; pyrrolidine; tetramethyleneimine	123-75-1	易燃液体，类别2 急性毒性—经口，类别3 急性毒性—吸入，类别2 皮肤腐蚀/刺激，类别1 严重眼损伤/眼刺激，类别1 特异性靶器官毒性——次接触，类别1	
2070	四氢吡喃	氧已环	tetrahydropyran; pentamethylene oxide	142-68-7	易燃液体，类别2	
2071	四氢呋喃	氧杂环戊烷	tetrahydrofuran; diethylene oxide	109-99-9	易燃液体，类别2 严重眼损伤/眼刺激，类别2 致癌性，类别2 特异性靶器官毒性——次接触，类别3（呼吸道刺激）	
2072	1, 2, 3, 6-四氢化苯甲醛		1, 2, 3, 6-tetrahydrobenzaldehyde	100-50-5	易燃液体，类别3 皮肤腐蚀/刺激，类别2*	
2073	四氢糠胺		tetrahydrofurfurylamine	4795-29-3	易燃液体，类别3	

续表221

序号	品名	别名	英文名	CAS 号	危险性类别	备注
2074	四氢邻苯二甲酸酐［含马来酐>0.05%］	四氢酞酐	3, 4, 5, 6-tetrahydrophthalic anhydride with more than 0.05% of maleic anhydride	2426-02-0	皮肤腐蚀/刺激，类别1 严重眼损伤/眼刺激，类别1 呼吸道致敏物，类别1 皮肤致敏物，类别1 危害水生环境—长期危害，类别3	
2075	四氢噻吩	四甲撑硫；四氢硫杂茂	tetrahydrothiophene; tetramethylene sulfide; thiophane	110-01-0	易燃液体，类别2 皮肤腐蚀/刺激，类别2 严重眼损伤/眼刺激，类别2 危害水生环境—长期危害，类别3	
2076	四氰基代乙烯	四氰代乙烯	tetracyanoethylene; percyanoethylene	670-54-2	急性毒性—经口，类别1	
2077	2, 3, 4, 6-四硝基苯胺		2, 3, 4, 6-tetranitroaniline	3698-54-2	爆炸物，1.1项	
2078	四硝基甲烷		tetranitromethane	509-14-8	氧化性液体，类别1 急性毒性—经口，类别3 急性毒性—吸入，类别1 严重眼损伤/眼刺激，类别2A 致癌性，类别2 特异性靶器官毒性——次接触，类别3（呼吸道刺激） 特异性靶器官毒性—反复接触，类别1	剧毒
2079	四硝基萘		1, 3, 6, 8-tetranitronaphthalene	28995-89-3	爆炸物，1.1项	
2080	四硝基萘胺		tetranitro-1-naphthylamine		爆炸物，1.1项	
2081	四溴二苯醚		tetrabromodiphenyl ethers	40088-47-9	生殖毒性，类别1B	
2082	四溴化硒		selenium tetrabromide	7789-65-3	急性毒性—经口，类别3* 急性毒性—吸入，类别3* 特异性靶器官毒性—反复接触，类别2 危害水生环境—急性危害，类别1 危害水生环境—长期危害，类别1	
2083	四溴化锡		tin tetrabromide	7789-67-5	皮肤腐蚀/刺激，类别1 严重眼损伤/眼刺激，类别1	
2084	四溴甲烷	四溴化碳	tetrabromomethane; carbon tetrabromide	558-13-4	皮肤腐蚀/刺激，类别2 严重眼损伤/眼刺激，类别1 特异性靶器官毒性——次接触，类别1 特异性靶器官毒性——次接触，类别3（麻醉效应） 特异性靶器官毒性—反复接触，类别1	
2085	1, 1, 2, 2-四溴乙烷		1, 1, 2, 2-tetrabromoethane	79-27-6	急性毒性—吸入，类别2* 严重眼损伤/眼刺激，类别2 危害水生环境—长期危害，类别3	

续表222

序号	品名	别名	英文名	CAS 号	危险性类别	备注
2086	四亚乙基五胺	三缩四乙二胺；四乙撑五胺	3, 6, 9-triazaundecamethylenediamine; tetraethylenepentamine	112-57-2	皮肤腐蚀/刺激，类别 1B 严重眼损伤/眼刺激，类别 1 皮肤致敏物，类别 1 危害水生环境—急性危害，类别 2 危害水生环境—长期危害，类别 2	
2087	四氧化锇	锇酸酐	osmium tetraoxide; osmic acid; osmic acid anhydride	20816-12-0	急性毒性—经口，类别 2 * 急性毒性—经皮，类别 1 急性毒性—吸入，类别 2 * 皮肤腐蚀/刺激，类别 1B 严重眼损伤/眼刺激，类别 1	剧毒
2088	四氧化二氮		dinitrogen tetroxide	10544-72-6	氧化性气体，类别 1 加压气体 急性毒性—吸入，类别 2 * 皮肤腐蚀/刺激，类别 1B 严重眼损伤/眼刺激，类别 1 特异性靶器官毒性——次接触，类别 3（呼吸道刺激）	
2089	四氧化三铅	红丹；铅丹；铅橙	lead tetraoxide; lead oxide red; orange lead	1314-41-6	致癌性，类别 1B 生殖毒性，类别 1A 特异性靶器官毒性——次接触，类别 1 特异性靶器官毒性—反复接触，类别 1 危害水生环境—急性危害，类别 1 危害水生环境—长期危害，类别 1	
2090	O, O, O', O'-四乙基-S, S'-亚甲基双（二硫代磷酸酯）	乙硫磷	O, O, O', O'-tetraethyl S, S'-methylenedi (phosphorodithioate); diethion; ethiol; cethion; FMC-1240; ethion	563-12-2	急性毒性—经口，类别 3 * 危害水生环境—急性危害，类别 1 危害水生环境—长期危害，类别 1	
2091	O, O, O', O'-四乙基二硫代焦磷酸酯	治螟磷	O, O, O, O-tetraethyl dithiopyrophosphate; thiotepp; dithione; sulfotep	3689-24-5	急性毒性—经口，类别 2 * 急性毒性—经皮，类别 1 危害水生环境—急性危害，类别 1 危害水生环境—长期危害，类别 1	剧毒
2092	四乙基焦磷酸酯	特普	tetraethyl pyrophosphate; TEPP	107-49-3	急性毒性—经口，类别 2 * 急性毒性—经皮，类别 1 危害水生环境—急性危害，类别 1	剧毒
2093	四乙基铅	发动机燃料抗爆混合物	tetraethyl lead	78-00-2	急性毒性—经口，类别 2 急性毒性—经皮，类别 3 急性毒性—吸入，类别 1 生殖毒性，类别 2 特异性靶器官毒性——次接触，类别 1 特异性靶器官毒性—反复接触，类别 1 危害水生环境—急性危害，类别 1 危害水生环境—长期危害，类别 1	剧毒
2094	四乙基氢氧化铵		tetraethylammonium hydroxide	77-98-5	皮肤腐蚀/刺激，类别 1 严重眼损伤/眼刺激，类别 1	

续表223

序号	品名	别名	英文名	CAS 号	危险性类别	备注
2095	四乙基锡	四乙锡	tetra ethyltin; tetraethylstannane	597-64-8	易燃液体，类别 3 急性毒性—经口，类别 2 急性毒性—吸入，类别 2 * 危害水生环境—急性危害，类别 1 危害水生环境—长期危害，类别 1	
2096	四唑并-1-乙酸	四唑乙酸；四氮杂茂-1-乙酸	tetrazol-1-acetic acid; tetranitrazoleacetic acid	21732-17-2	爆炸物，1.4 项	
2097	松焦油		pine tar oil	8011-48-1	危害水生环境—长期危害，类别 3 *	
2098	松节油		turpentine, oil	8006-64-2	易燃液体，类别 3 皮肤腐蚀/刺激，类别 2 严重眼损伤/眼刺激，类别 2 皮肤致敏物，类别 1 吸入危害，类别 1 危害水生环境—急性危害，类别 2 危害水生环境—长期危害，类别 2	
2099	松节油混合萜	松脂萜；芸香烯	terebene	1335-76-8	易燃液体，类别 3	
2100	松油		pine oil	8002-09-3	易燃液体，类别 3 危害水生环境—长期危害，类别 3	
2101	松油精	松香油	rosin oil	8002-16-2	易燃液体，类别 2	
2102	酸式硫酸三乙基锡		triethyltin hydrogen sulfate	57875-67-9	急性毒性—经口，类别 2 * 急性毒性—经皮，类别 1 急性毒性—吸入，类别 2 * 危害水生环境—急性危害，类别 1 危害水生环境—长期危害，类别 1	
2103	铊	金属铊	thallium, metal	7440-28-0	急性毒性—经口，类别 2 * 急性毒性—吸入，类别 2 * 特异性靶器官毒性—反复接触，类别 2 *	
2104	钛酸四乙酯	钛酸乙酯；四乙氧基钛	tetraethyl titanate; ethyl titanate	3087-36-3	易燃液体，类别 3	
2105	钛酸四异丙酯	钛酸异丙酯	tetraisopropyl titanate; isopropyltitanat	546-68-9	易燃液体，类别 3 严重眼损伤/眼刺激，类别 2A	
2106	钛酸四正丙酯	钛酸正丙酯	tetrapropyl orthotitanate; titantetrapropanolat	3087-37-4	易燃液体，类别 3	
2107	碳化钙	电石	calcium carbide	75-20-7	遇水放出易燃气体的物质和混合物，类别 1	
2108	碳化铝		aluminium carbide	1299-86-1	遇水放出易燃气体的物质和混合物，类别 2	
2109	碳酸二丙酯	碳酸丙酯	dipropyl carbonate	623-96-1	易燃液体，类别 3	
2110	碳酸二甲酯		dimethyl carbonate	616-38-6	易燃液体，类别 2	
2111	碳酸二乙酯	碳酸乙酯	diethyl carbonate	105-58-8	易燃液体，类别 3	

续表224

序号	品名	别名	英文名	CAS 号	危险性类别	备注
2112	碳酸铍		beryllium carbonate	13106-47-3	急性毒性—经口，类别 3＊ 急性毒性—吸入，类别 2＊ 皮肤腐蚀/刺激，类别 2 严重眼损伤/眼刺激，类别 2 皮肤致敏物，类别 1 致癌性，类别 1A 特异性靶器官毒性——次接触，类别 3（呼吸道刺激） 特异性靶器官毒性—反复接触，类别 1 危害水生环境—急性危害，类别 2 危害水生环境—长期危害，类别 2	
2113	碳酸亚铊	碳酸铊	thallous carbonate	6533-73-9	急性毒性—经口，类别 2 急性毒性—经皮，类别 2 特异性靶器官毒性—反复接触，类别 2＊ 危害水生环境—急性危害，类别 2 危害水生环境—长期危害，类别 2	
2114	碳酸乙丁酯		ethyl butyl carbonate	30714-78-4	易燃液体，类别 3	
2115	碳酰氯	光气	carbonyl chloride; phosgene	75-44-5	加压气体 急性毒性—吸入，类别 1 皮肤腐蚀/刺激，类别 1B 严重眼损伤/眼刺激，类别 1	剧毒
2116	羰基氟	碳酰氟；氟化碳酰	carbonyl fluoride	353-50-4	加压气体 急性毒性—吸入，类别 2 皮肤腐蚀/刺激，类别 2 严重眼损伤/眼刺激，类别 2 特异性靶器官毒性——次接触，类别 1	
2117	羰基硫	硫化碳酰	carbonyl sulphide; carbon oxysulphide	463-58-1	易燃气体，类别 1 加压气体 急性毒性—吸入，类别 3	
2118	羰基镍	四羰基镍；四碳酰镍	nickel carbonyl; tetracarbonylnickel; nickel tetracarbonyl	13463-39-3	易燃液体，类别 2 急性毒性—吸入，类别 2＊ 致癌性，类别 1A 生殖毒性，类别 1B 危害水生环境—急性危害，类别 1 危害水生环境—长期危害，类别 1	剧毒
2119	2-特丁基-4, 6-二硝基酚	2-（1, 1-二甲基乙基）-4, 6-二硝酚；特乐酚	2-tert-butyl-4, 6-dinitrophenol; phenol, 2-(1, 1-dimethylethyl) -4, 6-dinitro-; dinoterb	1420-07-1	急性毒性—经口，类别 2＊ 急性毒性—经皮，类别 3＊ 生殖毒性，类别 1B 危害水生环境—急性危害，类别 1 危害水生环境—长期危害，类别 1	
2120	2-特戊酰-2, 3-二氢-1, 3-茚二酮	鼠完	2-pivaloylindan-1, 3-dione; pindone	83-26-1	急性毒性—经口，类别 3＊ 特异性靶器官毒性—反复接触，类别 1 危害水生环境—急性危害，类别 1 危害水生环境—长期危害，类别 1	
2121	锑粉		antimony powder	7440-36-0	特异性靶器官毒性—反复接触，类别 2	

续表225

序号	品名	别名	英文名	CAS 号	危险性类别	备注
2122	锑化氢	三氢化锑；锑化三氢；睇	stibine; hydrogen antimonide; antimony hydride	7803-52-3	易燃气体，类别 1 加压气体 急性毒性—吸入，类别 3	
2123	天然气［富含甲烷的］	沼气	natural gas, with a high methane content	8006-14-2	易燃气体，类别 1 加压气体	
2124	萜品油烯	异松油烯	terpinolene	586-62-9	易燃液体，类别 3 吸入危害，类别 1 危害水生环境—急性危害，类别 1 危害水生环境—长期危害，类别 1	
2125	萜烃		terpene hydrocarbons	63394-00-3	易燃液体，类别 3	
2126	铁铈齐	铈铁合金	ferrocerium	69523-06-4	易燃固体，类别 1	
2127	铜钙合金		copper calcium alloy		遇水放出易燃气体的物质和混合物，类别 2	
2128	铜乙二胺溶液		cupriethylenediamine, solution	13426-91-0	急性毒性—吸入，类别 3 皮肤腐蚀/刺激，类别 1 严重眼损伤/眼刺激，类别 1	
2129	土荆芥油	藜油；除蛔油	oil of chenopodium; chenopodium oil	8006-99-3	急性毒性—经口，类别 3 急性毒性—经皮，类别 3	
2130	烷基、芳基或甲苯磺酸［含游离硫酸］		alkyl, aryl or toluene sulphonic acid, with free sulphuric acid		皮肤腐蚀/刺激，类别 1 严重眼损伤/眼刺激，类别 1	
2131	烷基锂		lithium alkyls		自燃液体，类别 1 遇水放出易燃气体的物质和混合物，类别 1	
2132	烷基铝氢化物		aluminium alkyl hydrides		自燃液体，类别 1 遇水放出易燃气体的物质和混合物，类别 1	
2133	乌头碱	附子精	aconitine	302-27-2	急性毒性—经口，类别 2＊ 急性毒性—吸入，类别 2＊	剧毒
2134	无水肼［含肼>64%］	无水联胺	hydrazine, anhydrous, with more than 64% hydrazine; diamine, anhydrous	302-01-2	易燃液体，类别 3 急性毒性—经口，类别 3＊ 急性毒性—经皮，类别 3＊ 急性毒性—吸入，类别 3＊ 皮肤腐蚀/刺激，类别 1B 严重眼损伤/眼刺激，类别 1 皮肤致敏物，类别 1 致癌性，类别 2 危害水生环境—急性危害，类别 1 危害水生环境—长期危害，类别 1	
2135	五氟化铋		bismuth pentafluoride	7787-62-4	氧化性固体，类别 3 皮肤腐蚀/刺激，类别 1 严重眼损伤/眼刺激，类别 1	

续表226

序号	品名	别名	英文名	CAS 号	危险性类别	备注
2136	五氟化碘		iodine pentafluoride	7783-66-6	氧化性固体，类别 1 急性毒性—经口，类别 3 急性毒性—经皮，类别 2 急性毒性—吸入，类别 2 皮肤腐蚀/刺激，类别 1 严重眼损伤/眼刺激，类别 1	
2137	五氟化磷		phosphorus pentafluoride	7647-19-0	加压气体 急性毒性—吸入，类别 3 皮肤腐蚀/刺激，类别 1 严重眼损伤/眼刺激，类别 1	
2138	五氟化氯		chlorine pentafluoride	13637-63-3	加压气体 氧化性气体，类别 1 急性毒性—吸入，类别 1 皮肤腐蚀/刺激，类别 1 严重眼损伤/眼刺激，类别 1	剧毒
2139	五氟化锑		antimony pentafluoride	7783-70-2	急性毒性—吸入，类别 1 皮肤腐蚀/刺激，类别 1 严重眼损伤/眼刺激，类别 1 特异性靶器官毒性——次接触，类别 2 特异性靶器官毒性—反复接触，类别 1 危害水生环境—急性危害，类别 2 危害水生环境—长期危害，类别 2	
2140	五氟化溴		bromine pentafluoride	7789-30-2	氧化性液体，类别 1 急性毒性—吸入，类别 1 皮肤腐蚀/刺激，类别 1 严重眼损伤/眼刺激，类别 1 特异性靶器官毒性——次接触，类别 1 特异性靶器官毒性—反复接触，类别 2	
2141	五甲基庚烷		pentamethyl heptane	30586-18-6	易燃液体，类别 3	
2142	五硫化二磷	五硫化磷	diphosphorus pentasulphide; phosphorus pentasulphide; phosphoric sulfide	1314-80-3	易燃固体，类别 1 遇水放出易燃气体的物质和混合物，类别 1 危害水生环境—急性危害，类别 1	
2143	五氯苯		pentachlorobenzene	608-93-5	易燃固体，类别 1 危害水生环境—急性危害，类别 1 危害水生环境—长期危害，类别 1	
2144	五氯苯酚	五氯酚	pentachlorophenol	87-86-5	急性毒性—经口，类别 3 * 急性毒性—经皮，类别 3 * 急性毒性—吸入，类别 2 * 皮肤腐蚀/刺激，类别 2 严重眼损伤/眼刺激，类别 2 致癌性，类别 2 特异性靶器官毒性——次接触，类别 3（呼吸道刺激） 危害水生环境—急性危害，类别 1 危害水生环境—长期危害，类别 1	剧毒

续表227

序号	品名	别名	英文名	CAS 号	危险性类别	备注
2145	五氯苯酚苯基汞		mercury pheny pentachlorophenol		急性毒性—经口，类别 2* 急性毒性—经皮，类别 1 急性毒性—吸入，类别 2* 特异性靶器官毒性—反复接触，类别 2* 危害水生环境—急性危害，类别 1 危害水生环境—长期危害，类别 1	
2146	五氯苯酚汞		mercury pentachlorophenol		急性毒性—经口，类别 2* 急性毒性—经皮，类别 1 急性毒性—吸入，类别 2* 特异性靶器官毒性—反复接触，类别 2* 危害水生环境—急性危害，类别 1 危害水生环境—长期危害，类别 1	
2147	2, 3, 4, 7, 8-五氯二苯并呋喃	2, 3, 4, 7, 8-PCDF	2, 3, 4, 7, 8-pentachlorodibenzofuran; 2, 3, 4, 7, 8-PCDF	57117-31-4	急性毒性—经口，类别 1 急性毒性—经皮，类别 1 生殖细胞致突变性，类别 2 致癌性，类别 1A 生殖毒性，类别 1B 特异性靶器官毒性——次接触，类别 1 特异性靶器官毒性—反复接触，类别 1 危害水生环境—急性危害，类别 1 危害水生环境—长期危害，类别 1	剧毒
2148	五氯酚钠		sodium pentachlorophenolate	131-52-2	急性毒性—经口，类别 3* 急性毒性—经皮，类别 3* 急性毒性—吸入，类别 2* 皮肤腐蚀/刺激，类别 2 严重眼损伤/眼刺激，类别 2 特异性靶器官毒性——次接触，类别 3（呼吸道刺激） 危害水生环境—急性危害，类别 1 危害水生环境—长期危害，类别 1	
2149	五氯化磷		phosphorus pentachloride	10026-13-8	急性毒性—吸入，类别 2* 皮肤腐蚀/刺激，类别 1B 严重眼损伤/眼刺激，类别 1 特异性靶器官毒性—反复接触，类别 2*	
2150	五氯化钼		molybdenum pentachloride	10241-05-1	皮肤腐蚀/刺激，类别 1 严重眼损伤/眼刺激，类别 1	
2151	五氯化铌		niobium pentachloride	10026-12-7	皮肤腐蚀/刺激，类别 1 严重眼损伤/眼刺激，类别 1	
2152	五氯化钽		tantalum pentachloride	7721-01-9	皮肤腐蚀/刺激，类别 1 严重眼损伤/眼刺激，类别 1	
2153	五氯化锑	过氯化锑；氯化锑	antimony pentachloride; antimony perchloride; antimony(V) chloride	7647-18-9	急性毒性—吸入，类别 1 皮肤腐蚀/刺激，类别 1B 严重眼损伤/眼刺激，类别 1 特异性靶器官毒性——次接触，类别 3（呼吸道刺激） 危害水生环境—急性危害，类别 2 危害水生环境—长期危害，类别 2	剧毒

续表228

序号	品名	别名	英文名	CAS 号	危险性类别	备注
2154	五氯硝基苯	硝基五氯苯	quintozene; pentachloronitrobenzene; nitropentachlorobenzene	82-68-8	皮肤致敏物，类别 1 危害水生环境—急性危害，类别 1 危害水生环境—长期危害，类别 1	
2155	五氯乙烷		pentachloroethane	76-01-7	特异性靶器官毒性—反复接触，类别 1 危害水生环境—急性危害，类别 2 危害水生环境—长期危害，类别 2	
2156	五氰金酸四钾		aurate(4-), pentakis (cyano-kappaC) -, potassium (1∶4)	68133-87-9	急性毒性—经口，类别 2 皮肤致敏物，类别 1 特异性靶器官毒性——次接触，类别 2 危害水生环境—急性危害，类别 1 危害水生环境—长期危害，类别 1	
2157	五羰基铁	羰基铁	iron pentacarbonyl	13463-40-6	易燃液体，类别 2 急性毒性—经口，类别 2 急性毒性—经皮，类别 2 急性毒性—吸入，类别 1 特异性靶器官毒性——次接触，类别 1 特异性靶器官毒性—反复接触，类别 2	剧毒
2158	五溴二苯醚		pentabromodiphenyl ethers	32534-81-9	生殖毒性，附加类别 特异性靶器官毒性—反复接触，类别 2 * 危害水生环境—急性危害，类别 1 危害水生环境—长期危害，类别 1	
2159	五溴化磷		phosphorus pentabromide	7789-69-7	皮肤腐蚀/刺激，类别 1 严重眼损伤/眼刺激，类别 1	
2160	五氧化二碘	碘酐	iodine pentoxide; iodine anhydride	12029-98-0	氧化性固体，类别 2 皮肤腐蚀/刺激，类别 1 严重眼损伤/眼刺激，类别 1	
2161	五氧化二钒	钒酸酐	divanadium pentaoxide; vanadium pentoxide; vanadic anhydride	1314-62-1	急性毒性—经口，类别 2 生殖细胞致突变性，类别 2 致癌性，类别 2 生殖毒性，类别 2 特异性靶器官毒性—反复接触，类别 1 特异性靶器官毒性——次接触，类别 3（呼吸道刺激） 危害水生环境—急性危害，类别 2 危害水生环境—长期危害，类别 2	
2162	五氧化二磷	磷酸酐	phosphorus pentoxide; phosphoric anhydride	1314-56-3	皮肤腐蚀/刺激，类别 1A 严重眼损伤/眼刺激，类别 1	
2163	五氧化二砷	砷酸酐；五氧化砷；氧化砷	diarsenic pentaoxide; arsenic anhydride; arsenic pentoxide; arsenic oxide; arsenic anhydride	1303-28-2	急性毒性—经口，类别 2 急性毒性—吸入，类别 3 * 致癌性，类别 1A 危害水生环境—急性危害，类别 1 危害水生环境—长期危害，类别 1	剧毒
2164	五氧化二锑	锑酸酐	antimonic anhydride	1314-60-9	危害水生环境—急性危害，类别 2 危害水生环境—长期危害，类别 2	

续表229

序号	品名	别名	英文名	CAS 号	危险性类别	备注
2165	1-戊醇	正戊醇	1-pentanol; n-pentanol	71-41-0	易燃液体，类别 3 皮肤腐蚀/刺激，类别 2 特异性靶器官毒性——次接触，类别 3（呼吸道刺激）	
2166	2-戊醇	仲戊醇	2-pentanol; sec-pentanol	6032-29-7	易燃液体，类别 3 皮肤腐蚀/刺激，类别 2 特异性靶器官毒性——次接触，类别 3（呼吸道刺激）	
2167	1, 5-戊二胺	1, 5-二氨基戊烷；五亚甲基二胺；尸毒素	1, 5-pentanediamine; 1, 5-diaminopentane; pentamethylene diamine; cadaverine	462-94-2	急性毒性—经口，类别 3	
2168	戊二腈	1, 3-二氰基丙烷	glutaronitrile; 1, 3-dicyanopropane	544-13-8	急性毒性—经口，类别 3 皮肤腐蚀/刺激，类别 2 严重眼损伤/眼刺激，类别 2A 特异性靶器官毒性——次接触，类别 3（呼吸道刺激）	
2169	戊二醛	1, 5-戊二醛	glutaral; glutaraldehyde; 1, 5-pentanedial	111-30-8	急性毒性—经口，类别 3 * 急性毒性—吸入，类别 3 * 皮肤腐蚀/刺激，类别 1B 严重眼损伤/眼刺激，类别 1 呼吸道致敏物，类别 1 皮肤致敏物，类别 1 特异性靶器官毒性——次接触，类别 3（呼吸道刺激） 危害水生环境—急性危害，类别 1	
2170	2, 4-戊二酮	乙酰丙酮	pentane-2, 4-dione; acetylacetone	123-54-6	易燃液体，类别 3	
2171	1, 3-戊二烯［稳定的］		1, 3-pentadiene, stabilized	504-60-9	易燃液体，类别 2 皮肤腐蚀/刺激，类别 2 特异性靶器官毒性——次接触，类别 3（呼吸道刺激） 吸入危害，类别 1	
2172	1, 4-戊二烯［稳定的］		1, 4-pentadiene, stabilized	591-93-5	易燃液体，类别 1	
2173	戊基三氯硅烷		amyltrichlorosilane	107-72-2	急性毒性—经皮，类别 3 皮肤腐蚀/刺激，类别 1 严重眼损伤/眼刺激，类别 1	
2174	戊腈	丁基氰；氰化丁烷	valeronitrile; n-butylcyanide; pentanenitrile	110-59-8	易燃液体，类别 3	

续表230

序号	品名	别名	英文名	CAS 号	危险性类别	备注
2175	1-戊硫醇	正戊硫醇	1-amyl mercaptan; n-amyl mercaptan	110-66-7	易燃液体，类别 2 急性毒性—吸入，类别 3 皮肤腐蚀/刺激，类别 2 严重眼损伤/眼刺激，类别 2 皮肤致敏物，类别 1 特异性靶器官毒性——次接触，类别 3（呼吸道刺激）	
2176	戊硫醇异构体混合物		amylmercaptan isomer mixture		易燃液体，类别 2 急性毒性—吸入，类别 3 皮肤腐蚀/刺激，类别 2 严重眼损伤/眼刺激，类别 2 皮肤致敏物，类别 1 特异性靶器官毒性——次接触，类别 3（呼吸道刺激）	
2177	戊硼烷	五硼烷	pentaborane	19624-22-7	自燃液体，类别 1 急性毒性—吸入，类别 1 皮肤腐蚀/刺激，类别 2 严重眼损伤/眼刺激，类别 1 特异性靶器官毒性——次接触，类别 1 特异性靶器官毒性——次接触，类别 3（呼吸道刺激、麻醉效应） 特异性靶器官毒性—反复接触，类别 1	剧毒
2178	1-戊醛	正戊醛	valeraldehyde; pentanal	110-62-3	易燃液体，类别 2 皮肤腐蚀/刺激，类别 2 严重眼损伤/眼刺激，类别 2A 特异性靶器官毒性——次接触，类别 3（呼吸道刺激）	
2179	1-戊炔	丙基乙炔	1-pentyne; propylacetylene	627-19-0	易燃液体，类别 2	
2180	2-戊酮	甲基丙基甲酮	2-pentanone; methyl propyl ketone	107-87-9	易燃液体，类别 2 急性毒性—吸入，类别 3 严重眼损伤/眼刺激，类别 2 特异性靶器官毒性——次接触，类别 3（呼吸道刺激、麻醉效应）	
2181	3-戊酮	二乙基酮	pentan-3-one; diethyl ketone	96-22-0	易燃液体，类别 2 特异性靶器官毒性——次接触，类别 3（呼吸道刺激、麻醉效应）	
2182	1-戊烯		1-pentene	109-67-1	易燃液体，类别 1 特异性靶器官毒性——次接触，类别 3（麻醉效应） 吸入危害，类别 1 危害水生环境—长期危害，类别 3	
2183	2-戊烯		2-pentene	109-68-2	易燃液体，类别 2 危害水生环境—长期危害，类别 3	
2184	1-戊烯-3-酮	乙烯乙基甲酮	1-penten-3-one; vingl ethyl ketone	1629-58-9	易燃液体，类别 2	

续表231

序号	品名	别名	英文名	CAS 号	危险性类别	备注
2185	戊酰氯		valeryl chloride	638-29-9	易燃液体，类别 2 皮肤腐蚀/刺激，类别 1 严重眼损伤/眼刺激，类别 1	
2186	烯丙基三氯硅烷［稳定的］		allyltrichlorosilane, stabilized	107-37-9	易燃液体，类别 3 皮肤腐蚀/刺激，类别 1 严重眼损伤/眼刺激，类别 1	
2187	烯丙基缩水甘油醚		allyl glycidyl ether; allyl 2, 3-epoxypropyl ether; prop-2-en-1-yl 2, 3-epoxypropyl ether	106-92-3	易燃液体，类别 3 皮肤腐蚀/刺激，类别 2 严重眼损伤/眼刺激，类别 1 皮肤致敏物，类别 1 生殖细胞致突变性，类别 2 生殖毒性，类别 2 特异性靶器官毒性——次接触，类别 3（呼吸道刺激） 危害水生环境—长期危害，类别 3	
2188	硒		selenium	7782-49-2	急性毒性—经口，类别 3＊ 急性毒性—吸入，类别 3＊ 特异性靶器官毒性—反复接触，类别 2＊	
2189	硒化镉		cadmium selenide	1306-24-7	急性毒性—经口，类别 3＊ 急性毒性—吸入，类别 3＊ 致癌性，类别 1A 特异性靶器官毒性—反复接触，类别 2 危害水生环境—急性危害，类别 1 危害水生环境—长期危害，类别 1	
2190	硒化铅		lead selenide	12069-00-0	致癌性，类别 1B 生殖毒性，类别 1A 特异性靶器官毒性—反复接触，类别 2 危害水生环境—急性危害，类别 1 危害水生环境—长期危害，类别 1	
2191	硒化氢［无水］		hydrogen selenide, anhydrous	7783-07-5	易燃气体，类别 1 加压气体 急性毒性—吸入，类别 3 严重眼损伤/眼刺激，类别 2 特异性靶器官毒性—反复接触，类别 1 危害水生环境—急性危害，类别 1 危害水生环境—长期危害，类别 1	
2192	硒化铁		iron selenide	1310-32-3	急性毒性—经口，类别 3＊ 急性毒性—吸入，类别 3＊ 特异性靶器官毒性—反复接触，类别 2 危害水生环境—急性危害，类别 1 危害水生环境—长期危害，类别 1	
2193	硒化锌		zinc selenide	1315-09-9	急性毒性—经口，类别 3＊ 急性毒性—吸入，类别 3＊ 特异性靶器官毒性—反复接触，类别 2 危害水生环境—急性危害，类别 1 危害水生环境—长期危害，类别 1	

续表232

序号	品名	别名	英文名	CAS 号	危险性类别	备注
2194	硒脲		selenium urea	630-10-4	急性毒性—经口，类别 2 急性毒性—吸入，类别 3 * 特异性靶器官毒性—反复接触，类别 2 危害水生环境—急性危害，类别 1 危害水生环境—长期危害，类别 1	
2195	硒酸		selenic acid	7783-08-6	皮肤腐蚀/刺激，类别 1 严重眼损伤/眼刺激，类别 1 特异性靶器官毒性——次接触，类别 1 危害水生环境—急性危害，类别 1 危害水生环境—长期危害，类别 1	
2196	硒酸钡		barium selenate	7787-41-9	急性毒性—经口，类别 3 * 急性毒性—吸入，类别 3 * 特异性靶器官毒性—反复接触，类别 2 危害水生环境—急性危害，类别 1 危害水生环境—长期危害，类别 1	
2197	硒酸钾		potassium selenate	7790-59-2	急性毒性—经口，类别 3 * 急性毒性—吸入，类别 3 * 特异性靶器官毒性—反复接触，类别 2 危害水生环境—急性危害，类别 1 危害水生环境—长期危害，类别 1	
2198	硒酸钠		sodium selenate	13410-01-0	急性毒性—经口，类别 1 急性毒性—吸入，类别 3 * 特异性靶器官毒性—反复接触，类别 2 危害水生环境—急性危害，类别 1 危害水生环境—长期危害，类别 1	剧毒
2199	硒酸铜	硒酸高铜	cupric selenate; copper (Ⅱ) selenate	15123-69-0	急性毒性—经口，类别 3 * 急性毒性—吸入，类别 3 * 特异性靶器官毒性—反复接触，类别 2 危害水生环境—急性危害，类别 1 危害水生环境—长期危害，类别 1	
2200	氙［压缩的或液化的］		xenon, compressed or refrigerated liquid	7440-63-3	加压气体	
2201	硝铵炸药	铵梯炸药	ammonium nitrate explosive		爆炸物，1.1 项	
2202	硝化甘油［按质量含有不低于 40%不挥发、不溶于水的减敏剂］	硝化丙三醇；甘油三硝酸酯	nitroglycerin, desensitized with not less than40% non-volatile water-insolublephlegmatizer, by mass; nitrated glycerol; glycerol trinitrate	55-63-0	爆炸物，1.1 项 皮肤致敏物，类别 1 生殖毒性，类别 2 特异性靶器官毒性——次接触，类别 1 特异性靶器官毒性—反复接触，类别 1 危害水生环境—急性危害，类别 2 危害水生环境—长期危害，类别 2	

续表233

序号	品名	别名	英文名	CAS 号	危险性类别	备注
2203	硝化甘油乙醇溶液［含硝化甘油≤10%］	硝化丙三醇乙醇溶液；甘油三硝酸酯乙醇溶液	nitroglycerin solution in alcohol with more than 1% but not more than 10% nitroglycerin		(1) 硝化甘油≤1%： 易燃液体，类别2 (2) 1<硝化甘油≤10%： 爆炸物，1.1项 皮肤致敏物，类别1 生殖毒性，类别2 危害水生环境—长期危害，类别3	
2204	硝化淀粉		nitrostarch	9056-38-6	爆炸物，1.1项	
2205	硝化二乙醇胺火药		nitrodiethanolamine powder		爆炸物，1.3项	
2206	硝化沥青		pitch nitrate		易燃固体，类别1	
2207	硝化酸混合物	硝化混合酸	nitrating acid mixture; mixed nitrating acid	51602-38-1	皮肤腐蚀/刺激，类别1 严重眼损伤/眼刺激，类别1	
2208	硝化纤维素［干的或含水（或乙醇）<25%］	硝化棉	nitrocellulose, dry or wetted with less than 25% water(or alcohol), by mass	9004-70-0	爆炸物，1.1项	
	硝化纤维素［含氮≤12.6%，含乙醇≥25%］		nitrocellulose with alcohol (not less than 25% alcohol, by mass, and not more than 12.6% nitrogen, by dry mass)		易燃固体，类别1	
	硝化纤维素［含氮≤12.6%］		nitrocellulose, with not more than 12.6% nitrogen, by dry mass		易燃固体，类别1	
	硝化纤维素［含水≥25%］		nitrocellulose with water (not less than 25% water, by mass)		易燃固体，类别1	
	硝化纤维素［含乙醇≥25%］		nitrocellulose, wetted with not less than 25% alcohol, by mass		爆炸物，1.3项	
	硝化纤维素［未改型的，或增塑的，含增塑剂<18%］		nitrocellulose, unmodified or plasticized with less than 18% plasticizing substance, by mass		爆炸物，1.1项	
	硝化纤维素溶液［含氮量≤12.6%，含硝化纤维素≤55%］	硝化棉溶液	nitrocellulose solutions, with not more than 12.6% nitrogen, by dry mass, and not more than 55% nitrocellulose		易燃液体，类别2	

续表234

序号	品名	别名	英文名	CAS 号	危险性类别	备注
2209	硝化纤维塑料［板、片、棒、管、卷等状，不包括碎屑］	赛璐珞	celluloid in block, rods, rolls, sheets, tubes, etc., except scrap	8050-88-2	易燃固体，类别 2	
	硝化纤维塑料碎屑	赛璐珞碎屑	celluloid, scrap		自热物质和混合物，类别 2	
2210	3-硝基-1, 2-二甲苯	1, 2-二甲基-3-硝基苯；3-硝基邻二甲苯	3-nitro-1, 2-xylene; 1, 2-dimethyl-3-nitrobenzene; 3-nitro-o-xylene	83-41-0	危害水生环境—急性危害，类别 2 危害水生环境—长期危害，类别 2	
2211	4-硝基-1, 2-二甲苯	1, 2-二甲基-4-硝基苯；4-硝基邻二甲苯；4, 5-二甲基硝基苯	4-nitro-1, 2-xylene; 1, 2-dimethyl-4-nitrobenzene; 4-nitro-o-xylene4, 5-dimethylnitrobenzene	99-51-4	危害水生环境—长期危害，类别 3	
2212	2-硝基-1, 3-二甲苯	1, 3-二甲基-2-硝基苯；2-硝基间二甲苯	2-nitro-1, 3-xylene; 1, 3-dimethyl-2-nitrobenzene; 2-nitro-m-xylene	81-20-9	危害水生环境—急性危害，类别 2 危害水生环境—长期危害，类别 2	
2213	4-硝基-1, 3-二甲苯	1, 3-二甲基-4-硝基苯；4-硝基间二甲苯；2, 4-二甲基硝基苯；对硝基间二甲苯	4-nitro-1, 3-xylene; 1, 3-dimethyl-4-nitrobenzene; 4-nitro-m-xylene; 2, 4-dimethylnitrobenzene; p-nitro-m-xylene	89-87-2	危害水生环境—急性危害，类别 2 危害水生环境—长期危害，类别 2	
2214	5-硝基-1, 3-二甲苯	1, 3-二甲基-5-硝基苯；5-硝基间二甲苯；3, 5-二甲基硝基苯	5-nitro-1, 3-xylene; 1, 3-dimethyl-5-nitrobenzene; 5-nitro-m-xylene; 3, 5-dimethyl nitrobenzene	99-12-7	急性毒性—经口，类别 3 急性毒性—经皮，类别 3 急性毒性—吸入，类别 3 特异性靶器官毒性—反复接触，类别 2 危害水生环境—急性危害，类别 2 危害水生环境—长期危害，类别 2	
2215	4-硝基-2-氨基苯酚	2-氨基-4-硝基苯酚；邻氨基对硝基苯酚；对硝基邻氨基苯酚	4-nitro-2-aminophenol; 2-amino-4-nitrophenol; o-amino-p-nitrophenol; p-nitro-o-aminophenol	99-57-0	皮肤腐蚀/刺激，类别 2 严重眼损伤/眼刺激，类别 2 特异性靶器官毒性——次接触，类别 3（呼吸道刺激）	
2216	5-硝基-2-氨基苯酚	2-氨基-5-硝基苯酚	5-nitro-2-aminophenol; 2-amino-5-nitrophenol	121-88-0	皮肤腐蚀/刺激，类别 2 严重眼损伤/眼刺激，类别 2 特异性靶器官毒性——次接触，类别 3（呼吸道刺激）	

续表235

序号	品名	别名	英文名	CAS 号	危险性类别	备注
2217	4-硝基-2-甲苯胺	对硝基邻甲苯胺	4-nitro-2-toluidine; p-nitrotoluidine	99-52-5	急性毒性—经口，类别 3 * 急性毒性—经皮，类别 3 * 急性毒性—吸入，类别 3 * 特异性靶器官毒性—反复接触，类别 2 * 危害水生环境—急性危害，类别 2 危害水生环境—长期危害，类别 2	
2218	4-硝基-2-甲氧基苯胺	5-硝基-2-氨基苯甲醚；对硝基邻甲氧基苯胺	4-ntro-2-methoxyaniline; 5-nitro-2-aminoanisole; p-nitro-o-methoxyaniline	97-52-9	致癌性，类别 2 特异性靶器官毒性——次接触，类别 2 特异性靶器官毒性—反复接触，类别 2 危害水生环境—急性危害，类别 2 危害水生环境—长期危害，类别 2	
2219	2-硝基-4-甲苯胺	邻硝基对甲苯胺	2-nitro-4-toluidine; o-nitrotoluidine	89-62-3	急性毒性—经口，类别 3 * 急性毒性—经皮，类别 3 * 急性毒性—吸入，类别 3 * 特异性靶器官毒性—反复接触，类别 2 * 危害水生环境—急性危害，类别 2 危害水生环境—长期危害，类别 2	
2220	3-硝基-4-甲苯胺	间硝基对甲苯胺	3-nitro-4-toluidine; m-nitrotoluidine	119-32-4	急性毒性—经口，类别 3 急性毒性—经皮，类别 3 急性毒性—吸入，类别 3 特异性靶器官毒性—反复接触，类别 2 * 危害水生环境—急性危害，类别 2 危害水生环境—长期危害，类别 2	
2221	2-硝基-4-甲苯酚	4-甲基-2-硝基苯酚	2-nitro-4-cresol; 4-methyl-2-nitrophenol	119-33-5	皮肤腐蚀/刺激，类别 2 严重眼损伤/眼刺激，类别 2 特异性靶器官毒性——次接触，类别 3（呼吸道刺激）	
2222	2-硝基-4-甲氧基苯胺	枣红色基 GP	2-nitro-p-anisidine; 4-methoxy-2-nitroaniline	96-96-8	急性毒性—经口，类别 2 * 急性毒性—经皮，类别 1 急性毒性—吸入，类别 2 * 特异性靶器官毒性—反复接触，类别 2 * 危害水生环境—长期危害，类别 3	剧毒
2223	3-硝基-4-氯三氟甲苯	2-氯-5-三氟甲基硝基苯	3-nitro-4-chlorobenzotrifluoride; 2-chloro-5-trifluoro-methyl nitrobenzene	121-17-5	严重眼损伤/眼刺激，类别 2B 危害水生环境—急性危害，类别 1 危害水生环境—长期危害，类别 1	
2224	3-硝基-4-羟基苯胂酸	4-羟基-3-硝基苯胂酸	3-nitro-4-hydroxyphenyl arsonic acid; 4-hydroxy-3-nitrophenyl arsonic acid	121-19-7	急性毒性—经口，类别 3 * 急性毒性—吸入，类别 3 * 危害水生环境—急性危害，类别 1 危害水生环境—长期危害，类别 1	
2225	3-硝基-N, N-二甲基苯胺	N, N-二甲基间硝基苯胺；间硝基二甲苯胺	3-nitro-N, N-dimethylaniline; N, N-dimethyl-m-nitroaniline; m-nitroxylidine	619-31-8	皮肤腐蚀/刺激，类别 2 严重眼损伤/眼刺激，类别 2	

续表236

序号	品名	别名	英文名	CAS 号	危险性类别	备注
2226	4-硝基-N, N-二甲基苯胺	N, N-二甲基对硝基苯胺；对硝基二甲苯胺	4-nitro-N, N-dimethylaniline; N, N-dimethyl-p-nitroaniline; p-nitroxylidine	100-23-2	皮肤腐蚀/刺激，类别 2 严重眼损伤/眼刺激，类别 2	
2227	4-硝基-N, N-二乙基苯胺	N, N-二乙基对硝基苯胺；对硝基二乙基苯胺	4-nitro-N, N-diethylaniline; N, N-diethyl-p-nitroaniline; p-nitrodiethylaniline	2216-15-1	急性毒性—经口，类别 3	
2228	硝基苯		nitrobenzene	98-95-3	急性毒性—经口，类别 3 急性毒性—经皮，类别 3 急性毒性—吸入，类别 3 致癌性，类别 2 生殖毒性，类别 1B 特异性靶器官毒性—反复接触，类别 1 危害水生环境—急性危害，类别 2 危害水生环境—长期危害，类别 2	
2229	2-硝基苯胺	邻硝基苯胺；1-氨基-2-硝基苯	2-nitroaniline; o-nitroaniline; 1-amino-2-nitrophenyl	88-74-4	急性毒性—经口，类别 3 * 急性毒性—经皮，类别 3 * 急性毒性—吸入，类别 3 * 特异性靶器官毒性—反复接触，类别 2 * 危害水生环境—长期危害，类别 3	
2230	3-硝基苯胺	间硝基苯胺；1-氨基-3-硝基苯	3-nitroaniline; m-nitroaniline; 1-amino-3-nitrophenyl	99-09-2	急性毒性—经口，类别 3 * 急性毒性—经皮，类别 3 * 急性毒性—吸入，类别 3 * 特异性靶器官毒性—反复接触，类别 2 * 危害水生环境—长期危害，类别 3	
2231	4-硝基苯胺	对硝基苯胺；1-氨基-4-硝基苯	4-nitroaniline; p-nitroanilin; 1-amino-4-nitrobenzene	100-01-6	急性毒性—经口，类别 3 * 急性毒性—经皮，类别 3 * 急性毒性—吸入，类别 3 * 特异性靶器官毒性—反复接触，类别 2 * 危害水生环境—长期危害，类别 3	
2232	5-硝基苯并三唑	硝基连三氮杂茚	5-nitrobenzotriazole	2338-12-7	爆炸物，1.1 项	
2233	2-硝基苯酚	邻硝基苯酚	2-nitrophenol; o-nitrophenol	88-75-5	急性毒性—经口，类别 3 危害水生环境—急性危害，类别 2	
2234	3-硝基苯酚	间硝基苯酚	3-nitrophenol; m-nitrophenol	554-84-7	危害水生环境—急性危害，类别 2	
2235	4-硝基苯酚	对硝基苯酚	4-nitrophenol; p-nitrophenol	100-02-7	急性毒性—经口，类别 3 特异性靶器官毒性—反复接触，类别 2 * 危害水生环境—急性危害，类别 2	
2236	2-硝基苯磺酰氯	邻硝基苯磺酰氯	2-nitrobenzenesulfonyl chloride; o-nitrobenzenesulfonyl chloride	1694-92-4	皮肤腐蚀/刺激，类别 1 严重眼损伤/眼刺激，类别 1	

续表237

序号	品名	别名	英文名	CAS 号	危险性类别	备注
2237	3-硝基苯磺酰氯	间硝基苯磺酰氯	3-nitrobenzenesulfonyl chloride; m-nitrobenzenesulfonyl chloride	121-51-7	皮肤腐蚀/刺激，类别 1 严重眼损伤/眼刺激，类别 1	
2238	4-硝基苯磺酰氯	对硝基苯磺酰氯	4-nitrobenzenesulfonyl chloride; p-nitrobenzenesulfonyl chloride	98-74-8	皮肤腐蚀/刺激，类别 1 严重眼损伤/眼刺激，类别 1	
2239	2-硝基苯甲醚	邻硝基苯甲醚；邻硝基茴香醚；邻甲氧基硝基苯	2-nitrophenylmethylether; o-nitrophenylmethylether; o-nitroanisole; 2-nitroanisole; o-methoxynitrobenzene	91-23-6	致癌性，类别 2 危害水生环境—长期危害，类别 3	
2240	3-硝基苯甲醚	间硝基苯甲醚；间硝基茴香醚；间甲氧基硝基苯	3-nitrophenyl methyl ether; m-nitrophenyl methyl ether; m-nitroanisole; m-methoxynitrobenzene	555-03-3	危害水生环境—长期危害，类别 3	
2241	4-硝基苯甲醚	对硝基苯甲醚；对硝基茴香醚；对甲氧基硝基苯	4-nitrophenyl methyl ether; p-nitrophenyl methyl ether; p-nitroanisol; p-methoxynitrobenzene; 4-nitroanisole	100-17-4	危害水生环境—长期危害，类别 3	
2242	4-硝基苯甲酰胺	对硝基苯甲酰胺	4-nitrobenzamide; p-nitobenzamide	619-80-7	急性毒性—经口，类别 3 急性毒性—经皮，类别 3 急性毒性—吸入，类别 3	
2243	2-硝基苯甲酰氯	邻硝基苯甲酰氯	2-nitrobenzoyl chloride; o-nitrobenzoyl chloride	610-14-0	皮肤腐蚀/刺激，类别 1 严重眼损伤/眼刺激，类别 1	
2244	3-硝基苯甲酰氯	间硝基苯甲酰氯	3-nitrobenzoyl chloride; m-nitrobenzoyl chloride	121-90-4	急性毒性—经皮，类别 3 皮肤腐蚀/刺激，类别 1 严重眼损伤/眼刺激，类别 1	
2245	4-硝基苯甲酰氯	对硝基苯甲酰氯	4-nitrobenzoyl chloride; p-nitrobenzoyl chloride	122-04-3	皮肤腐蚀/刺激，类别 1 严重眼损伤/眼刺激，类别 1	
2246	2-硝基苯肼	邻硝基苯肼	2-nitrophenyl hydrazine; o-nitrophenyl hydrazine	3034-19-3	易燃固体，类别 2 皮肤腐蚀/刺激，类别 2 严重眼损伤/眼刺激，类别 2 特异性靶器官毒性——次接触，类别 3（呼吸道刺激）	
2247	4-硝基苯肼	对硝基苯肼	4-nitrophenyl hydrazine; p-nitrophenyl hydrazine	100-16-3	易燃固体，类别 2 皮肤腐蚀/刺激，类别 2 严重眼损伤/眼刺激，类别 2 特异性靶器官毒性——次接触，类别 3（呼吸道刺激）	

续表238

序号	品名	别名	英文名	CAS 号	危险性类别	备注
2248	2-硝基苯胂酸	邻硝基苯胂酸	2-nitrophenylarsonic acid; o-nitrophenylarsonic acid	5410-29-7	急性毒性—经口，类别 3* 急性毒性—吸入，类别 3* 危害水生环境—急性危害，类别 1 危害水生环境—长期危害，类别 1	
2249	3-硝基苯胂酸	间硝基苯胂酸	3-nitrophenylarsonic acid; m-nitrophenylarsonic acid	618-07-5	急性毒性—经口，类别 3* 急性毒性—吸入，类别 3* 危害水生环境—急性危害，类别 1 危害水生环境—长期危害，类别 1	
2250	4-硝基苯胂酸	对硝基苯胂酸	4-nitrophenylarsonic acid; p-nitrophenyl hydrazine	98-72-6	急性毒性—经口，类别 3* 急性毒性—吸入，类别 3* 危害水生环境—急性危害，类别 1 危害水生环境—长期危害，类别 1	
2251	4-硝基苯乙腈	对硝基苯乙腈；对硝基苄基氰；对硝基氰化苄	4-nitrophenyl acetonitrile; p-nitrophenyl acetonitrile; p-nitrobenzyl cyanide; 4-nitrobenzyl cyanide	555-21-5	急性毒性—经口，类别 3 皮肤腐蚀/刺激，类别 2 严重眼损伤/眼刺激，类别 2 特异性靶器官毒性——次接触，类别 3（呼吸道刺激）	
2252	2-硝基苯乙醚	邻硝基苯乙醚；邻乙氧基硝基苯	2-nitrophenetole; o-nitrophenetole; o-ethoxynitrobenzene	610-67-3	危害水生环境—急性危害，类别 2 危害水生环境—长期危害，类别 2	
2253	4-硝基苯乙醚	对硝基苯乙醚；对乙氧基硝基苯	4-nitrophenetole; p-nitrophenetole; p-ethoxynitrobenzene	100-29-8	危害水生环境—急性危害，类别 2 危害水生环境—长期危害，类别 2	
2254	3-硝基吡啶		3-nitropyridine	2530-26-9	易燃固体，类别 2 急性毒性—经口，类别 3 皮肤腐蚀/刺激，类别 2 严重眼损伤/眼刺激，类别 2 特异性靶器官毒性——次接触，类别 3（呼吸道刺激）	
2255	1-硝基丙烷		1-nitropropane	108-03-2	易燃液体，类别 3	
2256	2-硝基丙烷		2-nitropropane	79-46-9	易燃液体，类别 3 致癌性，类别 2	
2257	2-硝基碘苯	2-碘硝基苯；邻硝基碘苯；邻碘硝基苯	2-nitroiodobenzene; 2-iodonitrobenzene; o-nitroiodobenzene; o-iodonitrobenzene	609-73-4	急性毒性—经口，类别 3 急性毒性—经皮，类别 3 急性毒性—吸入，类别 3 皮肤腐蚀/刺激，类别 2 严重眼损伤/眼刺激，类别 2 特异性靶器官毒性——次接触，类别 3（呼吸道刺激）	
2258	3-硝基碘苯	3-碘硝基苯；间硝基碘苯；间碘硝基苯	3-nitroiodobenzene; 3-iodonitrobenzene; m-nitroidobenzene; m-iodonitrobenzene	645-00-1	急性毒性—经口，类别 3 急性毒性—经皮，类别 3 急性毒性—吸入，类别 3 皮肤腐蚀/刺激，类别 2 严重眼损伤/眼刺激，类别 2 特异性靶器官毒性——次接触，类别 3（呼吸道刺激）	

续表239

序号	品名	别名	英文名	CAS号	危险性类别	备注
2259	4-硝基碘苯	4-碘硝基苯；对硝基碘苯；对碘硝基苯	4-nitroiodobenzene; 4-iodonitrobenzene; p-nitroiodobenzene; p-iodonitrobenzene	636-98-6	急性毒性—经口，类别3 急性毒性—经皮，类别3 急性毒性—吸入，类别3 皮肤腐蚀/刺激，类别2 严重眼损伤/眼刺激，类别2 特异性靶器官毒性——次接触，类别3（呼吸道刺激）	
2260	1-硝基丁烷		1-nitrobutane	627-05-4	易燃液体，类别3	
2261	2-硝基丁烷		2-nitrobutane	600-24-8	易燃液体，类别3	
2262	硝基苊		5-nitroacenaphthene	602-87-9	易燃固体，类别2 致癌性，类别2	
2263	硝基胍	橄苦岩	nitroguanidine, dry or wetted with less than 20%water, by mass	556-88-7	爆炸物，1.1项 严重眼损伤/眼刺激，类别2	
2264	2-硝基甲苯	邻硝基甲苯	2-nitrotoluene; o-nitrotoluene	88-72-2	生殖细胞致突变性，类别1B 生殖毒性，类别2 危害水生环境—急性危害，类别2 危害水生环境—长期危害，类别2	
2265	3-硝基甲苯	间硝基甲苯	m-nitrotoluene	99-08-1	严重眼损伤/眼刺激，类别2B 生殖毒性，类别2 特异性靶器官毒性——次接触，类别2 特异性靶器官毒性—反复接触，类别2 危害水生环境—急性危害，类别2 危害水生环境—长期危害，类别2	
2266	4-硝基甲苯	对硝基甲苯	4-nitrotoluene; p-nitrotoluene	99-99-0	急性毒性—经口，类别3* 急性毒性—经皮，类别3* 急性毒性—吸入，类别3* 特异性靶器官毒性—反复接触，类别2* 危害水生环境—急性危害，类别2 危害水生环境—长期危害，类别2	
2267	硝基甲烷		nitromethane	75-52-5	易燃液体，类别3 致癌性，类别2	
2268	2-硝基联苯	邻硝基联苯	2-nitrodiphenyl; o-nitrodiphenyl	86-00-0	易燃固体，类别2	
2269	4-硝基联苯	对硝基联苯	4-nitrobiphenyl; p-nitrodiphenyl	92-93-3	易燃固体，类别2 危害水生环境—急性危害，类别2 危害水生环境—长期危害，类别2	
2270	2-硝基氯化苄	邻硝基苄基氯；邻硝基氯化苄；邻硝基苯氯甲烷	2-nitrobenzyl chloride; o-nitrobenzyl chloride; o-nitrophenylchloromethane	612-23-7	皮肤腐蚀/刺激，类别1 严重眼损伤/眼刺激，类别1 危害水生环境—急性危害，类别1 危害水生环境—长期危害，类别1	

续表240

序号	品名	别名	英文名	CAS 号	危险性类别	备注
2271	3-硝基氯化苄	间硝基苯氯甲烷；间硝基苄基氯；间硝基氯化苄	3-nitrobenzyl chloride; m-nitrophenyl chloromethane ; m-nitrobenzyl chloride	619-23-8	皮肤腐蚀/刺激，类别 1 严重眼损伤/眼刺激，类别 1 危害水生环境—急性危害，类别 1 危害水生环境—长期危害，类别 1	
2272	4-硝基氯化苄	对硝基氯化苄；对硝基苄基氯；对硝基苯氯甲烷	4-nitrobenzyl chloride; p-nitrobenzyl chloride; p-nitrophenyl chloromethane	100-14-1	皮肤腐蚀/刺激，类别 1 严重眼损伤/眼刺激，类别 1 危害水生环境—急性危害，类别 1 危害水生环境—长期危害，类别 1	
2273	硝基马钱子碱	卡可西灵	cacotheline; cacothelin	561-20-6	急性毒性—经口，类别 2 急性毒性—经皮，类别 2 急性毒性—吸入，类别 2	
2274	2-硝基萘		2-nitronaphthalene	581-89-5	易燃固体，类别 2 危害水生环境—急性危害，类别 2 危害水生环境—长期危害，类别 2	
2275	1-硝基萘		1-nitronaphthalene	86-57-7	易燃固体，类别 2 急性毒性—经口，类别 3 皮肤腐蚀/刺激，类别 2 危害水生环境—急性危害，类别 2 危害水生环境—长期危害，类别 2	
2276	硝基脲		nitro urea	556-89-8	爆炸物，1.1 项	
2277	硝基三氟甲苯		nitrobenzotrifluoride		急性毒性—吸入，类别 2 危害水生环境—长期危害，类别 3	
2278	硝基三唑酮	NTO	nitrotriazolone; NTO	932-64-9	爆炸物，1.1 项	
2279	2-硝基溴苯	邻硝基溴苯；邻溴硝基苯	2-nitrobromobenzene; o-nitrobromobenzene; o-bromonitrobenzene	577-19-5	危害水生环境—长期危害，类别 3	
2280	3-硝基溴苯	间硝基溴苯；间溴硝基苯	3-nitrobromobenzene; m-nitrobromobenzene; m-bromonitrobenzene	585-79-5	危害水生环境—长期危害，类别 3	
2281	4-硝基溴苯	对硝基溴苯；对溴硝基苯	4-nitrobromobenzene; p-nitrobromobenzene; p-bromonitrobenzene	586-78-7	危害水生环境—长期危害，类别 3	
2282	4-硝基溴化苄	对硝基溴化苄；对硝基苯溴甲烷；对硝基苄基溴	4-nitrobenzyl bromide; p-nitrobenzyl bromide; p-nitrophenyl bromomethyl	100-11-8	皮肤腐蚀/刺激，类别 1 严重眼损伤/眼刺激，类别 1	
2283	硝基盐酸	王水	nitrohydrochloric acid; aqua regia	8007-56-5	皮肤腐蚀/刺激，类别 1 严重眼损伤/眼刺激，类别 1 危害水生环境—急性危害，类别 2	
2284	硝基乙烷		nitroethane	79-24-3	易燃液体，类别 3	

续表241

序号	品名	别名	英文名	CAS 号	危险性类别	备注
2285	硝酸		nitric acid	7697-37-2	氧化性液体，类别3 皮肤腐蚀/刺激，类别1A 严重眼损伤/眼刺激，类别1	
2286	硝酸铵［含可燃物>0.2%，包括以碳计算的任何有机物，但不包括任何其他添加剂］		ammonium nitrate, with more than 0.2% combustible substances, including any organic substance calculated as carbon, to the exclusion of any other added substance	6484-52-2	爆炸物，1.1项 特异性靶器官毒性——次接触，类别1 特异性靶器官毒性—反复接触，类别1	
	硝酸铵［含可燃物≤0.2%］		ammonium nitrate, with not more than 0.2% total combustible material		氧化性固体，类别3 特异性靶器官毒性——次接触，类别1 特异性靶器官毒性—反复接触，类别1	
2287	硝酸铵肥料［比硝酸铵（含可燃物>0.2%，包括以碳计算的任何有机物，但不包括任何其他添加剂）更易爆炸］		ammonium nitrate fertilizer, which is more liable to explode than ammonium nitrate with 0.2% combustible substance, including any organic substance calculated as carbon, to the exclusion of any other added substance.		爆炸物，1.1项 特异性靶器官毒性——次接触，类别1 特异性靶器官毒性—反复接触，类别1	
	硝酸铵肥料［含可燃物≤0.4%］		ammonium nitrate fertilizer, with not more than 0.4% combustibel material		氧化性固体，类别3 特异性靶器官毒性——次接触，类别1 特异性靶器官毒性—反复接触，类别1	
2288	硝酸钡		barium nitrate	10022-31-8	氧化性固体，类别2 严重眼损伤/眼刺激，类别2A 特异性靶器官毒性——次接触，类别1	
2289	硝酸苯胺		aniline nitrate	542-15-4	急性毒性—经口，类别3* 急性毒性—经皮，类别3* 急性毒性—吸入，类别3* 严重眼损伤/眼刺激，类别1 皮肤致敏物，类别1 生殖细胞致突变性，类别2 特异性靶器官毒性—反复接触，类别1 危害水生环境—急性危害，类别1	
2290	硝酸苯汞		phenylmercury nitrate	55-68-5	急性毒性—经口，类别3* 皮肤腐蚀/刺激，类别1B 严重眼损伤/眼刺激，类别1 特异性靶器官毒性—反复接触，类别1 危害水生环境—急性危害，类别1 危害水生环境—长期危害，类别1	
2291	硝酸铋		bismuth trinitrate	10361-44-1	氧化性固体，类别2 特异性靶器官毒性——次接触，类别1 特异性靶器官毒性—反复接触，类别1	

续表242

序号	品名	别名	英文名	CAS 号	危险性类别	备注
2292	硝酸镝		dysprosium nitrate	10143-38-1	氧化性固体，类别 2	
2293	硝酸铒		erbium nitrate	10168-80-6	氧化性固体，类别 2	
2294	硝酸钙		calcium nitrate	10124-37-5	氧化性固体，类别 3 特异性靶器官毒性——次接触，类别 1 特异性靶器官毒性—反复接触，类别 1	
2295	硝酸锆		zirconium nitrate	13746-89-9	氧化性固体，类别 3	
2296	硝酸镉		cadmium nitrate	10325-94-7	氧化性固体，类别 3 急性毒性—经口，类别 3 生殖细胞致突变性，类别 2 致癌性，类别 1A 生殖毒性，类别 2 特异性靶器官毒性——次接触，类别 1 特异性靶器官毒性—反复接触，类别 1 危害水生环境—急性危害，类别 1 危害水生环境—长期危害，类别 1	
2297	硝酸铬		chromium nitrate	13548-38-4	氧化性固体，类别 3 危害水生环境—急性危害，类别 2 危害水生环境—长期危害，类别 2	
2298	硝酸汞	硝酸高汞	mercuric nitrate	10045-94-0	急性毒性—经皮，类别 2 急性毒性—经口，类别 2 皮肤腐蚀/刺激，类别 1 严重眼损伤/眼刺激，类别 1 皮肤致敏物，类别 1 生殖细胞致突变性，类别 2 生殖毒性，类别 2 特异性靶器官毒性——次接触，类别 1 特异性靶器官毒性—反复接触，类别 1 危害水生环境—急性危害，类别 1 危害水生环境—长期危害，类别 1	
2299	硝酸钴	硝酸亚钴	cobalt nitrate; cobaltous nitrate	10141-05-6	氧化性固体，类别 3 呼吸道致敏物，类别 1 皮肤致敏物，类别 1 生殖细胞致突变性，类别 2 生殖毒性，类别 1B 危害水生环境—急性危害，类别 1 危害水生环境—长期危害，类别 1	
2300	硝酸胍	硝酸亚氨脲	guanidine nitrate; imino-urea nitrate	506-93-4	氧化性固体，类别 3 严重眼损伤/眼刺激，类别 2A	
2301	硝酸镓		gallium nitrate	13494-90-1	氧化性固体，类别 3	
2302	硝酸甲胺		methylamine nitrate	22113-87-7	皮肤腐蚀/刺激，类别 1 严重眼损伤/眼刺激，类别 1	
2303	硝酸钾		potassium nitrate	7757-79-1	氧化性固体，类别 3 生殖毒性，类别 2 特异性靶器官毒性——次接触，类别 1 特异性靶器官毒性—反复接触，类别 1	
2304	硝酸镧		lanthanum nitrate	10099-59-9	氧化性固体，类别 2	

续表243

序号	品名	别名	英文名	CAS 号	危险性类别	备注
2305	硝酸铑		rhodium nitrate	10139-58-9	氧化性固体，类别 3	
2306	硝酸锂		lithium nitrate	7790-69-4	氧化性固体，类别 3 生殖毒性，类别 1A	
2307	硝酸镥		lutetium nitrate	10099-67-9	氧化性固体，类别 2	
2308	硝酸铝		aluminium nitrate	7784-27-2	氧化性固体，类别 3	
2309	硝酸镁		magnesium nitrate	10377-60-3	氧化性固体，类别 3 严重眼损伤/眼刺激，类别 2 特异性靶器官毒性——次接触，类别 1 特异性靶器官毒性—反复接触，类别 1	
2310	硝酸锰	硝酸亚锰	manganese nitrate	20694-39-7	氧化性固体，类别 3	
2311	硝酸钠		sodium nitrate	7631-99-4	氧化性固体，类别 3 严重眼损伤/眼刺激，类别 2B 生殖细胞致突变性，类别 2 特异性靶器官毒性——次接触，类别 1 特异性靶器官毒性—反复接触，类别 1	
2312	硝酸脲		urea nitrate	124-47-0	爆炸物，1.1 项 严重眼损伤/眼刺激，类别 2B 特异性靶器官毒性——次接触，类别 3（呼吸道刺激）	
2313	硝酸镍	二硝酸镍	nickel dinitrate	13138-45-9	氧化性固体，类别 2 严重眼损伤/眼刺激，类别 1 皮肤腐蚀/刺激，类别 2 皮肤致敏物，类别 1 生殖细胞致突变性，类别 2 致癌性，类别 1A 生殖毒性，类别 1B 特异性靶器官毒性—反复接触，类别 1 危害水生环境—急性危害，类别 1 危害水生环境—长期危害，类别 1	
2314	硝酸镍铵	四氨硝酸镍	ammonium nickel nitrate		氧化性固体，类别 3 致癌性，类别 1A	
2315	硝酸钕		neodymium nitrate	16454-60-7	氧化性固体，类别 2	
2316	硝酸钕镨	硝酸镨钕	didymium nitrate	134191-62-1	氧化性固体，类别 2	
2317	硝酸铍		beryllium nitrate	13597-99-4	氧化性固体，类别 2 急性毒性—经口，类别 3 * 急性毒性—吸入，类别 2 * 皮肤腐蚀/刺激，类别 2 严重眼损伤/眼刺激，类别 2 皮肤致敏物，类别 1 致癌性，类别 1A 特异性靶器官毒性——次接触，类别 3（呼吸道刺激） 特异性靶器官毒性—反复接触，类别 1 危害水生环境—急性危害，类别 2 危害水生环境—长期危害，类别 2	
2318	硝酸镨		praseodymium nitrate	10361-80-5	氧化性固体，类别 2	

续表244

序号	品名	别名	英文名	CAS 号	危险性类别	备注
2319	硝酸铅		lead nitrate	10099-74-8	氧化性固体，类别 2 皮肤腐蚀/刺激，类别 2 严重眼损伤/眼刺激，类别 2 生殖细胞致突变性，类别 2 致癌性，类别 1B 生殖毒性，类别 1A 特异性靶器官毒性——次接触，类别 1 特异性靶器官毒性—反复接触，类别 1 危害水生环境—急性危害，类别 1 危害水生环境—长期危害，类别 1	
2320	硝酸羟胺		hydroxyamine nitrate	13465-08-2	爆炸物，1.1 项 急性毒性—经皮，类别 3 皮肤腐蚀/刺激，类别 2 严重眼损伤/眼刺激，类别 2 皮肤致敏物，类别 1 特异性靶器官毒性—反复接触，类别 2 * 危害水生环境—急性危害，类别 1	
2321	硝酸铯		cesium nitrate	7789-18-6	氧化性固体，类别 3	
2322	硝酸钐		samarium nitrate	13759-83-6	氧化性固体，类别 2	
2323	硝酸铈	硝酸亚铈	cerium nitrate; cerous nitrate	10108-73-3	氧化性固体，类别 2	
2324	硝酸铈铵		ammonium ceric nitrate	16774-21-3	氧化性固体，类别 2	
2325	硝酸铈钾		potassium ceric nitrate		氧化性固体，类别 2	
2326	硝酸铈钠		sodium cerium nitrate		氧化性固体，类别 2	
2327	硝酸锶		strontium nitrate	10042-76-9	氧化性固体，类别 3 皮肤腐蚀/刺激，类别 2 严重眼损伤/眼刺激，类别 2B	
2328	硝酸铊	硝酸亚铊	thallium nitrate	10102-45-1	氧化性固体，类别 2 急性毒性—经口，类别 2 皮肤腐蚀/刺激，类别 1 严重眼损伤/眼刺激，类别 1 特异性靶器官毒性——次接触，类别 1 特异性靶器官毒性—反复接触，类别 1 危害水生环境—急性危害，类别 2 危害水生环境—长期危害，类别 2	
2329	硝酸铁	硝酸高铁	ferric nitrate	10421-48-4	氧化性固体，类别 3	
2330	硝酸铜		cupric nitrate	10031-43-3	氧化性固体，类别 2 危害水生环境—急性危害，类别 1 危害水生环境—长期危害，类别 1	
2331	硝酸锌		zinc nitrate	7779-88-6	氧化性固体，类别 2 皮肤腐蚀/刺激，类别 2 严重眼损伤/眼刺激，类别 2B 特异性靶器官毒性——次接触，类别 3（呼吸道刺激） 危害水生环境—急性危害，类别 1 危害水生环境—长期危害，类别 1	

续表245

序号	品名	别名	英文名	CAS 号	危险性类别	备注
2332	硝酸亚汞		mercurous nitrate	7782-86-7	急性毒性—经口，类别 2 急性毒性—经皮，类别 1 急性毒性—吸入，类别 2 特异性靶器官毒性—反复接触，类别 2 危害水生环境—急性危害，类别 1 危害水生环境—长期危害，类别 1	
2333	硝酸氧锆	硝酸锆酰	zirconium oxynitrate	13826-66-9	氧化性固体，类别 3	
2334	硝酸乙酯醇溶液		ethyl nitrate, alcohol solution		易燃液体，类别 2	
2335	硝酸钇		yttrium nitrate	13494-98-9	氧化性固体，类别 2	
2336	硝酸异丙酯		isopropyl nitrate	1712-64-7	易燃液体，类别 2	
2337	硝酸异戊酯		isoamyl nitrate	543-87-3	易燃液体，类别 3	
2338	硝酸镱		ytterbium nitrate	35725-34-9; 13768-67-7	氧化性固体，类别 2	
2339	硝酸铟		indium nitrate	13770-61-1	氧化性固体，类别 3	
2340	硝酸银		silver nitrate	7761-88-8	氧化性固体，类别 2 皮肤腐蚀/刺激，类别 1B 严重眼损伤/眼刺激，类别 1 危害水生环境—急性危害，类别 1 危害水生环境—长期危害，类别 1	
2341	硝酸正丙酯		n-propyl nitrate	627-13-4	易燃液体，类别 2 特异性靶器官毒性——次接触，类别 1	
2342	硝酸正丁酯		n-butyl nitrate	928-45-0	易燃液体，类别 3	
2343	硝酸正戊酯		n-amyl nitrate	1002-16-0	易燃液体，类别 3	
2344	硝酸重氮苯		diazobenzene nitrate	619-97-6	爆炸物，1.1 项	
2345	辛二腈	1, 6-二氰基戊烷	suberonitrile; 1, 6-dicyanohexane	629-40-3	急性毒性—经口，类别 3	
2346	辛二烯		octadiene	3710-30-3	易燃液体，类别 2 严重眼损伤/眼刺激，类别 2B	
2347	辛基苯酚		octylphenol	27193-28-8	皮肤腐蚀/刺激，类别 1 严重眼损伤/眼刺激，类别 1 危害水生环境—急性危害，类别 1 危害水生环境—长期危害，类别 1	
2348	辛基三氯硅烷		octyltrichlorosilane	5283-66-9	皮肤腐蚀/刺激，类别 1 严重眼损伤/眼刺激，类别 1	
2349	1-辛炔		1-octyne	629-05-0	易燃液体，类别 2	
2350	2-辛炔		2-octyne	2809-67-8	易燃液体，类别 2	
2351	3-辛炔		3-octyne	15232-76-5	易燃液体，类别 2	
2352	4-辛炔		4-octyne	1942-45-6	易燃液体，类别 2	

续表246

序号	品名	别名	英文名	CAS 号	危险性类别	备注
2353	辛酸亚锡	含锡稳定剂	stannous octanoate; stannous caprylate	301-10-0	严重眼损伤/眼刺激，类别 1 皮肤致敏物，类别 1 生殖毒性，类别 2 危害水生环境—急性危害，类别 2 危害水生环境—长期危害，类别 2	
2354	3-辛酮	乙基戊基酮；乙戊酮	3-octanone; ethyl amyl ketone	106-68-3	易燃液体，类别 3 皮肤腐蚀/刺激，类别 2	
2355	1-辛烯		1-octene	111-66-0	易燃液体，类别 2 严重眼损伤/眼刺激，类别 2 特异性靶器官毒性——次接触，类别 3（麻醉效应） 吸入危害，类别 1 危害水生环境—急性危害，类别 2 危害水生环境—长期危害，类别 2	
2356	2-辛烯		2-octene	111-67-1	易燃液体，类别 2 严重眼损伤/眼刺激，类别 2 特异性靶器官毒性——次接触，类别 3（麻醉效应） 吸入危害，类别 1 危害水生环境—急性危害，类别 2 危害水生环境—长期危害，类别 2	
2357	辛酰氯		octanoyl chloride	111-64-8	急性毒性—吸入，类别 2 皮肤腐蚀/刺激，类别 2 严重眼损伤/眼刺激，类别 1 皮肤致敏物，类别 1	
2358	锌尘		zinc dust	7440-66-6	自热物质和混合物，类别 1 遇水放出易燃气体的物质和混合物，类别 1 危害水生环境—急性危害，类别 1 危害水生环境—长期危害，类别 1	
	锌粉		zinc powder		自热物质和混合物，类别 1 遇水放出易燃气体的物质和混合物，类别 1 危害水生环境—急性危害，类别 1 危害水生环境—长期危害，类别 1	
	锌灰		zinc ashes		遇水放出易燃气体的物质和混合物，类别 3	
2359	锌汞齐	锌汞合金	amalgam zinc; yinc amalgam		危害水生环境—急性危害，类别 1 危害水生环境—长期危害，类别 1	
2360	D 型 2-重氮-1-萘酚磺酸酯混合物		2-diazo-1-naphthol sulphonic acid ester mixture, type D		自反应物质和混合物，D 型	

续表247

序号	品名	别名	英文名	CAS 号	危险性类别	备注
2361	溴	溴素	bromine	7726-95-6	急性毒性—吸入，类别 2 * 皮肤腐蚀/刺激，类别 1A 严重眼损伤/眼刺激，类别 1 危害水生环境—急性危害，类别 1	
	溴水［含溴≥3. 5%］		bromine solution, with more than 3. 5% bromine		皮肤腐蚀/刺激，类别 1 严重眼损伤/眼刺激，类别 1 危害水生环境—急性危害，类别 2	
2362	3-溴-1, 2-二甲基苯	间溴邻二甲苯；2, 3-二甲基溴化苯	3-bromo-1, 2-xylene; m-bromo-o-xylene; 2, 3-dimethyl bromobenzene	576-23-8	急性毒性—吸入，类别 3 皮肤腐蚀/刺激，类别 2 严重眼损伤/眼刺激，类别 2 特异性靶器官毒性——次接触，类别 3（呼吸道刺激）	
2363	4-溴-1, 2-二甲基苯	对溴邻二甲苯；3, 4-二甲基溴	4-bromo-1, 2-xylene; p-bromo-o-xylene; 3, 4-dimethyl bromobenzene	583-71-1	急性毒性—吸入，类别 3 皮肤腐蚀/刺激，类别 2 严重眼损伤/眼刺激，类别 2 特异性靶器官毒性——次接触，类别 3（呼吸道刺激）	
2364	3-溴-1, 2-环氧丙烷	环氧溴丙烷；溴甲基环氧乙烷；表溴醇	1, 2-epoxy-3-bromopropane; epibromohydrin; 1-bromo-2, 3-epoxypropane	3132-64-7	易燃液体，类别 3 急性毒性—经口，类别 3 急性毒性—经皮，类别 3	
2365	3-溴-1-丙烯	3-溴丙烯；烯丙基溴	3-bromo-1-propene; 3-bromopropene; allyl bromide	106-95-6	易燃液体，类别 2 急性毒性—经口，类别 3 急性毒性—吸入，类别 3 皮肤腐蚀/刺激，类别 1 严重眼损伤/眼刺激，类别 1 特异性靶器官毒性——次接触，类别 3（呼吸道刺激）	
2366	1-溴-2, 4-二硝基苯	3, 4-二硝基溴化苯；1, 3-二硝基-4-溴化苯；2, 4-二硝基溴化苯	1-bromo-2, 4-dinitrobenzene; 3, 4-dinitrobromobenzene; 1, 3-dinitro-4-bromobenzene; 2, 4-dinitrobromobenzene	584-48-5	皮肤腐蚀/刺激，类别 2 严重眼损伤/眼刺激，类别 2 皮肤致敏物，类别 1	
2367	2-溴-2-甲基丙酸乙酯	2-溴异丁酸乙酯	ethyl 2-bromo-2-methyl propionate; ethyl-2-bromo-isobutyrate	600-00-0	易燃液体，类别 3 严重眼损伤/眼刺激，类别 1 皮肤致敏物，类别 1	
2368	1-溴-2-甲基丙烷	异丁基溴；溴代异丁烷	1-bromo-2-methyl propane; isobutyl bromide; bromo-iso-butane	78-77-3	易燃液体，类别 2	
2369	2-溴-2-甲基丙烷	叔丁基溴；特丁基溴；溴代叔丁烷	2-bromo-2-methylpropane; tert-butyl bromide; bromo-tert-butane	507-19-7	易燃液体，类别 2 皮肤腐蚀/刺激，类别 1 严重眼损伤/眼刺激，类别 1	

续表248

序号	品名	别名	英文名	CAS 号	危险性类别	备注
2370	4-溴-2-氯氟苯		4-brom-2-chlorfluorbenzol	60811-21-4	皮肤腐蚀/刺激，类别 2 危害水生环境—急性危害，类别 1 危害水生环境—长期危害，类别 1	
2371	1-溴-3-甲基丁烷	异戊基溴；溴代异戊烷	1-bromo-3-methylbutane; isoamyl bromide; bromoisopentane	107-82-4	易燃液体，类别 3	
2372	溴苯		bromobenzene	108-86-1	易燃液体，类别 3 皮肤腐蚀/刺激，类别 2 危害水生环境—急性危害，类别 2 危害水生环境—长期危害，类别 2	
2373	2-溴苯胺	邻溴苯胺；邻氨基溴化苯	2-bromoaniline; o-bromoaniline; o-aminobromobenzene	615-36-1	危害水生环境—急性危害，类别 2 危害水生环境—长期危害，类别 2	
2374	3-溴苯胺	间溴苯胺；间氨基溴化苯	3-bromoaniline; m-bromoaniline; m-aminobromobenzene	591-19-5	危害水生环境—长期危害，类别 3 *	
2375	4-溴苯胺	对溴苯胺；对氨基溴化苯	4-bromoaniline; p-bromoaniline; p-aminobromobenzene	106-40-1	危害水生环境—长期危害，类别 3	
2376	2-溴苯酚	邻溴苯酚	2-bromophenol; o-bromophenol	95-56-7	易燃液体，类别 3 特异性靶器官毒性——次接触，类别 2 特异性靶器官毒性—反复接触，类别 2 危害水生环境—急性危害，类别 1 危害水生环境—长期危害，类别 1	
2377	3-溴苯酚	间溴苯酚	3-bromophenol; m-bromophenol	591-20-8	危害水生环境—急性危害，类别 2 危害水生环境—长期危害，类别 2	
2378	4-溴苯酚	对溴苯酚	4-bromophenol; p-bromophenol	106-41-2	生殖毒性，类别 2 危害水生环境—急性危害，类别 2 危害水生环境—长期危害，类别 2	
2379	4-溴苯磺酰氯		4-bromobenzene sulfonyl chloride	98-58-8	皮肤腐蚀/刺激，类别 1 严重眼损伤/眼刺激，类别 1	
2380	4-溴苯甲醚	对溴苯甲醚；对溴茴香醚	4-bromoanisole; p-bromoanisole; p-bromophenylmethyl ether	104-92-7	皮肤腐蚀/刺激，类别 2	
2381	2-溴苯甲酰氯	邻溴苯甲酰氯	2-bromobenzoyl chloride; o-bromobenzoyl chloride	7154-66-7	皮肤腐蚀/刺激，类别 1 严重眼损伤/眼刺激，类别 1	
2382	4-溴苯甲酰氯	对溴苯甲酰氯；氯化对溴代苯甲酰	4-bromobenzoyl chloride; p-bromobenzoyl chloride	586-75-4	皮肤腐蚀/刺激，类别 1 严重眼损伤/眼刺激，类别 1	
2383	溴苯乙腈	溴苄基腈	bromophenyl acetonitrile; bromobenzyl cyanide	5798-79-8	皮肤腐蚀/刺激，类别 2 严重眼损伤/眼刺激，类别 2 特异性靶器官毒性——次接触，类别 3（呼吸道刺激）	

续表249

序号	品名	别名	英文名	CAS 号	危险性类别	备注
2384	4-溴苯乙酰基溴	对溴苯乙酰基溴	4-bromophenacyl bromide; p-bromophenacyl bromide	99-73-0	皮肤腐蚀/刺激，类别 1 严重眼损伤/眼刺激，类别 1	
2385	3-溴丙腈	β-溴丙腈；溴乙基氰	3-bromopropionitrile; β-bromopropionitrile; 3-bromoethyl cyanide	2417-90-5	急性毒性—经口，类别 3 急性毒性—经皮，类别 3 急性毒性—吸入，类别 3 皮肤腐蚀/刺激，类别 2 严重眼损伤/眼刺激，类别 2 特异性靶器官毒性——次接触，类别 3（呼吸道刺激）	
2386	3-溴丙炔		3-bromopropyne	106-96-7	易燃液体，类别 2 急性毒性—经口，类别 3 皮肤腐蚀/刺激，类别 2 严重眼损伤/眼刺激，类别 2 特异性靶器官毒性——次接触，类别 3（呼吸道刺激）	
2387	2-溴丙酸	α-溴丙酸	2-bromopropanoic acid; α-bromopropanoic acid	598-72-1	急性毒性—经口，类别 3	
2388	3-溴丙酸	β-溴丙酸	3-bromopropanoic acid; β-bromopropanoic acid	590-92-1	皮肤腐蚀/刺激，类别 1 严重眼损伤/眼刺激，类别 1	
2389	溴丙酮		bromoacetone	598-31-2	易燃液体，类别 2 急性毒性—吸入，类别 1 皮肤腐蚀/刺激，类别 2 严重眼损伤/眼刺激，类别 2 特异性靶器官毒性——次接触，类别 3（呼吸道刺激）	
2390	1-溴丙烷	正丙基溴；溴代正丙烷	1-bromopropane; n-propyl bromide; bromo-n-propane	106-94-5	易燃液体，类别 2 皮肤腐蚀/刺激，类别 2 严重眼损伤/眼刺激，类别 2 生殖毒性，类别 1B 特异性靶器官毒性——次接触，类别 3（呼吸道刺激、麻醉效应） 特异性靶器官毒性—反复接触，类别 2 *	
2391	2-溴丙烷	异丙基溴；溴代异丙烷	2-bromopropane; isopropyl bromide; bromo isopropane	75-26-3	易燃液体，类别 2 生殖毒性，类别 1A 特异性靶器官毒性—反复接触，类别 2 *	
2392	2-溴丙酰溴	溴化-2-溴丙酰	2-bromopropionyl bromide; bromo-2-propanoyl bromide	563-76-8	皮肤腐蚀/刺激，类别 1 严重眼损伤/眼刺激，类别 1	
2393	3-溴丙酰溴	溴化-3-溴丙酰	3-bromopropionyl bromide; bromo-3-propanoyl bromide	7623-16-7	皮肤腐蚀/刺激，类别 1 严重眼损伤/眼刺激，类别 1	
2394	溴代环戊烷	环戊基溴	bromocyclopentane; cyclopentyl bromide	137-43-9	易燃液体，类别 3	
2395	溴代正戊烷	正戊基溴	bromopentane; n-amyl bromide	110-53-2	易燃液体，类别 3	

续表250

序号	品名	别名	英文名	CAS号	危险性类别	备注
2396	1-溴丁烷	正丁基溴；溴代正丁烷	1-bromobutane; n-butyl bromide; butyl bromide	109-65-9	易燃液体，类别2	
2397	2-溴丁烷	仲丁基溴；溴代仲丁烷	2-bromobutane; sec-butyl bromide; bromo-sec-butane	78-76-2	易燃液体，类别2 特异性靶器官毒性——次接触，类别3(麻醉效应)	
2398	溴化苄	α-溴甲苯；苄基溴	benzyl bromide; α-bromotoluene	100-39-0	皮肤腐蚀/刺激，类别2 严重眼损伤/眼刺激，类别2 特异性靶器官毒性——次接触，类别3(呼吸道刺激)	
2399	溴化丙酰	丙酰溴	propionyl bromide; propanoyl bromide	598-22-1	易燃液体，类别3	
2400	溴化汞	二溴化汞；溴化高汞	mercury(Ⅱ) bromide; mercury dibromide	7789-47-1	急性毒性—经口，类别2 急性毒性—经皮，类别2 皮肤腐蚀/刺激，类别2 严重眼损伤/眼刺激，类别1 皮肤致敏物，类别1 危害水生环境—急性危害，类别1 危害水生环境—长期危害，类别1	
2401	溴化氢		hydrogen bromide	10035-10-6	加压气体 皮肤腐蚀/刺激，类别1A 严重眼损伤/眼刺激，类别1 特异性靶器官毒性——次接触，类别3(呼吸道刺激)	
2402	溴化氢乙酸溶液	溴化氢醋酸溶液	hydrobromic acid, acetic acid solution; hydrobromic acid solution in acetic acid		皮肤腐蚀/刺激，类别1 严重眼损伤/眼刺激，类别1	
2403	溴化硒		selenium bromide	7789-52-8	急性毒性—经口，类别3* 急性毒性—吸入，类别3* 特异性靶器官毒性—反复接触，类别2 危害水生环境—急性危害，类别1 危害水生环境—长期危害，类别1	
2404	溴化亚汞	一溴化汞	mercurous bromide; mercurous monobromide	10031-18-2	急性毒性—经口，类别2* 急性毒性—经皮，类别1 急性毒性—吸入，类别2* 特异性靶器官毒性—反复接触，类别2* 危害水生环境—急性危害，类别1 危害水生环境—长期危害，类别1	
2405	溴化亚铊	一溴化铊	thallous bromide; thallium (Ⅰ) bromide	7789-40-4	急性毒性—经口，类别2* 急性毒性—吸入，类别2* 特异性靶器官毒性—反复接触，类别2* 危害水生环境—急性危害，类别2 危害水生环境—长期危害，类别2	

续表251

序号	品名	别名	英文名	CAS 号	危险性类别	备注
2406	溴化乙酰	乙酰溴	ethanoyl bromide; acetyl bromide	506-96-7	皮肤腐蚀/刺激，类别 1 严重眼损伤/眼刺激，类别 1 特异性靶器官毒性——次接触，类别 3（呼吸道刺激） 危害水生环境—长期危害，类别 3	
2407	溴己烷	己基溴	bromohexane; n-hexyl bromide	111-25-1	易燃液体，类别 3 危害水生环境—急性危害，类别 2 危害水生环境—长期危害，类别 2	
2408	2-溴甲苯	邻溴甲苯；邻甲基溴苯；2-甲基溴苯	2-bromotoluene; o-bromotoluene; o-methyl bromobenzene; 2-methyl bromobenzene	95-46-5	皮肤腐蚀/刺激，类别 2 严重眼损伤/眼刺激，类别 2 特异性靶器官毒性——次接触，类别 3（呼吸道刺激）	
2409	3-溴甲苯	间溴甲苯；间甲基溴苯；3-甲基溴苯	3-bromotoluene; m-bromotoluene; m-methylbromobenzene; 3-methylbromobenzene	591-17-3	易燃液体，类别 3	
2410	4-溴甲苯	对溴甲苯；对甲基溴苯；4-甲基溴苯	4-bromotoluene; p-bromotoluene; p-methylbromobenzene; 4-methylbromobenzene	106-38-7	皮肤腐蚀/刺激，类别 2	
2411	溴甲烷	甲基溴	bromomethane; methylbromide	74-83-9	加压气体 急性毒性—经口，类别 3 * 急性毒性—吸入，类别 3 * 皮肤腐蚀/刺激，类别 2 严重眼损伤/眼刺激，类别 2 生殖细胞致突变性，类别 2 特异性靶器官毒性——次接触，类别 3（呼吸道刺激） 特异性靶器官毒性—反复接触，类别 2 * 危害水生环境—急性危害，类别 1 危害臭氧层，类别 1	
2412	溴甲烷和二溴乙烷液体混合物		methyl bromide and ethylene dibromide mixtures, liquid		急性毒性—经口，类别 3 * 急性毒性—吸入，类别 3 * 皮肤腐蚀/刺激，类别 2 严重眼损伤/眼刺激，类别 2 生殖细胞致突变性，类别 2 致癌性，类别 1B 特异性靶器官毒性——次接触，类别 3（呼吸道刺激） 危害水生环境—急性危害，类别 2 * 危害水生环境—长期危害，类别 2 * 危害臭氧层，类别 1	

续表252

序号	品名	别名	英文名	CAS 号	危险性类别	备注
2413	3-［3-（4'-溴联苯-4-基）-1, 2, 3, 4-四氢-1-萘基］-4-羟基香豆素	溴鼠灵	4-hydroxy-3-(3-(4'-bromo-4-biphenylyl)-1, 2, 3, 4-tetrahydro-1-naphthyl) coumarin; brodifacoum; brodifacoum; talon; klerat; volid	56073-10-0	急性毒性—经口，类别 2* 急性毒性—经皮，类别 1 特异性靶器官毒性—反复接触，类别 1 危害水生环境—急性危害，类别 1 危害水生环境—长期危害，类别 1	剧毒
2414	3-［3-（4-溴联苯-4-基）-3-羟基-1-苯丙基］-4-羟基香豆素	溴敌隆	3-[3-（4'-bromo[1, 1'-biphenyl]-4-yl)-3-hydroxy-1-phenylpropyl]-4-hydroxy-2-benzopyrone; bromadiolone; contrac; maki	28772-56-7	急性毒性—经口，类别 1 急性毒性—经皮，类别 1 急性毒性—吸入，类别 1 特异性靶器官毒性—反复接触，类别 1 危害水生环境—急性危害，类别 2 危害水生环境—长期危害，类别 2	剧毒
2415	溴三氟甲烷	R13B1; 三氟溴甲烷	bromotrifluoromethane; R13B1; methane, bromotrifluoro-	75-63-8	加压气体 严重眼损伤/眼刺激，类别 2 特异性靶器官毒性——次接触，类别 3（麻醉效应） 危害臭氧层，类别 1	
2416	溴酸		bromic acid	7789-31-3	皮肤腐蚀/刺激，类别 1 严重眼损伤/眼刺激，类别 1	
2417	溴酸钡		barium bromate	13967-90-3	氧化性固体，类别 2	
2418	溴酸镉		cadium bromate	14518-94-6	氧化性固体，类别 2 致癌性，类别 1A 危害水生环境—急性危害，类别 1 危害水生环境—长期危害，类别 1	
2419	溴酸钾		potassium bromate	7758-01-2	氧化性固体，类别 1 急性毒性—经口，类别 3* 致癌性，类别 2	
2420	溴酸镁		magnesium bromate	7789-36-8	氧化性固体，类别 2	
2421	溴酸钠		sodium bromate	7789-38-0	氧化性固体，类别 2 皮肤腐蚀/刺激，类别 2 严重眼损伤/眼刺激，类别 2 特异性靶器官毒性——次接触，类别 3（呼吸道刺激）	
2422	溴酸铅		lead bromate	34018-28-5	氧化性固体，类别 2 致癌性，类别 1B 生殖毒性，类别 1A 特异性靶器官毒性—反复接触，类别 2* 危害水生环境—急性危害，类别 1 危害水生环境—长期危害，类别 1	
2423	溴酸锶		strontium bromate	14519-18-7	氧化性固体，类别 2	
2424	溴酸锌		zinc bromate	14519-07-4	氧化性固体，类别 2 危害水生环境—急性危害，类别 1 危害水生环境—长期危害，类别 1	
2425	溴酸银		silver bromate	7783-89-3	氧化性固体，类别 2	

续表253

序号	品名	别名	英文名	CAS 号	危险性类别	备注
2426	2-溴戊烷	仲戊基溴；溴代仲戊烷	2-bromopentane; sec-amyl bromide; bromosecpentane	107-81-3	易燃液体，类别 2	
2427	2-溴乙醇		2-bromoethanol	540-51-2	易燃液体，类别 3	
2428	2-溴乙基乙醚		2-bromoethyl ethyl ether	592-55-2	易燃液体，类别 2	
2429	溴乙酸	溴醋酸	bromoacetic acid; bromo ethanoic acid	79-08-3	急性毒性—经口，类别 3＊ 急性毒性—经皮，类别 3＊ 急性毒性—吸入，类别 3＊ 皮肤腐蚀/刺激，类别 1A 严重眼损伤/眼刺激，类别 1 皮肤致敏物，类别 1 危害水生环境—急性危害，类别 1	
2430	溴乙酸甲酯	溴醋酸甲酯	methyl bromoacetate; bromoacetic acid methyl ester	96-32-2	急性毒性—经皮，类别 3 皮肤腐蚀/刺激，类别 2	
2431	溴乙酸叔丁酯	溴醋酸叔丁酯	tert-butyl bromoacetate; tert-butyl bromoethanoate	5292-43-3	易燃液体，类别 3	
2432	溴乙酸乙酯	溴醋酸乙酯	ethyl bromoacetate; bromoacetic acid ethyl ester	105-36-2	急性毒性—经口，类别 2＊ 急性毒性—经皮，类别 1 急性毒性—吸入，类别 2＊	
2433	溴乙酸异丙酯	溴醋酸异丙酯	isopropyl bromoacetate; isopropyl bromoethanoate	29921-57-1	皮肤腐蚀/刺激，类别 1 严重眼损伤/眼刺激，类别 1	
2434	溴乙酸正丙酯	溴醋酸正丙酯	n-propyl bromoacetate; propyl bromoethanoate	35223-80-4	皮肤腐蚀/刺激，类别 1 严重眼损伤/眼刺激，类别 1	
2435	溴乙烷	乙基溴；溴代乙烷	bromoethane; ethyl bromide; monobromoethane	74-96-4	易燃液体，类别 2	
2436	溴乙烯［稳定的］	乙烯基溴	bromoethylene, stabilized; vinyl bromide	593-60-2	易燃气体，类别 1 化学不稳定性气体，类别 B 加压气体 致癌性，类别 1B	
2437	溴乙酰苯	苯甲酰甲基溴	bromoacetylbenzene; phenacyl bromide	70-11-1	急性毒性—经口，类别 3 急性毒性—经皮，类别 3 急性毒性—吸入，类别 3 皮肤腐蚀/刺激，类别 1 严重眼损伤/眼刺激，类别 1	
2438	溴乙酰溴	溴化溴乙酰	bromoacetyl bromide	598-21-0	皮肤腐蚀/刺激，类别 1 严重眼损伤/眼刺激，类别 1	
2439	β, β'-亚氨基二丙腈	双（β-氰基乙基）胺	β, β'-iminodipropionitrile; bis (β-cyanoethyl) amine	111-94-4	皮肤腐蚀/刺激，类别 2 严重眼损伤/眼刺激，类别 2 特异性靶器官毒性——次接触，类别 3（呼吸道刺激）	
2440	亚氨基二亚苯	咔唑；9-氮杂芴	diphenyleneimine; carbazole; dibenzopyrrole	86-74-8	易燃固体，类别 2 危害水生环境—急性危害，类别 2 危害水生环境—长期危害，类别 2	

续表254

序号	品名	别名	英文名	CAS 号	危险性类别	备注
2441	亚胺乙汞	埃米	EMMI; emmi powder	2597-93-5	急性毒性—经口，类别 3 急性毒性—经皮，类别 1 急性毒性—吸入，类别 2＊ 特异性靶器官毒性—反复接触，类别 2＊ 危害水生环境—急性危害，类别 1 危害水生环境—长期危害，类别 1	
2442	亚碲酸钠		sodium, tellurite	10102-20-2	急性毒性—经口，类别 3	
2443	4, 4'-亚甲基双苯胺	亚甲基二苯胺；4, 4'-二氨基二苯基甲烷；防老剂 MDA	4, 4'-diaminodiphenylmethane; methylenedianiline; 4, 4'-methylenedianiline	101-77-9	皮肤致敏物，类别 1 生殖细胞致突变性，类别 2 致癌性，类别 2 特异性靶器官毒性——次接触，类别 1 特异性靶器官毒性—反复接触，类别 2＊ 危害水生环境—急性危害，类别 2 危害水生环境—长期危害，类别 2	
2444	亚磷酸		phosphonic acid	13598-36-2	皮肤腐蚀/刺激，类别 1A 严重眼损伤/眼刺激，类别 1	
2445	亚磷酸二丁酯		dibutyl phosphite	1809-19-4	易燃液体，类别 3	
2446	亚磷酸二氢铅	二盐基亚磷酸铅	lead phosphite, dibasic; dibasic lead phosphite	1344-40-7; 12141-20-7	易燃固体，类别 1 致癌性，类别 1B 生殖毒性，类别 1A 特异性靶器官毒性—反复接触，类别 2 危害水生环境—急性危害，类别 1 危害水生环境—长期危害，类别 1	
2447	亚磷酸三苯酯		triphenyl phosphite; phosphorous acid, triphenyl ester	101-02-0	皮肤腐蚀/刺激，类别 2 严重眼损伤/眼刺激，类别 2 危害水生环境—急性危害，类别 1 危害水生环境—长期危害，类别 1	
2448	亚磷酸三甲酯	三甲氧基磷	trimethyl phosphite	121-45-9	易燃液体，类别 3 皮肤腐蚀/刺激，类别 2 严重眼损伤/眼刺激，类别 2A 特异性靶器官毒性——次接触，类别 3（呼吸道刺激） 特异性靶器官毒性—反复接触，类别 2	
2449	亚磷酸三乙酯		triethyl phosphite	122-52-1	易燃液体，类别 3 严重眼损伤/眼刺激，类别 2B 皮肤致敏物，类别 1 生殖毒性，类别 2 特异性靶器官毒性——次接触，类别 2	
2450	亚硫酸		sulphurous acid	7782-99-2	皮肤腐蚀/刺激，类别 1 严重眼损伤/眼刺激，类别 1	
2451	亚硫酸氢铵	酸式亚硫酸铵	ammonium hydrogensulfite; ammonium bisulfite; ammonium acid sulfite	10192-30-0	皮肤腐蚀/刺激，类别 2 严重眼损伤/眼刺激，类别 2	

续表255

序号	品名	别名	英文名	CAS 号	危险性类别	备注
2452	亚硫酸氢钙	酸式亚硫酸钙	calcium hydrogensulphite; calcium bisulfite; calcium acid sulfite	13780-03-5	皮肤腐蚀/刺激，类别 2 严重眼损伤/眼刺激，类别 2	
2453	亚硫酸氢钾	酸式亚硫酸钾	potassium hydrogen sulphite; potassium bisulfite; potassium acid sulfite	7773-03-7	皮肤腐蚀/刺激，类别 2 严重眼损伤/眼刺激，类别 2	
2454	亚硫酸氢镁	酸式亚硫酸镁	magnesiumdihydrogensulfit; magnesium bisulfite; magnesium acid sulfite	13774-25-9	皮肤腐蚀/刺激，类别 2 严重眼损伤/眼刺激，类别 2	
2455	亚硫酸氢钠	酸式亚硫酸钠	sodium hydrogensulphite solution; sodium bisulphite solution; sodium acid sulfite solution	7631-90-5	皮肤腐蚀/刺激，类别 2 严重眼损伤/眼刺激，类别 2	
2456	亚硫酸氢锌	酸式亚硫酸锌	zinc hydrogen sulphite; zinc bisulfite; zinc acid sulfite	15457-98-4	皮肤腐蚀/刺激，类别 2 严重眼损伤/眼刺激，类别 2	
2457	亚氯酸钙		calcium chlorite	14674-72-7	氧化性固体，类别 2	
2458	亚氯酸钠		sodium chlorite	7758-19-2	氧化性固体，类别 2 急性毒性—经口，类别 3 急性毒性—经皮，类别 2 急性毒性—吸入，类别 2 皮肤腐蚀/刺激，类别 2 严重眼损伤/眼刺激，类别 2 生殖细胞致突变性，类别 2 特异性靶器官毒性——次接触，类别 2 特异性靶器官毒性—反复接触，类别 2 危害水生环境—急性危害，类别 1	
	亚氯酸钠溶液［含有效氯>5%］		sodium chlorite solution (containing more than 5% available chlorine)		急性毒性—经口，类别 3 急性毒性—经皮，类别 2 急性毒性—吸入，类别 2 皮肤腐蚀/刺激，类别 1 严重眼损伤/眼刺激，类别 1 特异性靶器官毒性——次接触，类别 2 特异性靶器官毒性—反复接触，类别 2 危害水生环境—急性危害，类别 1	
2459	亚砷酸钡		barium arsenite	125687-68-5	急性毒性—经口，类别 3 * 急性毒性—吸入，类别 3 * 致癌性，类别 1A 危害水生环境—急性危害，类别 1 危害水生环境—长期危害，类别 1	

续表256

序号	品名	别名	英文名	CAS 号	危险性类别	备注
2460	亚砷酸钙	亚砒酸钙	calcium arsenite	27152-57-4	急性毒性—经口，类别 1 严重眼损伤/眼刺激，类别 2 致癌性，类别 1A 生殖毒性，类别 2 特异性靶器官毒性——次接触，类别 1 特异性靶器官毒性—反复接触，类别 1 危害水生环境—急性危害，类别 1 危害水生环境—长期危害，类别 1	剧毒
2461	亚砷酸钾	偏亚砷酸钾	potassium arsenite	10124-50-2	急性毒性—经口，类别 2 急性毒性—经皮，类别 2 严重眼损伤/眼刺激，类别 2 生殖细胞致突变性，类别 2 致癌性，类别 1A 生殖毒性，类别 2 特异性靶器官毒性——次接触，类别 1 特异性靶器官毒性—反复接触，类别 1 危害水生环境—急性危害，类别 1 危害水生环境—长期危害，类别 1	
2462	亚砷酸钠	偏亚砷酸钠	sodium meta-arsenite	7784-46-5	急性毒性—经口，类别 2 急性毒性—经皮，类别 2 严重眼损伤/眼刺激，类别 2 生殖细胞致突变性，类别 2 致癌性，类别 1A 生殖毒性，类别 2 特异性靶器官毒性——次接触，类别 1 特异性靶器官毒性—反复接触，类别 1 危害水生环境—急性危害，类别 1 危害水生环境—长期危害，类别 1	
	亚砷酸钠水溶液		sodium arsenite, aqueous solution		急性毒性—经口，类别 2 急性毒性—经皮，类别 2 严重眼损伤/眼刺激，类别 2 生殖细胞致突变性，类别 2 致癌性，类别 1A 生殖毒性，类别 2 特异性靶器官毒性——次接触，类别 1 特异性靶器官毒性—反复接触，类别 1 危害水生环境—急性危害，类别 1 危害水生环境—长期危害，类别 1	
2463	亚砷酸铅		lead arsenite	10031-13-7	急性毒性—经口，类别 3 * 急性毒性—吸入，类别 3 * 严重眼损伤/眼刺激，类别 2 致癌性，类别 1A 生殖毒性，类别 2 特异性靶器官毒性——次接触，类别 1 特异性靶器官毒性—反复接触，类别 1 危害水生环境—急性危害，类别 1 危害水生环境—长期危害，类别 1	

续表257

序号	品名	别名	英文名	CAS 号	危险性类别	备注
2464	亚砷酸锶	原亚砷酸锶	strontium arsenite; strontium ortho-arsenite	91724-16-2	急性毒性—经口，类别 3＊ 急性毒性—吸入，类别 3＊ 致癌性，类别 1A 危害水生环境—急性危害，类别 1 危害水生环境—长期危害，类别 1	
2465	亚砷酸锑		antimony arsenite		急性毒性—经口，类别 3＊ 急性毒性—吸入，类别 3＊ 致癌性，类别 1A 危害水生环境—急性危害，类别 1 危害水生环境—长期危害，类别 1	
2466	亚砷酸铁		ferric arsenite	63989-69-5	急性毒性—经口，类别 3＊ 急性毒性—吸入，类别 3＊ 致癌性，类别 1A 危害水生环境—急性危害，类别 1 危害水生环境—长期危害，类别 1	
2467	亚砷酸铜	亚砷酸氢铜	copper arsenite; cupric arsenite	10290-12-7	急性毒性—经口，类别 3＊ 急性毒性—吸入，类别 3＊ 致癌性，类别 1A 危害水生环境—急性危害，类别 1 危害水生环境—长期危害，类别 1	
2468	亚砷酸锌		zinc arsenite	10326-24-6	急性毒性—经口，类别 3＊ 急性毒性—吸入，类别 3＊ 致癌性，类别 1A 危害水生环境—急性危害，类别 1 危害水生环境—长期危害，类别 1	
2469	亚砷酸银	原亚砷酸银	silver arsenite; silver ortho-arsenite	7784-08-9	急性毒性—经口，类别 3＊ 急性毒性—吸入，类别 3＊ 致癌性，类别 1A 危害水生环境—急性危害，类别 1 危害水生环境—长期危害，类别 1	
2470	亚硒酸		selenious acid	7783-00-8	急性毒性—经口，类别 3 急性毒性—吸入，类别 3 皮肤腐蚀/刺激，类别 1 严重眼损伤/眼刺激，类别 1 特异性靶器官毒性—反复接触，类别 1 危害水生环境—急性危害，类别 1 危害水生环境—长期危害，类别 1	
2471	亚硒酸钡		barium selenite	13718-59-7	严重眼损伤/眼刺激，类别 2 特异性靶器官毒性——次接触，类别 3（呼吸道刺激） 危害水生环境—急性危害，类别 1 危害水生环境—长期危害，类别 1	
2472	亚硒酸钙		calcium selenite	13780-18-2	急性毒性—经口，类别 3＊ 急性毒性—吸入，类别 3＊ 特异性靶器官毒性—反复接触，类别 2 危害水生环境—急性危害，类别 1 危害水生环境—长期危害，类别 1	

续表258

序号	品名	别名	英文名	CAS 号	危险性类别	备注
2473	亚硒酸钾		potassium selenite	10431-47-7	急性毒性—经口，类别 3 * 急性毒性—吸入，类别 3 * 特异性靶器官毒性—反复接触，类别 2 危害水生环境—急性危害，类别 1 危害水生环境—长期危害，类别 1	
2474	亚硒酸铝		aluminium selenite	20960-77-4	急性毒性—经口，类别 3 * 急性毒性—吸入，类别 3 * 特异性靶器官毒性—反复接触，类别 2 危害水生环境—急性危害，类别 1 危害水生环境—长期危害，类别 1	
2475	亚硒酸镁		magnesium selenite	15593-61-0	急性毒性—经口，类别 3 * 急性毒性—吸入，类别 3 * 特异性靶器官毒性—反复接触，类别 2 危害水生环境—急性危害，类别 1 危害水生环境—长期危害，类别 1	
2476	亚硒酸钠	亚硒酸二钠	sodium selenite; disodium selenite	10102-18-8	急性毒性—经口，类别 2 * 急性毒性—吸入，类别 3 * 皮肤致敏物，类别 1 危害水生环境—急性危害，类别 2 危害水生环境—长期危害，类别 2	
2477	亚硒酸氢钠	重亚硒酸钠	sodium biselenite; sodium hydrogen selenite	7782-82-3	急性毒性—经口，类别 1 急性毒性—吸入，类别 3 * 特异性靶器官毒性—反复接触，类别 2 危害水生环境—急性危害，类别 1 危害水生环境—长期危害，类别 1	剧毒
2478	亚硒酸铈		cerium selenite	15586-47-7	急性毒性—经口，类别 3 * 急性毒性—吸入，类别 3 * 特异性靶器官毒性—反复接触，类别 2 危害水生环境—急性危害，类别 1 危害水生环境—长期危害，类别 1	
2479	亚硒酸铜		cupric selenite	15168-20-4	急性毒性—经口，类别 3 * 急性毒性—吸入，类别 3 * 特异性靶器官毒性—反复接触，类别 2 危害水生环境—急性危害，类别 1 危害水生环境—长期危害，类别 1	
2480	亚硒酸银		silver selenite	28041-84-1	急性毒性—经口，类别 3 * 急性毒性—吸入，类别 3 * 特异性靶器官毒性—反复接触，类别 2 危害水生环境—急性危害，类别 1 危害水生环境—长期危害，类别 1	
2481	4-亚硝基-N, N-二甲基苯胺	对亚硝基二甲基苯胺；N, N-二甲基-4-亚硝基苯胺	4-nitroso-N, N-dimethylaniline; p-nitrosodimethylaniline; N, N-dimethyl-4-nitrosoaniline	138-89-6	自热物质和混合物，类别 1 皮肤腐蚀/刺激，类别 2	

续表259

序号	品名	别名	英文名	CAS 号	危险性类别	备注
2482	4-亚硝基-N, N-二乙基苯胺	对亚硝基二乙基苯胺；N, N-二乙基-4-亚硝基苯胺	4-nitroso-N, N-diethylaniline; p-nitroso-N, N-diethylaniline; N, N-diethyl-4-nitrosoaniline	120-22-9	自热物质和混合物，类别 1	
2483	4-亚硝基苯酚	对亚硝基苯酚	4-nitrosophenol; p-nitrosophenol	104-91-6	易燃固体，类别 1 严重眼损伤/眼刺激，类别 1 生殖细胞致突变性，类别 2 危害水生环境—急性危害，类别 2 危害水生环境—长期危害，类别 2	
2484	N-亚硝基二苯胺	二苯亚硝胺	N-nitrosodiphenylamine; diphenylnitrosamin	86-30-6	皮肤腐蚀/刺激，类别 2 严重眼损伤/眼刺激，类别 2B 特异性靶器官毒性——次接触，类别 2 特异性靶器官毒性—反复接触，类别 2 危害水生环境—急性危害，类别 2 危害水生环境—长期危害，类别 2	
2485	N-亚硝基二甲胺	二甲基亚硝胺	N-nitrosodimethylamine; dimethylnitrosoamine	62-75-9	急性毒性—经口，类别 3 * 急性毒性—吸入，类别 2 * 致癌性，类别 1B 特异性靶器官毒性—反复接触，类别 1 危害水生环境—急性危害，类别 2 危害水生环境—长期危害，类别 2	
2486	亚硝基硫酸	亚硝酰硫酸	nitrosylsulphuric acid; nitrososulfuric acid	7782-78-7	皮肤腐蚀/刺激，类别 1A 严重眼损伤/眼刺激，类别 1	
2487	亚硝酸铵		ammonium nitrite	13446-48-5	氧化性固体，类别 2	
2488	亚硝酸钡		barium nitrite	13465-94-6	氧化性固体，类别 3	
2489	亚硝酸钙		calcium nitrite	13780-06-8	氧化性固体，类别 3	
2490	亚硝酸甲酯		methyl nitrite	624-91-9	易燃气体，类别 2 加压气体 急性毒性—吸入，类别 2 特异性靶器官毒性——次接触，类别 1	
2491	亚硝酸钾		potassium nitrite	7758-09-0	氧化性固体，类别 2 急性毒性—经口，类别 3 * 危害水生环境—急性危害，类别 1	
2492	亚硝酸钠		sodium nitrite	7632-00-0	氧化性固体，类别 3 急性毒性—经口，类别 3 * 危害水生环境—急性危害，类别 1	
2493	亚硝酸镍		nickel nitrite	17861-62-0	氧化性固体，类别 3 致癌性，类别 1A 危害水生环境—急性危害，类别 1 危害水生环境—长期危害，类别 1	
2494	亚硝酸锌铵		zinc ammonium nitrite	63885-01-8	氧化性固体，类别 2	
2495	亚硝酸乙酯		ethyl nitrite; nitrosyl ethoxide	109-95-5	易燃气体，类别 1 加压气体 急性毒性—吸入，类别 2	

续表260

序号	品名	别名	英文名	CAS号	危险性类别	备注
2496	亚硝酸乙酯醇溶液		ethyl nitrite, alcoholic solution		易燃液体，类别1 急性毒性—吸入，类别2	
2497	亚硝酸异丙酯		isopropyl nitrite	541-42-4	易燃液体，类别2 急性毒性—吸入，类别2 特异性靶器官毒性——次接触，类别1	
2498	亚硝酸异丁酯		isobutyl nitrite	542-56-3	易燃液体，类别2 生殖细胞致突变性，类别2	
2499	亚硝酸异戊酯		amyl nitrite, mixed isomers	110-46-3	易燃液体，类别2	
2500	亚硝酸正丙酯		n-propyl nitrite	543-67-9	易燃液体，类别2 急性毒性—吸入，类别2	
2501	亚硝酸正丁酯	亚硝酸丁酯	butyl nitrite	544-16-1	易燃液体，类别2 急性毒性—经口，类别3＊ 急性毒性—吸入，类别3＊	
2502	亚硝酸正戊酯	亚硝酸戊酯	pentyl nitrite	463-04-7	易燃液体，类别2	
2503	亚硝酰氯	氯化亚硝酰	nitrogen oxychloride; nitrosyl chloride	2696-92-6	加压气体 急性毒性—吸入，类别3＊ 皮肤腐蚀/刺激，类别1 严重眼损伤/眼刺激，类别1	
2504	1，2-亚乙基双二硫代氨基甲酸二钠	代森钠	nabam; disodium ethylenebis(N, N'-dithiocarbamate) ; nabame	142-59-6	皮肤致敏物，类别1 特异性靶器官毒性——次接触，类别3（呼吸道刺激） 危害水生环境—急性危害，类别1 危害水生环境—长期危害，类别1	
2505	氩［压缩的或液化的］		argon, compressed or liquefied	7440-37-1	加压气体	
2506	烟碱氯化氢	烟碱盐酸盐	nicotine hydrochloride; hydrochloric acid nicotine	2820-51-1	急性毒性—经口，类别2＊ 急性毒性—经皮，类别1 急性毒性—吸入，类别2＊ 危害水生环境—急性危害，类别2 危害水生环境—长期危害，类别2	
2507	盐酸	氢氯酸	hydrochloric acid; muriatic acid; muriatic acid	7647-01-0	皮肤腐蚀/刺激，类别1B 严重眼损伤/眼刺激，类别1 特异性靶器官毒性——次接触，类别3（呼吸道刺激） 危害水生环境—急性危害，类别2	
2508	盐酸-1-萘胺	α-萘胺盐酸	1-naphthylamine hydrochloride; α-naphthylamine hydrochloride	552-46-5	危害水生环境—急性危害，类别2 危害水生环境—长期危害，类别2	
2509	盐酸-1-萘乙二胺	α-萘乙二胺盐酸	N-(1-naphthyl) ethylenediamine dihydrochloride; N-(α-naphthyl) ethylene diamine di-hydrochloride	1465-25-4	皮肤腐蚀/刺激，类别2 严重眼损伤/眼刺激，类别2 特异性靶器官毒性——次接触，类别3（呼吸道刺激）	

续表261

序号	品名	别名	英文名	CAS 号	危险性类别	备注
2510	盐酸-2-氨基酚	盐酸邻氨基酚	2-aminophenol hydrochloride; o-aminophenol hydrochloride	51-19-4	皮肤腐蚀/刺激，类别 2 严重眼损伤/眼刺激，类别 2 特异性靶器官毒性——次接触，类别 3（呼吸道刺激）	
2511	盐酸-2-萘胺	β-萘胺盐酸	2-naphthylamine hydrochloride; β-naphthylamine hydrochloride	612-52-2	危害水生环境—急性危害，类别 2 危害水生环境—长期危害，类别 2	
2512	盐酸-3, 3'-二氨基联苯胺	3, 3'-二氨基联苯胺盐酸；3, 4, 3', 4'-四氨基联苯盐酸；硒试剂	3, 3'-diaminobenzidine hydrochloride; 3, 3'-diaminobenzidine hydrochlride; 3, 3'4, 4'-tetraamindiphenyl tetrahydrochloride	7411-49-6	危害水生环境—急性危害，类别 1 危害水生环境—长期危害，类别 1	
2513	盐酸-3, 3'-二甲基-4, 4'-二氨基联苯	邻二氨基二甲基联苯盐酸；3, 3'-二甲基联苯胺盐酸	3, 3'-dimethyl-4, 4'-diamino biphenyl dihydrochloride; o-tolidine dihydrochloride; 3, 3'-dimethylbenzidine dihydrochlori-de	612-82-8	特异性靶器官毒性——次接触，类别 3（呼吸道刺激） 特异性靶器官毒性—反复接触，类别 1 危害水生环境—急性危害，类别 2 危害水生环境—长期危害，类别 2	
2514	盐酸-3, 3'-二甲氧基-4, 4'-二氨基联苯	邻联二茴香胺盐酸；3, 3'-二甲氧基联苯胺盐酸	3, 3'-dimethoxy-4, 4'-diaminodiphenyl dihydrochloride; 3, 3'-dimethoxybenzidine dihydrochloride	20325-40-0	皮肤腐蚀/刺激，类别 1A 严重眼损伤/眼刺激，类别 1 致癌性，类别 1B	
2515	盐酸-3, 3'-二氯联苯胺	3, 3'-二氯联苯胺盐酸	3, 3'-dichlorobenzidine hydrochloride; 3, 3'-dichloro diamino diphenyl hydrochloride	612-83-9	严重眼损伤/眼刺激，类别 1 生殖细胞致突变性，类别 2 致癌性，类别 2 特异性靶器官毒性——次接触，类别 3（呼吸道刺激） 危害水生环境—急性危害，类别 1 危害水生环境—长期危害，类别 1	
2516	盐酸-3-氯苯胺	盐酸间氯苯胺；橙色基 GC	3-chloroaniline hydrochloride; m-chloroaniline hydrochloride; fast orange GC base	141-85-5	急性毒性—经口，类别 3 急性毒性—经皮，类别 3 急性毒性—吸入，类别 3 皮肤腐蚀/刺激，类别 2 严重眼损伤/眼刺激，类别 2 特异性靶器官毒性——次接触，类别 3（呼吸道刺激）	
2517	盐酸-4, 4'-二氨基联苯	盐酸联苯胺；联苯胺盐酸	4, 4'-diaminodiphenyl dihydrochloride; benzidine dihydrochloride; p, p'-diaminodiphenyldihydro-chloride	531-85-1	危害水生环境—急性危害，类别 1 危害水生环境—长期危害，类别 1	

续表262

序号	品名	别名	英文名	CAS 号	危险性类别	备注
2518	盐酸-4-氨基-N, N-二乙基苯胺	N, N-二乙基对苯二胺盐酸；对氨基-N, N-二乙基苯胺盐酸	4-amino-N, N-diethylaniline dihydrochloride; N, N-diethyl-p-phenylenediaminedihydro-chloride; p-amino-N, N-diethylaniline dihydrochloride	16713-15-8	急性毒性—经口，类别 3 急性毒性—经皮，类别 3 急性毒性—吸入，类别 3	
2519	盐酸-4-氨基酚	盐酸对氨基酚	4-aminophenol hydrochloride; p-aminophenol hydrochloride	51-78-5	皮肤腐蚀/刺激，类别 2 严重眼损伤/眼刺激，类别 2 皮肤致敏物，类别 1 特异性靶器官毒性——次接触，类别 3（呼吸道刺激）	
2520	盐酸-4-甲苯胺	对甲苯胺盐酸盐；盐酸-4-甲苯胺	benzenamine, 4-methyl-, hydrochloride; p-toluidinium chloride	540-23-8	急性毒性—经口，类别 3 * 急性毒性—经皮，类别 3 * 急性毒性—吸入，类别 3 * 严重眼损伤/眼刺激，类别 2 皮肤致敏物，类别 1 危害水生环境—急性危害，类别 1	
2521	盐酸苯胺	苯胺盐酸盐	aniline hydrochloride	142-04-1	皮肤腐蚀/刺激，类别 2 严重眼损伤/眼刺激，类别 2 生殖细胞致突变性，类别 2 特异性靶器官毒性——次接触，类别 2 特异性靶器官毒性—反复接触，类别 2 危害水生环境—急性危害，类别 1	
2522	盐酸苯肼	苯肼盐酸	phenylhydrazine hydrochloride	27140-08-5	急性毒性—经口，类别 3 * 急性毒性—经皮，类别 3 * 急性毒性—吸入，类别 3 * 皮肤腐蚀/刺激，类别 2 严重眼损伤/眼刺激，类别 2 皮肤致敏物，类别 1 生殖细胞致突变性，类别 2 特异性靶器官毒性—反复接触，类别 1 危害水生环境—急性危害，类别 1	
2523	盐酸邻苯二胺	邻苯二胺二盐酸盐；盐酸邻二氨基苯	o-phenylenediamine dihydrochloride; 1, 2-phenylenediaminedihydro-chloride	615-28-1	急性毒性—经口，类别 3 * 严重眼损伤/眼刺激，类别 2 皮肤致敏物，类别 1 生殖细胞致突变性，类别 2 危害水生环境—急性危害，类别 1 危害水生环境—长期危害，类别 1	
2524	盐酸间苯二胺	间苯二胺二盐酸盐；盐酸间二氨基苯	m-phenylenediamine dihydrochloride; 1, 3-phenylenediaminedihydro-chloride	541-69-5	急性毒性—经口，类别 3 * 急性毒性—经皮，类别 3 * 急性毒性—吸入，类别 3 * 严重眼损伤/眼刺激，类别 2 皮肤致敏物，类别 1 生殖细胞致突变性，类别 2 危害水生环境—急性危害，类别 1 危害水生环境—长期危害，类别 1	

续表263

序号	品名	别名	英文名	CAS 号	危险性类别	备注
2525	盐酸对苯二胺	对苯二胺二盐酸盐；盐酸对二氨基苯	benzene-1, 4-diamine dihydrochloride; p-phenylenediamine dihydrochloride; 1, 4-phenylenediaminedihydro-chloride; 1, 4-diaminobenzenedihydro-chloride	624-18-0	急性毒性—经口，类别 3 * 急性毒性—经皮，类别 3 * 急性毒性—吸入，类别 3 * 严重眼损伤/眼刺激，类别 2 皮肤致敏物，类别 1 危害水生环境—急性危害，类别 1 危害水生环境—长期危害，类别 1	
2526	盐酸马钱子碱	二甲氧基士的宁盐酸盐	brucine hydrochloride; dimethoxy strychnine hydrochloride	5786-96-9	急性毒性—经口，类别 2 * 急性毒性—吸入，类别 2 * 危害水生环境—长期危害，类别 3	
2527	盐酸吐根碱	盐酸依米丁	emetine, dihydrochloride; amebicide; purum	316-42-7	急性毒性—经口，类别 1	剧毒
2528	氧［压缩的或液化的］		oxygen, compressed or liquefied	7782-44-7	氧化性气体，类别 1 加压气体	
2529	氧化钡	一氧化钡	barium oxide	1304-28-5	严重眼损伤/眼刺激，类别 2B 特异性靶器官毒性——次接触，类别 3（呼吸道刺激） 特异性靶器官毒性—反复接触，类别 1	
2530	氧化苯乙烯	环氧乙基苯	styrene oxide; (epoxyethyl) benzene; phenyloxirane	96-09-3	严重眼损伤/眼刺激，类别 2 致癌性，类别 1B 危害水生环境—急性危害，类别 2	
2531	β, β'-氧化二丙腈	2, 2'-二氰二乙基醚；3, 3'-氧化二丙腈；双(2-氰乙基)醚	β, β'-oxydipropionitrile; bis-(2-cyanoethyl) ether; 3, 3'-oxydipropionitrile; 2-cyanoethyl ether	1656-48-0	皮肤腐蚀/刺激，类别 2 严重眼损伤/眼刺激，类别 2 特异性靶器官毒性——次接触，类别 3（呼吸道刺激）	
2532	氧化镉［非发火的］		cadmium oxide(non-pyrophoric)	1306-19-0	急性毒性—吸入，类别 2 * 生殖细胞致突变性，类别 2 致癌性，类别 1A 生殖毒性，类别 2 特异性靶器官毒性—反复接触，类别 1 危害水生环境—急性危害，类别 1 危害水生环境—长期危害，类别 1	
2533	氧化汞	一氧化汞；黄降汞；红降汞	mercury(Ⅱ) oxide; mercury monoxide	21908-53-2	急性毒性—经口，类别 2 急性毒性—经皮，类别 2 皮肤腐蚀/刺激，类别 2 严重眼损伤/眼刺激，类别 2 皮肤致敏物，类别 1 生殖毒性，类别 1B 特异性靶器官毒性——次接触，类别 1 特异性靶器官毒性——次接触，类别 3（呼吸道刺激） 特异性靶器官毒性—反复接触，类别 2 危害水生环境—急性危害，类别 1 危害水生环境—长期危害，类别 1	剧毒

续表264

序号	品名	别名	英文名	CAS 号	危险性类别	备注
2534	氧化环己烯		cyclohexene oxide	286-20-4	易燃液体，类别 3 急性毒性—经皮，类别 3	
2535	氧化钾		potassium monoxide	12136-45-7	皮肤腐蚀/刺激，类别 1 严重眼损伤/眼刺激，类别 1	
2536	氧化钠		sodium monoxide	1313-59-3	皮肤腐蚀/刺激，类别 1 严重眼损伤/眼刺激，类别 1	
2537	氧化铍		beryllium oxide	1304-56-9	急性毒性—经口，类别 3 * 急性毒性—吸入，类别 2 * 皮肤腐蚀/刺激，类别 2 严重眼损伤/眼刺激，类别 2 皮肤致敏物，类别 1 致癌性，类别 1A 特异性靶器官毒性——次接触，类别 3（呼吸道刺激） 特异性靶器官毒性—反复接触，类别 1	
2538	氧化铊	三氧化二铊	thallic oxid; thallium trioxide; thallium sesquioxide	1314-32-5	急性毒性—经口，类别 2 急性毒性—吸入，类别 2 * 特异性靶器官毒性—反复接触，类别 2 * 危害水生环境—急性危害，类别 2 危害水生环境—长期危害，类别 2	
2539	氧化亚汞	黑降汞	mercurous oxide	15829-53-5	皮肤腐蚀/刺激，类别 2 严重眼损伤/眼刺激，类别 2B 皮肤致敏物，类别 1 生殖细胞致突变性，类别 2 生殖毒性，类别 2 特异性靶器官毒性——次接触，类别 1 特异性靶器官毒性—反复接触，类别 1 危害水生环境—急性危害，类别 1 危害水生环境—长期危害，类别 1	
2540	氧化亚铊	一氧化二铊	thallium monoxide; thallous oxide	1314-12-1	急性毒性—经口，类别 2 急性毒性—吸入，类别 2 * 特异性靶器官毒性—反复接触，类别 2 * 危害水生环境—急性危害，类别 2 危害水生环境—长期危害，类别 2	
2541	氧化银		silver oxide	20667-12-3	氧化性固体，类别 2 严重眼损伤/眼刺激，类别 1	
2542	氧氯化铬	氯化铬酰；二氯氧化铬；铬酰氯	chromic oxychloride; chlorochromicanhydride; chromyl dichloride; chromyl chloride	14977-61-8	氧化性液体，类别 1 皮肤腐蚀/刺激，类别 1A 严重眼损伤/眼刺激，类别 1 皮肤致敏物，类别 1 生殖细胞致突变性，类别 1B 致癌性，类别 1A 特异性靶器官毒性——次接触，类别 3（呼吸道刺激） 危害水生环境—急性危害，类别 1 危害水生环境—长期危害，类别 1	

续表265

序号	品名	别名	英文名	CAS号	危险性类别	备注
2543	氧氯化硫	硫酰氯；二氯硫酰；磺酰氯	sulphuryl chloride; sulfonyl chloride; sulfuryl chloride	7791-25-5	皮肤腐蚀/刺激，类别1B 严重眼损伤/眼刺激，类别1 特异性靶器官毒性——次接触，类别3（呼吸道刺激） 危害水生环境—急性危害，类别2	
2544	氧氯化硒	氯化亚硒酰；二氯氧化硒	selenium oxychloride; selenium chloride oxide; seleninyl chloride	7791-23-3	急性毒性—经口，类别3* 急性毒性—吸入，类别3* 特异性靶器官毒性—反复接触，类别2 危害水生环境—急性危害，类别1 危害水生环境—长期危害，类别1	
2545	氧氰化汞［减敏的］	氰氧化汞	mercury oxycyanide, desensitized; mercuric oxycyanide	1335-31-5	急性毒性—经口，类别3* 急性毒性—经皮，类别3* 急性毒性—吸入，类别3* 特异性靶器官毒性—反复接触，类别2 危害水生环境—急性危害，类别1 危害水生环境—长期危害，类别1	
2546	氧溴化磷	溴化磷酰；磷酰溴；三溴氧化磷	phosphorous oxybromide; phosphorus oxybromide; phosphonyl bromide	7789-59-5	皮肤腐蚀/刺激，类别1 严重眼损伤/眼刺激，类别1	
2547	腰果壳油	脱羧腰果壳液	cashew nut shell oil; decarboxylating cashew nut shell liquid	8007-24-7	皮肤腐蚀/刺激，类别2 严重眼损伤/眼刺激，类别2 皮肤致敏物，类别1 特异性靶器官毒性——次接触，类别3（呼吸道刺激）	
2548	液化石油气	石油气［液化的］	petroleum gases, liquefied; petroleum gas; [a complex combination of hydrocarbons produced by the distillation of crude oil. It consists of hydrocarbons having carbon numbers predominantly in the range of C3 through C7 and boiling in the range of approximately -40℃ to 80℃ (-40 ℉ to 176℉)]	68476-85-7	易燃气体，类别1 加压气体 生殖细胞致突变性，类别1B	
2549	一氟乙酸对溴苯胺		monofluoroaceto-p-bromo-anilide	351-05-3	急性毒性—经口，类别2 急性毒性—经皮，类别1	剧毒

续表266

序号	品名	别名	英文名	CAS 号	危险性类别	备注
2550	一甲胺［无水］	氨基甲烷；甲胺	mono-methylamine; aminomethane; methylamine	74-89-5	易燃气体，类别 1 加压气体 皮肤腐蚀/刺激，类别 2 严重眼损伤/眼刺激，类别 1 特异性靶器官毒性——次接触，类别 3（呼吸道刺激）	
	一甲胺溶液	氨基甲烷溶液；甲胺溶液	mono-methylamine solution; aminomethane solution; methylamine solution		易燃液体，类别 1 皮肤腐蚀/刺激，类别 1B 严重眼损伤/眼刺激，类别 1 特异性靶器官毒性——次接触，类别 3（呼吸道刺激）	
2551	一氯丙酮	氯丙酮；氯化丙酮	chloroacetone	78-95-5	易燃液体，类别 2 急性毒性—经口，类别 3 急性毒性—经皮，类别 2 急性毒性—吸入，类别 2 皮肤腐蚀/刺激，类别 1 严重眼损伤/眼刺激，类别 1 特异性靶器官毒性——次接触，类别 1 危害水生环境—急性危害，类别 1 危害水生环境—长期危害，类别 1	
2552	一氯二氟甲烷	R22；二氟一氯甲烷；氯二氟甲烷	chloro-difluoromethane; freon 22	75-45-6	加压气体 严重眼损伤/眼刺激，类别 2B 生殖毒性，类别 1B 特异性靶器官毒性——次接触，类别 3（麻醉效应） 危害臭氧层，类别 1	
2553	一氯化碘		iodine monochloride	7790-99-0	急性毒性—经口，类别 2 急性毒性—经皮，类别 3 皮肤腐蚀/刺激，类别 1A 严重眼损伤/眼刺激，类别 1 特异性靶器官毒性——次接触，类别 3（呼吸道刺激）	
2554	一氯化硫	氯化硫	disulphur dichloride; sulfur monochloride	10025-67-9	急性毒性—经口，类别 3 * 皮肤腐蚀/刺激，类别 1A 严重眼损伤/眼刺激，类别 1 特异性靶器官毒性——次接触，类别 3（呼吸道刺激） 危害水生环境—急性危害，类别 1	
2555	一氯三氟甲烷	R13	trifluorochloromethane	75-72-9	加压气体 危害臭氧层，类别 1	
2556	一氯五氟乙烷	R115	chloropentafluoro-ethane; R115	76-15-3	加压气体 危害臭氧层，类别 1	

续表267

序号	品名	别名	英文名	CAS 号	危险性类别	备注
2557	一氯乙醛	氯乙醛；2-氯乙醛	chloroacetaldehyde; monochloroacetaldehyde; 2-chloroacetoaldehyde	107-20-0	急性毒性—经口，类别 3＊ 急性毒性—经皮，类别 3＊ 急性毒性—吸入，类别 2＊ 皮肤腐蚀/刺激，类别 1B 严重眼损伤/眼刺激，类别 1 特异性靶器官毒性——次接触，类别 3（呼吸道刺激） 危害水生环境—急性危害，类别 1	
2558	一溴化碘		iodine bromide	7789-33-5	皮肤腐蚀/刺激，类别 1 严重眼损伤/眼刺激，类别 1	
2559	一氧化氮		nitric oxide; nitrogen monoxide	10102-43-9	氧化性气体，类别 1 加压气体 急性毒性—吸入，类别 3 皮肤腐蚀/刺激，类别 1 严重眼损伤/眼刺激，类别 1 特异性靶器官毒性——次接触，类别 1	
2560	一氧化氮和四氧化二氮混合物		nitric oxide and dinitrogen tetroxide mixtures		氧化性气体，类别 1 加压气体 急性毒性—吸入，类别 3＊ 皮肤腐蚀/刺激，类别 1 严重眼损伤/眼刺激，类别 1	
2561	一氧化二氮［压缩的或液化的］	氧化亚氮；笑气	nitrous oxide, compressed or liquefied; dinitrogen oxide	10024-97-2	氧化性气体，类别 1 加压气体 生殖毒性，类别 1A 特异性靶器官毒性——次接触，类别 3（麻醉效应） 特异性靶器官毒性—反复接触，类别 1	
2562	一氧化铅	氧化铅；黄丹	lead monoxide; lead oxide; yellow lead	1317-36-8	生殖细胞致突变性，类别 2 致癌性，类别 1B 生殖毒性，类别 1A 特异性靶器官毒性—反复接触，类别 2	
2563	一氧化碳		carbon monoxide	630-08-0	易燃气体，类别 1 加压气体 急性毒性—吸入，类别 3＊ 生殖毒性，类别 1A 特异性靶器官毒性—反复接触，类别 1	
2564	一氧化碳和氢气混合物	水煤气	carbon monoxide and hydrogen mixtures; water gas		易燃气体，类别 1 加压气体 急性毒性—吸入，类别 3＊ 生殖毒性，类别 1A 特异性靶器官毒性—反复接触，类别 1	

续表268

序号	品名	别名	英文名	CAS号	危险性类别	备注
2565	乙胺	氨基乙烷	ethylamine; aminoethane	75-04-7	易燃气体，类别1 加压气体 严重眼损伤/眼刺激，类别2 特异性靶器官毒性——次接触，类别3（呼吸道刺激）	
	乙胺水溶液［浓度50%~70%］	氨基乙烷水溶液	ethylamine, aqueous solution with not less than 50% but not more than 70% ethylamine; aminoethane aqueous solution		易燃液体，类别2 皮肤腐蚀/刺激，类别1 严重眼损伤/眼刺激，类别1 特异性靶器官毒性——次接触，类别3（呼吸道刺激）	
2566	乙苯	乙基苯	ethylbenzene; phenylethane	100-41-4	易燃液体，类别2 致癌性，类别2 特异性靶器官毒性—反复接触，类别2 吸入危害，类别1 危害水生环境—急性危害，类别2	
2567	乙撑亚胺	吖丙啶；1-氮杂环丙烷；氮丙啶	ethyleneimine; aziridine; aziridine; dimethyleneimine	151-56-4	易燃液体，类别2 急性毒性—经口，类别2* 急性毒性—经皮，类别1 急性毒性—吸入，类别2* 皮肤腐蚀/刺激，类别1B 严重眼损伤/眼刺激，类别1 生殖细胞致突变性，类别1B 致癌性，类别2 危害水生环境—急性危害，类别2 危害水生环境—长期危害，类别2	剧毒
	乙撑亚胺［稳定的］		ethyleneimine, stabilized		易燃液体，类别2 急性毒性—经口，类别2* 急性毒性—经皮，类别1 急性毒性—吸入，类别2* 皮肤腐蚀/刺激，类别1B 严重眼损伤/眼刺激，类别1 生殖细胞致突变性，类别1B 致癌性，类别2 危害水生环境—急性危害，类别2 危害水生环境—长期危害，类别2	
2568	乙醇［无水］	无水酒精	alcohol anhydrous; ethanol; ethyl alcohol	64-17-5	易燃液体，类别2	
2569	乙醇钾		potassium ethanolate; potassium ethoxide	917-58-8	自热物质和混合物，类别1 皮肤腐蚀/刺激，类别1B 严重眼损伤/眼刺激，类别1	
2570	乙醇钠	乙氧基钠	sodium ethanolate; sodium ethoxide	141-52-6	自热物质和混合物，类别1 皮肤腐蚀/刺激，类别1B 严重眼损伤/眼刺激，类别1	
2571	乙醇钠乙醇溶液	乙醇钠合乙醇	sodium ethylate solution, in ethyl alcohol		易燃液体，类别2 皮肤腐蚀/刺激，类别1 严重眼损伤/眼刺激，类别1	

续表269

序号	品名	别名	英文名	CAS 号	危险性类别	备注
2572	1,2-乙二胺	1,2-二氨基乙烷；乙撑二胺	1,2-ethylenediamine; 1,2-diaminoethane; ethylene diamine	107-15-3	易燃液体，类别 3 皮肤腐蚀/刺激，类别 1B 严重眼损伤/眼刺激，类别 1 呼吸道致敏物，类别 1 皮肤致敏物，类别 1 危害水生环境—急性危害，类别 2 危害水生环境—长期危害，类别 3	
2573	乙二醇单甲醚	2-甲氧基乙醇；甲基溶纤剂	ethylene glycol monomethyl ether; 2-methoxyethanol; methyl cellosolve	109-86-4	易燃液体，类别 3 生殖毒性，类别 1B	
2574	乙二醇二乙醚	1,2-二乙氧基乙烷；二乙基溶纤剂	ethylene glycol diethyl ether; 1,2-diethoxyethane; diethyl cellosolve	629-14-1	易燃液体，类别 2 严重眼损伤/眼刺激，类别 2 生殖毒性，类别 1A	
2575	乙二醇乙醚	2-乙氧基乙醇；乙基溶纤剂	ethylene glycol monoethyl ether; 2-ethoxyethanol; ethyl cellosolve	110-80-5	易燃液体，类别 3 急性毒性—吸入，类别 3 生殖毒性，类别 1B	
2576	乙二醇异丙醚	2-异丙氧基乙醇	ethylene glycol monoisopropyl ether; 2-isopropoxyethanol	109-59-1	易燃液体，类别 3 严重眼损伤/眼刺激，类别 2	
2577	乙二酸二丁酯	草酸二丁酯；草酸丁酯	dibutyl oxalate; butyl oxalate; oxalic acid dibutyl ester	2050-60-4	皮肤腐蚀/刺激，类别 2 严重眼损伤/眼刺激，类别 1 皮肤致敏物，类别 1 特异性靶器官毒性——次接触，类别 3（呼吸道刺激）	
2578	乙二酸二甲酯	草酸二甲酯；草酸甲酯	dimethyl oxalate; dimethyl ethanedioate; methyl oxalate	553-90-2	皮肤腐蚀/刺激，类别 2 严重眼损伤/眼刺激，类别 1	
2579	乙二酸二乙酯	草酸二乙酯；草酸乙酯	oxalic acid diethylester; diethyl oxalate; ethyl oxalate	95-92-1	严重眼损伤/眼刺激，类别 2	
2580	乙二酰氯	氯化乙二酰；草酰氯	oxalyl chloride; ethanedioyl chloride; oxalyl dichloride	79-37-8	急性毒性—吸入，类别 3 皮肤腐蚀/刺激，类别 1 严重眼损伤/眼刺激，类别 1	
2581	乙汞硫水杨酸钠盐	硫柳汞钠	thiomersal; ethyl(2-mercaptobenzoato-S) mercury, sodium salt; ethylmercurithiosalicylate sodium salt	54-64-8	急性毒性—经口，类别 2 急性毒性—经皮，类别 1 急性毒性—吸入，类别 2 特异性靶器官毒性—反复接触，类别 2 危害水生环境—急性危害，类别 1 危害水生环境—长期危害，类别 1	
2582	2-乙基-1-丁醇	2-乙基丁醇	2-ethylbutan-1-ol; 2-ethylbutanol	97-95-0	易燃液体，类别 3	
2583	2-乙基-1-丁烯		2-ethyl-1-butene	760-21-4	易燃液体，类别 2	
2584	N-乙基-1-萘胺	N-乙基-α-萘胺	N-ethyl-1-naphthylamine; N-ethyl-α-naphthylamine	118-44-5	危害水生环境—急性危害，类别 1 危害水生环境—长期危害，类别 1	

续表270

序号	品名	别名	英文名	CAS号	危险性类别	备注
2585	N-(2-乙基-6-甲基苯基)-N-乙氧基甲基-氯乙酰胺	乙草胺	2-chloro-N-(ethoxymethyl)-N-(2-ethyl-6-methylphenyl) acetamide; acetochlor; dimethachlor	34256-82-1	皮肤腐蚀/刺激，类别2 皮肤致敏物，类别1 特异性靶器官毒性——次接触，类别3(呼吸道刺激) 危害水生环境—急性危害，类别1 危害水生环境—长期危害，类别1	
2586	N-乙基-N-(2-羟乙基)全氟辛基磺酰胺			1691-99-2	生殖毒性，类别1B 生殖毒性，附加类别 特异性靶器官毒性—反复接触，类别1 危害水生环境—急性危害，类别2 危害水生环境—长期危害，类别2	
2587	O-乙基-O-(3-甲基-4-甲硫基)苯基-N-异丙氨基磷酸酯	苯线磷	ethyl-4-methylthio-m-tolyl isopropyl phosphoramidate; fenamiphos; phenamiphos; nematocide	22224-92-6	急性毒性—经口，类别2 急性毒性—经皮，类别2 急性毒性—吸入，类别2 严重眼损伤/眼刺激，类别2 危害水生环境—急性危害，类别1 危害水生环境—长期危害，类别1	
2588	O-乙基-O-(4-硝基苯基)苯基硫代膦酸酯[含量>15%]	苯硫膦	O-ethyl-O-(4-nitrophenyl) phenyl phosphonothioate(more than 15%); phosphine thiophenol; EPN	2104-64-5	急性毒性—经口，类别2* 急性毒性—经皮，类别1 危害水生环境—急性危害，类别1 危害水生环境—长期危害，类别1	剧毒
2589	O-乙基-O-[(2-异丙氧基酰基)苯基]-N-异丙基硫代磷酰胺	异柳磷	O-ethyl O-2-isopropoxycarbonylphenyl-isopropylphosphora-midothioate; isofenphos	25311-71-1	急性毒性—经口，类别3* 急性毒性—经皮，类别3* 危害水生环境—急性危害，类别1 危害水生环境—长期危害，类别1	
2590	O-乙基-O-2,4,5-三氯苯基-乙基硫代膦酸酯	O-乙基-O-2,4,5-三氯苯基-乙基硫代膦酸酯；毒壤膦	trichloronate; O-ethyl O-2,4,5-trichlorophenyl ethylphosphonothioate; agritox	327-98-0	急性毒性—经口，类别2* 急性毒性—经皮，类别3* 危害水生环境—急性危害，类别1 危害水生环境—长期危害，类别1	
2591	O-乙基-S,S-二苯基二硫代磷酸酯	敌瘟磷	O-ethyl S,S-diphenyl phosphorodithioate; edifenphos; hinosan; EDDP	17109-49-8	急性毒性—经口，类别3* 急性毒性—吸入，类别3* 皮肤致敏物，类别1 危害水生环境—急性危害，类别1 危害水生环境—长期危害，类别1	
2592	O-乙基-S,S-二丙基二硫代磷酸酯	灭线磷	ethyl-S,S-dipropyl phosphorodithioate; ethoprop powder; ethoprophos	13194-48-4	急性毒性—经口，类别3* 急性毒性—经皮，类别1 急性毒性—吸入，类别2* 皮肤致敏物，类别1 危害水生环境—急性危害，类别1 危害水生环境—长期危害，类别1	
2593	O-乙基-S-苯基乙基二硫代膦酸酯[含量>6%]	地虫硫膦	O-ethyl phenyl ethylphosphonodithioate (more than 6%); dyfonate; fonofos	944-22-9	急性毒性—经口，类别2* 急性毒性—经皮，类别1 危害水生环境—急性危害，类别1 危害水生环境—长期危害，类别1	剧毒

续表271

序号	品名	别名	英文名	CAS 号	危险性类别	备注
2594	2-乙基苯胺	邻乙基苯胺；邻氨基乙苯	2-ethylaniline; o-ethylaniline; o-aminoethylbenzene	578-54-1	危害水生环境—急性危害，类别 2 危害水生环境—长期危害，类别 2	
2595	N-乙基苯胺		N-ethylaniline	103-69-5	急性毒性—经口，类别 3 * 急性毒性—经皮，类别 3 * 急性毒性—吸入，类别 3 * 特异性靶器官毒性—反复接触，类别 2 * 危害水生环境—急性危害，类别 2 危害水生环境—长期危害，类别 2	
2596	乙基苯基二氯硅烷		ethylphenyldichlorosilane	1125-27-5	皮肤腐蚀/刺激，类别 1 严重眼损伤/眼刺激，类别 1	
2597	2-乙基吡啶		2-ethyl pyridine	100-71-0	易燃液体，类别 3	
2598	3-乙基吡啶		3-ethyl pyridine	536-78-7	易燃液体，类别 3	
2599	4-乙基吡啶		4-ethyl pyridine	536-75-4	易燃液体，类别 3	
2600	乙基丙基醚	乙丙醚	ethyl propyl ether; propyl ethyl ether	628-32-0	易燃液体，类别 2	
2601	1-乙基丁醇	3-己醇	1-ethyl butanol; 3-hexanol	623-37-0	易燃液体，类别 3	
2602	2-乙基丁醛	二乙基乙醛	2-ethylbutyraldehyde; diethylacetaldehyde	97-96-1	易燃液体，类别 2	
2603	N-乙基对甲苯胺	乙氨基对甲苯	N-ethyl-p-toluidine; ethylamino-p-methyl benzene	622-57-1	危害水生环境—长期危害，类别 3	
2604	乙基二氯硅烷		ethyldichlorosilane	1789-58-8	易燃液体，类别 2 遇水放出易燃气体的物质和混合物，类别 1 急性毒性—经口，类别 3 皮肤腐蚀/刺激，类别 1 严重眼损伤/眼刺激，类别 1 特异性靶器官毒性——次接触，类别 2	
2605	乙基二氯胂	二氯化乙基胂	ethyldichloroarsine; dichloroethyl arsenic	598-14-1	急性毒性—经口，类别 3 * 急性毒性—吸入，类别 3 * 危害水生环境—急性危害，类别 1 危害水生环境—长期危害，类别 1	
2606	乙基环己烷		ethyl cyclohexane	1678-91-7	易燃液体，类别 2 吸入危害，类别 1 危害水生环境—急性危害，类别 1 危害水生环境—长期危害，类别 1	
2607	乙基环戊烷		ethyl cyclopentane	1640-89-7	易燃液体，类别 2	
2608	2-乙基己胺	3-（氨基甲基）庚烷	2-ethylhexylamine; 3-(aminomethyl) heptane	104-75-6	易燃液体，类别 3 急性毒性—经皮，类别 3 急性毒性—吸入，类别 3 皮肤腐蚀/刺激，类别 1 严重眼损伤/眼刺激，类别 1	

续表272

序号	品名	别名	英文名	CAS 号	危险性类别	备注
2609	乙基己醛		ethyl hexanal	123-05-7	易燃液体，类别 3 皮肤致敏物，类别 1 生殖毒性，类别 2 危害水生环境—急性危害，类别 2	
2610	3-乙基己烷		3-ethylhexane	619-99-8	易燃液体，类别 2 皮肤腐蚀/刺激，类别 2 特异性靶器官毒性——次接触，类别 3（麻醉效应） 吸入危害，类别 1 危害水生环境—急性危害，类别 1 危害水生环境—长期危害，类别 1	
2611	N-乙基间甲苯胺	乙氨基间甲苯	N-ethyl-m-toluidine	102-27-2	危害水生环境—长期危害，类别 3	
2612	乙基硫酸	酸式硫酸乙酯	ethylsulphuric acid; ethyl hydrogen sulfate	540-82-9	皮肤腐蚀/刺激，类别 1 严重眼损伤/眼刺激，类别 1	
2613	N-乙基吗啉	N-乙基四氢-1, 4-噁嗪	N-ethyl morpholine; N-ethyl-tetrahydro-1, 4-oxazine	100-74-3	易燃液体，类别 3 严重眼损伤/眼刺激，类别 2B 生殖毒性，类别 2 特异性靶器官毒性——次接触，类别 3（呼吸道刺激） 特异性靶器官毒性—反复接触，类别 2	
2614	N-乙基哌啶	N-乙基六氢吡啶；1-乙基哌啶	N-ethylpiperidine; n-ethyl hexahydropyridine; 1-ethylpiperidine	766-09-6	易燃液体，类别 2 皮肤腐蚀/刺激，类别 1 严重眼损伤/眼刺激，类别 1	
2615	N-乙基全氟辛基磺酰胺			4151-50-2	生殖毒性，类别 1B 生殖毒性，附加类别 特异性靶器官毒性—反复接触，类别 1 危害水生环境—急性危害，类别 2 危害水生环境—长期危害，类别 2	
2616	乙基三氯硅烷	三氯乙基硅烷	ethyltrichlorosilane; trichloroethylsilane	115-21-9	易燃液体，类别 2 皮肤腐蚀/刺激，类别 1 严重眼损伤/眼刺激，类别 1	
2617	乙基三乙氧基硅烷	三乙氧基乙基硅烷	ethyl triethoxy silane; triethoxy ethyl silane	78-07-9	易燃液体，类别 3	
2618	3-乙基戊烷		3-ethylpentane	617-78-7	易燃液体，类别 2 皮肤腐蚀/刺激，类别 2 特异性靶器官毒性——次接触，类别 3（麻醉效应） 吸入危害，类别 1 危害水生环境—急性危害，类别 1 危害水生环境—长期危害，类别 1	
2619	乙基烯丙基醚	烯丙基乙基醚	ethyl allyl ether; allyl ethyl ether	557-31-3	易燃液体，类别 2 急性毒性—经口，类别 3 * 急性毒性—经皮，类别 3 * 急性毒性—吸入，类别 3 * 特异性靶器官毒性——次接触，类别 3（麻醉效应）	

续表273

序号	品名	别名	英文名	CAS 号	危险性类别	备注
2620	S-乙基亚磺酰甲基-O,O-二异丙基二硫代磷酸酯	丰丙磷	S-ethylsulphinylmethyl O,O-diisopropylphosphorodithioate; aphidan; IPSP	5827-05-4	急性毒性—经口，类别 3 * 急性毒性—经皮，类别 1 危害水生环境—急性危害，类别 1 危害水生环境—长期危害，类别 1	
2621	乙基正丁基醚	乙氧基丁烷；乙丁醚	ethyl butyl ether; ethoxy butane; butyl ethyl ether	628-81-9	易燃液体，类别 2	
2622	乙腈	甲基氰	acetonitrile; methyl cyanide; cyanomethane	75-05-8	易燃液体，类别 2 严重眼损伤/眼刺激，类别 2	
2623	乙硫醇	氢硫基乙烷；巯基乙烷	ethanethiol; ethyl mercaptan; mercaptoethane; ethanethiol	75-08-1	易燃液体，类别 2 危害水生环境—急性危害，类别 1 危害水生环境—长期危害，类别 1	
2624	2-乙硫基苄基N-甲基氨基甲酸酯	乙硫苯威	2-(ethylthiomethyl) phenyl N-methylcarbamate; croneton; ethiophencarp; ethiofencarb	29973-13-5	急性毒性—经口，类别 3 危害水生环境—急性危害，类别 1 危害水生环境—长期危害，类别 1	
2625	乙醚	二乙基醚	ether; diethyl ether	60-29-7	易燃液体，类别 1 特异性靶器官毒性——次接触，类别 3（麻醉效应）	
2626	乙硼烷	二硼烷	diborane	19287-45-7	易燃气体，类别 1 加压气体 急性毒性—吸入，类别 1 皮肤腐蚀/刺激，类别 1 严重眼损伤/眼刺激，类别 1 特异性靶器官毒性——次接触，类别 1 特异性靶器官毒性—反复接触，类别 1	剧毒
2627	乙醛		ethanal; acetaldehyde	75-07-0	易燃液体，类别 1 严重眼损伤/眼刺激，类别 2 致癌性，类别 2 特异性靶器官毒性——次接触，类别 3（呼吸道刺激）	
2628	乙醛肟	亚乙基羟胺；亚乙基胲	acetaldehyde oxime; ethylidene hydroxylamine; aldoxime	107-29-9	易燃液体，类别 3 急性毒性—经皮，类别 3 急性毒性—吸入，类别 3	
2629	乙炔	电石气	acetylene; carbide gas; ethyne	74-86-2	易燃气体，类别 1 化学不稳定性气体，类别 A 加压气体	

续表274

序号	品名	别名	英文名	CAS 号	危险性类别	备注
2630	乙酸［含量>80%］	醋酸	acetic acid (more than 80%)	64-19-7	易燃液体，类别 3 皮肤腐蚀/刺激，类别 1A 严重眼损伤/眼刺激，类别 1	
	乙酸溶液［10%<含量≤80%］	醋酸溶液	acetic acid solution, more than 10% and not more than 80% acid, by mass; ethanoic acid solution		（1）乙酸溶液［10%<含量≤25%］： 皮肤腐蚀/刺激，类别 2 严重眼损伤/眼刺激，类别 2 （2）乙酸溶液［25%<含量≤80%］： 皮肤腐蚀/刺激，类别 1 严重眼损伤/眼刺激，类别 1	
2631	乙酸钡	醋酸钡	barium acetate	543-80-6	特异性靶器官毒性——次接触，类别 1	
2632	乙酸苯胺	醋酸苯胺	aniline acetate; acetic acid aniline salt	542-14-3	急性毒性—经口，类别 3 * 急性毒性—经皮，类别 3 * 急性毒性—吸入，类别 3 * 严重眼损伤/眼刺激，类别 1 皮肤致敏物，类别 1 生殖细胞致突变性，类别 2 特异性靶器官毒性—反复接触，类别 1 危害水生环境—急性危害，类别 1	
2633	乙酸苯汞		phenylmercury acetate; acetoxyphenylmercury; phenyl mercuric acetate; PMA(fungicide)	62-38-4	急性毒性—经口，类别 3 * 皮肤腐蚀/刺激，类别 1B 严重眼损伤/眼刺激，类别 1 特异性靶器官毒性—反复接触，类别 1 危害水生环境—急性危害，类别 1 危害水生环境—长期危害，类别 1	
2634	乙酸酐	醋酸酐	acetyl oxide; acetic anhydride	108-24-7	易燃液体，类别 3 皮肤腐蚀/刺激，类别 1B 严重眼损伤/眼刺激，类别 1 特异性靶器官毒性——次接触，类别 3（呼吸道刺激）	
2635	乙酸汞	乙酸高汞；醋酸汞	mercury(Ⅱ) acetate	1600-27-7	急性毒性—经口，类别 2 急性毒性—经皮，类别 3 皮肤腐蚀/刺激，类别 1 严重眼损伤/眼刺激，类别 1 皮肤致敏物，类别 1 生殖细胞致突变性，类别 2 生殖毒性，类别 2 特异性靶器官毒性——次接触，类别 2 特异性靶器官毒性—反复接触，类别 1 危害水生环境—急性危害，类别 1 危害水生环境—长期危害，类别 1	剧毒
2636	乙酸环己酯	醋酸环己酯	cyclohexyl acetate; acetic acid cyclohexyl ester	622-45-7	易燃液体，类别 3 严重眼损伤/眼刺激，类别 2B 特异性靶器官毒性——次接触，类别 2 特异性靶器官毒性——次接触，类别 3（呼吸道刺激）	

续表275

序号	品名	别名	英文名	CAS 号	危险性类别	备注
2637	乙酸甲氧基乙基汞	醋酸甲氧基乙基汞	methoxyethyl mercury acetate; acetato(2-methoxyethyl) mercury	151-38-2	急性毒性—经口，类别2* 急性毒性—经皮，类别1 急性毒性—吸入，类别2* 特异性靶器官毒性—反复接触，类别2* 危害水生环境—急性危害，类别1 危害水生环境—长期危害，类别1	剧毒
2638	乙酸甲酯	醋酸甲酯	methyl acetate; acetic acid methyl ester	79-20-9	易燃液体，类别2 严重眼损伤/眼刺激，类别2 特异性靶器官毒性——次接触，类别3（麻醉效应）	
2639	乙酸间甲酚酯	醋酸间甲酚酯	m-cresol acetate; cresatin	122-46-3	皮肤腐蚀/刺激，类别2 严重眼损伤/眼刺激，类别2A	
2640	乙酸铍	醋酸铍	beryllium acetate; acetic acid beryllium salt	543-81-7	急性毒性—经口，类别3* 急性毒性—吸入，类别2* 皮肤腐蚀/刺激，类别2 严重眼损伤/眼刺激，类别2 皮肤致敏物，类别1 致癌性，类别1A 特异性靶器官毒性——次接触，类别3（呼吸道刺激） 特异性靶器官毒性—反复接触，类别1 危害水生环境—急性危害，类别2 危害水生环境—长期危害，类别2	
2641	乙酸铅	醋酸铅	lead ethanoate	301-04-2	生殖毒性，类别1A 特异性靶器官毒性—反复接触，类别2* 危害水生环境—急性危害，类别1 危害水生环境—长期危害，类别1	
2642	乙酸三甲基锡	醋酸三甲基锡	trimethyltin acetate; trimethylstannium acetate	1118-14-5	急性毒性—经口，类别2 急性毒性—经皮，类别1 急性毒性—吸入，类别2* 危害水生环境—急性危害，类别1 危害水生环境—长期危害，类别1	剧毒
2643	乙酸三乙基锡	三乙基乙酸锡	acetoxytrietlyl stannane; triethyltin acetate	1907-13-7	急性毒性—经口，类别1 急性毒性—经皮，类别1 急性毒性—吸入，类别2* 危害水生环境—急性危害，类别1 危害水生环境—长期危害，类别1	剧毒
2644	乙酸叔丁酯	醋酸叔丁酯	tert-butyl acetate; acetic acid tert-butyl ester	540-88-5	易燃液体，类别2	
2645	乙酸烯丙酯	醋酸烯丙酯	allyl acetate; acetic acid allyl ester	591-87-7	易燃液体，类别2 急性毒性—经口，类别3 急性毒性—吸入，类别2 皮肤腐蚀/刺激，类别2 严重眼损伤/眼刺激，类别2A 特异性靶器官毒性—反复接触，类别2	

续表276

序号	品名	别名	英文名	CAS 号	危险性类别	备注
2646	乙酸亚汞		mercurous acetate	631-60-7	急性毒性—经口，类别 3 急性毒性—经皮，类别 3 皮肤致敏物，类别 1 生殖细胞致突变性，类别 2 生殖毒性，类别 2 特异性靶器官毒性——次接触，类别 1 特异性靶器官毒性—反复接触，类别 1 危害水生环境—急性危害，类别 1 危害水生环境—长期危害，类别 1	
2647	乙酸亚铊	乙酸铊；醋酸铊	thalium acetate	563-68-8	急性毒性—经口，类别 2 生殖毒性，类别 2 特异性靶器官毒性——次接触，类别 1 特异性靶器官毒性—反复接触，类别 1 危害水生环境—急性危害，类别 2 危害水生环境—长期危害，类别 2	
2648	乙酸乙二醇乙醚	乙酸乙基溶纤剂；乙二醇乙醚乙酸酯；2-乙氧基乙酸乙酯	ethylglycol acetate; ethyl cellosolve acetate; acetic acid ethylene glycol monoethyl ether ester; 2-ethoxyethyl acetate	111-15-9	易燃液体，类别 3 生殖毒性，类别 1B	
2649	乙酸乙基丁酯	醋酸乙基丁酯；乙基丁基乙酸酯	2-ethylbutyl acetate; acetic acid ethylbutyl ester; ethyl-butyl acetate	10031-87-5	易燃液体，类别 3	
2650	乙酸乙烯酯［稳定的］	乙烯基乙酸酯；醋酸乙烯酯	vinyl acetate, stabilized; ethenylacetate; acetic acid vinyl ester	108-05-4	易燃液体，类别 2 致癌性，类别 2 特异性靶器官毒性——次接触，类别 3（呼吸道刺激） 危害水生环境—长期危害，类别 3	
2651	乙酸乙酯	醋酸乙酯	ethyl acetate; acetic acid ethyl ester	141-78-6	易燃液体，类别 2 严重眼损伤/眼刺激，类别 2 特异性靶器官毒性——次接触，类别 3（麻醉效应）	
2652	乙酸异丙烯酯	醋酸异丙烯酯	isopropenyl acetate; acetic acid isopropenyl ester	108-22-5	易燃液体，类别 2 严重眼损伤/眼刺激，类别 2A 特异性靶器官毒性——次接触，类别 3（麻醉效应）	
2653	乙酸异丙酯	醋酸异丙酯	isopropyl acetate	108-21-4	易燃液体，类别 2 严重眼损伤/眼刺激，类别 2 特异性靶器官毒性——次接触，类别 3（麻醉效应）	
2654	乙酸异丁酯	醋酸异丁酯	isobutyl acetate; acetic acid isopropyl ester	110-19-0	易燃液体，类别 2	
2655	乙酸异戊酯	醋酸异戊酯	isopentyl acetate; acetic acid isoamyl ester	123-92-2	易燃液体，类别 3	

续表277

序号	品名	别名	英文名	CAS 号	危险性类别	备注
2656	乙酸正丙酯	醋酸正丙酯	propyl acetate	109-60-4	易燃液体，类别 2 严重眼损伤/眼刺激，类别 2 特异性靶器官毒性——次接触，类别 3（麻醉效应）	
2657	乙酸正丁酯	醋酸正丁酯	n-butyl acetate; acetic acid n-butyl ester	123-86-4	易燃液体，类别 3 特异性靶器官毒性——次接触，类别 3（麻醉效应）	
2658	乙酸正己酯	醋酸正己酯	n-hexyl acetate; acetic acid n-hexyl ester	142-92-7	易燃液体，类别 3 皮肤腐蚀/刺激，类别 2 严重眼损伤/眼刺激，类别 2B 特异性靶器官毒性——次接触，类别 3（呼吸道刺激）	
2659	乙酸正戊酯	醋酸正戊酯	pentyl acetate; acetic acid n-amyl ester	628-63-7	易燃液体，类别 3	
2660	乙酸仲丁酯	醋酸仲丁酯	sec-butyl acetate; acetic acid sec-butylester	105-46-4	易燃液体，类别 2	
2661	乙烷		ethane	74-84-0	易燃气体，类别 1 加压气体	
2662	乙烯		ethylene	74-85-1	易燃气体，类别 1 加压气体 特异性靶器官毒性——次接触，类别 3（麻醉效应）	
2663	乙烯（2-氯乙基）醚	（2-氯乙基）乙烯醚	vinyl(2-chloroethyl) ether; 2-chloroethyl vinyl ether	110-75-8	易燃液体，类别 2 急性毒性—经口，类别 3 严重眼损伤/眼刺激，类别 2B	
2664	4-乙烯-1-环己烯	4-乙烯基环己烯	4-vinyl-1-cyclohexene	100-40-3	易燃液体，类别 2 皮肤腐蚀/刺激，类别 2 严重眼损伤/眼刺激，类别 1 致癌性，类别 2 生殖毒性，类别 2 特异性靶器官毒性—反复接触，类别 1 危害水生环境—急性危害，类别 2 危害水生环境—长期危害，类别 2	
2665	乙烯砜	二乙烯砜	vinyl sulfone; divinyl sulfone	77-77-0	急性毒性—经口，类别 2 急性毒性—经皮，类别 1	剧毒
2666	2-乙烯基吡啶		2-vinyl pyridine	100-69-6	易燃液体，类别 3 急性毒性—经口，类别 3 急性毒性—经皮，类别 2 皮肤腐蚀/刺激，类别 2 严重眼损伤/眼刺激，类别 2A 皮肤致敏物，类别 1 特异性靶器官毒性——次接触，类别 1 特异性靶器官毒性——次接触，类别 3（呼吸道刺激） 特异性靶器官毒性—反复接触，类别 2 危害水生环境—急性危害，类别 2 危害水生环境—长期危害，类别 2	

续表278

序号	品名	别名	英文名	CAS 号	危险性类别	备注
2667	4-乙烯基吡啶		4-vinylpyridine	100-43-6	易燃液体，类别 3 急性毒性—经口，类别 3 急性毒性—吸入，类别 1 皮肤腐蚀/刺激，类别 2 严重眼损伤/眼刺激，类别 2A 皮肤致敏物，类别 1 特异性靶器官毒性——次接触，类别 3（呼吸道刺激） 危害水生环境—急性危害，类别 1 危害水生环境—长期危害，类别 1	
2668	乙烯基甲苯异构体混合物［稳定的］		vinyltoluene isomers mixture, stabilized	25013-15-4	易燃液体，类别 3 皮肤腐蚀/刺激，类别 2 严重眼损伤/眼刺激，类别 2A 生殖细胞致突变性，类别 2 特异性靶器官毒性——次接触，类别 3（呼吸道刺激、麻醉效应） 特异性靶器官毒性—反复接触，类别 1 危害水生环境—长期危害，类别 3	
2669	4-乙烯基间二甲苯	2, 4-二甲基苯乙烯	4-vinyl-m-xylene; 2, 4-dimethyl styrene	1195-32-0	皮肤腐蚀/刺激，类别 2 严重眼损伤/眼刺激，类别 2 特异性靶器官毒性——次接触，类别 3（呼吸道刺激）	
2670	乙烯基三氯硅烷［稳定的］	三氯乙烯硅烷	vinyltrichlorosilane, stabilized; trichlorovinylsilane	75-94-5	易燃液体，类别 2 急性毒性—经口，类别 3 急性毒性—经皮，类别 3 急性毒性—吸入，类别 3 皮肤腐蚀/刺激，类别 1 严重眼损伤/眼刺激，类别 1 特异性靶器官毒性——次接触，类别 3（呼吸道刺激）	
2671	N-乙烯基乙撑亚胺	N-乙烯基氮丙环	N-vinylethyleneimine; N-vinylaziridine	5628-99-9	急性毒性—经口，类别 1 急性毒性—经皮，类别 1 急性毒性—吸入，类别 1	剧毒
2672	乙烯基乙醚［稳定的］	乙基乙烯醚；乙氧基乙烯	vinyl ethyl ether, stabilized; ethyl vinyl ether; ethoxy ethylene	109-92-2	易燃液体，类别 1 特异性靶器官毒性——次接触，类别 3（麻醉效应）	
2673	乙烯基乙酸异丁酯		isobutyl but-3-enoate	24342-03-8	易燃液体，类别 3	
2674	乙烯三乙氧基硅烷	三乙氧基乙烯硅烷	vinyl triethoxy silane; triethoxy vinyl silane	78-08-0	易燃液体，类别 3	
2675	N-乙酰对苯二胺	对氨基苯乙酰胺；对乙酰氨基苯胺	N-acetyl-p-phenylenediamine; p-aminoacetanilide; p-acetamidoaniline	122-80-5	严重眼损伤/眼刺激，类别 2 呼吸道致敏物，类别 1 皮肤致敏物，类别 1	

续表279

序号	品名	别名	英文名	CAS 号	危险性类别	备注
2676	乙酰过氧化磺酰环己烷［含量≤32%，含B型稀释剂≥68%］	过氧化乙酰磺酰环己烷	acetyl cyclohexanesulphonyl peroxide (not more than 32%, and diluent type B not less than 68%)	3179-56-4	有机过氧化物，D型	
	乙酰过氧化磺酰环己烷［含量≤82%，含水≥12%］		acetyl cyclohexanesulphonyl peroxide (not more than 82%, and water not less than 12%)		有机过氧化物，B型	
2677	乙酰基乙烯酮［稳定的］	双烯酮；二乙烯酮	acetyl ketene, stabilized; diketene; diketen	674-82-8	易燃液体，类别3 急性毒性—吸入，类别2	
2678	3-（α-乙酰甲基苄基）-4-羟基香豆素	杀鼠灵	warfarin; warfarat; (RS)-4-hydroxy-3-(3-oxo-1-phenylbutyl) coumarin	81-81-2	生殖毒性，类别1A 特异性靶器官毒性—反复接触，类别1 危害水生环境—长期危害，类别3	
2679	乙酰氯	氯化乙酰	acetyl chloride; ethanoyl chloride	75-36-5	易燃液体，类别2 皮肤腐蚀/刺激，类别1B 严重眼损伤/眼刺激，类别1	
2680	乙酰替硫脲	1-乙酰硫脲	acetyl thiourea; 1-acetylthiourea	591-08-2	急性毒性—经口，类别2	
2681	乙酰亚砷酸铜	巴黎绿；祖母绿；醋酸亚砷酸铜；翡翠绿；帝绿；苔绿；维也纳绿；草地绿；翠绿	cupric aceto-arsenite; emerald green; imperial green	12002-03-8	急性毒性—经口，类别2 严重眼损伤/眼刺激，类别2 致癌性，类别1A 生殖毒性，类别2 特异性靶器官毒性——次接触，类别1 特异性靶器官毒性—反复接触，类别1 危害水生环境—急性危害，类别1 危害水生环境—长期危害，类别1	
2682	2-乙氧基苯胺	邻氨基苯乙醚；邻乙氧基苯胺	2-ethoxyaniline; o-phenetidine; o-ethoxyaniline	94-70-2	急性毒性—经口，类别3* 急性毒性—经皮，类别3* 急性毒性—吸入，类别3* 特异性靶器官毒性—反复接触，类别2*	
2683	3-乙氧基苯胺	间乙氧基苯胺；间氨基苯乙醚	3-ethoxyaniline; m-phenetidine; m-ethoxyaniline	621-33-0	急性毒性—经口，类别3 急性毒性—经皮，类别3 急性毒性—吸入，类别3 特异性靶器官毒性—反复接触，类别2	
2684	4-乙氧基苯胺	对乙氧基苯胺；对氨基苯乙醚	4-ethoxyaniline; p-ethoxyaniline; p-phenetidine	156-43-4	急性毒性—吸入，类别3 严重眼损伤/眼刺激，类别2 皮肤致敏物，类别1 生殖细胞致突变性，类别2 危害水生环境—急性危害，类别2	
2685	1-异丙基-3-甲基吡唑-5-基N, N-二甲基氨基甲酸酯［含量>20%］	异索威	1-isopropyl-3-methylpyrazol-5-yl dimethylcarbamate (more than 20%); isolan; primin powder	119-38-0	急性毒性—经口，类别2* 急性毒性—经皮，类别1	剧毒

续表280

序号	品名	别名	英文名	CAS 号	危险性类别	备注
2686	3-异丙基-5-甲基苯基 N-甲基氨基甲酸酯	猛杀威	5-methyl m-cumenyl methylcarbamate; promecarb powder	2631-37-0	急性毒性—经口，类别 3 * 危害水生环境—急性危害，类别 1 危害水生环境—长期危害，类别 1	
2687	N-异丙基-N-苯基-氯乙酰胺	毒草胺	2-chloro-N-isopropylacetanilide; α-chloro-N-isopropylacetanilide; propachlor; bexton	1918-16-7	严重眼损伤/眼刺激，类别 2 皮肤致敏物，类别 1 危害水生环境—急性危害，类别 1 危害水生环境—长期危害，类别 1	
2688	异丙基苯	枯烯；异丙苯	isopropylbenzene; cumene	98-82-8	易燃液体，类别 3 特异性靶器官毒性——次接触，类别 3（呼吸道刺激） 吸入危害，类别 1 危害水生环境—急性危害，类别 2 危害水生环境—长期危害，类别 2	
2689	3-异丙基苯基-N-氨基甲酸甲酯	间异丙威	3-isopropylphenyl N-methylcarbamate; MIP emulsion	64-00-6	急性毒性—经口，类别 3 急性毒性—经皮，类别 1 急性毒性—吸入，类别 3 危害水生环境—急性危害，类别 1	
2690	异丙基异丙苯基氢过氧化物［含量≤72%，含 A 型稀释剂≥28%］	过氧化氢二异丙苯	isopropylcumyl hydroperoxide (not more than 72%, and diluent type A not less than 28%); DHP	26762-93-6	有机过氧化物，F 型 皮肤腐蚀/刺激，类别 1 严重眼损伤/眼刺激，类别 1	
2691	异丙硫醇	硫代异丙醇；2-巯基丙烷	isopropyl mercaptan; thioisopropyl alcohol; 2-mercaptopropane	75-33-2	易燃液体，类别 2 严重眼损伤/眼刺激，类别 2B 皮肤致敏物，类别 1 特异性靶器官毒性——次接触，类别 3（麻醉效应） 危害水生环境—急性危害，类别 1 危害水生环境—长期危害，类别 1	
2692	异丙醚	二异丙基醚	isopropyl ether; diisopropyl ether	108-20-3	易燃液体，类别 2 特异性靶器官毒性——次接触，类别 3（麻醉效应） 危害水生环境—长期危害，类别 3	
2693	异丙烯基乙炔		isopropenylacetylene	78-80-8	易燃液体，类别 1	
2694	异丁胺	1-氨基-2-甲基丙烷	isobutylamine; 1-amino-2-methylpropane	78-81-9	易燃液体，类别 2 急性毒性—经口，类别 3 皮肤腐蚀/刺激，类别 1 严重眼损伤/眼刺激，类别 1 特异性靶器官毒性——次接触，类别 3（呼吸道刺激）	
2695	异丁基苯	异丁苯	isobutylbenzene	538-93-2	易燃液体，类别 3 皮肤腐蚀/刺激，类别 2 危害水生环境—急性危害，类别 1 危害水生环境—长期危害，类别 1	
2696	异丁基环戊烷		isobutyl cyclopentane	3788-32-7	易燃液体，类别 2	

续表281

序号	品名	别名	英文名	CAS号	危险性类别	备注
2697	异丁基乙烯基醚［稳定的］	乙烯基异丁醚；异丁氧基乙烯	vinyl isobutyl ether, stabilized; isobutyl vinyl ether; isobutoxy ethylene	109-53-5	易燃液体，类别2 皮肤腐蚀/刺激，类别2	
2698	异丁腈	异丙基氰	isobutyronitrile	78-82-0	易燃液体，类别2 急性毒性—经口，类别3 急性毒性—经皮，类别2 急性毒性—吸入，类别3 严重眼损伤/眼刺激，类别2 特异性靶器官毒性——次接触，类别2 特异性靶器官毒性——次接触，类别3（呼吸道刺激）	
2699	异丁醛	2-甲基丙醛	isobutyraldehyde; 2-methylpropanal	78-84-2	易燃液体，类别2 生殖细胞致突变性，类别2 特异性靶器官毒性——次接触，类别3（呼吸道刺激）	
2700	异丁酸	2-甲基丙酸	isobutyric acid; 2-methylpropanoic acid	79-31-2	易燃液体，类别3 皮肤腐蚀/刺激，类别1 严重眼损伤/眼刺激，类别1	
2701	异丁酸酐	异丁酐	isobutyric anhydride	97-72-3	易燃液体，类别3 皮肤腐蚀/刺激，类别1 严重眼损伤/眼刺激，类别1 特异性靶器官毒性——次接触，类别3（呼吸道刺激）	
2702	异丁酸甲酯		methyl isobutyrate	547-63-7	易燃液体，类别2	
2703	异丁酸乙酯		ethyl isobutyrate	97-62-1	易燃液体，类别2 皮肤腐蚀/刺激，类别2	
2704	异丁酸异丙酯		isopropyl isobutyrate	617-50-5	易燃液体，类别2	
2705	异丁酸异丁酯		isobutyl isobutyrate	97-85-8	易燃液体，类别3 特异性靶器官毒性——次接触，类别3（麻醉效应）	
2706	异丁酸正丙酯		n-propyl isobutyrate	644-49-5	易燃液体，类别3	
2707	异丁烷	2-甲基丙烷	isobutane; 2-methyl-propane	75-28-5	易燃气体，类别1 加压气体	
2708	异丁烯	2-甲基丙烯	isobutylene; 2-methyl propene	115-11-7	易燃气体，类别1 加压气体	
2709	异丁酰氯	氯化异丁酰	isobutyryl chloride; isobutanoyl chloride	79-30-1	易燃液体，类别2 皮肤腐蚀/刺激，类别1A 严重眼损伤/眼刺激，类别1	

续表282

序号	品名	别名	英文名	CAS 号	危险性类别	备注
2710	异佛尔酮二异氰酸酯		isophorone di-isocyanate; 3-isocyanatomethyl-3, 5, 5-trimethylcyclohexyl isocyanate	4098-71-9	急性毒性—吸入，类别 3 * 皮肤腐蚀/刺激，类别 2 严重眼损伤/眼刺激，类别 2 呼吸道致敏物，类别 1 皮肤致敏物，类别 1 特异性靶器官毒性——次接触，类别 3（呼吸道刺激） 危害水生环境—急性危害，类别 2 危害水生环境—长期危害，类别 2	
2711	异庚烯		isoheptene	68975-47-3	易燃液体，类别 2	
2712	异己烯		isohexene	27236-46-0	易燃液体，类别 2	
2713	异硫氰酸-1-萘酯		1-naphthyl isothiocyanate	551-06-4	急性毒性—经口，类别 3	
2714	异硫氰酸苯酯	苯基芥子油	phenyl isothiocyanate; phenyl mustard oil	103-72-0	急性毒性—经口，类别 3 皮肤腐蚀/刺激，类别 1 严重眼损伤/眼刺激，类别 1 危害水生环境—急性危害，类别 1 危害水生环境—长期危害，类别 1	
2715	异硫氰酸烯丙酯	人造芥子油；烯丙基异硫氰酸酯；烯丙基芥子油	allyl isothiocyanate, stabilized; 1-propene, 3-isothiocyanato-	57-06-7	易燃液体，类别 3 急性毒性—经口，类别 3 急性毒性—经皮，类别 2 皮肤腐蚀/刺激，类别 2 皮肤致敏物，类别 1 生殖毒性，类别 2 特异性靶器官毒性——次接触，类别 2 特异性靶器官毒性—反复接触，类别 2 危害水生环境—急性危害，类别 1 危害水生环境—长期危害，类别 1	
2716	异氰基乙酸乙酯		ethyl isocyanoacetate	2999-46-4	皮肤腐蚀/刺激，类别 2 严重眼损伤/眼刺激，类别 2 特异性靶器官毒性——次接触，类别 3（呼吸道刺激）	
2717	异氰酸-3-氯-4-甲苯酯	3-氯-4-甲基苯基异氰酸酯	3-chloro-4-methylphenyl isocyanate; isocyanato-3-chloro-4-methyl benzene	28479-22-3	易燃液体，类别 3 急性毒性—吸入，类别 2 皮肤腐蚀/刺激，类别 1B 严重眼损伤/眼刺激，类别 1 特异性靶器官毒性——次接触，类别 3（呼吸道刺激）	
2718	异氰酸苯酯	苯基异氰酸酯	isocyanic acid phenyl ester; phenylcarbimide; carbanil	103-71-9	易燃液体，类别 3 急性毒性—吸入，类别 1 皮肤腐蚀/刺激，类别 1 严重眼损伤/眼刺激，类别 1 呼吸道致敏物，类别 1 皮肤致敏物，类别 1	剧毒

续表283

序号	品名	别名	英文名	CAS 号	危险性类别	备注
2719	异氰酸对硝基苯酯	对硝基苯异氰酸酯；异氰酸-4硝基苯酯	p-nitrophenyl isocyanate; 4-nitrophenyl isocyanate; isocyanato-4-nitrobenzene	100-28-7	皮肤腐蚀/刺激，类别2 严重眼损伤/眼刺激，类别2 特异性靶器官毒性——次接触，类别3（呼吸道刺激）	
2720	异氰酸对溴苯酯	4-溴异氰酸苯酯	p-bromophenyl isocyanate; 4-bromophenyl isocyanate	2493-02-9	皮肤腐蚀/刺激，类别2 严重眼损伤/眼刺激，类别2 特异性靶器官毒性——次接触，类别3（呼吸道刺激）	
2721	异氰酸二氯苯酯	3,4-二氯苯基异氰酸酯	dichlorophenyl isocyanate; 3,4-dichlorophenyl isocyanat	102-36-3	急性毒性—经口，类别3 严重眼损伤/眼刺激，类别1 特异性靶器官毒性——次接触，类别3（呼吸道刺激）	
2722	异氰酸环己酯	环己基异氰酸酯	cyclohexyl isocyanate; isocyanatohexane	3173-53-3	易燃液体，类别3 急性毒性—吸入，类别2* 皮肤腐蚀/刺激，类别1 严重眼损伤/眼刺激，类别1	
2723	异氰酸甲酯	甲基异氰酸酯	isocyanatomethane; methyl isocyanate	624-83-9	易燃液体，类别2 急性毒性—经口，类别3* 急性毒性—经皮，类别3* 急性毒性—吸入，类别2* 皮肤腐蚀/刺激，类别2 严重眼损伤/眼刺激，类别1 呼吸道致敏物，类别1 皮肤致敏物，类别1 生殖毒性，类别2 特异性靶器官毒性——次接触，类别3（呼吸道刺激）	剧毒
2724	异氰酸三氟甲苯酯	三氟甲苯异氰酸酯	isocyanatobenzotrifluoride; trifluoro methylphenyl isocyanate	329-01-1	易燃液体，类别3 急性毒性—吸入，类别2* 呼吸道致敏物，类别1 危害水生环境—急性危害，类别2 危害水生环境—长期危害，类别2	
2725	异氰酸十八酯	十八异氰酸酯	octadecyl isocyanate; isocyanato octadecane	112-96-9	危害水生环境—长期危害，类别3	
2726	异氰酸叔丁酯		tert-butyl isocyanate	1609-86-5	易燃液体，类别2 急性毒性—吸入，类别1	
2727	异氰酸乙酯	乙基异氰酸酯	ethyl isocyanate	109-90-0	易燃液体，类别2 急性毒性—经口，类别3 皮肤腐蚀/刺激，类别1 严重眼损伤/眼刺激，类别1	
2728	异氰酸异丙酯		isopropyl isocyanate	1795-48-8	易燃液体，类别2 急性毒性—经口，类别3 急性毒性—吸入，类别1 皮肤腐蚀/刺激，类别1 严重眼损伤/眼刺激，类别1	
2729	异氰酸异丁酯		isobutyl isocyanate	1873-29-6	易燃液体，类别2 急性毒性—吸入，类别1	

续表284

序号	品名	别名	英文名	CAS 号	危险性类别	备注
2730	异氰酸正丙酯		n-propyl isocyanate	110-78-1	易燃液体，类别 3 急性毒性—吸入，类别 1	
2731	异氰酸正丁酯		n-butyl isocyanate	111-36-4	易燃液体，类别 2 急性毒性—吸入，类别 1 皮肤腐蚀/刺激，类别 1 严重眼损伤/眼刺激，类别 1 皮肤致敏物，类别 1 特异性靶器官毒性——次接触，类别 1	
2732	异山梨醇二硝酸酯混合物［含乳糖、淀粉或磷酸≥60%］	混合异山梨醇二硝酸酯	isosorbide dinitrate mixture with not less than 60% lactose, mannose, starch or calcium hydrogen phosphate		易燃固体，类别 1	
2733	异戊胺	1-氨基-3-甲基丁烷	isoamylamine; 1-amino-3-methylbutane	107-85-7	易燃液体，类别 2 皮肤腐蚀/刺激，类别 1 严重眼损伤/眼刺激，类别 1	
2734	异戊醇钠	异戊氧基钠	sodium isoamylate; sodium isopentoxide	19533-24-5	皮肤腐蚀/刺激，类别 1B 严重眼损伤/眼刺激，类别 1	
2735	异戊腈	氰化异丁烷	isovaleronitrile; isobutylcyanide; 3-methylbutanenitrile	625-28-5	易燃液体，类别 3	
2736	异戊酸甲酯		methyl isovalerate	556-24-1	易燃液体，类别 2	
2737	异戊酸乙酯		ethyl isovalerate	108-64-5	易燃液体，类别 3	
2738	异戊酸异丙酯		isopropyl isovalerate	32665-23-9	易燃液体，类别 3	
2739	异戊酰氯		isovaleryl chloride	108-12-3	易燃液体，类别 2 皮肤腐蚀/刺激，类别 1 严重眼损伤/眼刺激，类别 1	
2740	异辛烷		isooctane	26635-64-3	易燃液体，类别 2 皮肤腐蚀/刺激，类别 2 特异性靶器官毒性——次接触，类别 3（麻醉效应） 吸入危害，类别 1 危害水生环境—急性危害，类别 1 危害水生环境—长期危害，类别 1	
2741	异辛烯		isooctene	5026-76-6	易燃液体，类别 2 危害水生环境—急性危害，类别 2 危害水生环境—长期危害，类别 2	
2742	萤蒽		fluoranthene	206-44-0	危害水生环境—急性危害，类别 1 危害水生环境—长期危害，类别 1	
2743	油酸汞		mercury oleate	1191-80-6	急性毒性—经口，类别 2 * 急性毒性—经皮，类别 1 急性毒性—吸入，类别 2 * 特异性靶器官毒性—反复接触，类别 2 * 危害水生环境—急性危害，类别 1 危害水生环境—长期危害，类别 1	

续表285

序号	品名	别名	英文名	CAS 号	危险性类别	备注
2744	淤渣硫酸		sludge acid		皮肤腐蚀/刺激，类别 1 严重眼损伤/眼刺激，类别 1	
2745	原丙酸三乙酯	原丙酸乙酯；1, 1, 1-三乙氧基丙烷	ethyl orthopropionate; 1, 1, 1-triethoxy propane	115-80-0	易燃液体，类别 3	
2746	原甲酸三甲酯	原甲酸甲酯；三甲氧基甲烷	methyl orthoformate; trimethoxy methane	149-73-5	易燃液体，类别 2 严重眼损伤/眼刺激，类别 2	
2747	原甲酸三乙酯	三乙氧基甲烷；原甲酸乙酯	ethyl orthoformate; triethoxy methane	122-51-0	易燃液体，类别 3	
2748	原乙酸三甲酯	1, 1, 1-三甲氧基乙烷	trimethylorthoacetate; 1, 1, 1-trimethoxy ethane	1445-45-0	易燃液体，类别 2	
2749	月桂酸三丁基锡		tributyltin laurate; tributyl (lauroyloxy) stannane	3090-36-6	急性毒性—经口，类别 3 特异性靶器官毒性——次接触，类别 2 危害水生环境—急性危害，类别 1 危害水生环境—长期危害，类别 1	
2750	杂戊醇	杂醇油	fusel oil	8013-75-0	易燃液体，类别 2	
2751	樟脑油	樟木油	camphor oil; camphor wood oil	8008-51-3	易燃液体，类别 3	
2752	锗烷	四氢化锗	germane; germanium tetra-hydride	7782-65-2	易燃气体，类别 1 加压气体 急性毒性—吸入，类别 1 皮肤腐蚀/刺激，类别 2 严重眼损伤/眼刺激，类别 2 特异性靶器官毒性——次接触，类别 1 特异性靶器官毒性——次接触，类别 3（呼吸道刺激、麻醉效应）	
2753	赭曲毒素	棕曲霉毒素	ochratoxin	37203-43-3	急性毒性—经口，类别 2	
2754	赭曲毒素 A	棕曲霉毒素 A	ochratoxin A	303-47-9	急性毒性—经口，类别 2 致癌性，类别 2	
2755	正丙苯	丙苯；丙基苯	n-propylbenzene; benzene, propyl-	103-65-1	易燃液体，类别 3 特异性靶器官毒性——次接触，类别 3（麻醉效应） 吸入危害，类别 1 危害水生环境—急性危害，类别 2 危害水生环境—长期危害，类别 2	
2756	正丙基环戊烷		n-propyl cyclopentane	2040-96-2	易燃液体，类别 2	
2757	正丙硫醇	1-巯基丙烷；硫代正丙醇	propanethiol; 1-mercaptopropane; thiopropyl alcohol	107-03-9	易燃液体，类别 2 严重眼损伤/眼刺激，类别 2 特异性靶器官毒性——次接触，类别 3（呼吸道刺激） 危害水生环境—急性危害，类别 1 危害水生环境—长期危害，类别 1	

续表286

序号	品名	别名	英文名	CAS号	危险性类别	备注
2758	正丙醚	二正丙醚	n-propyl ether; dipropyl ether; di-n-propyl ether	111-43-3	易燃液体，类别2 特异性靶器官毒性—一次接触，类别3（麻醉效应）	
2759	正丁胺	1-氨基丁烷	butylamine; 1-aminobutane	109-73-9	易燃液体，类别2 皮肤腐蚀/刺激，类别1A 严重眼损伤/眼刺激，类别1 特异性靶器官毒性—一次接触，类别3（呼吸道刺激）	
2760	N-(1-正丁氨基甲酰基-2-苯并咪唑基）氨基甲酸甲酯	苯菌灵	benomyl	17804-35-2	皮肤腐蚀/刺激，类别2 皮肤致敏物，类别1 生殖细胞致突变性，类别1B 生殖毒性，类别1B 特异性靶器官毒性—一次接触，类别3（呼吸道刺激） 危害水生环境—急性危害，类别1 危害水生环境—长期危害，类别1	
2761	正丁醇		n-butanol; butan-1-ol	71-36-3	易燃液体，类别3 皮肤腐蚀/刺激，类别2 严重眼损伤/眼刺激，类别1 特异性靶器官毒性—一次接触，类别3（呼吸道刺激、麻醉效应）	
2762	正丁基苯		n-butylbenzene	104-51-8	易燃液体，类别3 危害水生环境—急性危害，类别1 危害水生环境—长期危害，类别1	
2763	N-正丁基苯胺		N-butylaniline	1126-78-9	急性毒性—吸入，类别3 皮肤腐蚀/刺激，类别2 严重眼损伤/眼刺激，类别2 特异性靶器官毒性—一次接触，类别3（呼吸道刺激）	
2764	正丁基环戊烷		n-butyl cyclopentane	2040-95-1	易燃液体，类别2	
2765	N-正丁基咪唑	N-正丁基-1,3-二氮杂茂	1-butylimidazole; N-N-butylimidazole	4316-42-1	急性毒性—经口，类别3 急性毒性—经皮，类别3 急性毒性—吸入，类别2 皮肤腐蚀/刺激，类别2 严重眼损伤/眼刺激，类别1 特异性靶器官毒性—一次接触，类别3（呼吸道刺激）	
2766	正丁基乙烯基醚［稳定的］	正丁氧基乙烯；乙烯正丁醚	n-butyl vinyl ether, stabilized; butoxy ethylene; vinyl butyl ether	111-34-2	易燃液体，类别2 严重眼损伤/眼刺激，类别2 危害水生环境—长期危害，类别3	
2767	正丁腈	丙基氰	n-butyronitrile; propyl cyanide	109-74-0	易燃液体，类别2 急性毒性—经口，类别3* 急性毒性—经皮，类别3* 急性毒性—吸入，类别2	

续表287

序号	品名	别名	英文名	CAS 号	危险性类别	备注
2768	正丁硫醇	1-硫代丁醇	n-butylmercaptan; 1-butane thiol	109-79-5	易燃液体，类别 2 严重眼损伤/眼刺激，类别 2B 生殖毒性，类别 2 特异性靶器官毒性——次接触，类别 2 特异性靶器官毒性——次接触，类别 3 (呼吸道刺激、麻醉效应)	
2769	正丁醚	氧化二丁烷；二丁醚	n-butyl ether; di-n-butyl ether; dibutyl ether; dibutyl oxide	142-96-1	易燃液体，类别 3 皮肤腐蚀/刺激，类别 2 严重眼损伤/眼刺激，类别 2 特异性靶器官毒性——次接触，类别 3 (呼吸道刺激) 危害水生环境—长期危害，类别 3	
2770	正丁醛		butyraldehyde	123-72-8	易燃液体，类别 2	
2771	正丁酸	丁酸	butyric acid	107-92-6	皮肤腐蚀/刺激，类别 1B 严重眼损伤/眼刺激，类别 1	
2772	正丁酸甲酯		methyl-n-butyrate	623-42-7	易燃液体，类别 2	
2773	正丁酸乙烯酯[稳定的]	乙烯基丁酸酯	vinyl butyrate, stabilized; butyric acid vinyl ester	123-20-6	易燃液体，类别 2	
2774	正丁酸乙酯		ethyl butyrate	105-54-4	易燃液体，类别 3 皮肤腐蚀/刺激，类别 2 特异性靶器官毒性——次接触，类别 3 (呼吸道刺激)	
2775	正丁酸异丙酯		isopropyl butyrate	638-11-9	易燃液体，类别 3	
2776	正丁酸正丙酯		n-propyl butyrate	105-66-8	易燃液体，类别 3	
2777	正丁酸正丁酯	丁酸正丁酯	butyl butyrate	109-21-7	易燃液体，类别 3	
2778	正丁烷	丁烷	butane	106-97-8	易燃气体，类别 1 加压气体	
2779	正丁酰氯	氯化丁酰	butyryl chloride	141-75-3	易燃液体，类别 2 皮肤腐蚀/刺激，类别 1B 严重眼损伤/眼刺激，类别 1	
2780	正庚胺	氨基庚烷	n-heptylamine; aminoheptane	111-68-2	易燃液体，类别 3 危害水生环境—急性危害，类别 2	
2781	正庚醛		n-heptaldehyde	111-71-7	易燃液体，类别 3 皮肤腐蚀/刺激，类别 2 严重眼损伤/眼刺激，类别 2B 特异性靶器官毒性——次接触，类别 3 (呼吸道刺激) 危害水生环境—急性危害，类别 2	
2782	正庚烷	庚烷	n-heptane; heptane	142-82-5	易燃液体，类别 2 皮肤腐蚀/刺激，类别 2 特异性靶器官毒性——次接触，类别 3 (麻醉效应) 吸入危害，类别 1 危害水生环境—急性危害，类别 1 危害水生环境—长期危害，类别 1	

续表288

序号	品名	别名	英文名	CAS 号	危险性类别	备注
2783	正硅酸甲酯	四甲氧基硅烷；硅酸四甲酯；原硅酸甲酯	methyl silicate; tetramethyl orthosilicate; tetramethyl silicate	681-84-5	易燃液体，类别 2 急性毒性—吸入，类别 1 严重眼损伤/眼刺激，类别 1 特异性靶器官毒性——次接触，类别 2 特异性靶器官毒性—反复接触，类别 1	
2784	正癸烷		n-decane	124-18-5	易燃液体，类别 3 危害水生环境—急性危害，类别 1 危害水生环境—长期危害，类别 1	
2785	正己胺	1-氨基己烷	n-hexylamine; 1-aminohexane	111-26-2	易燃液体，类别 3 急性毒性—经皮，类别 3 皮肤腐蚀/刺激，类别 2 * 严重眼损伤/眼刺激，类别 1 危害水生环境—急性危害，类别 2	
2786	正己醛		n-hexaldehyde	66-25-1	易燃液体，类别 3 皮肤腐蚀/刺激，类别 2 * 严重眼损伤/眼刺激，类别 2A 特异性靶器官毒性——次接触，类别 3（呼吸道刺激）	
2787	正己酸甲酯		methyl-n-caproate	106-70-7	易燃液体，类别 3	
2788	正己酸乙酯		ethyl-n-caproate	123-66-0	易燃液体，类别 3 危害水生环境—急性危害，类别 2	
2789	正己烷	己烷	n-hexane; hexane	110-54-3	易燃液体，类别 2 皮肤腐蚀/刺激，类别 2 生殖毒性，类别 2 特异性靶器官毒性——次接触，类别 3（麻醉效应） 特异性靶器官毒性—反复接触，类别 2 * 吸入危害，类别 1 危害水生环境—急性危害，类别 2 危害水生环境—长期危害，类别 2	
2790	正磷酸	磷酸	phosphoric acid; orthophosphoric acid	7664-38-2	皮肤腐蚀/刺激，类别 1B 严重眼损伤/眼刺激，类别 1	
2791	正戊胺	1-氨基戊烷	n-amylamine; 1-aminopentane	110-58-7	易燃液体，类别 2 皮肤腐蚀/刺激，类别 1 严重眼损伤/眼刺激，类别 1	
2792	正戊酸	戊酸	valeric acid	109-52-4	皮肤腐蚀/刺激，类别 1B 严重眼损伤/眼刺激，类别 1 危害水生环境—长期危害，类别 3	
2793	正戊酸甲酯		methyl-n-valerate	624-24-8	易燃液体，类别 2	
2794	正戊酸乙酯		ethyl-n-valerate	539-82-2	易燃液体，类别 3	
2795	正戊酸正丙酯		n-propyl-n-valerate	141-06-0	易燃液体，类别 3	
2796	正戊烷	戊烷	pentane	109-66-0	易燃液体，类别 2 特异性靶器官毒性——次接触，类别 3（麻醉效应） 吸入危害，类别 1 危害水生环境—急性危害，类别 2	

续表289

序号	品名	别名	英文名	CAS 号	危险性类别	备注
2797	正辛腈	庚基氰	n-octanenitrile; heptyl cyanide	124-12-9	皮肤腐蚀/刺激，类别 2 严重眼损伤/眼刺激，类别 2 特异性靶器官毒性——次接触，类别 3(呼吸道刺激)	
2798	正辛硫醇	巯基辛烷	n-octyl mercaptan; mercaptooctane	111-88-6	易燃液体，类别 3 严重眼损伤/眼刺激，类别 2 皮肤致敏物，类别 1 特异性靶器官毒性——次接触，类别 2 特异性靶器官毒性——次接触，类别 3(麻醉效应) 特异性靶器官毒性—反复接触，类别 2 危害水生环境—急性危害，类别 1 危害水生环境—长期危害，类别 1	
2799	正辛烷		n-octane	111-65-9	易燃液体，类别 2 皮肤腐蚀/刺激，类别 2 特异性靶器官毒性——次接触，类别 3(麻醉效应) 吸入危害，类别 1 危害水生环境—急性危害，类别 1 危害水生环境—长期危害，类别 1	
2800	支链-4-壬基酚		4-nonylphenol, branched	84852-15-3	皮肤腐蚀/刺激，类别 1B 严重眼损伤/眼刺激，类别 1 生殖毒性，类别 2 危害水生环境—急性危害，类别 1 危害水生环境—长期危害，类别 1	
2801	仲丁胺	2-氨基丁烷	sec-butylamine; 2-aminobutane	13952-84-6	易燃液体，类别 2 皮肤腐蚀/刺激，类别 1A 严重眼损伤/眼刺激，类别 1 危害水生环境—急性危害，类别 1	
2802	2-仲丁基-4,6-二硝基苯基-3-甲基丁-2-烯酸酯	乐杀螨	2-sec-butyl-4, 6-dinitrophenyl-3-methylcrotonate; binapacryl	485-31-4	急性毒性—经口，类别 3 急性毒性—经皮，类别 3 生殖毒性，类别 1B 危害水生环境—急性危害，类别 1 危害水生环境—长期危害，类别 1	
2803	2-仲丁基-4,6-二硝基酚	二硝基仲丁基苯酚；4,6-二硝基-2-仲丁基苯酚；地乐酚	2-sec-butyl-4, 6-dinitrophenol; dinoseb; basanite	88-85-7	急性毒性—经口，类别 3 * 急性毒性—经皮，类别 3 * 严重眼损伤/眼刺激，类别 2 生殖毒性，类别 1B 危害水生环境—急性危害，类别 1 危害水生环境—长期危害，类别 1	
2804	仲丁基苯	仲丁苯	sec-butylbenzene	135-98-8	易燃液体，类别 3 危害水生环境—长期危害，类别 3 *	
2805	仲高碘酸钾	仲过碘酸钾；一缩原高碘酸钾	potassium paraperiodate; potassium hydroxide periodate	14691-87-3	氧化性固体，类别 2	

续表290

序号	品名	别名	英文名	CAS号	危险性类别	备注
2806	仲高碘酸钠	仲过碘酸钠；一缩原高碘酸钠	sodium paraperiodate	13940-38-0	氧化性固体，类别2	
2807	仲戊胺	1-甲基丁胺	sec-amylamine; 1-methylbutylamine	625-30-9	易燃液体，类别3 皮肤腐蚀/刺激，类别1 严重眼损伤/眼刺激，类别1	
2808	2-重氮-1-萘酚-4-磺酸钠		sodium 2-diazo-1-naphthol-4-sulphonate	64173-96-2	自反应物质和混合物，D型	
2809	2-重氮-1-萘酚-5-磺酸钠		sodium 2-diazo-1-naphthol-5-sulphonate	2657-00-3	自反应物质和混合物，D型	
2810	2-重氮-1-萘酚-4-磺酰氯		2-diazo-1-naphthol-4-sulphochloride	36451-09-9	自反应物质和混合物，B型	
2811	2-重氮-1-萘酚-5-磺酰氯		2-diazo-1-naphthol-5-sulphochloride	3770-97-6	自反应物质和混合物，B型	
2812	重氮氨基苯	三氮二苯；苯氨基重氮苯	diazoaminobenzene; anilinoazobenzene; benzene azoanilide	136-35-6	易燃固体，类别1	
2813	重氮甲烷		diazomethane	334-88-3	易燃气体，类别1 加压气体 致癌性，类别1B	
2814	重氮乙酸乙酯	重氮醋酸乙酯	ethyl diazoacetate; ethyl diazoethanoate	623-73-4	易燃液体，类别3	
2815	重铬酸铵	红矾铵	ammonium dichromate; ammonium bichromate	7789-09-5	氧化性固体，类别2* 急性毒性—经口，类别3* 急性毒性—吸入，类别2* 皮肤腐蚀/刺激，类别1B 严重眼损伤/眼刺激，类别1 呼吸道致敏物，类别1 皮肤致敏物，类别1 生殖细胞致突变性，类别1B 致癌性，类别1A 生殖毒性，类别1B 特异性靶器官毒性——次接触，类别3（呼吸道刺激） 特异性靶器官毒性—反复接触，类别1 危害水生环境—急性危害，类别1 危害水生环境—长期危害，类别1	
2816	重铬酸钡		barium dichromate	13477-01-5	氧化性固体，类别2 皮肤致敏物，类别1 致癌性，类别1A 危害水生环境—急性危害，类别1 危害水生环境—长期危害，类别1	

续表291

序号	品名	别名	英文名	CAS 号	危险性类别	备注
2817	重铬酸钾	红矾钾	potassium dichromate; red potassium chromate	7778-50-9	氧化性固体，类别 2 急性毒性—经口，类别 3 * 急性毒性—吸入，类别 2 * 皮肤腐蚀/刺激，类别 1B 严重眼损伤/眼刺激，类别 1 呼吸道致敏物，类别 1 皮肤致敏物，类别 1 生殖细胞致突变性，类别 1B 致癌性，类别 1A 生殖毒性，类别 1B 特异性靶器官毒性——次接触，类别 3（呼吸道刺激） 特异性靶器官毒性—反复接触，类别 1 危害水生环境—急性危害，类别 1 危害水生环境—长期危害，类别 1	
2818	重铬酸锂		lithium dichromate	13843-81-7	氧化性固体，类别 2 皮肤致敏物，类别 1 致癌性，类别 1A 危害水生环境—急性危害，类别 1 危害水生环境—长期危害，类别 1	
2819	重铬酸铝		aluminium dichromate		氧化性固体，类别 2 皮肤致敏物，类别 1 致癌性，类别 1A 危害水生环境—急性危害，类别 1 危害水生环境—长期危害，类别 1	
2820	重铬酸钠	红矾钠	sodium dichromate	10588-01-9	氧化性固体，类别 2 急性毒性—经口，类别 3 * 急性毒性—吸入，类别 2 * 皮肤腐蚀/刺激，类别 1B 严重眼损伤/眼刺激，类别 1 呼吸道致敏物，类别 1 皮肤致敏物，类别 1 生殖细胞致突变性，类别 1B 致癌性，类别 1A 生殖毒性，类别 1B 特异性靶器官毒性—反复接触，类别 1 危害水生环境—急性危害，类别 1 危害水生环境—长期危害，类别 1	
2821	重铬酸铯		cesium dichromate	13530-67-1	氧化性固体，类别 2 皮肤致敏物，类别 1 致癌性，类别 1A 危害水生环境—急性危害，类别 1 危害水生环境—长期危害，类别 1	
2822	重铬酸铜		copper dichromate	13675-47-3	氧化性固体，类别 2 皮肤致敏物，类别 1 致癌性，类别 1A 危害水生环境—急性危害，类别 1 危害水生环境—长期危害，类别 1	

续表292

序号	品名	别名	英文名	CAS 号	危险性类别	备注
2823	重铬酸锌		zinc dichromate	14018-95-2	氧化性固体，类别 2 皮肤致敏物，类别 1 致癌性，类别 1A 危害水生环境—急性危害，类别 1 危害水生环境—长期危害，类别 1	
2824	重铬酸银		silver dichromate	7784-02-3	氧化性固体，类别 2 皮肤致敏物，类别 1 致癌性，类别 1A 危害水生环境—急性危害，类别 1 危害水生环境—长期危害，类别 1	
2825	重质苯		heavy benzene		易燃液体，类别 2 皮肤腐蚀/刺激，类别 2 严重眼损伤/眼刺激，类别 2 生殖细胞致突变性，类别 1B 致癌性，类别 1A 特异性靶器官毒性—反复接触，类别 1 吸入危害，类别 1 危害水生环境—急性危害，类别 2 危害水生环境—长期危害，类别 3	
2826	D-苎烯		d-limonene; (R) -p-mentha-1, 8-diene	5989-27-5	易燃液体，类别 3 皮肤腐蚀/刺激，类别 2 皮肤致敏物，类别 1 危害水生环境—急性危害，类别 1 危害水生环境—长期危害，类别 1	
2827	左旋溶肉瘤素	左旋苯丙氨酸氮芥；米尔法兰	alkeran; melphalan	148-82-3	急性毒性—经口，类别 2 致癌性，类别 1A	
2828	含易燃溶剂的合成树脂、油漆、辅助材料、涂料等制品［闭杯闪点≤60℃］		synthetic resins, auxiliary materials, paints and other products containing flammable solvent (flash point not more than 60℃)		(1) 闪点<23℃和初沸点≤35℃： 易燃液体，类别 1 (2) 闪点<23℃和初沸点>35℃： 易燃液体，类别 2 (3) 23℃≤闪点≤60℃： 易燃液体，类别 3 健康危害和环境危害需根据组分进行判断。	
	常见品种如下：					
	1. 氨基树脂涂料	氨基树脂漆	amino resin paints; amino resin coatings			
	2. 丙烯酸酯类树脂涂料	丙烯酸酯类树脂漆	acrylate resin paints; acrylate resin coatings			

续表293

序号	品名	别名	英文名	CAS 号	危险性类别	备注
2828	3. 醇酸树脂涂料	醇酸树脂漆	alkyd resin paints; alkyd resin coatings		(1) 闪点<23℃和初沸点≤35℃：易燃液体，类别 1 (2) 闪点<23℃和初沸点>35℃：易燃液体，类别 2 (3) 23℃≤闪点≤60℃：易燃液体，类别 3 健康危害和环境危害需根据组分进行判断。	
	4. 酚醛树脂涂料	酚醛树脂漆	phenolic resin paints; phenolic resin coatings			
	5. 过氯乙烯树脂涂料	过氯乙烯树脂漆	perchlorovinyl resin paints; perchlorovinyl coatings			
	6. 环氧树脂涂料	环氧树脂漆	epoxy paints; epoxy coatings			
	7. 聚氨酯树脂涂料	聚氨酯树脂漆	plyurethane resin paints; plyurethane resin coatings			
	8. 聚酯树脂涂料	聚酯树脂漆	polyster resin paints; polyster resin coatings			
	9. 沥青涂料	沥青漆	asphalt paints; asphalt coatings			
	10. 天然树脂涂料	天然树脂漆	natural resin paints; natural resin coatings			
	11. 烯类树脂涂料	烯类树脂漆	vinyl resin paints; vinyl resin coatins			
	12. 橡胶涂料	橡胶漆	rubber paints; rubber coatings			
	13. 硝基涂料	硝基漆	nitrocellulose coatings; nitrocellulose lacquer			
	14. 油脂涂料	油脂漆	oil-basedpaints; oil-based coatings			
	15. 元素有机涂料	元素有机漆	organic coatings of element			
	16. 纤维素涂料	纤维素漆	cellulose coatings			
	17. 氨基树脂类胶粘剂		amino resin adhesives			
	18. 丙烯酸酯聚合物类胶粘剂		acrylate polymer adhesives			
	19. 不饱和聚酯类胶粘剂		unsaturated polyester adhesives			
	20. 酚醛复合结构型胶粘剂		phenolic structural adhesives			
	21. 酚醛树脂类胶粘剂		phenolic resin adhesives			
	22. 呋喃树脂类胶粘剂		furan resin adhesives			

续表294

序号	品名	别名	英文名	CAS 号	危险性类别	备注
2828	23. 环氧复合结构型胶粘剂		epoxy structural adhesives		(1) 闪点<23℃和初沸点≤35℃：易燃液体，类别 1 (2) 闪点<23℃和初沸点>35℃：易燃液体，类别 2 (3) 23℃≤闪点≤60℃：易燃液体，类别 3 健康危害和环境危害需根据组分进行判断。	
	24. 环氧树脂类胶粘剂		epoxy adhesives			
	25. 聚氨酯类胶粘剂		polyurethane adhesives			
	26. 聚苯并咪唑胶粘剂		polybenzimidazole adhesives			
	27. 聚苯并噻唑胶粘剂		polybenzothiazole adhesives			
	28. 聚苯乙烯类胶粘剂		polystyrene adhesives			
	29. 聚醚类胶粘剂		polyether adhesives			
	30. 聚烯烃类胶粘剂		polyolefin adhesives			
	31. 聚酰胺类胶粘剂		polyamide adhesives			
	32. 聚酰亚胺胶粘剂		polyimides adhesives			
	33. 聚酯类胶粘剂		polyester adhesives			
	34. 氯丁胶粘剂		chloroprene rubber adhesives			
	35. 乙烯基树脂类胶粘剂		vinyl resin adhesives			
	36. 有机硅类胶粘剂		silicone adhesives			
	37. 氨基树脂		amino resin			
	38. 苯代三聚氰胺甲醛树脂		benzoguanamine formaldehyde resin			
	39. 不饱和聚酯树脂		unsaturated polyester resin			
	40. 不干性醇酸树脂		non-drying alkyd resin			
	41. 潮气固化型聚氨基甲酸酯树脂		polyurethane resin (wetcuring type)			
	42. 醇酸树脂		alkyd resin			
	43. 酚醛树脂		phenolic resin			

续表295

序号	品名	别名	英文名	CAS 号	危险性类别	备注
2828	44. 丁醇改性酚醛树脂		butanol modified phenolic resin		(1) 闪点<23℃和初沸点≤35℃：易燃液体，类别1 (2) 闪点<23℃和初沸点>35℃：易燃液体，类别2 (3) 23℃≤闪点≤60℃：易燃液体，类别3 健康危害和环境危害需根据组分进行判断。	
	45. 干性醇酸树脂		drying alkyd resin			
	46. 硅钢片树脂		amino-alkyd resin for silicon steel sheet			
	47. 环氧树脂		epoxy resin			
	48. 聚氨基甲酸酯树脂		polyurethane resin			
	49. 甲醇改性三羟甲基三聚氰胺甲醛树脂		methanol modified trihydroxy methylol melamine formaldehyde resin			
	50. 聚氨酯树脂		polyurethane resin			
	51. 三聚氰胺甲醛树脂		melamineformaldehyde resin			
	52. 三聚氰胺树脂		melamine resin			
	53. 无油醇酸树脂		oil free alkyd resin			
	54. 有机硅树脂		organic siliconresin			
	55. 凹版油墨		gravure inks			
	56. 平版油墨		lithographic inks			
	57. 特种油墨		special inks			
	58. 凸版油墨	凸印油墨	letterpress inks			
	59. 网孔版油墨		screen printing inks			
	60. 苯乙酸乙醇溶液		phenylacetic acid in alcohol solution			
	61. 醇基液体燃料		alcohol base liquid fuel			
	62. 碘酒		iodine tincture			
	63. 分离焦油		separate coaltar			
	64. 合成香料		synthetic fragrance			
	65. 红磷溶液		red phosphorus solution			
	66. 环庚亚胺二甲苯溶剂		cycloheptylimide, in xylene solution			
	67. 环化橡胶二甲苯溶液		cyclized rubber, in xylol solution			

续表296

序号	品名	别名	英文名	CAS 号	危险性类别	备注
2828	68. 环氧腻子		epoxy ester putty		(1) 闪点<23℃和初沸点≤35℃：易燃液体，类别 1 (2) 闪点<23℃和初沸点>35℃：易燃液体，类别 2 (3) 23℃≤闪点≤60℃：易燃液体，类别 3 健康危害和环境危害需根据组分进行判断。	
	69. 7110 甲聚氨酯固化剂		7110A Type polyurethane paint curing agent			
	70. 环氧漆固化剂		epoxy paint curing agent			
	71. 卡尔费休试剂		karl-fischer reagent			
	72. 快干助焊剂		quick drying flax			
	73. 磷化液		phosphatizing liquid			
	74. 偶氮紫苯溶液		azo violet benzene solution			
	75. 皮革顶层涂饰剂	鞋用光亮剂	leather covering agent; lustering agent for shoe			
	76. 皮革光滑剂		smooth agent for leather			
	77. 皮革光亮剂		leather lustering agent			
	78. 溶剂稀释型防锈油		solvent cutback rust preservative oil			
	79. 涂料用稀释剂		diluents for paints			
	80. 脱漆剂		paint remover			
	81. 洗油	亮光油；亮油；上光油	wash oil; lustering oil; brightening oil; polishing oil			
	82. 显影液		develoter			
	83. 香蕉水	天那水	banana water; thinner			
	84. 硝基腻子		nitrocellulose putty			
	85. 硝基漆防潮剂		nitrocellulose lacquer moisture-proof agent			
	86. 烟用香精		tobacco essence			
	87. 乙醇溶液［按体积含乙醇大于 24%］	酒精溶液	ethanol solution (more than 24% alcohol by volume)			
	88. 硬脂酰氯化铬	防水剂 CR	stearoyl chromium chloride; water proof agent CR			

注：

1. A 型稀释剂是指与有机过氧化物相容、沸点不低于 150℃的有机液体。A 型稀释剂可用来对所有有机过氧化物进行退敏。

2. B型稀释剂是指与有机过氧化物相容、沸点低于150℃但不低于60℃、闪点不低于5℃的有机液体。B型稀释剂可用来对所有有机过氧化物进行退敏，但沸点必须至少比50千克包件的自加速分解温度高60℃。

3. 条目2828，闪点高于35℃，但不超过60℃的液体如果在持续燃烧性试验中得到否定结果，不作为易燃液体管理。

4. 本表所列英文名为化学品的常用英文名。命名是按国际纯粹和应用化学联合会（IUPAC）推荐使用的命名原则进行的。

5. 危险性分类说明。

（1）根据《化学品分类和标签规范》系列标准和现有数据，对化学品进行物理危险、健康危害和环境危害分类，限于目前掌握的数据资源，难以包括该化学品所有危险和危害特性类别，企业可以根据实际掌握的数据补充化学品的其他危险性类别。

（2）化学品的危险性分类限定在《目录》危险化学品确定原则规定的危险和危害特性类别内，化学品还可能具有确定原则之外的危险和危害特性类别。

（3）分类信息表中标记“*”的类别，是指在有充分依据的条件下，该化学品可以采用更严格的类别。例如，序号498“1, 3-二氯-2-丙醇”，分类为“急性毒性—经口，类别3*”，如果有充分依据，可分类为更严格的“急性毒性—经口，类别2”。

（4）对于危险性类别为“加压气体”的危险化学品，根据充装方式选择液化气体、压缩气体、冷冻液化气体或溶解气体。

以上注1~3为《危险化学品目录（2015版）》原注，注4~5为《危险化学品目录实施指南（2015）》追加的内容。

《危险化学品目录（2015版）》说明

一、危险化学品的定义和确定原则

定义：具有毒害、腐蚀、爆炸、燃烧、助燃等性质，对人体、设施、环境具有危害的剧毒化学品和其他化学品。

确定原则：危险化学品的品种依据化学品分类和标签国家标准，从下列危险和危害特性类别中确定。

（一）物理危险

爆炸物：不稳定爆炸物、1.1、1.2、1.3、1.4。

易燃气体：类别1、类别2、化学不稳定性气体类别A、化学不稳定性气体类别B。

气溶胶（又称气雾剂）：类别1。

氧化性气体：类别1。

加压气体：压缩气体、液化气体、冷冻液化气体、溶解气体。

易燃液体：类别1、类别2、类别3。

易燃固体：类别1、类别2。

自反应物质和混合物：A型、B型、C型、D型、E型。

自燃液体：类别1。

自燃固体：类别1。

自热物质和混合物：类别1、类别2。

遇水放出易燃气体的物质和混合物：类别1、类别2、类别3。

氧化性液体：类别1、类别2、类别3。

氧化性固体：类别1、类别2、类别3。

有机过氧化物：A型、B型、C型、D型、E型、F型。

金属腐蚀物：类别1。

（二）健康危害

急性毒性：类别1、类别2、类别3。

皮肤腐蚀/刺激：类别1A、类别1B、类别1C、类别2。

严重眼损伤/眼刺激：类别1、类别2A、类别2B。

呼吸道或皮肤致敏：呼吸道致敏物1A、呼吸道致敏物1B、皮肤致敏物1A、皮肤致敏物IB。

生殖细胞致突变性：类别IA、类别IB、类别2。

致癌性：类别1A、类别1B、类别2。

生殖毒性：类别1A、类别1B、类别2、附加类别。

特异性靶器官毒性——次接触：类别1、类别2、类别3。

特异性靶器官毒性—反复接触：类别1、类别2。

吸入危害：类别1。

（三）环境危害

危害水生环境—急性危害：类别1、类别2。

危害水生环境—长期危害：类别1、类别2、类别3。

危害臭氧层：类别1。

二、剧毒化学品的定义和判定界限

定义：具有剧烈急性毒性危害的化学品，包括人工合成的化学品及其混合物和天然毒素，还包括具有急性毒性易造成公共安全危害的化学品。

剧烈急性毒性判定界限为急性毒性类别1，即满足下列条件之一：大鼠实验，经口 $LD_{50}\leq$ 5mg/kg，经皮 $LD_{50}\leq$50mg/kg，吸入（4h）$LC_{50}\leq$100mL/m^3（气体）或0.5mg/L（蒸气）或0.05mg/L（尘、雾）。

经皮 LD_{50}的实验数据，也可使用兔实验数据。

三、《危险化学品目录》各栏目的含义

1. “序号”是指《危险化学品目录》中化学品的顺序号。
2. “品名”是指根据《化学命名原则》（1980）确定的名称。
3. “别名”是指除“品名”以外的其他名称，包括通用名、俗名等。
4. “CAS号”是指美国化学文摘社对化学品的唯一登记号。
5. “备注”是对剧毒化学品的特别注明。

四、其他事项

1.《危险化学品目录》按“品名”汉字的汉语拼音排序。

2.《危险化学品目录》中除列明的条目外，无机盐类同时包括无水和含有结晶水的化合物。

3. 序号2828是类属条目，《危险化学品目录》中除列明的条目外，符合相应条件的，属于危险化学品。

4.《危险化学品目录》中除混合物之外无含量说明的条目，是指该条目的工业产品或者纯度高于工业产品的化学品，用作农药用途时，是指其原药。

5.《危险化学品目录》中的农药条目结合其物理危险性、健康危害、环境危害及农药管理情况综合确定。

附录 7 ｜国家危险废物名录（2025 年版）

国家危险废物名录（2025 年版）

（2024 年 11 月 26 日生态环境部、国家发展和改革委员会、公安部、交通运输部、国家卫生健康委员会令第 36 号公布，自 2025 年 1 月 1 日起施行）

第一条 根据《中华人民共和国固体废物污染环境防治法》的有关规定，制定本名录。

第二条 具有下列情形之一的固体废物（包括液态废物），列入本名录：

（一）具有毒性、腐蚀性、易燃性、反应性或者感染性一种或者几种危险特性的；

（二）不排除具有危险特性，可能对生态环境或者人体健康造成有害影响，需要按照危险废物进行管理的。

第三条 列入本名录附录《危险废物豁免管理清单》中的危险废物，在所列的豁免环节，且满足相应的豁免条件时，可以按照豁免内容的规定实行豁免管理。

第四条 危险废物与其他物质混合后的固体废物，以及危险废物利用处置后的固体废物的属性判定，按照国家规定的危险废物鉴别标准执行。

第五条 本名录中有关术语的含义如下：

（一）废物类别，是在《控制危险废物越境转移及其处置巴塞尔公约》划定的类别基础上，结合我国实际情况对危险废物进行的分类。

（二）行业来源，是指危险废物的产生行业。

（三）废物代码，是指危险废物的唯一代码，为 8 位数字。其中，第 1-3 位为危险废物产生行业代码（依据《国民经济行业分类（GB/T 4754—2017）》确定），第 4-6 位为危险废物顺序代码，第 7-8 位为危险废物类别代码。

（四）危险特性，是指对生态环境和人体健康具有有害影响的毒性（Toxicity，T）、腐蚀性（Corrosivity，C）、易燃性（Ignitability，I）、反应性（Reactivity，R）和感染性（Infectivity，In）。

第六条 对不明确是否具有危险特性的固体废物，应当按照国家规定的危险废物鉴别标准和鉴别方法予以认定。

经鉴别具有危险特性的，属于危险废物，应当根据其主要有害成分和危险特性对照本名录中已有废物代码进行归类；无法按已有废物代码归类的，应当确定其所属废物类别，按代码“900-000-××”（××为危险废物类别代码）进行归类管理。

经鉴别不具有危险特性的，不属于危险废物。

第七条 本名录根据实际情况实行动态调整。

第八条 本名录自 2025 年 1 月 1 日起施行。《国家危险废物名录（2021 年版）》（生态环境部、国家发展和改革委员会、公安部、交通运输部、国家卫生健康委员会令第 15 号）同时废止。

附件：国家危险废物名录（2025 年版）附表

附件

国家危险废物名录（2025 年版）附表

废物类别	行业来源	废物代码	危险废物	危险特性
HW01 医疗废物	卫生	841-001-01	感染性废物	In
		841-002-01	损伤性废物	In
		841-003-01	病理性废物	In
		841-004-01	化学性废物	T/C/I/R
		841-005-01	药物性废物	T
HW02 医药废物	化学药品原料药制造	271-001-02	化学合成原料药生产过程中产生的蒸馏及反应残余物	T
		271-002-02	化学合成原料药生产过程中产生的废母液及反应基废物	T
		271-003-02	化学合成原料药生产过程中产生的废脱色过滤介质	T
		271-004-02	化学合成原料药生产过程中产生的废吸附剂	T
		271-005-02	化学合成原料药及中间体生产过程中的废弃的产品及中间体	T
	化学药品制剂制造	272-001-02	化学药品制剂生产过程中原料药提纯精制、再加工产生的蒸馏及反应残余物	T
		272-003-02	化学药品制剂生产过程中产生的废脱色过滤介质及吸附剂	T
		272-005-02	化学药品制剂生产过程中产生的废弃的产品及原料药	T
	兽用药品制造	275-001-02	使用砷或者有机砷化合物生产兽药过程中产生的废水处理污泥	T
		275-002-02	使用砷或者有机砷化合物生产兽药过程中产生的蒸馏残余物	T
		275-003-02	使用砷或者有机砷化合物生产兽药过程中产生的废脱色过滤介质及吸附剂	T
		275-004-02	其他兽药生产过程中产生的蒸馏及反应残余物	T
		275-005-02	其他兽药生产过程中产生的废脱色过滤介质及吸附剂	T
		275-006-02	兽药生产过程中产生的废母液、反应基和培养基废物	T
		275-008-02	兽药生产过程中产生的废弃的产品及原料药	T
	生物药品制品制造	276-001-02	利用生物技术生产生物化学药品、基因工程药物过程中产生的蒸馏及反应残余物	T
		276-002-02	利用生物技术生产生物化学药品、基因工程药物（不包括利用生物技术合成他汀类降脂药物、降糖类药物）过程中产生的废母液、反应基和培养基废物	T
		276-003-02	利用生物技术生产生物化学药品、基因工程药物（不包括利用生物技术合成他汀类降脂药物、降糖类药物）过程中产生的废脱色过滤介质	T
		276-004-02	利用生物技术生产生物化学药品、基因工程药物过程中产生的废吸附剂	T
		276-005-02	利用生物技术生产生物化学药品、基因工程药物及中间体过程中产生的废弃的产品、原料药和中间体	T

续表1

废物类别	行业来源	废物代码	危险废物	危险特性
HW03 废药物、药品	非特定行业	900-002-03	销售及使用过程中产生的失效、变质、不合格、淘汰、伪劣的化学药品和生物制品，以及《医疗用毒性药品管理办法》中所列的毒性中药	T
HW04 农药废物农药制造	非特定行业	263-001-04	氯丹生产过程中六氯环戊二烯过滤产生的残余物，及氯化反应器真空汽提产生的废物	T
		263-002-04	乙拌磷生产过程中甲苯回收工艺产生的蒸馏残渣	T
		263-003-04	甲拌磷生产过程中二乙基二硫代磷酸过滤产生的残余物	T
		263-004-04	2,4,5-三氯苯氧乙酸生产过程中四氯苯蒸馏产生的重馏分及蒸馏残余物	T
		263-005-04	2,4-二氯苯氧乙酸生产过程中苯酚氯化工段产生的含2,6-二氯苯酚精馏残渣	T
		263-006-04	乙烯基双二硫代氨基甲酸及其盐类生产过程中产生的过滤、蒸发和离心分离残余物及废水处理污泥，产品研磨和包装工序集（除）尘装置收集的粉尘和地面清扫废物	T
		263-007-04	溴甲烷生产过程中产生的废吸附剂、反应器产生的蒸馏残液和废水分离器产生的废物	T
		263-008-04	其他农药生产过程中产生的蒸馏及反应残余物（不包括赤霉酸发酵滤渣）	T
		263-009-04	农药生产过程中产生的废母液、反应罐及容器清洗废液	T
		263-010-04	农药生产过程中产生的废滤料及吸附剂	T
		263-011-04	农药生产过程中产生的废水处理污泥（不包括赤霉酸生产废水生化处理污泥）和蒸发处理残渣（液）	T
		263-012-04	农药生产、配制过程中产生的过期原料和废弃产品	T
		900-003-04	销售及使用过程中产生的失效、变质、不合格、淘汰、伪劣的农药产品，以及废弃的与农药直接接触或者含有农药残余物的包装物	T
HW05 木材防腐剂废物	木材加工	201-001-05	使用五氯酚进行木材防腐过程中产生的废水处理污泥，以及木材防腐处理过程中产生的沾染该防腐剂的废弃木材残片	T
		201-002-05	使用杂酚油进行木材防腐过程中产生的废水处理污泥，以及木材防腐处理过程中产生的沾染该防腐剂的废弃木材残片	T
		201-003-05	使用含砷、铬等无机防腐剂进行木材防腐过程中产生的废水处理污泥，以及木材防腐处理过程中产生的沾染该防腐剂的废弃木材残片	T
	专用化学产品制造	266-001-05	木材防腐化学品生产过程中产生的反应残余物、废过滤介质及吸附剂	T
		266-002-05	木材防腐化学品生产过程中产生的废水处理污泥	T
		266-003-05	木材防腐化学品生产、配制过程中产生的过期原料和废弃产品	T
	非特定行业	900-004-05	销售及使用过程中产生的失效、变质、不合格、淘汰、伪劣的木材防腐化学药品	T

续表2

废物类别	行业来源	废物代码	危险废物	危险特性
HW06 废有机溶剂与含有机溶剂废物	非特定行业	900-401-06	工业生产中作为清洗剂、萃取剂、溶剂或者反应介质使用后废弃的四氯化碳、二氯甲烷、1,1-二氯乙烷、1,2-二氯乙烷、1,1,1-三氯乙烷、1,1,2-三氯乙烷、三氯乙烯、四氯乙烯，以及在使用前混合的含有一种或者多种上述卤化溶剂的混合/调和溶剂	T，I
		900-402-06	工业生产中作为清洗剂、萃取剂、溶剂或者反应介质使用后废弃的有机溶剂，包括苯、苯乙烯、丁醇、丙酮、正己烷、甲苯、邻二甲苯、间二甲苯、对二甲苯、1,2,4-三甲苯、乙苯、乙醇、异丙醇、乙醚、丙醚、乙酸甲酯、乙酸乙酯、乙酸丁酯、丙酸丁酯、苯酚，以及在使用前混合的含有一种或者多种上述溶剂的混合/调和溶剂	T，I，R
		900-404-06	工业生产中作为清洗剂、萃取剂、溶剂或者反应介质使用后废弃的其他列入《危险化学品目录》的有机溶剂，以及在使用前混合的含有一种或者多种上述溶剂的混合/调和溶剂	T，I，R
		900-405-06	900-401-06、900-402-06、900-404-06 中所列废有机溶剂再生处理过程中产生的废活性炭及其他过滤吸附介质	T，I，R
		900-407-06	900-401-06、900-402-06、900-404-06 中所列废有机溶剂分馏再生过程中产生的高沸物和釜底残渣	T，I，R
		900-409-06	900-401-06、900-402-06、900-404-06 中所列废有机溶剂再生处理过程中产生的废水处理浮渣和污泥（不包括废水生化处理污泥）	T
HW07 热处理含氰废物	金属表面处理及热处理加工	336-001-07	使用氰化物进行金属热处理产生的淬火池残渣	T，R
		336-002-07	使用氰化物进行金属热处理产生的淬火废水处理污泥	T，R
		336-003-07	含氰热处理炉维修过程中产生的废内衬	T，R
		336-004-07	热处理渗碳炉产生的热处理渗碳氰渣	T，R
		336-005-07	金属热处理工艺盐浴槽（釜）清洗产生的含氰残渣和含氰废液	T，R
		336-049-07	氰化物热处理和退火作业过程中产生的残渣	T，R
HW08 废矿物油与含矿物油废物	石油开采	071-001-08	石油开采和联合站贮存产生的油泥和油脚	T，I
		071-002-08	以矿物油为连续相配制钻井泥浆用于石油开采所产生的钻井岩屑和废弃钻井泥浆	T
	天然气开采	072-001-08	以矿物油为连续相配制钻井泥浆用于天然气开采所产生的钻井岩屑和废弃钻井泥浆	T
	精炼石油产品制造	251-001-08	清洗矿物油储存、输送设施过程中产生的油/水和烃/水混合物	T
		251-002-08	石油初炼过程中储存设施、油-水-固态物质分离器、积水槽、沟渠及其他输送管道、污水池、雨水收集管道产生的含油污泥	T，I
		251-003-08	石油炼制过程中含油废水隔油、气浮、沉淀等处理过程中产生的浮油、浮渣和污泥（不包括废水生化处理污泥）	T
		251-004-08	石油炼制过程中溶气浮选工艺产生的浮渣	T，I
		251-005-08	石油炼制过程中产生的溢出废油或者乳剂	T，I
		251-006-08	石油炼制换热器管束清洗过程中产生的含油污泥	T
		251-010-08	石油炼制过程中澄清油浆槽底沉积物	T，I
		251-011-08	石油炼制过程中进油管路过滤或者分离装置产生的残渣	T，I
		251-012-08	石油炼制过程中产生的废过滤介质	T

续表3

废物类别	行业来源	废物代码	危险废物	危险特性
HW08 废矿物油与含矿物油废物	电子元件及专用材料制造	398-001-08	锂电池隔膜生产过程中产生的废白油	T
	橡胶制品业	291-001-08	橡胶生产过程中产生的废溶剂油	T，I
	非特定行业	900-199-08	内燃机、汽车、轮船等集中拆解过程产生的废矿物油及油泥	T，I
		900-200-08	珩磨、研磨、打磨过程产生的废矿物油及油泥	T，I
		900-201-08	清洗金属零部件过程中产生的废弃的煤油、柴油、汽油及其他由石油和煤炼制生产的溶剂油	T，I
		900-203-08	使用淬火油进行表面硬化处理产生的废矿物油	T
		900-204-08	使用轧制油、冷却剂及酸进行金属轧制产生的废矿物油	T
		900-205-08	镀锡及焊锡回收工艺产生的废矿物油	T
		900-209-08	金属、塑料的定型和物理机械表面处理过程中产生的废石蜡和润滑油	T，I
		900-210-08	含油废水处理中隔油、气浮、沉淀等处理过程中产生的浮油、浮渣和污泥（不包括废水生化处理污泥）	T，I
		900-213-08	废矿物油再生净化过程中产生的沉淀残渣、过滤残渣、废过滤吸附介质	T，I
		900-214-08	车辆、轮船及其它机械维修过程中产生的废发动机油、制动器油、自动变速器油、齿轮油等废润滑油	T，I
		900-215-08	废矿物油裂解再生过程中产生的裂解残渣	T，I
		900-216-08	使用防锈油进行铸件表面防锈处理过程中产生的废防锈油	T，I
		900-217-08	使用工业齿轮油进行机械设备润滑过程中产生的废润滑油	T，I
		900-218-08	液压设备维护、更换和拆解过程中产生的废液压油	T，I
		900-219-08	冷冻压缩设备维护、更换和拆解过程中产生的废冷冻机油	T，I
		900-220-08	变压器维护、更换和拆解过程中产生的废变压器油	T，I
		900-221-08	废燃料油及燃料油储存过程中产生的油泥	T，I
		900-249-08	其他生产、销售、使用过程中产生的废矿物油及沾染矿物油的废弃包装物	T，I
HW09 油/水、烃/水混合物或者乳化液	非特定行业	900-005-09	水压机维护、更换和拆解过程中产生的油/水、烃/水混合物或者乳化液	T
		900-006-09	使用切削油或者切削液进行机械加工过程中产生的油/水、烃/水混合物或者乳化液	T
		900-007-09	其他工艺过程中产生的废弃的油/水、烃/水混合物或者乳化液	T
HW10 多氯（溴）联苯类废物	非特定行业	900-008-10	含有多氯联苯（PCBs）、多氯三联苯（PCTs）和多溴联苯（PBBs）的废弃的电容器、变压器	T
		900-009-10	含有 PCBs、PCTs 和 PBBs 的电力设备的清洗液	T
		900-010-10	含有 PCBs、PCTs 和 PBBs 的电力设备中废弃的介质油、绝缘油、冷却油及导热油	T
		900-011-10	含有或者沾染 PCBs、PCTs 和 PBBs 的废弃的包装物及容器	T

续表4

废物类别	行业来源	废物代码	危险废物	危险特性
HW11 精（蒸）馏残渣	精炼石油产品制造	251-013-11	石油精炼过程中产生的酸焦油和其他焦油	T
	煤炭加工	252-001-11	炼焦过程中蒸氨塔残渣和洗油再生残渣	T
		252-002-11	煤气净化过程氨水分离设施底部的废焦油和焦油渣	T
		252-003-11	炼焦副产品回收过程中萘精制产生的残渣	T
		252-004-11	炼焦过程中焦油储存设施中的焦油渣	T
		252-005-11	煤焦油加工过程中焦油储存设施中的焦油渣	T
		252-007-11	炼焦及煤焦油加工过程中的废水池残渣	T
		252-009-11	轻油回收过程中的废水池残渣	T
		252-010-11	炼焦、煤焦油加工和苯精制过程中产生的废水处理污泥（不包括废水生化处理污泥）	T
		252-011-11	焦炭生产过程中硫铵工段煤气除酸净化产生的酸焦油	T
		252-012-11	焦化粗苯酸洗法精制过程产生的酸焦油及其他精制过程产生的蒸馏残渣	T
		252-013-11	焦炭生产过程中产生的脱硫废液	T
		252-016-11	煤沥青改质过程中产生的闪蒸油	T
		252-017-11	固定床气化技术生产化工合成原料气、燃料油合成原料气过程中粗煤气冷凝产生的废焦油和焦油渣	T
	燃气生产和供应业	451-001-11	煤气生产行业煤气净化过程中产生的煤焦油渣	T
		451-002-11	固定床气化技术制煤气过程中产生的废水处理污泥（不包括废水生化处理污泥）	T
		451-003-11	煤气生产过程中煤气冷凝产生的废煤焦油	T
	基础化学原料制造	261-007-11	乙烯法制乙醛生产过程中产生的蒸馏残渣	T
		261-008-11	乙烯法制乙醛生产过程中产生的蒸馏次要馏分	T
		261-009-11	苄基氯生产过程中苄基氯蒸馏产生的蒸馏残渣	T
		261-010-11	四氯化碳生产过程中产生的蒸馏残渣和重馏分	T
		261-011-11	表氯醇生产过程中精制塔产生的蒸馏残渣	T
		261-012-11	异丙苯生产过程中精馏塔产生的重馏分	T
		261-013-11	萘法生产邻苯二甲酸酐过程中产生的蒸馏残渣和轻馏分	T
		261-014-11	邻二甲苯法生产邻苯二甲酸酐过程中产生的蒸馏残渣和轻馏分	T
		261-015-11	苯硝化法生产硝基苯过程中产生的蒸馏残渣	T
		261-016-11	甲苯二异氰酸酯生产过程中产生的蒸馏残渣和离心分离残渣	T
		261-017-11	1,1,1-三氯乙烷生产过程中产生的蒸馏残渣	T
		261-018-11	三氯乙烯和四氯乙烯联合生产过程中产生的蒸馏残渣	T
		261-019-11	苯胺生产过程中产生的蒸馏残渣	T
		261-020-11	苯胺生产过程中苯胺萃取工序产生的蒸馏残渣	T

续表5

废物类别	行业来源	废物代码	危险废物	危险特性
HW11 精（蒸）馏残渣	基础化学原料制造	261-021-11	二硝基甲苯加法生产甲苯二胺过程中干燥塔产生的反应残余物	T
		261-022-11	二硝基甲苯加法生产甲苯二胺过程中产品精制产生的轻馏分	T
		261-023-11	二硝基甲苯加法生产甲苯二胺过程中产品精制产生的废液	T
		261-024-11	二硝基甲苯加法生产甲苯二胺过程中产品精制产生的重馏分	T
		261-025-11	甲苯二胺光气化法生产甲苯二异氰酸酯过程中溶剂回收塔产生的有机冷凝物	T
		261-026-11	氯苯、二氯苯生产过程中的蒸馏及分馏残渣	T
		261-027-11	使用羧酸肼生产1,1-二甲基肼过程中产品分离产生的残渣	T
		261-028-11	乙烯溴化法生产二溴乙烯过程中产品精制产生的蒸馏残渣	T
		261-029-11	α-氯甲苯、苯甲酰氯和含此类官能团的化学品生产过程中产生的蒸馏残渣	T
		261-030-11	四氯化碳生产过程中的重馏分	T
		261-031-11	二氯乙烯单体生产过程中蒸馏产生的重馏分	T
		261-032-11	氯乙烯单体生产过程中蒸馏产生的重馏分	T
		261-033-11	1,1,1-三氯乙烷生产过程中蒸汽汽提塔产生的残余物	T
		261-034-11	1,1,1-三氯乙烷生产过程中蒸馏产生的重馏分	T
		261-035-11	三氯乙烯和四氯乙烯联合生产过程中产生的重馏分	T
		261-101-11	苯泵式硝化生产硝基苯过程中产生的重馏分	T，R
		261-102-11	铁粉还原硝基苯生产苯胺过程中产生的重馏分	T
		261-103-11	以苯胺、乙酸酐或者乙酰苯胺为原料生产对硝基苯胺过程中产生的重馏分	T
		261-104-11	对硝基氯苯氨解生产对硝基苯胺过程中产生的重馏分	T，R
		261-105-11	氨化法、还原法生产邻苯二胺过程中产生的重馏分	T
		261-106-11	苯和乙烯直接催化、乙苯和丙烯共氧化、乙苯催化脱生产苯乙烯过程中产生的重馏分	T
		261-107-11	二硝基甲苯还原催化生产甲苯二胺过程中产生的重馏分	T
		261-108-11	对苯二酚氧化生产二甲氧基苯胺过程中产生的重馏分	T
		261-109-11	萘磺化生产萘酚过程中产生的重馏分	T
		261-110-11	苯酚、三甲苯水解生产4,4-二羟基二苯砜过程中产生的重馏分	T
		261-111-11	甲苯硝基化合物羰基化法、甲苯碳酸二甲酯法生产甲苯二异氰酸酯过程中产生的重馏分	T
		261-113-11	乙烯直接氯化生产二氯乙烷过程中产生的重馏分	T
		261-114-11	甲烷氯化生产甲烷氯化物过程中产生的重馏分	T
		261-115-11	甲醇氯化生产甲烷氯化物过程中产生的釜底残液	T
		261-116-11	乙烯氯醇法、氧化法生产环氧乙烷过程中产生的重馏分	T
		261-117-11	乙炔气相合成、氧氯化生产氯乙烯过程中产生的重馏分	T

续表6

废物类别	行业来源	废物代码	危险废物	危险特性
HW11 精（蒸）馏残渣	基础化学原料制造	261-118-11	乙烯直接氯化生产三氯乙烯、四氯乙烯过程中产生的重馏分	T
		261-119-11	乙烯氧氯化法生产三氯乙烯、四氯乙烯过程中产生的重馏分	T
		261-120-11	甲苯光气法生产苯甲酰氯产品精制过程中产生的重馏分	T
		261-121-11	甲苯苯甲酸法生产苯甲酰氯产品精制过程中产生的重馏分	T
		261-122-11	甲苯连续光氯化法、无光热氯化法生产氯化苄过程中产生的重馏分	T
		261-123-11	偏二氯乙烯氢氯化法生产1,1,1-三氯乙烷过程中产生的重馏分	T
		261-124-11	醋酸丙烯酯法生产环氧氯丙烷过程中产生的重馏分	T
		261-125-11	异戊烷（异戊烯）脱氢法生产异戊二烯过程中产生的重馏分	T
		261-126-11	化学合成法生产异戊二烯过程中产生的重馏分	T
		261-127-11	碳五馏分分离生产异戊二烯过程中产生的重馏分	T
		261-128-11	合成气加压催化生产甲醇过程中产生的重馏分	T
		261-129-11	水合法、发酵法生产乙醇过程中产生的重馏分	T
		261-130-11	环氧乙烷直接水合生产乙二醇过程中产生的重馏分	T
		261-131-11	乙醛缩合加生产丁二醇过程中产生的重馏分	T
		261-132-11	乙醛氧化生产醋酸蒸馏过程中产生的重馏分	T
		261-133-11	丁烷液相氧化生产醋酸过程中产生的重馏分	T
		261-134-11	电石乙炔法生产醋酸乙烯酯过程中产生的重馏分	T
		261-135-11	氢氰酸法生产原甲酸三甲酯过程中产生的重馏分	T
		261-136-11	β-苯胺乙醇法生产靛蓝过程中产生的重馏分	T
	石墨及其他非金属矿物制品制造	309-001-11	电解铝及其他有色金属电解精炼过程中预焙阳极、碳块及其它碳素制品制造过程烟气处理所产生的含焦油废物	T
	环境治理业	772-001-11	废矿物油再生过程中产生的酸焦油	T
	非特定行业	900-013-11	其他化工生产过程（不包括以生物质为主要原料的加工过程）中精馏、蒸馏和热解工艺产生的高沸点釜底残余物	T
HW12 染料、涂料废物	涂料、油墨、颜料及类似产品制造	264-002-12	铬黄和铬橙颜料生产过程中产生的废水处理污泥	T
		264-003-12	钼酸橙颜料生产过程中产生的废水处理污泥	T
		264-004-12	锌黄颜料生产过程中产生的废水处理污泥	T
		264-005-12	铬绿颜料生产过程中产生的废水处理污泥	T
		264-006-12	氧化铬绿颜料生产过程中产生的废水处理污泥	T
		264-007-12	氧化铬绿颜料生产过程中烘干产生的残渣	T
		264-008-12	铁蓝颜料生产过程中产生的废水处理污泥	T
		264-009-12	使用含铬、铅的稳定剂配制油墨过程中，设备清洗产生的洗涤废液和废水处理污泥	T

续表7

废物类别	行业来源	废物代码	危险废物	危险特性
HW12 染料、涂料废物	涂料、油墨、颜料及类似产品制造	264-010-12	油墨生产、配制过程中产生的废蚀刻液	T
		264-011-12	染料、颜料及中间体生产过程中产生的废母液、残渣、废吸附剂和中间体	T
		264-012-12	其他油墨、染料、颜料、油漆（不包括水性漆）生产过程中产生的废水处理污泥和蒸发处理残渣（液）	T
		264-013-12	油漆、油墨生产、配制和使用过程中产生的含颜料、油墨的废有机溶剂	T
	非特定行业	900-250-12	使用有机溶剂、光漆进行光漆涂布、喷漆工艺过程中产生的废物	T，I
		900-251-12	使用油漆（不包括水性漆）、有机溶剂进行阻挡层涂敷过程中产生的废物	T，I
		900-252-12	使用油漆（不包括水性漆）、有机溶剂进行喷漆、上漆过程中过喷漆雾湿法捕集产生的漆渣、以及喷涂工位和管道清理过程产生的落地漆渣	T，I
		900-253-12	使用油墨和有机溶剂进行印刷、涂布过程中产生的废物	T，I
		900-254-12	使用遮盖油、有机溶剂进行遮盖油的涂敷过程中产生的废物	T，I
		900-255-12	使用各种颜料进行着色过程中产生的废颜料	T
		900-256-12	使用酸、碱或者有机溶剂清洗容器设备过程中剥离下的废油漆、废染料、废涂料	T，I，C
		900-299-12	生产、销售及使用过程中产生的失效、变质、不合格、淘汰、伪劣的油墨、染料、颜料、油漆（不包括水性漆）	T
HW13 有机树脂类废物	合成材料制造	265-101-13	树脂、合成乳胶、增塑剂、胶水/胶合剂合成过程产生的不合格产品（不包括热塑型树脂生产过程中聚合产物经脱除单体、低聚物、溶剂及其他助剂后产生的废料，以及热固型树脂固化后的固化体）	T
		265-102-13	树脂、合成乳胶、增塑剂、胶水/胶合剂生产过程中合成、酯化、缩合等工序产生的废母液	T
		265-103-13	树脂（不包括水性聚氨酯乳液、水性丙烯酸乳液、水性聚氨酯丙烯酸复合乳液）、合成乳胶、增塑剂、胶水/胶合剂生产过程中精馏、分离、精制等工序产生的釜底残液、废过滤介质和残渣	T
		265-104-13	树脂（不包括水性聚氨酯乳液、水性丙烯酸乳液、水性聚氨酯丙烯酸复合乳液）、合成乳胶、增塑剂、胶水/胶合剂合成过程中产生的废水处理污泥（不包括废水生化处理污泥）	T
	非特定行业	900-014-13	废弃的粘合剂和密封剂（不包括水基型和热熔型粘合剂和密封剂）	T
		900-015-13	湿法冶金、表面处理和制药行业重金属、抗生素提取、分离过程产生的废弃离子交换树脂，以及工业废水处理过程产生的废弃离子交换树脂	T
		900-016-13	使用酸、碱或者有机溶剂清洗容器设备剥离下的树脂状、粘稠杂物	T
		900-451-13	废覆铜板、印刷线路板、电路板破碎分选回收金属后产生的废树脂粉	T

续表8

废物类别	行业来源	废物代码	危险废物	危险特性
HW14 新化学物质废物	非特定行业	900-017-14	研究、开发和教学活动中产生的对人类或者环境影响不明的化学物质废物	T/C/I/R
HW15 爆炸性废物	炸药、火工及焰火产品制造	267-001-15	炸药生产和加工过程中产生的废水处理污泥	R，T
		267-002-15	含爆炸品废水处理过程中产生的废活性炭	R，T
		267-003-15	生产、配制和装填铅基起爆药剂过程中产生的废水处理污泥	R，T
		267-004-15	三硝基甲苯生产过程中产生的粉红水、红水，以及废水处理污泥	T，R
HW16 感光材料废物	专用化学产品制造	266-009-16	显（定）影剂、正负胶片、像纸、感光材料生产过程中产生的不合格产品和过期产品	T
		266-010-16	显（定）影剂、正负胶片、像纸、感光材料生产过程中产生的残渣和废水处理污泥	T
	印刷	231-001-16	使用显影剂进行胶卷显影，使用定影剂进行胶卷定影，以及使用铁氰化钾、硫代硫酸盐进行影像减薄（漂白）产生的废显（定）影剂、胶片和废像纸	T
		231-002-16	使用显影剂进行印刷显影、抗蚀图形显影，以及凸版印刷产生的废显（定）影剂、胶片和废像纸	T
	电子元件及电子专用材料制造	398-001-16	使用显影剂、氧化物、偏亚硫酸盐、醋酸进行胶卷显影产生的废显（定）影剂、胶片和废像纸	T
	影视节目制作	873-001-16	电影厂产生的废显（定）影剂、胶片及废像纸	T
	摄影扩印服务	806-001-16	摄影扩印服务行业产生的废显（定）影剂、胶片和废像纸	T
	非特定行业	900-019-16	其他行业产生的废显（定）影剂、胶片和废像纸	T
HW17 表面处理废物	金属表面处理及热处理加工	336-050-17	使用氯化亚锡进行敏化处理产生的废渣和废水处理污泥	T
		336-051-17	使用氯化锌、氯化铵进行敏化处理产生的废渣和废水处理污泥	T
		336-052-17	使用锌和电镀化学品进行镀锌产生的废槽液、槽渣和废水处理污泥	T
		336-053-17	使用镉和电镀化学品进行镀镉产生的废槽液、槽渣和废水处理污泥	T
		336-054-17	使用镍和电镀化学品进行镀镍产生的废槽液、槽渣和废水处理污泥	T
		336-055-17	使用镀镍液进行镀镍产生的废槽液、槽渣和废水处理污泥	T
		336-056-17	使用硝酸银、碱、甲醛进行敷金属法镀银产生的废槽液、槽渣和废水处理污泥	T
		336-057-17	使用金和电镀化学品进行镀金产生的废槽液、槽渣和废水处理污泥	T
		336-058-17	使用镀铜液进行化学镀铜产生的废槽液、槽渣和废水处理污泥	T
		336-059-17	使用钯和锡盐进行活化处理产生的废渣和废水处理污泥	T
		336-060-17	使用铬和电镀化学品进行镀黑铬产生的废槽液、槽渣和废水处理污泥	T

续表9

废物类别	行业来源	废物代码	危险废物	危险特性
HW17 表面处理废物	金属表面处理及热处理加工	336-061-17	使用高锰酸钾进行钻孔除胶处理产生的废渣和废水处理污泥	T
		336-062-17	使用铜和电镀化学品进行镀铜产生的废槽液、槽渣和废水处理污泥	T
		336-063-17	其他电镀工艺产生的废槽液、槽渣和废水处理污泥	T
		336-064-17	金属或者塑料表面酸（碱）洗、除油、除锈（不包括喷砂除锈）、洗涤、磷化、出光、化抛工艺产生的废腐蚀液、废洗涤液、废槽液、槽渣和废水处理污泥（不包括：铝、镁材（板）表面酸（碱）洗、粗化、硫酸阳极处理、磷酸化学抛光废水处理污泥，铝电解电容器用铝电极箔化学腐蚀、非硼酸系化成液化成废水处理污泥，铝材挤压加工模具碱洗（煲模）废水处理污泥，碳钢酸洗除锈废水处理污泥）	T/C
		336-066-17	镀层剥除过程中产生的废槽液、槽渣和废水处理污泥	T
		336-067-17	使用含重铬酸盐的胶体、有机溶剂、黏合剂进行漩流式抗蚀涂布产生的废渣和废水处理污泥	T
		336-068-17	使用铬化合物进行抗蚀层化学硬化产生的废渣和废水处理污泥	T
		336-069-17	使用铬酸镀铬产生的废槽液、槽渣和废水处理污泥	T
		336-100-17	使用铬酸进行阳极氧化产生的废槽液、槽渣和废水处理污泥	T
		336-101-17	使用铬酸进行塑料表面粗化产生的废槽液、槽渣和废水处理污泥	T
HW18 焚烧处置残渣	环境治理业	772-002-18	生活垃圾焚烧飞灰	T
		772-003-18	具有毒性、感染性中一种或者两种危险特性的危险废物焚烧、热解等处置过程产生的飞灰、废水处理污泥和底渣（不包括生活垃圾焚烧炉协同处置感染性医疗废物产生的底渣）	T/In
		772-004-18	危险废物等离子体、高温熔融等处置过程产生的非玻璃态物质和飞灰	T
		772-005-18	固体废物焚烧处置过程中废气处理产生的废活性炭	T
HW19 含金属羰基化合物废物	非特定行业	900-020-19	金属羰基化合物生产、使用过程中产生的含有羰基化合物成分的废物	T
HW20 含铍废物	基础化学原料制造	261-040-20	铍及其化合物生产过程中产生的熔渣、集（除）尘装置收集的粉尘和废水处理污泥	T
HW21 含铬废物	毛皮鞣制及制品加工	193-001-21	使用铬鞣剂进行铬鞣、复鞣工艺产生的废水处理污泥和残渣	T
		193-002-21	皮革、毛皮鞣制及切削过程产生的含铬废碎料	T
	基础化学原料制造	261-041-21	铬铁矿生产铬盐过程中产生的铬渣	T
		261-042-21	铬铁矿生产铬盐过程中产生的铝泥	T
		261-043-21	铬铁矿生产铬盐过程中产生的芒硝	T
		261-044-21	铬铁矿生产铬盐过程中产生的废水处理污泥	T
		261-137-21	铬铁矿生产铬盐过程中产生的其他废物	T
		261-138-21	以重铬酸钠和浓硫酸为原料生产铬酸酐过程中产生的含铬废液	T

续表10

废物类别	行业来源	废物代码	危险废物	危险特性
HW21 含铬废物	铁合金冶炼	314-001-21	铬铁硅合金生产过程中集（除）尘装置收集的粉尘	T
		314-002-21	铁铬合金生产过程中集（除）尘装置收集的粉尘	T
		314-003-21	铁铬合金生产过程中金属铬铝热法冶炼产生的冶炼渣	T
	电子元件及电子专用材料制造	398-002-21	使用铬酸进行钻孔除胶处理产生的废渣和废水处理污泥	T
HW22 含铜废物	玻璃制造	304-001-22	使用硫酸铜进行敷金属法镀铜产生的废槽液、槽渣和废水处理污泥	T
	电子元件及电子专用材料制造	398-004-22	线路板生产过程中产生的废蚀铜液	T
		398-005-22	使用酸进行铜氧化处理产生的废液和废水处理污泥	T
		398-051-22	铜板蚀刻过程中产生的废蚀刻液和废水处理污泥	T
HW23 含锌废物	金属表面处理及热处理加工	336-103-23	热镀锌过程中产生的废助镀熔（溶）剂和集（除）尘装置收集的粉尘	T
	电池制造	384-001-23	碱性锌锰电池、锌氧化银电池、锌空气电池生产过程中产生的废锌浆	T
	炼钢	312-001-23	废钢电炉炼钢过程中集（除）尘装置收集的粉尘和废水处理污泥	T
	非特定行业	900-021-23	使用氧化钠、锌粉进行贵金属沉淀过程中产生的废液和废水处理污泥	T
HW24 含砷废物	基础化学原料制造	261-139-24	硫铁矿制酸过程中烟气净化产生的酸泥	T
HW25 含硒废物	基础化学原料制造	261-045-25	硒及其化合物生产过程中产生的熔渣、集（除）尘装置收集的粉尘和废水处理污泥	T
HW26 含镉废物	电池制造	384-002-26	镍镉电池生产过程中产生的废渣和废水处理污泥	T
HW27 含锑废物	基础化学原料制造	261-046-27	锑金属及粗氧化锑生产过程中产生的熔渣和集（除）尘装置收集的粉尘	T
		261-048-27	氧化锑生产过程中产生的熔渣	T
HW28 含碲废物	基础化学原料制造	261-050-28	碲及其化合物生产过程中产生的熔渣、集（除）尘装置收集的粉尘和废水处理污泥	T

续表11

废物类别	行业来源	废物代码	危险废物	危险特性
HW29 含汞废物	天然气开采	072-002-29	天然气除汞净化过程中产生的含汞废物	T
	常用有色金属矿采选	091-003-29	汞矿采选过程中产生的尾砂和集（除）尘装置收集的粉尘	T
	贵金属冶炼	322-002-29	混汞法提金工艺产生的含汞粉尘、残渣	T
	印刷	231-007-29	使用显影剂、汞化合物进行影像加厚（物理沉淀）以及使用显影剂、氨氯化汞进行影像加厚（氧化）产生的废液和残渣	T
	基础化学原料制造	261-051-29	水银电解槽法生产氯气过程中盐水精制产生的盐水提纯污泥	T
		261-052-29	水银电解槽法生产氯气过程中产生的废水处理污泥	T
		261-053-29	水银电解槽法生产氯气过程中产生的废活性炭	T
		261-054-29	卤素和卤素化学品生产过程中产生的含汞硫酸钡污泥	T
	合成材料制造	265-001-29	氯乙烯生产过程中含汞废水处理产生的废活性炭	T，C
		265-002-29	氯乙烯生产过程中吸附汞产生的废活性炭	T，C
		265-003-29	电石乙炔法生产氯乙烯单体过程中产生的废酸	T，C
		265-004-29	电石乙炔法生产氯乙烯单体过程中产生的废水处理污泥	T
	常用有色金属冶炼	321-030-29	汞再生过程中集（除）尘装置收集的粉尘，汞再生工艺产生的废水处理污泥	T
		321-033-29	铅锌冶炼烟气净化产生的酸泥	T
		321-103-29	铜、锌、铅冶炼过程中烟气氯化汞法脱汞工艺产生的废甘汞	T
	电池制造	384-003-29	含汞电池生产过程中产生的含汞废浆层纸、含汞废锌膏、含汞废活性炭和废水处理污泥	T
	照明器具制造	387-001-29	电光源用固汞及含汞电光源生产过程中产生的废活性炭和废水处理污泥	T
	通用仪器仪表制造	401-001-29	含汞温度计生产过程中产生的废渣	T
	非特定行业	900-022-29	废弃的含汞催化剂	T
		900-023-29	生产、销售及使用过程中产生的废含汞荧光灯管及其他废含汞电光源，及废弃含汞电光源处理处置过程中产生的废荧光粉、废活性炭和废水处理污泥	T
		900-024-29	生产、销售及使用过程中产生的废含汞温度计、废含汞血压计、废含汞真空表、废含汞压力计、废氧化汞电池和废汞开关，以及《关于汞的水俣公约》管控的其他废含汞非电子测量仪器	T
		900-054-29	已禁止使用的，所有者申报废弃的，以及有关部门依法收缴或者接收且需要销毁的《关于汞的水俣公约》管控的汞和汞化合物	T
		900-452-29	含汞废水处理过程中产生的废树脂、废活性炭和污泥	T
HW30 含铊废物	基础化学原料制造	261-055-30	铊及其化合物生产过程中产生的熔渣、集（除）尘装置收集的粉尘和废水处理污泥	T

续表12

废物类别	行业来源	废物代码	危险废物	危险特性
HW31 含铅废物	玻璃制造	304-002-31	使用铅盐和铅氧化物进行显像管玻璃熔炼过程中产生的废渣	T
	电子元件及电子专用材料制造	398-052-31	线路板制造过程中电镀铅锡合金产生的废液	T
	电池制造	384-004-31	铅蓄电池生产过程中产生的废渣、集（除）尘装置收集的粉尘和废水处理污泥	T
	工艺美术及礼仪用品制造	243-001-31	使用铅箔进行烤钵试金法工艺产生的废烤钵	T
	非特定行业	900-052-31	废铅蓄电池及废铅蓄电池拆解过程中产生的废铅板、废铅膏和酸液	T，C
		900-025-31	使用硬脂酸铅进行抗黏涂层过程中产生的废物	T
HW32 无机氟化物废物	非特定行业	900-026-32	使用氟酸进行蚀刻产生的废蚀刻液	T，C
HW33 无机氰化物废物	贵金属矿采选	092-003-33	采用氰化物进行黄金选矿过程中产生的含氰废水处理污泥和金精矿氰化尾渣	T
	金属表面处理及热处理加工	336-104-33	使用氰化物进行浸洗过程中产生的废液	T，R
	非特定行业	900-027-33	使用氰化物进行表面硬化、碱性除油、电解除油产生的废物	T，R
		900-028-33	使用氰化物剥落金属镀层产生的废物	T，R
		900-029-33	使用氰化物和双氧水进行化学抛光产生的废物	T，R
HW34 废酸	精炼石油产品制造	251-014-34	石油炼制过程产生的废酸及酸泥	C，T
	涂料、油墨、颜料及类似产品制造	264-013-34	硫酸法生产钛白粉（二氧化钛）过程中产生的废酸	C，T
	基础化学原料制造	261-057-34	硫酸和亚硫酸、盐酸、氟酸、磷酸和亚磷酸、硝酸和亚硝酸等的生产、配制过程中产生的废酸及酸渣	C，T
		261-058-34	卤素和卤素化学品生产过程中产生的废酸	C，T
	钢压延加工	313-001-34	钢的精加工过程中产生的废酸性洗液	C，T
	金属表面处理及热处理加工	336-105-34	青铜生产过程中浸酸工序产生的废酸液	C，T

续表13

废物类别	行业来源	废物代码	危险废物	危险特性
HW34 废酸	电子元件及电子专用材料制造	398-005-34	使用酸进行电解除油、酸蚀、活化前表面敏化、催化、浸亮产生的废酸液	C，T
		398-006-34	使用硝酸进行钻孔蚀胶处理产生的废酸液	C，T
		398-007-34	液晶显示板或者集成电路板的生产过程中使用酸浸蚀剂进行氧化物浸蚀产生的废酸液	C，T
	非特定行业	900-300-34	使用酸进行清洗产生的废酸液	C，T
		900-301-34	使用硫酸进行酸性碳化产生的废酸液	C，T
		900-302-34	使用硫酸进行酸蚀产生的废酸液	C，T
		900-303-34	使用磷酸进行磷化产生的废酸液	C，T
		900-304-34	使用酸进行电解除油、金属表面敏化产生的废酸液	C，T
		900-305-34	使用硝酸剥落不合格镀层及挂架金属镀层产生的废酸液	C，T
		900-306-34	使用硝酸进行钝化产生的废酸液	C，T
		900-307-34	使用酸进行电解抛光处理产生的废酸液	C，T
		900-308-34	使用酸进行催化（化学镀）产生的废酸液	C，T
		900-349-34	生产、销售及使用过程中产生的失效、变质、不合格、淘汰、伪劣的强酸性擦洗粉、清洁剂、污迹去除剂以及其他强酸性废酸液和酸渣	C，T
HW35 废碱	精炼石油产品制造	251-015-35	石油炼制过程产生的废碱液和碱渣	C，T
	基础化学原料制造	261-059-35	氧化钙、氨水、氧化钠、氧化钾等的生产、配制中产生的废碱液、固态碱和碱渣	C
	毛皮鞣制及制品加工	193-003-35	使用氧化钙、硫化钠进行浸灰产生的废碱液	C，R
	纸浆制造	221-002-35	碱法制浆过程中蒸煮制浆产生的废碱液	C，T
	非特定行业	900-350-35	使用氧化钠进行煮炼过程中产生的废碱液	C
		900-351-35	使用氧化钠进行丝光处理过程中产生的废碱液	C
		900-352-35	使用碱进行清洗产生的废碱液	C，T
		900-353-35	使用碱进行清洗除蜡、碱性除油、电解除油产生的废碱液	C，T
		900-354-35	使用碱进行电镀阻挡层或者抗蚀层的脱除产生的废碱液	C，T
		900-355-35	使用碱进行氧化膜浸蚀产生的废碱液	C，T
		900-356-35	使用碱溶液进行碱性清洗、图形显影产生的废碱液	C，T
		900-399-35	生产、销售及使用过程中产生的失效、变质、不合格、淘汰、伪劣的强碱性擦洗粉、清洁剂、污迹去除剂以及其他强碱性废碱液、固态碱和碱渣	C，T

续表14

废物类别	行业来源	废物代码	危险废物	危险特性
HW36 石棉废物	石棉及其他非金属矿采选	109-001-36	石棉矿选矿过程中产生的废渣	T
	基础化学原料制造	261-060-36	卤素和卤素化学品生产过程中电解装置拆换产生的含石棉废物	T
	石膏、水泥制品及类似制品制造	302-001-36	石棉建材生产过程中产生的石棉尘、废石棉	T
	耐火材料制品制造	308-001-36	石棉制品生产过程中产生的石棉尘、废石棉	T
	汽车零部件及配件制造	367-001-36	车辆制动器衬片生产过程中产生的石棉废物	T
	船舶及相关装置制造	373-002-36	拆船过程中产生的石棉废物	T
	非特定行业	900-030-36	其他生产过程中产生的石棉废物	T
		900-031-36	废石棉建材、废石棉绝缘材料	T
		900-032-36	含有隔膜、热绝缘体等石棉材料的设施保养拆换及车辆制动器衬片的更换产生的石棉废物	T
HW37 有机磷化合物废物	基础化学原料制造	261-061-37	除农药以外其他有机磷化合物生产、配制过程中产生的反应残余物	T
		261-062-37	除农药以外其他有机磷化合物生产、配制过程中产生的废过滤吸附介质	T
		261-063-37	除农药以外其他有机磷化合物生产过程中产生的废水处理污泥	T
	非特定行业	900-033-37	生产、销售及使用过程中产生的废弃磷酸酯抗燃油	T
HW38 有机氰化物废物	基础化学原料制造	261-064-38	丙烯腈生产过程中废水汽提器塔底的残余物	T，R
		261-065-38	丙烯腈生产过程中乙腈蒸馏塔底的残余物	T，R
		261-066-38	丙烯腈生产过程中乙腈精制塔底的残余物	T
		261-067-38	有机氰化物生产过程中产生的废母液和反应残余物	T
		261-068-38	有机氰化物生产过程中催化、精馏和过滤工序产生的废催化剂、釜底残余物和过滤介质	T
		261-069-38	有机氰化物生产过程中产生的废水处理污泥	T
		261-140-38	废腈纶高温高压水解生产聚丙烯腈-铵盐过程中产生的过滤残渣	T
HW39 含酚废物	基础化学原料制造	261-070-39	酚及酚类化合物生产过程中产生的废母液和反应残余物	T
		261-071-39	酚及酚类化合物生产过程中产生的废过滤吸附介质、废催化剂、精馏残余物	T
HW40 含醚废物	基础化学原料制造	261-072-40	醚及醚类化合物生产过程（不包括成醚反应之前的合成过程）中产生的醚类残液、反应残余物、废水处理污泥（不包括废水生化处理污泥）	T

续表15

废物类别	行业来源	废物代码	危险废物	危险特性
HW45 含有机卤化物废物	基础化学原料制造	261-078-45	乙烯溴化法生产二溴乙烯过程中废气净化产生的废液	T
		261-079-45	乙烯溴化法生产二溴乙烯过程中产品精制产生的废吸附剂	T
		261-080-45	芳烃及其衍生物氯代反应过程中氯气和盐酸回收工艺产生的废液和废吸附剂	T
		261-081-45	芳烃及其衍生物氯代反应过程中产生的废水处理污泥	T
		261-082-45	氯乙烷生产过程中的塔底残余物	T
		261-084-45	其他有机卤化物的生产过程（不包括卤化前的生产工段）中产生的残液、废过滤吸附介质、反应残余物、废水处理污泥（不包括环氧氯丙烷皂化液处理产生的石灰渣）、废催化剂（不包括本名录HW04、HW06、HW11、HW12、HW13、HW39类别的危险废物）	T
		261-085-45	其他有机卤化物的生产过程中产生的不合格、淘汰、废弃的产品（不包括本名录HW06、HW39类别的危险废物）	T
		261-086-45	石墨作阳极隔膜法生产氯气和烧碱过程中产生的废水处理污泥	T
HW46 含镍废物	基础化学原料制造	261-087-46	镍化合物生产过程中产生的反应残余物及不合格、淘汰、废弃的产品	T
	电池制造	384-005-46	镍氢电池生产过程中产生的废渣和废水处理污泥	T
	非特定行业	900-037-46	废弃的镍催化剂	T，I
HW47 含钡废物	基础化学原料制造	261-088-47	钡化合物（不包括硫酸钡）生产过程中产生的熔渣、集（除）尘装置收集的粉尘、反应残余物、废水处理污泥	T
	金属表面处理及热处理加工	336-106-47	热处理工艺中产生的含钡盐浴渣	T
HW48 有色金属采选和冶炼废物	常用有色金属矿采选	091-001-48	硫化铜矿、氧化铜矿等铜矿物采选过程中集（除）尘装置收集的粉尘	T
		091-002-48	硫砷化合物（雌黄、雄黄及硫砷铁矿）或者其他含砷化合物的金属矿石采选过程中集（除）尘装置收集的粉尘	T
	常用有色金属冶炼	321-002-48	铜火法冶炼过程中烟气处理集（除）尘装置收集的粉尘	T
		321-031-48	铜火法冶炼烟气净化产生的酸泥（铅滤饼）	T
		321-032-48	铜火法冶炼烟气净化产生的污酸处理过程产生的砷渣	T
		321-003-48	粗锌精炼加工过程中湿法除尘产生的废水处理污泥	T
		321-004-48	铅锌冶炼过程中，锌焙烧矿、锌氧化矿常规浸出法产生的浸出渣	T
		321-005-48	铅锌冶炼过程中，锌焙烧矿热酸浸出黄钾铁矾法产生的铁矾渣	T
		321-006-48	硫化锌矿常压氧浸或者加压氧浸产生的硫渣（浸出渣）	T
		321-007-48	铅锌冶炼过程中，锌焙烧矿热酸浸出针铁矿法产生的针铁矿渣	T
		321-008-48	铅锌冶炼过程中，锌浸出液净化产生的净化渣，包括锌粉-黄药法、砷盐法、反向锑盐法、铅锑合金锌粉法等工艺除铜、锑、镉、钴、镍等杂质过程中产生的废渣	T

续表16

废物类别	行业来源	废物代码	危险废物	危险特性
HW48 有色金属采选和冶炼废物	常用有色金属冶炼	321-009-48	铅锌冶炼过程中，阴极锌熔铸产生的熔铸浮渣	T
		321-010-48	铅锌冶炼过程中，氧化锌浸出处理产生的氧化锌浸出渣	T
		321-011-48	铅锌冶炼过程中，鼓风炉炼锌锌蒸气冷凝分离系统产生的鼓风炉浮渣	T
		321-012-48	铅锌冶炼过程中，锌精馏炉产生的锌渣	T
		321-013-48	铅锌冶炼过程中，提取金、银、铋、镉、钴、铟、锗、铊、碲等金属过程中产生的废渣	T
		321-014-48	铅锌冶炼过程中，集（除）尘装置收集的粉尘	T
		321-016-48	粗铅精炼过程中产生的浮渣和底渣	T
		321-017-48	铅锌冶炼过程中，炼铅鼓风炉产生的黄渣	T
		321-018-48	铅锌冶炼过程中，粗铅火法精炼产生的精炼渣	T
		321-019-48	铅锌冶炼过程中，铅电解产生的阳极泥及阳极泥处理后产生的含铅废渣和废水处理污泥	T
		321-020-48	铅锌冶炼过程中，阴极铅精炼产生的氧化铅渣及碱渣	T
		321-021-48	铅锌冶炼过程中，锌焙烧矿热酸浸出黄钾铁矾法、热酸浸出针铁矿法产生的铅银渣	T
		321-022-48	铅锌冶炼烟气净化产生的污酸除砷处理过程产生的砷渣	T
		321-023-48	电解铝生产过程电解槽阴极内衬维修、更换产生的废渣（大修渣）	T
		321-024-48	电解铝铝液转移、精炼、合金化、铸造过程熔体表面产生的铝灰渣，以及回收铝过程产生的盐渣和二次铝灰	R，T
		321-025-48	电解铝生产过程产生的炭渣	T
		321-026-48	再生铝和铝材加工过程中，废铝及铝锭重熔、精炼、合金化、铸造熔体表面产生的铝灰渣，及其回收铝过程产生的盐渣和二次铝灰	R
		321-034-48	铝灰热回收铝过程烟气处理集（除）尘装置收集的粉尘，铝冶炼和再生过程烟气（包括：再生铝熔炼烟气、铝液熔体净化、除杂、合金化、铸造烟气）处理集（除）尘装置收集的粉尘	T，R
		321-027-48	铜再生过程中集（除）尘装置收集的粉尘和湿法除尘产生的废水处理污泥	T
		321-028-48	锌再生过程中集（除）尘装置收集的粉尘和湿法除尘产生的废水处理污泥	T
		321-029-48	铅再生过程中集（除）尘装置收集的粉尘和湿法除尘产生的废水处理污泥	T
		321-035-48	锡火法冶炼过程中烟气处理集（除）尘装置收集的粉尘	T
		321-036-48	锡火法冶炼烟气净化产生的酸泥	T
		321-037-48	锡火法冶炼烟气净化产生的污酸处理过程产生的砷渣	T
		321-038-48	锡再生过程中集（除）尘装置收集的粉尘和湿法除尘产生的废水处理污泥	T
	稀有稀土金属冶炼	323-001-48	以钨精矿为原料生产仲钨酸铵过程中碱分解产生的碱煮渣（钨渣）、除钼过程中产生的除钼渣和废水处理污泥	T

续表17

废物类别	行业来源	废物代码	危险废物	危险特性
HW49 其他废物	石墨及其他非金属矿物制品制造	309-001-49	多晶硅生产过程中废弃的三氯化硅及四氯化硅	R，C
	环境治理	772-006-49	采用物理、化学、物理化学或者生物方法处理或者处置毒性或者感染性危险废物过程中产生的废水处理污泥和废水处理残渣（液）	T/In
	非特定行业	900-039-49	烟气、VOCs治理过程（不包括餐饮行业油烟治理过程）产生的废活性炭，化学原料和化学制品脱色（不包括有机合成食品添加剂脱色）、除杂、净化过程产生的废活性炭（不包括900-405-06、772-005-18、261-053-29、265-002-29、384-003-29、387-001-29类危险废物）	T
		900-041-49	含有或者沾染毒性、感染性危险废物的废弃的包装物、容器、过滤吸附介质	T/In
		900-042-49	环境事件及其处理过程中产生的沾染危险化学品、危险废物的废物	T/C/I/R/In
		900-044-49	废弃的镉镍电池、荧光粉和阴极射线管	T
		900-045-49	废电路板（包括已拆除或者未拆除元器件的废弃电路板），及废电路板拆解过程产生的废弃的CPU、显卡、声卡、内存、含电解液的电容器、含金等贵金属的连接件	T
		900-046-49	离子交换装置（不包括饮用水、工业纯水和锅炉软化水制备装置以及废水处理成套工艺中的离子交换装置）再生过程中产生的废水处理污泥	T
		900-047-49	生产、研究、开发、教学、环境检测（监测）活动中，化学和生物实验室（不包含感染性医学实验室及医疗机构化验室）产生的含氰、氟、重金属无机废液及无机废液处理产生的残渣、残液，含矿物油、有机溶剂、甲醛有机废液，废酸、废碱，具有危险特性的残留样品，以及沾染上述物质的一次性实验用品（不包括按实验室管理要求进行清洗后的废弃的烧杯、量器、漏斗等实验室用品）、包装物（不包括按实验室管理要求进行清洗后的试剂包装物、容器）、过滤吸附介质等	T/C/I/R
		900-053-49	已禁止使用的，所有者申报废弃的，以及有关部门依法收缴或者接收且需要销毁的《关于持久性有机污染物的斯德哥尔摩公约》管控的化学物质（不包括本名录HW04、HW05、HW10类别的危险废物）	T
		900-999-49	被所有者申报废弃的，或者未申报废弃但被非法排放、倾倒、利用、处置的，以及有关部门依法收缴或者接收且需要销毁的列入《危险化学品目录》的危险化学品（不含该目录中仅具有“加压气体”物理危险性的危险化学品）	T/C/I/R

续表18

废物类别	行业来源	废物代码	危险废物	危险特性
HW50 废催化剂	精炼石油产品制造	251-016-50	石油产品加氢精制过程中产生的废催化剂	T
		251-017-50	石油炼制中采用钝镍剂进行催化裂化产生的废催化剂	T
		251-018-50	石油产品加氢裂化过程中产生的废催化剂	T
		251-019-50	石油产品催化重整过程中产生的废催化剂	T
	基础化学原料制造	261-151-50	树脂、乳胶、增塑剂、胶水/胶合剂生产过程中合成、酯化、缩合等工序产生的废催化剂	T
		261-152-50	有机溶剂生产过程中产生的废催化剂	T
		261-153-50	丙烯腈合成过程中产生的废催化剂	T
		261-154-50	聚乙烯合成过程中产生的废催化剂	T
		261-155-50	聚丙烯合成过程中产生的废催化剂	T
		261-156-50	烷烃脱氢过程中产生的废催化剂	T
		261-157-50	乙苯脱氢生产苯乙烯过程中产生的废催化剂	T
		261-158-50	采用烷基化反应（歧化）生产苯、二甲苯过程中产生的废催化剂	T
		261-159-50	二甲苯临异构化反应过程中产生的废催化剂	T
		261-160-50	乙烯氧化生产环氧乙烷过程中产生的废催化剂	T
		261-161-50	硝基苯催化加氢法制备苯胺过程中产生的废催化剂	T
		261-162-50	以乙烯和丙烯为原料，采用茂金属催化体系生产乙丙橡胶过程中产生的废催化剂	T
		261-163-50	乙炔法生产醋酸乙烯酯过程中产生的废催化剂	T
		261-164-50	甲醇和氨气催化合成、蒸馏制备甲胺过程中产生的废催化剂	T
		261-165-50	催化重整生产高辛烷值汽油和轻芳烃过程中产生的废催化剂	T
		261-166-50	采用碳酸二甲酯法生产甲苯二异氰酸酯过程中产生的废催化剂	T
		261-167-50	合成气合成、甲烷氧化和液化石油气氧化生产甲醇过程中产生的废催化剂	T
		261-168-50	甲苯氯化水解生产邻甲酚过程中产生的废催化剂	T
		261-169-50	异丙苯催化脱氢生产 α-甲基苯乙烯过程中产生的废催化剂	T
		261-170-50	异丁烯和甲醇催化生产甲基叔丁基醚过程中产生的废催化剂	T
		261-171-50	以甲醇为原料采用铁钼法生产甲醛过程中产生的废铁钼催化剂	T
		261-172-50	邻二甲苯氧化法生产邻苯二甲酸酐过程中产生的废催化剂	T
		261-173-50	二氧化硫氧化生产硫酸过程中产生的废催化剂	T
		261-174-50	四氯乙烷催化脱氯化氢生产三氯乙烯过程中产生的废催化剂	T
		261-175-50	苯氧化法生产顺丁烯二酸酐过程中产生的废催化剂	T
		261-176-50	甲苯空气氧化生产苯甲酸过程中产生的废催化剂	T
		261-177-50	羟丙腈氨化、加氢生产 3-氨基-1-丙醇过程中产生的废催化剂	T
		261-178-50	β-羟基丙腈催化加氢生产 3-氨基-1-丙醇过程中产生的废催化剂	T
		261-179-50	甲乙酮与氨催化加氢生产 2-氨基丁烷过程中产生的废催化剂	T

续表19

废物类别	行业来源	废物代码	危险废物	危险特性
HW50 废催化剂	基础化学原料制造	261-180-50	苯酚和甲醇合成2,6-二甲基苯酚过程中产生的废催化剂	T
		261-181-50	糠醛脱羰制备呋喃过程中产生的废催化剂	T
		261-182-50	过氧化法生产环氧丙烷过程中产生的废催化剂	T
		261-183-50	除农药以外其他有机磷化合物生产过程中产生的废催化剂	T
	农药制造	263-013-50	化学合成农药生产过程中产生的废催化剂	T
	化学药品原料药制造	271-006-50	化学合成原料药生产过程中产生的废催化剂	T
	兽用药品制造	275-009-50	兽药生产过程中产生的废催化剂	T
	生物药品制品制造	276-006-50	生物药品生产过程中产生的废催化剂	T
	环境治理业	772-007-50	烟气脱硝过程中产生的废钒钛系催化剂	T
	非特定行业	900-048-50	废液体催化剂	T
		900-049-50	机动车和非道路移动机械尾气净化废催化剂	T

注：

1. 本附表“危险废物”列中表述的“废××”或者“废弃的××”，其中“××”是指依据我国固体废物鉴别相关标准确定的固体废物。

2. 本附表所列危险特性为危险废物的主要危险特性，不排除该危险废物可能具有其他危险特性；“,”分隔的多个危险特性代码，表示该种危险废物具有列在第一位代码所代表的危险特性，且可能具有所列其他代码代表的危险特性；“/”分隔的多个危险特性代码，表示该种危险废物具有所列代码所代表的一种或者多种危险特性。

3. 医疗废物分类按照《医疗废物分类目录》执行。

4. 如无特殊说明，本附表危险废物表述中的矿物油，以及其他未指明原料来源的油，指石油炼制产生的矿物油、煤直接液化油，不包括动植物油脂、酯基生物柴油、烃基生物柴油以及采用烯烃聚合、合成气制烃工艺生产的合成油。

5. 如无特殊说明，HW02和HW03类危险废物表述中的化学药品、生物制品、药物、原料药不包括调节水、电解质、酸碱平衡药以及氨基酸、维生素、矿物质类药。

6. 如无特殊说明，HW12类危险废物表述中的颜料不包括钛白颜料。

7. 如无特殊说明，HW40类危险废物表述中的醚和醚类化合物不包括醚类物质聚合形成的聚合物。

8. 如无特殊说明，HW45类危险废物表述中的有机卤化物不包括含卤素有机高分子化合物。

附录

危险废物豁免管理清单

本清单各栏目说明：

1. “序号”指列入本目录危险废物的顺序编号；
2. “废物类别/代码”指列入本目录危险废物的类别或者代码；
3. “危险废物”指列入本目录危险废物的名称；
4. “豁免环节”指可不按危险废物管理的环节；
5. “豁免条件”指可不按危险废物管理应具备的条件，但仍应符合固体废物管理等生态环境相关法律法规和标准要求；

6. “豁免内容”指可不按危险废物管理的内容；

7.《医疗废物分类目录》对医疗废物有其他豁免管理内容的，按照该目录有关规定执行；

8. 本清单引用文件中，凡是未注明日期的引用文件，其最新版本适用于本清单。

<table>
<tr><th>序号</th><th>废物类别/代码</th><th>危险废物</th><th>豁免环节</th><th>豁免条件</th><th>豁免内容</th></tr>
<tr><td rowspan="2">1</td><td rowspan="2">生活垃圾中的危险废物</td><td rowspan="2">家庭日常生活或者为日常生活提供服务的活动中产生的废药品、废杀虫剂和消毒剂及其包装物、废油漆和溶剂及其包装物、废矿物油及其包装物、废胶片及废像纸、废荧光灯管、废含汞温度计、废含汞血压计、废铅蓄电池、废镍镉电池和氧化汞电池以及电子类危险废物等</td><td>全部环节</td><td>未集中收集的家庭日常生活中产生的生活垃圾中的危险废物。</td><td>全过程不按危险废物管理。</td></tr>
<tr><td>收集</td><td>按照各市、县生活垃圾分类要求，纳入生活垃圾分类收集体系进行分类收集，且运输工具和暂存场所满足分类收集体系要求。</td><td>从分类投放点收集转移到所设定的集中贮存点的收集过程不按危险废物管理。</td></tr>
<tr><td rowspan="5">2</td><td rowspan="5">HW01</td><td rowspan="2">床位总数在 19 张以下（含 19 张）的医疗机构产生的医疗废物（重大传染病疫情期间产生的医疗废物除外）</td><td>收集</td><td>按《医疗卫生机构医疗废物管理办法》等规定进行消毒和收集。</td><td>收集过程不按危险废物管理。</td></tr>
<tr><td>运输</td><td>转运车辆符合《医疗废物转运车技术要求（试行）》（GB19217）要求。</td><td>不按危险废物进行运输。</td></tr>
<tr><td>不具备集中处置医疗废物条件的农村的医疗机构产生的医疗废物</td><td>全部环节</td><td>按照地方卫生健康部门、生态环境部门确定的方案进行医疗废物的处理处置。</td><td>全过程不按危险废物管理。</td></tr>
<tr><td>重大传染病疫情期间产生的医疗废物</td><td>运输</td><td>按事发地的县级以上人民政府确定的处置方案进行运输。</td><td>不按危险废物进行运输。</td></tr>
<tr><td>重大传染病疫情期间产生的医疗废物</td><td>处置</td><td>按事发地的县级以上人民政府确定的处置方案进行处置。</td><td>处置过程不按危险废物管理。</td></tr>
<tr><td rowspan="2">3</td><td rowspan="2">841-001-01</td><td rowspan="2">感染性废物</td><td>运输</td><td>按照《医疗废物处理处置污染控制标准》（GB39707）以及《医疗废物高温蒸汽消毒集中处理工程技术规范》（HJ276）或者《医疗废物化学消毒集中处理工程技术规范》（HJ228）或者《医疗废物微波消毒集中处理工程技术规范》（HJ229）进行处理后按生活垃圾运输。</td><td>不按危险废物进行运输。</td></tr>
<tr><td>处置</td><td>按照《医疗废物处理处置污染控制标准》（GB39707）以及《医疗废物高温蒸汽消毒集中处理工程技术规范》（HJ276）或者《医疗废物化学消毒集中处理工程技术规范》（HJ228）或者《医疗废物微波消毒集中处理工程技术规范》（HJ229）进行处理后进入生活垃圾填埋场填埋或者进入生活垃圾焚烧厂焚烧。</td><td>处置过程不按危险废物管理。</td></tr>
</table>

续表1

序号	废物类别/代码	危险废物	豁免环节	豁免条件	豁免内容
4	841-002-01	损伤性废物	运输	按照《医疗废物处理处置污染控制标准》（GB39707）以及《医疗废物高温蒸汽消毒集中处理工程技术规范》（HJ276）或者《医疗废物化学消毒集中处理工程技术规范》（HJ228）或者《医疗废物微波消毒集中处理工程技术规范》（HJ229）进行处理后按生活垃圾运输。	不按危险废物进行运输。
		损伤性废物	处置	按照《医疗废物处理处置污染控制标准》（GB39707）以及《医疗废物高温蒸汽消毒集中处理工程技术规范》（HJ276）或者《医疗废物化学消毒集中处理工程技术规范》（HJ228）或者《医疗废物微波消毒集中处理工程技术规范》（HJ229）进行处理后进入生活垃圾填埋场填埋或者进入生活垃圾焚烧厂焚烧。	处置过程不按危险废物管理。
5	841-003-01	病理性废物（人体器官除外）	运输	按照《医疗废物处理处置污染控制标准》（GB39707）以及《医疗废物高温蒸汽消毒集中处理工程技术规范》（HJ276）或者《医疗废物化学消毒集中处理工程技术规范》（HJ228）或者《医疗废物微波消毒集中处理工程技术规范》（HJ229）进行处理后按生活垃圾运输。	不按危险废物进行运输。
			处置	按照《医疗废物处理处置污染控制标准》（GB39707）以及《医疗废物高温蒸汽消毒集中处理工程技术规范》（HJ276）或者《医疗废物化学消毒集中处理工程技术规范》（HJ228）或者《医疗废物微波消毒集中处理工程技术规范》（HJ229）进行处理后进入生活垃圾焚烧厂焚烧。	处置过程不按危险废物管理。
6	900-003-04	农药使用后被废弃的与农药直接接触或者含有农药残余物的包装物	收集	依据《农药包装废弃物回收处理管理办法》收集农药包装废弃物并转移到所设定的集中贮存点。	收集过程不按危险废物管理。
			运输	符合《农药包装废弃物回收处理管理办法》中的运输要求。	不按危险废物进行运输。
			利用	进入依据《农药包装废弃物回收处理管理办法》确定的资源化利用单位进行资源化利用。	利用过程不按危险废物管理。
			处置	符合《生活垃圾填埋场污染控制标准》（GB16889）或者《生活垃圾焚烧污染控制标准》（GB18485）要求，进入生活垃圾填埋场填埋或者进入生活垃圾焚烧厂焚烧。	处置过程不按危险废物管理。

续表2

序号	废物类别/代码	危险废物	豁免环节	豁免条件	豁免内容
7	900-210-08	船舶含油污水及残油经船上或者港口配套设施预处理后产生的需通过船舶转移的废矿物油与含矿物油废物	运输	按照水运污染危害性货物实施管理。	不按危险废物进行运输。
8	900-249-08	废铁质油桶（不包括 900-041-49 类）	利用	封口处于打开状态、静置无滴漏且经打包压块后，符合生态环境相关标准要求，作为生产原料用于金属冶炼。	利用过程不按危险废物管理。
9	900-200-08900-006-09	金属制品机械加工行业珩磨、研磨、打磨过程，以及使用切削油或者切削液进行机械加工过程中产生的属于危险废物的含油金属屑	利用	经压榨、压滤、过滤或者离心等除油达到静置无滴漏后打包或者压块，符合生态环境相关标准要求，作为生产原料用于金属冶炼。	利用过程不按危险废物管理。
10	252-002-11252-017-11451-003-11	煤炭焦化、气化及生产燃气过程中产生的废高温煤焦油	利用	符合生态环境相关标准要求，作为粘合剂生产煤质活性炭、活性焦、碳块衬层、自焙阴极、预焙阳极、石墨碳块、石墨电极、电极糊、冷捣糊。	利用过程不按危险废物管理。
		煤炭焦化、气化及生产燃气过程中产生的废中低温煤焦油	利用	符合生态环境相关标准要求，作为煤焦油加氢装置原料生产煤基氢化油，且生产的煤基氢化油符合《煤基氢化油》（HG/T5146）技术要求。	利用过程不按危险废物管理。
		煤炭焦化、气化及生产燃气过程中产生的废煤焦油	利用	符合生态环境相关标准要求，作为生产原料生产炭黑。	利用过程不按危险废物管理。
11	900-451-13	采用破碎分选方式回收废覆铜板、线路板、电路板中金属后的废树脂粉	运输	运输工具满足防雨、防渗漏、防遗撒要求。	不按危险废物进行运输。
			处置	符合《生活垃圾填埋场污染控制标准》（GB16889）要求进入生活垃圾填埋场填埋，或者符合《一般工业固体废物贮存、处置场污染控制标准》（GB18599）要求进入一般工业固体废物处置场处置。	填埋处置过程不按危险废物管理。
12	772-002-18	生活垃圾焚烧飞灰	运输	经处理后符合《生活垃圾填埋场污染控制标准》（GB16889）要求，且运输工具满足防雨、防渗漏、防遗撒要求。	不按危险废物进行运输。
			处置	符合《生活垃圾填埋场污染控制标准》（GB16889）要求进入生活垃圾填埋场填埋。	填埋处置过程不按危险废物管理。
			处置	符合《水泥窑协同处置固体废物污染控制标准》（GB30485）和《水泥窑协同处置固体废物环境保护技术规范》（HJ662）要求进入水泥窑协同处置。	水泥窑协同处置过程不按危险废物管理。

续表3

序号	废物类别/代码	危险废物	豁免环节	豁免条件	豁免内容
13	772-003-18	医疗废物焚烧飞灰	处置	符合《生活垃圾填埋场污染控制标准》（GB16889）要求进入生活垃圾填埋场填埋。	填埋处置过程不按危险废物管理。
		医疗废物焚烧处置产生的底渣	全部环节	符合《生活垃圾填埋场污染控制标准》（GB16889）要求进入生活垃圾填埋场填埋。	全过程不按危险废物管理。
14	772-003-18	危险废物焚烧处置过程产生的废金属	利用	符合生态环境相关标准要求，作为生产原料用于金属冶炼。	利用过程不按危险废物管理。
15	772-003-18	生物制药产生的培养基废物经生活垃圾焚烧厂焚烧处置产生的焚烧炉底渣、经水煤浆气化炉协同处置产生的气化炉渣、经燃煤电厂燃煤锅炉和生物质发电厂焚烧炉协同处置以及培养基废物专用焚烧炉焚烧处置产生的炉渣和飞灰	全部环节	生物制药产生的培养基废物焚烧处置或者协同处置过程不应混入其他危险废物。	全过程不按危险废物管理。
16	193-002-21	含铬皮革废碎料（不包括鞣制工段修边、削匀过程产生的革屑和边角料）	处置	符合《生活垃圾填埋场污染控制标准》（GB16889）要求进入生活垃圾填埋场填埋，或者符合《一般工业固体废物贮存、处置场污染控制标准》（GB18599）要求进入一般工业固体废物处置场处置。	填埋处置过程不按危险废物管理。
		含铬皮革废碎料	运输	符合《含铬皮革废料污染控制技术规范》（HJ1274）运输工具要求。	不按危险废物进行运输。
			利用	符合生态环境相关标准要求，作为生产原料用于生产皮件、再生革或者静电植绒。	利用过程不按危险废物管理。
17	261-041-21	铬渣	利用	符合《铬渣污染治理环境保护技术规范（暂行）》（HJ/T301）要求用于烧结炼铁。	利用过程不按危险废物管理。
18	900-052-31	未破损的废铅蓄电池	运输	运输工具满足防雨、防渗漏、防遗撒要求。	不按危险废物进行运输。
19	092-003-33	采用氰化物进行黄金选矿过程中产生的金精矿氰化尾渣	处置	符合《黄金行业氰渣污染控制技术规范》（HJ943）要求进入尾矿库处置或者进入水泥窑协同处置。	处置过程不按危险废物管理。
20	HW34	仅具有腐蚀性危险特性的废酸	利用	符合生态环境相关标准要求，作为生产原料综合利用。	利用过程不按危险废物管理。
			利用	作为工业污水处理厂污水处理中和剂利用，且满足以下条件：废酸中第一类污染物含量低于该污水处理厂排放标准，其他《危险废物鉴别标准浸出毒性》（GB5085.3）所列特征污染物含量低于GB5085.3限值的1/10。	利用过程不按危险废物管理。

续表4

序号	废物类别/代码	危险废物	豁免环节	豁免条件	豁免内容
21	HW35	仅具有腐蚀性危险特性的废碱	利用	符合生态环境相关标准要求，作为生产原料综合利用。	利用过程不按危险废物管理。
			利用	作为工业污水处理厂污水处理中和剂利用，且满足以下条件：液态碱或者固态碱按 HJ/T299 方法制取的浸出液中第一类污染物含量低于该污水处理厂排放标准，其他《危险废物鉴别标准浸出毒性》（GB5085.3）所列特征污染物低于 GB5085.3 限值的 1/10。	利用过程不按危险废物管理。
22	323-001-48	仲钨酸铵生产过程中碱分解产生的碱煮渣（钨渣）和废水处理污泥	处置	符合《水泥窑协同处置固体废物污染控制标准》（GB30485）和《水泥窑协同处置固体废物环境保护技术规范》（HJ662）要求进入水泥窑协同处置。	处置过程不按危险废物管理。
23	900-041-49	废弃的含油抹布、劳保用品	全部环节	未分类收集。	全过程不按危险废物管理。
24	突发环境事件产生的危险废物	突发环境事件及其处理过程中产生的 HW900-042-49 类危险废物和其他需要按危险废物进行处理处置的固体废物，以及事件现场遗留的其他危险废物和废弃危险化学品	运输	按事发地的县级以上人民政府确定的处置方案进行运输。	不按危险废物进行运输。
			利用、处置	按事发地的县级以上人民政府确定的处置方案进行利用或者处置。	利用或者处置过程不按危险废物管理。
25	历史遗留危险废物	历史填埋场地清理，以及水体环境治理过程产生的需要按危险废物进行处理处置的固体废物	运输	按事发地的设区市级以上生态环境部门同意的处置方案进行运输。	不按危险废物进行运输。
			利用、处置	按事发地的设区市级以上生态环境部门同意的处置方案进行利用或者处置。	利用或者处置过程不按危险废物管理。
		实施土壤污染风险管控、修复活动中，属于危险废物的污染土壤	运输	修复施工单位制定转运计划，依法提前报所在地和接收地的设区市级以上生态环境部门。	不按危险废物进行运输。
			处置	符合《水泥窑协同处置固体废物污染控制标准》（GB30485）和《水泥窑处置固体废物环境保护技术规范》（HJ662）要求进入水泥窑协同处置。	处置过程不按危险废物管理。
26	900-044-49	阴极射线管含铅玻璃	运输	运输工具满足防雨、防渗漏、防遗撒要求。	不按危险废物进行运输。
27	900-045-49	废弃电路板	运输	运输工具满足防雨、防渗漏、防遗撒要求。	不按危险废物进行运输。
28	772-007-50	烟气脱硝过程中产生的废钒钛系催化剂	运输	运输工具满足防雨、防渗漏、防遗撒要求。	不按危险废物进行运输。

续表5

序号	废物类别/代码	危险废物	豁免环节	豁免条件	豁免内容
29	251-017-50	催化裂化废催化剂	运输	采用密闭罐车运输。	不按危险废物进行运输。
30	900-049-50	机动车和非道路移动机械尾气净化废催化剂	运输	运输工具满足防雨、防渗漏、防遗撒要求。	不按危险废物进行运输。
31	—	未列入本《危险废物豁免管理清单》中的危险废物或者利用过程不满足本《危险废物豁免管理清单》所列豁免条件的危险废物	利用	在环境风险可控的前提下，根据省级生态环境部门确定的方案，实行危险废物“点对点”定向利用，即：一家单位产生的一种危险废物，可作为另外一家单位环境治理或者工业原料生产的替代原料进行使用。	利用过程不按危险废物管理。

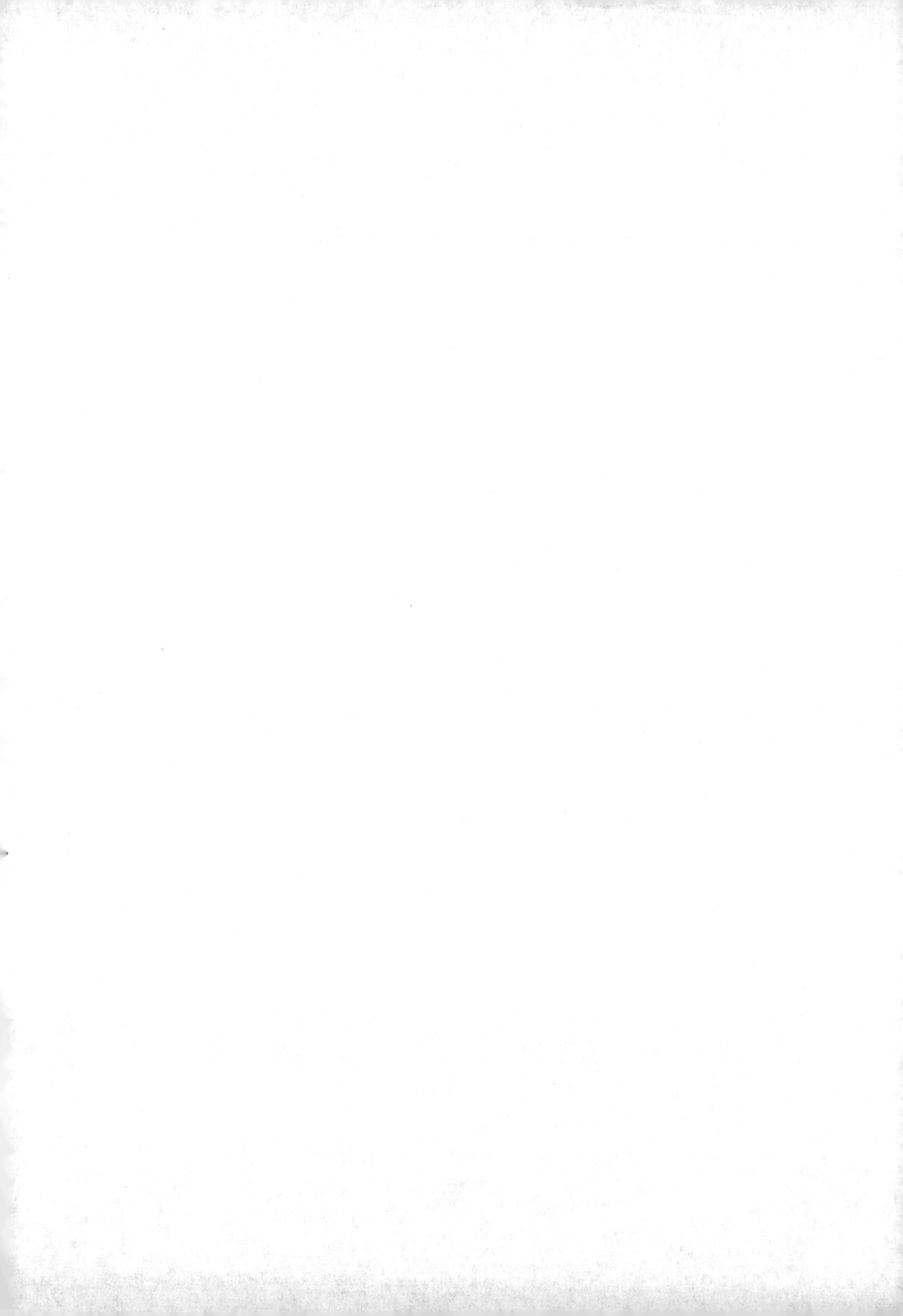